キールホフナーの
人間作業モデル 改訂第5版
[理論と応用]

Renée R. Taylor 編著

山田 孝 監訳

Kielhofner's
Model of
Human
Occupation
Theory and Application
5th edition

協同医書出版社

本書には，正確な指示，副作用，および投薬スケジュールが記載されていますが，変更される可能性があります．読者が，本書中で言及されている医薬品のパッケージに記載されている製造元の情報を確認することを推奨します．編著者，出版社または販売業者は，本書に含まれる情報の誤りまたは脱落，あるいは使用による結果について一切の責任を負いません．また，出版物の内容に関して，記載の有無を問わず，いかなる保証も行いません．本書に起因する人や物への損傷や被害について，編著者，出版社または販売業者は一切の責任を負いません．

This is a translation of "Kielhofner's model of human occupation : theory and application, Fifth Edition".

Copyright © 2017, Wolters Kluwer.

Copyright © 2008, 2002, Lippincott Williams & Wilkins, a Wolters Kluwer business. All rights reserved. This book is protected by copyright. No part of this book may be reproduced or transmitted in any form or by any means, including as photocopies or scanned-in or other electronic copies, or utilized by any information storage and retrieval system without written permission from the copyright owner, except for brief quotations embodied in critical articles and reviews. Materials appearing in this book prepared by individuals as part of their official duties as U.S. government employees are not covered by the above-mentioned copyright. To request permission, please contact Lippincott Williams & Wilkins at 2001 Market Street, Philadelphia, PA 19106, via email at permissions@lww.com, or via website at lww.com (products and services).

Wolters Kluwer Health did not participate in the translation of this title and therefore it does not take any responsibility for the inaccuracy or errors of this translation.

Published by arrangement with Wolters Kluwer Health Inc., USA
through Tuttle-Mori Agency, Inc., Tokyo.

この第5版は，私たちが今日知っているように，作業療法のアート，実践，そしてサイエンスを定義づけ，革命的な変化をもたらすような研究をしたギャリー・キールホフナー教授を追悼し，彼に捧げたい．

第5版の序文と編集にあたって

　キールホフナーの人間作業モデル（Kielhofner's Model of Human Occupation：以下，MOHO）は，ほぼ40年にわたって科学的な研究の対象とされてきたし，また，広く用いられている概念的実践モデルとして世界中の作業療法のクライアント，教育者，実践家，研究者たちの声に反響している．この第5版の著者たちのほとんどが，MOHOの幅広い知識を持ち，MOHOに実際に慣れ親しんでいる教育者，応用研究者，実践家，そして，クライアントたちである．彼らは，MOHOの発表時点から研究にあたってきた人々から，このモデルと比較的最近に出会った人々までにまたがっており，そして，多くの人々はこの両者の間のどこかにいる．

　私たちの全員が，教育，実践，研究を行うためにこのモデルを学び，用いることに個人的に動機づけられている．ある人は，私生活の中で障壁に取り組むためのその概念と手段を適用したことからその力を認めている．ほとんどの人は，クライアントたちの著しい改善を目撃したことによって，その利用上の利点を学んだ．研究者は，今日の実践場面でこのモデルの適切性と有効性を示す首尾一貫した強力な証拠に価値を置いている．

　MOHOの学究者と実践家として，私たちは，より自由な観念論の基礎という点から技能を作り上げるために，このモデルの個人的理解と実践的解釈を展開する．私にとってMOHOは，今日私自身と多くの学生や同僚の実践に見られる避けることができない病理学的な健康管理場面と実践を取り巻いている制度化された意味づけや慣習や儀式という限界から，個人的なひらめきと精神的な解放を促すモデルである．

MOHOの4つの要素

　このモデルを新たに学ぶ人々は，必然的に*MOHOとは何か*と尋ねるであろう．

　MOHOは，意志に関するものである．MOHOが強調するのは，クライアント中心で作業に焦点を当てたモデルとして，クライアントが行為をするのはどんな動機によってなのかを理解することである．MOHOは，心の中で他人の中の興味と好奇心が生き生きとするその場所に近づくことである．MOHOは，現実に関することである．それは，人間性についてである．作業療法士として，人間性は，私たちに他人の興味，能力の認識，価値の鋭い意識を開発することをもたらす．これは，共感的理解と呼ばれる．この理解は，私たちにクライアントが世界の中で貢献し，意味を果たす能力をどのように見ているかを学ぶことをもたらす．極めて簡単に言えば，MOHOは他人を知ることに関することである．

　MOHOは，習慣化に関するものである．それは，クライアントが作業に対する自分の興味，自己認識，価値を支援する習慣パターンを形成するために，既存の能力と新しい可能性を理解するためにこの知識を作業療法士がどのように利用するのかということである．それは，習慣の社会的適切性を理解することであり，役割を形成するためにどのように時間と空間にわたって組織化されるのかということである．それは，どんな時点でも，個人にとっての役割の相対的な重要性を理解することである．

　MOHOは，遂行能力に関するものである．MOHOは，環境との交流の中でのある人の身体の生きている体験や主観的体験に対する深い敬意を伝え

る．遂行は，身体と精神の同時の経験として，独自のものと考えられている．遂行能力は，クライアントが客観的に観察可能であり，測定できるものであり，数量化できるものであるが，最も重要なことは，生きている体験，あるいは主観的体験がなされるものと見られていることである．特に促進する身体的・社会的環境の中では，この主観性の認識に対して敬意を持ってクライアントの身体にアプローチすることは，尽きることのない作業遂行と参加の可能性がある斬新なクライアント中心の概念形成を提供する．

MOHO は，環境に関するものである． MOHO は，作業従事，作業遂行，作業参加に対する強力な影響として，クライアントのごく身近な文脈，地域の文脈，そして，世界的な文脈の中での多数の物理的，社会的，作業的な変数に依存している．同じように，MOHO は，最も重度の困難さにも耐えているクライアントをこれらのそれぞれの文脈の中でこれらの変数に影響する能力を持つものと見る．環境の変数には，与えられた文脈の中で広く認識された意味のある行為，自分が交流する人または人々，そして，従事のために利用できる物理的空間，対象物，作業を含むが，これらに限られるものではない．クライアントに影響するその他の側面には，文化の文脈，政治的条件，経済的条件が含まれる．環境の側面は，要求（行為と行動の機会を提供する）と制約（行為と行動を限定または制限する）を作り出す．

MOHO とは何か． MOHO は極めて簡単に言うと，これらの4つの要素（意志，習慣化，遂行能力，環境）を含み，そして，人がそれらの間のダイナミックで相互的な交流の結果としてどのように作業に就くのかを説明するものである．

私たちは，生涯にわたって，課題や活動を遂行し，そして，作業役割に参加することを可能にする技能を発達させる．時間とともに，うまくいった首尾一貫した参加の経験は，私たちが特定の役割と活動に関する作業有能性の認識と一致する作業同一性を発達させることができる．

機能障害という状況がこのダイナミックスを妨げるとき，クライアントは MOHO の4要素（意志，習慣化，遂行能力，環境）の1つ以上に，そして，理想的に4つ全部に焦点を当てた強力な介入を経て再び作業に就くことができなければならない．この再従事は作業参加と遂行に対する修正された機会を提供し，自分のもともとの同一性と有能性の認識を供給し，そして，作業適応という特質の過程をこのように定義するであろう．

MOHO が指向する実践

次の繰り返し起こる疑問は，*MOHO に根ざした指向性の実践とはどのようなことを意味するのか*ということである．

あるいは，「MOHO の作業療法士」とはどんな人かということである．MOHO の作業療法士であるということは，クライアントを常にこれらの多様な見方から理解するよう絶えず努力する傾向にある人であると認めることである．それは，その人のこれらの側面のそれぞれとクライアントの環境の関連した側面のそれぞれを，同期的あるいは非同期的なやり方で交流しながら，位置づけることを意味する．MOHO はまた，クライアントの生活物語を傾聴することによって，そして，クライアント特有の個人的制約と環境条件の中でクライアント自身の参加の経験の認識を尋ねることによって，クライアントを知りたいというまじめな好奇心を持つことを意味する．場合によっては，これは，クライアントの筋書を形成する出来事を分析して，クライアントの生活経験を定義する中心的な隠喩に到達することに関わる．

MOHO の作業療法士は，深く感じ，感じ取り，組み立て，考える人であって，モデルの動いている部分に正確な注意をもってリーズニングするだけでなく，作業療法の関係を通して自分の方法を直観し，感じ取り，常にクライアントの自律性，尊厳性，要求，価値，能力の認識を優先する人である．MOHO の作業療法士は，変化するクライアントの状況の経験を学び知るという文脈の中で，この過程の変化するダイナミックスに適応できる．MOHO の作業療法士は，シャツのボタンのような対象物を，宇宙船のような意

味のある何かに変えることができ，そのために子どもがファスナーを操作することに動機づけられる．MOHOの作業療法士は，シャツを着るといった一般的な活動を，新しい友人に会うという最終的な成果をもって，心理学的に重要な活動での社会的環境との関わりを促進する習慣的な活動へと変えることができる．

　MOHOの作業療法士は興味ある特定の音，人，または物に反応して見つめることで，クライアントの最も微妙な変化に気づくことができ，クライアントの意志の未熟な実演を認めて意味のある挨拶へと仕立て上げることができる．MOHOの作業療法士であることは，ある人の障害の生きた体験を理解して，思索しようとすることを意味する．MOHOの作業療法士に出会うと，あなたは思考の自発性，率直さ，他人への真の興味，そして，一人のアーティストなどと見るであろう．あなたは，自分の世界の文脈の中で，自分と自分の体験を理解しようと奮闘している人に出会うであろう．MOHOの作業療法士は，クライアントを支援している間に物事を行うクライアントのアプローチを検討しながら，クライアントに環境を探索する機会を提供する．作業療法士は，一緒に行こうということが最も必要とされるまさにその瞬間に，どのようにクライアントと一緒に行くのかということを知っている．

本書の構成

　本書は5部から構成されており，全体を通して実際の実践状況からの事例と作り出された事例とに頼っている．第Ⅰ部は，MOHOのそれぞれの構成要素を明確に表現し，概念的実践モデルとしてのMOHOの全体を含めた見方を提供する．第Ⅱ部，第Ⅲ部は，実践でのMOHOの応用を網羅するが，これには作業療法のリーズニング，MOHOに基づく評価，そして作業療法の計画と記録が含まれる．第Ⅳ部は，子どもと高齢者でのMOHOの利用を強調しながら，焦点を当てたクライアント集団への応用を描き出す．第Ⅴ部は，実践と研究でのMOHOの利用のために資料を提供する．

特　徴

　本書は，学習を強化するために，以下のような特徴を持つ．

- 各章の初めの期待される学習成果は，読者がその章の終わりまでに理解するよう期待される概念を挙げている．
- 事例は，実践に対するMOHOの本質的側面の適用を描き出す．
- MOHOの問題解決者の事例は，既存の臨床的ジレンマや問題がある事例の文脈に取り組む上でのMOHOの力を描き出す．
- 振り返りの質問と宿題は，MOHOの概念と実践の学習，維持，適用の評価をもたらす．

ギャリー・キールホフナー（Gary Kielhofner）について

　作業療法士のギャリー・キールホフナー博士（1949-2010）は，人間作業モデルの主な創設者であり，開発者であり，作業療法の実践，教育，研究に対する高度な世界的な影響を維持し続けるためにその仕事をやり遂げた学者であった．

　それは世界の中で最も根拠に基づき，作業に焦点を当て，クライアント中心の作業療法の概念的実践モデルであるが，キールホフナーのモデルは実践から直接に生まれたものであり，今日では，世界中で，実践の中に深く生き続けているものである．MOHOは，もともとはベトナム戦争の戦闘から発症した脊髄損傷を持つアメリカ陸軍退役軍人に対するキールホフナーの仕事から発展したもので，今日では作業療法の分野の典型的基礎として存在し続けている．

　第5版の本書は，ギャリー・キールホフナー教授に捧げられる．第5版は，できる限り多くのキールホフナー博士のもともとの声と寄稿を保存しようという意図の下に編集されたものであるが，その一方で，今日の実践環境の概念とその利用から更新されたものでもある．彼の寄稿の多くはMOHOの文脈の中で形になったものであり，それなしには，今日の作業療法の

実践は非常に異なったものになったであろう．

　私は編集者として，読者である皆さんのこのモデルに対する興味と，このモデルを用い，広め，前進させる機会を探るという意欲に，個人的に感謝したい．第5版の内容の究極の目的は，皆さんのクライアントの生きた体験を改善するということであり，創造的で前例のない方法で実践と研究を変化させ続けるために，皆さんを刺激し，奮起させることであり，そのことを願っている．

Renée R.Taylor, PhD
イリノイ大学シカゴ校（UIC）
学部業務担当副学部長
作業療法学科教授
UIC 人間作業モデル情報センター本部長
（イリノイ州シカゴ市）

山田　孝・訳

監訳者序文

　本書の原著が出版されたのは，2017年3月でした．本書の編著者のRenée Taylor（レニー・テイラー）さんから「出版しました」との知らせがありました．

　レニーさんは，故Gary Kielhofner（ギャリー・キールホフナー）の奥様だった方で，臨床心理士の資格を持っており，そちら方面で活躍しておられて，著書も何冊もおありの方です．アメリカ合衆国の大学の作業療法学科では，医学者よりも，文化人類学者，社会学者，心理学者などを作業療法学科のスタッフとして雇用するという風潮があるようで，イリノイ大学シカゴ校作業療法学科も，昔はMattinglyさんという文化人類学者を雇用していましたが，彼女が南カリフォルニア大学に移ってから，しばらくしてレニーさんを雇用したようです．ギャリーとレニーさんの結婚は，日本流に言えば職場結婚だということになるのでしょう．

　そのレニーさんが，ギャリーが2010年9月2日に亡くなってから，自分が人間作業モデル（MOHO）の第5版を編集しようと思ったのは，長い間の葛藤の末にであっただろうと思っています．自分は作業療法士ではないものの，作業療法学科に所属しており，作業療法のことを良く知っていること，人間作業モデルは，ギャリー自身がかつて心理学を学んでいたこともあって，心理学的な要素が強いこと，自分の理論である意図的関係モデル（Intentional Relationship Model）をギャリーが人間作業モデルの治療戦略に組み込もうと考えていたことなどがあって，ご自分で第5版を編集しようと決意したのではないかと思います．

　かつてギャリーが『作業療法実践の理論』という著書を書いた時に，私は，モデルが変わっているのはなぜなのかと質問したことがありました．その時の答えは次のようなものでした．「モデルは著書によって決めているが，その著書が10年間も改訂されていないことは，そのモデルが機能していないことを意味するととらえることができる．したがって，著書が10年以上改訂されていないとそのモデルは消えていったものと解釈する．『作業療法実践の理論 第3版』にモデルとしてあげていたカナダ作業遂行モデルが第4版でなくなったのは，著書が10年以上改訂されていないためである」．このような立場をとっていたギャリーを理解していたレニーさんが，2008年のMOHOの第4版の出版から10年以内の2017年に第5版を出版したのは，そのような理由であろうと思われます．

　レニーさんから，第5版に事例を書いてほしいと依頼があったのは，2015年の2月頃でした．かつて篠原和也先生たちと事例を書いた時のハツさんの事例を翻訳して，急いで送りました．写真も送りましたが，その写真は最終版ではモデルの写真に代わっていました．原稿も大幅に修正され，落ち込んでいましたら，私の書いた事例を第2章に掲載し，私を第2章の筆頭筆者にするとすぐに連絡がありましたので，本当にびっくりしました．ギャリーの親しい友人の私に配慮してくれたように思います．昨年，第28回日本作業行動学会学術集会の特別講演の講師に招待されて来日した時に，家内ともども親しくお付き合いをさせていただきましたが，古き良き日本人のような雰囲気を持っている方だと感じられました．

　その第5版を，できるだけ早く翻訳しようと思いました．内容を見てみると，大きく変わった章もあるものの，ギャリーが没後出版ということでかかわってい

るという形をとっているように，あまり変わっていない章も多いのを知りました．そこで，いろいろと考えた末に，協同医書出版社の担当者である関川宏さんにお願いして，第4版の訳文をお借りして，それを訳者に配布して，訳を反映した形に日本文を修正してもらうという形をとりました．2017年の5月に，訳していただく方々に第4版の訳文を配布し，翻訳作業を開始しました．内容的にあまり変わっていない章の担当者の返答は早く，最初の章は2017年5月30日に，村田和香先生から第4章の完成稿が届きました．内容が大幅に変更された章の担当者は苦労したようで，最後の章は数カ月前の2018年12月に届きました．到着した順に校正をして，2018年5月頃から校了した章を関川さんに送り始めました．ということで，思いもよらずに早く，日本語版をお届けできることになったことは，訳者の皆様と編集者の関川さんのお陰であります．

　第5版と第4版の大きな違いは，第4版の第9章，第10章，第13章，第14章にも見られたような多くの事例が，第5版では第Ⅰ部の理論の章をはじめ，各章の至るところに見られるようになったという点です．各概念に沿って事例が提示されているということは，概念を容易に理解することができることを意味するものでしょう．章立ても変化しました．例えば，第4版の第23章「コミュニケーションと記録・報告」と第26章「研究：MOHOを研究すること」という章はなくなり，「職業リハビリテーション」という章が新設されていて，全体で27章から26章に減っています．研究の章がなくなったことは，ギャリーがいなくなったことと大いに関係していると思われます．章の内容が大きく変わったのは，第7章「環境」と第23章「プログラム開発」です．いずれも筆者が変わったことが影響していますが，「環境」は，ギャリーの部下であったFisherさんが生前のギャリーから次の版ではあなたが書きなさいと言われていたということもあって，納得できる部分も少なくありません．プログラムはCarmen-Gloria de las Heras de Pabloさん（チリの作業療法士）が書いており，南米やスペインのプログラムの紹介で，興味をそそられます．

　第1章から第10章までの第Ⅰ部の章の名称は第4版と全く同じで，ギャリーも共同筆者の形で環境以外のすべての章に入っています．第Ⅱ部の第11章から第14章までも名称は全く同じですが，ギャリーが共同筆者になっているのは第14章だけで，内容も変更されています．リーズニングの表は，ガイドラインに変わっています．第Ⅲ部の評価法も，各章の名称は同じで，ギャリーも4つの章のうち3つの章で共同筆者になっています．しかし，評価法は第4版の20から30に増えています．このことは，様々な評価法が作られ，MOHOが進化していることを示しているように思われます．事例は4つの章で同じですが，章の名前が異なっており，高齢者，認知症，精神科，小児という章立てになっています．どういうわけか，認知症の章に，私が書いた65歳大学の健常高齢者のハツさんの事例が載っています．それから，多用されている写真ですが，ほとんどの写真がモデルを使っているようです．私もハツさんの写真を送りましたが，最終版を見るとハツさんとは違う人で，恐らくモデルであろうと思われる写真でした．また事例も，レニーさんが第5版の序文の「本書の構成」で，事例は『実際の実践状況からの事例と作り出された事例』と述べているように，架空の事例も多いようです．第2章の新君（あらた）の事例も架空の事例です．第4版をお持ちの方は，ぜひとも比較してみることをお勧めします．

　第4版の序文では，日本におけるMOHOのプログラムとして健常高齢者に対してMOHOを教えて元気にするという65歳大学の話を書きました．私は首都大学東京を定年退職後，目白大学に移りましたが，そこでの6年間にもう一つのMOHOのプログラムを考え着きました．それはMOHOの特徴の一つである作業に焦点を当てて，認知症高齢者に意味のある作業を提供することで，認知症の人たちを生き生きと，ご自分らしくしてあげるというプログラムです．目白大学を定年退職する前の年に，科学研究費が採択されて，研究にはずみがつき，既に講習会も行っていて，

好評を得ています．

目白大学の定年退職を目の前にした昨年1月に，多くの人たちの援助を得て，一般社団法人日本人間作業モデル研究所を設立しました．MOHOを学びたいという方のために，また，研究法を学びたい方のために，山田塾を作り，塾生を募集したところ，定員の10名が集まり，去年の4月から今年の3月までの1年間，一緒に勉強をしてきました．その成果は学会発表や論文の形で，そして，大学院進学という形で実を結ぶことになるだろうと楽しみにしています．今年は鹿児島の方々が，山田塾の出張講演をお願いしてきましたので，鹿児島に集中講義で行くことになると思います．また，MOHO関連の講習会も，一般社団法人日本作業行動学会の支援を受けて，全国展開しております．先にも述べたように，認知症高齢者に対するMOHOの講座が大人気で，多くの参加者に来ていただいています．

第5版は多くの方々に翻訳作業に参加いただきました．特に，前・神奈川県立保健福祉大学の長谷龍太郎先生には，第6章を訳していただき，感謝申し上げます．第4版の翻訳でお世話になりました石井良和先生，村田和香先生，小林隆司先生，竹原敦先生，小林法一先生，笹田哲先生，鈴木憲雄先生，中村Thomas裕美先生，野藤弘幸先生，京極真先生，鎌田樹寛先生，谷村厚子先生，川又寛徳先生，有川真弓先生に加えて，第5版から，本家寿洋先生，井口知也先生，篠原和也先生，永井貴士先生にも加わっていただきました．厚く感謝申し上げます．特に，野藤弘幸先生には，他の方が時間的な都合で辞退された章を急遽お願いしたにもかかわらず，快く引き受けていただき，感謝しております．

協同医書出版社の中村三夫社長，担当者の関川宏さんには本当にお世話になりました．苦しんでいる訳語に的確な指示を寄せてくれたことに感謝いたします．最後に，妻のひろみさんには，本書の翻訳にあたりいつも暖かく守っていただきました．感謝しております．

2019年3月

日暮里の一般社団法人
日本人間作業モデル研究所にて
山田　孝

■ 編著者

Renée R. Taylor, PhD
Director, UIC Model of Human Occupation Clearinghouse
Professor of Occupational Therapy
Vice Provost for Faculty Affairs
The University of Illinois at Chicago
Chicago, Illinois

■ 執筆者

Judith Abelenda, MSc/OT, Certificate in
Advanced Practice, Autism
Occupational Therapist
Uutchi Desarrollo Infantil
Vitoria-Gasteiz, Spain

Patricia Bowyer, EdD, MS, OTR, FAOTA
Associate Professor and Associate Director
School of Occupational Therapy—Houston
College of Health Sciences
Texas Women's University
Texas Medical Center
Houston, Texas

Susan M. Cahill, OTR/L, PhD
Associate Professor and Associate Director of the Doctorate of Health Sciences Program
Occupational Therapy Program
College of Health Sciences
Midwestern University
Downers Grove, Illinois

John Cooper, BSc/OT
Occupational Therapist
2gether National Health Service Foundation Trust
Gloucester, England

Nichola Duffy, BSc/OT
Senior Occupational Therapist
Cumbria Partnership
National Health Services Foundation Trust
Voreda, Portland Place, Penrith
Cumbria, England

Elin Ekbladh, MSc/OT, PhD
Senior Lecturer
Department of Social and Welfare Studies
Section of Occupational Therapy
Linkoping University
Linkoping, Sweden

Anette Erikson, OT, PhD
Associate
Division of Occupational Therapy
Department of Neurobiology, Care Sciences and Society
Karolinska Institutet
Stockholm, Sweden

Mandana Fallaphour, OT (reg), PhD
Lecturer
Division of Occupational Therapy
Department of Neurobiology, Care Sciences and Society
Karolinska Institutet
Stockholm, Sweden

Chia-Wei Fan, MSc/OT, PhD
Departmental Affiliate
Department of Occupational Therapy
College of Applied Health Sciences
University of Illinois at Chicago
Chicago, Illinois

Gail Fisher, MPA, OTR/L, FAOTA
Clinical Associate Professor
Department of Occupational Therapy
University of Illinois at Chicago
Chicago, Illinois

Kirsty Forsyth, BSc/OT, MSc/OT, PhD
Professor
Department of Occupational Therapy and Arts Therapies
School of Health Sciences
Queen Margaret University
Edinburgh, Scotland

Sylwia Gorska, BSc/OT
Research Practitioner
Department of Occupational Therapy and Arts Therapies
School of Health Sciences
Queen Margaret University
Edinburgh, Scotland

Lena Haglund, PhD, MScOT, OT (Reg)
Associate Professor
Department of Social and Welfare Studies
Linköping University
Linköping, Sweden

Michele Harrison, BSc/OT
Lead Research Practitioner
Department of Occupational Therapy and Arts Therapies
School of Health Sciences
Queen Margaret University
Edinburgh, Scotland

Helena Hemmingsson, MSc/OT, PhD
Professor and Section Head
Department of Social and Welfare Studies
Section of Occupational Therapy
Linkoping University
Linkoping, Sweden

Carmen-Gloria de las Heras de Pablo, MS, OTR
Independent MOHO Consultant
Santiago de Chile
Región Metropolitana, Chile

Roberta P. Holzmueller, PhD
Associate Professor of Psychology in Psychiatry
Department of Psychiatry
University of Illinois at Chicago
Chicago, Illinois

Riitta Keponen, MSc, OTR
Lecturer
Metropolia University of Applied Health Sciences
Department of Occupational Therapy
Helsinki, Finland

Jessica Kramer, PhD, OTR/L
Department of Occupational Therapy
College of Health and Rehabilitation Sciences
Boston University
Boston, Massachusetts

Patricia Lavedure, BCP, OTR/L, OTD
Assistant Professor, Director of Fieldwork
Department of Occupational Therapy
Virginia Commonwealth University
Richmond, Virginia

Sun Wook Lee, PhD, OTR/L
Assistant Professor
Department of Occupational Therapy
Daegu University
Republic of Korea

Donald Maciver, BSc/OT, PhD
Reader
Department of Occupational Therapy and Arts Therapies
School of Health Sciences
Queen Margaret University
Edinburgh, Scotland

Alice Moody, BSc (Hons)/OT
Occupational Therapist
Mental Health Services for Older People
Gloucestershire Partnership Trust
Cheltenham, England

Jane Melton, PhD, MSc, DipCOT, FCOT
Director of Engagement and Integration
2gether NHS Foundation Trust
Gloucestershire, England, United Kingdom

Kelly Munger, PhD
Department of Occupational Therapy
College of Applied Health Sciences
University of Illinois at Chicago
Chicago, Illinois

Lauro Munoz, MOT, OTR, C/NDT
Rehabilitation Regulatory Supervisor
Department of Occupational Therapy
MD Anderson Cancer Center
Houston, Texas

Hiromi Nakamura-Thomas, OT, PhD
Department of Occupational Therapy
Saitama Prefectural University
Japan

Louise Nygard, OT (reg), PhD
Professor of Occupational Medicine
Division of Occupational Therapy
Department of Neurobiology, Care Sciences and Society
Karolinska Institutet
Stockholm, Sweden

Jane C. O'Brien, PhD, OTR/L, FAOTA
Professor
Department of Occupational Therapy
University of New England
Portland, Maine

Ay-Woan Pan, MSc/OT, OTR (USA), OTC (Taiwan), PhD
Associate Professor
School of Occupational Therapy
College of Medicine
National Taiwan University
Taipei, Taiwan

Sue Parkinson, BSc/OT
Occupational Therapist
Derbysire, England

Genevieve Pépin, BSc/OT, MSc/OT, PhD
Faculty of Health—Occupational Therapy
Deakin University
Geelong, Victoria, Australia

Susan Prior, BSc/OT, PhD
Senior Lecturer
Department of Occupational Therapy and Arts Therapies
School of Health Sciences
Queen Margaret University
Edinburgh, Scotland

Laura Quick, BSc/OT, PgDIP
Clinical Specialist, Occupational Therapist
Gloucestershire Partnership
National Health Services Foundation Trust
Charlton Lane Centre
Gloucestershire, England

Christine Raber, PhD, OTR/L
Master of Occupational Therapy Program
Department of Rehabilitation and Sports Professions
Shawnee State University
Portsmouth, Ohio

Jan Sandqvist, BSc/OT, Reg. OT, PhD
Senior Lecturer
Department of Social and Welfare Studies
Linköping University
Linköping, Sweden

Patricia J. Scott, PhD, MPH, OT, FAOTA
Associate Professor
Department of Occupational Therapy
Indiana University
Indianapolis, Indiana

Rebecca Shute, BSc/OT
Head of Profession for Occupational Therapy
2gether National Health Service Foundation Trust
Gloucester, England

Meghan Suman, MSc
Occupational Therapist in Practice
Naperville, Illinois

Renée R. Taylor, PhD
Director, UIC Model of Human Occupation Clearinghouse
Professor of Occupational Therapy
Vice Provost for Faculty Affairs
The University of Illinois at Chicago
Chicago, Illinois

Kerstin Tham, BSc/OT, Reg. OT, PhD
Professor, Department of Neurobiology, Care Sciences and Society
Karolinska Institutet
Stockholm, Sweden

Marjon ten Velden, OT (reg), PhD
Docent in Ergotherapy
Centre for Applied Research on Education
Amsterdam University of Applied Sciences
Amsterdam, Holland

Takashi Yamada, PhD, OTR
Professor, Department of Occupational Therapy
Faculty of Health Science
Professor and Director
Graduate School of Rehabilitation
Mejiro University
Tokyo, Japan

（所属表記は，原著刊行年（2017年）のものである）

■ 監訳者

山田　孝
一般社団法人日本人間作業モデル研究所，
首都大学東京名誉教授

■ 訳　者 (五十音順)

有川 真弓
千葉県立保健医療大学　健康科学部　リハビリテーション学科
第21章（一部），第22章（一部）

石井 良和
首都大学東京大学院　人間健康科学研究科
第3章，第10章，第13章

井口 知也
大阪保健医療大学大学院　保健医療学研究科
第20章（一部）

鎌田 樹寛
北海道医療大学大学院　リハビリテーション科学研究科
第18章（一部）

川又 寛徳
福島県立医科大学　新医療系学部設置準備室
第20章（一部），第21章（一部）

京極 真
吉備国際大学大学院　保健科学研究科
第21章（一部）

小林 法一
首都大学東京大学院　人間健康科学研究科
第24章

小林 隆司
首都大学東京大学院　人間健康科学研究科
第8章

笹田 哲
神奈川県立保健福祉大学大学院　保健福祉学研究科
第7章

篠原 和也
常葉大学　保健医療学部　作業療法学科
第26章，付録B

鈴木 憲雄
昭和大学　保健医療学部　作業療法学科
第15章（一部）

竹原 敦
湘南医療大学　保健医療学部　リハビリテーション学科
第5章

谷村 厚子
　首都大学東京大学院 人間健康科学研究科
　第 19 章（一部）

永井 貴士
　平成医療短期大学 リハビリテーション学科
　付録 A

長谷 龍太郎
　第 6 章

中村 Thomas 裕美
　埼玉県立大学大学院 保健医療福祉学研究科
　第 16 章

野藤 弘幸
　常葉大学 保健医療学部 作業療法学科
　第 17 章，第 19 章（一部），第 22 章（一部），第 23 章，第 25 章

本家 寿洋
　北海道医療大学大学院 リハビリテーション科学研究科
　第 20 章（一部）

村田 和香
　群馬パース大学 保健科学部
　第 4 章，第 9 章，第 14 章

山田 孝
　第 1 章，第 2 章，第 11 章，第 12 章，第 15 章（一部），第 18 章（一部），第 20 章（一部）

目　次

第5版の序文と編集にあたって　iv

監訳者序文　viii

第Ⅰ部　人間作業の説明　1

第1章　人間作業モデルへのいざない　3
Renée R. Taylor and Gary Kielhofner（没後出版）
山田　孝・訳

第2章　人に特化した人間作業という概念　12
山田　孝，Renée R. Taylor，Gary Kielhofner（没後出版）
山田　孝・訳

第3章　人と環境との間の交流　28
Jane C. O'Brien，Gary Kielhofner（没後出版）
石井良和・訳

第4章　意　志　46
Sun Wook Lee and Gary Kielhofner（没後出版）
村田和香・訳

第5章　習慣化：日常作業のパターン　70
Sun Wook Lee and Gary Kielhofner（没後出版）
竹原　敦・訳

第6章　遂行能力と生きている身体　92
Kerstin Tham, Anette Erikson, Mandana Fallaphour, Renée R. Taylor, and Gary Kielhofner（没後出版）
長谷龍一郎・訳

第7章　環境と人間作業　114
Gail Fisher, Sue Parkinson, and Lena Haglund
笹田　哲・訳

第8章　行為の諸次元　132
Carmen-Gloria de las Heras de Pablo, Chia-Wei Fan, and Gary Kielhofner（没後出版）
小林隆司・訳

第9章　作業的生活を加工すること　151
Jane Melton, Roberta P. Holzmuller, Ritta Keponen, Louise Nygard, Kelly Munger, and Gary Kielhofner（没後出版）
村田和香・訳

第10章 行うことと，なること：作業の変化と発達　174
Renée R. Taylor, Ay-Woan Pan, and Gary Kielhofner（没後出版）
石井良和・訳

第Ⅱ部　人間作業モデルの適用：作業療法の過程と作業療法のリーズニング　195

第11章 作業療法のリーズニング：作業療法の計画，実施，成果の評価　197
Kirsty Forsyth
山田　孝・訳

第12章 評価：情報収集の標準化された方法と標準化されていない方法の選択と利用　215
Kirsty Forsyth
山田　孝・訳

第13章 作業従事：クライアントはどのように変化を達成するのか　232
Genevieve Pépin
石井良和・訳

第14章 介入の過程：作業的変化を可能にする　243
Carmen-Gloria de las Heras de Pablo, Sue Parkinson, Genevieve Pépin,
and Gary Kielhofner（没後出版）
村田和香・訳

付録A　作業療法のリーズニングのガイドライン　269
Genevieve Pépin and Gary Kielhofner（没後出版）
永井貴士・訳

第Ⅲ部　評価法：クライアントの情報を収集する構成的方法　275

第15章 観察の評価　277
Carmen-Gloria de las Heras de Pablo, Susan M. Cahill, Christine Raber,
Alice Moody, and Gary Kielhofner（没後出版）
鈴木憲雄，山田　孝・訳

第16章 自己報告：クライアントの視点を明らかにすること　305
Jessica Kramer, Kirsty Forsyth, Patricia Lavedure, Patricia J. Scott, Rebecca Shute,
Donald Maciver, Marjon ten Velden, Meghan Suman. 中村Thomas裕美，山田　孝，
Riitta Keponen, Ay-Woan Pan, and Gary Kielhofner（没後出版）
中村Thomas裕美・訳

第17章 クライアントと話すこと：面接により情報収集をする評価法　337
Helena Hemmingsson, Kirsty Forsyth, Lena Haglund, Riitta Keponen, Elin Ekbladh, and Gary Kielhofner（没後出版）
野藤弘幸・訳

第18章 情報収集を結びつけた評価法　357
Sue Parkinson, John Cooper, Carmen-Gloria de las Heras de Pablo,
Nichola Duffy, Patricia Bowyer, Gail Fisher, and Kirsty Forsyth
鎌田樹寛，山田　孝・訳

第Ⅳ部　事例の提示 ... 379

第19章　作業的ナラティブを作り直すこと：高齢者への人間作業モデルの応用　381
Carmen-Gloria de las Heras de Pablo, Genevieve Pépin, and Gary Kielhofner（没後出版）
野藤弘幸，谷村厚子・訳

第20章　認知症の人々への人間作業モデルの適用　402
Christine Raber, 山田　孝, Sylwia Gorska
山田　孝，井口知也，本家寿洋，川又寛徳・訳

第21章　精神疾患をもつ人々への人間作業モデルの適用　426
Jane Melton, Kirsty Forsyth, Susan Prior, Donald Maciver, Michele Harrison, Christine Raber, Laura Quick, Renée R. Taylor, and Gary Kielhofner（没後出版）
京極　真，川又寛徳，有川真弓・訳

第22章　小児の実践での人間作業モデルの応用：感覚処理，運動，医学，発達の諸問題に働きかけること　443
Susan M. Cahill, Patricia Bowyer, Jane C. O'Brien, Lauro Munoz, and Gary Kielhofner（没後出版）
野藤弘幸，有川真弓・訳

第Ⅴ部　人間作業モデルでの実践 ... 459

第23章　職業リハビリテーションのための人間作業モデルの応用　461
Jan Sandqvist and Elin Ekbladh
野藤弘幸・訳

第24章　人間作業モデルに基づくプログラム開発　485
Carmen-Gloria de las Heras de Pablo, Judith Abelenda, and Sue Parkinson
小林法一・訳

第25章　人間作業モデルの実践のエビデンス　510
Patricia Bowyer and Jessica Kramer
野藤弘幸・訳

第26章　人間作業モデル，ICF，作業療法実践枠組み：世界で最高の実践を支援する結びつき　563
Lena Haglund, Patricia Bowyer, Patricia J.Scott, and Renée R.Taylor
篠原和也・訳

付録B　イリノイ大学シカゴ校人間作業モデル情報センターとウェブサイトの紹介　585
Renée R.Taylor
篠原和也・訳

索　引　589

第Ⅰ部
人間作業の説明

第1章

人間作業モデルへのいざない

Renée R. Taylor and Gary Kielhofner（没後出版）
山田 孝・訳

期待される学習成果

本章を読み終えると，読者は以下のことができる．

❶ 人間作業モデル（MOHO）の4つの構成要素をあげ，定義すること．
❷ あなたの日常生活や実践の中から，MOHOの例をあげること．
❸ 作業療法の実践を前進させるビジョンを特徴づけるMOHOの7つの要素を定義すること．
❹ 作業療法実践におけるMOHOの使用の範囲を述べること．
❺ 作業療法におけるMOHOに対するキールホフナーの展望を理解すること．

MOHOの問題解決者：アリシアさん

　町の広場の中央の見晴らし台に上品なブナ材で作られたピアノが置かれていますが，誰も座っていません．純真で元気のよい赤毛の子どもがピアノに駆け寄ってきて，硬くぎこちない音で何曲か演奏しています．その曲は，流行しているミュージカルのフローズン（Frozen：アナと雪の女王）の中の歌のようです．女児の演奏はアリシアさんの耳をとらえました．彼女は60代後半の身だしなみに欠ける女性で，買い物からグループホームへと戻るために地域生活センターのバンを待つために，一人ぼっちで街灯のそばに立っています．アリシアさんはかってはコンサートのピアニストであり音楽の教師でしたが，10年以上もピアノに触れることは

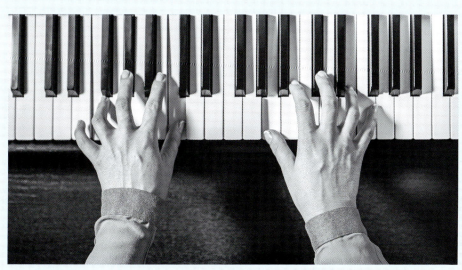

ピアノを演奏しているアリシアさん

ありませんでした．彼女は，軽い脳卒中後の中等度の脳損傷により，実行機能と気分の安定に恒久的な影響を受けていました．10年前の損傷の時，作業療法士はパーソナル・コンピュータでのシミュレーション訓練により，彼女にピアノを再び弾かせようとしました．しかし，アリシアさんは訓練に動機づけられていなかったために，その時は作業療法士の努力はあまりに人為的であるということで失敗しました．

アリシアさんは買い物からグループホームに戻ると，自分が地階のピアノの前に座るように強いられているように感じました．彼女は，耳で聴いたフローズンに基づき何曲かを演奏し始めました．その施設の作業療法士は，彼女がフローズンの曲を弾いていることに気づきました．その翌日，フローズンの全曲のサウンドトラック版が，アリシアさんのメールボックスに届きました．それは作業療法士からの贈り物でした．それから作業療法士は，アリシアさんが弾いているのを聞くためにしっかりと聞き耳をたてました．アリシアさんは練習するにつれて，精神は完全に1つにまとまり，ほかの日常生活活動の間には観察されないようなやり方で集中するようになりました．ほどなく，アリシアさんの同居者たちは，彼女の練習場面に集まり始めました．彼らがそこにいることを知って，彼女はすぐに，そして，習慣的に練習を始めました．アリシアさんは仲間からのこれまでとは違ったレベルの尊敬が生まれていると感じており，そして，ホームの新しい入居者は彼女を「音楽家」とすら呼ぶようになりました．

2カ月半後に，アリシアさんは町の広場に来て，ピアノの前に座り，記憶だけでフローズンのすべてのサウンドトラック版を見事に演奏しました．多くの人たちが集まり，この女性の音楽の才能に驚き，誉め称えました．アリシアさんは，音楽家としての作業同一性を徐々に再獲得していきました．

このシナリオは，キールホフナーの**人間作業モデル**（Model of Human Occupation；MOHO, Kiehofner, 2009）の例を描いている．具体的には，それは，内面化された役割を再び呼び起こし，胸に秘めてきた興味と価値を持つ活動を行うためのクライアントの動機づけに影響する中で，社会的および物理的環境（すなわち，公共の場で，ピアノでフローズンの曲を弾いている赤毛の子ども）という説得力のある役割を強調している．

MOHOは，人々が作業を遂行するためにどのように動機づけられ（**意志**），時間とともにそれらの遂行をどのように繰り返す（**習慣化**）のかを説明する．作

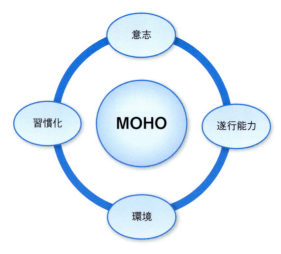

図1-1　人間作業モデルの4つの要素

業が繰り返されると，その人の能力（**遂行能力**）に関する作業療法士の客観的評価が変化するように，その人の自分の能力に関する主観的認識も変化する．このすべての過程は作業従事を促進する社会的および物理的な文脈（**環境**）の中で展開していく．

簡単に言うと，MOHOはこれらの4つの要素（意志，習慣化，遂行能力，環境）を持ち，それらの間のダイナミックで相互的な交流の結果として，人がどのように作業に就くかを説明する．MOHOは，障害をもつ人が作業に就くためにどのように動機づけられるのか，作業を支援するために習慣と役割がどのように形づくられるのか，そして，能力の自己認識がどのように発達し，作業療法士の意見のような客観的評価を明確に表現するのかといったことを説明する．これらの要素は，相互に，そして，環境的文脈の中で，相乗効果を生み出して交流するが，理想的には，環境的文脈には物理的および社会的に促進するものを含む（図1-1）．

MOHOの中心となった創設者であり開発者は，作業療法士であり，研究者であったギャリー・キールホフナー（Gary Kielhofner, 1949-2010）で，彼の仕事は作業療法の実践，教育，研究に対して世界的に高い影響を維持し続けることであった．ベトナム戦争での戦闘の結果，脊髄損傷になった米軍退役兵士たちと創設者の関係から直接的に生まれたMOHOは，今日では作業療法分野の典型的な基礎であり続けている．

MOHOは，根拠に基づく概念的実践モデルで，人々が重度の障害にどのように適応し，自分の生活をすることに満足し，意味のあるやり方を再び発見することを説明する．このモデルの最初の概念は，3人の実践家による一連の4つの論文として発表された（Kielhofner, 1980a, 1980b；Kielhofner & Burke, 1989；Kielhofner, Burke, & Heard, 1980）．ギャリー・キールホフナー博士は，最終的にはこのモデルを作業療法実践家と教育者にとって重要であり，直接的であり，そして，現代的な指針とするために，40年間にわたり，これらの概念を広げ，洗練し，研究してきた．

その時から，世界中の数えきれない数の実践家と研究者が，MOHOの諸概念の実践への適用を強化し，拡大してきたし，今日でもなおそのようにし続けている．これらの人々は，広範囲の治療範囲にまたがる査読付きの研究論文を発表するなど，大きな発展を図っており，広範囲の証拠に根ざした実践に貢献している．本書は，事例に基づくアプローチを用いて，このモデルの理論の概要と，このモデルを用いた根拠に基づく評価と治療に関する最新の情報とを提供する．

多くの研究は，MOHOはアメリカ合衆国で，また国際的にみて，作業療法の実践で，作業に焦点を当てたモデルとして最も広く使われていることを示している（Haglund, Ekbladh, Thorell, & Hallberg, 2000；Law & McColl, 1989；National Board for Certification in Occupational Therapy, 2004）．**作業に焦点を当てたモデル**とは，機能障害の治療に特に焦点を当てるのではなく，変化のメカニズムとしてクライアントの作業への従事と参加に焦点を当てた作業療法のアプローチと定義される．アメリカ合衆国では，最近，作業療法士に対するランダムサンプリング

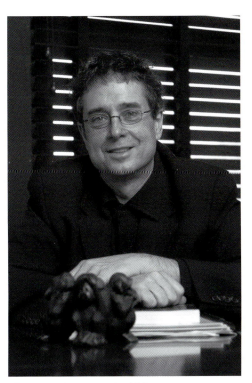

ギャリー・キールホフナー博士

による全国調査（Taylor & Lee, 2009）で，作業療法士の76％以上が自分の実践にMOHOを使っているとしていた．これらの作業療法士は，MOHOが自分の作業療法の見方と合致しており，また，自分のクライアントのニーズを反映しているために，MOHOを選んだことを示した．さらに，これらの作業療法士のほとんどがその経験から，MOHOが以下のようなものであることを示していた．

- 作業に焦点を当てた実践を支援してくれる．
- クライアントのニーズに優先順位をつけるよう作業療法士を援助してくれる．
- クライアントの全体論的見方を提供してくれる．
- クライアント中心のアプローチを提供してくれる．
- 治療目標を作り出す強力な基礎を提供してくれる．
- 介入の正当性を提供してくれる．

実践家のこうした見方は，過去40年にわたってMOHOの開発を導いてきた目的の多くと一致する．*MOHOに対するキールホフナーの展望は，作業に焦点を当て，クライアント中心であり，全体論的で，証拠に基づき，他の作業療法のモデルや学際的理論に基づく実践を補完することによって，世界中の実践を支援してきた．*以下にこれらを検討する．

多国籍的で多重文化的であること

MOHOは，世界中の作業療法士により，批判，推敲，適用，経験的検証などの多くの注目を浴びている．異なる文化や異なる国々という条件にあてはめてMOHOを検証するという試みは，文化の違いや国境を越えるために，その理論的議論や応用技術をどのように開発すれば良いのかということに関する極めて貴重なフィードバックを提供してくれた．MOHOはそれぞれのクライアントの個別性と文化的背景を尊重しており，また，多くのMOHOの評価はクライアントに特有な文化という見方をしている．MOHOの全世界での応用の成功は，広範囲にわたって適切であることを示している．例えば，MOHOに基づく評価法と出版物は，今では20以上の言語で利用できる．しかし，最も重要なことは，今や世界中の作業療法士たちが，MOHOの開発に重要な貢献をしており，そのためにその概念と応用はますます多重的な見方を反映しているということである．

実践指向性

MOHOは毎日，世界中の病院，クリニック，在宅ケア場面，老人保健施設，グループホーム，学校，その他の数えきれない場面で広く用いられている．作業療法士がMOHOの概念を用いる時，自分がサービスを提供している特定のクライアントやクライアントたちにその概念を結びつける必要がある．作業療法士にこの結びつきを支援するために，MOHOは広範囲にわたる情報（評価法，事例，介入のプロトコール，プログラム）を提供している．さらに，MOHOの開発の根底をなす重要な点は，それが日常の実践という真の世界の状況に根ざしていることを確実にしているということである（Forsyth, Summerfield-Mann, & Kielhofner, 2005；Kielhofner, 2005a）．このように，実践家と消費者が実践に根ざしており，また，サービスを受けている人々に関連するものであるということを確実にするために，このモデルは，研究と開発に努力を尽くすことを特に強調している．

作業への焦点

一連の症状や機能障害の改善に焦点を当てたモデルと介入とは違って，MOHOは現代のモデルの中で最初に，作業への焦点を明確に表明したモデルであった．実践においては，このことは，実践家がクライアントの興味，毎日の習慣，特定の作業の実際の遂行に光を当ててクライアントを理解することに焦点を当てた慎重な努力をすることを意味する．医学的な環境の中でクライアントの運動の生体運動学を分析したり，脳の機能レベルを決定するために標準化された認知の評価を実施したりすることだけに集中することではなく，MOHOの作業療法士は意味のある活動へのクラ

イアントの従事を検討する．つまり，MOHOはこの焦点と関連する以下の3つの実践上の関心事に取り組んでいる．

- 作業がどのように動機づけられ，毎日の生活のパターンの中へと組み立てられ，そして，環境という文脈の中で遂行されるのか．
- 作業上の問題を作り出す機能障害，疾病，その他の要因に直面した時に，これらには何が起こるのか．
- 作業療法は，人々を意味と満足とをもたらす作業に，また，身体的および精神的に良好な状態を支援する作業に，どのように就かせることができるのか．

作業とは何か

キールホフナー（2008）によると，MOHOは，その理論的な概念，実践上の応用，研究を，特に作業を行うことに焦点を当てて開発されたものである．**人間作業**とは，人間の生活のほとんどを特徴づける時間的，物理的，社会文化的な文脈の中で，**仕事**，遊び，日常生活活動を行うことをさす．人間は，物事を行うという強力なニーズを持つという特徴がある（Fidler & Fidler, 1983；Nelson, 1988）．人間の作業は，行うことに関する3つの広範な領域．つまり，日常生活活動，遊び，そして，生産性からなる．**日常生活活動**とは，身繕い，入浴，食事，家の掃除，洗濯といった身辺処理と自分を維持するために求められる典型的な生活課題のことである．**遊び**とは，自分自身のために自由に行われる活動をさし，探索したり，ごっこ遊びをしたり，祝ったり，ゲームやスポーツをしたり，趣味を行うことが含まれる（Reilly, 1974）．**生産性**とは，アイデア，知識，援助，情報の共有，娯楽，実用品や芸術品，保護といった他人に対するサービスや商品を提供する活動をさす（支払いを受けるか否かは問わない）（Shannon, 1970）．勉強すること，練習すること，弟子になって見習いをすることといった活動は，生産的な遂行のために能力を改善するものである．このように，生産性は学生，従業員，ボランティア，親，真面目な趣味人，アマチュアとして携わる活動を含んでいる．

クライアント中心の実践

MOHOの用語では，クライアント中心の実践家であるということは，作業療法士がクライアントと自分との交流の中で，クライアントの当面のニーズ，展望，経験の理解を促進する疑問を観察し，また適切な時にはクライアントに疑問を尋ねることを意味する．作業療法にクライアント中心という概念が出現する以前から，MOHOは，作業療法の中にクライアントの見方と希望とを取り入れることの重要性を強調していた．このように，MOHOはクライアント中心の実践という概念と矛盾がないと認識されている（Law, 1998）．MOHOは2つの重要な点で，本質的にクライアント中心のモデルである．第1に，MOHOは作業療法士をクライアントのユニークさに集中させ，そして，作業療法士にクライアントの見方と状況をより深く認識させる概念を提供していることである．MOHOに基づく実践は，作業療法士がクライアントの価値，能力と有効性の認識，役割，習慣，遂行の経験，そして，個人的環境を理解し，尊重し，支援しなければならないというクライアントと作業療法士の関係を必要とする．第2に，MOHOは作業療法の中心的なダイナミックスをクライアント自身が行い，考え，感じることであると理論化しているため，クライアントの選択，行為，そして経験が作業療法過程の中心でなければならないとしている．

さらに，MOHOは，障害をもつ人々の見方からより十分に情報を持たなければならないと主張する障害研究から創発した多くの考えに影響を受けている（Albrecht, Seelman, & Bury, 2001；Kielhofner, 2005b；Longmore, 1995；Oliver, 1994；Scotch, 1988；Shapiro, 1994）．MOHOは，これまでいつも，クライアントの視点から理論と実践を構築するという考えを持ってきた．しかも，過去10年間に，このモデルは障害者の声と共鳴し，能力障害という経験を強調する特別な努力を払ってきた．また，MOHO

は，能力障害は人間と環境の間の不適合によって起こるとする障害研究と協力して，作業を可能にもするし，作業へのバリアにもなるという環境の2つの側面に密接な注意を払っている．

全体論的（ホリスティック）な実践

MOHOは，作業がどのように動機づけられ，パターン化され，社会的・物理的環境の中で遂行されるかを説明しようとする．そうした多様な現象の説明を提供することによって，MOHOは人間作業という幅広い統合的な見方を提供する．全体論的（ホリスティック）という用語は，クライアントを理解するためにこの統合的なアプローチを説明する別の言葉である．例えば，MOHOは動機づけと遂行という2つの現象に取り組むが，両者は典型的には同じ理論的枠組みで考えられるものではない．すなわち，身体的な遂行に注目する作業療法理論は，一般的には，身体的に行うことにかかわる身体的構成要素（脳と筋骨格系）に注意を集中するが，一方，動機づけはそれとは別の精神的領域の部分であると見られてきた．

現象を説明する際に，身体と精神を同時に考えることの重要性の認識が発達しつつある（Trombly, 1995a, 1995b）．結局のところ，ある課題に対する動機づけはその課題に向けられた身体的な努力の範囲に影響し（Riccio, Nelson, & Bush, 1990），一方，身体的な障害が物事をしたいという望みを引き下げることもできる（Toombs, 1992）．MOHOの概念は，人間を身体と精神という2つの構成要素に分けることを避けようとしている．むしろ，身体と精神は，人間存在の全体の統合された側面とみなされる．

証拠に基づく実践

証拠に基づくこととは，作業療法の実践に対するMOHOとその個々の概念の妥当性，肯定的な影響，関連性をうまく示すために実施された研究のことである．MOHOは過去40年にわたって生み出されてきた相当な量の研究によって支えられており，また，新しい研究も急速なペースで発展している．現在までに，英語で発表されたMOHOに関する研究論文は100以上に及んでいる．全体として見ると，これらの研究は以下のことを成し遂げている．

- モデルが提供する概念の妥当性を支持した．
- MOHOの評価法の信頼性と妥当性を確認した．
- MOHOに基づく介入の過程と成果を記録し報告した．

証拠に基づくモデルを使いたい作業療法士は，第26章で述べるように，MOHOには経験的支持が豊富にあることを見出すことができる．

他のモデルや理論を補完する実践

MOHOが開発されたのは，作業療法のほとんどのモデルが機能障害に注目していた頃であり，また，作業の重要性が再発見されつつあった頃であった（Kielhofner, 2004）．このモデルの意図は，作業療法の知識に見られたギャップを埋めることであり，また，クライアントの動機づけとライフスタイル，そして環境の文脈を理解することで，機能障害に向けた焦点を補完することであった．このモデルは，これまでにいつも，他の作業療法のモデルや学際的概念と一緒に使われるように意図してきた．MOHOはまれにクライアントが直面する問題のすべてに取り組むと認識されているが，そのことは作業療法士に他のモデルや概念を積極的に用いるように求めることになる．MOHOを用いるほとんどの作業療法士は，少し例をあげれば，生体力学，感覚統合，運動コントロールといった他のモデルと組み合わせて用いている．他のモデルは，MOHOでは提供しない遂行の構成要素に焦点を当てている．このように，これらのモデルを組み合わせて用いることは，クライアントのニーズを満たすさらに包括的なアプローチをもたらすことになる．

> **事例** あなたの知識をテストします
>
> トロントに住む12歳のベン君は，自転車で足の骨を折った小学1年生の時から，医療関係の職

に就きたいと思うようになりました．母親が食道逆流炎のために服用している処方薬の学習から，ちょうど野球をしている時に手首を捻挫した同級生がスプリントを装着することに至るまで，彼は医療関係のあらゆることに興味を持っていました．残念なことに，ベン君は社会的技能と学校での遂行能力が得意ではありませんでした．記憶に残っている時から，彼は注意欠陥障害と感覚調整障害と診断された学習障害をもって生活してきました．ベン君はいつも動いています．彼は，外で遊ぶことを含む実際の活動が好きで，彼の先生は彼を「いつも動いている」と説明しています．彼の学校での典型的な1日は，家から体育のシャツを持ってくるのを忘れ，教室で話をしていて先生に注意され，同級生に不適切なことを言ったためにロッカーの中に閉じ込められ，8年生（中学2年生）がしている理科の課題を見ていたために帰りのバスに乗り遅れるというものでした．

ベン君は，定期的に2人の作業療法士に相談しています．一人は学校で，もう一人は病院の外来で会います．2人の作業療法士は，ベン君の困難さへのアプローチという点では明らかに異なっており，一致していません．学校の作業療法士は，彼の社会的および行動的な困難さに取り組むために，行動変容の原理に根ざした治療アプローチを利用しています．彼女は，数学と国語で治療的な機会を提供するために，特定のコンピュータゲームを用いています．彼はこの作業療法士と協力的ではあるものの，めったに楽しみや認識を示さず，作業療法の活動に十分に従事するよりも，作業療法の活動を通して進んでいったように見えます．一方，外来の作業療法士は，感覚統合理論とMOHOの原理を結びつけたアプローチを利用します．第1に，彼女は学校にいる時も学校が終わってからも，絶えず動いているというベン君のニーズを支援するために，強力な身体運動を必要とするスポーツをするように励ましています．この延長として，彼女は，ベン君が週末に乗馬のレッスンを受けたら良いのではないかと両親に勧めました．さらに，その作業療法士はベン君の先生に，何らかの点でヘルスケアに関連する話題を家での宿題として出すように勧めました．校長先生は，ベン君に（通常の体育館での1時間とは違って）体育館での2時間を提供することと，彼が別のクラスを教えている理科の先生のところに行って見学してもよいとする別の追加の休憩時間とを提供して励ましました．作業療法士はまた，ベン君の両親に，理科と健康に関することを行うことができるように，たくさんの博物館や彼の年齢にとって適切な公的な講演会に彼を連れて行くように勧めました．作業療法士はまた，ベン君が高校に進んだら，ヘルスケア環境への早期の経験をさせるために，老人保健施設でボランティアをするように勧めました．

▶ フォローアップの質問

この事例を用いて，以下の問題に答えなさい．

1. 2人の作業療法士のうちどちらが機能障害に焦点を当てたアプローチで，どちらが作業に焦点を当てたアプローチですか．
2. ベン君のヘルスケアと理科に対する興味を支援するために，MOHOに基づく（外来の）作業療法士によってなされた推薦はどんなことでしたか．
3. MOHOに基づく作業療法士は，ベン君の興味を支援するために，そして，絶えず動いているというニーズに対して反応するために，物理的環境の構成要素をどのように利用しましたか．
4. MOHOに基づく作業療法士はどのようなことを勧めましたか．
5. 2つの介入アプローチ（機能障害に基づくものと，MOHOに基づくもの）の各々の良い点と悪い点は何でしょうか．
6. あなたがベン君ならば，2つのアプローチのうちのどちらが好きですか．それはなぜですか．

本書へのアプローチ法

本書は，MOHO の現代の理論，実践への応用，そして，研究の実践的な概要を提供するために，編集者の実践経験からの実際の実践状況での事例と架空の作り上げた事例といった事例研究を中心に書かれている．ギャーリー・キールホフナー博士のもともとの声と内容は，可能な範囲で保たれている．加えて，本書の前版で使われた事例を提供した多くの寄稿者の声も保たれ，更新されている．本書は4部からなる．第1部では，MOHO の理論に触れる．第2部では，治療的リーズニング，評価法，作業療法の計画と記録報告といったことに触れる．第3部では，一連の掘り下げた事例を提供することで，作業療法での MOHO の適用を示す．第4部では，実践と研究における MOHO の利用のための情報を示す．

以前の版の著者たちおよび第5版の新しい著者たちに加えて，キールホフナーが MOHO の理論を打ち立てるのを支援してくれた世界中の彼の同僚，障害を持った生活を語ってくれた人々，MOHO の適用の実践的な手段を作り上げてくれた作業療法士たちの思いもかけない努力の成果を聴くことができた．

各章は，期待される学習成果を定義することと，MOHO に基づく介入の利用がどのようにクライアントに対する作業療法の成果を改善するのかを描く1つ以上の事例から始まっている．これらの事例は「MOHO の問題解決者」の事例という名前がつけられている．各章の終了へ向けた最後の事例は，その章に示された関連する概念の応用的な学習を評価するために提供される．最後に，一連の短いクイズ形式の質問を通して，各章の基本的な概念がどのようなものなのかを検査する．

第1章のクイズ

1. 人間作業モデルを2文以内で定義しなさい．
2. 人間作業モデルを通して作業療法を前進させるキールホフナーの7つの展望の名前を言い，説明しなさい．作業療法の実践を前進させるその展望を特徴づける人間作業モデルの7つの要素をあげなさい．
3. 人間作業モデルはどのような範囲の実践で用いられるのでしょうか．
4. 人間作業とは何かを定義しなさい．

キーとなる用語

遊び（play）▶自分自身のために自由に行われる活動．

日常生活活動（activities of daily living）▶身繕い，入浴，食事，家の掃除，洗濯といった身辺処理と自分を維持するために求められる典型的な生活課題．

意志（volition）▶MOHO を構成している4つの要素の1つである．意志は，人がある作業にどのように動機づけられるかを説明する．

環境（environment）▶MOHO を構成している4つの要素の1つである．環境とは，人がある作業を遂行する文脈のうちの物理的および社会的側面をさす．理想的には，環境の物理的および社会的要素は，ある人の作業の従事を促進するために役立つ．

作業に焦点を当てたモデル（occupation-based model）▶特に機能障害を治療することに焦点を当てることよりも，変化のメカニズムとしてクライアントの作業への従事と参加に焦点を当てた作業療法のアプローチと定義される．

習慣化（habituation）▶MOHO を構成している4つの要素の1つである．習慣化は，時間がたつにつれて作業のパターンが出現すると説明する．このパターンは，反復された習慣と公的および私的な役割を形づくる．

遂行能力（performance capacity）▶ MOHOを構成している4つの要素のうちの1つである．遂行能力は，作業を遂行するための能力のその人独自の経験と認識ならびにその人のその能力の経験と認識に関する他人の認識と説明される．

生産性（productivity）▶ アイデア，知識，援助，情報の共有，娯楽，実用品や芸術品，保護といった他人に対するサービスや商品を提供する活動（支払いを受けるか否かは問わない）．

人間作業（human occupation）▶ 人間の生活のほとんどを特徴づける時間的，物理的，社会文化的な文脈の中で，仕事，遊び，日常生活活動を行うこと．

人間作業モデル（model of human occupation）▶ 人々が作業上の問題を作り出す障害や他の条件にどのように適応するか，そして，満足でき，意味のあるやり方で自分たちの生活を送るのをどのように再発見するかを説明する証拠に基づく概念的実践モデルの1つである．このモデルは，具体的には，作業がどのように動機づけられ，パターン化され，環境という文脈の中で遂行されるかを説明する．

文 献

Albrecht, G. L., Seelman, K. D., & Bury, M. (2001). *Handbook of disability studies*. Thousand Oaks, CA: SAGE.

Fidler, G., & Fidler, J. (1983). Doing and becoming: The occupational therapy experience. In G. Kielhofner (Ed.), *Health through occupation: Theory and practice in occupational therapy*. Philadelphia, PA: F. A. Davis.

Forsyth, K., Summerfield-Mann, L., & Kielhofner, G. (2005). A scholarship of practice: Making occupation-focused, theory-driven, evidence-based practice a reality. *British Journal of Occupational Therapy, 68*, 261–268.

Haglund, L., Ekbladh, E., Thorell, L.-H., & Hallberg, I. R. (2000). Practice models in Swedish psychiatric occupational therapy. *Scandinavian Journal of Occupational Therapy, 7*, 107–113.

Kielhofner, G. (1980a). A model of human occupation, Part 2: Ontogenesis from the perspective of temporal adaptation. *American Journal of Occupational Therapy, 34*, 657–663.

Kielhofner, G. (1980b). A model of human occupation, Part 3: Benign and vicious cycles. *American Journal of Occupational Therapy, 34*, 731–737.

Kielhofner, G. (2004). The model of human occupation. In G. Kielhofner (Ed.), *Conceptual foundations of occupational therapy* (3rd ed., pp. 147–161). Philadelphia, PA: F. A. Davis.

Kielhofner, G. (2005a). Rethinking disability and what to do about it: Disability studies and its implications for occupational therapy. *American Journal of Occupational Therapy, 59*, 487–496.

Kielhofner, G. (2005b). A scholarship of practice: Creating discourse between theory, research and practice. *Occupational Therapy in Health Care, 19*, 7–17.

Kielhofner, G. (2008). *Model of human occupation: Theory and application* (4th ed.). Baltimore, MD: Lippincott Williams & Wilkins.

Kielhofner, G., & Burke, J. (1980). A model of human occupation, Part 1: Conceptual framework and content. *American Journal of Occupational Therapy, 34*, 572–581.

Kielhofner, G., Burke, J., & Heard, I. C. (1980). A model of human occupation, Part 4: Assessment and intervention. *American Journal of Occupational Therapy, 34*, 777–788.

Law, M. C. (1998). *Client-centered occupational therapy*. Thorofare, NJ: Slack.

Law, M., & McColl, M. A. (1989). Knowledge and use of theory among occupational therapists: A Canadian survey. *Canadian Journal of Occupational Therapy, 56*(4), 198–204.

Lee, J. (2010). Achieving best practice: A review of evidence linked to occupation-focused practice models. *Occupational Therapy in Health Care, 24*, 206–222.

Longmore, P. K. (1995, September/October). The second phase: From disability rights to disability culture. *The Disability Rag & Resource*, pp. 4–11.

Mosey, A. C. (1992). *Applied scientific inquiry in the health professions: An epistemological orientation*. Rockville, MD: The American Occupational Therapy Association.

National Board for Certification in Occupational Therapy. (2004, Spring). A practice analysis study of entry-level occupational therapist registered and certified occupational therapy assistant practice. *Occupation, Participation and Health, 24*(Suppl. 1), S3–S31.

Nelson, D. (1988). Occupation: Form and performance. *American Journal of Occupational Therapy, 38*, 777–788.

Oliver, M. (1994). The social model in context. In *Understanding disability: From theory to practice*. London, United Kingdom: Macmillan.

Reilly, M. (1974). *Play as exploratory learning*. Beverly Hills, CA: SAGE.

Riccio, C. M., Nelson, D. L., & Bush, M. A. (1990). Adding purpose to the repetitive exercise of elderly women. *American Journal of Occupational Therapy, 44*, 714–719.

Rogers, J. (1983). The study of human occupation. In G. Kielhofner (Ed.), *Health through occupation: Theory and practice in occupational therapy*. Philadelphia, PA: F. A. Davis.

Scotch, R. (1988). Disability as a basis for a social movement: Advocacy and the politics of definition. *Journal of Social Issues, 44*(1), 159–172.

Shannon, P. (1970). The work-play model: A basis for occupational therapy programming. *American Journal of Occupational Therapy, 24*, 215–218.

Shapiro, J. (1994). *No pity: People with disabilities forging a new civil rights movement*. New York, NY: Times Books.

Taylor, R. R., Lee, S. W., Kielhofner, G. W., & Ketkar, M. (2009). Therapeutic use of self: A nationwide survey of practitioners' experience and attitudes. *The American Journal of Occupational Therapy, 63*, 198–207.

Toombs, K. (1992). *The meaning of illness: A phenomenological account of the different perspectives of physician and patient*. Boston, MA: Kluwer Academic Publishers.

Trombly, C. (1995a). Occupation: Purposefulness and meaningfulness as therapeutic mechanisms. *American Journal of Occupational Therapy, 49*, 960–972.

Trombly, C. (1995b). *Occupational therapy for physical dysfunction* (4th ed.). Philadelphia, PA: F. A. Davis.

第2章

人に特化した人間作業という概念

山田 孝, Renée R. Taylor, Gary Kielhofner（没後出版）
山田 孝・訳

期待される学習成果

本章を読み終えると，読者は以下のことができる．
1. 人間作業モデルの基本概念である意志，習慣化，遂行能力，環境を説明すること．
2. 意志を形づくっている要素を理解すること．
3. 習慣化を形づくっている習慣と役割が交流するやり方を思い出すこと．
4. クライアントが遂行能力を経験する2つのやり方を説明すること．
5. 人が環境に影響できるやり方と同様に，環境が行動を促進したり，制限したりできるやり方を理解すること．

人間作業の基本概念

クライアントたちは，物事を行うことに対する動機づけや選択，毎日の生活のパターン，そして，個人的能力が様々である．クライアントたちの状況のすべてを理解する共通の方法を持つためには，人々がどのように自分の作業を選択し，組み立て，行うのかを説明する概念が必要である．人間作業モデル（以下，MOHO）では，人間は以下の3つの相互に関係する構成要素からなるとしている．それらは，
- 意志
- 習慣化
- 遂行能力

である．

意志とは，作業に対する動機づけをさす．習慣化とは，作業がパターンや日課へと組み立てられる過程をさす．遂行能力とは，熟達した作業遂行の基礎をなす身体的能力と精神的能力をさす．以下の節では，これらの構成要素を別個に論じるが，これらは全体的としての人間の3つの異なる側面であると覚えておくことは重要なことである．

MOHOでは，人間のどの側面（意志，習慣化，あるいは遂行）を考える時にも，常に環境が人間の動機づけ，パターン化，遂行にどのように影響しているかを考えてきた．環境は常に作業に対して変わることのない影響力を持っており，人間の作業の状況はその環境を理解することなしには認識されることはないのである．

意 志

MOHOの問題解決者：学校での作業療法

新（あらた）君は小学5年生で，有名なプロのサッカー選手の息子で，東京の郊外に住んでいます．彼は2人のきょうだいと同じ学校に通っており，きょうだいは2人とも優秀な成績をおさめているために，教員や他の生徒の間で評判になっています．しかし新君は，きょうだいたちとは対照的に，いつも勉強が難しいと感じ，授業中に注意を集中するのに苦労しています．学年の初めに，彼は，最近は宿題をきちんとはしておらず，そのことが生徒としての非有効感を高めていました．

新君は，両親が学校でうまくやることに価値を置いていることを知っていたため，両親を失望させたくはありませんでしたが，学校に行くことがますます嫌いになりました．新君は，最近，生徒であることのプレッシャーに屈して，宿題をいくつか無視し始めました．母親は，新君が学校でますます難しくなっているため，新君が抜きんでていて，楽しめる唯一の体育活動であるサッカーをいつもやっている夕方の時間帯に，新君に勉強させようと思ってそのようにし始めました．

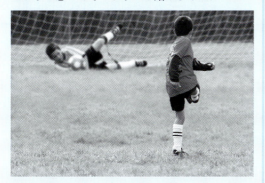
新君は価値を置くサッカーを行っています

　両親が新君を放課後に遊ばせないと決めたことは，彼の行動上の問題をますます高め，そして，宿題や勉強の完全な拒否を引き起こしました．新君は学校では机やコンピュータの前にただ何となく座っているだけで，授業に反応しなくなりました．新君が勉強に身を入れなくなったため，彼のために個別教育計画が作られ，学校作業療法士による通常の観察と面談が約束されました．
　作業療法士は，新君が学校で授業に集中していない時に，何に興味を持つのかに焦点を当てて観察を始めました．作業療法士がまず気づいたことは，先生は気づかなかったことでしたが，新君が新聞のスポーツ面やサッカー雑誌のページを切り取って，いつも学校に持ってきているということでした．彼はこれらをコンピュータの下や教科書のページの間に挟んで隠して持参し，同級生を誘って写真について話しながら，しばしば自分のサッカーの能力を自慢していました．彼は，どのようにゴールをあげるかをいつも同級生に語り，また，自分よりも低学年の近所の子どもたちにサッカーの技術を教えることに価値を見出していました．
　作業療法士は，新君の興味，能力の認識，きょうだいの中でサッカーのリーダーとして振る舞うことの価値を観察して，教師と両親に相談しました．彼らは一緒に，学業に就くように新君を再動機づけるアプローチを開発しました．このアプローチは，数学の問題と読み方の宿題にサッカーの統計や有名なサッカー選手を含めるといったサッカーに関連する内容を作り上げることでした．一対一での作業療法の間に，作業療法士は新君にこの興味の新しい写真をもっと持ってくるように励まし，そして，彼らはインターネット関連のニュース記事，イベント，競技を探索することに時間を費やすようになりました．同時に，新君の両親は，彼が授業中に注意を集中していたという肯定的評価を受けるという条件を満たせば，放課後にきょうだいや友人と遊ぶことができると励ましました．

　人は，行うための強力で広範なニーズを自分にもたらす複雑な神経系を備えている（Berlyne, 1960；Florey, 1969；McClelland, 1961；Reilly, 1962；Shibutani, 1968；Smith, 1969；White, 1959）．さらに，人は行為をする身体能力を持っている．最後に，人は物事をするための自分の能力の認識を持っている（DeCharms, 1968）．これらの要因は共に，作業に対する基礎となる動機である行為を求めるニーズをもたらす．時には，他の動機も作業にかかわっている（Nelson, 1988）．例えば，経済的報酬は部分的に仕事の動機づけになるであろう．日常生活課題は，部分的には空腹といった基本的動因がかかわることがあり，デートをするなどのレクリエーション活動は性的な側面がある．それにもかかわらず，行為を求めるニーズは，作業の全体を通して明らかであり，優位にある動機なのである．

意志の考えと感情

行為を求めるニーズあるいは欲求に加えて，それぞれの人は，意志にとって不可欠である物事を行うことに関する異なる感情と考えを持っている．これらの考えと感情は，以下の質問に対する反応である．私はこれがうまくできるだろうか．これは行うに値するものだろうか．私はこれが好きなのだろうか．このように，意志の考えと感情は，以下のようなことになる．

- 個人的な能力と効力性
- 人が行うことに与えた重要性または価値
- 人が物事を行うという経験に対する楽しみや満足

このように，人間は行為に対する広範な動因によってすべてのことにエネルギーを与えられてはいるものの，自分が価値のある物事を行い，行うことに有能性を感じ，そして，満足を見つけ出したいと望んでいる．

個人的原因帰属，価値，興味

MOHOでは，こうした意志の考えと感情を，個人的原因帰属，価値，興味と呼ぶ（図2-1）．**個人的原因帰属**とは，自分の能力と効力性の認識をさす．**価値**とは，自分が行うことに重要さや意味を見出すことをさす．**興味**とは，自分が行うことに楽しみや満足を見出すことをさす．日常生活では，個人的原因帰属，価値，興味は相互に織り込まれている．例えば，新君の意志は，学校での遂行の重要性と，学校でうまくやることに効果がないと感じる認識についての内面化した価値に見ることができる．彼の意志は，彼がこれまでしてきた物事，現在行っている物事，将来するかもしれない物事について抱いている幅の広い考えと感情に反映されている．

意志の過程

意志は進行して行く過程である．すなわち，意志の

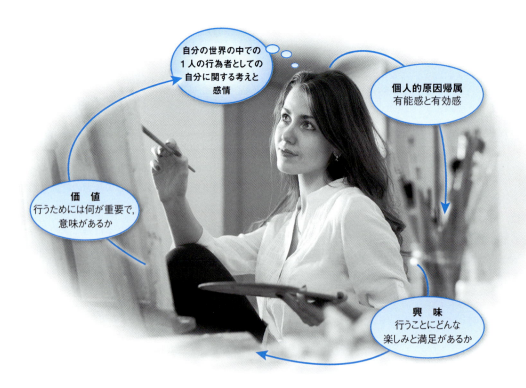

図2-1　意志の考えと感情

考えと感情は，人々が作業を経験し，解釈し，予想し，そして，選択するにつれて，時間の中で起こってくる．

◆ 経　験

　私たちが何かをしようとする時はいつでも，あらゆる経験が可能である．例えば，私たちは楽しみ，不安，快適さ，挑戦，うんざりといったことを感じるかもしれない．さらに，私たちは自信喪失や自信満々などと考えるかもしれない．私たちは，自分がなぜそうしているのかとか，何をしているのかについての確信を持ちながら，あるいは，自分の行為が無駄ではないかとか無意味ではないかと躊躇や心配をしたりしながら，慎重に進んでいくのかもしれない．したがって，**経験**とは，遂行の真っただ中にあって，そして，遂行の反応として，創発する直接的な考えと感情をさす．これらのことには，例えば，新君がサッカーをする時に感じる喜びや，宿題に向かう時に経験する不安が含まれる．

◆ 解　釈

　私たちは，もちろん，自分がしていることを経験するだけでなく，その経験を自省したり解釈したりもする．人は様々な方法でそうするであろう．例えば，新君は両親に自分の悪い通知表を見せる時には悪かったと感じるし，学校で違うように振る舞わなければならなかったかどうかと考えるためにその事柄を思い出す．後に，彼は自分が宿題をうまくやるようになったかどうかと母に尋ねる．人々は自分がどのように行ったのか，何かをするということはどういうことなのか，そして，それは行うに値するかどうかを反省したり，他人と話し合ったりする時はいつも，解釈という意志の過程に携わっている．このように，**解釈**とは，自分と自分の世界にとっての意味という点で，遂行を思い出し自省することと定義される．

◆ 予　想

　世界は，私たちにごく近い将来の行為と遠い将来の行為の可能性を示す．私たちがそれらに注意を払うかどうか，そして，行為の機会と期待にどう反応するかということは，意志の過程の一部である．例えば，新君は教室に入ると，近づいてくる試験のことが心配である．彼は，友だちがもう教室から出たかどうかを確認するために，窓からのぞき込んでいる．

　予想は，私たちがごく近い将来や遠い将来に何をしているかを常に考えることである．世界は私たちに行為の可能性と期待とを示すが，私たちがどれに気づき，それをどう考えたり感じたりするのかは，何が好きで，有能であると感じ，何に義務を感じるかということに影響される．したがって，**予想**とは，行為に対する可能性や期待に気づいて反応する過程と定義される．

◆ 活動選択と作業選択

　私たちの日常生活は，次に，後で，明日，何を行うかを選択することによって影響を受ける．これらの**活動選択**は，作業活動に出入りするという短期の計画的な決定であると定義される．活動選択の例は，朝の散歩に出かけること，その日に友人と一緒に昼食を食べること，今週の土曜の朝にはアパートの自分の部屋を掃除することなどを決めることである．活動選択は短期の熟考しか必要としないが，私たちが実際に行うことのかなりの量を決定する．

　人はまた，生活の長期の，あるいは，永久的な部分になる作業というより大きな選択をする．これは作業選択（Heard, 1977；Matsutsuyu, 1971）であり，時間の経過の中で行為の過程に入ったり，通常の遂行を維持したりするという約束である．それには，新しい役割を引き受けること，自分の永続的な日課の一部として新しい活動を確立すること，そして，あるプロジェクトを引き受けることなどである．作業選択の例は，仕事を始めること，クラブに参加すること，新しい趣味を始めること，夏に庭を整備しようと決めることなどである．通常，作業選択はある程度の熟慮を必要とし，情報収集，自省，可能性の想像，選択肢の考慮などを含む．作業選択は時間の経過とともに行為を必要とするため，約束にもかかわる．このように，**作業選択**とは，作業役割に入り，新たな習慣を獲得し，

個人的なプロジェクトを引き受けるといった慎重な約束であると定義される．

活動選択と作業選択のかなりの部分は，共に，私たちの日常生活を作り上げているのはどのような種類の作業遂行なのかということに影響される．これらの選択は意志の機能である．それらは，私たちの個人的原因帰属，興味，価値を反映している．

◆ 意志の要約と定義

経験，解釈，予想，選択というサイクルは，統合された過程である．図2-2で示すように，それぞれの過程は次の過程へと流れていく．人は経験を刺激する行為を選択する．人は行ったことを解釈するために経験を思い出したり考えたりする．最後に，そうした自省から生み出された意味が次の選択へと導く．

このように，**意志**とは，*自分が行うことを予想し，選択し，経験し，解釈する時に生じる世界の中での一人の行為者としての自分に関する考えと感情のパターンであると言うことができる．意志の考えと感情には，個人的原因帰属，価値，興味がある．*

予想し，選択し，経験し，解釈するというサイクルを通して，意志はそれ自体を永続的にする傾向がある．例えば，私たちはひとたび自分がある作業に能力があると経験すれば，その作業を肯定的な感情で予想し，再びそれをするように選択する傾向がある．意志はまた，変化をもたらして展開していく過程でもある．私たちが大きくなり，年をとるにつれて，そして，行為のための新たな機会と要請をともなう新たな環境に出会うにつれて，新しい楽しみを見つけたり，古い興味を失ったり，新しい能力を発見したり，ある活動はもうそんなにうまくできないことを見出すかもしれない．生涯にわたる価値，興味，個人的原因帰属には，連続性と変化という両方の要素がある．

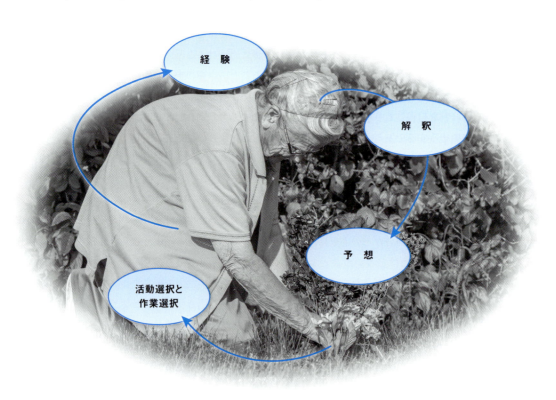

図2-2　意志の過程．私たちを取り巻く世界，つまり生息地は，一定の安定性を持つ．私たちは，また，逆に，一貫したパターン化したやり方で行う傾向がある

習慣化

MOHO問題解決者：成人

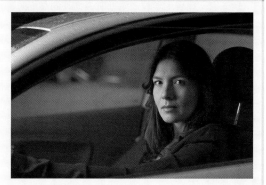

ハンドルを握ったマリーさん

マリーさんは中年の女性で，重度な精神障害のために自分のことを自分ですることができない高齢の母親を支援するために，日中は地域の花屋の配達運転士として，夕方にはUber（ウーバー，自動車配車システム）の運転士として働いていました．仕事からの帰りに，マリーさんは，自動車事故で軽度から中等度の外傷性脳損傷を被りました．彼女は，病院にいる間，退院したら運転士としての仕事を再開したいと作業療法士に語りました．しかし，運転試験のシミュレーションの結果，彼女は注意集中の困難さ，易疲労性，めまい，頭痛があり，それらが試験の間に注意を維持する彼女の能力を妨げており，すぐにはフルタイムの運転士に戻ることができないことが判明しました．さらに，軽い手の振戦は車の小さいノブの操作を妨げ，そして，筋の萎縮と入院中の不活動と減少した活動レベルの結果としての筋の萎縮と持久力の低下は，シミュレーションの間の姿勢のコントロールのなさにかかわっていました．

彼女は運転能力について全般的に否定的なフィードバックを受け取ったために，自分を良くないと感じています．結果として，彼女は運転することに多くの価値を見出さず，外来作業療法を続けないことに決めました．看護師はフォローアップの電話で，彼女が失意を語り，医師のところへ行かないと話した時，新しい作業療法士に相談してみたらと推薦しました．マリーさんは，新しい作業療法士と簡単な初回の相談をすることに同意しました．

作業療法士は，面接で事故の前の彼女の日常生活の習慣と役割，現在の役割，将来に望む役割を聞くことから始めました．マリーさんは過去のいくつかの役割を明らかにすることはできたものの，彼女の現在の唯一の役割は精神障害を持つ母親の養育者というものだけでした．しかし，彼女は，将来，運転士という勤労者役割に戻りたいという希望を引き続き表明しました．今のマリーさんの日課は，起きて，ビタミン剤を飲み，シャワーを浴び，母に朝の薬を飲んだかを確認するために電話をすることでした．それから，マリーさんは昼食までの午前中はテレビを見，昼食のサンドイッチと他の必要な食料品を買うために街角にあるお店まで歩いて行きます．午後遅い時間には，マリーさんは，母親と夕食を食べるために，母の家に行くために通りを横断します．それから彼女は家に帰り，夕方にはテレビや映画を見て，就寝します．

事故の前には，マリーさんにとっては，自己効力感と価値を提供してきた母親の養育者という役割に加えて，運転は1つの作業でした．マリーさんは，作業療法士に運転に戻りたがっていることを示しましたが，そうすることはできないだろうと恐れていました．マリーさんが運転のシミュレーション試験に落第した時は，退院後ほぼ2カ月目でした．頭痛，めまい，疲労というマリーさんの症状は時間とともに軽減したために，作業療法士は運転することに対する彼女の新たな興味と運転能力を探ろうと決めました．作業療法士は，マリーさんが事故の前に働いていた花屋のために運転すること，作業療法士が花の配送ルートをシミュレーションすること，マリーさんを事故の前に働いていた花屋まで車で送り，マリーさんを乗

客としてずっと乗せることから始めました.
　作業療法士は, マリーさんに最善の能力で運転するように依頼しました. マリーさんは, 花を届ける時に取っていた経路に極めて親しんでいたことと, 地図やナビゲーション装置の支援がなくとも, 花屋の辺りの方角や道路を記憶していることを示しました. 車の中にいるし, 慣れ親しんだ近所にいるという文脈は, マリーさんが必要としていた信頼を提供しましたが, 彼女は住所と道筋に注意を集中するために余分の努力を必要としました. マリーさんは, Uber運転士という広い領域を運転するための義務と通常の毎日の道筋の欠如のために, 以前の勤労者役割については自信がありませんでした. しかし, 彼女は作業療法士が勧めた訪問を続けることに同意し, そして, 彼らは一緒に花の配達ドライバーという彼女が価値を持つ勤労者役割の1つに再び就くための能力の高まりを支援するために新たな習慣パターンを開発しました.

　私たちが行うことの多くは, 当然のことと思うような日常生活の事柄である. 私たちのほとんどは, 朝に目覚め, 身繕いをし, 学校や職場に向かうという同じ慣れ親しんだ平日の朝のシナリオを繰り返す. 途中で何をしているのかと意識して考えることなく, 同じ道を歩き, 自転車に乗り, 車を運転し, 同じ電車や地下鉄やバスに乗っている. 到着すると, 私たちは自分が以前に何度もやっている仕事を行おうとして, これまでと全く同じように行う. 私たちは他人に出会うと, 過去に行ってきたのと同じようなことを言ったりやったりする. 私たちはこれらのことを自省することなしに行い, そして, 慣れ親しんでいると感じ, 私たちを通常の, 当然のことと思うような生活に位置づける. さらに, 私たちは特定の日常的な行動に就くことによって, 自分をある特定の同一性を持つ者と再確認する. これらの日課となった日常生活の側面は自動的に展開していく.

　習慣化という用語は, 図2-3に示すように, 私たちの慣れ親しんだ時間的, 物理的, 社会的な生息地と協力するこの半自動的な行動のパターンをさす. 習慣化は, 私たちが時間的手がかりと時間の枠（例：毎週という繰り返されるパターン）, 慣れ親しんだ物理的世界（例：家, 職場, 学校, 隣近所の物理的な配置）, そして, 社会的慣習と自分の文化を作り上げているパターンを認識し, 反応するものである.

　私たちのまわりの世界, つまり私たちの生息地は一定の安定性があり, 私たちは, また逆に, 一貫したパターン化したやり方で行う傾向を持つ. 私たちがそうするのは, 習慣と役割の機能によってなのである.

習　慣

　習慣は, 私たちが遂行を反復することで物事を行うやり方を取り入れ, 維持することである. 私たちは, 同じ文脈の中で首尾一貫して同じことをすることによって, **習慣**を作り出している. 最初は注意と集中を必要としたことも, 最終的には自動的になっていく. このように, 習慣とは, 慣れ親しんだ環境や状況の中で, 一定の首尾一貫したやり方で反応して遂行する獲得された傾向と定義される. したがって, 習慣になるためには,

- 私たちは, そのパターンを確立するために, 十分に行為を反復しなければならない.
- 環境状況が首尾一貫したものでなければならない.

　私たちが1日や1週間のうちにするほとんどのことは, 習慣に導かれている. 私たちの日課, ほとんどの物事を行う進め方, そして, ある課題をいつも行う特定の方法などのすべては, 私たちの習慣を反映したものである. マリーさんが, 朝に薬を服用したかどうかを確認するために母親にモーニングコールをすることや, 新君がサッカーの技術を定期的に練習することは, 共に習慣の例である.

取り入れた役割

　私たちの行為のパターンは自分が取り入れた役割を

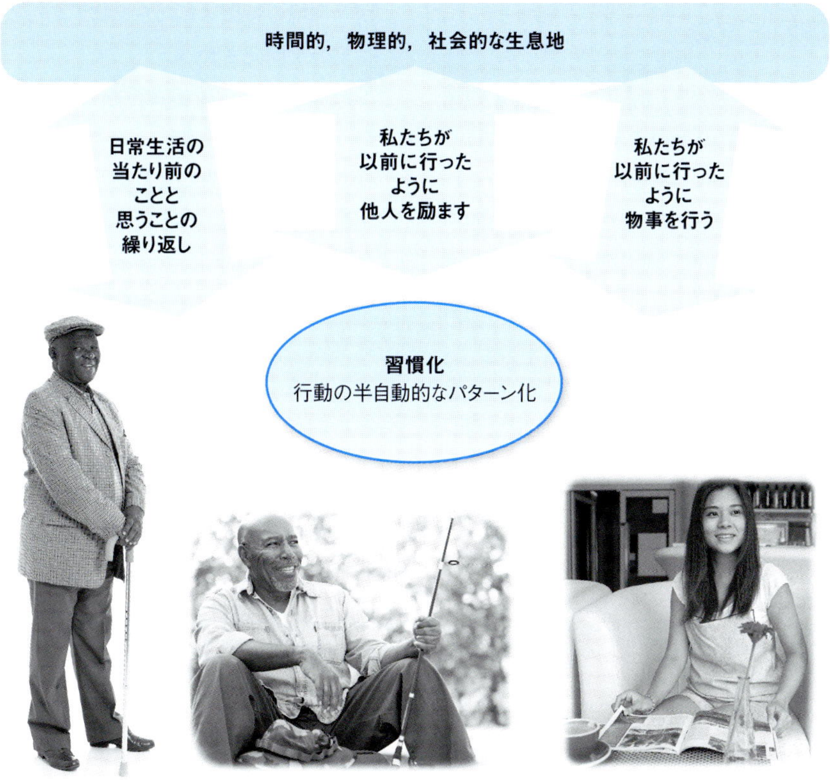

第2章 人に特化した人間作業という概念　19

時間的，物理的，社会的な生息地

日常生活の当たり前のことと思うことの繰り返し

私たちが以前に行ったように他人を励ます

私たちが以前に行ったように物事を行う

習慣化
行動の半自動的なパターン化

図2-3　習慣化は私たちの生息地との交流を形づくる．客観的に説明できる能力と能力の制限を持つすべての人は，それらの能力や制限と対応する体験をしている

反映してもいる．すなわち，私たちは自分が特定の社会的地位や同一性と結びついて学習してきたやり方を明らかにして行動する．例えば，人は配偶者，親，勤労者，学生などとして振る舞う時，そうした社会的に明らかにされた立場を反映する行動パターンを示す．さらに，その人の行動は，その役割の一部として他人がその人に期待する物事の線上にある傾向にある．

社会化の過程を通して，人々は社会的地位から派生するこれらの役割を獲得する．時間の経過の中で，社会化はその役割に対する明確で暗黙の定義と期待や交流にかかわる．その結果，人はその役割の社会的定義や期待に対応した自己認識，態度，行動を取り入れる．他の役割は，その人が責任を感じることに対する一連の課題と相互に関係し，特性が進行するにつれて，自ら定義され，形づくられる．これらの役割は個人的な状況や必要性から生じる．人が関連する行為のパターンに就く時，また，それらの役割と結びついている同一性を担う時，これらの役割が確立される．

これらの点を考慮すると，**取り入れた役割**とは，社会的および個人的に定義された地位を取り入れることや，関連する一群の態度や行動であると定義される．人々は，通常，日課としての時間と空間を占めるいくつかの役割を持つ．例えば，人々は一般に，週のうち働いている時間は勤労者役割に就き，職場にいる．一方，ほとんどの人は，仕事以外の時間に，自宅で配偶者や親という役割に就いている．相補う役割を持つことは，別の同一性と行うやり方の間に1つのリズムと変化をもたらす．私たちは，生徒であるという要求を果たすことにもがいている新君と，勤労者としての役割を再び果たそうとしているマリーさんの生活の中に，役割をどのように手繰り寄せるのかを見ることができる．

習慣化の要約と定義

習慣化は，時間的，物理的，社会文化的な一定の文脈の中で，行動パターンの反復の結果として生じる（Bruner, 1973；Koestler, 1969）．私たちは，これらの文脈の様々な特徴（例えば，物理的配置，時間のパターン，社会的態度と期待，他人の行動）と繰り返して交流すると，態度と行為のパターンを取り入れることになる．

習慣化に幅広い影響を持つのは環境である．前にも述べたように，習慣化は私たちが生息地の中で学習したやり方である．それが世界の物理的配置であろうが，私たちを取り巻く社会的パターンや規範であろうが，環境の特徴は私たちに物事を行う一定の習慣的なやり方を開発させる．

習慣化とは，習慣と役割によって導かれ，日課となった時間的，物理的，および，社会的環境の特徴に合わせた首尾一貫した行動パターンを示す取り入れた準備状態と定義される．図2-4に示すように，習慣化は，生活の中で私たちが通常で平凡なものと見るものを形づくる．それは，毎日の日課となる行動，物事を行ういつものやり方，自分の家，隣近所，そして，大きな地域について取る様々な交通経路，そして，他人との関係の取り方のパターンなどに対して責任を持つ．

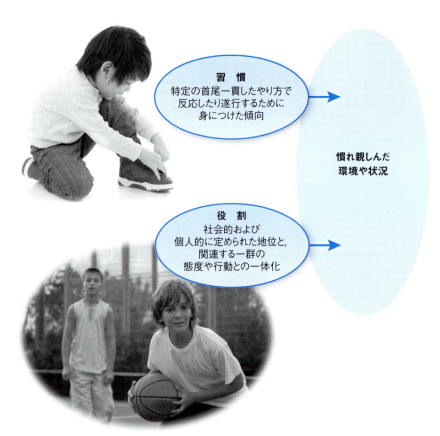

図2-4　習慣化：慣れ親しんだ環境や状況の中で行動に影響する習慣と役割

遂行能力

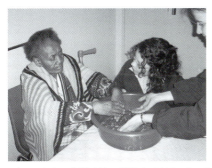

リディアさんは作業療法で学生と交流している.

> **事例** 認知症のケア場面での高齢者
>
> リディアさんは,南アフリカのブルームフォンテーンにある認知症治療施設の居住者で,ソト語を話す83歳の女性です.自分が6人の子どもを育てたということもあって,彼女は若い人が好きです.若い人たちを食べ物や支援を提供する自分の子どもたちのように見ています.ほとんどの人たちは彼女の機嫌をとったり,彼女の申し出を穏やかに断ったりしていますが,それに対する彼女の反応は「これまでどのようにあなたを育ててきたと思いますか」というものです.リディアさんの思いやりと強い宗教的信条のために,病棟スタッフは彼女を気に入っています.彼女は,病棟でのすべての作業療法のグループにも,喜んで参加しています.彼女はすべての人に対して人なつこく,親切で,時には一人で座り,優しく賛美歌を歌っています.彼女はめったに現実志向的ではなかったものの,他人のために祈ることが好きです.彼女は,交流する人の好みの言葉で,つまり,ソト語,コーサ族語,アフリカーンス語,そして,英語でコミュニケーションを取っています.

物事をする能力は,以下の事柄に依存している.すなわち,

- 私たちが世界に対して働きかける時に用いる筋骨格,神経,心肺,そして,他の身体システム.
- 記憶や計画立案といった精神あるいは認知の能力.

新君の認知能力は,注意を維持することの困難さの影響を受けている.マリーさんとリディアさんの認知は損なわれているが,各々は違ったものの影響を受けている.私たちが見てきたように,これらの人々の遂行能力は,彼らの作業に影響する.

作業療法における理論と実践は,有能な遂行のために常にこれらの根底をなす構成要素の重要性を認識していた.特に他のモデル(例えば,生体力学,認知,感覚統合,運動コントロール)は,身体および精神の構成要素とそれらの遂行に対する貢献について,特定の説明を提供している(Bundy, Lane, & Murray, 2002; Katz, 1992; Mathiowetz & Haugen, 1994; Trombly, 1995).これらのモデルは遂行能力に取り組んでいるため,作業療法士は特定の遂行能力の問題を理解し,取り組む手段として,これらのモデルを用いている.

MOHOでは,遂行能力は,人々が物事をどのように行うのかを形づくる際の主観的経験とその役割を強調しており,異なるが補完的な視点からアプローチする.作業療法と関連する分野では,人々の遂行とその困難さは,客観的にアプローチされる.例えば,通常の運動能力,視力や聴力などの感覚能力,あるいは記憶や判断などの認知能力の喪失あるいは障害を理解するために,考慮が必要であろう.これらの障害を説明し,分類し,測定する様々な客観的な方法が開発されてきた.客観的に説明される能力と能力制限のすべては,それらを持つ人々に経験される.これらの経験の性質とそれらがどのように遂行を形づくるのかに対する注意は,私たちが遂行能力に対する客観的アプローチの理解を補い,強化することができる.

したがって,MOHOの**遂行能力**という概念は,基礎をなす客観的な身体的および精神的な構成要素と,それに対応する主観的経験の状態によって提供される物事を行う能力と定義される.図2-5で示すように,この定義は,他のモデルの焦点である能力に対する客観的アプローチと,私たちが強調する能力に対する主

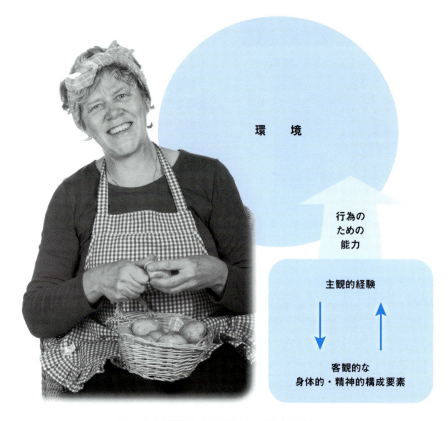

図2-5 遂行能力の主観的と客観的な構成要素

観的経験に対する焦点に注目を促す．

　遂行能力の経験の側面について論じる際に，私たちは生きた身体と呼ばれる概念を用いる．この概念は，身体が体験の場として理解されなければならないと主張した哲学者の仕事から引き出された（Merleau-Ponty, 1962）．この概念はまた，私たちがどのように遂行できるかということと，疾病や機能障害によって遂行がどのように経験され，遂行にどのような影響を及ぼすのかということの両者を理解する新しい方法を提供する．

環　境

> **事例　地域に住む成人**
> 　カルロスさんは26歳で，メキシコに住んでいます．彼は子どもの時に知的障害と診断されました．彼は整容は自立しているものの，通りを横断したり，自分でお金を管理したりすることはうまくできません．彼は音楽を楽しんでいますが，その他には興味や楽しみはありません．彼は他の若者のように働きたいと思っており，週に2回，製品を梱包する障害者授産施設に通っています．授産施設では，指示に従うといった新たな課題をすることが困難で，監督者とうまくやれていません．カルロスさんは，自分の生活の多くの側面をコントロールできないことや自分と同じ年頃の人ができることを自分ができないことにフラストレーションを感じています．

　すべての作業は複雑で多くの層を持つ環境で起こる．作業は，常に物理的および社会文化的な文脈の中に位置づけられ，影響を受け，そして，意味を与えら

れる．このように，環境は人が占める空間，用いる対象物，交流する人々，そして，自分がその一部である人の集団の中にある行為に対する可能性と意味とを含んでいる．それぞれの環境は，潜在的な機会と情報資源，要求と制約を提供する．ある環境の特徴がそれぞれの人の価値，興味，個人的原因帰属，役割，習慣，そして，遂行能力とどのように交流するのかは，環境がその人にどのような影響を持っているのかによって決まる．環境の物理的および社会的側面が特定の人に対して持っている機会，支援，要求，そして制約は，**環境の影響**と呼ばれる．重要なことは，この影響は，人をできるようにもするし，能力障害にもすることができる．環境は，しばしば，人の作業を支持したり，妨げたりする重要な側面である．新君の学校環境は彼が対処するには難しいとする期待しか示さない．マリーさんの仕事の環境には機会と挑戦とが入り混じっている（すなわち，花の配達のための運転の経路に対してUberの運転士としての役割）．リディアさんは，

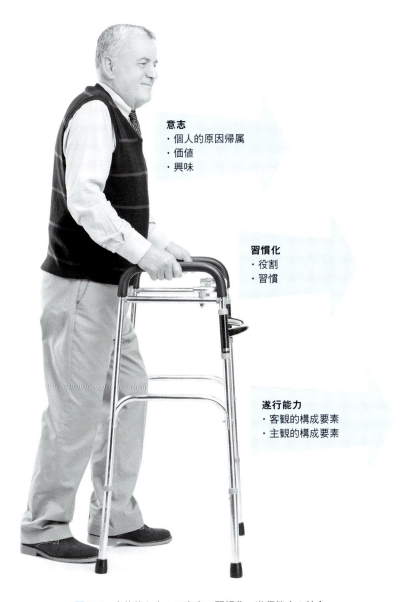

図2-6　全体的な人への意志，習慣化，遂行能力の統合

認知症にもかかわらず，自分のレベルで機能し，無事でいるための必要な支援を得ている．

結論

本章のはじめで，意志，習慣化，遂行能力がそれぞれの人の統合的部分であることを示した．図 2-6 に示すように，それらは首尾一貫した全体を形成して，つなぎ目なく作動している．意志，習慣化，遂行能力は，それぞれが違った形で貢献するものの，私たちが行うことや行為をどのように経験するのかに対しては補完的な機能という形で貢献している．私たちは，これら 3 つすべての貢献する要因を参照することなしに，また，環境を参照することなしに，新君，マリーさん，リディアさんのような人々の作業を十分には理解できない．このより広い見方をとることは，人間作業には固有の複雑さがあることを認識させることになる．

あなたの知識をテストする事例　成人の神経リハビリテーション

ハツさんは，2 年前にクモ膜下出血で右片麻痺になった 70 歳の女性です．彼女は日本の自宅近くの病院で急性期の治療を 1 年間受けた後に，介護老人保健施設（以下，老健施設）に入所しました．彼女は，35 年間にわたって理容師として働いたあと，給食調理員，そして最近は清掃員として働いてきました．彼女は，出血前にはキーパーソンである長男と団地の 3 階に住んでいました．

彼女の上下肢の麻痺は軽度でした．理学療法士は杖歩行の練習などを続けてきました．老健施設入所から 1 年が経過した頃，ハツさんは自宅復帰を希望しました．しかし，彼女の目標とされた運動はそれほど改善せず，自宅復帰は困難とされました．彼女も理学療法士も，彼女は最大の遂行能力に到達したと考えていました．

ハツさんの長女は，子育てを理由に同居を拒否していました．長男は，必要な介護を提供するに

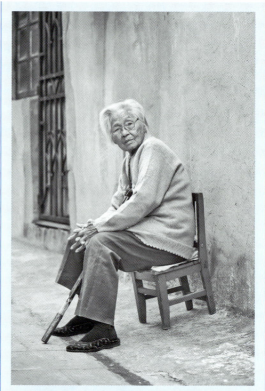

ハツさん

は仕事があまりにも忙しいため，同居を延期していました．彼は，ハツさんがトイレでの排泄が自立できれば，自宅に帰ることを再検討すると報告しました．このように，ハツさんの老健施設の外の社会環境は，自宅復帰に役立ってはいませんでした．療養棟の最初の作業療法士が実施した典型的なチェックリスト（NPI 興味チェックリスト）の結果，その作業療法士はハツさんには強い興味はないとし，彼女の改善はしばらくの間停滞したままでした．

ハツさんの長男はこの停滞を認めて，医師に相談し，そして，彼らは一緒に別の作業療法士に相談しました．ハツさんの新しい作業療法士は，MOHO に基づき，彼女の興味を理解し，それらの興味を支援する活動を強調することで関係を取り，自宅復帰を促進しようとしました．作業療法士は，日本版高齢者用興味チェックリスト（IC-JEV）（Nakamura-Thomas, Yamada, 2011）

を用いてハツさんの興味を再評価することにしました．興味チェックリストは，MOHO の意志の構成要素であるクライアントの興味を引き出すことに焦点を当てています．この治療のシナリオでは，老健施設から家庭への移行を含む MOHO 指向による治療プログラムを仕立てあげるために，興味チェックリストを他の評価法と結びつけて用いることにしました．

MOHO に基づく興味チェックリストでは，強い興味に掃除・洗濯，歌を聴くこと，容姿（すなわち，服装，髪型，化粧）という 3 つの項目が挙がりました．さらに，普通の興味には，散歩，知人を訪問，料理，買物が挙がりました．ハツさんは，これまで働いてきたため，今日までどんな余暇活動もしていなかったと語りました．彼女は，休みの日には，家の中の掃除や洗濯などをしてきました．彼女の髪型といった容姿を維持することへの興味は，かつて彼女が理容師をしていたことと関係があるのではないかと思われました．これらのことを通して，作業療法士はハツさんの興味を理解して，掃除，洗濯，料理といった家事活動の練習によって，治療を開始できるかもしれないと考えました．

作業療法士はまた，日本版役割チェックリストを実施した結果，ハツさんの将来担いたい役割は，養育者，家庭維持者，友人，家族の一員の 4 つであることがわかりました．家庭維持者の役割はハツさんが勤労者役割に価値を置いたため，その価値と極めてうまく一致していました．

作業療法士はハツさんと一緒に話し合って，長期目標を自宅復帰としました．しかし，作業療法士は，ハツさんが自宅復帰すると，長男は日中は仕事をしているので，自宅ではハツさんが一人で過ごすことになるだろうと予想しました．このように，ハツさんは，極めて近い社会的環境の支援に頼ることはできないでしょう．

この情報に基づき，作業療法士とハツさんは，退院後に自宅で就くことができる可能性があるという点から，彼女の明らかにされた興味を再検討しました．彼らは，以下のような短期目標に決めました．(a)「ハツさんは家事を探って，毎回のデイケアに来る時に，1 つの家事課題をした経験を報告する」．(b)「ハツさんは，自分が楽しめる活動の 1 つを明らかにして，それをすることを習慣にする」．作業療法のアプローチでは，興味チェックリストの結果を参考にして，これらの活動が「杖歩行での食器運搬」，「食器洗い」，「洗濯物干し」といった家事の練習という領域に入るものと考えました．作業療法士は，ハツさんと家事以外で楽しむことができる活動について話し合い，そして，彼らは刺し子とクラフト細工に取り組むことに決めました．ハツさんは週 2 回の作業療法に約 3 カ月間参加し，様々な意味のある作業に取り組むハツさんの動機づけは時間とともに高まりました．

この進展と平行して，理学療法士が推奨したハツさんの歩行練習と階段昇降練習は順調に進み，歩行は自立できるようになりました．階段昇降は監視で可能になり，そして，ハツさんは階段を歩くことは快適であると感じ始めました．また，作業療法士は長女や長男に練習の様子を見てもらい，MOHO に従ってハツさんの遂行能力への理解を深めることを計画しました．すなわち，作業療法士は，長男と長女に，ハツさんが自覚している遂行の経験と，遂行の客観的評価を考えることの重要性を教育しました．その結果，長男は母親との同居を承諾し，そして，自宅復帰という長期目標は短期目標になりました．

退所前に，作業療法士は自宅訪問を実施し，住宅改修を行いました．改修により，ハツさんの物理的環境は遂行を支援できるようになりました．これらのことは 3 カ月間にわたって起こったもので，最終評価は作業療法の終了時に行われました．6 カ月後に，ハツさんは自宅に帰り，可動性，心理的に良好な状態，生活の質という点で改善しました．

> **批判的思考と話し合いとを促す質問**
> - MOHOの概念を用いると，ハツさんは新しい作業療法士に出会う前にはどのような限界があったと言えますか．
> - ハツさんの新しい作業療法士は，彼女の意志，習慣化，遂行能力，環境という点で，どのような利点を発見しましたか．これらの利点を詳しく述べなさい．
> - この例で用いられた最も有益な評価は何でしたか．あなたの答えを説明しなさい．
> - あなたのMOHO概念の理解をあてはめると，このモデルの他の構成要素のうち，新しい作業療法士がハツさんに焦点を当てるように勧めたことはありますか．

第2章の振り返りの質問

1. MOHOを形成している4つの基本的概念をあげなさい．
2. 意志の概念を形成している3つの構成要素を説明しなさい．
3. MOHOを用いる治療にアプローチする上で，意志はどんな役割を果たしていますか．
4. 習慣化を形成するために，習慣と役割はどのように交流しますか．
5. 遂行能力を説明する2つの見方はどんなものですか．なぜこれら2つの見方から遂行能力を説明することが重要ですか．
6. クライアントが環境に影響できるやり方と同様に，環境が行為を促進したり制限したりすることができるやり方を説明しなさい．

> **宿題**
> クライアントまたはある人が生活を進めるのが困難になっていると思ってみて下さい．MOHO概念を用いて，これらの困難さを説明しなさい．

🔍 キーとなる用語

意志（volition）▶自分が行うことを予想し，選択し，経験し，解釈する時に生じる，世界の中での一人の行為者としての自分に関する考えと感情のパターン．

解釈（interpretation）▶自分と自分の世界にとっての意味という点で，遂行を思い出し，自省すること．

価値（values）▶人が行うことに重要さや意味を見出すこと．

活動選択（activity choices）▶作業活動に出入りするという短期の計画された決定．

環境の影響（environmental impact）▶環境の物理的および社会的側面が特定の人に対して持っている機会，支援，要求，制約．

興味（interests）▶人が行うことに楽しみや満足を見出すこと．

経験（experience）▶遂行の真っただ中にあって，そして，遂行の反応として創発する直接的な考えと感情．

個人的原因帰属（personal causation）▶自分の能力と有効性の認識．

作業選択（occupational choices）▶作業役割に入り，新たな習慣を獲得し，個人的なプロジェクトを引き受けたりすることといった慎重な約束．

習慣（habits）▶慣れ親しんだ環境や状況の中で，一定の首尾一貫したやり方で反応して遂行する獲得さ

れた傾向．

習慣化（habituation）▶習慣と役割によって導かれ，日課となった時間的，物理的，および，社会的環境の特徴に合わせた首尾一貫した行動パターンを示す取り入れられた準備状態．

遂行能力（performance capacity）▶基礎をなす客観的な身体的および精神的な構成要素と，それに対応する主観的な経験の状態によって提供される物事を行う能力．

取り入れられた役割（internalized role）▶社会的および個人的に定義された地位を取り入れることや関連する一群の態度や行動．

予想（anticipation）▶行為に対する可能性や期待に気づいて反応する過程．

文 献

Berlyne, D. E. (1960). *Conflict, arousal, and curiosity*. New York, NY: McGraw-Hill.

Bruner, J. (1973). Organization of early skilled action. *Child Development, 44*, 1–11.

Bundy, A. C., Lane, S. J., & Murray, E. A. (2002). *Sensory integration: Theory and practice* (2nd ed.). Philadelphia, PA: F. A. Davis.

DeCharms, R. E. (1968). *Personal causation: The internal affective determinants of behaviors*. New York, NY: Academic Press.

Florey, L. L. (1969). Intrinsic motivation: The dynamics of occupational therapy theory. *American Journal of Occupational Therapy, 23*, 319–322.

Heard, C. (1977). Occupational role acquisition: A perspective on the chronically disabled. *American Journal of Occupational Therapy, 41*, 243–247.

Katz, N. (1992). *Cognitive rehabilitation: Models for intervention in occupational therapy*. Boston, MA: Andover Medical Publishers.

Koestler, A. (1969). Beyond atomism and holism: The concept of the holon. In A. Koestler & J. R. Smythies (Eds.), *Beyond reductionism*. Boston, MA: Beacon Press.

Mathiowetz, V., & Haugen, J. B. (1994). Motor behavior research: Implications for therapeutic approaches to central nervous system dysfunction. *American Journal of Occupational Therapy, 48*, 733–745.

Matsutsuyu, J. (1971). Occupational behavior: A perspective on work and play. *American Journal of Occupational Therapy, 25*, 291–294.

McClelland, D. (1961). *The achieving society*. New York, NY: Free Press.

Merleau-Ponty, M. (1962). *Phenomenology of perception* (C. Smith, Trans.). London, United Kingdom: Routledge & Kegan Paul. (Original work published 1945)

Nakamura-Thomas, H., & Yamada, T. (2011). A factor analytic study of the Japanese Interest Checklist for the Elderly. *British Journal of Occupational Therapy, 74*(2), 86–91.

Nelson, D. (1988). Occupation: Form and performance. *American Journal of Occupational Therapy, 34*, 777–788.

Reilly, M. (1962). Occupational therapy can be one of the great ideas of 20th century medicine. *American Journal of Occupational Therapy, 16*, 1–9.

Shibutani, T. (1968). A cybernetic approach to motivation. In W. Buckley (Ed.), *Modern systems research for the behavioral scientist*. Chicago, IL: Aldine.

Smith, M. B. (1969). *Social psychology and human values*. Chicago, IL: Aldine.

Trombly, C. (1995). Occupation: Purposefulness and meaningfulness as therapeutic mechanisms. *American Journal of Occupational Therapy, 49*, 960–972.

White, R. W. (1959). Excerpts from motivation reconsidered: The concept of competence. *Psychological Review, 66*, 126–134.

第3章

人と環境との間の交流

Jane C. O'Brien, Gary Kielhofner（没後出版）
石井良和・訳

期待される学習成果

本章を読み終えると，読者は以下のことができる．

1. 意志，習慣化，遂行能力がどのように統合され，そして人の環境に関連しているかを説明すること．
2. ダイナミックシステム理論を作業療法実践に適用する過程の中で，人間作業モデル（MOHO）をどのように用いるかを説明すること．
3. 作業のダイナミクスを説明するシステム理論から導き出されたMOHOの理論的原理を理解すること．
4. MOHOの原理がどのように作業療法実践に情報を伝え，変化を促進するかを正確に説明すること．
5. 作業療法実践に適用される作業シフトとレジリエンスの概念を定義できること．
6. 作業のダイナミクスに関する臨床上の問題を解決するためにMOHOをどのように用いるのかを示すこと．

作業療法実践モデルの本質的な特徴とは，モデルがクライアントの生活における**作業**の役割を説明することである．人間作業モデル（MOHO）は作業をモデルの中心にすえて，作業，感情，および作業のための行為に対する人の選択に寄与する要因を操作可能にしている．作業とは，人々が行う毎日の物事を指し，そして，人に意味と同一性を提供するこれらの物事と考えられている（American Occupational Therapy Association [AOTA], 2014；Boyt Schell, Gillen, & Scaffa, 2014）．MOHOは有能性と同一性の認識を得るために，人々が日々の作業にどのように参加するかに関心があり，そして，作業がどのように選択され，パターン化され，そして遂行されるかを説明する（Kielhofner, 2008）．さらに，MOHOは作業のダイナミックな本質と交流を，意志，習慣化，遂行能力，環境によって影響されるものと説明している．学生と臨床家は，作業遂行に寄与する概念を理解するのに役立てるために，MOHOの評価法を用いることが勧められる．

自分の人生を通じて作業に従事することはダイナミックな過程である．MOHOは，変化を促進し支援するための概念の定義づけを通して，その過程を説明し，臨床家に作業を分析するのを可能にする．生涯を通してのMOHOを用いた広範囲な実践研究は，臨床家に介入の基礎となる実例を提供する（Kahlin & Haglund, 2009；Melton, Forsyth, & Freeth, 2010；Misko, Nelson, & Duggan, 2015；O'Brien et al., 2010；Wimpenny, Forsyth, Jones, Matheson, & Colley, 2010；Yamada, Kawamata, Kobayashi, Kielhofner, & Taylor, 2010）．

本章では意志，習慣化，遂行能力がどのように統合され，自分の環境と関連しているのかを説明する．著者は，ヘテラルキーと創発のような概念を含む最新のシステム理論を紹介し，そして，MOHO理論に基づいて作業のダイナミクスを説明する原理について説明する．作業シフト，レジリエンス，作業有能性，作業同一性などを含む変化の概念を検討する．著者は作業療法実践におけるMOHOの利用を描き出し，批判的思考を促進するために，全体を通して事例を用いる．

システム理論

　システム理論とは，過去半世紀にわたって進化してきた大きな，そして，変化してきた一連の文献をさす．MOHO は，もともとは開放システムと*一般システム理論*という概念に基づいていた（Koestler, 1969；von Bertalanffy, 1968a, 1968b）．これらのもともとのシステムの考えは，より最近のダイナミックシステム理論の中で拡張され，修正されるにつれて（Thelen, 2005；Thelen & Smith, 2006；Thelen & Ulrich, 1991），MOHO のシステム概念の利用も進化した．

　現在のダイナミックシステム理論（Thelen, 2005；Thelen & Smith, 2006）では，行為が多数のシステム間の交流に基づいて遂行されると提案している．ダイナミックシステム理論は，生物システムがどのように自己組織化し，連続性と変化，特に非線形タイプの変化というゆらぎを通して動いていくのかを説明する（Thelen & Smith, 2006）．このように，運動は，単に人の可動域，筋力，持久力，協調性の問題ではなく，人の希望，動機づけ，能力に対する信念，習慣，日課，および環境により影響を受けるのである．

　ダイナミックシステムの理論家は，人々が現状または同じパターンの行動に留まることを好むという仮説を立てている（Thelen & Smith, 2006）．変化を促進するためには，人々は**摂動**を経験しなければならず，それはシフトあるいは妨害を指す．摂動は不快感を引き起こし，変化の必要性を表す．摂動は，外的な場合（例えば，失業）も内的な場合（例えば，不快感）もある．作業療法士はしばしばその人のパターンに摂動あるいは変化を経験したクライアントに出会う．作業療法士は，作業遂行に影響する多数の要因を考えて，クライアントが遂行の新たなパターンを開発する手助けをする．

　作業に影響するのは，運動，神経，筋骨格，認知，感情，そして課題・対象物・環境などの多くの変数である．人間は環境に敏感であり，反応する能力がある（Keenan, 2010）．さらに，人間の行動と思考は過程やフィードバックによって改良され，複数のシステムが一緒になるにつれて，時間とともにより秩序だった複雑なものになる（Thelen, 2005）．

　作業療法実践にダイナミックシステムを応用する作業療法士は，作業遂行に影響を与える多くの要因を検討する．このことには，人間の作業の複雑な見方と人間に影響を与える要因のダイナミックな性質を考えることが必要になる．MOHO は，作業療法士に複数のシステムに関する自分の思考と情報を組織化するための仕組みを提供する．MOHO はどんなクライアント集団にも使うことができる作業中心で，クライアント中心の哲学によって立っている．MOHO を実践モデルとして使っている作業療法士は，評価，介入，成果測定の情報を得るために，行動に影響する複数の要因を検討する．このことは，臨床家がすべての年齢と能力のクライアントに１つのモデルを用いることを可能にする．MOHO を通して作業を理解することは，臨床家がダイナミックシステムに関する複雑な理論を統合し，それを作業療法実践に応用することを可能にする．以下の事例は，MOHO が理論とダイナミックシステム概念の実践への応用をどのように支援するかを示している．

MOHO の問題解決者：子ども

　カレンさんは最近養成校を卒業した作業療法士で，大きな病院の外来診療所で働いています．彼女はあらゆる年齢と能力の子どもたちを担当しています．彼女は様々な評価ツールを用いて親たちにインタビューをしますが，一定のシステムを持ってはいません．彼女は重要な情報を見逃しており，ただ発達のマイルストーンや運動技能に関連するデータを収集しているだけだと認めています．彼女は，介入計画を展開し始めるにつれて，「完全な物語」を持っていないことに気づきました．例えば，彼女は，その子どもが脳性麻痺のために右側の筋緊張亢進によって服を着ることが難しいことを知ってはいますが，誰がその子に服を

着せるのかといったことやその子の日課や習慣を知りません．彼女はその子が服を着たいと思っているかどうか，あるいは，その子が自分の遂行をどのように思っているのかは知りません．彼女が家族に更衣の話をしても，家族はこのことには関心がないように見えます．カレンさんは自分の評価がその子や家族の目標の明確な見方を提供していなかったことに気づきました．彼女は直属の上司に援助を求めました．

カレンさんの上司はもっとはっきりした像を得るために質問をしました．具体的には彼女は以下のことを知る必要があります．

- その子にとって典型的な1日はどのようなものか
- 環境はどうか．環境にアクセスできるか
- 社会的環境はどうか
- その子はどこの学校へ行くか
- 利用できる資源は何か
- どのような資源が利用可能か
- その子の目標は何か．望んでいることと好みは何か
- 家族の目標は何か
- その子の利点は何か．問題点は何か
- その子は自分の能力をどのように見ているか
- その子の日課はどのようなものか
- その子にはきょうだいがいるか．その子の友だちは誰か

カレンさんがこれらの質問を考えるにつれて，彼女は現在の自分の発達評価のツールがパズルの小さな部分しか自分に提供していないことに気づきました．彼女は（短期間のうちに）必要な情報をどのように集めることができるのでしょうか．彼女は作業遂行に影響するすべての変数を理解するための情報をどのように組織化することができるのでしょうか．そんな中で，彼女は自分の実践モデルとしてMOHOを使うことに決めました．特に，彼女は初期評価を組み立てるためにSCOPE (Bowyer et al., 2008) を頼りにしています．この評価法は，成果を測るためのデータを提供し，彼女は介入の目的でその子と家族の完璧な像を打ち立てるためにインタビューを組み立てることができます．それを作り上げるためにはそんなに長くかからず，意味のある目標をもっと簡単に開発することができます．カレンさんは，このツールを用いると，その子や家族とのラポートを簡単に打ち立てることができることに気づきました．彼女はすべてのクライアントにMOHOを使うことができます．特に，チームメンバーは彼女の新しい報告の完全さと彼女の目標が意味のあることに感銘を受けました．このモデルは様々な介入アプローチ（例えば，運動コントロール，生体力学，リハビリテーション）ともうまく用いることができます．カレンさんは MOHOが小児科のクライアントにとって特化した様々な評価法を提供してくれること喜んでいます．彼女が評価法を使うにつれて，いっそうはっきりと人間作業の複雑さを理解できます．

次の問題をよく考えてください．

- MOHOの中核的特徴に基づいて，上司のそれぞれの質問を分類しなさい．
- MOHOのそれぞれの中心的特徴のための質問のリストを作りなさい．

過程を導く原則

MOHOは個人的要因を意志，習慣化，遂行能力であると明らかにし，環境要因を社会的，制度的，物理的空間の要因と定義する (Kielhofner, 2008)．意志とは，クライアントの価値，興味，個人的原因帰属をさす．習慣化とは，習慣，日課，役割をさし，一方，遂行能力は作業従事を作り上げる運動技能，処理技能，コミュニケーションと交流技能を含む行為と定義される技能を含んでいる．物理的環境は，対象物と空間から成り，一方，課題，社会的集団，文化的・社会政治的環境が社会的環境を作り上げている．制度的空間は，政治的または制度的環境（または文化）（例え

ば，学校，大学，病院）をさす．次の原則は人間の作業の複雑さを理解するMOHOの過程を導く．

1. 作業的な行為，考え，感情は，意志，習慣化，遂行能力，環境の文脈のダイナミックな交流から生じる．
2. 意志，習慣化，遂行能力，環境のどの側面の変化も，その人の作業を作り上げている考え，感情，行為の変化をもたらす可能性がある．
3. 意志，習慣化，遂行能力は，人が行うことと，行うことについて考えたり感じたりすることを通して維持されたり，変えられたりする．
4. 意志，習慣化，遂行能力の特定のパターンは，根底をなす考え，感情，行為が，支持的な環境の中で首尾一貫して繰り返される限り，維持されるであろう．
5. *変化は，新しい考え，感情，行為が新たに組織化されるパターンへと動き出すために，首尾一貫した環境の中で十分に繰り返されることが必要である．*

ダイナミックな交流

作業的な行為，考え，感情は，意志，習慣化，遂行能力，環境の文脈のダイナミックな交流から生じる．

人々が，なぜ，そして，どのように様々な作業に従事するのかを理解するためには，特有な交流がなされると考えなければならない．人の行為，行為に関する考え，および，作業遂行と作業従事に向かう感情は，与えられた環境（作業を支えるたり妨げる）の中での，意志（価値，信念，興味），習慣化（習慣と役割），遂行能力（技能と能力）のダイナミックな交流の結果である．人々は作業に従事することに関する感情を映し出して，持っている．例えば，10代の若者はペットの保護施設でボランティアをすることに喜びを感じるかもしれないし（意志），質の高い宿題の回答を完成させことで自分の能力に気づくかもしれないし（遂行能力），毎日同じように，時間通りに学校に着くことに満足を感じるかもしれない（習慣化）．これらすべての人の行動に関する考えは，次回のための行動を形づくり，意味のある作業に就くための動機づけを強化する．ボランティアの仕事，宿題について前向きに考えること，あるいは，時間通りに学校に着くことは，10代の若者がそれらのことを繰り返そうとするために，行動を強化する．環境と人は作業を作り出すために協力する．

人々の行動は，時間がたつにつれて発達する自分たちの興味（意志の一部）によっても影響される．幼児期には，子どもたちは環境を探索し，楽しい活動を追い求める．よちよち歩きの幼児は，報酬を与えられたり楽しかったりする活動や誉められる活動を繰り返す．子どもたちは，自分たちが意味を置く家族の活動（例えば，音楽，宗教儀式，食事）にさらされるかもしれない．10代の若者は，自分の同一性を確立し始める一方，新しい作業を経験し，それらのことに感情と意味を与える．彼らは，自分が活動や才能（絵画，書くこと，歌など）に特定の強い好みを持ち，これをさらに発展させたり追求したりすると決めるかもしれない．大人は作業に対する意志のパターンを確立している．例えば，ある人は，室内での言葉探しゲームを楽しみ，認知技能を必要とする作業パターンを見つけるかもしれない．別の人は，様々な挑戦的な領域での屋外の身体活動を楽しむかもしれない．人の生涯にわたる経験は，作業行動に付けられた考えや感情に影響を及ぼし，クライアントの行動パターンを決めるかもしれない．意志のパターンは時間がたつにつれて調整を求めるかもしれない．例えば，病気や損傷は確立されたパターンを妨げるし，人々が新たな興味や意志のパターンを育むように求める．

MOHOは，それぞれの人の問題と利点を理解するための構造と，これらが動機づけ，習慣，遂行能力，技能，環境という特有なパターンにどのように関係しているかの構造を提供する．MOHOの主要な概念は，その過程のすべての段階に根拠を与える（Maciver et al., 2015）．この過程はある人の習慣化（習慣と役割）と考えられるが，これは人々が行うことの反復パターンをさす．人々は新しい役割を取るにつれて，役割に関連する行動を完成するが，それは以前に確立

された作業を変えるかもしれない．例えば，新しい仕事が求められると，余暇時間の追求が制限されるかもしれない．日課，役割，習慣は，作業従事に必要な行動パターンを提供する．それは人々に仕事，教育，余暇の基礎として役立つ構造を与える．起きること，シャワーを浴びること，身繕いをすること，服を着ること，朝食を食べること，仕事へと運転することなどは，ある人の一日に構造を提供する慣れ親しんだパターンである．これらの慣れ親しんだ反応は，ある人が混乱を経験するまでは当然のことと考えられるであろう．例えば，入院しているクライアントは，自分の歯を磨くことや朝のシャワーを浴びるなどの「毎日の物事」がないことが寂しいと報告している．MOHOは日課，役割，習慣のダイナミックな交流の理解を提供するために，作業療法士は「毎日の物事」をやり遂げる新たなやり方でクライアントを支援することができる．

遂行能力とは，与えられた作業に対するある人の技能と能力をさす．人は，特定の技能に対する要求が増加するにつれて，自分の能力が十分ではないことに気づくかもしれない．このことは作業の変化へと導き，人の意志と習慣化に影響を与える可能性がある．それは異なる環境の支援を求めるかもしれない．人は日課にうまく従事すると，効力感（自分の技能に対する信頼）と参加を強化する肯定的な感情を経験する．人々は毎日の活動を行い，多くの社会的役割に参加するにつれて，**作業有能性**を発達させる．時間と練習に伴い，人々は技能と容易さで作業を遂行する能力を発達させるが，それは作業有能性と呼ばれる．

以下の事例は，作業シフトへとつながる意志，習慣化，遂行能力，環境のダイナミックな交流を描き出している．

> **事例　青年期**
>
> マーレーンさんはいつも音楽に元気づけられている20歳の大学生です．彼女が言うように，音楽は彼女の「熱情」です．彼女はコンサートで余暇を過ごす機会を探し，学校で音楽を勉強し，様々な楽器を弾くことを学んでいます．マーレーンさんは自分の音楽への愛を追及することができる大学に入りました．その環境は自分の情熱を支えています．彼女の科目の1つに，地元の学校で音楽を教えるというインターンシップがあり，それを修了しました．この新しい機会により，彼女は別のやり方で音楽に関連する活動に従事することができました．マーレーンさんはピアノを他の人に教えるのが大好きで，能力のある教師として多くの技能をもっていることを認識しています（技能の有効性の信念）．彼女は子どもたちとの交流と教えるという毎日の日課を楽しんでいます．彼女は自分の生徒たちの成果に誇りを持っており，新たに発見された役割に元気づけられています．彼女は，音楽業界での別の道を探し続ける一方，音楽を教えることで学位を求めることに決めました．

マーレーンさんは行動を行っている間に，また自分の生活（環境）の別の側面を考える中で生じた考えと感情を自省するにつれて，彼女の行動は変化した．人々が発達するにつれて，習慣，日程，意志，遂行能力は様々な形で展開し，**作業シフト**と呼ばれる様々な作業選択へと導いていく．作業シフト転換とは，与えられた環境の中での意志，習慣化，遂行能力の交流の結果としての作業の変化をさす．マーレーンさんの場合，彼女は新たに気づいた教えることに対する遂行能力と意志について自省した時に，自分の作業を変えた．彼女は自分の作業を少しだけ変えることによって音楽に情熱と能力を続けることができた．

交流の複雑な過程により，人々は作業遂行を促進する日課を発展させることができる．以下の事例は作業を理解する段階を設定する．

作業を理解すること

事例　外来の成人患者

　人々が毎日の作業に取り組むにつれて，高度に組織化された過程が展開する．

　例えば，リゴさんがシャワーを浴び，身繕いをし，服を着るといった朝の日課を行うことを考えてみよう．彼はベッドから起きて，コーヒーを入れ，関節リウマチの薬を飲み，ストレッチ体操を行い，シャワーを浴びて髭を剃り，次に，作業着を着る．この間に，リゴさんは一番の親友であるカルロスさんと週末に行く予定の釣り旅行のことを考えている．彼が車で配管の現場監督をしている現場に行く間に，作業員にどのように仕事を仕上げさせるかを計画する．工事現場に入る前に，仕事帰りに釣りの道具を買うために釣具屋に立ち寄ることを忘れないようにとカルロスさんに電話をする．

- この事例に示されている意志，習慣化，遂行能力の側面を説明せよ．
- 環境はリゴさんの作業遂行にどのような影響を及ぼしているのか．

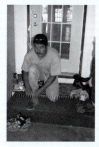
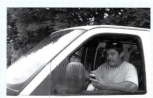
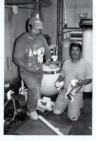

リゴさんは靴ひもを結ぼうとし，電話で話をし，働いている．

　この短いシナリオは，意志，習慣化，遂行能力のいくつかの側面を描き出している．例えば，リゴさんの習慣は朝の日課を導き，まもなくの釣り旅行についての意志の予想に就くことを自由にする．同様に，職場まで車を運転するという習慣が展開されている間に，彼の現場監督という役割に対する責任の意識が刺激となって作業員の活動を計画する．このすべての間に，リゴさんは靴ひもを結び，運転しながら交通量に注意し，仕事の後の用事の計画に就くという身体的および精神的能力が求められている．リゴさんの作業的生活のこの小さな断片が描き出すように，作業は常に意志，習慣化，遂行能力，そして環境的文脈の進行しつつある交流を含んでいる．この交流は，ヘテラルキーと創発という2つの重要なシステム概念を反映している．

　ヘテラルキーとは，ある人とその人の環境の諸側面がダイナミックな全体へと結びつけられることに従うという原理である（Capra, 1997 ; Clarke, 1997 ; Thelen & Ulrich, 1991 ; Turvey, 1990）．ヘテラルキーでは，それぞれの構成要素は全体のダイナミックに対して何らかの貢献をする．例えば，図3-1に示すように，朝の日課に取り組むリゴさんの習慣は，一連の行動を明らかにする傾向をもたらす．リゴさんの遂行能力（すなわち，問題解決，筋力，持久力）は，習慣になった身辺処理が展開する時に求められる特定の能力を可能にする．リゴさんの興味（すなわち，釣りが好きなこと）と価値（すなわち，良い仕事をすること）も登場してくる．これらのそれぞれの要素が朝の日課という全体的なダイナミックスに対して何らかの貢献をしている．

　重要なことは，環境がこれらのダイナミックスの中心であるということである（Clarke, 1997）．例えば，リゴさんの日常生活活動は彼の家を作り上げている対象物と空間を含み，かつそれらによって形成されている．さらに，リゴさんの記憶は工事現場まで運転するためのおおよその指示を彼に提供しているが，いつスピードを上げたり落としたり，止まったりするのか，路上ではどのように運転するのか，そして，どの交差点で曲がるのかといったことの手がかりを与えてくれ

る物理的環境に頼らなければならない．

　ヘテラルキーと創発という概念は，包括的でダイナミックな作業の理解をもたらすために用いられる．対照的に，ヒエラルキーはより「トップダウン」アプローチを提供し，それによって各レベルが次のレベルを導く継時的アプローチを指す．例えば，ある人がどんな種類の作業課題を選ぶのかを理解するためにヘテラルキー概念を使用する場合，以下の要因の交流の機能であると考える必要がある：

- 人がうまくできると感じる物事の種類．
- その人がしたいこと．
- その人がする価値があるとか，意味があると思うこと．
- 物事を行うための環境の中にある機会や期待．

例えば，ある人が勤労者役割に入ることに動機づけられたり，選択したりするかどうかは，以下のことによって影響されるであろう．

- その人が過去の経験に基づいて，仕事ができると感じる程度．
- その人が過去にすることを楽しんだ仕事の課題はあったのか，また，どういったものだったのか．
- この人にとって，仕事と，仕事と関連する肯定的または否定的な他の要因はどのように重要なのか．
- その人に利用できるのはどんな種類の仕事であり，それらはその人が感じた能力，興味，価値と対応しているか．
- 働くことによって影響を受けるのは環境内のどのような別の要因か（例：疾病給付金や医療保険の入手可能性）．
- 環境内の他人がこの人が働くのを期待したり，望んだりしているのか．

　同様に，その課題を行う中でのある人の遂行の質は，以下の交流に影響されるであろう．

- その人が遂行のために持っている基礎的能力．
- その課題そのものの複雑さと要求．
- その課題に就くことに対する環境内にある対象物の種類．

例えば，重度の運動障害児がコンピュータを使うことができるかどうかと，どのように使うのかということは，以下のこと次第である．

- この子の機能障害が微細運動の動作にどのように影響しているか．
- 作り直されたキーボードや他の適応的インターフェースが利用可能であり，また，適切かどうか．
- この子がこれらの適応器具などの対象物を使う習慣を身につけているか．

　人間作業のすべての例は，ある人が行為を選択し，どのように遂行するのか，そして，その遂行の結末はどのようなものかということを一緒に決定するそれらの要素の特有な輪郭を反映している．作業療法士はどのように介入するのかを決定するためにこの輪郭を検討する．

　リゴさんが何を行い，何を考え，何を感じるかは，個人的要因と環境的要因の交流によって作り出される全体的条件から**創発**する．**創発**とは，複雑な行為，考え，感情がいくつかの構成要素の交流から自発的に生じるという原理である（Clarke, 1997；Haken, 1987；Kelso & Tuller, 1984）．図3-1に示すように，リゴさんの朝の日課における考え，感情，行為は，彼の意志，習慣化，遂行能力，環境のダイナミックな交流から創発する．

　このことは，原因となる1つの要因が創発する行動，考え，感情を完全には説明できないということを意味する．さらに，意志，習慣化，遂行能力，環境は，必ずしも相乗的貢献をするとは限らないということである．例えば，以下のようなことである．

- ある人が必要な基本的能力を持っている時でさえも，能力への信頼の欠如からもたらされる不安が遂行を妨げる可能性がある．
- 古い習慣が新しい意志の選択に抵抗する可能性がある．
- 痛みや疲労にもかかわらず，価値の魅力がその人にやり続けさせることができる．

　これらの状況では，価値，興味，個人的原因帰属，役割，習慣，遂行能力，環境が，特定の行動，感情，あるいは，考えを支持する要因になったり，制約する

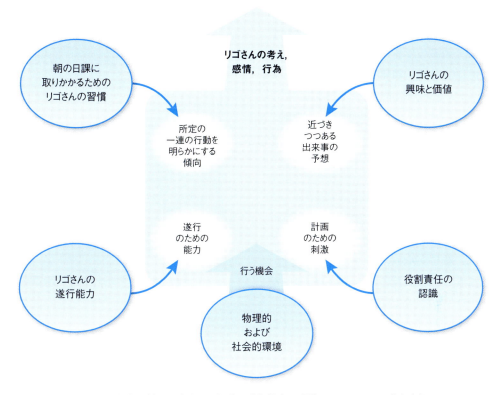

図3-1 作業に対する意志，習慣化，遂行能力，環境のヘテラルキー的な寄与

要因になったりするという複雑なダイナミックスを作り出すかもしれない．それは，常にその成果をもたらすダイナミックな全体に対するそれらの全体的な貢献の総和である．

変 化

■*意志，習慣化，遂行能力，環境のどの側面の変化も，その人の作業を作り上げている考え，感情，行為の変化をもたらす可能性がある．*■

もう1つのシステム概念は，ある要因の中の1つの重大な変化が全体的なダイナミックスを転換し，違った創発的行動をもたらすことができることを示している．新しいダイナミックスを作り出し，考え，感情，行為を転換するある要因のこうした変化は，コントロールパラメータとして知られている（Thelen & Ulrich, 1991；Turvey, 1990）．コントロールパラメータは十分に全体のダイナミックスを変化させ，何か違うものを創発させる．作業療法士は，コントロールパラメータの変化が作業選択と作業遂行にどのような影響を与えるかを理解する．コントロールパラメータを標的にすることによって変化を促進することは，システムにおけるさらなる変化へと導くかもしれない．例えば，もしリゴさんに関節炎が再燃したら，もし嵐で彼の家が被害にあったり壊されたりしたら，もし友だちが釣り旅行に行けなくなったことを意味する家族の非常時を告げる電話をかけてきたら，あるいは，もしリゴさんが職を失ったら，朝の日課での彼の行為，考え，感情はまったく違ったものになるだろう．

レジリエンスとは，変化に反応したり，何らかの定義された出来事に適応したり回復したりする能力をさす（Abelenda & Helfrich, 2003；Carmichael, 2015）．それは，生涯にわたる苦難や挑戦のように，多数の次元を伴う不利な環境条件に耐える能力である

（Abelenda & Helfrich, 2003；Greene, 2014）．レジリエンスは，問題解決，行動の変化，意味の再現を可能にする様々な要因に基づいている．Abelendaと Helfrich（2003）は，精神疾患を患う人を愛している家族は以下の3つの基本的ニーズを持っていたことを要約した．すなわち，(1) 精神病の性質，経過，治療，および予後に関する情報，(2) 結果に対処する技能（例えば，問題解決，症状の管理，葛藤とストレスへの対処，動機づけの保持），(3) 自らを支援することである．家族や個人は**作業適応**を可能にする変化の過程に就いている．作業適応とは，ある人の選択した活動に従事し続けるために必要な修正をすること，あるいは，新しい活動を展開することをさす．人々は生涯を通して変化に反応する．例えば，年を重ねるにつれてひざまずくことが困難になった庭師は，自分が立つことができるように植物を植えるし，子どもは成長するにつれて難しいパズルを完成させるし，大人は家族の面倒をみるための作業要件に合わせて習慣を変える．レジリエンスの特質を持つ人々は，必要な調整を行い，そのために，彼らは，意味を見出し，自分に同一性感をもたらす作業に従事し続けるかもしれない（Greene, 2014）．摂動（または変化の推進力）は，内的なもの（感情または思考の感情的な変化），あるいは外的なもの（技能の低下，環境の変化，家族）であるかもしれない．以下の事例は，作業適応がMOHOの用語でどのように説明されるのかを示している．

MOHOの問題解決者：小児

　タイローン君は21番染色体の異常（ダウン症候群）の3歳の男児です．彼は7歳になる兄と両親と一緒に農村地域に住んでいて，週5日，デイケアに行っています．彼は作業療法，理学療法，言語療法の早期介入サービスを受けています．タイローン君はいくぶんか「タイローン君に威張りたがり」の兄とよく遊びます．しかし，タイローン君は誰に近づいて良いのか，あるいは，何をするのかがわからず，幼稚園ではあてもなく遊んでいます．結局，大人たちは彼と遊ぶことになることが多いです．タイローン君の両親は，彼が秋には幼稚園で大変さを経験するのではないかと心配しています．

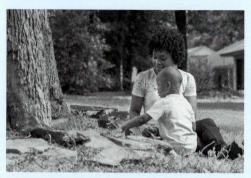

ダウン症候群の子どもが遊んでいる．

　タイローン君を担当している作業療法士（キムさん）は，（学校での微細運動技能のために）彼の手を使い，自分で食べ，遊びのために姿勢を改善する能力を発達させることに焦点を当ててきました．彼はある程度の改善をしているものの，両親は彼の学校で「適応する」能力を非常に心配しており，より包括的な介入計画を求めていました．

　重要な疑問は以下の通りでした．

- キムさんがタイローン君と彼の家族の心配に包括的に取り組むために，MOHOは評価と介入を組み立てるのにどのように役立つのでしょうか．
- タイローン君が幼稚園で直面する作業的挑戦は何でしょうか．
- 作業療法はタイローン君が作業遂行を適応させるのにどのように役立つのでしょうか．
- 環境の役割は何でしょうか．
- キムさんに追加の情報を提供するのは，どんなMOHO評価法でしょうか．

　キムさんはタイローン君の情報を再検討し，観察と親へのインタビューを通してSCOPE（Bowyer et al., 2008）をつけました．彼女は両親の

懸念をもっとよく見つけ出すために両親にインタビューをしました．タイローン君は幼いので，キムさんは彼が2つのことから選ぶ様々な活動に就かせることで，彼の興味と好みを確かめました．彼女は結果を要約して以下に示すように報告するとともに，幼稚園への移行に焦点を当てた介入計画を作成しました．

意　志

タイローン君は，自分に多くの指示を与えてくれる年長の子どもや大人と遊ぶことを楽しんでいます．彼はトラックで遊び，（隠された物を見つけるために）走りまわるのが好きですが，2段階の指示に従うのが困難です．タイローン君は他の子どもたちが遊んでいることを見てそのゲームに興味を示し，参加しますが，他の子どもたちの遊びを妨害することになります．両親はタイローン君が幼稚園に溶け込めるかどうかを心配しています．

習慣化

タイローン君は典型的な朝の日課があります．彼は着衣を手伝ってもらい，自分で用意して食べ（しかし散らかしている），トイレでは「お漏らし」を続けています．タイローン君は言われれば手を洗います．彼は昼寝とベッドに就く日課は確立されています　タイローン君は週末とデイケアの後にいつも兄と遊びます．彼はデイケアでは大人の近くにいます．

遂行能力

タイローン君は，全体的に低筋緊張で，口を開いた姿勢などのダウン症の典型的な特徴があります．彼は出生時に心臓の合併症がありましたが，それは治療されています．タイローン君は広範な発達の遅れを示しています．彼は自分のニーズを口頭で伝えます（が，明瞭な発音は遅れています）．タイローン君は1段階の言語指示に従うこ

とができますし，大人とは頻繁に視線を合わせることができます．タイローン君は観察中に頻繁にほほえみ，そして，援助を求めます．時々は，タイローン君は自分がやる前に助けを求めますが，励まされた後にはその課題を達成することができました．

環　境

タイローン君はよく設備の整ったデイケアセンターに通っています．彼は秋になったら，経験豊かな先生がいる教室で15人の子どもたちと地元の学校にある幼稚園に通う予定です．タイローン君の家は農村地区にあります．彼は様々なおもちゃと子どもに親しみやすい大きな裏庭を持っています．彼は自分のコンピュータと，食事をしたり塗り絵をしたりするための子ども用の椅子を持っています．彼は自分に何をするかを話してくれる兄と一緒に時間を過ごします．

評　価

タイローン君は，兄（タイローン君が何をしたらよいかについては明確です）と楽しく遊んでいます．タイローン君は，他の子どもたちの遊びに入っていくことを学ぶ必要があり，幼稚園のために他の子どもたちと関わる必要があります．彼は，広範囲な発達の遅れを示してはいますが，支援的な環境も持っています．

計　画

タイローン君は，幼稚園で必要な2段階の指示に従うことを学ぶでしょう．作業療法士は，トラックが好きなことを治療的に取り込んで，治療的活動を提供し，それによって，彼が（1）木のところまで走って行ってトラックを拾い上げ，（2）そのトラックを「トラックサービスエリア」に戻す計画を立てました．キムさんはその活動に新規性を取り入れるためにこのゲームを変えました．キムさんはまた，1日に1回，タイローン君

を遊びの活動の「ボス」になるように兄に働きかけました．キムさんは，彼がリードできるいくつかのゲームの実例をロールプレイするためにタイローン君に働きかけました．このことはタイローン君が有能感と自己効力感を発達させることを支援しました．それはタイローン君が（粗大運動と微細運動の遊びの発達的な技能を強化しながら）幼稚園で必要な社会的技能を練習することを可能にしました．キムさんは，遊び行動の手本を示し，押し付けがましくないやり方で他の子どもたちと遊ぶことをタイローン君が学ぶことを支援することで，大人たちがタイローン君と他の子どもたちと遊ぶように励ましました．タイローン君が遊びのグループに入る技能を身につけるにつれて，タイローン君が責任を持ち，自信を深め，幼稚園に入る前に友だちを作ることができるように，キムさんは両親に家での遊びの時間を設けるように励ましました．タイローン君が幼稚園の新しい環境で快適になるように，彼らは幼稚園の遊び場を訪れました．

要約すると，MOHOの利用は，タイローン君のためにうまく完成された評価と介入計画を提供しました．その介入は，タイローン君がよりたやすく技能を幼稚園へと移すことができるように，作業適応という点で彼を支援しました．それは，その子の習慣と日課を考え，そして，作業に基づくクライアント中心の計画を考えた両親の目標を含んでいました．キムさんは，タイローン君の利点（遊びのための意志）を築き上げることによって，幼稚園のために作業有能性を支える習慣と日課を彼に提供しました．

考えることと行うこと

■意志，習慣化，遂行能力は，人が行うことと，行うことについて考えたり感じたりすることを通して維持されたり，変えられたりする．■

人間は，基本的な生理的，精神的，感情的，行動的な過程によって維持される高度に組織化されたシステムである（Brent, 1978；Sameroff, 1983）．人間は自分がすること，考えること，することを感じたりするようになる．人々は，進行中の作業によって時間とともに変化し，発達する．その結果，私たちは，この世界の一員になった時から，物事を行うことに着手する．人生の最初の数週間で，私たちは，すでに何らかの遂行能力を確立し，自分と自分を取り巻く世界との原始的感覚が与えられ，基本的な毎日の日課を作り出すという作業の経過をやり始めている．私たちはその時からずっと，自分自身を絶え間なく形づくったり，作り直したりするという過程の中に存在し続けている（Capra, 1997；Wolf, 1987）．

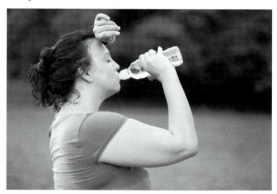

走るカラさん

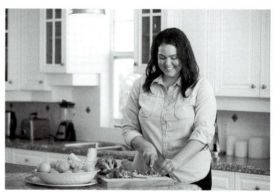

カラさんは栄養価の高い食事を作る

このように，人々は自分の作業を通して自分自身を形づくりあげている．例えば，カラさんがランニングを始めた時に，意志，習慣化，遂行能力に何が起こっ

たのかを考えてみよう．ランニングを繰り返すことによって，彼女はかかわる既存の身体，心理，社会の構造を作り直した．他人とランニングの話し合いや情報交換したり，ランニングの服を買ったり，勤めを終えてのいつものランニングに友人と参加したり，公式競争に参加したりする時に，彼女の有酸素能力は高まり，走るのに使う筋肉は強化され，ランニングができるという自分のイメージは強化され，彼女のランナーとしての公的な同一性が肯定された．

カラさんがランニングとそれに関連する行動を繰り返すうちに，彼女の行為とそれに関連する考えと感情は彼女の個人的原因帰属，役割，遂行能力をランナーのものへと再配置した．彼女は自分が行ったようになった．さらにいうと，彼女がこれらの作業を続ける限り，それに対応する組織化が維持されるのである．しかし，もしカラさんがその行動を長期間にわたって放棄すれば，彼女の有酸素能力は低下し，筋力は弱くなり，走ることの自信とランナーとしての役割同一性は低下するだろう．このことが描いているように，人は行うのを止めると，そのようにはならなくなるという可能性もある．

この過程が生活を通してどのように展開され続けるのかを考えるために，私たちは2つの疑問に答える必要がある．私たちは組織化されたパターンをどのように維持するのかということと，私たちはどのように変化するのかということである．本章の残りでは，これらの疑問に対するいくつかの基本的な答えを提供しよう．

作業のパターンを維持すること

■*意志，習慣化，遂行能力の特定のパターンは，根底をなす考え，感情，行為が支持的な環境の中で首尾一貫して繰り返される限り，維持されるであろう．*■

自分が行っていることを考え，感じることは，行うことや私たちの遂行を自省することに対する経験を含む自然に進行していく過程であり，それは逆に私たちの将来に対する基礎を作り上げる（Nygren, Sandlund, Bernspang, & Fisher, 2013）．人々は，時を超えて，自分が何者であり何をする人なのかということに，ある程度は不変性を示す．個々人は，従事のパターンを維持して繰り返すにつれて，**作業同一性**を発達させる．作業同一性は，私たちが蓄積し，自省してきた生活経験に基づく作業的存在として，私たちが何者であり，何者になりたいのかという認識を一人ひとりが発達させるという考えと関連している（Kielhofner, 2008；Nygren et al., 2013）．感情，考え，選択，行動といったこうした組織化されたパターンを維持することは，以下の要因がかかわる．

- 私たちの既存の意志，習慣化，遂行能力（それは私たちの行為を通してこれまでに生み出されたものである）は，感情を表出し，考え，行動することに対して一定の情報資源，制限，傾向を提供する．
- 私たちは，首尾一貫した環境条件に出会ったり，求めたり，作り出したりする．
- 首尾一貫した環境条件に伴う内的資源，制限，傾向との交流がなされると，私たちは行動や行動に伴う思考と感情の組織化されたパターンを維持しながら，以前に行ったことを繰り返す．

重要なことは，この組織化されたパターンは，それ自体で変化に抵抗する内的一貫性をもって作動する方法を示すということである．私たちがひとたび感情，考え，行動に何らかのやり方を持つと，それを維持するように行動する傾向がある．例えば，慢性疼痛の女性の研究では，行為，考え，感情の明確なパターンを明らかにした（Keponen & Kielhofner, 2006）．例えば，ある女性のグループは，自分たちを移動し続ける存在と見ていた．その人たちは，慢性の疼痛によって強いられる制限を認めることや，自分たちにとってどんな作業が重要なのかについて意思決定すること，他人ができるだけ肯定的に自分たちの生活を送るのを理解してくれ，また，支援してくれるよう求めること，そして，将来の計画を持つことなどを強調した．別のグループは，自分たちを戦う者と見ていた．彼女たちは，他人に自分たちの痛みを隠そうとし，する義務があると感じたことを優先して行い，自分の興味や

生活の満足度をしばしば犠牲にしていた．これらの女性たちは，将来を想像することは不可能であると思った．双方のグループの女性は，慢性疼痛とともに生きていく方法を唯一の選択肢と見ていた．彼女たちは，自分たちの考えと感情を強化する行動に固執していた．この例が描くように，それぞれの人は「自分自身の見方を積極的に構築する（Gergen & Gergen, 1983, p.255）」．ある人の意志，習慣化，遂行能力がひとたび特定の方法で組織化されると，その方法にとどまる傾向がある．それでもなお，変化は起こり，作業療法士は変化を促進することができる．次節では変化がどのように起こるかを考える．

新たに組織化されたパターン：作業シフト

■*変化は，新しい考え，感情，行為が新たに組織化されるパターンへと動き出すために，首尾一貫した環境の中で十分に繰り返されることが必要である．*■

　ヘテラルキーの内的・外的な単一の構成要素のいかなる変更も，新しい考え，感情，行為が創発するかもしれないという全体のダイナミックスから新たな何かに貢献する可能性がある．したがって，意志，習慣化，遂行能力，環境におけるシフトは，何かしら新たなものの創発へと導く全体のダイナミックスを変えることができる．このように，変化の鍵となる要素は，新しい考え，感情，行動の創発を引き起こす内的あるいは外的な状況における何らかの変更（例えば，摂動）である．作業シフトは思春期と結びついた変化のように，自然に起こるかもしれない．シフトは，脳卒中後の遂行の低下のように，病い，病気，あるいは健康状態を通して人々に課されることもある．それはまた，軍人から民間人への移行といった人生の主要な役割の変化から生じることもある．戦争から復帰する退役軍人は，日々の活動を「民間人」の生活に適応させる必要がある．彼は民間の雇用を見つけ，自分の考えを再調整する必要があろう．場面，仕事，同一性における変化からの内的・外的状況は，作業シフトの必要

性をもたらす．最初は，彼はこれらの変化が難しく，参加するためにはいっそうの考え，支援，援助を必要とするであろう．時間をかけての支援とともに，彼は変化と調整に適合するかもしれない．しかし，一部の作業シフトには継続的な調整が必要である．例えば，退役軍人は安全感と有能感を妨げる心的外傷後ストレス障害を経験しているかもしれない．

　変化のための次の必要条件は，新しい考え，感情，行動が時間を超えて継続しなければならないということである．私たちは，反復によってのみ，自分自身を作り直し始めるのである．新たな行動，考え，感情の反復は支援的な環境条件を必要とする．もし新しいパターンが十分に繰り返されれば，次に意志，習慣化，遂行能力は新たな組織化に向かって動き出すであろう．作業療法士はしばしば変化を促進し，クライアントが時間がたつにつれて新たな行動に就くように支援する．

　通常では，新しい行動，考え，感情には自然な経過があり，それによって，意志，習慣化，遂行能力は，時間とともに一緒に増加しながら変化する．変化というこうした自然な経過を通して，これらの要素は，進行中の変化の過程に拍車をかける混合した構成要素に対して何らかの新たな貢献をするように，各々がお互いに順に共鳴していく．

治療に対する意味

　作業は複雑な過程であり，作業療法介入の中心の焦点である．作業の複雑さを理解することにより，臨床家はあらゆる年齢のクライアントに効果的な介入を作り上げることができる．ダイナミックシステム理論にしたがえば，作業療法士は，クライアントが作業に従事するのを支援するために，そして，重要なことは，作業同一性を取り戻すために，クライアントに働きかける時には複数の要因を考える．作業同一性とは，クライアントが自分の時間をどのように過ごすかという点でクライアントが自分をどのように見ているかをさす．それは人々が行うことを意味する．人々は意味や喜びを見出すためにこれらの活動に従事する．彼ら

は，自分たちが自己実現をし，同一性や目的意識を作り出すために役立つ行動パターンを繰り返す．例えば，ある特定の責任は特定の役割に関連している（すなわち，親の役割は子どもの世話をすることを必要とし，仕事仲間の役割には適切な衣服を必要とする）．作業と関連した行動は，その環境の中での意志，習慣化，遂行能力の間の交流の結果である．

本章で論じたシステム概念は，作業療法の過程にとって重要な意味がある．まず1つ目は，システムの諸概念は，評価（つまり，ある人のニーズ，問題，関心事を理解するという目標[AOTA, 2014]）が，意志，習慣化，遂行能力，環境的要因がそのクライアントの状況にどのように貢献するかという考察を求めていることを示している．これらの要因すべてを評価しなければ，クライアントの状況を完全に理解することはできない．評価の目的は，すべての要因がクライアントの行為，考え，感情に影響を及ぼしている全体的なダイナミックをどのように作り上げているかを理解し，考えることである．これは評価過程が全体論的でダイナミックでなければならないことを意味する．全体論的であるためには，それは可能な限り，遂行能力，習慣，役割，個人的原因帰属，価値，興味，環境的状況の状態を考えなければならない．ダイナミックであるためには，作業療法士は，これらの要因がクライアントの全体的状況を作り出すためにどのように交流するのかを考えなければならない．評価で最初に考察すべき最も重要な単独の要因は必要ではない．むしろ，それぞれがクライアントの作業的生活にどのように影響しているのかを決めるために適切な情報を持つことが重要なのである．現代の作業療法は，評価に対してトップダウンアプローチを必要としており（Fisher, 1998），それはその人の作業を考えることで始まり，次に根底をなす遂行能力の考察へと進んでいく．ここで示されていることはトップダウンではなく，すべての要因（意志，習慣化，遂行能力，環境）が同時に検討され考えられることを保証する評価のダイナミックなアプローチなのである．

ほとんどの場合，いくつかの要因が同時に関与する．例えば，もし前に検討したリゴさんが自動車事故で脊髄損傷になったら，図3-2に示すように，新たな一連のダイナミックスが創発するであろう．最も明瞭な変化は，脊髄損傷後の感覚と運動能力の重大な喪失であるが，別の要因のほとばしりもまた関与するであろう．リゴさんの価値と興味は，彼ができることとはもはや一致しないかもしれない．彼は身体的に要求される仕事を失うかもしれない．リゴさんの旧友は不快になって彼を避けるかもしれない．自分の家，トラック，工事現場といったかつては慣れ親しんだ環境も，すべてが身体的にアクセスできなくなるであろう．彼が物事を行うために学んだ習慣的方法は，運動と感覚の障害に直面して，もはや機能することはないであろう．これらすべての要因を考えることなしに，ある人の作業的問題の特性を完全には理解できない．

2つ目は，多くの要因が作業行動，考え，感情の創発に寄与するために，その人の作業従事への復帰に役立てるためには，クライアントの問題と困難さに取り組むことに向けた複数の可能性を考えることが重要である．例えば，ある人が何らかの能力（例えば，可動性，筋力，注意，あるいは記憶）の制限を体験している時，作業療法では能力を高めたり回復したりする戦略を使うことができる．しかし，他の可能性が用いられるかもしれない．それらには，例えば，以下のことが含まれる．

- 必要な活動がどのように行われるかという習慣を修正することによって，その人の能力喪失を代償すること，
- 行うことに対する支援を提供するために環境を改編すること，
- もはや行えなくなった物事を代わりの活動と置き換えるために，行動のための新たな選択をすること．

うまくいった作業療法は，しばしば組み合わせられた戦略の利用から生じる．介入計画のためには，クライアントと協業して，どんな組み合わせが肯定的な行為，考え，感情を創発することができる肯定的なダイナミックを最も良く作り出すことができるかを決める継続する過程が求められる．

3つ目は，作業療法は，可能な範囲内で，クライア

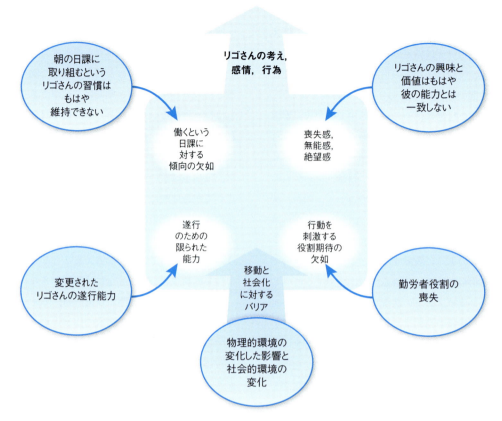

図3-2 能力障害という外傷体験の挿入に続く意志, 習慣化, 遂行能力, 環境に寄与する変更されたヘテラルキーの説明図

ントの作業的なダイナミックに寄与する要因のすべてを考えて, 取り組まなければならない. このことは, 低下した遂行能力, 問題となる習慣, 役割の喪失, 非効力感, 価値と興味を操作可能にする上での問題, 環境のバリアなどが, 作業療法で取り組まれるすべての潜在的要因であることを意味する. ある要因に取り組み, 他の要因に取り組まないことは, 作業療法の最適な成果を必ずしももたらさない可能性がある. それにもかかわらず, 取り組むべき要因を決める過程はクライアント中心であることが重要であるということであり, それはクライアントにとって最も重要な要因が最初に取り組まれるべきであり, 最も強調されるべきであることを意味している. 作業療法士は, 適切な時には, 関連するすべての要因がクライアントたちの作業的生活にどのように影響するかを理解するようにクライアントを支援しなければならない.

4つ目は, 作業療法の目指すところは常に, 作業的生活の新しい肯定的なパターンを実現することにあるため, それは支持的な環境の中で作業への持続した従事を必要とする. 作業療法は, 意志, 習慣化, 遂行能力, 環境を新しい肯定的なダイナミックへと再組織化することができる行動, 考え, 感情の新たな形の中で従事するようクライアントを支援しなければならない. 作業療法士は多くの方法で変化を促進する. 例えば, 彼らは環境の資源を明らかにし, 技能開発の機会を作り出し, 対処戦略を開発するために活動を作るかもしれない. 作業療法士は, 介入を作り出すために, 意志, 習慣化, 遂行能力, 環境の間のクライアントの能力と交流を検討するために批判的思考法を用いる. 作業療法士が変化を促進するにつれて, クライアントは作業に再び携わるか, あるいは, 新たな作業同一性を発達させる. この過程は, 通常, 作業療法の間に開

始され，介入の期間を超えても続いていくものである．

結 論

本章では，意志，習慣化，遂行能力がいかに一緒に統合され，環境とどのように関係するのかを説明するためにシステム概念を用いた．5つの重要な原則が，作業のダイナミクスを説明するために提案された．最後に，本章では作業療法に対するシステム概念の意味を検討した．本章で論じたこれらの概念と原則は，本書全体に反映されており，統合されることになろう．

皆さんの知識をテストするための事例 小児

デービン君は学校で難しさを抱えている10歳の少年です．先生は彼が面倒を起こしたり，宿題を忘れたり，指示を聞かなかったり，すぐに怒ると報告しています．先生は彼には友人が少なく，すべての科目で遅れていると言っています．両親は自宅では一人で時間を過ごす協力的な少年であると報告しています．彼は学校の準備や家事をするのに苦労しています．彼は自分の姉妹やいとこたちとあまりにも乱暴に遊んで，頻繁に怪我をします．彼は自転車に乗ることも泳ぐこともできません．デービン君は高いところを怖がり，食べ物には選り好みがあります．彼は本を読むのが好きではありませんが，コンピュータで絵を描いたり遊んだりするのが大好きです．デービン君は大人とは気楽に話をする話す能力が非常にある子どもです．彼は学校で作業療法に処方されました．

批判的思考と話し合いとを促す質問
- MOHOの概念を用いて，デービンの限界を説明しなさい．
- 意志，習慣化，遂行能力，環境の点からデービンの利点は何ですか．
- あなたは，デービンが成功するのを助けるために，どのように彼の作業遂行の困難さを組み立てることができますか．
- 本章で概説したどの原理が，臨床家が介入をどのように作り出すのかを知らせるのに役立ちますか．
- あなたはどのようにこの評価を始めますか．なぜですか．
- ダイナミックシステム理論はあなたの介入をどのように支援しますか．

第3章の振り返りの質問

1. MOHOの作業の見方に関する5つの原理を定義しなさい．
2. ヘテラルキーとは何を意味しますか．コントロールパラメータは何を意味しますか．
3. レジリエンスと作業適応を比較し，対照しなさい．
4. 現代のダイナミックシステム理論を定義しなさい．
5. 作業シフトとは何ですか．
6. 作業療法士はどのように変化を促進しますか．

> **● 宿 題 ●**
> 1. あなたの人生における作業シフトの例を示しなさい．
> 2. あなたが従事する作業を説明し，それが時間とともにどのように変化したかを明らかにしなさい．MOHO理論を用いて，あなたが変化のために何を準備したかを説明しなさい．
> 3. あなたが親しんでいない作業を示しなさい．意志，習慣化，遂行能力，環境要因を分析しなさい．
> 4. あなたの習慣と役割をあげなさい．もし，あなたが1週間，利き手，家，あるいは電気を用いる能力を失ったら，どのように適応しますか．
> 5. 作業のダイナミックな性質に関するMOHOの原理をあげて，その原理がどのように実践に適用されるのかを説明する例を示しなさい．

🔍 キーとなる用語

コントロールパラメータ（control parameter）▶新しいダイナミックスを作り出し，考え，感情，行為をシフト（転換）する要因の1つの変化．

作業（occupation）▶人々が行い，ある人に意味と同一性を提供すると考えられる毎日の事柄（AOTA, 2014；Boyt Schell et al., 2014）．

作業シフト（occupational shift）▶人々が様々な方法で進化し，発達するにつれて，作業や活動の変化．作業シフトとは，与えられた環境内での意志，習慣化，遂行能力の交流の結果としてもたらされる作業の変化をさす．

作業適応（occupational adaptation）▶ある人の選択された活動，あるいは展開中の新たな活動に従事し続けるために必要な変化をすること．

作業同一性（occupational identity）▶私たちは何者であり，私たち自身の積み重ねられ反映された人生経験に基づき，どのような作業的存在になりたいのかという認識（Kielhofner, 2008；Nygren et al., 2013）．

作業有能性（occupational competence）▶巧みに，かつ容易に作業を遂行する能力．

摂動（perturbation）▶シフトあるいは妨害．摂動は不快感の原因となり，変化が必要であることを意味する．摂動は，外的（例えば，失業）または内的（例えば，不快感）であり得る．

創発（emergence）▶複雑な行為，考え，感情がいくつかの構成要素の交流から自発的に生じるという原理．

ヘテラルキー（heterarchy）▶人とその人の環境の諸側面がダイナミックな全体へと結びつけられるという原理．

レジリエンス（resiliency）▶変化に対して反応し，何らかの明確な出来事に適応するか，または回復する能力（Abelenda & Helfrich, 2003；Carmichael, 2015）．それは生涯にわたる困難や挑戦のような多様な次元を伴う不利な環境条件に耐える能力である（Abelenda & Helfrich, 2003）

文 献

Abelenda, J., & Helfrich, C. (2003). Family resilience and mental illness. *Occupational Therapy in Mental Health, 19*(1), 25–39.

American Occupational Therapy Association. (2014). Occupational therapy practice framework: Domain and process (3rd ed.). *American Journal of Occupational Therapy, 68* (Suppl. 1), S1–S48.

Brent, S. B. (1978). Motivation, steady-state, and structural development. *Motivation and Emotion, 2*, 299–332.

Bowyer, P., Kramer, J., Ploszaj, A., Ross, M., Schwartz, O., Kielhofner, G., et al. (2008). *The Short Child Occupational Profile (SCOPE)* [Version 2.2]. Chicago, IL: MOHO Clearinghouse, University of Illinois at Chicago.

Boyt Schell, B. A., Gillen, G., & Scaffa, M. (2014). Glossary. In B. A. Boyt Schell, G. Gillen, & M. Scaffa (Eds.), *Willard and Spackmans' occupational therapy* (12th ed., p. 1237). Philadelphia, PA: Wolters Kluwer Health/Lippincott Williams & Wilkins.

Capra, F. (1997). *The web of life*. London, United Kingdom: HarperCollins.

Carmichael, D. G. (2015). Incorporating resilience through adaptability and flexibility. *Civil Engineering and Environmental Systems, 32*(1–2), 31–43.

Clarke, A. (1997). *Being there: Putting brain, body and world together again*. Cambridge, MA: MIT Press.

Fisher, A. (1998). Uniting theory and practice in an occupational framework: 1998 Eleanor Clark Slagle Lecture. *American Journal of Occupational Therapy, 52*(7), 509–521.

Gergen, K. J., & Gergen, M. M. (1983). Narratives of the self. In T. R. Sarbin & K. E. Scheibe (Eds.), *Studies in social identity*. New York, NY: Praeger.

Greene, R. R. (2014). Resilience as effective functional capacity: An ecological-stress model. *Journal of Human Behavior in the Social Environment, 24*, 937–950.

Haken, H. (1987). Synergetics: An approach to self-organization. In F. E. Yates (Ed.), *Self-organizing systems: The emergence of order*. New York, NY: Plenum.

Kahlin, I., & Haglund, L. (2009). Pyschosocial strengths and challenges related to work among persons with intellectual disabilities. *Occupational Therapy in Mental Health, 25*(2), 151–164.

Keenan, E. K. (2010). Seeing the forest for the trees: Using dynamic systems theory to understand stress and coping and trauma and resilience. *Journal of Human Behavior in the Social Environment, 20*(8), 1038–1060.

Kelso, J. A. S., & Tuller, B. (1984). A dynamical basis for action systems. In M. S. Gazzaniga (Ed.), *Handbook of cognitive neuroscience*. New York, NY: Plenum.

Keponen, R. & Kielhofner, G. (2006). Occupation and meaning in the lives of women with chronic pain. *Scandinavian Journal of Occupational Therapy, 13*(4), 211–220.

Kielhofner, G. (2008). *A model of human occupation: Theory and application* (4th ed.). Baltimore, MD: Williams & Wilkins.

Koestler, A. (1969). Beyond atomism and holism: The concept of the holon. In A. Koestler & J. R. Smythies (Eds.), *Beyond reductionism*. Boston, MA: Beacon Press.

Maciver, D., Morley, M., Forsyth, K., Bertram, N., Edwards, T., Heasman, D., et al. (2015). Innovating with the model of human occupation in mental health. *Occupational Therapy in Mental Health, 31*, 144–154.

Melton, J., Forsyth, K., & Freeth, D. (2010). A practice development programme to promote the use of the model of human occupation: Contexts, influential mechanisms and levels of engagement amongst occupational therapists. *British Journal of Occupational Therapy, 73*(110), 549–558.

Misko, A. N., Nelson, D. L., & Duggan J. M. (2015). Three case studies of community occupational therapy for individuals with human immunodeficiency virus. *Occupational Therapy in Health Care, 29*(1), 11–26.

Nygren, U., Sandlund, M., Bernspang, B., & Fisher, A. G. (2013). Exploring perceptions of occupational competence among participants in Individual Placement and Support (IPS). *Scandinavian Journal of Occupational Therapy, 20*, 429–437.

O'Brien, J., Asselin, L., Fortier, K., Janzegers, R., Lagueux, B., & Silcox, C. (2010). Using therapeutic reasoning to apply the Model of Human Occupation in pediatric occupational therapy practice. *Journal of Occupational Therapy, Schools & Early Intervention, 3*, 348–365.

Sameroff, A. J. (1983). Developmental systems: Contexts and evolution. In P. H. Mussen (Ed.), *Handbook of child psychology*. New York, NY: John Wiley & Sons.

Thelen, E. (2005). Dynamic systems theory and the complexity of change. *Psychoanalytic Dialogues, 15*(2), 255–283.

Thelen, E., & Smith, L. B. (2006). Dynamic systems theories. In R. Lerner & W. Damon (Eds.), *Handbook of child psychology: Theoretical models of human development* (6th ed., pp. 258–312). New York, NY: John Wiley & Sons.

Thelen, E., & Ulrich, B. D. (1991). Hidden skills: A dynamic systems analysis of treadmill stepping during the first year. *Monographs of the Society for Research in Child Development, 56*(1), 1–98.

Turvey, M. T. (1990). Coordination. *American Psychologist, 45*, 938–953.

von Bertalanffy, L. (1968a). General system theory: A critical review. In W. Buckley (Ed.), *Modern systems research for the behavioral scientist*. Chicago, IL: Aldine.

von Bertalanffy, L. (1968b). *General systems theory*. New York, NY: George Braziller.

Wimpenny, K., Forsyth, K., Jones, C., Matheson, L., & Colley, J. (2010). Implementing the model of human occupation across a mental health occupational therapy service: Communities of practice and a participatory change process. *British Journal of Occupational Therapy, 73*(11), 507–516.

Wolf, P. H. (1987). *The development of behavioral states and expression of emotion in early infancy*. Chicago, IL: University of Chicago Press.

Yamada, T., Kawamata, H., Kobayashi, N., Kielhofner, G., & Taylor, R. (2010). A randomized clinical trial of a wellness programme for healthy older people. *British Journal of Occupational Therapy, 73*(11), 540–548.

第4章

意 志

Sun Wook Lee and Gary Kielhofner（没後出版）
村田和香・訳

期待される学習成果

本章を読み終えると，読者は以下のことができる．

1. 意志の意味を理解し，説明できること．
2. 意志の3つの要素を示すことができること．
3. 例を用いて，人間の意志の過程を説明できること．
4. クライアントの作業参加に関連する意志の段階を説明できること．
5. セラピー過程を促進するためのクライアントの意志の強さと限界を特定することができること（目標／戦略）．

MOHOの問題解決者：小児領域

　8歳のジヨンちゃんは脳性麻痺と診断されています．韓国の多くの同年齢の子どもと同じように，5つの小さなおはじきゲーム（gong-gi nolyi）で遊ぶことに興味を持っています．韓国ではご飯にはスプーン，おかずには箸を使って食べるという慣習があるために，自分も箸を使いたいと強く望んでいます．彼女は自分の文化の中の他の子どもと同じように，おはじきで遊ぶことと箸を使うことを強く希望したため，これらの領域での能力のなさにフラストレーションを感じています．

　ジヨンちゃんの作業療法士は，これらの目標を達成するように彼女を援助しています．彼女は微細運動技能の問題のために，おはじきゲームを通常のルール（すなわち，空中に投げた1個のおはじきを空中でとるまでに，床にあるおはじきをつかむこと）ですることはできませんでした．そのため，作業療法士はゲームの修正版を作って，ジヨンちゃんに微細運動技能を発揮させながら，興味ある活動に参加する機会を提供していま

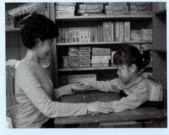 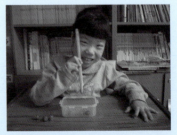

ジヨンちゃんは作業療法士と，韓国のおはじき gong-gi nolyi の修正版のルールで遊び，また，箸の操作のために微細運動技能を発達させるためにトングを使っています．

す．彼女はこのゲームの応用版を難なく受け入れました．作業療法士はまた，彼女が箸を使えるように活動を工夫しました．彼女たちは食べ物をつまんだり運んだりするために，そして，そのあとにおかずを食べるために，箸に似た木製のトングを使い始めたのです．ジヨンちゃんが価値を置くものを利用し，楽しさに気がつくことにより，作業療法士は彼女の技能を高めるのを援助するだけでなく，物事を行うための自分の能力に対する信頼を育むことができます．

ジヨンちゃんの価値と興味は，彼女に上述した課題に熱中するように選ばせました．つまり，これらのことに成功を感じるという経験は，彼女が，世界の中での自分の方向性と自分が行う選択肢を作って，将来の人生をどのようにうまくコントロールできるかについての自省をもたらすでしょう．

本章でのこの例とその他のシナリオは，意志の概念をさしている．これらは人間が重要だとすること（価値），個人的能力と有効性があると認識すること（個人的原因帰属），そして楽しみを見出すこと（興味）に関して，意志がどのような考えと感情にかかわるのかを示している．これらはまた，自分が行うことを予想し，選択し，経験し，そして，解釈するという意志のサイクルの側面（図4-1）を描き出している．このサイクルが反復されると，自分の価値，個人的原因帰属，そして興味を維持したり，作り直したりする．それぞれの新しい経験と自省により，人々は同じような方法やわずかに異なる方法で，自分自身と自分の生活について考えたり，感じたりするようになる．次に，人々は物事を行う決定の可能性を予想し，それに従って物事を行う決定をするが，そのサイクルは繰り返される．以下のエリザベスさんの事例は，別の文化に移ることで，意志のサイクルに影響を与える新しい経験がどのように示されるのかを説明する．

文化はどのように意志を形づくるのか

価値と個人的原因帰属は人間の普遍的な関心事であ

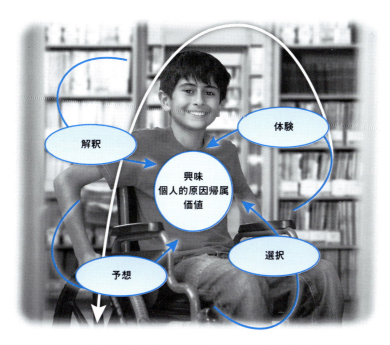

図4-1　時間がたつにつれて変化する意識の過程

るが，人間が個人的有効性をどう考えたり感じたりするのか，あるいは自分が行うことにどんな意味を割り振るのかといったことの多くは，文化に依存している．文化はどのような種類の能力が重要なのか，どのような種類の意味が活動と結びついているのか，そして，人が人生の中で何を得ようと努力すべきなのかといったことを形づくる（Bruner, 1990；Gergen & Gergen, 1988；Markus, 1983）．文化が意志の考えと感情をどのように形づくるかは，エリザベスさんのジレンマの例を考えると認識できる．

> **事例　学校の若者**
>
> エリザベスさんは14歳で，アメリカ合衆国の中西部の都市にある高校に通い始めたばかりです．彼女は最新の流行の洋服を着るという仲間からのプレッシャーを強く感じています．彼女の有能性と仲間に受け入れられるかどうかという不確かさのために，彼女は洋服に関する仲間の価値に同調して，無理に夢中になっていると感じています．彼女の家庭は通っている学校の友だちの家庭よりも経済力がなかったために，彼女はクラスメートに物質的についていくことができないとしばしば感じていました．過去には最新の洋服を買うために兄はお金を貸してくれましたが，最近は断られています．彼女は学校で着る新しいジーンズを買いたいと思っていました．彼女は他にお金を得る方法がないと思ったため，将来何とかして返そうと決めてお金を取ってしまいました．エリザベスさんは無断で兄のお金をとった後に，コントロールできなくなり，正直でなかったことを後悔しました．

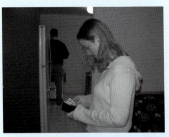

エリザベスさんは新しい服を買うために，無断で兄のお金をとってしまった．

エリザベスさんの文化はある方法で着飾ることを強調しており，彼女はそれに従うように義務づけられていると深く感じている．同時に，家族の持つ正直さと正しくあれという価値を取り入れてきた．彼女が友だちの価値を取り入れようとすると，この2つの価値は激しくぶつかる．さらに，彼女の予想し，選択し，経験し，解釈するというサイクルは，より大きな失敗とコントロール不能という認識のらせんの中でエリザベスを脅かす．これは彼女の生活の他の領域の意志に影響を及ぼす．

個人的状況と個人史はどのように意志に影響を及ぼし，意志を形づくるのか

それぞれの人は意志の特有な考えと感情を持っている．意志はその人の覚醒レベル，好まれる感覚様式，気質，そして機能障害といった生物学的傾向から始まる．これらの個人的傾向は，人がどのような能力を開発するのか，何を楽しむのか，そして，何を重要だと考えるのかということに影響する．さらに，人生が展開するにつれて，それぞれの人は意志を形づくっている行為，経験，自省の個人史を蓄積していく．これらの経験は以下のようなものである．

- 何がうまくでき，何がうまくできないのかを学ぶ機会を提供する．
- 何をすると楽しめるのかを発見するための機会を提供する．
- 何を行うのが重要なのかを形づくる．

どんな時でも，ある人の意志は特有な個人史とそれを形づくったり形づくり続けたりする状況を反映するであろう．リチャード君の状況を見てみよう．

> **事例　青年の職場で**
>
> リチャード君は17歳で，イギリスの小さな村

に住んでいます．彼は陸軍将校になった兄のように成功したいと強く望んでいます．彼は高校ではうまくやることができず，働きたいと思って，最近高校を退学しました．彼は能力障害者を雇用するジョブセンターでの仕事を得ましたが，苦労しています．彼は神経学的症状により右側が弱く，また注意集中の困難さを持っています．彼は素早くやろうとしましたが，順序立てて続けることができませんでした．彼は他人に有能な人と見られたかったので，しばしば無理に休憩を取らずに働いたために疲れてしまい，そのことがうまくいかない原因になっていました．同じような理由で，彼は仕事の課題をどうやるのかが確かでなく，結果的に時々間違ったことをした時にも，アシスタントに尋ねようとはしませんでした．これらの行動は，自分をより有能に見せたいという意図があったものの，彼に否定的フィードバックをもたらし，結果は矛盾したものになりました．このことは，リチャード君の仕事に対する非効力感を増すだけでした．

非常に成功した兄に続くこと，神経学的障害を持つ生活，そして，学校や最近の仕事での困難さに対する自省といったリチャード君の経験は，すべてが彼の特有な意志の認識と結びついている．彼の意志は，その他のこともあるだろうが，以下のことを含んでいる．

- 兄のようにうまく遂行することへの強い価値．
- 能力のなさと失敗の認識．

リチャード君のこうした意志の側面は，自分を有能に見せようとする努力が難しいことを無視するように導いてゆく．しかし，これらの選択は，彼を貧弱な選択と否定的経験というサイクルの中に閉じ込め続け，ますます困難さを生み出すだけであった．リチャード君の作業療法士はこのダイナミックを認識して，彼が仕事でもっと肯定的な経験をするために支援を必要とする時には，助けや支援を求めることを学ぶように援助できた．リチャード君は，こうすることで，時間がたつにつれて仕事での効力感を打ち立て，肯定的なフィードバックを蓄積することができたのである．

個人的原因帰属，価値，および興味の合流

有能性，楽しみ，そして価値に関する考えと感情は，常に相互に織り込まれている．人々は自分が価値を置くことを行う時に有能でありたいと望んでいる．人々は自分がうまくできることに楽しみを見出し，無理強いを好まない傾向にある．人々は深く気にかけることができない時，自分が悪いと感じる．したがって，ある人の**意志**は，個人的原因帰属，価値，興味の間のダイナミックな関係を検討することによってのみ，完全に理解できるのである（図 4-2）．以下の節では，それぞれを別個に検討するが，個人的原因帰属，価値，興味はより大きな意志という全体のそれぞれの側面であることを念頭に置いておく必要がある．

以下の各事例は，クライアントが自分の能力，価

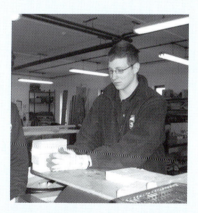
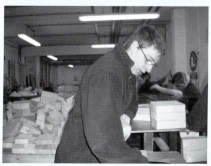

仕事中のリチャード君

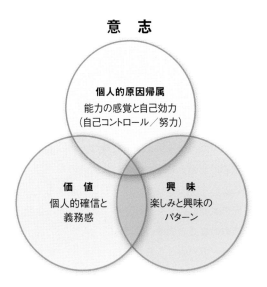

図4-2　意志の構成要素

値，そして，楽しみをどう見ているかを作業療法士が調べることによって，クライアント中心で作業に焦点を当てた実践を行うという認識をどのように得るかを示す．多くの場合，これらの意志の要素が織り込まれている．皆さんは，作業療法士がそれぞれの成功した作業療法の行程に利用した意志の鍵となる要因を明らかにできるだろうか．

MOHOの問題解決者の事例：作業療法士の意志の焦点

MOHOの問題解決者：成人の神経リハビリテーション

　ピーターさんは28歳の男性作業療法士で，首都圏にあるリハビリテーション病院に勤めています．今日，彼は，中年のクライアントであるエバさんの入浴の予約に対応するために，緊張しています．エバさんは2週間前に脳震盪の結果生じた脳卒中になり，その後はスポンジ浴でした．彼女は依然，バランスの問題を持ち，衰弱していました．しかし，エバさんは必死に自分で入浴しようとしています．ピーターさんは，エバさんが入浴できるだろうと考えていますが，急がずにゆっくりしようと思いました．彼はユーモラスな性格のためにエバさんと良い関係を持っていますが，入浴はデリケートな問題であり，エバさんの自己イメージ，作業療法への動機づけ，安全性，そして，彼らの治療関係に不安を引き起こす可能性があります．ピーターさんは，彼女のような状態にとって入浴に必要な用心すべきことと段階的な方法をエバさんに指示したのち，入浴に必要な支援や否定的な出来事に対するいかなる兆候にも鋭い注意を払いながら浴室から出ました．突然，エバさんはシャワーを浴びながら叫んだので，驚いたピーターさんは大丈夫ですかと尋ねました．エバさんは「いいえ，なんでもないの．とても良い感じです．ピーターさん，本当にありがとう．私は再び人間になったように思います」と答えました．ピーターさんは安心するとともに，クライアント中心の実践を行うという作業療法の旅を続けながら，クライアントの興味を実行しようという自分の決定を思い起こして，確かなものとしました．

MOHOの問題解決者：脊髄損傷を持つ成人の入院患者

　エレンさんは急性期リハビリテーション病院の新人作業療法士です．クライアントのジンさんは，交通事故による脊髄損傷のためC6の完全麻痺で，作業療法を紹介されました．エレンさんはジンさんの身体を評価し，ADLの訓練を始めました．ジンさんは非常に協力的でした．彼はトラック運転手で，最近父親になりました．ある日，彼はふさぎ込み，エレンさんに残りの人生に長引く恒久的制限があるかどうかと尋ねました．ジンさんは「私は不自由で，何もできない．赤ん坊のようだ」と言いました．エレンさんはジンさんの心配に耳を傾ける代わりに，ジンさんに現在の作業療法に集中するように促しました．その日からジンさんの作業療法に対する動機づけは悪化しました．エレンさんはジンさんの作業機能状態

のためには，筋力強化，持久力，そしてADL訓練が不可欠だと考えていましたが，彼女のアプローチは，世界の中で一人の行為者としての彼の能力と自己効力の認識という人生へと戻るという彼の旅と同じように重要な側面を支援し育てることに失敗しました．次に，エレンさんはジンさんの立場に身を置いて，男性的な仕事に就くことがいかに困難になったのかということ，そして，自分が新しく生まれた子どもの父親になったのに突然に完全に依存するようになってしまった（赤ちゃんと似ていると彼は語った）ことを知ることができました．次の作業療法場面で，彼女は，ジンさんが自分の身体の条件のためにどれほどの時間をベッドで過ごしているのかと楽しめることは何かと尋ねました．彼はほほえんで，「女房は，私の歌声が好きだと言います」と語りました．エレンさんはジンさんの心に人生に向けて発火させる火花のようなものを見出したことに気づきました．ジンさんはまず，はじめに赤ちゃんのための子守唄を録音することに同意しました．

MOHOの問題解決者：老年の男性

アジア系の女性の作業療法士であるマイヤンさんは，以前に女性の作業療法士であるという理由でマイヤンさんの作業療法を拒否した80歳の男性クライアントのキムさんに会いました．リハビリテーションチームは，キムさんに業務上の不都合があるため担当作業療法士であるマイアンさんに見てもらうように勧めることを決め，彼はしぶしぶその計画を受け入れたのでした．キムさんは左麻痺を経験しており，子として当然の親孝行という価値に基づき，「私は義理の父である」と言って義理の娘の世話を受けることを求め，自分との親しい関係を表現しました．マイヤンさんは彼の作業参加を促進するための努力をして，キムさんに修正した更衣動作のやり方を示しました．このことが彼を動揺させ，彼は作業療法を拒否しました．家族会議では，キムさんの義理の娘は自分の家族を支援するために働いており，キムさんの期待に応えることができないことに罪悪感を持っていると嘆きました．マイヤンさんはキムさんの義理の娘に，キムさんの最も大事にしていることを尋ねたところ，5歳の孫のために何かすることだと答えました．マイヤンさんは，キムさんに孫の幼稚園のアートの日の宿題である野外での負傷した兵士のパントマイムを手伝ってほしいと頼みました．キムさんは孫と楽しい時間を過ごし，「私がおじいちゃんだよ」と言いました．キムさんはこの意志の介入によって促された役割同一性の変化に続いて，作業療法士との身辺処理の訓練に協力したいとしました．

意志の構成要素1：個人的原因帰属

人生の最初の発見の1つは，人は何らかの事柄の原因になることができるということである（例：物事をして何らかの結果を生み出すこと）（Bruner, 1973；Burke, 1977；DeCharms, 1968）．発達の初期を通して，人は自分ができることに徐々に気づくようになる．例えば，幼児は自分の動きが物を動かしたり，音を作り出したりすることができると認識するようになる．**個人的原因帰属**の始まりは，人があることを引き起こす原因になれるというこの気づきである（De-Charms, 1968）．時間がたつにつれて，人がより広い範囲の活動につくにつれて，以下のことを発見する．

- 自分は何を行うことができるのか．
- 自分の行動がどのような種類の効果を生み出すことができるのか．

個人的原因帰属の2つの側面

上の文が示すように，個人的原因帰属は2つの構成要素を含んでいる．それらは，その人の個人的能力の認識と世界の中でのその人の自己効力感の知識である．**個人的能力の認識**とは，自分の身体的，知的，お

よび社会的能力の自己評価である（Harter, 1983, 1985；Harter & Connel, 1984）．2つ目の次元は**自己効力**で，人が生活の中で望ましい成果を成し遂げるために個人的能力を用いる際の有効性の認識をさす（Lefcout, 1981；Rotter, 1960）．自己効力は，生活の異なる領域に対する特定のもの（Connel, 1985；Fiske & Taylor, 1985；Lefcourt, 1981；Skinner, Chapman, & Balters, 1988），すなわち，私たちは別の状況よりもある特定の状況で成果をうまくコントロールできると感じることである．

能力があり，うまくできると思う人々は，機会を求め，遂行を修正するためにフィードバックを用い，目標を達成するためにやり続ける．それとは対照的に，無力で，うまくできないと思う人々は，機会があってもしり込みし，フィードバックを避け，トラブルを持続させる（Burke, 1977；DeCharms, 1968；Goodman, 1960）．したがって，個人的原因帰属は，人が物事を行うことにどのように動機づけられるのかに影響する．

図4-3に示すように，個人的原因帰属は自分がある原因であるという最初の認識から成長し，予想，選択，経験，解釈という連続するサイクルを通して，時間がたつにつれて個人的能力と自己効力という認識を発達することと考えることができる．以下の節では，個人的原因帰属のこれらの2つの構成要素を検討する．

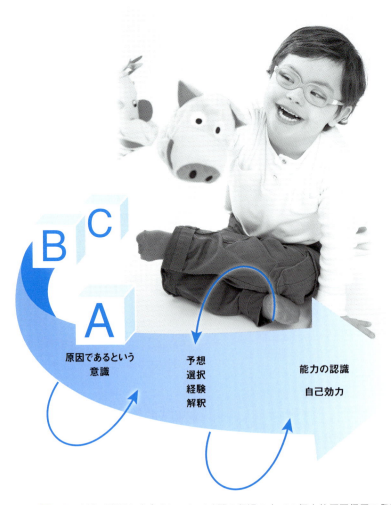

図4-3　人間が世界と出会うにつれて時間の経過の中での個人的原因帰属の発達

協同医書出版社の好評書

- ICU（集中治療室）での早期リハビリテーションは、多職種によるチームアプローチが必須。ICUで働く作業療法士には、身体および精神機能障害の評価に加え、ICU入室患者の生活を見据えた取り組みが求められています。
- 本書はICUの作業療法について、ICUにおけるリハビリテーションの基礎知識からICUの作業療法概論・診療報酬をはじめ、ICU入室患者の活動と参加につながる作業療法アプローチを実践するためにおさえておきたいICU入室前・入室中・退室後の作業療法士の取り組みについて、ICUにおける禁忌や中止基準も含め詳細に解説し、ICU作業療法の実際として、「脳血管・神経」「呼吸器」「循環器」「運動器」「その他（周術期、急変・病態悪化）」の領域について実践内容をまとめました。
- 急性期病院で働きはじめた作業療法士にとって最適の書であるとともに、急性期の作業療法を理解するための書として、多様な領域で活躍する作業療法士に役立つ一冊です。

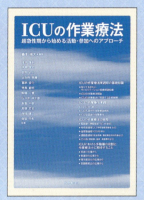

ICUの作業療法
超急性期から始める活動・参加へのアプローチ

「試し読み」できます

藤本侑大●編著

淺井康紀・伊東寛史・笠井史人・北別府孝輔・喜納俊介・児島範明・
駒場一貴・佐々木祥太郎・髙島千敬・高橋哲也・寺村健三・森脇元希●執筆

●B5判・212ページ・2色刷　定価4,180円（本体3,800円＋税10%）
ISBN978-4-7639-2150-5

ICUでの早期リハビリテーションにおいて作業療法士は何を考え、どのように実践していくのか

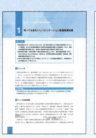 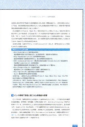 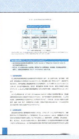 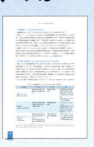 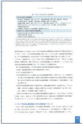 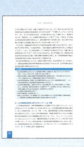

主要目次

第1章●ICUの作業療法実践前の基礎知識
1. 知っておきたいリハビリテーション医療関連知識
2. ICUの作業療法概論
3. ICUの作業療法に関連する診療報酬
TOPICS ICUの作業療法実践のためのスキルアップ資格

第2章●ICUの作業療法実践
1. ICUに行く前に
カルテからの情報収集のポイント／安全管理（開始・中止基準とリスク管理）
2. ICU入室中の作業療法実践
作業療法士の視点での評価と目標設定／認知・精神心理面の評価とアプローチ／身体機能面の評価とアプローチ／ADL・IADL面の評価とアプローチ／作業療法の効果判定（評価指標と効果）／ICUの作業療法実践のための多職種連携
3. ICU退室後の作業療法
TOPICS ICUの作業療法 — 体制づくりのポイント —

第3章●ICUの作業療法の実際
1. 脳血管・神経領域（SCUを含む）
2. 呼吸器領域（人工呼吸器管理患者など）
3. 循環器領域（CCUを含む）
4. 運動器領域（救急医療・重症整形外科外傷など）
5. その他（周術期、急変・病態悪化など）
TOPICS 臨床経験を学会・論文で発表しよう

第4章●ICUにおける多職種の役割と作業療法士に期待すること
1. 医師の立場から — ICUで協働する作業療法士へ —
2. 看護師の立場から — ICUで協働する作業療法士へ —
3. 理学療法士の立場から — ICUで協働する作業療法士へ —
4. 言語聴覚士の立場から — ICUで協働する作業療法士へ —
TOPICS 集中治療領域の作業療法教育

協同医書出版社
〒113-0033 東京都文京区本郷3-21-10
Tel. 03-3818-2361／Fax. 03-3818-2368
kyodo-isho.co.jp

最新情報はこちらから

  twitter facebook Instagram ホームページ

協同医書出版社の好評書

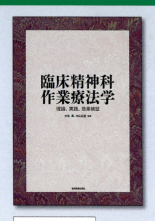

臨床精神科作業療法学
理論、実践、効果検証

大丸 幸、中山広宣 ●編著

西村良二・橋元 隆・矢谷令子・田口真理・三重野利香・倉富 眞・空元裕汰・吉原淳子・坂井大輔・中島佳代・平澤 勉・青山克実・深町晃次・坂口信貴・堀川公平・後田純子 ●共著

● B5・184ページ・2色刷　定価4,180円（本体3,800円+税10％）
ISBN978-4-7639-2148-2

創造療法士としての作業療法士──

- 精神科作業療法を学ぶ人たちが、養成校レベルの教科書の次に続き、治療理論と実践方法をよりいっそう専門的に学ぶために書かれました。北九州を中心に発祥し、精神科病院での50年を超える作業療法の実践経験を通して、精神科作業療法の治療理論を洗練させると同時にその効果の検証にも取り組んだ本格的な学術書の誕生です。
- 収録された効果検証のプロセスには事例の詳細な記録と評価・検査データが網羅され、精神科作業療法学としての研究レベルでの議論にも有益な成果を提供しています。また、実践技法として、近年、作業療法領域で定着してきた「人間作業モデル（MOHO）」および「カナダモデル」を紹介しています。
- 4年制大学および大学院教育におけるテキストとしても最適であるとともに、臨床現場で精神科作業療法士とともに働く精神科医師、看護師にも興味を持って読んでもらえる実践的な内容です。

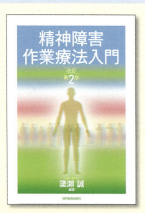

精神障害作業療法入門　改訂第2版

簗瀬 誠 ●著

● A5・216ページ・2色刷　定価2,970円（本体2,700円+税10％）
ISBN978-4-7639-2146-8

日常生活をていねいに再建していく
作業療法の実践者になるために

精神障害に対する作業療法を学ぶ第一歩として格好の教科書

- 本書は、精神科作業療法について、短時間で、無駄なく、最大限の学習効果をあげるための教科書です。
- 作業療法士が対応する精神疾患では最も多い統合失調症を中心に、疾患・障害に対する理解と作業療法の目的、そのための実践手順の解説に主眼がおかれています。
- 改訂版ではより具体的に「日常生活の制限－6要因モデル」による作業療法の進め方を提示し、実践例を紹介しています。読者はそれによって、退院へ繋げ、地域生活に繋げ、日常生活の安定に繋げる作業療法士としての仕事の核心部分を知ることができます。またその実践例を挟んで、作業療法の黎明期から「リカバリー」へという移り変わりも理解できるようになっており、日々の実践の意味をより深めることができます。MTDLP（生活行為向上マネジメント）の活用、地域での作業療法士の役割や多職種との連携などについても加筆されています。
- 授業での活用のみならず、臨床実習の参考書としても役立つ一冊です。

協同医書出版社
〒113-0033 東京都文京区本郷3-21-10
Tel. 03-3818-2361／Fax. 03-3818-2368
kyodo-isho.co.jp

最新情報はこちらから

 twitter facebook
 Instagram

 ホームページ

◆能力の認識

人々は自分の文化の常識というレンズを通して，自分自身を観察し，重要とする物事を行うために持っている能力の種類に関する知識を増やしていく．能力の認識は，自分がそうしたいと望む生活を実行するための自分の能力に対する積極的な自覚である．さらに，人々は生活を続けるにつれて，新しい経験が自分の能力の認識を変える可能性を持つ．

能力の認識が挑戦を受けると，どうなるのか

すべての人は自分の能力の限界を認識しなければならないものの，機能障害を持つことはできるという自分の見方に対して特有な挑戦をする（Molnar, 1989；Wright, 1960）．本章の始めに示したように，ジヨンちゃんとリチャード君の2人は，彼ら特有の機能障害に関係する能力の認識に対する挑戦に直面している．その機能障害が，彼らのやりたい事柄を行うという能力を制限する時に，これらは特に挑戦であると感じられる．

痛み，疲労，感覚と認知や運動の制限は，自分の望むものよりも低いことをするように人々を拘束する（Werner-Beland, 1980）．Sienkiewicz-Mercer & Kaplan（1989）は，脳性麻痺の経験を「その心の命ずるようにはほとんど従わず，ほとんどの人には当然のことである会話や単純な命令による運動さえも無視した（p.64）」と，身体に罠をかけられたようなものであると書いている．Deegan（1991）も同じように，統合失調症の経験とその毎日の課題への影響について，次のように書いている．

> 私はパン生地をこねるのを手伝ってほしいので台所に来て，と言われたことを覚えています．私は立ち上がり，台所に入り，そして永遠と思われるほどの間，パン生地を見つめていました．それから，歩いて自分の椅子に戻り，そして泣きました．その課題は私を圧倒するように思ったのです（p.49）．

別の女性は，慢性疼痛が家事をどのように妨げるのかを，以下のように述べている．

> 洗濯物をロープにかけること．腕が痛みます．だいたい，4つの洗濯物をロープに干すと，痛み始めます．私は洗い物を始めることはできます．でも，シチュー鍋はこすり洗いが必要なために洗えません．料理は少しできますが，でも重たいシチュー鍋を持ち上げることはできません．シチュー鍋を落としてしまい，やけどをしたことがあります（Ewan, Lowy, & Reid, 1991, p.178）．

大学教授のMurphy（1987, p.80）は，自分の進行性の麻痺が講義をすることをどのように徐々に問題にしていったのかを，自分の言葉で以下のように述べている．「音色と響きを失い，もはやこれまでのようにはうまくできなくなった」と．これらの例が示すように，無能力は人の生活において大事なことを行うことの困難さとして経験される．

自分が他人よりも能力がないとか，自分がかつてのようには能力がないなどを知ることは，かなりの精神的苦痛の原因となる．こうした理由で，失敗のきっかけになるような状況を避けるために，人は自分のやり方をやめてしまうことがある（Cromwell, 1963；Moss, 1958）．例えば，情緒障害の若者たちは非有能感があるため，他人に結果が判断されることのない一人での課題を好むことが多い（American Psychiatric Association［APA］, 2000；Smyntek, 1983）．発達障害を持つ成人は，自分の能力に関する疑惑に悩まされることが多く，自分の限界をごまかすためにどんなこともしかねない（Edgerton, 1967；Kielhofner, 1983）．

例えば，中年のドリスさんは精神発達遅滞と診断された後は，児童期から成人前期のほとんどを州立病院で過ごしたが，自分の能力に関してどれほどさいなまれてきたかを示している．彼女は自分が有能であった証拠として，しばしば10代の頃の退院記録を示した（Kielhofner, 1980）．失敗に対する恥ずかしさや恐怖心が人の能力の認識を支配すると，危険を冒すこと，新しい技術を学習すること，自分の持っているものを最もうまく用いることといったことに意欲を失

う．能力がないことを認識することは，その基になっている機能障害よりも制限することさえあり得る．

人々は自分ができると感じることを行ったり，失敗するのではないかと脅かされることを避ける傾向がある．能力の認識とそれに従って振る舞おうとする欲求との密接な結びつきは「運動に対するすべての身体的刺激が沈黙し，ほとんど忘れ去られるに伴い，人は徐々に身体活動に対する意志を失う」というMurphy（1987, p.193）の観察によって強調されている．能力の認識は人に行動を予想させ，選択させ，経験させ，解釈させる準備をする．自分自身をできるとみなす人は行為をする傾向があり，自分の能力にいっそうの根拠を作り出す．自分自身をうまくできないとみなす人は，それとは逆の方向に強いられていると感じる．

◆自己効力

自己効力は，人の以下のような認識を含んでいる．
- 自己コントロール．
- 自分が望むことをどのくらい成し遂げることができるのか．

人々は経験を通して，自分が能力をどのように効果的に用いているのか，また，自分の生活が自分の努力に対してどのように従順であったり，抵抗したりするのかといったイメージを作り出す．外界の出来事や状況の経過に影響を及ぼすために自分の能力を使うことができるかどうかに関する信念もまた，強力な動機となる．人々は自分が有効であると信じるものに，自分の努力を注ぐことになる．

自己効力の第1段階：自己コントロール

自己効力は自己コントロールから始まる．自分の能力を有効に使うために，人は自分の感情や考えを形づくることができなければならないし，また，自分の決定や行為に対するコントロールを練習しなければならない．人は自分を圧倒する感情やコントロールができないという考えのなすがままであると考えるならば，強力な効力性を持つことはできない．逆に，以下の若い四肢麻痺の女性の経過が描き出すように，強力な自己コントロール感は人がどのように適応するかを大きく左右する可能性がある．

> ここでは，自分の気持ちを語る能力は世話を受けています．この環境にはないのです．私に起こっていることでもないのです．それは世話を受けてはいません．私が何を行い，物事をどのように処理するかを決めるのはまさにここなのです（自分の頭をさす）．そして，私はそれをコントロールしています．あなたが「ここでは自分の気持ちをコントロールしている……」と言うことができる限りは，出来事が私を揺り動かすことはできないし，物理的な環境も私を揺り動かすことができないということは，重要な事なのです（Patsy & Kielhofner, 1989）．

自己効力に対する努力の影響

自己効力はまた，望ましい目的を達成するためには自分の努力が十分かどうかということに関心を持つ．機能障害は，生活の中で望んでいる成果を達成する能力を数多くのやり方で困難にする可能性がある．病気や外傷が避けることのできない否定的な結末をもたらすということは，外的な要因によってコントロールされているという認識を生み出す（Burish & Bradley, 1983；Trieschmann, 1989）．機能障害を持ちながら成長する子どもたちは，他人がしていることが自分にはできないことを知って，非有能感を発達させていく（Molnar, 1989）．このような子どもたちは，自分の行為を自分の希望を達成するための最も効果的な道筋とは考えていないために，不必要に他人に依存するであろう（Wasserman, 1986）．無能感は，多くの精神障害に伴って見られる（APA, 2000；Meissner, 1982）．精神障害の人々は，生活をコントロールしているという認識に欠けている人が多い（Lovejoy, 1982；Wylie, 1979；Youkilis & Bootzin, 1979）．特にうつ病は，自分がコントロールできないという信念と結びついている（Becker & Lesiak, 1977；Lefcourt, 1976；Leggett & Archer, 1979）．

能力の喪失は，自己効力に大きな影響を及ぼす．

Hull (1990) は，失明が個人的コントロールをどのように奪ったかという痛烈な記述を，以下のように書いている．

> 私はここに座っています．騒音を発しているものは，何らかの活動をしているに違いありません．それらはキーキーと音を立てたり，打ち付けたり，叩いたり，棍棒で打ったり，面と面を打ち付けたり，衝撃を加えたり，自分の声帯を振動させなければなりません．それらはその存在を私に告げるために率先してやらなければならないのです．私にはそれらを探す力はありません．私はそれらの積極的な協力がなければ，それに入り込んだり，見つけたりはできないのです（p.83）．

外界をコントロールすることができないという自分の能力へのそうした絶えざる気づきは，無力感を引き起こす可能性がある．それを迎え撃つには，壮絶な努力が必要である（Miller & Oertel, 1983；Murphy, 1987）．

医療職員，家族，友人への依存は，非効力感を悪化させる可能性がある．患者役割それ自体が，効力感の低下に影響する可能性がある（Goffman, 1961）．人々が入院し，自分の日常作業に対する責任を失うにつれて，自分が自分の生活を管理できるかどうかを疑うようになることがある．Delaney-Naumoff (1980) は次のように書いている．

> 患者は自分が力，方向，目標を失った，すなわち，他人との交流において成熟した大人を特徴づける行動を失ったと感じる．自分が活動の中心にいると感じるよりも，むしろ自分が周辺に押しやられていると感じる．患者は他人の介助に依存するアウトサイダーになる（p.87）．

能力障害を持つ人は，適切な効力感を維持するということが挑戦であり，それが込み入ったもので，困難なことであると頻繁に書いている．例えば，脳性麻痺を持つ Sienkiewicz-Mercer は，自己効力と自分自身の闘いについて述べている．彼女は立てないことや自分で食事ができないことへの失望の後に，話ができることは，「私にとっては他のどんなことよりもはるかに重要だった（Sienkiewicz-Mercer & Kaplan, 1989, p.12）」がゆえに，希望を持ち続けたことの1つであった．彼女は自分が話すことができないことに対処し続けなければならなかったものの，自叙伝「*I Raise My Eyes To Say Yes.*（私はハイというために目線をあげる）」に，自分の声を見つけ出した．

自己効力は，将来，個人的コントロールを低下させられるかもしれない重要で必然的な要因によって，込み入ったことにされる可能性がある．例えば，双極性障害を持つテルマさんは，自分の病気と社会福祉を取り巻く不確実性を以下のように検討している．

> そして，もし私が仕事を得たら，（次に）自分のアパートの（補助金をもらっている）家賃を全額払わなければなりません……私は間違ったことをしたくありませんので，何も押し付けられたくないのです……考えてみてください．（仕事を）得たとしても，また病気になったり，再発したことになったりということを．……能力障害に仕返しをしようとして，再び寒い中に放り出されることになるのです（Helfrich, Kielhofner, & Mattingly, 1994, p.316）．

テルマさんの例が示すように，疾病あるいは福祉制度の気まぐれが，人がよりよい生活を成し遂げようとする努力を挫折させるかもしれないような場合に，自己効力感を持つことは難しい．

能力障害を持つ人は，将来に対する必要な希望と非現実的な期待との間の微妙なバランスを保たなければならないことが少なくない．効力性の探索は，失望を知ること，自分がコントロールできないことを認識すること，そして，自分が影響を及ぼせることを見つけて強調することを含んでいる．そのようなバランスのとれた見方を見つけることはたやすいことではない（Burishi & Bradley, 1983）．

◆**自分を評価すること**

人々が自分の能力と有効性をどのように判断するかは，極めて重要であり重大なことである．個人の能力とコントロールに関する考えや感情は，強い情動を引き起こす．そうであれば，人々は自分をどのように正確に評価することができるのだろうか．

自己評価には多くの要因が影響している．認知の制限は自分の能力の理解を損ねるかもしれない．制限や失敗を認める心理的苦痛は，否定，逃避，投影をもたらす（Valient, 1994）．一方，無能であることに関係する二次的障害（例：不満足な仕事の条件からの解放）は，自分の制限を過大に見積もるような歪みをもたらすことがある．

自分の制限を過大視する人は，自分の行為を不必要なまでに制限することがある．自分の能力を過大に見積もる人は，外傷，症状の悪化，遂行上の失敗を引き起こす可能性がある選択をするかもしれない．個人の能力と有効性の見方も，作業療法に影響を及ぼす可能性がある．例えば，Krefting（1989）は，認知障害とコミュニケーション障害を引き起こした頭部外傷の青年を検討した．その人は，自分の問題は歩行だけだとし，その結果，「自分の障害を代償する必要はないと見ていた（p.74）」．

自分の能力と有効性を正確に評価することは簡単なことではない．新たに中途障害を持った人々は，自分の能力がどのようになるのかを未だに見つけられていない．同じように，進行性の疾患を持つ人々や悪化と寛解の反復を経験している人々は，自分の能力が将来はどのようになるのかを予想することができない．能力障害に直面する中で，個人的原因帰属は，機能障害がその人が行わねばならないことややりたいことを減少させたり，複雑にしたりするかもしれないことを発見するという極めて個人的な過程である．この発見は，自分の機能障害や生活が変化するにつれて進行していくかもしれない．

意志の構成要素2：価値

発達の経過の中で，人々は何が良く，正しく，そして，重要かという信念と約束を獲得する（Grossack & Gardner, 1970；Kalish & Collier, 1981；Klavins, 1972；Lee, 1971；Smith, 1969）．これらの**価値**は，どんなものが重要なのかを特定化し，自分がどのように行動しなければならないのか，どんな目標や抱負が望ましいのかを伝える文化に由来する（Bellah, Madsen, Sullivan, Swidler, & Tipton, 1985）．これらの文化が発するメッセージは，人々にある生活のやり方を約束し，人々が送る生活に常識的な意味を示す．このように，価値はそれにしたがって行動するという強力な性質をもたらす確信である．図4-4に示すように，自分の文化という文脈の中で予想し，選択し，体験し，解釈するという過程は，個人的確信とそれに伴う義務感を作り出すのである．

重要なことは，価値は特定の物事をすることから生じる重要性の認識に影響する．価値は文化的に意味があり，認められた方法で遂行するという約束であるため，人は価値に従う限り，所属や適切さといった認識を経験する（Lee, 1971）．さらに，本章の初めのエリザベスさんの例が描くように，人は自分の価値に逆らった行動をとる場合に，恥，後ろめたさ，失敗，不適切さなどを感じることになる．

個人的確信

すべての価値は，人々が深く認識することについての首尾一貫した世界の見方の一部である（Bruner, 1990；Gergen & Gergen, 1988；Mitchell, 1983）．これらの**個人的確信**は，何が問題なのかを定義する生活の見方を強力に保持する．例えば，個人的確信は良き生活とは何かを定義づける正悪という根本主義的（ファンダメンタル）な宗教観を中心に組織化されるかもしれない．それとは非常に異なる確信は，団結心，縄張り，攻撃による生き残りといったギャングの掟を学んでいる町の事情に通じた青年たちの基礎をなすものである．これらの2つの確信はかなりかけ離れたものであるが，それぞれは人が世界の見方を深く保持することを示している．

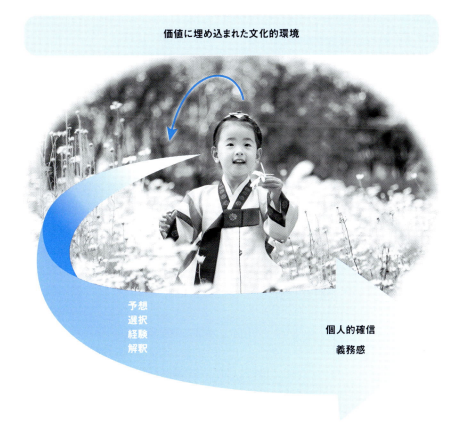

図4-4　文化的環境との交流からの価値の創発

義務感

　価値は人々を行為に縛りつける（Bruner, 1990；Fein, 1990）．価値は重要さ，安全さ，価値あること，所属，目的といった強力な感情を喚起するために，それらの価値と矛盾しないやり方で遂行するという義務感を作り出す．この義務感は，時間をどのように使うべきか，何をしなければならないか，どのように何かをしなければならないか，どんな目標を追求しなければならないかといったことを含んでいる（Cottle, 1971；Hall, 1959；Kluckholn, 1951）．要約すると，**義務感**とは，正しい行動のやり方と認識されたことに従う強力な感情的性質である．

自分の価値に対する機能障害の影響

　機能障害と価値の接点は，複雑で多面的である．価値は，人々が機能障害をどのように経験するのかということを形づくる．自分が行うことができることと矛盾する価値は，その人を自分の価値の切り下げへと導く可能性がある．最後に，機能障害を経験することは，自分の価値への挑戦となるかもしれない．

　能力障害を持つ人々は，自分の状態が主流の文化の価値と矛盾していることに気づくことが多い．Murphy（1987, pp.116, 117）は「障害者は，個人でも集団でも，若さ，力強さ，活発さ，身体的容姿などのすべての価値と矛盾している」と述べている．同様に，DeLoach, Wilkins & Walker（1983, p.14）は，アメリカ合衆国の商業倫理は「働かない，あるいは働けないものを信用しない傾向にあった」と指摘している．実際，後天的障害を持つ人々は，自分の生活のすべてを支えてきた基準そのものによって，自分を価値が切り下げられたと見ることが多い．

　ある人の能力とその人が価値を置くこととの間の非

連続性は，自尊心を低下させる可能性がある（Zane & Lowenthal, 1960）．例えば，反復性挫傷による機能制限を持つ女性は，次のように書いている．「私は自分が何の価値もないとか，何の役にも立たないと感じる段階にまで陥りました．自分は何に役立っているのでしょうか．私は何もできません（Ewan, Lowy & Reid, 1991, p.184）」．古い価値に従って生活することができなくなるにつれて，能力の喪失は古い価値を否定するか，自分の価値を切り下げるかのいずれかを意味する可能性がある（Rabinowitz & Mitsos, 1964；Vash, 1981）．

価値は，人に不可能な理想を持たせるという約束をさせる可能性もある（Fein, 1990）．能力障害を持つ人は，自分の能力と対応していない価値を達成するために，時には無駄に奮闘することがある．例えば，マイクさんは青年期から成人前期の間で，成功した外科医の父の跡を継いでほしいという両親の見解を受け入れた．大学では，授業に圧倒され単位を落とし，引きこもりと不活発になり，最終的にはうつのために入院する羽目になった．このエピソードの後に，彼は肉体労働者として働き，それを楽しんだ．しかし，自分が両親の理想に応えた生活をしていないという観念に捕らわれて大学に戻ったが，失敗，うつ，入院という同じパターンを繰り返し，その都度，再入院を必要とした．このような失敗を繰り返した後に，彼はようやく自分が追い求めた価値が，自分の能力や興味とは一致していないと認めることができた．

マイクさんのように，人は自分の生活が充実していないのではないのかとか，それらの価値を何とかして認識しなければ自分は価値がないのではないかといった信念に基づき，ある一定の価値に向かって奮闘努力するのかもしれない．そうした例では，価値は自分の生活を期待はずれのもの，あるいは，耐え難いものにするという選択に向かわせることになる．

能力障害は，その人の価値が埋め込まれている生活のすべての見方に急激に挑戦する可能性がある．例えば，価値を置いている昇進とキャリア開発の手段として，懸命に働くことに意味を持つ人を考えてみよう．能力障害を引き起こす進行性疾患にかかった時，仕事上のキャリアを開発するという理想は，もはや実行できなくなるであろう．

先の例が描くように，能力障害は人が想像した未来を，部分的にも全体的にも無効にすることもある．能力障害によって押し付けられた厄介な問題をうまく処理することは，生活がどのようなものになるだろうというイメージなしには，非常に困難になる（Litman, 1972；Rogers & Figone, 1978, 1979）．人は自分が追及している何らかの価値を置く将来の目標や状態という認識なしには，生活の真価に疑問を持つかもしれないし，あるいは，自分は阻害されており，目的がないと感じるかもしれない（Frankl, 1978；Korner, 1970；Menninger, 1962；Mitchell, 1975；Schiamberg, 1973）．

◆ 能力障害の価値

既存の価値は，能力障害のためにその人が意味することに重要な影響を持つ可能性がある一方，能力障害の存在が新しい価値を展開させる重大な機会となる可能性がある．ほとんどの文化が能力障害や能力障害者の価値を引き下げるがゆえに，このことは簡単にはいかない（Longmore, 1995b；Oliver, 1996；Scotch, 1988；Shapiro, 1994）．実際に，能力障害を持つ人が受け取る首尾一貫したメッセージの1つは，能力障害を持つ自分の一部が本質的には「悪い」ものであり，未だに「良い」部分あるいは障害のない部分とバランスが取れているとか，それによって克服されなければならないというものである（Gill, 1997）．

優位にある社会的な価値が能力障害を持つ人を傷つける傾向にあるがゆえに，能力障害者のコミュニティの拡大は能力障害に別の価値をつけることを強調している．彼らは自分の能力障害は，何が良く，正しいのかといったことからの逸脱としてではなく，むしろ肯定的価値であることを明らかにしている．能力障害の文化は，障害は誇りであり，自分の障害を隠すよりも公開することを促しているといったような理想を誉め称えることを生み出し始めている（Gill, 1994, 1997）．

共通する体験と能力障害の肯定的価値を共有する他の人々にさらけ出すことは，能力障害を持つ者にとっては重要なことである（Gill, 1994, 1997）．そのようなことをさらけ出すことは，障害を持つ者も多様な集団であり，単一の障害文化というものはまだ存在しないという事実によって阻止される可能性がある（Hahn, 1985）．能力障害の文化とそれを称える価値が広くいきわたるまでは，障害を持つ者は自分を卑しめる主流の文化的価値という重荷を負い続けるであろう．

◆価値，障害，選択

機能障害は，人々がこれまで行ってきた多くの事柄を不可能にすることで，自分にとって最も重要なことは何かを検討するように強いるかもしれない．例えば，Robert（1989）は自分の経験を次のように回想している．

> 作業療法士の一人は，私は自分で食べることを学習すべきだと言い続けていました．食事には何時間もかかり，そして，私はいつも疲れ果てていました．結局，私は自分の時間を自分で食事をするために使うこともできるし，あるいは，介助者に食べさせてもらうことで余った時間を学校に行くために使うことができるのだ，と認識しました．私は学校に通ったのです（p.234）．

もう1つの例は，関節炎を患ったメラーニさんである．彼女は夫の仕事仲間を自分の家で定期的にもてなし，グルメ料理人と熟練したホステスとしての自分の能力に高い価値を置いていた．しかし，彼女は関節炎になってからは，来客をもてなすために買い物をしたり，手の込んだ食事を準備したり，家を飾りつけたりといったことができなくなった．彼女の痛みは客が到着するころに最高潮に達し，夕べを楽しむことができなくなった．彼女は自分の日課のあらゆる事柄に価値を置いていたが，どの部分を省略したり変更したりするのかという選択を余儀なくされた．彼女は食事にはケータリングサービスを選ぶことで，良きホステスであるためにエネルギーを使い，痛みから比較的免れることができた．

能力障害は個人の価値や根本的な生活観を考え直させる原因となる可能性がある．Wright（1960）は，人々が能力障害に適応するためには，自分がまだできる行動に取り組むようになるために自分の価値の範囲を拡大する必要があると論じている．さらに，人々は自分の能力がもたらす遂行を判断する新たな価値を学び，自分の遂行を能力障害のない他人の遂行と比べるという古い価値を否定する必要があるであろう．機能障害は典型的には，その人の価値のいくつかを無効にするがゆえに，能力障害にほとんど変わることがなく適応することは，生活を見つめ，価値づける新しい方法を探索することを意味している．

1つの重要な例は，能力障害のコミュニティは自立という西洋の価値を批判したという点である．彼らは，自立は，自由選択の練習を通しての自己決定を可能にすることには不十分な注意しかしないが，典型的には自分自身を世話をする人々の機能的能力という点でのみ考えられると述べている（Brisenden, 1986；Longmore, 1995a, 1995b；Oliver, 1993；Scheer & Luborsky, 1991）．さらに，Longmore（1995a）が指摘するように，相互依存性は多くの障害にとってより受け入れられる価値である．このように，個人的選択と相互依存性は，自立よりも好ましい価値として提案されている．

意志の構成要素3：興味

興味とは，人が行うことに楽しみや満足を見出すことである．したがって，興味は何かをすることの楽しみとして，また，他のことよりもある特定のことをすることの好みとして現れる（Matsutsuyu, 1969）．図4-5に示すように，興味は自分の行為を予想し，選択し，経験し，解釈するというサイクルから生み出された極めて個人的な趣向を反映している．Dreikieは，認知の重度な低下の真っただ中ですら，興味がいかに意志にエネルギーを与え続けることができるかという例を示している．彼女は，看護師として与えられた活

動（患者のベッドをきちんとし，新しい患者を歓迎し，病棟に案内すること）に楽しみと満足を再び得た．

楽しみ

物事をする**楽しみ**は，小さな毎日の儀式から引き出される単純な満足から，人々を駆り立てている情熱を追求する中で感じる強い喜びに至るまでの範囲にまたがっている．楽しみという認識は広範囲の要因からもたらされるであろう．これには以下のことが含まれる．

- 身体的な激しい活動と結びついた身体的な喜び
- ある材料や物を手で扱うこと
- 知的興味をそそられることの充足感
- 芸術的創作による美的満足
- 挑戦に直面した時に自分の技能を用いることの充足感
- 楽しい創作という創造
- 他者との親交

ある特定の作業への魅力で最も見込みがあることは，これらのいくつかの要因があわせられることである．魅力の最も強い認識を喚起する作業は，一般には，楽しみのいくつかの源を喚起する作業である．Csikszentmihalyi（1990）は身体的，知的，あるいは，社会的作業における究極の楽しみの形を説明し，それをフローと呼んだ．フローの経験は，その活動を遂行するという肯定的経験を伴う人間の意識の完全な飽和である．彼の研究によると，フローはある人の能力が最適な挑戦を受ける時に生じるとされている．

パターン

私たちはすべての作業に同じような喜びや満足を経験するわけではないために，それぞれが特有の興味のパターンを展開する．人の**興味のパターン**とは，ある人が経験から蓄積してきた行うことに対して好まれた物事という特有の輪郭である．ある場合は，興味のパターンは，運動競技への興味や，劇場や芸術といった文化的興味のような基本的なテーマを反映するであろう．一方，人々は非常に多様で，表面的には無関係のように見える好みを持つかもしれない．他の作業よりもある作業を好むことは，人々に選択をもたらすことになる．ある特定の活動に対する好みの認識は，行うことをより簡単に選択させることになる．したがって，ある人の興味のパターンは，通常はその人の興味が少なくとも部分的には楽しまれるという日課と同じようになる．

自分の興味に対する機能障害の影響

一般に見落とされがちであるが，作業に対する機能障害の最も広範な影響の1つは，生活の中での満足や喜びという経験に対する影響である．能力障害は，私たちの存在を生き生きさせ，活力と気分を維持するのを支援する毎日の喜び，快適さ，そして，楽しみを脅かしたり，変えたりする可能性がある．

能力障害を持つ子どもは，作業遂行に正常な投資や満足感を発達する機会が少なくなることがある．さらに，子どもは遂行の困難さや能力がないと思われるのを恐れるあまり，作業への魅力感を育てる機会を避けるかもしれない．

身体機能障害とそれに伴う疲労，痛み，そして失敗するかもしれないという認識は，作業への楽しみの認識を低下させたり，失わせたりすることがある．遂行を引き起こすために必要な身体的あるいは手続的な適応は，活動の雰囲気と精神に否定的に影響を及ぼし，以前と同じ満足感を経験することを困難にすることがある．多くの中途障害者は，以前の娯楽をすることにもはや価値を見出せなくなったと述べている．彼らはもはや楽しめず，求められる多くの努力を払う気にはならない．

さらに，人々は能力の制限によって，自分が以前に楽しんだ活動への参加を妨げられるかもしれない（Rogers & Figone, 1978；Trieschmann, 1989；Vash, 1981）．例えば，人々は過大な身体的ストレスを伴う活動や，失われてしまった感覚，知覚，認知能力などを必要とする活動をあきらめなければならな

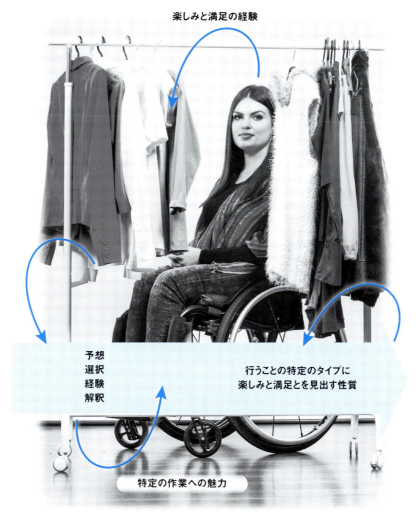

図4-5 興味

くなるかもしれない．

　ある精神疾患は，活動に対する魅力の喪失をもたらす．例えば，うつの人は，過去にはかなりの興味があった人でさえも，現在はほとんど興味を示さないことが多い（Neville, 1987）．うつの人の多くは，以前の興味に対する熱意を失ってしまったと語り，物事を行っても，もはや楽しめなくなったと述べている．研究は，このような人たちの報告を支持し，うつの気分の増加と活動への楽しみの現象との関連を明らかにしている（Neville, 1987；Turner, Ward, & Turner, 1979）．研究はまた，精神的問題を持つ人々がわずかの興味しか行っていないことも示している（Grob & Singer, 1974；Spivak, Siegel, Sklaver, Deusche, & Garrett, 1982）．精神障害を持つジャックさんは，興味を確立することも，興味に導かれることもなく，忘れられた地に住む人のようであることを示している．

　私は全くやる気がありません．私は本当に取り組んでみたいと思うものがないんです．私は自分が作詞家だと思ったことはないと思います．しかも，私はこれまでに価値がある詩を何も書いていません．そうではなく，私は建築家になりたいのです．風変わりな家を設計してみたいのです．でも，興味がな

くなってしまったので，そうなることは決してないと思います．自分の人生で何かやってみたいけれども，それが何なのかは自分には全くわかりません（Estroff, 1981, p.142）．

Trieschman（1989）は，脊髄損傷を持つ人が興味の変化をどのように経験するのかを検討する中で，以下のように書いている．

> 満足をもたらす活動へのアクセスが減少すると，気分は確実に低下し，それがさらに活動への興味を低下させがちになり，それがさらに気分を低下させる．このように悪循環が展開していく（p.242）．

彼女の検討は，人々が活動を増やすと，気分もよくなるという研究知見（Turner, et al., 1979）によって支持されている．このように，興味と魅力の低下は多くの障害と結びついており，魅力感の低下，活動の低下，士気の低下などが，悪循環の中で相互に関係する複雑な過程を反映するように思われる．

このように，能力障害が示す挑戦の1つは，新たな興味あるいは自分の興味を切り開く新たな道を見つけ出すことである．私が最初のころに出会ったクライアントの一人は，スイマーやダイバーとして将来を大いに嘱望されていた青年だった．彼は地区と全国の選手権で優勝し，オリンピック出場が有望であった．ところが，彼はダイビングの事故で首の骨を折り，高位の四肢麻痺を持つことになった．幸いにも，彼は作家と語り手としての才能を持っていることを発見して，スポーツへの興味をスポーツ・ジャーナリズムの領域へと向ける道を開くことができた．他の人は彼のようにすぐに自分の興味を他に向け直すことはない．私が同じころに出会ったもう一人のクライアントは，全国的に有名なダンス劇団の優れたダンサーだった．彼女は脊髄損傷になったのちに，能力の喪失に気落ちし，薬物濫用に陥ってしまった．

▶ 興味がうまくいかない時

人々は，問題のある活動選択へと導くような好みを発達させることがある．例えば，心理社会的問題を抱えている思春期の若者は，社会的に受け入れられない興味に惹かれることを示す事実がある（Lambert, Rothschild, Atland, & Green, 1978；Werthman, 1976）．もう1つの例は，発達障害を持つ成人は主に一人での座って行う興味を持つ傾向がある（Cheseldine & Jeffree, 1981；Coyne, 1980；Matthews, 1980；Mitic & Stevenson, 1981）．これらの人々は，そうした興味の結果として，孤立するか，慢性の身体的不活発さに至るか，あるいはトラブルに巻き込まれる物事を行うかということになる．

別の研究では，アルコール依存症者は自分が述べた興味を追求することがないことが見出されている（Scaffa, 1982）．ある人々は薬物濫用によって引き起こされた楽しみを，物事を行うという楽しみに置き換えるように見える．他の人々は，自分は薬物やアルコールの援助なしには楽しむことはできないと感じている．

3000人以上の航空機労働者を対象とした前向き研究では，自分の仕事をほとんど楽しんだことがないと述べた人は，ほとんどいつも仕事を楽しんでいたとする人の2.5倍も，腰痛を報告する傾向にあることを明らかにした（Bigos, et al., 1991）．今日の勤労者の多くが自分の仕事に不満を抱いているかもしれないと疑う理由がある（Kielhofner, 1993）が，これは人が障害を持つ場合には特にあてはまるであろう．例えば，精神障害を持つアリスさんは次のように述べている．

> 私は自分の仕事が嫌いです．本当に嫌です．そこで働くには，7歳の心しか必要としないのです．うんざりです．上司は奴隷監督のようです．信じられないかもしれませんが，私はいろいろな公務員の仕事に就こうともしました．時には，週に2回も3回も，求人面接に行ったこともありました．でも，誰も私を雇おうとはしませんでした．誰もです．理

由を言われたことはありません．私が永久に好意にすがりつくことになるのは間違いありません（Estroff, 1981, p.136）．

多くの大人たちにとって仕事は人生の現実であるため，人々が自分の仕事に見出す興味の程度は決して小さな問題ではないのである．

ひらめきとしての興味

Christi Brownが自叙伝「*My Left Foot（私の左足）*」で語った物語で示したように，興味は生活を意味とエネルギーで満たすことができる．重度脳性麻痺の障害を持つBrownは10歳の少年として，意気消沈し，落胆していたと説明する．彼は兄と交換した水彩絵の具で，足で絵を描くことを身につけた．彼は次のように説明している．

> その時にはわからなかったけれど，私は幸せになる方法を見つけたのです．徐々に私は初期のうつ状態を脱し始めました．絵を描いていると純粋に楽しい気持ちになりました．それはほとんど私を持ち上げるように思われるような，これまでに経験したことのない感情でした（Brown, 1990, p.57）．

幸福になる方法として絵を描くというBrownの描写の特徴は，興味に関する重要な点を強調する．物事を行うことに喜びと満足を見つけるという過程は，作業的生活に適応するための中心的な構成要素である．私たちが物事を行う中に見つける満足は，肯定的な感情的経験をももたらす．さらに重要なことは，私たちは自分を行為へと駆り立て，自分が心待ちにできる何かをもたらす特別な物事を行うために何らかの熱中することを探し出さなければならない．興味はその魅力の多くを生活にもたらすのである．ひらめきは恐怖よりも効果的な動機づけになりえる．

意志の過程

前節までは，個人的原因帰属，価値，興味をそれぞれ個別に検討してきた．本章の最初に述べたように，これらの3つの要因はともに，私たちの行為と世界に関する考えと感情の中に織り込まれている．さらに，本章の初めにも書いたように，意志は行っている間に予想し，選択し，経験し，その結果，評価あるいは解釈するというサイクルに関わるダイナミックな過程である．本章の最後の本節では，意志のダイナミックな過程を検討する．そうすることで，個人的原因帰属，価値，興味がどのように日常生活の中で展開される考えと感情という首尾一貫したパターンの一部であるのかを考えてみたい．

予　想

人々の興味，価値，個人的原因帰属は，自分の行動をどのように予想するのかに影響する．すなわち，人々が世界の中で何に気づき，何を探し出すのか，そして，物事を行うための見通しについて何を感じ，考えるのかということである．人々は，意志の情報投資がない物事には気づかない傾向がある．反対に，人々は自分の能力，興味，そして約束に対応することに気づく．誰にとっても，世界の中で何が無効になるのは意志の機能そのものなのである．例えば，以下に示すドレイキーさんは，自分に満足をもたらす看護のような行動を決める機会を反映する認知症病棟での物事に気づいている．

選　択

人々の行為のための選択は，自分の毎日の行動を形づくり，自分の生活の経過に影響を及ぼす．これらの選択は，意志のすべての構成要素の複雑な貢献に関わる．このように，選択はその人の興味，個人的原因帰属，価値によって形づくられる．活動選択は，直近の将来を形づくる．それは活動を始めたり終わらせたりするという決定と，それをどのように行うのかという

ことに関わる．このように，それは人が行い始め，形づくり，終わる．作業選択（すなわち，役割を始めたり終わらせたりするという決定，習慣パターンを変えるという決定，あるいは，個人的計画を始めるという決定）は，活動選択ほどは頻繁に起こらないものの，自分の生活に非常に広範囲に影響する．実際，作業選択を最も特徴づけるのは，自分の生活の何らかの基本的なことを変えるということである．したがって，作業選択のほとんどは，自分の生活にとってどんな意味があるのかを時間をかけて熟慮した後になされる．中途障害の発症は，しばしば作業選択の機会になる．能力障害が役割遂行を妨げたり，物事をするために余分な時間を要求したり，あるいは，古い習慣や計画がもはや活気あるものではない時には，人々は行動の新しいパターンを見つけ出すために，別の一連の作業選択をしなければならない．そのような選択の成功は，ある人が障害を持つという状況にどのようにうまく適応するかということとともに，非常に多くのことを行わなければならないであろう．リチャード君の勤労者役割に入りたいという希望や，ジヨンちゃんの仲間がする課題を学習するための努力は，選択することというこの過程の重要な例である．

経　験

意志はまた，私たちが行っていることを自分がどのように経験するかということにも影響する．私たちが作業に従事する時には，自分の意志が多少なりとも楽しめたり，価値のあるものを見つけたりすることを決定する．意志は，私たち一人ひとりが自分の特有なやり方で行動を経験するようにも導く．

> **事例　アルツハイマー型認知症の高齢者**
>
> ドレイキーさんは72歳で，南アフリカの特別介護棟の居住者です．彼女は家族の中でアルツハイマー病の診断を受けた7人目の人です．ドレイキーさんは家族とザンビアに住んでいた時には，地域の病院で教育担当の看護師としてかなりの年月にわたって働いていました．彼女の看護の本質は依然としてそのままであり，介護棟の寝たきりの居住者全員に心を奪われていました．スタッフの監督の下，彼女は居住者の寝具に気をもみ，それらを引っ張ったり，明らかに「患者のベッドをきちんとしたりする」ための努力に多くの時間を費やしました．彼女は言語的コミュニケーションには欠けているものの，介護棟の新入所者に近づき，つじつまのあわない話し方ではありますが，歓迎しています．彼女はまた，居住者仲間の手を取るのが好きで，彼らを介護棟のホールをあちこちへと連れて行きます．結局，ドレイキーさんのお気に入りの作業は，療養棟の多重感覚的な庭を探索することなのです．
>
>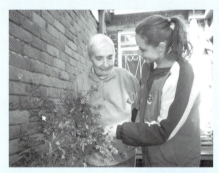
>
>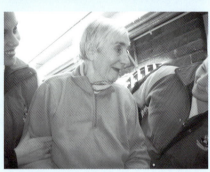
>
> ドレイキーさんは作業療法学生と交流して，多重感覚的な庭を探索している．

私たちの遂行の経験は，私たちの生活の質と密接に結びついている．結局のところ，私たちは自分が行う物事をどのように経験するのかということ，つまり，それが楽しみ，倦怠，充足，不安，勝利，あるいは失望であるということは，自分が生活の中で引き出した

多くのことを決定づける．自分の意志と日常生活の過程の中で行うために実際に何を得るのかとの調和が，生活の満足度に貢献している．

例えば，ドレイキーさんの環境が，彼女が満足する仕事をやり続けることをもたらすという事実は，彼女が重度な機能障害にもかかわらず，生活満足度の測定を達成することをもたらしている．

最後に，経験はまた，作業療法の重要な側面である．物事を行うことからもたらされる転換は，私たちが遂行の真っただ中で経験することにかかっている．研究は，意志が作業療法をどのように経験するのかということの重要な決定要因であること，そして，クライアントが作業療法からどのような利益を得ることは重大な要因であることを示している（Barrett, Beer, & Kielhofner, 1999；Helfrich & Kielhofner, 1994；Kielhofner & Barrett, 1998）．

解 釈

意志は私たちが自分の行為をどのように解釈するかに影響する．私たちの個人的原因帰属，価値，興味は，私たちが自分のしてきたことに割り振る意味に重要な影響を及ぼす．例えば，兄のように生産的な生活を成し遂げるというリチャード君の約束は，自分が仕事に対する日常生活の経験をどのように理解するかに影響する．エリザベスさんの不安とまわりの仲間の間での非有効性という認識は，彼女が個人間の遂行を見る方法に影響する．これらの例が示すように，意志は人々が自分の行為を理解する枠組みを提供している．

要 約

意志は，作業的生活に幅広い影響を及ぼす．意志は人々が世界を，そして，その世界の示す機会や挑戦をどのように見るのかということを形づくる．広い意味では，人々が生活をどのように経験し，自分と世界をどのように考えるのかということは，意志によってなされるのである．

> **あなたの知識をテストする事例** 緩和ケアのクライアントの目標設定
>
> 　作業療法士は，3日前にすい臓がんと診断された81歳のアジア系男性に働きかけるように求められました．家族は彼の緩和ケアについて質問し，内科チームは家族を緩和ケアプログラムに紹介しました．緩和ケアチームのメンバーの一人である作業療法士は，評価のために患者とその家族を訪問しました．事前の家族との電話で，彼らはショックを受けていることを示していました．作業療法士はクライアントに診断の情報を伝える最善の方法と，彼への個別緩和ケアプログラム計画について尋ねられました．作業療法士がクライアントに自己紹介し，非公式的なインタビューを開始した時には，クライアントは依然として入院しており，彼の認知レベルは高いものでした．しかし，作業療法士が取り組む必要があるいくつかの障壁がありました．第1に，クライアントは健康状態に関する生涯にわたる不安の履歴を持っていること，家族はクライアントが非常に敏感になっていることを作業療法士に知らせました．第2に，彼は変性の聴力障害を持っていました．健康状態についてクライアントに知らせるための最も穏やかな方法を見つけたいという家族の希望を尊重しながら，作業療法士は残りの日々の目標設定の過程に彼を含めたいと考えました．
>
> 批判的思考と話し合いとを促す質問：クライアントの意志をどのように明らかにしますか．何を質問し，彼の興味，価値，個人的原因帰属について，どのように観察し，情報を収集する必要がありますか．
>
> 考察：作業療法士は，クライアントが人生の目標を明らかにするのを支援する構造化された質問を提供しました．以下は，目標のタイムラインを作り出すことについてのクライアントと作業療法士との会話です．

作業療法士：もう10年生きていたら，何をしたいですか．

クライアント：でしたら，私は書くのを終わらせます．

作業療法士：もう5年生きていたら，何をしたいですか．

クライアント：でしたら，私はまだ書くのを終わらせます．

作業療法士：もう1年生きていたら，何をしたいですか．

クライアント：そうですね．それなら，私はできる限り書くのを終わらせます．

作業療法士：もう1時間生きていたら，何をしたいですか．

クライアント：それなら，私は神の御子が来て私を連れて行くように祈ります．

作業療法士は，クライアントと家族との構成的あるいは非構成的インタビューを通じて，最も重要なこと，クライアントが興味を持っていること，クライアントがコントロールできると感じることを明らかにできました．作業療法士とクライアントは以下のように1年間のバケットリスト（死ぬ前にしたいことのリスト）を要約するように協業しました．

1. 本を書き終えること
2. 礼儀正しい息子として，家族と一緒に両親のお墓を訪ねること
3. 父として，子どもと孫たちと一緒に中華料理を食べること

私のクライアントの意志を理解するためにチェックすることは：

- クライアントが何かをしたいと思っているとしたら，その人は常に高い意志を持っていることを意味しますか．
- クライアントの意志はいつ問題になりますか．
- どのような状況で，私はクライアントが自分の意志に気づくよう促す必要がありますか．

第4章の振り返りの質問

1. 意志の3つの要因を定義づけなさい．
2. 例を用いて，ある人を作業に就くように動機づけるために，これら3つの要因がどのように交流するのかを説明しなさい．
3. 意志のレベルの低い人，意志の探索的段階にいる人の作業行動の例を提示しなさい．
4. 意志の中程度のレベルの人，意志の有能性の段階の人の作業行動の例を提示しなさい．
5. 意志のレベルの高い人，意志の達成の段階の人の作業行動の例を提示しなさい．

・ 宿 題 ・

あなた自身の意志と，あなたの親しい人の意志の自己分析を作り上げなさい．各分析について，以下の質問に答えなさい．

1. この人の主な興味を3つ書きなさい．
2. 個人的原因帰属の認識を，特にその人の主な興味と関連づけて説明しなさい．
3. この人の価値を書きなさい．それは，その人の興味と個人的原因帰属とどのように連携していますか．それらがうまく連携していないなら，その理由を説明しなさい．
4. 意志の段階という点でその人を特徴づけなさい．

自省の訓練

あなたの作業のリストを空欄に記入しなさい．	どの意志の概念を見ることができますか．
「私は＿＿＿＿＿＿が好きです」	興味
「私には＿＿＿＿＿＿をするのが重要です」	価値
「私は＿＿＿＿＿＿ができますが，＿＿＿＿＿＿はできるかどうかわかりません．私は＿＿＿＿＿＿ができます」	能力の認識
「私は，自分がコントロールできないと感じます．私は何をやっても，何も変わりません」	自己効力
「私の人生で＿＿＿＿＿＿をもっとやりたいと思うし，私は＿＿＿＿＿＿を待つことができません」	意志の過程

🔑 キーとなる用語

意志（volition）▶ 世界の中での一人の行為者としての自分についての考えと感情のパターンで，自分が行うことを予想し，選択し，経験し，解釈するにつれて生じること．

価値（values）▶ 人が行うために重要であり，意味があると見出したもの．

義務感（sense of obligation）▶ 正しい行動のやり方と自覚されたことに従う強力な感情的性質．

興味（interests）▶ 人が行うことに楽しみや満足を見出すこと．

興味のパターン（interest pattern）▶ ある人の経験の蓄積から行うのを好む物事の特有な輪郭．

個人的確信（personal conviction）▶ 何が問題かを定義する生活の見方．

個人的原因帰属（personal causation）▶ 能力と有効性の認識．

個人的能力の認識（sense of personal capacity）▶ 自分の身体的，知的，および社会的能力の自己評価

自己効力（self-efficacy）▶ 生活での望ましい成果を成し遂げるために個人的能力を用いることにおける認知された効果に関する考えと感情．

楽しみ（enjoyment）▶ 物事を行うことからもたらされる楽しみや満足の感情．

文　献

American Psychiatric Association. (2000). *Diagnostic and statistical manual of mental disorders* (4th ed., Text Revision). Washington, DC: Author.

Barrett, L., Beer, D., & Kielhofner, G. (1999). The importance of volitional narrative in treatment: An ethnographic case study in a work program. *Work, 12*, 79–92.

Becker, E. W., & Lesiak, W. J. (1977). Feelings of hostility and personal control as related to depression. *Journal of Clinical Psychology, 33*, 654–657.

Bellah, R., Madsen, R., Sullivan, W., Swidler, A., & Tipton, S. (1985). *Habits of the heart*. Berkeley: University of California Press.

Bigos, S. J., Battie, M. C., Spengler, M. D., Fisher, L. D., Fordyce, W. E., Hansson, T. H., et al. (1991). A prospective study of work perceptions and psychosocial factors affecting the report of back injury. *Spine, 16*, 1–6.

Brisenden, S. (1986). Independent living and the medical model of disability. *Disability, Handicap, and Society, 1*, 173–178.

Brown, C. (1990). *My left foot*. London, United Kingdom: Minerva.

Bruner, J. (1973). Organization of early skilled action. *Child Development, 44*, 1–11.

Bruner, J. (1990). *Acts of meaning*. Cambridge, MA: Harvard University Press.

Burish, T. G., & Bradley, L. A. (1983). *Coping with chronic disease: Research and applications*. New York, NY: Academic Press.

Burke, J. P. (1977). A clinical perspective on motivation: Pawn versus origin. *American Journal of Occupational Therapy, 31*, 254–258.

Cheseldine, S., & Jeffree, D. (1981). Mentally handicapped adolescents: Their use of leisure time. *Journal of Mental Health Deficiency Research, 25*, 49–59.

Connel, J. P. (1985). A new multidimensional measure of children's perceptions of control. *Child Development, 56*, 1018–1041.

Cottle, T. J. (1971). *Time's children: Impressions of youth*. Boston, MA: Little, Brown & Co.

Coyne, P. (1980). Developing social skills in the developmentally disabled adolescent and young adult: A recreation and social/sexual approach. *Journal of Leisure*, *7*, 70–76.

Cromwell, R. L. (1963). A social learning approach to mental retardation. In N. R. Ellis (Ed.), *Handbook of mental deficiency*. New York, NY: McGraw-Hill.

Csikszentmihalyi, M. (1990). *Flow: The psychology of optimal experience*. New York, NY: Harper & Row.

DeCharms, R. E. (1968). *Personal causation: The internal affective determinants of behaviors*. New York, NY: Academic Press.

Deegan, P. (1991). Recovery: The lived experience of rehabilitation. In R. P. Marinelli & A. E. Dell Orto (Eds.), *The psychological and social impact of disability* (3rd ed.). New York, NY: Springer-Verlag.

Delaney-Naumoff, M. (1980). Loss of heart. In J. A. Werner-Beland (Ed.), *Grief responses to long-term illness and disability*. Reston, VA: Reston Publishing.

DeLoach, C. P., Wilkins, R. D., & Walker, G. W. (1983). *Independent living: Philosophy, process, and services*. Baltimore, MD: University Park Press.

Edgerton, R. B. (1967). *The cloak of competence: Stigma in the lives of the mentally retarded*. Berkeley, CA: University of California Press.

Estroff, S. E. (1981). *Making it crazy*. Berkeley: University of California Press.

Ewan, C., Lowy, E., & Reid, J. (1991). 'Falling out of culture': The effects of repetition strain injury on sufferers' roles and identity. *Sociology of Health and Illness*, *13*, 168–192.

Fein, M. L. (1990). *Role change: A resocialization perspective*. New York, NY: Praeger.

Fiske, S., & Taylor, S. E. (1985). *Social cognition*. New York, NY: Random House.

Frankl, V. E. (1978). *The unheard cry for meaning*. New York, NY: Touchstone Books.

Gergen, K. J., & Gergen, M. M. (1983). Narratives of the self. In T. R. Sarbin & K. E. Scheibe (Eds.), *Studies in social identity*. New York, NY: Praeger.

Gergen, K. J., & Gergen, M. M. (1988). Narrative and the self as relationship. In L. Berkowitz (Ed.), *Advances in experimental social psychology* (pp. 17–56). San Diego, CA: Academic Press.

Gill, C. (1994). A bicultural framework for understanding disability. *The Family Psychologist, Fall*, 13–16.

Gill, C. (1997). Four types of integration in disability identity development. *Journal of Vocational Rehabilitation*, *9*, 39–46.

Goffman, E. (1961). *Asylums*. New York, NY: Doubleday.

Goodman, P. (1960). *Growing up absurd*. New York, NY: Vintage Books.

Grob, M., & Singer, J. (1974). *Adolescent patients in transition: Impact and outcome of psychiatric hospitalization*. New York, NY: Behavioral Publications.

Grossack, M., & Gardner, H. (1970). *Man and men: Social psychology as social science*. Scranton, PA: International Textbook.

Hahn, H. (1985). Disability policy and the problem of discrimination. *American Behavioral Scientist*, *28*, 293–318.

Hall, E. T. (1959). *The silent language*. Greenwich, CT: Fawcett Publications.

Harter, S. (1983). The development of the self-system. In M. Hetherington (Ed.), *Handbook of child psychology: Social and personality development* (Vol. 4). New York, NY: John Wiley & Sons.

Harter, S. (1985). Competence as a dimension of self-evaluation: Toward a comprehensive model of self-worth. In R. L. Leahy (Ed.), *The development of the self*. Orlando, FL: Academic Press.

Harter, S., & Connel, J. P. (1984). A model of relationships among children's academic achievement and self-perceptions of competence, control, and motivation. In J. Nicholls (Ed.), *The development of achievement motivation*. Greenwich, CT: JAI.

Helfrich, C., & Kielhofner, G. (1994). Volitional narratives and the meaning of therapy. *American Journal of Occupational Therapy*, *48*, 318–326.

Helfrich, C., Kielhofner, G., & Mattingly, C. (1994). Volition as narrative: Understanding motivation in chronic illness. *American Journal of Occupational Therapy*, *48*, 311–317.

Hull, J. M. (1990). *Touching the rock: An experience of blindness*. New York, NY: Vintage Books.

Kalish, R. A., & Collier, K. W. (1981). *Exploring human values*. Monterey, CA: Brooks/Cole.

Kielhofner, G. (1980). *Evaluating deinstitutionalization: An ethnographic study of social policy* (Unpublished doctoral dissertation). University of California, Los Angeles, CA.

Kielhofner, G. (1983). "Teaching" retarded adults: Paradoxical effects of a pedagogical enterprise. *Urban Life*, *12*, 307–326.

Kielhofner, G. (1993). Functional assessment: Toward a dialectical view of person-environment relations. *American Journal of Occupational Therapy*, *47*, 248–251.

Kielhofner, G., & Barrett, L. (1998). Meaning and misunderstanding in occupational forms: A study of therapeutic goal-setting. *American Journal of Occupational Therapy*, *52*, 345–353.

Klavins, R. (1972). Work-play behavior: Cultural influences. *American Journal of Occupational Therapy*, *26*, 176–179.

Kluckholn, C. (1951). Values and value orientations in the theory of action: An exploration in definition and classification. In T. Parsons & E. Shils (Eds.), *Toward a general theory of action*. Cambridge, MA: Harvard University Press.

Korner, I. (1970). Hope as a method of coping. *Journal of Consulting and Clinical Psychology*, *34*, 134–139.

Krefting, L. (1989). Reintegration into the community after head injury: The results of an ethnographic study. *Occupational Therapy Journal of Research*, *9*, 67–83.

Lambert, B. G., Rothschild, B. F., Atland, R., & Green, L. B. (1978). *Adolescence: Transition from childhood to maturity* (2nd ed.). Monterey, CA: Brooks/Cole.

Lee, D. (1971). Culture and the experience of value. In A. H. Maslow (Ed.), *Neural knowledge in human values*. Chicago, IL: Henry Regnery.

Lefcourt, H. (1981). *Research with the locus of control construct* (Vol. 1: Assessment and methods). New York, NY: Academic Press.

Lefcourt, H. M. (1976). *Locus of control: Current trends in theory and research*. Hillsdale, NJ: Erlbaum.

Leggett, J., & Archer, R. P. (1979). Locus of control and depression among psychiatric patients. *Psychology Report*, *45*, 835–838.

Litman, T. J. (1972). Physical rehabilitation: A social-psychological approach. In E. G. Jaco (Ed.), *Patients, physicians and illness: A sourcebook in behavioral science and health* (2nd ed.). New York, NY: Free Press.

Longmore, P. K. (1995a). Medical decision making and people with disabilities: A clash of cultures. *Journal of Law, Medicine & Ethics*, *23*, 82–87.

Longmore, P. K. (1995b, September/October). The second phase: From disability rights to disability culture. *The Disability Rag & Resource*, pp. 4–11.

Lovejoy, M. (1982). Expectations and the recovery process. *Schizophrenia Bulletin*, *8*, 605–609.

Markus, H. (1983). Self knowledge: An expanded view. *Journal of Personality*, *51*, 543–562.

Matsutsuyu, J. (1969). The interest checklist. *American Journal of Occupational Therapy*, *23*, 323–328.

Matthews, P. R. (1980). Why the mentally retarded do not participate in certain types of recreational activities. *Therapeutic Recreation Journal*, *14*, 44–50.

Meissner, W. W. (1982). Notes on the potential differentiation of borderline conditions. *Psychoanalytic Review*, *70*, 179–209.

Menninger, K. (1962). Hope. In S. Doniger (Ed.), *The nature of man in theological and psychological perspective*. New York, NY: Harper Brothers.

Miller, J. F., & Oertel, C. B. (1983). Powerlessness in the elderly: Preventing hopelessness. In J. F. Miller (Ed.), *Coping with chronic illness: Overcoming powerlessness*. Philadelphia, PA: F. A. Davis.

Mitchell, A. (1983). *The nine American lifestyles*. New York, NY:

Macmillan.

Mitchell, J. J. (1975). *The adolescent predicament*. Toronto, ON: Holt, Rinehart & Winston.

Mitic, T. D., & Stevenson, C. L. (1981). Mentally retarded people as a resource to the recreationist in planning for integrated community recreation. *Journal of Leisure Research, 8*, 30–34.

Molnar, G. E. (1989). The influence of psychosocial factors on personality development and emotional health in children with cerebral palsy and spina bifida. In B. W. Heller, L. M. Flohr, & L. S. Zegans (Eds.), *Psychosocial interventions with physically disabled persons*. New Brunswick, NJ: Rutgers University Press.

Moss, J. W. (1958). *Failure-avoiding and stress-striving behavior in mentally retarded and normal children*. Ann Arbor, MI: University Microfilms.

Murphy, R. (1987). *The body silent*. New York, NY: WW Norton.

Neville, A. M. (1987). *The relationship of locus of control, future time perspective and interest to productivity among individuals with varying degrees of depression* (Unpublished doctoral dissertation). New York University, New York.

Oliver, M. (1993). Disability and dependency: A creation of industrial societies. In J. Swain, V. Finkelstein, S. French, & M. Oliver (Eds.), *Disabling barriers—Enabling environment* (pp. 49–60). London, United Kingdom: SAGE.

Oliver, M. (1996). The social model in context. In *Understanding disability from theory to practice* (pp. 30–42). New York, NY: St. Martin's Press.

Patsy, D., & Kielhofner, G. (1989). *An exploratory study of psychosocial adaptation to spinal cord injury*. Unpublished manuscript.

Rabinowitz, H. S., & Mitsos, S. B. (1964). Rehabilitation as planned social change: A conceptual framework. *Journal of Health and Social Behavior, 5*, 2–13.

Roberts, E. V. (1989). A history of the independent living movement: A founder's perspective. In B. W. Heller, L. M. Flohr, & L. S. Zegans (Eds.), *Psychosocial interventions with physically disabled persons*. New Brunswick, NJ: Rutgers University Press.

Rogers, J. C., & Figone, J. J. (1978). The avocational pursuits of rehabilitants with traumatic quadriplegia. *American Journal of Occupational Therapy, 32*, 571–576.

Rogers, J. C., & Figone, J. J. (1979). Psychosocial parameters in treating the person with quadriplegia. *American Journal of Occupational Therapy, 33*, 432–439.

Rotter, J. B. (1960). Generalized expectancies for internal versus external control of reinforcement. *Psychological Monographs: General Applications, 80*, 1–28.

Scaffa, M. (1982). *Temporal adaptation and alcoholism* (Unpublished master's thesis). Virginia Commonwealth University, Richmond.

Scheer, J., & Luborsky, M. L. (1991). Post-polio sequelae: The cultural context of poliobiographies. *Orthopedics, 14*, 1173–1181.

Schiamberg, L. B. (1973). *Adolescent alienation*. Columbus, OH: Merrill.

Scotch, R. (1988). Disability as a basis for a social movement: Advocacy and the politics of definition. *Journal of Social Issues, 44*(1), 159–172.

Shapiro, J. (1994). *No pity: People with disabilities forging a new civil rights movement*. New York, NY: Times Books.

Sienkiewicz-Mercer, R., & Kaplan, S. B. (1989). *I raise my eyes to say yes*. New York, NY: Avon Books.

Skinner, E. A., Chapman, M., & Baltes, P. B. (1988). Control, means-end, and agency beliefs: A new conceptualization and its measurement during childhood. *Journal of Personality and Social Psychology, 54*, 117–133.

Smith, M. B. (1969). *Social psychology and human values*. Chicago, IL: Aldine.

Smyntek, L. E. (1983). *A comparison of occupationally functional and dysfunctional adolescents* (Unpublished master's project). Virginia Commonwealth University, Richmond.

Spivak, G., Siegel, J., Sklaver, D., Deuschle, L., & Garrett, L. (1982). The long-term patient in the community: Life-style patterns and treatment implications. *Hospital Community Psychiatry, 33*, 291–295.

Trieschmann, R. B. (1989). Psychosocial adjustment to spinal cord injury. In B. W. Heller, L. M. Flohr, & L. S. Zegans (Eds.), *Psychosocial interventions with physically disabled persons*. New Brunswick, NJ: Rutgers University Press.

Turner, R. W., Ward, M. F., & Turner, D. J. (1979). Behavioral treatment for depression: An evaluation of therapeutic components. *Journal of Clinical Psychology, 35*, 166–175.

Valient, G. E. (1994). Ego mechanisms of defense and personality psychopathology. *Journal of Abnormal Psychology, 103*, 44–50.

Vash, C. L. (1981). *The psychology of disability*. New York, NY: Springer-Verlag.

Wasserman, G. A. (1986). Affective expression in normal and physically handicapped infants. Situational and developmental effects. *Journal of the American Academy of Child and Adolescent Psychiatry, 25*, 393–399.

Werner-Beland, J. A. (Ed.). (1980). *Grief responses to long-term illness and disability*. Reston, VA: Reston Publishing.

Werthman, C. (1976). The function of sociological definitions in the development of the gang boy's career. In R. Giallombardo (Ed.), *Juvenile delinquency: A book of readings* (3rd ed.). New York, NY: John Wiley & Sons.

Wright, B. A. (1960). *Physical disability: A psychological approach*. New York, NY: Harper & Row.

Wylie, R. (1979). *The self-concept: Theory and research* (2nd ed.). Lincoln, NE: University of Nebraska Press.

Youkilis, H., & Bootzin, R. (1979). The relationship between adjustment and perceived locus of control in female psychiatric in-patients. *Journal of Genetic Psychology, 135*, 297–299.

Zane, M. D., & Lowenthal, M. (1960). Motivation in rehabilitation of the physically handicapped. *Archive of Physical Medicine and Rehabilitation, 41*, 400–407.

第5章

習慣化：日常作業のパターン

Sun Wook Lee and Gary Kielhofner（没後出版）
竹原　敦・訳

期待される学習成果

本章を読み終えると，読者は以下のことができる．
1. 習慣化の意味を理解し，述べること．
2. 習慣化の2つの構成要素を言うこと．
3. ある特定の状況で，ある人の役割と習慣のダイナミックスを明らかにし，説明すること．一例を示すこと．
4. クライアントの作業参加との関連で，ある人の習慣化の影響を説明すること．
5. 作業療法の過程（目標や戦略）を促進するために，習慣化の利点や問題点を見つけること．

　人が毎日の生活を歩んでいくやり方は，その人の成功や満足に影響を及ぼす．第1章で，**習慣化**の機能は日課の生活を組織化することであると提案した．習慣化は，私たちの習慣と役割によって導かれ，日課になった時間的，物理的，社会的な環境の特性に合わせた首尾一貫した行動のパターンを示すために取り入れられた準備状態である．図5-1に示すように，習慣化は，人々に，毎日の生活を作り上げる日課を行うために環境と協力させる．

　次に示す事例の中で，マイケル君は宿題を取り扱う日課になるやり方を見つけ出すことに奮闘し，チュンハウさんは真剣にテニスプレーヤーとしての新たな役割で生活をより豊かしようと模索し，チェンさんは，仕事と家庭と余暇の間のバランスをよりよく保つために，1日と1週間の日課を変えようとを決めた．

MOHO の問題解決者の事例

MOHO の問題解決の事例1：学校に根ざした作業療法

　小学生で注意欠陥多動性障害を持つマイケル君は，学校での勉強を組み立てることに奮闘していま

す．マイケル君は作業療法士に作ってもらった多くのポケットのついたフォルダーを持っていますが，同じポケットにすべての用紙を入れてしまうという習慣を作り出してしまいました．このことは，必要な用紙を見つけて，時間に合わせたやり方で用紙を取り出すことに問題があるという結果をもたらしました．彼は，宿題や他の用紙を組み立て続けるという困難さのために，作業療法士が提供してくれたフォルダーという解決法にかなりのフラストレーションを持つようになってしまいました．

　作業療法士は自分のアプローチがうまくいかなかったと認識したため，彼女はアプローチを修正して，違うタイプと大きさの新しいフォルダーを提供し，また，彼に個々のフォルダーにアイコンのステッカーを貼りつけるように励ましました．後者はそれぞれのフォルダーに特定の想像上の役割あるいは特性を映し出します．理科の授業で，マイケル君は医者の役割を引き受けました．彼は患者のカルテのように見える白紙の背景に赤い十字を示してフォルダーに収めました．読書時間には，マイケル君は本の虫になって，読み物を大き

い虫のステッカーのフォルダーにしまって，彼が読んでいた本に眼鏡をかけた虫と興味を持っているように見えるようにしました．彼が主題を変え，異なった特性の役割で自身を映し出すことは，マイケル君が題材と宿題を忘れる可能性を低めて，彼に心の中で主題と題材を分けて，適切に組織化する動機を与えました．

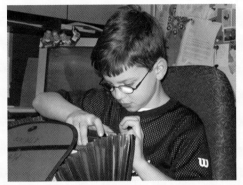

マイケル君はフォルダーを見ています

MOHO による問題解決事例 2：役割バランスをとっている外来の成人患者

チュンハウさんは 32 歳で，台湾の医科大学の 1 年生です．彼は自分の役割を，人類に貢献する方法として，また，生涯にわたる収入の多い職業として，将来にとって不可欠であるとして，医学生と見ています．しかし，彼の真の情熱はテニスのプレーヤーとしての役割にかかわることでした．チュンハウさんは自分の情熱の大部分を放棄して，自分のテニスの習慣を支援するために自分が教育を受けることを遅らせました．彼はテニスの集中訓練コースに通い，絶えずテニスのスキルを高めようとしています．彼は最近，関節リウマチの診断を受け，自己管理のアプローチを学ぶために作業療法を受けており，この役割は最近ますます重要になりました．チュンハウさんは，自分の身体の限度を認識したので，テニスをすることが永久にできないだろうということと，従事する競技のレベルを上げようと強く望んでいることを認識しています．さらに，彼はそのことから非常に大きな喜びと満足を経験し，自分の同一性の意味のある部分としてテニスをすることを組み込んでいます．チュンハウさんはテニスをすることについて語る時に，それが自分の心肺機能を改善し，自分の精力的な研究と結びついたストレスを軽減するために，身体的・心理的な健康に対して有益であると見ているとも述べています．さらに，テニスをすることは，チュンハウさんが仲間と交流し，友情を育むための主な方法でもありました．

彼と作業療法士は一緒に，彼の教育目標の一部を展望に入れながら，彼の大好きなテニスプレーヤーとしての役割にかかわることを可能にする計画を思いつきました．チュンハウさんは医者になる才能と能力を持っているものの，最終的には理学療法士という職業が彼の毎日の日課にとってはもっと良く適合するだろうと決めました．チュンハウさんは医科大学から関連する単位を移して，理学療法のパートタイムの学生としてオンラインと教室での講義を含むプログラムに入りました．オンラインは，柔軟なスケジュールによって勉強の完了をもたらし，また，彼のパートタイムという登録上の特徴は，勉学上のストレスと深入りしすぎるという慢性の状態に圧倒されることがないために，自分自身のペースを保つことをもたらしています．

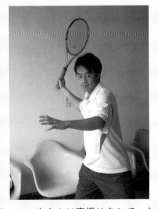

チュンハウさんは素振りをしています

MOHOの問題解決事例3：再評価と再優先順位づけをする外来の成人患者

チェン氏は台湾で，家族のために快適な生活を提供してきた成功した専門家です．過去に，チェン氏は大きなプレッシャーを受けた仕事に就いている時に，夫，父，息子であることと関係する複数の要求のバランスを保つことが困難であると知りました．自分の配偶者を失うという経験の数週間の後，心臓発作を起こし，彼は自分の生活と優先順位を再評価するという目標を持って作業療法に紹介されました．現在，彼は家族の役割との関係から，また余暇のライフスタイルから，もっとバランスと満足を保つようにしています．彼はもっと適切な生活の目標を持ち，自分がやり遂げたことに満足し，以前よりも少ない収入を稼ぎ，そして，家族，休息，余暇のためにもっと多くの時間を持とうと決めました．チェン氏の変更されたライフスタイルの1つの側面は，彼がゴルフに取り組んだことであり，定期的に息子と一緒にやっています．自分の生活の変更の結果，チェン氏は達成と楽しみという新しい認識を経験しています．

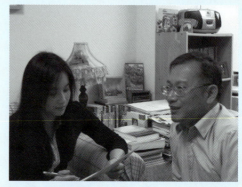

チェン氏と作業療法士

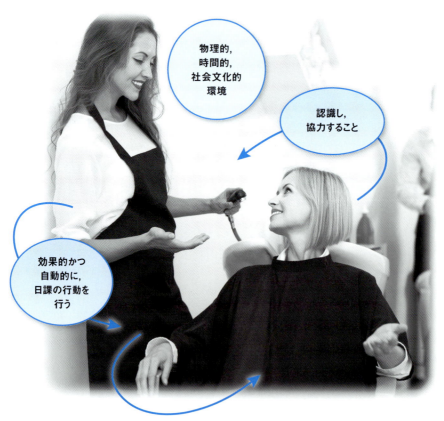

図5-1　習慣化

習慣化と居住地の相互依存性

私たちの習慣となった行動の規則性は、私たちの居住地の信頼性に依存している。物理的環境が同じであるという程度は、遂行のための安定した舞台を提供する。昼と夜、勤務日と週末といった繰り返される時間のパターンは、その中で日課が展開される安定した構造を提供する。同様に、社会的秩序は、私たちが反応するやり方を持っていることに対して既知の状況を提供する十分な安定性を持つ。私たちは環境の規則性のゆえに、自分の動きを意識して計算する必要がなく、ほとんどをその慣れ親しさに根ざしている。Young（1988, p.79）が書いているように、習慣となった遂行は、「再現性によって生み出され、あるところに閉じ込められる」のである。

Clarke（1979, p.49）の言葉によれば、習慣化は「世界の諸側面を同時に説明し、可能な行為を規定する」という行為指向的表現を取り入れることを含んでいる。私たちは、ある一定の文脈の中で行動を繰り返す時、習慣や役割の一部分である行為を刻むことを支援する環境の側面に注目することを学習する。

習慣化の構成要素１：習慣

習慣とは、慣れ親しんだ環境や状況の中で、ある首尾一貫した方法で自動的に反応したり遂行したりする獲得された傾向であると定義できる。習慣は、環境の偶然性に対処する調整されたやり方を提供することによって、行動を調整する（Camic, 1986；Dewey, 1922）。文法が言葉を構成したり、ルールがゲームを規定したりするのと同じように、習慣は行動を導く（Koestler, 1969；Young, 1988）。Bourdieu（1977）は、習慣の学習は、世界をどのように評価し、同時に行動するための一連の規則を獲得することであると強調している。環境を評価することは、慣れ親しんだ環境の特性の真っただ中にあって、自分が行いつつある習慣的行動のための行為の意味を理解しながら、自分を自動的に位置づけることを意味する。例えば、身繕いをするという日課では、人々はどの衣服がどの部位を覆うのか、どの衣服をある衣服の前に着る必要があるのかを自動的に認識している。私たちは、自分の日課となった行為に対する環境の意味という観点から、自分の環境に注意を向け、理解する。したがって、いかなる習慣的行為の大きな構成要素も、私たちのまわりの物、人々、出来事を私たちが行うことへと組み入れるための戦略になるであろう。

このことは、まさにマイケル君が奮闘している習慣の側面である。彼は別の物と宿題を分け、関連する物を保管するフォルダーを提供された。しかし、その環境の中で物を効果的な日課として用いるためには、人々は意志と環境の特性を利用する個人的習慣を開発しなければならない。マイケル君がフォルダーに意味づけることができ、そして、秩序だった系統的なやり方で適切なフォルダーに書類を入れるという一連の新しい規則を練習し、獲得することができるようになるまでは、宿題の苦痛は解決されないだろう。

■*私たちは習慣的なことに取り組む方法に、環境の特性を取り入れる.* ■

私たちは世界が慣れ親しんでいると経験する限り、習慣は滑らかで、注意の必要なしに作用する。物事を行う習慣的なやり方から私たちを遊離させるのは、慣れ親しみのなさである（つまり、自分が内面化した規則を持っていないことである）。したがって、習慣は慣れ親しんだ出来事や文脈を認識するために、また、行為を導くために、内面化された適切な能力として作用する。習慣は、私たちのまわりの世界で起こっていることに対して、私たちに適切な方法を提供し、適切な行為を構成するものである。

習慣は私たちの生活に習慣の効力性と効率性をどのようにもたらすのか

習慣は、ある環境の中で、私たちがこれまでの遂行から何かを行うことを学んできたやり方を維持する。習慣は、それが遂行される環境内で、何らかの価値を持つ物事を行うやり方を取り入れるであろう。このこ

とは，あらゆる習慣がすべて効力があることを意味するものではない．フォルダーの1カ所にすべての書類を投げ込むというマイケル君の習慣は，書類を分類するという挑戦を避けるといった目的は達成しているが，宿題にうまく取りかかることを組み立てる助けにはなっていない．適応的習慣は，人々が首尾一貫した有効なやり方で，日課の活動をやり遂げることを可能にする（Camic, 1986）．

習慣は，その慣れ親しんだ，比較的努力を必要としない特徴を生活にもたらす通常の行動パターンを共に保持する．Young（1988）は，習慣は行為のパターンを保存する自己永続的なはずみ車のように作用すると論じている．習慣は，ひとたび始められると，行為それ自体の展開をもたらすはずみを提供する．このことが，意識的な注意を別の目的に解放することになる（James, 1950）．習慣は2つ以上の行動を同時に引き起こすことをもたらす．ある人は習慣化した行動（例：朝に服を着たり，勤務後に車を運転して家に帰ること）をしながら，別のことを考えたり行ったりすること（例：電話をかけたり，会議を計画したり，ラジオを聞いたりすること）ができる．したがって，習慣は，必要な意識的注意の量を減少させることによってだけでなく，別の同時に行われる活動のために人々を解放することによって，作業遂行のために求められる努力を減少させる．

■習慣はその慣れ親しんだ，比較的努力を必要としない特徴を生活にもたらす通常の行動パターンを共に保持する．■

習慣はどのように社会的に適切となるのか

習慣はまた，社会に対してある目的を果たしてもいる．Young（1988）は，ある集団に共有された習慣が社会的慣習を作り上げると述べている．このように，人々は習慣を獲得することによって，ある特定の集団の生活の仕方を作り上げている慣習の運搬者や伝達者となる．さらに，ある社会的集団の中で，ある人の習慣的な行動は別の人の習慣のために必要な環境的文脈の一部になることもある．例えば，Rowles（1991）は，郵便局に集まるという習慣に就いている男性高齢者の集団に関する以下のような説明を提供している．

> 毎朝，午前10時ちょっと前に，ウォルターさんは「郵便物を取って来る」ために，家から郵便局となっているトレーラーまでの丘を400メートルほどをぶらぶらと降りて行く．彼は毎日まったく同じ道をたどって行く．コルトンの町の様々な場所から，年配の男たちの仲間数人が，ほぼ同じ時刻にこれと同じ旅に出る……．郵便物を取って来ることは，この地区の男性高齢者が郵便局に隣接するコルトンストアの外にあるベンチで，非公式的に集う理由になっている．男たちは，一般に，午前中はずっとぶらぶらしている．彼らは，往来する車を眺め，店の常連客とおしゃべりし，その日の出来事を話し合う．そして，お昼近くになると，この集団は解散し，ウォルターさんは再び自宅への道を戻って行く（p.268）．

手紙を受け取り，他の高齢者に会うというウォルターさんの習慣は，習慣が他人の行動にどのような利益を与え，それと調和するように私たちを導くかということを描いている（Cardwell, 1971）．

私たちの典型的な行動は，その環境内の他人に，かなりの範囲まで認識され，期待され，依存しているものである．例えば，時間厳守や勤勉さという習慣は，典型的な西洋社会の期待を反映している．人は，予定された時間に，仕事，会議，予約に来て，指定された間は目の前の課題に集中しなければならない．仕事課題の期限を厳守しない人や，仕事に集中しない人は，そのような環境に同調しないことになろう．したがって，習慣はまた，ある人を社会の円滑な機能状態へと統合させることになる．この点は，チェンさんが家族とより調和のとれた関係を持つようにしたという日課の変更によって描くことができる．彼の以前の習慣は，家族と余暇活動をせずに仕事を続けるというもの

であったのに対し，新しい日課は家族とのより多くの接点をもたらすものであった．

日常作業に対する習慣の3つの影響

日常行動に対する習慣の影響は，広範囲に及んでいる（Camic, 1986）．私たちが何を行うのか，それをいつ行うのか，それをどのように行うのかは，私たちの習慣を反映している．図5-2に示すように，以下の3つの習慣の影響を認めることができる．

- 習慣は日課の活動がどのように遂行されるのかに影響する．
- 習慣は時間が典型的にはどのように使われるのかを調整する．
- 習慣はある範囲の作業遂行を特徴づける行動様式を生み出す．

◆作業遂行の習慣

それぞれの人は，身だしなみを整えたり，服を着たり，ベッドを直したり，モーニングコーヒーの準備をしたり，犬を散歩に連れ出したり，支払いをしたり，仕事や学校に行ったりするといった日課の活動を遂行する場合，自分なりのやり方がある．習慣は適切な礼儀作法や形という私たちの考えと一致するかもしれない．習慣は，親や教師が教えてくれたやり方を反映するかもしれない．習慣は，単に最も簡単で効率的なことから生まれるものかもしれない．理由が何であれ，人々は慣れ親しんだ活動を行う自分独自のやり方をしっかりと揺るぎないものにする傾向がある．

Seamon（1980）は，習慣には通常，一連の身体運動が含まれると述べている．彼はこうした習慣を「特定の課題や目的を維持する一連の統合された行動（p.157）」であると述べて，身体のバレエ（body

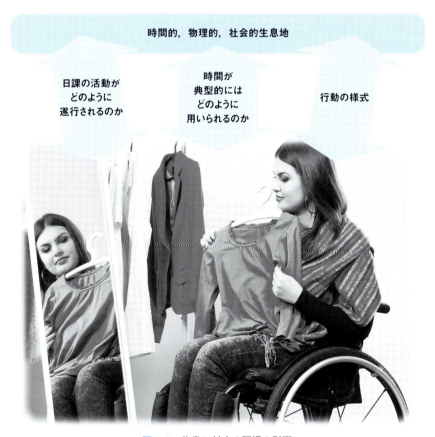

図5-2　作業に対する習慣の影響

ballets）と呼んでいる．通常の活動を遂行する習慣的なやり方は，日課の目標を達成するために行為を組織化する．Dewey（1922, p.24）は，そうした日常習慣を「行為へと移されるのを待っている受身的な道具」と呼んだ．確かに，私たちの習慣は，通常の生活の中で自分が行うことをできるようにするという種類の道具である．私たちがほぼ毎日行う習慣的なやり方は，ほとんどが目立たないものではあるが，それらなしに毎日を過ごすことは耐え難いほどに厄介なことになろう．

■*私たちがほぼ毎日行う習慣的なやり方は，ほとんどが目立たないものではあるが，それらなしに毎日を過ごすことは耐え難いほどに厄介なことになろう．*■

◆日課の習慣

習慣の影響は，日課の時間使用にも見られる．Seamon（1980）は，そうした習慣が今は何時なのかということだけでなく，自分はどこにいるのかとか，自分は空間をどのように動いていくのかということとも通常は結びつけられているがゆえに，それを時間－空間の日課と呼んでいる．彼はそうした日課を以下のように述べている．

> 彼は7時30分に起き，ベッドを直し，朝の整容を行い，8時までには家を出ることにしています．それから通りの角のカフェまで歩いて行き，新聞（それはニューヨークタイムズでなければなりません）を手に取り，いつもの食事（スクランブルエッグ1個，トーストとコーヒー）を注文し，9時頃までそこにいて，それから近くの事務所まで歩いて行くのです（p.158）．

私たちの一人ひとりは，自分の毎日のパターンを特徴づける同じような時間使用の日課を認識するであろう．

Chapin（1968）は，日課が毎日の習慣だけでなく，多様な時間的周期を持つ習慣を持つことになると，次のように指摘している．

> ……1日の24時間の間に，料理を作り，食べ，皿を洗ったりします．1週間の7日の間に，仕事，学校，買い物，レクリエーションや付き合いを日課として行います．1年の間に，町の外の親戚を訪問し，家族とバカンスを過ごし，別の休みには出かけるという日課を送ります……（p.13）．

その結果，日課は様々な周期と結びつくことがある．いくつかの周期は，人がしている仕事の種類と結びついている．例えば，教師は学期によって変化する日課を持ち，農民の日課は季節と天候に左右される．

日課は，生活の構造や予測をある程度提供する．退職の縦断的研究では，高齢者にとっての最大の挑戦の1つは，仕事を辞めた後に新しい日課を見つけ出すことであった（Jonsson, Josephsson & Kielhofner, 2001）．まったく同じ日はないものの，ほとんどの人は1週間のある1日のための典型的な日課を持っており，明らかにすることができる．産業化社会では，人々は一般に，学校や仕事へ行く日を特徴づけるパターンがあり，また仕事や学校が休みの日を特徴づける別のパターンもある．日課の一貫性の程度は，その人の環境に依存している．ある環境は，そこにやって来て，何らかの課題を行い，昼食や休憩をとり，特定の時間にその1日を終わるというように人々に求める小学校や工場のスケジュールのように，固定的な日課を求める．別の環境は，もっと柔軟な行為のパターンを求めている．

日課の習慣は，私たちを時間の流れの中に効率的に位置づけるよう支援する．習慣は，1日，1週間，その他の生活の周期という経過の中で，私たちがどこにいなければならないのか，何をしていなければならないのかということを可能にする．私たちの日常生活のほとんどは，こうした周期的な日課によって決められ，形づくられている．それは，私たちが様々な作業に取り組む全体的なパターンを作り出している．

◆習慣の様式

Dewey（1922, p.20）は，ある人の習慣は「世界

の中に存在する……」典型的な「様式」に反映されていると述べた．大まかな像に対する細部志向的描写，素早さに対する穏やかさ，あるいは，手際の良さに対するぐずぐずと時間をかけるといった特徴は，習慣が調整する遂行の様式の例である．習慣の様式はまた，私たちの対人行動にも見られる．私たちが無口なのかよく話すのか，直接的なのか間接的なのか，すぐに信用するのか用心深いのか，公式的か非公式的かといった傾向を持つかどうかは，社会的習慣の様式の例である．

習慣の様式は，活動全体にまたがって明らかである．つまり，私たちは自分が行うすべての遂行に対して個人的様式を持ち込む傾向がある．Camic（1986）は，そうした習慣を次のように定義している．

> 生活の全領域を通して，あるいは，極端な場合には生活のすべてを通して，人の行為を覆い尽くすいつまでも変わらない一般化された性質で，そうした場合，この用語は全体的なやり方，傾向，顔つき，性格特性といったことを意味するようになる（p.1045）．

実際に，習慣の様式は遂行に対して特有で安定した特徴を与える．

習慣はどのように形成され，変化するのか

子どもは，おそらく一定のバイオリズムを保つパターン化された行動の内的調整装置なしに，この世界にやってくる．しかし，子どもはすぐに，物理的，社会的，時間的な世界を作り上げているリズム，日課，慣習へと統合される．子どもは親の導きと支援を通して最初に日課を獲得する．それは，眠り，目覚め，食べ，沐浴するといったパターンを伴う昼と夜の日課である．発達の経過につれて，日課，慣習，物事を行うやり方が繰り返し経験されると，子どもは複雑な習慣パターンを発達する．

睡眠や食事のパターンといった多くのパターンは，生涯を通してある程度安定したままに残る．学生や仕事などの役割に入るといった他のものは，発達段階の進行に伴って変化する．興味深いことに，個々の新しい環境的文脈は，それが個々人にその社会システム内の他の人々のパターンと同じく，行為のパターンを取り入れるように促す独自の規則的なリズムを持っている．最終的には，多くのリズムは，家庭生活や学校や仕事の生活のリズムやパターンのように，相互に織り込まれる．

すべての習慣は行為のパターンを保つことに役立つため，変化に対しては自然に抵抗する．私たちが予定や環境に変更を加える時はいつでも，古い習慣の固執に出会う．私たちは，前の約束時間にやって来たり，物を置いていた場所や働いていた場所を変えた後にも，違う戸棚を開けたり，前の会社に行ったりしてしまう．

習慣は，世界がどのように作り上げられているかに関する私たちの最も根本的な確信に基づいているがゆえに，変化に抵抗する（Berger & Luckman, 1966）．習慣は物理的，時間的，社会的な世界における特定の秩序を前提としている．習慣とその背景になっている前提が崩されたり変更されたりすると，見当識障害や非現実性といった感覚が出現する．例えば，私たちは，睡眠パターンが崩されたり変更されたりすると，時間的世界の中にしっかりとつなぎ止められているという通常の認識なしに目覚めている自分を見出すことができる（例：本当は夕暮れなのに夜明けだと思ってしまう）．私たちは，慣れ親しんでいる課題を行っている最中に，自分の居場所がわからなくなってしまうといった時に，見当識障害と同じような認識が生じる可能性もある（例：慣れ親しんだ目的地に向かって車を運転している時に，突然，その道のどこにいるかがわからなくなってしまう）．そうした場合に，私たちは，いつもの慣れ親しんでおり当然のことと考えている世界が何かという明瞭な基盤がないことに突然気づいてショックを受ける．

障害になると習慣に何が起こるのか

　習慣は，私たちが自分の環境の中で遂行できるように，根底をなす遂行能力を利用して組み立てる．自分の習慣と自分の遂行能力と環境との適合は，私たちが自分の毎日の日課の中でどのように効果的かを決定づけるであろう．人々が能力障害という困難さに直面する時に，習慣は特に重要な役割を果たす．以下の考察が示すように，習慣は能力障害に影響するか，根底をなす機能障害をうまく代償するかのいずれかであろう．

◆機能障害的な習慣

　私たちは，悪い習慣が自分に否定的な影響を及ぼすことを直感的に知っている．私たちは皆，ない方が良いという習慣を持っている．しかし，機能障害的な習慣は，とても厄介なものになることがある．それは人の幸福を脅かす重大な重荷となる（Kielhofner, Barris & Watts, 1982）．

　後天性障害は，こうした機能制限の結果を一層悪化させる習慣の衰退へと導く可能性がある．例えば，うつに直面している人々は，動機づけとエネルギーの不足により，自分の日課を追い求めることができない場合がある（American Psychiatric Association, 2000）．時間の経過の中で，これは，無活動を助長する習慣の衰退へと導く可能性がある（Melges, 1982）．このように，その人がこれまでの効果的で満足できる日課を失うと，気分とエネルギーはますます低下するであろう．そのような場合，習慣の崩壊は下向きのらせんの一部となる．機能障害は習慣に悪影響を及ぼし，習慣の崩壊はその根底をなす症状と転機をますます悪化させる．

　能力障害と関連する別の習慣の問題は，人々が自分の環境から機能障害的な習慣を学習するかもしれないことである．例えば，入院によって引き起こされた非活動性は，習慣の喪失に寄与する可能性がある．残念なことに，人々が昔の習慣や新しい習慣を練習する機会は，リハビリテーションでは提供されないことが多い（Shillam, Beeman & Loshin, 1983）．重度な感情障害や認知障害を持つ人々の多くは施設環境に置かれる．こうした場面では，日課は，施設内で，また，後のより大きな地域で生活する時に，居住者たちがうまくやっていくには役立たない受身性や非活動性という習慣を学習するという結果をもたらす可能性がある（Borell, Gustausson, Sandman & Kielhofner, 1994；Kielhofner, 1979, 1981, 1983）．

◆習慣に対する機能障害の影響

　能力が減少すると，以前に確立された習慣は著しく崩壊する．ある人は，日常生活の多くの，あるいは，ほとんどの側面に対して，新しい習慣を開発するように強いられるであろう．ある人の機能状態の変化は，既存の習慣の有効性を全面的に崩壊する可能性がある．Zola（1982）は，車椅子という新しい視点から，自分の朝の日課をやり遂げようとする説明の中で，このことを以下のように描いている．

> 　体を洗うことは大変でした．流しが非常に低いために，私は完全にびしょ濡れになってしまいました．今になって思えば，私は何も着る必要はなかったのです．顔や胸や腕を洗う時には，いつも私は流しに倒れ込むために，余計な水が飛び跳ねて流しの中に入ってきます．車椅子の中の私の身体の角度はそれとは違っていました．私は流し台の上に身体を伸ばすことができずに，傾けられなかったのです．たくさんの水が跳ねてしまい，そして，濡れたフェイスタオルを使ったので，私はこれを「スポンジ入浴」と呼んでいました（p.64）．

　機能障害が重度の場合，毎日の日課は著しく煩雑になる．人々がリハビリテーション機器をかなり広範囲に用いなければならなかったり，他者の支援を必要としたりする時は，完全に新しい日課を獲得しなければならない．ときには，能力障害の管理と関連する新しい習慣を必要とすることもある．例えば，人々は膀胱・直腸の管理，関節保護とエネルギー保存，あるいは，複雑な投薬管理体制に従うなどのために，新しい習慣を学習する必要があるかもしれない．鎮静と増悪

を伴う身体機能の改善の低下は，こうした新しい習慣の獲得を困難にする可能性がある．

能力が変化する能力障害者は，非常に柔軟性のある習慣を開発する必要があるかもしれない．例えば，予測し得ない機能障害を持つ人は，以下のパーキンソン病を持つ男性のように，物事が好転した時に利用する準備ができていなければならない．

> 私はやるのが好きだったすべてのことを，1日のそれ以外の時間に柔軟に詰め込んでいます……ある日には自由時間が9時間から10時間もあるかもしれませんが，それは非常にまれなことです．別の日にはそれほど多くはありません．私がそれについてできることは何もありません（Pinder, 1988, p.79）」．

一方では，徐々に進行する機能障害は，習慣がかなりの程度まで意識的戦略に置き換えられることを意味するであろう．例えば，Murphy（1987）は，自分の進行性の麻痺が毎日の日課をどのように計算しなければならなかったのかを説明している．彼が書いているように，車椅子からトイレへの移乗の日課では，どのようにして起き上がり，「介護の支援を選択し，（トイレへ）到達するまでの段階の数を計算する（p.76）」ことを必要とした．習慣は人が行うことを自動的に調整できない時，通常は毎日の日課に伴う容易さと効率性を取り除いて，追加の努力と注意集中が求められる．

■*習慣は人が行うことを自動的に調整できない時，通常は毎日の日課に伴う容易さと効率性を取り除いて，追加の努力と注意集中が求められる．*■

◆**空間と時間の崩壊**

重度の機能障害の発症により，日課の遂行は空間的，時間的に徹底的に変えられる可能性がある．例えば，脊髄損傷の人は，車椅子で行くことができる場所と，どれくらい時間がかかるのかといった拘束を中心にして行動を組み立てることを学習しなければならない（Paap, 1972）．能力障害の発症に伴い，人々とその環境のすべての関係は劇的に変化し，新しい習慣が必要になるかもしれない．Hull（1990）は，この点について以下のように書いている．

> 一般に，私の経験によると，悪い習慣は……自然に修正される．……言い換えれば，盲目それ自体が白杖使用者に鉄則を負わせている．街灯柱，縁石，階段は，最良の教師である（p.15）．

同様に，車椅子や他の歩行支援補助具は，使用者に目的地への最短の道でなく，斜面，縁石，地面の楽な道を選択するように求めることになる．新たな能力障害に適応した習慣は，変更された遂行能力に対処するだけでなく，根本的に変えられた行為を求める物理的世界にも取り組まなければならない．加えて，人々は悪天候や人があふれる公共の場といった外的な偶然性に一層の価値を持つようになる可能性がある．

時間も別の問題となる．自分の機能障害が日課の課題を実施するために追加の時間を必要とする時，人々はより少ない物事を行う日常の日課を作り上げなければならない．そのような時間の挑戦は，新しいセルフケアの習慣を日常の日課に加えることが必要になり，ますます拘束になる可能性がある．

習慣はどのように再構築されるのか

これまでの検討が示すように，能力障害に直面する中で日常生活を組み立てるという課題は，その人の習慣の再構築を意味する．調節と取引がなされなければならない．ある活動は取り除かれる必要があるかもしれない．物事を行う新たな方法を見つけ出し，学習しなければならない．最終的に，もっと価値を置く別の活動に時間を費やすために，ある課題を家族や介助者に任せなければならないかもしれない．

Williams（1984）は以下のように書いている．

> 能力障害を持つ人が「単に」機能障害に移ることであるならば，結局，日常生活課題をなし遂げる別

の方法が，記憶と習慣へと委ねられ，再度「持たれることになった」新しい世界との関係の中に深くしみ込むであろう（p.110）．

これらの新しい習慣への経路は，能力障害によって無効にされたかつては慣れ親しんでいた世界を後に残すことになる．Merleau-Ponty（1945/1962）は以下のように書いている．

> もしも手足を失ってしまったならば，私の慣れ親しんだ世界は，もはやその世界の中に効果的に描かれることはない習慣的な意図を私に引き起こすことは確かである．つまり，その利用できる物は確かにそれが利用可能であることを示す限り，私がもはや持っていない手に訴えかけるのである（p.82）．

自分の変化した条件で世界に再び出会うことによってのみ，世界との新しい関係が創発され，再び慣れ親しみ，そして，当然のことと思うようになる．DeLoach & Greer（1981）は，この転換を以下のように説明している．

> 人は，自分が以前にしていたことを行う新しい方法と，いくつかのまったく新しい物事をなし遂げる方法を学習し始める．これらの新しく，これまでとは異なる方法は，最初は扱いにくく，ストレスを生み，いらだたせるが……徐々に，人は道具的な新しいやり方に慣れるようになる．最初は扱いにくく，苦痛で，恥ずかしかったことも，まさしくその人の日課に組み入れられ，通常の生活の一部になる．このような習慣化の後に，その人は行ってきたことや行わなければならないことに注意集中することよりも，今や生活への参加により多くの注意を集中し始める（p.251）．

彼らが示すように，習慣のシフト（転換）は，人々が日常生活活動，仕事，余暇といった毎日への参加を取り戻す自分のやり方を見つける必要な道なのである．

習慣化の構成要素 2：取り入れられた役割

日課の行為は，私たちのそれぞれが社会システムに属し，その中で行動しているという事実に影響を受ける．私たちが行うことの多くは，配偶者，親，勤労者，学生などとしてである．私たちはそのような役割を取り入れた後に，自分の役割を反映するやり方で行動する（Fein, 1990）．役割を取り入れることは，その役割に属する同一性，外見，行為をすることを意味する．したがって，**取り入れられた役割**とは，社会的で個人的に定義された状態と，それに関連する一連の態度や行為の取り入れである．チュンハウさんのテニスをするという余暇の役割に含まれていることは，この役割を取り入れるという過程の一例である．彼は自分をそのように見ており，自分がテニスプレーヤーであることを示す道具や衣服を身につけている．彼は試合をうまく行うためにトレーニングを見つけ出した．彼は，この役割を共有する他の人と交流し，新しい文脈の中でこの役割を公的に担うことを可能にする公式試合にかかわるという方向に取り組んでいる．

役割を取り入れることは，他人と自分の関係や行動が期待されているという認識を得ることにかかわる．Sarbin & Scheibe（1983, p.8）が書いているように，効果的な行動とは，「様々な出来事という世界の中での自分の正しい位置」にかかっている．したがって，取り入れられた役割は，私たちに効果的に行動するために必要な社会的態度をもたらす．

役割同一性

私たちが自分を学生，勤労者，親などと見ているのは，自分をある立場や地位を占めていると認識するためであり，また，自分をこれらの役割を持つ者として行動していると経験するためである．Sarbin & Scheibe（1983, p.7）が書いているように，「ある人のいかなる時点における同一性も，その人の妥当とされた社会的地位の作用なのである」．私たちが自分の役割を明らかにするのは，部分的には自分に対する他

人の態度や行為に反映されている自分を見ているためである．したがって，役割同一性は，他人が自分をある特定の立場を占めていると認識し，反応する時のみに生み出される．自分が何者かは，自分が担う役割とからみ合っているのである（Cardwell, 1971；Ruddock, 1976；Schein, 1971；Turner, 1962）．

どのような役割を明らかにすることも，社会が役割にあてがった特性とその人がその役割にあてがった個人的解釈の要素を取り入れることを意味する（Fein, 1990）．例えば，ある人は，知的であることを強調する学生という役割同一性を発達させるかもしれない．そうした人にとって学生とは，知的能力，興味，価値を持つという意志の認識と共鳴するかもしれない．別のことに興味と価値を持つ学生は，学生の役割を単に身分証明を得る手段と見ているかもしれない．両者とも，学生の役割を担ってはいるものの，それを取り入れ，同一化し，その期待を果たすやり方は大きく異なっている．

私たちがある役割を自分で考え，経験するようになるやり方がどのようなものであっても，自己理解の一部になる．私たちは，ある範囲までは，自分が担う役割の自己認識という点で自分を見，自分の行為を判断している．Miller（1983）が論じるように，個人的同一性は自分の様々な役割のすべての自己認識を反映している．その人の様々な役割を個人的同一性へと統合することは，別の役割よりもある役割を中心に据えたり，重要であったりすることを意味している．この過程は，自分の生活の中の別の場所で別の役割を担ったり，余分な努力や注意を要求されたりするにつれて，時間の経過の中でダイナミックに変化する（Hall, Stevens, & Meleis, 1992）．チェンさんは，勤労者，余暇，および，家族の役割を再定義づけた人の例である．

しかし，すべての役割が明確に定義された社会的地位を持つわけではない．ある役割は非公式的なものである．ある役割は個人的状況から起こる（Rosow, 1976）．明確な社会的地位がない非公式的な役割の一例は，障害を持つ配偶者や親の介護者の役割である（Schumacher, 1995）．そうした役割は，公式的な社会的地位に対応しておらず，より曖昧な意味と期待が付与される．したがって，そのような役割を取り入れることは，より多くの即興性を必要とする．人々はその役割への自分の定義を伝えたり，その役割を認識したり妥当にしたりする社会的パートナーを見つけたりしないままになることが少なくない．このことは，集団を支援することが非常に評判の良いことの理由の1つである．彼らは自分たちのようなうまく定義されない役割を占めている他の人々にアクセスする人々を提供することが少なくない．こうした集団では，人々は自分の役割に対する妥当性を見つけ，その役割に対する理にかなった期待が何かを整理する．

人々は，どうしたら自分と自分の役割パートナーを認識するのかを導く内面化された台本のために，ある役割の中でどのように振る舞うのかを知る（Fein, 1990；Miller, 1983；Mancuso & Sarbin, 1983）．この台本は，人がどのように開始すべきかを暗黙のうちに認識させる．例えば，私たちがどのように挨拶するかは，他の人々との役割関係によって決められる．その二人が親と子，勤労者と上司，学生と教師，二人の親友同士かどうかによって，挨拶はまったく違う形になるであろう．

■私たちが他人との役割関係を知ると，私たちはどのように彼らを見たり，私たちに対してどのように働きかけるべきかを認識もし，また，彼らに対する自分の態度と行為はどのようにあるべきかをも認識する．■

作業に対する役割の影響

図5-3に示すように，役割は3つの主な方法で行為を組織化する．第1に，役割は私たちの行為のやり方と内容に影響を及ぼす．ある役割から別の役割へと移行することは，私たちがどのように装い，どのような話し方をし，他人とどのような関係をとるのかといった変化によって区別されることが多い．第2に，それぞれの役割はその役割を作り上げているある範囲の行動を伝える．したがって，役割は私たちが行う物事の種類を作り上げる．例えば，学生は授業に出席

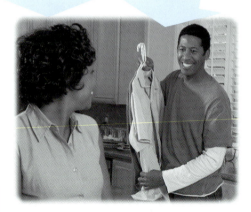

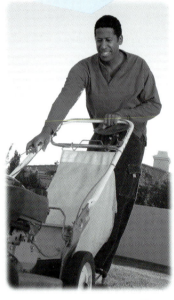

図 5-3 作業に対する役割の影響

し，ノートをとり，質問をし，論文や本を読み，宿題を仕上げ，勉強し，試験を受けることを期待されている．ある役割に期待される行為は，ある社会的集団によって明確に定義される．別の状況では，人々は自分のために，どんな行為がその役割を作り上げているかを交渉したり，定義づけたりしなければならない．

第3に，私たちがある特定の役割を担う時に，その役割は1日や1週間というサイクルに時間を区切っている．通常，毎日の経過は，役割の連続と重複とを含んでいる．むずかる赤ん坊を抱き，コンロにかけている食べ物を見ながら，同僚と電話で話している親は，役割がどのように重複しているかをただちに認識するであろう．私たちの1日，1週間，そして，生活にまたがって，役割は私たちが入り，担い，出て行く社会的空間なのである．

■*私たちの1日，1週間，そして，生活にまたがって，役割は私たちが入り，担い，出て行く社会的空間なのである．*■

社会化と役割変化

児童期から，私たちは他の誰もが当然のことと思っている地位を占めていると認識し始める．母親，教師，ベビーシッターといった地位を占める人々は，予測可能なやり方で行動する傾向がある．時間がたつにつれて，私たちは自分もまた何らかの役割をあてがわれていることを発見する．私たちは，自分が占める役割のために，ある一定のやり方で振る舞うように期待されていることを学ぶ（Grossack & Gardner, 1970；Katz & Kahn, 1966；Turner, 1962）．

役割期待を伝える過程は社会化と呼ばれる（Brim

& Wheeler, 1966)．例えば，子どもは大きくなるにつれて，家族の一員という期待が伝えられる．

こうした期待には，子どもがどこでどのように遊ぶのか，家族の日課に合わせること，セルフケアとお手伝いに責任を持つことが含まれる．これらの家族の一員としての遂行の期待は，一般に，後の人生で出現する役割期待よりも非公式なものである．このように，役割の社会化は，一般に，非公式的役割から公式的役割へという発達的経過を含んでいる．この役割の経過は，子どもが役割台本を取り入れ，役割台本を行為のためのガイドラインとして用いる能力の成長と対応している．後の発達には，社会化は，教育，役割の練習と見習い，資格，監督といったものを含み，より公式的なものとなろう．多くの役割に対して，社会は役割を果たす人々を社会化し，調整するために非常に長い時間をかけるのである．

新しい役割へと社会化される人々は，典型的にはやり取りの過程の中で，自分の役割を交渉する（Heard, 1977；Schein, 1971）．それぞれの人は特有な役割を果たしているが，他人にどのように影響を及ぼすのかによっても束縛される．他人に否定的な影響を及ぼすようなやり方で役割を果たしている人は，その役割期待に合わせるよう非難を受けることになる．

役割は人生を通して変化するため，社会化は進行していく過程でもある．学生の役割に入ったり出たりすること，仕事を始めたり退職したりすることといった人生の様々な段階で，社会は役割変化を期待し，組み立てる．人々はまた，役割に入ったり出たりすることを選択する．最後に，状況によっては，人々は役割変化を押しつけられることもある．

役割変化は複雑で，その人の同一性，他人との関係，遂行を期待される課題，自分の生活様式を組織化するやり方などの変更にかかわっている．役割変化の複雑さの例は，年老いた両親が子どもたちに自分の面倒をみてくれるように求める時の家族の経験である．この状況は以下のようになる．

高齢世代が力を失い，最も個人的な事柄を決定するという権威が自分の子どもの手に委ねられる時に，明確な役割の転換が起こる……．役割は，しばしば断固たる抵抗や理解できる憤慨に直面する中にあって，徹底的に再定義される必要があることが少なくない（Hage & Poweres, 1992, p.118）」．

このように，役割変化は人間発達の重要な部分ではあるが，それぞれの人とその社会システム内の大きな再組織化の機会となることも多い．

役割に対する障害の影響

能力障害者は作業役割から閉め出されたり，作業役割の遂行が困難になったり，作業役割を学習したり担ったりする機会がないかもしれない．さらに，能力障害を持つことは，その人に望んでいない境界線上の役割をあてがう可能性がある．したがって，能力障害を持って生きることは，役割を担ううえでの数多くの困難さを引き起こすことになる．

能力障害と結びついた役割遂行の困難さ

能力障害は，それ自体が役割遂行に伴う問題を示すことが少なくない．例えば，精神疾患や薬物濫用の問題を持つ人々を精神科のケアに入るように導く共通の要因は，学校や仕事の役割での失敗である（Black, 1976；Mechanic, 1980）．精神疾患を持つ若者は，仲間よりも，学業，余暇，仕事の役割に多くの問題を抱えている（Barris, Dickie, & Baron, 1988；Barris, Kielhofner, Burch, Gelinas, Klement, & Schultz, 1986；Holzman & Grinker, 1974；Offer, Ostrov, & Howard, 1981）．

役割行動に伴う問題は，ある人が適切な役割台本を取り入れておらず，それゆえに，社会的集団の期待を果たしていない時に生じるかもしれない．人々は，能力障害を持つことで，役割台本を得る経験が少なくなるようである（Smith, 1972；Versluys, 1983）．例えば，認知機能障害を持つ人々は，大人の役割を学習する機会にアクセスするのを拒否されることが多い（Guskin, 1963；Kielhofner, 1983；Wolfensberger, 1975）．そのような場合，学習経験の不足によっ

て能力制限は拡大される．

　身体能力の制限は，役割遂行を妨げたり，停止したりすることがある．別の場合には，人は役割をどう担うかという主要な変更を行うだけで，役割を保持することができる．例えば，能力障害を持った人は，勤労者として続けられるかもしれないが，新しいタイプの仕事に就かなければならないだろう．多くの場合，このことは，もっと賃金の低い仕事へと移ることを意味する可能性がある．

　障害は，その役割に対する自分自身や他人の期待と首尾一貫したやり方で，その役割から離れることができないといった役割遂行上の問題を作り出すことがある．例えば，他の人々の目には見えない機能障害を持つ人々は，友人，家族，同僚から仮病を使っていると思われることがある（Schiffer, Rudick, & Herndon, 1983）．別の場合には，その役割の自分自身の見方と自分がどのように遂行できるかということの間に，葛藤が起こるかもしれない．例えば，多発性硬化症を持つある男性は，自分の家族の一員の役割を以下のように述べている．「私は肘掛け椅子の中でじっとしており，学校に電話すらできないため，子どもたちの躾から取り残されたように感じます．私は本当の父親や夫としての能力を失ってしまいました（Robinson, 1988. p.60）」．Hull（1990）も同様に，盲目であるということが，子どもたちを監督し，一緒に遊ぶことに参加する能力をいかに奪い去り，自分がなりたい父親ということをいかに減退させ，萎縮させてしまうかについて述べている．そのような進行中の役割の同一性と機能の転換は，葛藤と自己の価値の切り下げの源となる可能性がある．

　ある人がいくつかの役割に示されている複数の義務や願望を果たすことができない時に，役割の緊張が起こることがある（Beutell & Greenhaus, 1983; Coser, 1974; Gerson, 1976; Gray; 1972）．機能障害は，他の役割の放棄を求めながら，人々が仕事や家事といった主要な生活役割を維持するためにより多くの時間とエネルギーを割くよう求めることもある（Hallet, Zasler, Maurer, & Cash, 1994; Hammel, 1999）．全体的に見て，障害者は，障害のない人々と比べると，より少ない数の役割しか担わないという傾向がある（Dickerson, & Oakely, 1995; Ebb, Coster, & Duncombe, 1989）．

◆役割に対する社会的バリア

　機能障害は役割遂行の困難さの原因になるかもしれないものの，能力障害を持つ人にとって最も大きなバリアの1つは社会的バリアである（Hahn, 1985, 1988）．多くの人にとって，目に見える能力障害の存在は通常の役割にアクセスすることの困難さをただちに作り出す．児童期初期から能力障害を持つ人は，役割を探索し，学習し，担うように促されなかったり，妨げられたりするかもしれない．そのような人々は一連の役割を獲得できないために，慢性的なフラストレーションに陥るかもしれない（Kielhofner, 1979, 1981）．役割に対する社会的バリアは，社会的なアクセスを困難にする微妙な態度のバリアから，その人の結末が障害者の役割へのアクセスを不可能にする社会政策に至るまでの範囲にわたっている．

　役割へのバリアは，人々が様々な社会的集団への障害者の参加を拒否する時に，明らかになることもある．最も劇的な例の1つは職業領域である．ほとんどの産業化国家は法律で市場へのアクセスの平等を保障しているにもかかわらず，能力障害者は依然として職探しに苦労している（Erikson, 1973; Trieschmann, 1989）．アメリカ合衆国では，労働年齢にある重度の能力障害者の3分の1以下の人々しか働いていない（Hale, Hayghe, & McNeil, 1998; Louis Harris and associates, 1998; Trupin, Sebesta, Yelin, & LaPlante, 1997）．仕事へのバリアには，職場における差別や，人々が仕事を求めようとすると，経済や医療助成という点でペナルティを課すことが少なくない公的政策も含まれる（Brandt & Pope, 1997; National Council on Disability, 1996）．

◆役割喪失と役割減少の結末

　研究によると，極めて少ない役割にかかわることは，多すぎる役割要求を持つことよりも，心理社会的

健康に不利益をもたらす傾向があることを示している（Marks, 1977；Seiber, 1974；Spreitzer, Snyder, & Larson, 1979）．人は十分な役割がなければ，日常生活の中で同一性，目的，および，構造を欠くことになる．例えば，失業は自殺，うつ，ストレス関連の身体的健康上の問題，児童虐待，薬物濫用の増加と結びついている（Borrero, 1980；Briar, 1980）．

人々が比較的重要ではないと考えている役割を担わされたり，役割を喪失したりする時に，同一性と自尊心の喪失が起こることがある（Thomas, 1966；Werner-Beland, 1980）．例えば，Krefting（1989）は以下のように書いている．

> 頭部外傷者のほとんどは，過去の自分の一部分を覚えており，過去の自分がなくなったと認識している．しかし，彼らは新しい自己同一性を築き上げる何物をも持っていない．これはほとんどが，社会の中で正統とされる役割を果たす機会の欠如の結果である．もしもある人のその人らしさが他人に認められなければ，自己同一性という認識を育てることは困難になる（p.76）．

この視点は，能力障害者が自分に行ってきた説明に反映されている．人々が以前に担っていた父親，母親，配偶者，学生，勤労者，養育者，友人といった役割がもはや認められなくなった時，個人的な同一性には多大なコストがかかるのである．

■人々が以前に担っていた父親，母親，配偶者，学生，勤労者，養育者，友人といった役割がもはや認められなくなった時，個人的な同一性には多大なコストがかかるのである．■

◆病者役割と障害者役割

能力障害は作業役割を取り除いたり，締め出したりするだけでなく，人々を病人の役割や逸脱した役割へと追いやることもある（Bogdan & Taylor, 1989；Parsons, 1953；Werner-Beland, 1980）．ある人が病気だったり，活動能力がなかったりする時，通常の役割期待は典型的には中断され，その人は病人の役割に追いやられ，良くなるためには必要なことがあると期待される（Parsons, 1953；McKeen, 1992）．病人の役割と受身性と遵守というその期待は，長期間の病気や能力障害を持つ人にとっては問題となる．

適切な事例は，肉腫と診断され，3年以上にわたる外科療法と化学療法の体制下に入るために，整備士の仕事を辞めなければならなくなったビルさんである．ビルさんは，他人が自分の生活を支配する介護に関する決定を行うようになった病人の役割に慣れていった．彼の癌患者としての同一性は，他の側面の同一性に影を落とすことになった．他人との交流や日課は，患者役割を中心としたものになった．3年後に，ビルさんは健常な身体を持つ身になったが，仕事やその他の大人の役割に圧倒されて，再び就くとは考えられなくなっている自分を見出した．

他人の反応が，その人を障害者役割へと向ける可能性がある（Asch, 1998；Toombs, 1987；Werner-Beland, 1980）．例えば，他人は必要以上に低い期待を抱いたり，その人に過保護的になったり過剰な手助けをしたり，実際の制限以上に障害があると考えさせるかもしれない．例えば，Zola（1982）は，車椅子の利用が彼の社会的交流をどのように変化させたかを，次のように論じている．

> 車椅子に座るやいなや，私はもはや自活できる人とは見てもらえませんでした．メッズさんはこの9カ月間，私のことをよく知っており，以前は頼まなければ身体的な手助けをまったくしてくれなかったのですが，今は私の許可なしにやっています．彼の目には，私は突然，物を運ぶこと，物に手を伸ばすこと，自分でまわりを押すことすらできなくなったと映ったのです．私はこれらのことのすべてを完全にできたのですが，頼まなくても，車椅子は動かされ，物は持って来られるようになりました．私を最もびっくりさせたことは，自分自身の対応，つまり，自分自身から，また，その過程からの疎外でした（p.52）．

彼が示すように，障害者であるという同一性は，それ自体が新しい期待や行動の引き金になる可能性がある．この劇的な転換は，障害者の役割をあてがわれることを避けようとしたZolaの初期の試みの感情を妥当なものにした．

> 私は寮制の特別教育学校に通うのを拒否することで，自分を早い時期から身体障害者と区分してきました．後に，私は慢性疾患や身体障害を持つ人と付き合ったことは決してありませんでした．私はまた，交友関係を通して，別の同一性を得ようとしてきました（Zola, 1982, p.75）．

自分を能力障害者の役割から距離を置くことは，障害に対する社会の反応に照らせば，理解できるものである．しかし，障害者はそうすることによって，障害者としての肯定的同一性を育むことや，障害に対する社会的偏見を改善するかもしれない社会的活動や政治的活動に就くことが少ない傾向にある（Gill, 1997）．

結論

本章は，習慣化によって作業がどのようにパターン化されるかを説明してきた．習慣化を作り上げている習慣と取り入れられた役割は，物理的，時間的，および，社会的な環境と交流する準備ができている日常生活の慣れ親しんだ領域の中に人々を置くことになる．習慣化が機能障害や環境条件によって挑戦される時，人々は生活に慣れ親しさ，首尾一貫さ，および，相対的な容易さを与えることに多大な損失をする場合がある．障害を持つ生活の主な課題は，習慣と役割を再構築することなのである．

知識をテストするための事例

事例1：母親の役割に困難を示す事例

マリアさんは慢性の疲労症候群とうつ病のために作業療法に処方された24歳の母親です．彼女は次のように語ります．「私は今回のインフルエンザは数日中に治ると思います．そうなると良いですが．咽頭炎，身体のあらゆるところに繰り返す痛み，ずっと続く睡魔……私はその後も適切なリフレッシュされた感情もなく深い眠りにつきます．3歳の娘は私のベッドへ這い上がります．私は突然，やるべき仕事を考えます．上司の顔を思い浮かべることができます．私は娘のために何日間も料理をしなかったことを思い出します．洗濯物も積み上げられたままです．私は最後にこれらのことをしてからどれほどの時間がたったかを思い出すことができません．依然として，私は娘が自分のところに来ることを好みません．まあ，私はそれが好きではありません．私はどんな母親なんでしょうか．私は娘と一緒に時間を過ごし，物語の本を読み，レゴで遊ぶことを好むに違いありません．娘は私を必要としています．しかし，私の身体的な状態では，娘のエネルギーに対応できません．娘のほほ笑んでいる顔が今私の鼻の先にあります．娘の目の中に写っている私の顔の様子を見ることができます．私は井戸を見下ろしているように感じます．小さい指が私に10トンの重さで，皮肉っぽく，疲れた腕を引きずります．娘の父親が現れて，『しーっ，ママは疲れているんだよ』と言って，私の救済者になります．落胆した大きい2つの目が最後には次第に見えなくなります．閉じた目に，シャワーを浴びる音がするのを聞きます．涙が枕にしたたり落ちます．私は自分の生活をもつれた鉄の糸のついたボールのように感じます．それは私が解く方法を見つけられずにいるのです」．

事例2：買い物の習慣を持つ若い成人．

「バスの窓から，道路にかわいい店が目に入ります．仕事に出かける前に，私はここに数分間，立ち寄ります．私はバスから降りて，店を見てまわります．すでに時間は12時ですが，今日は約束がありません」．スージーさんは思います．恥ずかしさがこみ上げてきます．彼女はその感情を

無視します．彼女がこのように最後に買い物をした時から6カ月が経ちました．彼女は，子どもを亡くした後で，最初は天真爛漫で，より納得できる行動のように思われました．スージーさんは結婚によって移住してきた双極性障害の外来のクライアントです．最近，彼女の親友が他の州に引っ越していきました．彼女は内向性のため，話をする人がいません．たとえ誰かがいても，他人を悩ませないように，彼女は話をしたくありません．彼女の夫は言葉による虐待をし，彼女が真に望んでいる適切な注意を払ってはくれません．彼女の洋服を買うという依存症は，夫が彼女の体をけなすことによって拍車がかかり，日々の彼女自身の時間がひどく減っています．買い物は一時的に苦痛を回避する唯一の方法です．彼女は学校に勤めており，非常に良心的な勤労者でした．彼女はいつも前もって仕事を終えていました．近頃，彼女は締切を守ることができず，それが自分に痛みを与えて，成功した勤労者としての自尊心を侵害されています．それでも，彼女は子どものことと結婚をしていることを忘れさせる助けになるかもしれないショッピングモールに行って，美しい洋服の楽しさの手がかりを受け入れ，何か新しいことを見出すかもしれないという衝動を止めることができません．

　この2つの物語は，環境（物理的と社会的），遂行能力，意志（自己能力の認識，自己有効性，価値，興味）との密接な関係の中で，人がどのように役割と習慣からなる習慣化が生活の出来事を形づくり，また，生活の出来事とともに出現するのかの例を示している．

　批評的思考と考察を奨励する質問：あなたはそれぞれのクライアントの役割と習慣を明らかにすることができますか．私たちは，もしクライアントの習慣化が突然の外傷や慢性症状によって影響を受けてきたことを明らかにするために何を知る必要がありますか．

　考察：二人の女性に働きかけている作業療法士は，社会的で物理的に多様な環境の中で，価値の置く役割から外れ，適合していない下方へのらせんに向けられた習慣化のダイナミックを明らかにした．スージーさんの物語に示されているような，一時的な病気が引き金になる突然の出来事とそれに対する生涯にわたる戦いは，これらの事例の間の共通点がクライアントの習慣化の崩壊であり，また，そのクライアントの生活とそのクライアントのまわりの人々の生活の崩壊の影響であるとしても，顕著な特徴である．両方の事例において，作業療法士は多大な共感のスキルにより，クライアントと一緒に座り，彼女の感情を妥当にする必要があった．クライアントが心を開いて本当の感情を話し合うことができるようになった時には，作業療法士は時間利用の自己認識，自分の感情を回避する習慣，自己挫折的な傾向を確立するために働きかける．以下は，作業療法士と慢性疲労症候群のクライアントとの間の対話である．

　クライアント：私は……何が悪いのかわかりません．私は生活が不公平であることを知っていて，自分が闘っていることを意味します．

　作業療法士：［ため息をついて……クライアントの目を見つめ，彼女が今どのように感じるであろうかを感じようと努力している］

　クライアント：私は赤ちゃんのために自分ができることが何もないと感じています．私はそれほどの病気で，もっと悪くなるだけでしょう．

　作業療法士：あなたは自分が何もすることができないと感じていますね．

　クライアント：はい．私はひどい母親です．

　作業療法士：あなたのお子さんは，今まであなたに，そんなことを言ったり，態度で示したりしたことがありましたか．

クライアント：いいえ．そんなことはありません．彼女は何かを話すにはまだ幼すぎます．もし私がこのような病気でなかったら，もっとうまくやることができると思っています．

　作業療法士：それはたぶんそうでしょうが，私たちができることにベストを尽くしましょう．

　クライアント：[……]

　作業療法士：お子さんは何が好きですか．

　クライアント：娘ですか．そう，彼女は花が好きです．彼女の大好きな物語の本は花の本です．

　作業療法士：あなたも花が好きですか．

　クライアント：ええまあ．かつて，私はフラワーアレンジメントを学びたいと思いました．

　作業療法士：やってみたの．娘さんと一緒にフラワーアレンジメントができるとは思いませんか．

　クライアント：たぶん……，時間の余裕があるかどうかわかりませんが．

　作業療法士：まずは，私たちで小さな作品を作ってみるというのはどうでしょうか．それは，私にとっても楽しい経験になるでしょう．あなたは私がそのことを学ぶのを手伝ってくれますか．

　作業療法士からのフィードバックを受け取った後，クライアントたちは，彼らができることにベストを尽くすための努力と苦労を認識し，「すべきであったこと」と「なされることができたこと」に焦点を合わせることにより，恥ずかしいと感じることなく，新しい洞察を展開し始めた．作業療法士はクライアントに，自分たちの遂行能力の限界の中で果たすことができた興味を明らかにするように助言した．例えば，作業療法士は，3歳の娘と，父と一緒に身体的な遊びに参加することと，クライアントとごっこ遊びをすることを交渉して，慢性疲労症候群のクライアントを支援した．それらは，最小限の身体的エネルギーしか必要とせず，両者にとって楽しいものであった．クライアントは，次に，彼女の家の雑用を最小限に支援しようと夫と交渉した．作業療法士は，スージーさんに，子どもを亡くした後の困難な時間に，彼女を支援できる地域の教会のグループに参加するように助言した．買い物のために街をさまよう代わりに，子どものボランティアをして，時間を使うことを助言した．継続的な励ましを伴う共感が次第に二人の女性が感情をコントロールできると感じるように支援した．彼らは役割を支援する作業に参加し，逆に，習慣化の上向きのらせんを記録する習慣に参加して，恥ずかしさや罪悪感なしに本当の楽しみを見出した．

　私のクライアントの習慣化を理解するためにチェックすること：
- もし私のクライアントが役割と日課を確立したなら，それは必ずその人が強い習慣化を持っていることを意味しますか．
- 習慣化が問題になるのはいつですか．
- 私のクライアントが自分の習慣と役割を変化し，維持し，変えるのを望むのをどのように支援することができますか．

第5章の振り返りの質問

1. 習慣化の2つの要因は何ですか．
2. これらの2つの要因はどのように環境と交流し，個々人の作業従事のパターンを形成しますか．例を示してください．
3. 役割と習慣に葛藤を持つ人のような，否定的な生活パターンの人の作業行動の例を示しなさい．もしも，取り除くことができなければ，これらのパターンをどのように少なくすることができますか．
4. 肯定的な生活パターンを持つ人の作業行動の例を示しなさい．これらをどのように強化しますか．

宿　題

あなたにとって密接な人の習慣化と同時に，あなた自身の習慣化の自己分析を完成させなさい．個々の分析に対して，以下に答えなさい．

1. あなた自身とこの人の主な3つの役割を挙げなさい．
2. あなたとこの人の役割と習慣を，特に，その人の主な意志（個人的原因帰属，価値，興味），遂行能力，環境との関係を説明しなさい．
3. あなたとこの人の習慣を説明しなさい．それらは役割とどのように合っていますか．もし役割とうまく合っていなければ，説明しなさい．これらの習慣は，どのように維持され，変化され，代用され，消滅しましたか．
4. その人の作業パターンという点で，あなたとこの人の生活を特徴づけなさい．

自省のための練習

あなたの作業のリストを空欄に記入しなさい．	どの習慣化の概念を見出しましたか
私は一日の大半を＿＿＿＿＿＿＿＿＿＿で過ごした．	習慣
私は自分を＿＿＿＿＿＿＿＿＿＿と考えた．	役割
私にとって，＿＿＿＿＿＿が自分の生活で最も重要な役割です．	役割
私は自分の生活を＿＿＿＿＿＿＿＿＿＿になるように変えたい．	習慣化
＿＿＿＿＿＿＿＿に時間を過ごすことは，私が＿＿＿＿＿＿＿＿（役割）としての良い仕事をしていると感じさせてくれる．	習慣化

🔑 キーとなる用語

習慣（habits） ▶ 慣れ親しんだ環境や状況の中で，一定の首尾一貫した方法で自動的に反応したり，遂行したりする獲得された傾向．

習慣化（habituation） ▶ 私たちの習慣と役割によって導かれ，日課になった時間的，物理的，社会的な環境の特徴に合わせ首尾一貫した行動パターンを示す

ために取り入れられた準備状態.

取り入れられた役割（internalized role）▶社会的で個人的に定義された状態と，それに関連する態度や行為のクラスター（集合体）.

文　献

American Psychiatric Association. (2000). *Diagnostic and statistical manual of mental disorders* (4th ed., Text Revision). Washington, DC: Author.

Asch, A. (1998). Distracted by disability: The "difference" of disability in the medical setting. *Cambridge Quarterly of Healthcare Ethics, 7,* 77–87.

Barris, R., Dickie, V., & Baron, K. (1988). A comparison of psychiatric patients and normal subjects based on the model of human occupation. *Occupational Therapy Journal of Research, 8,* 3–37.

Barris, R., Kielhofner, G., Burch, R. M., Gelinas, I., Klement, M., & Schultz, B. (1986). Occupational function and dysfunction in three groups of adolescents. *Occupational Therapy Journal of Research, 6,* 301–317.

Berger, P. L., & Luckman, T. (1966). *The social construction of reality.* New York, NY: Doubleday/Anchor.

Beutell, N. J., & Greenhaus, J. H. (1983). Integration of home and nonhome roles: Women's conflict and coping behavior. *Journal of Applied Psychology, 68,* 43–48.

Black, M. (1976). The occupational career. *American Journal of Occupational Therapy, 30,* 225–228.

Bogdan, R., & Taylor, S. J. (1989). The social construction of humanness: Relationships with severely disabled people. *Social Problems, 36,* 135–148.

Borell, L., Gustausson, A., Sandman, P., & Kielhofner, G. (1994). Occupational programming in a day hospital for patients with dementia. *Occupational Therapy Journal of Research, 14,* 219–238.

Borrero, I. M. (1980). Psychological and emotional impact of unemployment. *Journal of Sociology and Social Welfare, 7,* 916–934.

Bourdieu, P. (1977). *Outline of a theory of practice* (R. Nice, Trans.). London, United Kingdom: Cambridge University Press.

Brandt, E. N., & Pope, A. M. (Eds.). (1997). *Enabling America: Assessing the role of rehabilitation science and engineering.* Washington, DC: National Academy Press.

Briar, K. H. (1980). Helping the unemployed client. *Journal of Sociology and Social Welfare, 7,* 895–906.

Brim, O. J., & Wheeler, S. (1966). *Socialization after childhood: Two essays.* New York, NY: John Wiley & Sons.

Camic, C. (1986). The matter of habit. *American Journal of Sociology, 91,* 1039–1087.

Cardwell, J. D. (1971). *Social psychology: A symbolic interaction perspective.* Philadelphia, PA: F. A. Davis.

Chapin, F. S. (1968). Activity systems and urban structure: A working schema. *Journal of the American Institute of Planners, 34,* 11–18.

Clarke, A. (1997). *Being there: Putting brain, body and world together again.* Cambridge, MA: MIT Press.

Coser, L. (1974). *Greedy institutions.* New York, NY: Free Press.

DeLoach, C. P., & Greer, B. G. (1981). *Adjustment to severe physical disability: A metamorphosis.* New York, NY: McGraw-Hill.

Dewey, J. (1922). *Human nature and conduct.* New York, NY: Henry Holt & Company.

Dickerson, A. E., & Oakely, F. (1995). Comparing the roles of community-living persons and patient populations. *American Journal of Occupational Therapy, 49,* 221–228.

Ebb, E. W., Coster, W., & Duncombe, L. (1989). Comparison of normal and psychosocially dysfunctional male adolescents. *Occupational Therapy in Mental Health, 9,* 53–74.

Erikson, K. T. (1973). Notes on the sociology of deviance. In H. S. Becker (Ed.), *The other side: Perspectives on deviance.* New York, NY: Free Press.

Fein, M. L. (1990). *Role change: A resocialization perspective.* New York, NY: Praeger.

Gerson, E. M. (1976). On "quality of life." *American Sociological Review, 41,* 793–806.

Gill, C. J. (1997). Four types of integration in disability identity development. *Journal of Vocational Rehabilitation, 9,* 39–46.

Gray, M. (1972). Effects of hospitalization on work-play behavior. *American Journal of Occupational Therapy, 26,* 180–185.

Grossack, M., & Gardner, H. (1970). *Man and men: Social psychology as social science.* Scranton, PA: International Textbook.

Guskin, S. L. (1963). Social psychologies of mental deficiency. In N. R. Ellis (Ed.), *Handbook of mental deficiency.* New York, NY: McGraw-Hill.

Hage, J., & Powers, C. H. (1992). *Post-Industrial lives: Roles & relationships in the 21st Century.* Newbury Park, NJ: SAGE.

Hahn, H. (1985). Disability policy and the problem of discrimination. *American Behavioral Scientist, 28,* 293–318.

Hahn, H. (1988). Toward a politics of disability: Definitions, disciplines and policies. *Social Science Journal, 22,* 87–105.

Hale, T. W., Hayghe, H. W., & McNeil, J. M. (1998). Persons with disabilities: Labor market activities, 1994. *Monthly Labor Review, 121*(9), 3–12.

Hall, J. M., Stevens, P. E., & Meleis, A. I. (1992). Developing the construct of role integration: A narrative analysis of women clerical workers' daily lives. *Research in Nursing & Health, 15,* 447–457.

Hallet, J., Zasler, N., Maurer, P., & Cash, S. (1994). Role change after traumatic brain injury in adults. *American Journal of Occupational Therapy, 48,* 241–246.

Heard, C. (1977). Occupational role acquisition: A perspective on the chronically disabled. *American Journal of Occupational Therapy, 41,* 243–247.

Holzman, P., & Grinker, R. (1974). Schizophrenia in adolescence. *Journal of Youth and Adolescence, 3,* 267–279.

Hull, J. M. (1990). *Touching the rock: An experience of blindness.* New York, NY: Vintage Books.

James, W. (1950). *The principles of psychology.* New York, NY: Dover.

Jonsson, H., Josephsson, S., & Kielhofner, G. (2001). Narratives and experience in an occupational transition: A longitudinal study of the retirement process. *American Journal of Occupational Therapy, 55,* 424–432.

Katz, D., & Kahn, R. L. (1966). *The social psychology of organizations.* New York, NY: John Wiley & Sons.

Kielhofner, G. (1979). The temporal dimension in the lives of retarded adults. *American Journal of Occupational Therapy, 33,* 161–168.

Kielhofner, G. (1981). An ethnographic study of deinstitutionalized adults: Their community settings and daily life experiences. *Occupational Therapy Journal of Research, 1,* 125–141.

Kielhofner, G. (1983). "Teaching" retarded adults: Paradoxical effects of a pedagogical enterprise. *Urban Life, 12,* 307–326.

Kielhofner, G., Barris, R., & Watts, J. (1982). Habits and habit dysfunction: A clinical perspective for psychosocial occupational therapy. *Occupational Therapy Mental Health, 2,* 1–22.

Koestler, A. (1969). Beyond atomism and holism: The concept of the holon. In A. Koestler & J. R. Smythies (Eds.), *Beyond reductionism.* Boston, MA: Beacon Press.

Krefting, L. (1989). Reintegration into the community after head injury: The results of an ethnographic study. *Occupational Therapy Journal of Research, 9,* 67–83.

Louis Harris and Associates. (1998). *Highlights of the N.O.D/Harris*

1998 Survey of Americans with Disabilities. Washington, DC: National Organization on Disability.

Mancuso, J. C., & Sarbin, T. R. (1983). The self-narrative in the enactment of roles. In T. R. Sarbin & K. E. Scheibe (Eds.), *Studies in social identity*. New York, NY: Praeger.

Marks, S. R. (1977). Multiple roles and role strain: Some notes on human energy, time, and commitment. *American Sociological Review, 42*, 921–936.

Mechanic, D. (1980). *Mental health and social policy* (2nd ed.). Englewood Cliffs, NJ: Prentice-Hall.

Melges, F. T. (1982). *Time and inner future: A temporal approach to psychiatric disorders*. New York, NY: John Wiley & Sons.

Merleau-Ponty, M. (1962). *Phenomenology of perception* (C. Smith, Trans., Original work published 1945). London, United Kingdom: Routledge & Kegan Paul.

McKeen, D. G. (1992, July/August). Such a good little patient. *The Disability Rag & Resource*, p. 43.

Miller, D. R. (1983). Self, symptom and social control. In T. R. Sarbin & K. E. Scheibe (Eds.), *Studies in social identity*. New York, NY: Praeger.

Murphy, R. F. (1987). *The body silent*. New York, NY: WW Norton.

National Council on Disability. (1996). *Achieving independence: The challenge for the 21st century*. Washington, DC: Author.

Offer, D., Ostrov, E., & Howard, K. (1981). *The adolescent: A psychological self-report*. New York, NY: Basic Books.

Paap, W. R. (1972). The social reconstruction of reality: The rehabilitation of paraplegics and quadriplegics. *Dissertation Abstracts International, 33*, 45-A. (University Microfilms No. 72-19, 234)

Parsons, T. (1953). Illness and the role of the physician: A sociological perspective. In C. Kluckhohn, H. Murray, & O. Schneider (Eds.), *Personality in nature, society, and culture* (2nd ed.). New York, NY: Alfred A. Knopf.

Pinder, R. (1988). Striking balances: Living with Parkinson's disease. In R. Anderson & M. Bury (Eds.), *Living with chronic illness: The experience of patients and their families*. London, United Kingdom: Unwin Hyman.

Robinson, I. (1988). Reconstructing lives: Negotiating the meaning of multiple sclerosis. In R. Anderson & M. Bury (Eds.), *Living with chronic illness: The experience of patients and their families*. London, United Kingdom: Unwin Hyman.

Rosow, I. (1976). Status and role change through the life span. In R. H. Binstock & E. Shanas (Eds.), *Handbook of Aging and the Social Sciences*. New York, NY: Van Nostrand Reinhold.

Rowles, G. D. (1991). Beyond performance: Being in place as a component of occupational therapy. *American Journal of Occupational Therapy, 45*, 265–272.

Ruddock, R. (1976). *Roles and relationships*. London, United Kingdom: Routledge & Kegan Paul.

Sarbin, T. R., & Scheibe, K. E. (1983). A model of social identity. In T. R. Sarbin & K. E. Scheibe (Eds.), *Studies in social identity*. New York, NY: Praeger.

Schein, E. H. (1971). The individual, the organization, and the career: A conceptual scheme. *Journal of Applied Behavioral Science, 7*, 401–426.

Schiffer, R. B., Rudick, R. A., & Herndon, R. M. (1983). Psychologic aspects of multiple sclerosis. *New York State Journal of Medicine, 3*, 312–316.

Schumacher, K. L. (1995). Family caregiver role acquisition: Role-making through situated interaction. *Scholarly Inquiry for Nursing Practice: An International Journal, 9*, 211–226.

Seamon, D. (1980). Body-subject, time-space routines, and place-ballets. In A. Buttimer & D. Seamon (Eds.), *The human experience of space and place*. London, United Kingdom: Croom Helm.

Seiber, S. D. (1974). Toward a theory of role accumulation. *American Sociological Review, 39*, 567–578.

Shillam, L. L., Beeman, C., & Loshin, P. (1983). Effect of occupational therapy intervention on bathing independence of disabled persons. *American Journal of Occupational Therapy, 37*, 744–748.

Smith, C. A. (1972). Body image changes after myocardial infarction. *The Nursing Clinics of North America, 7*, 663–668.

Spreitzer, E., Snyder, E. E., & Larson, D. L. (1979). Multiple roles and psychological well-being. *Social Focus, 12*, 141–148.

Thomas, E. J. (1966). Problems of disability from the perspective of role theory. *Journal of Health and Human Behavior, 7*, 2–14.

Toombs, S. K. (1987). The meaning of illness: A phenomenological approach to the patient-physician relationship. *Journal of Medicine & Philosophy, 12*(3), 219–240.

Trieschmann, R. B. (1989). Psychosocial adjustment to spinal cord injury. In B. W. Heller, L. M. Flohr, & L. S. Zegans (Eds.), *Psychosocial interventions with physically disabled persons*. New Brunswick, NJ: Rutgers University Press.

Trupin, L. D., Sebesta, S., Yelin, E., & LaPlante, M. P. (1997). Trends in labor force participation among persons with disabilities, 1993-94. *Disability Statistics Report, 10*, 1–39.

Turner, R. (1962). Role-taking, process versus conformity. In M. Rose (Ed.), *Human behavior and social processes*. Boston, MA: Houghton Mifflin.

Versluys, H. P. (1983). Psychosocial adjustment to physical disability. In C. A. Trombly (Ed.), *Occupational therapy for physical dysfunction* (2nd ed.). Baltimore, MD: Lippincott Williams & Wilkins.

Werner-Beland, J. A. (Ed.). (1980). *Grief responses to long-term illness and disability*. Reston, VA: Reston Publishing.

Williams, R. S. (1984). Ability, disability and rehabilitation: A phenomenological description. *Journal of Medicine and Philosophy, 9*, 93–112.

Wolfensberger, W. (1975). *The origin and nature of our institutional models*. Syracuse, NY: Human Policy Press.

Young, M. (1988). *The metronomic society: Natural rhythms and human timetables*. Cambridge, MA: Harvard University Press.

Zola, I. K. (1982). *Missing pieces: A chronicle of living with a disability*. Philadelphia, PA: Temple University Press.

第6章

遂行能力と生きている身体

Kerstin Tham, Anette Erikson, Mandana Fallaphour, Renée R. Taylor, and Gary Kielhofner（没後出版）
長谷龍一郎・訳

期待される学習成果

本章を読み終えると，読者は以下のことができる．
❶ 遂行能力の客観的側面と主観的側面を区分すること．
❷ 生きている身体の理解と定義をすること．
❸ 人間作業モデルの心身二元論の例を提供すること．
❹ 身体化された精神を説明し，身体の内部に位置することをどのように知るのかを説明すること．
❺ 主観的な経験がなぜ遂行にとって，特に障害をもつ人々に応用する時に重要なのかを説明すること．

MOHOの問題解決者

　アメリカ合衆国で宅配便会社の配達運転手として働くリンダさんは，ステージⅢの乳がんによる両側乳房切除と放射線治療，集中化学療法により，強い疲労と化学療法に伴う末梢神経障害を残しました．平日の夕方と週末には，リンダさんは熱心な競技ボウラーで，また，孫たちと過ごす時間を楽しんでいました．彼女は地区の女性競技ボウリングリーグの一員で，今年も不敗のシーズンにしようと楽しみにしていました．外来患者としてのリンダさんは，リハビリテーションのすべての活動に参加していました．リハビリテーションは，作業療法士に処方された術後の上肢関節可動域訓練，理学療法士に処方されたバランスと耐久力を向上させる目的での歩行訓練とサイクリングでした．
　リハビリテーションの処方期間の後の担当の作業療法士による関節可動域，運動，バランス，耐久力などのいくつかの評価結果によれば，彼女は関節可動域を再獲得し，痛みと疲労のレベルの最大限の程度まで練習していました．外来での作業療法の中止が勧められ，リンダさんは自宅で毎日の訓練を行うように励まされました．彼女がボウリングについて質問した時，治療チームは「あなたが望めばすることはできるでしょう」という曖昧な態度の反応を示しましたが，術後の長引く痛み，筋の萎縮，これまで経験した神経炎によってボールを持って投げることは痛みが出るために難しいだろうと考えていました．リンダさんは，リハビリテーションによってもこれ以上は戻らないという点に達したことを知って，自分はもう改善しないと不安になり，再びボウリングをすることはできないだろうという感情を表しました．その結果，彼女は反応性うつ病の症状を示しました．
　その作業療法士は，リンダさんの作業療法の中断と彼女がうつ病の状態にあることに困惑し，がんリハビリテーションの心理社会側面について研究している大学の専門家に彼女を紹介しました．新しい作業療法士のニックさんは，実践の理論的基礎として人間作業モデル（MOHO）を信頼しており，リンダさんと面接を開始し，がんの発病前の日常生活での作業に関する一連の質問をしました．彼は，彼女が最も大きな喜びや有能

性を感じる活動について質問しました．彼女の以前の仕事の役割と結びついた活動に加えて，ボウリングは余暇のうちで最も高い優先順位にあると語りました．ニックさんは次に，リンダさんに治療チームからの知らせと助言についてどのように考えたかを尋ねると，自分が強い痛みを経験することなしにボールを運んで投げることができないと治療チームが言ったことはおそらく正しかったと告白しました．

　次に彼女は「しかし，あの人たちは私に今一度挑戦してみたいと口にするチャンスを与えてくれませんでしたし，とにかく最低でも，ある日もう一度それができるような方向でやってみましょうとも言ってくれませんでした」と付け加えました．彼女はリハビリテーションの間，ボウリングのボールを投げる動作を真似してみたこと，そして，力や関節可動域が良くなるように感じていたことを付け加えました．彼女は「私は空気で膨らませたボールをつかんで腕を振ってみた時には，苦痛と快とを同時に感じました．私の腕は生体力学的になり，自由になりました．戦士のように，痛みを自らの使命の一部として受け入れ，かつての痛みを乗り越えて力強さの場面に腕を戻してくれました．もう一度ボウリングを計画し，自分がボウリングをするふりをすることで，すべての日々を過ごすことができました」と明らかにしました．

　この時点でニックさんは，彼女に対して，まずはじめにビデオゲームによるボウリングのシミュレーションをやりますか，それとも実際のボウリングレーンでやってみたいですかという質問をしました．リンダさんは腕を後ろから前に振り下ろすことはできないだろうし，最も軽いボールでも重すぎるし痛みがあるだろうとは知りつつも，しかし，とにかくやってみたいと話して，後者を選びました．彼女は，「私は慣れ親しんだ匂いを嗅ぐだけでも良いからやりたいの，見なれた場所を見て，ボールを途中からガターに落としてもいい……カツラを買いたい．友人たちに私が戻ったことを知ってもらいたい．そしてもう一度人間らしいと感じたい」と語りました．ニックさんとリンダさんは，両腕を頭の上にカツラをつけるには十分な高さまで持ち上げるように調整するという痛みのある過程を一緒に行いました．次に，2人はボウリングレーンで，彼女の所属リーグの友人たちとの再会をするパーティーを企画しました．最後に，2人は誰もいない地元のボウリングレーンでボールを投げ，ガターに入れる第2の過程をはじめました．リンダさんが目標に向かって働き続けるにつれて，彼女のうつは明らかに改善してきました．

　要約すると，リンダさんのリハビリテーション期間のボウリングを想定した生きた経験を尋ねることは，彼女の実際の能力や評価結果に焦点を当てるよりも，ボウリングという実際のスポーツにゆっくり戻っていく糸口に向かい，最後に彼女をうつから自由にさせたのである．

遂行能力

　人々が行う物事の多くは，まわりの世界を感じたり解釈したり，空間の中で身体を動かしたり，対象物を操作したり，行為を計画したり，他人とコミュニケーションと交流をしたりするように求める．最も平凡な作業ですら，遂行する人間の能力の複雑で洗練された組織化を反映している．第2章で書いたように，**遂行能力**（performance capacity）とは，根底をなす客観的な身体的および精神的な構成要素と，それに対応する主観的な体験の状態によって提供される物事を行う能力である（図6-1）．この定義は，その能力が客観的な側面と主観的な側面を含むことを強調したものである．

遂行能力の客観的構成要素

　遂行は，筋骨格的，神経学的，心肺的，その他の身体システムに依存している．遂行するという能力はまた，記憶などの認知能力にも依存している．人々が物事をする時，これらの能力を働かせている．

　作業療法における他の概念的実践モデルは特定の遂

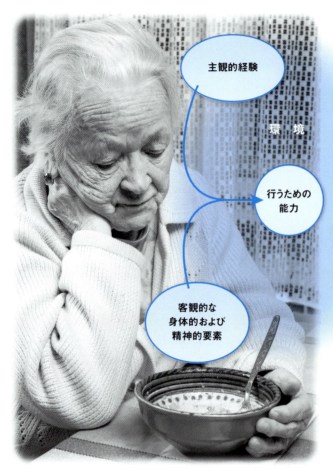

図6-1 遂行能力の客観的および主観的要素

行能力の詳細な説明を提供している．これらのモデルは運動の生体力学，運動コントロールの過程，感覚情報の組織化，知覚や認知の過程に取り組んでいる（Bundy, Lane, and Murray, 2002；Katz, 2005；Trombly and Radomski, 2002）．全体的に見て，これらのモデルは，身体的現象（例えば，筋，骨，神経，脳）と精神的現象（例えば，記憶，知覚，認知）の客観的な研究によって，遂行能力に取り組んでいる．これらのモデルは，遂行を客観的な遂行能力の状態の機能として説明する．客観的な説明は，遂行を組織的に観察することによって，能力を評価するシステムを名づけ，分類し，測定する言語に訴える．例えば，私たちは運動の程度を測定するものとして関節可動域や，テスト得点によって測定される認知について語ることができる．

この客観的なアプローチは機能の問題を，根底をなす構造と機能への妨害という点から説明する努力と結びついている．例えば，運動の制限は，筋力の喪失と関節への損傷によるものと考えられるであろう．同じように，問題解決の制限は，脳障害に起因する注意障害によると考えられるであろう．そのような機能障害の描写は，機能障害の特質の客観的な理解が，機能障害をどのように治療するかといったことや，機能障害の否定的な結末をどのように最小限にするかといったことに関する役に立つ手がかりを提供するために，重要であり，役に立つものである．

遂行能力に対する主観的アプローチ

客観的に記述できる能力と能力の制限はまた，それらを持つ人々によって体験される．しかし，客観的アプローチは，一般にこれらの体験を外部観察者の視点から評価する現実問題の結果に過ぎないと見る．このアプローチを使っている作業療法士は，人々に主観的な体験について尋ねる時ですら，遂行能力の客観的な像を打ち立てるという視点を持っている．

それにもかかわらず，主観的な体験もまた，人々がどのように遂行するのかを形づくる（Kielhofner, 1995）．主観的体験の正しい側面に慎重な注意を払えば，遂行能力と遂行の制限に関して多くのことを明らかにすることができる．それはまた，作業療法をどのように行うのかに関する重要な情報をも明らかにできる．

遂行能力の主観的側面に焦点を当てることは，伝統的な客観的アプローチを補完する．図6-2に示すように，客観的アプローチは外部からの遂行能力の見方を提供し，一方，本章で示すもう1つのアプローチは内部からの遂行能力の見方を提供する．観察者の客観的見方と遂行者の主観的な体験の両者とも，私たちに遂行能力について何らかのことを語っている．どちらの見方も，他を完全に説明することができない．客観的

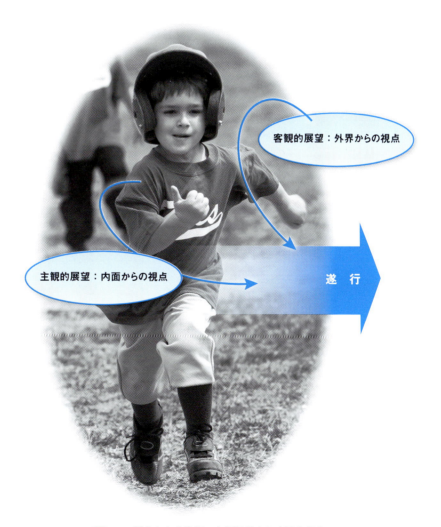

図6-2 補完しあう遂行の主観的視点と客観的視点

なものと主観的なものは遂行の瞬間に結びつき，そして，両者ともが遂行に貢献するのである．例えば，ある人が腕をあるところに届くように動かす時，運動を遂行するとはどのように感じるものかということと，腕がどのように空間を実際に動くのかということの両者の疑問が起こる．この両者は，手を伸ばすことには何が含まれるのかについて，何らかのことを語っている．客観的アプローチは，筋の収縮がどのように力を作り出し，関節を経由して伸展と回旋の角度を生み出し，リーチという運動の軌跡に沿って腕を運んでいるという映像を提供する．主観的体験はもう1つの物語を語る．本章は，主にその物語の特質に関するものである．

生きている身体

　生きている身体という概念は，現象学と生活世界の概念（Husserl, 1970）に基盤を置いて，哲学者メルロ・ポンティ（1945/1962）の仕事から最終的に生み出されたものである．メルロ・ポンティは経験の本質に対して慎重な注意を払い，人間の遂行に対する見方をさらに発展させた．彼は，遂行がどのようになされたのかを説明するための中心概念として，体験を用いた．遂行を分離された客観的見方から説明する客観的アプローチとは異なり，彼は主観的な体験こそが人間の知覚，認知，行為を理解する基本であるとする現象学的アプローチを強調した．

　Leder（1990, p1）は，この現象学的アプローチを用いて，私たちがどのように体験するのか，すなわち，私たちが身体を通して生きることを強調するために「生きている身体」という用語を使った．彼は，生きている身体を次のように説明する．

> 人間の体験は肉体に宿る．私は目，耳，手を通して周囲の世界を受けとめる……私の脚はかなたに見える目的地へと私を運ぶ．私の手は道具を取るために伸ばす……私の行為は肉体的自己からこみ上って来る感情，ニーズ，望みによって動機づけられる．他人との関係は，凝視と接触，話し言葉，感情の反

響と展望の相互関係の上に基づいている（p.1）．

　Leder（1990）の利用に続いて，私たちは特定の身体を通して世界があることと世界を知ることという体験を指して，**生きている身体**（lived body）という概念を用いる．生きている身体という概念は，一般的な人間の具体化と，障害と結びついた具体化という特有の特定の形の両者に適用される．

　生きている身体という概念は，2つの基本的な考えを強調する．第1に，精神と身体を分離した現象と見るのではなく，1つの統一された実在，すなわち，生きている身体の一部分とみる．第2に，遂行の主観的体験は単なる遂行の加工品でない．むしろ，それは私たちがどのように遂行するかという根本である．つまり，私たちが物事を行う時や，物事をどのように行うかを学ぶ時に，遂行能力を作り上げている客観的な構成要素だけでなく，私たちの能力を鍛える体験をも頼りにする．次節では，生きている身体のこれらの2つの側面を論じる．

▶ 精神と身体の統一性

　西洋の科学と文化では，身体と精神を別々のものと見る傾向が支配的であった．この考えは，身体が物質世界の他の対象物と同じように1つの対象物であり，従って，同じ因果律の対象であると観察した哲学者デカルトから始まった（Leder, 1984）．彼の古典的で影響力がある議論によれば，人体の働きは，物質世界の他の対象物が調査され理解されるのと同じ客観的な方法を通して，理解されなければならない．デカルトの哲学的議論の別の側面では，精神は非物質的なものであり，従って別の抽象的な原理で操作されるというものであった．従って，デカルト哲学の二元論では，身体と精神は完全に分離した領域を代表するものであり，それらを理解するには根本的に異なるアプローチを必要とすると宣言した．

　身体と精神を2つの分離した実体と考えることを放棄し，その代わりに，それらを1つの統一体の2つの側面と見ることは簡単なことではない．二元論は私

たちの思考法の中に深く浸透している．しかし，私たちは身体がどのように体験されるかということと精神がどのように表現されるかということの両者に注意を払うことによって，精神－身体の統一体を理解することができる．

◆**身体の体験**

私たちは，デカルトの方法により，身体を物体として体験することができる．例えば，私たちは世界の中で他の物を見つめるように，自分の手を見ることができる．そのような見方によれば，私たちの体験は自分の手に向けられる（Leder, 1990）．しかし，これは私たちが手を体験する方法としては唯一のものでも，支配的なものでもない．むしろ，私たちは日常的に，自分の手で自分以外の何かを体験している．

私たちがコインをしまおうとして財布に手を伸ばす時，ドアの取っ手を握る時，ソックスを引き上げる時，犬を軽く叩く時，友人に手を振る時，愛する人を愛撫する時，手から世界に注意を払い，働きかけている．これらの例では，私たちの手は客観的ではなく，主観的である．これらの例で，私たちの手は，手を伸ばし，握り，引っ張り，軽く手で叩き，手を振り，愛撫することなどのための私たちの視点なのである．

従って，私たちの身体を客観的対象として体験することと，主観的主体として体験することの根本的な違いは，以下のようになる．私が世界の中で客観的対象としての私の身体の一部を体験している時，私はその身体の一部に注意を向けながら，自分の身体と自分自身を区別している．私が自分の身体から世界へと注意を向ける時，自分と身体の間には区別がない．サルトル（1970）が書いているように，人間は自分が身体を持つのではなく，人間はまさに自分の身体そのものなのである．

Leder（1990）は，この現象を以下のように説明する．私たちが物事をしている時，私たちの身体は私たちから消えてしまう．私たちの体験は私たちがその世界と交流している世界の一部の体験に向けられ，私たちの身体は意識から遠のいていく．さらに，私たちの身体は，私たちの外部にあるものに向けられた注意と行為から遠のいていく．このように，私たちの毎日の作業的生活の経過の中で，私たちの身体は私たちが世界を体験し働きかける見えない視点なのである．私たちは，身体を「確かに存在している，あるいは，可能な課題へ向けられた態度（Merleau-Ponty, 1945/1962, p.100）」として体験する．

この体験により，身体が本当に意識的体験の部分でないと考えることができる．例えば，私たちが本を読んでいる時，それを精神的活動と体験するが，自分の手で本を持っているとか，自分の目で本を見ているとかは意識していない．読書しているのは身体なのである．

日常生活では，身体は私たちが存在し，そして，私たちが注意を払い働きかける当然のことと思われる場所である．私たちが疲労や痛みを感じる時，従って，疲れや痛んでいる四肢に注意する時，物としての身体を意識するようになるであろう．しかし，ほとんどの場合，物事をすることは，私たちの身体から，私たちがしていることへと注意を向けるように求める．

私たちはほとんどの時間に身体を使っているため，私たちの身体の体験は物事を行うことに根ざしている．その結果，私たちはそれぞれ，常にまわりの世界を取り入れて，その世界で物事を行っている自分の身体を体験している．さらに，私たちは身体を「隣り合う臓器の集合体」としてではなく，「共同運動的なシステムとして，その機能のすべては，世界の中に存在することの一般的な動作の中で訓練され，結びつけられたもの……（Merleau-Ponty, 1945/1962, p.234）」として体験している．例えば，私たちが外を歩いて風景を眺めている時，私たちは歩く時の足と手の動きに，あるいは，周囲の物に注目する時に頭と目のオリエンテーションに意識を分けることはない．私たちが太陽を覆うために目の前に手を上げる時，それは見ることの単なる一部であり，身体の別々の部分による別々の行為ではない．私たちは身体のすべての部分を，歩くとか見るという行為に携わっている統一された全体として体験する．さらに，私たちの身体の体験の大部分は身体として物事をすることとして持っている意識である．私たちは，外を歩くことを想像するこ

とができるが，それは額に当たる太陽や足で地面を感じること，世界の中を動き回る真っただ中で世界を理解することの複製（そしてそれは出来の悪い）に過ぎない．私たちは，身体が行為の真っただ中にある時，最も意識するのである．

私たちがこのように身体を考える時，私たちが精神と呼ぶものと身体とを簡単には切り離すことができない．さらに，私たちは意識が切り離された精神に属しており，身体に押しつけられたものではないと見ることができる．むしろ，身体は私たちがどのように意識したかということの親密さにかかわる部分なのである．

表現された精神

私たちが他の何を精神に帰属させるのかとしたら，物事について知っていることと，どのように物事をするのかを知っていることである．デカルトは精神と身体を区分して知識を据えた．しかし，知ることは身体に据えつけられることである．重要なことは，知識とは単に脳の中に生化学的に保存されたり，処理されたりすることを意味するものではない．むしろ，身体の全体は私たちが理解する方法であり，このように，物事をどのようにするかを知ることを意味する．身体は知ることの実在的な媒体である．

物事を知ること

私たちがまわりの世界について知ることは，世界を見つめ，触れ，深く調べる私たちの身体から始まる（Merleau-Ponty, 1945/1962）．私たちが世界の中の様々な物に帰する抽象的特性は，私たちの身体がそれらの物をどのように体験したかを反映している．例えば，次のようである．

> ボールが球状で，固くて，革であるということを私はどのようにして知るのだろうか．自分で動かすこと，投げること，手で押すことは，……ボールにだけでなく，私の手にもまったくない．私の手がボールに触れる時だけ，これらの特性が私に認められる（Engelbrecht, 1968, p.12）．

サルトル（1970, p231）は，身体上の行為が私たちに世界の体験をどのようにもたらすかについて，以下の例を用いてこの概念を精巧に作り上げた．

> 私たちは，自分の努力を少しも感じることはない．……私たちは物事の抵抗を知覚する．私がこのグラスを口に持っていきたい時に私が知覚することは，私の努力でなくグラスの重さなのである（p.231）．

私たちが物事を行う時，私たちはその世界の特性として解釈する世界の身体的体験を生み出す．それにもかかわらず，私たちが知る世界は，常に私たちの身体を用いて何かを行っていることの一方の極にある．知覚は感覚データの単なる登録と評価ではなく，むしろ世界を積極的に捉えることである．私たちが物とその特徴を知覚する時，私たちがそれらを知ることの基礎は常に，私たちの身体がそれらとどのように出会い，どのように携わるかということでなければならない．再度ここで話しているのは，私たちは感覚データが感覚器官によって取り込まれ，中枢神経系を通してネットワーク化される客観的方法のことではない．その代わりに，私たちは世界に対して，そして，世界の中で行う形態として主張されるそれ自体の疑問に答える中で体験を生み出す方法として，身体を指している．精神が世界に尋ねることと，精神の蓄積された知識が作り出す答えは，ほとんどの場合は，身体的な動作を通して尋ねられる．

抽象的な知識でさえも，身体の体験から成長する．例えば，世界に触れ，握り，持ち上げ，押し，観察し，聞くといった物事をするために身体を使うことによってのみ，私たちは距離，方向，時間性，透明性，抵抗，反発力，不明瞭さといった概念に意味を与えるという体験に近づく（Leder, 1990；Merleau-Ponty, 1945/1962；Sudnow, 1979）．思考それ自体は，私たちの身体が行い，体験することに基づいて作り上げられる．Sudnow（1979）は次のように論じている．

> ピアノの鍵盤の前に座ると，私は直接ピアノの中心の位置に合わせる……私が座ってそこにいると，ディナーの料理，自動車のハンドル，洗面台の蛇口の正面の前にいるように，まさに真っただ中にあって，どんな行為も中心から動いていく．身体の部分のすべてを半分に分けることは，……．私の身体が行う微積分学，地形学，三角法，代数学の一部である．その絵が自然の完全な概念に向かって奮闘するかではなく，その絵が身体の方法の中に起源を持つために，数学はおそらく人間の思考の最も純粋な形なのである……（p.79）．

精神的操作の構造と内容は，常に世界を理解する身体の方法に基づく．Leder（1990, p.7）が述べたように，抽象的認識は「知覚する活動的な身体の中で，その実体に昇華するかもしれないが，決して完全に逃れることはない」．

どのようにして物事をするかを知ること

タイプを打ったりピアノを弾いたりする時，その人の指は正しい文字や鍵盤がどこにあるかを本能的に知っている（Sudnow, 1979）．例えば，コンピュータのキーボード上に「H」の場所を見つける最も効率的な戦略は，その文字で始まる単語をタイプしてみることである．その場所を意識して考えることなしに，右の人さし指は「H」があるキーボードの右手の中心へ移りはじめるだろう．身体が知ることのこのような例で注目に値することは，身体はその一部がどんな動作を遂行すべきかを本能的に知っているということである．

私たちの身体は，どのように行うかを容易に説明することができない物事のあらゆる方法を容易に遂行する．ダンスのステップ，水泳の泳ぎ方，口笛を吹くこと，靴ひもを結ぶことといった普通の動作をすることを想像してみなさい．行為だけを説明しても，それが何かという曖昧な輪郭を私たちに与えるだけである．私たちは，典型的には，私たちがしていることに正確に気づくために，物事をする自分の身体を見なければならない．靴ひもを結ぶことを考えることと靴ひもを実際に結ぶことを比較すると，どのくらい知っているかは身体にあることを容易に理解することができる．

主観的な体験と遂行

既に述べたように，私たちが遂行するすべての動作は客観的に説明することができる．動作は関節の屈曲，伸展，回旋などに分けることができる．それは，動きが達成される軌跡，速度，効率という用語で説明できる．

そうした身体的動作は，内面とは異なることが知られている．私たちがコーヒーに手を伸ばしたり，ドアを開けたり，バスに歩いて行ったり，車を運転したりする時，私たちは知っていたり，かかわっている動きを客観的にしているのではない．その代わり，私たちは動きの内面にいて，その有利な点から動きを体験している．従って，私たちは物事をするために身体を使う時，それらをすることの主観的な体験を目指している．実際に，私たちは遂行を崩壊させることなく，遂行の客観的特徴に十分に注意を向けることはできない．例えば，私たちは靴ひもを結ぶために手をどのように動かすのかということに意識を集中しすぎるならば，遂行は中断されてしまうであろう．

何かをすることを学ぶ時，私たちは最初に客観的な動きを目指すかもしれない．例えば，銀食器や箸の使い方を学ぶ時，最初にそれらにどのように手を置くのか，指をどのように添えるのかに注意する．しかし，何かをすることを学ぶことは，私たちが体験を把握しなければならないこと，つまり，それがどのように感じられるかを学ぶことを意味する．私たちのほとんどはまた，自転車に乗ったり，ローラースケートをしたり，スキーをしたり，あるいは行為の他の技能的な形態を学習したりする時に，私たちが客観的に何かに巻き込まれたという感覚で始まり，正しい運動とはどのような感じなのかを学ぶことで終わるということを思い出すであろう．私たちがひとたび何かをすることとはどのようなことかという感覚を把握したならば，遂行の反復は全く異なったものになる．そうした感覚が

達成された後に，私たちは動作をすることの客観的側面に注意を払うことはない．むしろ，私たちは体験に焦点を当て，遂行することに対するガイドとして体験を用いる．Sudnow（1978）はそれを次のように説明する．

> 人が最初に複雑な技能のこつを身につける時……その扱い方はちらっと見られていて……体験は味わわれる．存在することの今までのようなやり方のすべては，完全に欠けていると思われるし，そして，新しい方法は，ほとんど思いがけないことのように「これはそれである」という感覚に出くわす（p.83）．

どんな遂行の内部にいるということは，私たちに特有な主観的なやり方でそれを評価させることになる（Clarke, 1993）．私たちがどこかに手を伸ばそうとしたり，どこかに歩み出そうとしたりする時，私たちはその距離に伴い，そこに着くということを評価する．私たちは身体を動かす中で，動いて行くべき客観的距離ではなく，むしろどのくらい動いて行くのかを見積もるのである．私たちは遂行の客観的特徴にではなく，遂行の体験を目指している．従って，遂行するための学習は正しい体験を見つけることを含み，そして，遂行はその体験を目指すことを含んでいる．

生きている身体を全体として見ると

遂行能力に関する非常に多くの客観的知識が生み出されてきたものの，遂行の主観的体験はほとんどが無視されてきた．前節では，生きている身体の主観的体験を強調してきた．2つの重要なテーマが論じられた．第1に，遂行の身体と精神の側面は，別々の領域を代表するものではないということである．ある課題を達成するためにその人の身体を動かすことと，その課題の段階を計画することの両者は，同時に身体的であり精神的であるという両者の生きている身体の機能なのである．第2に，主観的な体験の特性と遂行におけるその役割が検討された．体験は単に人が作り上げたものでも行為の結果でもなく，むしろ私たちがどのように遂行を処理するかにとっての中心であると論じられた．私たちは，遂行について学ぶために，その体験を見つけなければならない．つまり，それがどのように感じられるかということである．私たちは，いかなる遂行も行うためには，何が含まれるかという客観的特徴によってではなく，それをすることはどう感じられるかということによって導かれる．遂行と遂行の制限の両者を理解することは，生きている身体のこれらの特徴に注目することを求めるのである．

障害と生きている身体

表現された障害体験のシステマティックな研究はほとんどないが，障害を持った多くの著者が自分の体験に重要な洞察を提供している．多発性硬化症を持つToombs（1992）は，障害に伴って特意的な体験が進行していくことを私たちに思い出させてくれる．それは，障害のない状態の体験とはしばしば根本的に異なるものである．彼女は身体障害であることに以下のように注目する．

> 私の注意は，手としての私の手に集中する．私は指がカップの取っ手を握るということはどのようなことかを観察しなければならないし，そして，私の手が私の動作の道具としては不慣れで有効ではないことを意識している．病気の中では，身体はそれ自体が体験に割り込んでくる（Toombs, 1992, p.71）．

Zasetskyは，自分の外傷性脳損傷の後，書くことの困難さを次のように説明している．

> 私は，うまく書くために残された十分な語彙や精神を十分には持っていませんでした．……私は，正しい言葉を見つけ出すのに長い時間を費やしました．私は，少なくとも私が言いたかったこととかなり似かよっていたり，十分に類似している言葉を覚えていたり，あげなければなりませんでした．しかし，私はこれらの2番目の選択をまとめた後で，どのように文を組み立てるかを理解するまで，私は

まだ書きはじめることができませんでした（Luria, 1972, pp.78-79）.

他の人たちも，世界がどのように変化するかについて書いている．例えば，Sechehaye（1968）は，世界をそこにある場所へと変えるという統合失調症の自分の体験を次のように述べている.

> 目がくらみ，影ができる場所などないところから離れて，無慈悲な光に支配され，境目がなく，制限のない平らで，巨大な場所なのです．鉱物を含む月面のような国で，北極点の荒野のように寒いです．この引き伸ばされた空虚の中で，すべては変わることなく静止しており，凍りつき，そして，結晶化しています．物は奇妙な装飾をつけ，あちこちに置かれ，まるで意味のない幾何学的な立方体です（p.44）.

同じように，Williams（1994）は，彼女を途方もない世界に位置づけた自閉症の子どもとしての体験を次のように述べている.

> 「私は，空気が斑点でいっぱいになっていることを発見しました．あなたが何もない中をのぞき込んだとしても，そこには斑点があるだけです．人々は，何もないという私の魔法の見方を邪魔しながら，そばを歩くでしょう．私は彼らを通り越して動くんです」（p.3）.

他の人は，医学的治療とともに来る体験の変化について書いている．例えばJamison（1995）は，自分の双極性障害をコントロールするのに必要なリチウムを飲んだ結果，生活がどのようになったかを述べている．「活発でなく，エネルギッシュでなく，精神が高揚していない」（p.92）という感覚に加えて，彼女はまた読む能力の一部が損なわれることに気づいた.

> ……私は意味を理解できるまで，同じ行を繰り返し読まなければなりませんでしたし，ノートのコピーをとらなければなりませんでした．そのようにしても，私が読んだものは，しばしば熱い舗道の上に降る雪のように，私の心から消えてしまいます（p.95）.

様々な障害を経験する人々からのそうした証言は，能力の制限または改変の体験への重要な窓を提供している．能力障害の体験と時間に伴う変化の過程のシステマティックな説明はまた，理解し介入する新しい方法を私たちに提供してくれる可能性を持つ．次の部分で，私たちはより密接にこの可能性を検討する.

生きている身体の変化を理解すること

私たちは能力障害を持つ人々の間で，全体的に，生きている身体の体験を検討してきた3つの研究に取り組んできた．それぞれは以下に焦点を当てている.

- 体験の特性
- 障害に対する体験の貢献
- 時間の中での体験の進化
- 遂行能力の変化の中での体験の役割

以下の節では，3つの研究の発見を簡潔に説明する．その後に，能力障害の体験の中での特性と，作業療法の過程の中で体験をどのように使うことができるかということをより良く理解するために，これらの意味を論じることが続く.

例1：自分と世界の半分を取り戻すこと

脳障害は体験を顕著に変えることがある．脳血管障害後の半側無視はより劇的な変化の1つである．半側無視を持つ人は，客観的には，左半身の空間に自分の注意を向けることができず，自分の身体の左半分に頻繁に気づいていない（Bisiach & Vallar, 1988）.

半側無視を持つ4人のスウェーデンの女性の研究

(Tham, Borell, & Gustavsson, 2000) は，彼女たちが失って，それからゆっくりと自分自身と自分の世界の半分を取り戻しはじめた時の生きている身体の体験の展開を説明した．多くの人は自分の無視に気がつかない (McGlynn & Schacter, 1989; Tham et al., 2000). 以下のことは彼らの発見のハイライトである．

はじめは，その女性たちの世界の左半分は彼女たちのためには存在しなかった．彼女たちは，世界の左半分が消えてしまったという感覚なしに，世界の残された右半分だけで生活し，行動した．むしろ，彼女たちは自分の半分の世界を完全なものとして体験していた．

時間が経過し，女性たちが以前の慣れ親しんだ課題をやりはじめるにつれて，ある程度漠然とした違和感を持ちはじめた．彼女たちの身体および空間と時間の知覚は，奇妙に異なって感じられた．

彼女たちが身体の左半分に出会っても，それは自分のものとはまるで感じられなかった．それぞれの女性の左の腕と足は，自分の一部のようには思われなかった．それらは，自分とは別の物のように感じられた．ある女性は，本当に自分の身体の一部であると認識するために，左の腕を右手で肩までたどらなければならなかったと報告した．別の女性は，前のテーブルに置いた自分の手を指して，自分の指はちょうどそこに横たわっている5本のソーセージのように思われたと語った．4人の女性全員は，第三者の身体の左側についても，それを疎遠であり冷たいという特徴を持つと語った．一人の女性は，自分の左手を「人々を拒絶したがっている，それは寛容ではない，まさに冷たさを与えるもの」と嘆いた．

このように，女性たちが左半身を最初に意識するようになっても，左半身を自分の一部としての出会いとは体験しなかった．むしろ，彼女たちは左半身をなにか異質のものであり，自分たちには属さないものと見ていた．

これらの女性たちは，動き回ったり物事をやりはじめたりするにつれて，空間への見当識を失うことにも気づいた．彼らは繰り返して，自分たちがどこにいるかがわからないこと，空間の中で方向づけることができないことに気づいた．さらに，人々と物の両方が，突然に消えたり，現れたりすることがあった．例えば，ある女性は，「私が夕食を食べていると，突然，夫がどこに行ったのかわからなくなってしまいました．彼はまさに消えしまったのです」と思い出した．

彼女たちはまた，以前の物事をする上での自動的なやり方に，もはや頼ることができないことに気づいた．彼女たちはこの時点では無視をまだ認識できなかったにもかかわらず，その結果を見分けることができた．彼女たちは，無視の結果は混乱することに気づいたが，特定の課題を遂行する上でなぜ問題なのかを洞察できなかった．無視は彼女たちにとってはまだ存在しないものであったために，無視を遂行の問題と結びつけることができなかった．

彼女たちは世界の半分を見逃していることをまだ理解しなかったものの，時間がたつにつれて，遂行における慣れ親しんだ問題を認識しはじめた．車椅子が物に衝突することは共通の問題であった．彼女たちは左側で何が起こっているかを知覚できなかったが，車椅子の衝突の音と突然の停止といった衝突の特徴を知覚することができた．

そのような無視に関連する体験を蓄積するにつれて，彼女たちはそれらを自省しはじめ，これらの困難さに対する説明を捜した．最初は，彼女たちの説明はまだ無視に根ざしたものではなかった．例えば，彼女たちは物を見つけることができないのはリハビリテーション環境への不慣れのためであるとして，自宅では物を見つけることはたやすくできるだろうと予想していた．この時点では，彼女たちが周囲の世界の左半分を認識できないことに気づいていないために，彼女たちは無視の代償戦略を意識的に用いることはできなかった．

彼女たちは，左側の動きを再獲得するにつれて，その半側が自分のものであるという感覚が戻りはじめた．可動性の改善は最初は足で起こったので，4人の女性は最初に左足をほとんど自分のものと感じたが，左腕には疎外感が続いていた．

その疎外感が続いたにもかかわらず，彼女たちは腕

に対して責任を感じはじめた．ある女性はこの体験を以下のように述べた．

> それが私の体のここに付いているから，私はそれを受け入れなければならないんです．私が何かをしている時はいつも，私はそのことを考え，一緒にそれを運ばなければなりません．それは私がいつも赤ん坊を運んでいるようなものです．赤ん坊をテーブルの上に残していくことはできず，自分と一緒に連れて行かねばなりません．自分の手を忘れたらすべてがうまく行かないために，自分の手を忘れることはできません．その代わりに赤ん坊を運びますが，手でも同じであって，手を無視することはできません．なぜならば，私はそれを持っており，将来，それを必要とするからです．

女性たちは左腕に責任を持ちはじめたが，それが自分の一部とはまだ認めていなかった．これは，彼女たちが体の左側を失うことができたという事実によって強調された．ある女性は以下のように記述した．

> 私は，寝る時はいつも，自分の腕のために枕が必要だと考えました．そして，腕がそこに横たわっていなければ，私は死ぬほどびっくりしました．私はいつも腕が自分と一緒でなければならないために，何かが間違っていると思いました．もし私がそれを持っていなければ，それはふくれあがるでしょう．私が腕を見つけられないと，アラームを鳴らして誰かを呼んで，「私の悪い腕を見つけて」と尋ねます．もちろん，彼らはいつもそうすることができます．

この時点で，彼女たちが左手を実際に使うことができる前に，それは物事をするための見方として再び現れはじめた．ある女性は次のように記述している．

> 突然，私は左手を使うことができないということを，特に食事をしている時に，忘れてしまいます．例えば，私がテーブルの皿のそばにパンくずを見つけたとすると，それをまとめてきれいにしたいと思います．それで，私は左手を使うことができないと知っていても，左手でパンくずをつまもうとしました．

このように無視側に随意性を取り戻すことはまた，左の身体部位を日常生活の中に取り入れようとする彼女たちの努力の始まりの中に反映されている．

次に，彼女たちは環境の左半分を失っていることを理解しはじめた．しかし，この理解は客観的なものであって，彼女たちにはまだこの制限の直接的な体験はなかった．重要なことは，他人（作業療法士，看護師，家族，介助員）が彼女たちに無視について話したり，問題が無視とどのように関連しているかを説明したり，あるいは，彼女たちをそこで捜すように指導することで左側に物があることを実演したりするにつれて，この認識が生じたことである．このように，この女性たちにとって，無視は他人によって彼女たちと関連づけられて，最初に客観的な事実として理解された．

彼女たちは，自分の無視のこの客観的知識とその結果によって武装して，物を見つけたり，環境の左半分に向けたりする能力を改善しようと望んだ．4人の女性は徐々に自分たちの半側無視を代償することによって，よりうまく遂行するための意識的な戦略を用いることができるようになった．

そこにある物が彼女たちが従事する作業の一部である時，あるいは，彼女たちの左側の状況が彼女たちの注意を必要とした時，それぞれの女性にとっては左からの実存的な種類の力が創発するように見えた．例えば，ある女性は，台所で働いている間に，流し台の上に電気コードがぶら下がっているのに気づいた時，突然に彼女の左側にトースターが見えた．彼女は「私は流し台の上にある電気コードは安全ではないと知っていたために，左側の電気コードを見ることができました．電気はショートするので，危険なんです」と述べた．

彼女たちはまた，そこにあるはずだと思っている物をたやすく見つけられるようになった．例えば，ある女性は自分の化粧ケースにローションと歯みがき粉を

見つけることについて次のように述べている．

> 私は見て，そして，もう一度見るんです．最初は，私はその物を見つけることができないんですが，それらがそこにあるはずだと知っています．そこで，私は目を動かしたり，頭を回したりして，本当にすべてを見ることができました．私はその物がそこにあるはずだと知っていたからです．

徐々に，女性たちは自分たちが見た物と比較することができるようになったために，物はどのようになっているはずかと考えるというリーズニングの方法を開発した．このことは，無視によって引き起こされたある問題を克服することに効果的であることがわかった．ある女性は次のように述べている．

> 時々，私は自分が食べている時に考えます．あれ，私はお魚を食べなかったっけと．皆さんは今日の料理には魚が出たと言います．もちろん，それは皿の左側に置かれていると考えました．それで，左を探しはじめて，それを見つけることができました．

時々，彼女たちは無視のために起こるかもしれない問題を予期することができ，それを避けるための戦略を使うことができた．例えばある女性は，車椅子で動き回りはじめる前に，どんな新しい環境をも調査し，記憶した．彼女は，ひとたび先へ動いていく時に見えていない物に衝突するのを避けるために，自分の精神的な地図を使うことができた．

脳卒中の5カ月後，4人の女性たちはこのような意識的な代償的戦略を使うというかなりの体験を蓄積してきた．彼女たちの無視の理解と意識はより深くなり，そして，代償的戦略は習慣になった．

このように，彼女たちは依然として世界の左半側に自然にアクセスすることはないものの，それが自分の差し迫った体験の外にあると意識していた．彼女たちはこの世界にアクセスすることを自発的に思い出しはじめた．彼女たちは，世界の左半分に何が存在するのか，あるいは，何か起こっているのかということにアクセスするために多くの戦略を用いた．例えば彼女たちは，左側から来る音を利用した．彼女たちは手を伸ばしたり，物を感じたりすることによって左側を探索した．最後に，彼女たちは左側を自発的に視覚的に探索することができた．ある女性はそれを次のように表

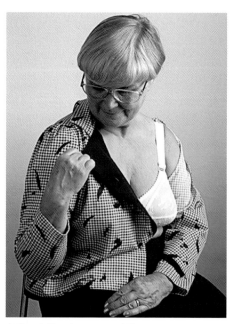

半分の世界で生きている女性　　　　半分の身体で生きている女性

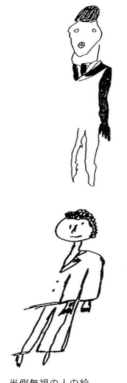
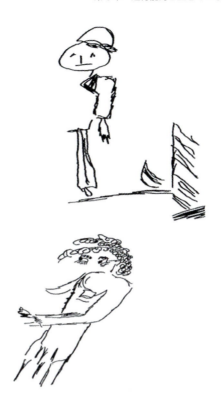

半側無視の人の絵

現している．

> 「左を見なさい，左を見なさい」と私は自分に言い聞かせ，次に左を見た時に，自分が探している物を探し出すことができました．

最終的には，世界の左半分は彼女たちのために存在していたが，脳血管障害前とは異なっていた．左側は，世界の残り（右側）のようであり，差し迫った存在ではなかった．左側は活動の結末を持つ隠された場所であり，そこはある物事が目に見えない場所であった．特別な努力を通して，世界の左半分の物を見つけることができ，そして，その配列は見えないが想像することができた．このように，それは差し迫った体験という点では彼女たちにとっては永遠に失われたものであるが，彼女たちは実際的な点では世界の失われた半分を再獲得したのである．

例2：慣れ親しんだ作業を通して生活世界を取り戻すこと

人々が頭部外傷や記憶障害といった生活を大きく変える出来事に直面した時，理解することが困難な世界に対する彼らの生活世界の体験は変化する（Erikson, Karlson, Borell, & Tham, 2007）．記憶障害者の時間を超えての経験の進化は，現象学的研究（Erikson et al., 2007）の中で説明されている．それは，頭部外傷受傷後の最初の1年間に，日常の作業での記憶障害の生きた体験を特徴づけたものとして明らかにされた客観性に関する研究であった．頭部外傷の後で，生活世界は慣れ親しんだ世界から理解が難しい混沌とした世界へと変化した．つまり，世界は慣れ親しんだ世界から慣れ親しんでいない世界に変化してしまった．毎日の活動や習慣パターンの習慣となっていた遂行が壊れてしまったが，その大部分は慣れ親しんだ活動であり，「習慣－身体」に既に統合されていたもので，この身体が1年間の日常生活で一貫した行為を可

能にした（図6-1）．この知見は，頭部外傷により記憶障害になったクライアントのリハビリテーションの治療手段として，慣れ親しんだ意味のある作業をどのように用いるかということに対する理解に貢献した．

参加者は頭部外傷の直後から，混沌とした生活世界，つまり，世界は慣れ親しんだ世界から慣れ親しんでいない世界に変わってしまったと述べている．この「新しい」世界は困惑され，驚かされると説明され，混沌を感じることに貢献している．それは日常活動の遂行においても経験されたバラバラになった世界でもある．ある参加者は彼女が洗い物をしている時の場面を次のように述べている．「私の頭は本当に働きませんでした．皿を片付ける時にはいつもは考えることなく自動的にしますが，しかし私は考えなければなりませんでした．私は自分の考えに立ち止まりました．奇妙なことですよね．怖いことですよね．私が誰かということとは一致しないのです」．

受傷後の最初の1年間，特に最初の頃には，**参加者は新しい文脈の中で一貫して行うために戦っていた**．参加者が，習慣-身体へと統合されていない新しい活動の習得という挑戦に向かっている時，個人の首尾一貫して行うことは中断された．このことは，私たちが通常は当然のこととして行っていた生活世界の容易さ（Husserl, 1970）とは対照的に，彼らが行ったことの各段階を自省する必要があることを意味した．織物を趣味としていた参加者の一人は，織物の技能を取り戻すための当初の闘いを次のように述べている．「私が織り糸を数えている時，私がしなければならない織り糸が何本あるのかを覚えることができませんでした．私はいつも元に戻って，何度も確認をしなければなりませんでした」．物事を自動的に行うことは壊れていたのである．

慣れ親しんでいない状況に直面した時，物事を行う首尾一貫性は妨げられた．慣れ親しんでいない状況を習得するには，新しい活動を学ぶことや別の文脈で活動に用いることができる新しい情報の取り組みが必要である．例えば，ある参加者は次のように述べた．職場の要求や新しい活動や手続きの学習は処理するのが難しすぎる．それは仕事に戻ってすぐ頭痛の原因になる挑戦だったと．**計画にはない出来事も首尾一貫して実行することを妨げた**．例えば，電話がかかってくると，遂行中の集中や焦点が妨げられた．参加者たちの中には，自分たちが行っている遂行の過程（例：調理をしたりパンを焼いたり）を思い出せなかったり，このような状況を処理できる戦略を開発する必要があったという人もいた．

その年の間に，**望んだ活動**は，行う中で，**自動性を抑制すること**が徐々に出現した．特に活動で自動的な達成が難しかったことは認知能力を求めるもので，新しい活動とこれまでの習慣パターンの中に内在化した活動の2つで，例えば，時間の調節，新聞を読むこと，時間や日付であった．

新たな文脈の中で新たな習慣を確立する構造を作ることを可能にするためには，意識的な戦略を必要とした．1つの例は，自宅の自分の世界をより制限された物理的空間へと減少させることによって，物理的環境に対していくらかの責任を移した参加者である．彼は自宅の中央にあるキッチンテーブルの上に，自宅での活動やリハビリテーションクリニックでの重要な物を置いた．この戦略は彼に記憶の構造をもたらすとともに，日常生活にコントロールをもたらした．

その年のリハビリテーションの間，参加者は**新たな習慣を達成した**．毎日の生活の中で参加者の以前の習慣パターンに統合される**慣れ親しんだ活動を遂行する**ことによって，頭部外傷後に**自動的に行う**ことを達成することが容易になった．また，過去の内的な像を作り直すことは，参加者が習慣パターンを作り直すこと，例えば，ある場所を見つけることを支援した．彼らは別のやり方で世界を理解させる経験を獲得しており，そのことが彼らのこれまでの生活との結びつきを与えくれた．一人ひとりの習慣-身体が生活に戻ってきて，遂行は意識的に考えることで中断されることがなくなり，滑らかに行われた．例えば自宅環境のように，彼らが以前には習慣パターンを内面化していたよく知っている文脈の中では，自分の習慣-身体に頼ることは容易であった．ある参加者は「自宅では実際に非常にうまくやっていると思います．そこは私がいつも居た環境ですし，簡単に思い出す環境にいます．し

かし，［病院の］この部屋は，私には全く慣れ親しんではいません．とても多くの新しいものばかりです」．慣れ親しんだ活動，例えば掃除機をかけることは，本質的には身体的なものであり，認知機能を求める活動と比べると，自動性を促進するものである．以前に内在化された習慣を戦略として用いることで，行う中での自動性が達成される．ある参加者は，パスタのミートソースを作る時にはレシピを必要としなかったと述べていた．一方，新たな事を学ばなければならない活動を遂行する時には，その活動を「反復練習する」必要があると説明していた．「もし私が何か新しいことをするとすれば，私はそのレシピを数回は読まなければなりません」．もし彼に機会があれば，彼は習慣－身体に内在化された料理を選ぶし，あるいは，彼が「自分の脊髄の中にある」と述べたようなものである．自分の子どもたちのために料理をしていた別の参加者は，次のように語ることで，行為を自動的に行うための習慣－身体の重要性を説明した．「私は過去には子どもたちのために料理を作ってきました．だからそのすべてが依然としてそこにあります．今は覚えている古い料理を作るだけです」．

リハビリテーションが進むにつれて，参加者は次第に自分たちがより慣れ親しむようになった多くの活動に向き合うようになり，遂行にもっと安心を感じた．

その年の間に，*新たな習慣の内在化は古い習慣に頼っていることが明らかになった*．リハビリテーションを行った年の終わりには，以前には内在化されていた特定の活動の大部分は，参加者が意識的に考えることなく首尾一貫した流れの中で遂行できた習慣パターンの中にあったのは明らかだった．これらの活動は，多くが日課として遂行され，新しい習慣パターンの一部になっていた．このことの例は，家事活動に違ったステップを感じたある参加者が，はじめは挑戦だったが，現在は日課の一部となったことによって示されるであろう．彼の身体は現在では当然のことと思われるようなものであり，活動をしている時にもはやそれを意識することはなかった．「家事は，もう問題ではありません．私は掃除機をかけますし，洗濯もします．とても素早くしますし，スムーズに，簡単にします」．

活動が参加者の習慣パターンへと内在化されるやいなや，彼はガスレンジの火を消し忘れていないかといったことによるストレスに悩まされることはなくなった．別の例は，意識的に考えることなく，首尾一貫した流れの中でどのように活動が行われたのかを示す趣味が織物であった参加者からのものである．はじめは，彼女にとって織物の技能を回復することは挑戦と闘いだったが，リハビリテーション過程の終わりまでに，彼女が綜絖編みをしている間に，別のことを考えても彼女の指は中断することなしに，首尾一貫した流れで動かすことができた．現在，彼女の体から広がった遂行は，彼女の心による導きがなくても，綜絖編みをたやすく処理することができた．

この1年間に，参加者たちは現実的な調整を行っていた．たとえその1年間に受傷後の有能感が次第に向上したとしても，彼らは確かではない未来の地平線について説明した．1年にわたって日常活動を行うことによって，参加者たちは自分の活動に対する頭部外傷の結果を徐々に発見し，それは現実的な調整へと導いたが，脳卒中後の1年間で，依然として自分の能力や未来に対する不確実性の感覚を作り出していた．

例3：「私は自分の人生を生きていない」

イランのテヘランで脳卒中後の日常作業への参加という生きた経験に焦点を当てた最近の現象学的研究 (Fallapour, Jonson, Joghataei, Nasrabadi, & Tham, 2013) は，脳卒中後の人々は自分の作業参加が根本的に崩壊させられ，障害体験や毎日の生活における多くの変化を彼らにもたらしたことを明らかにした．この結果は，経験の特性とそれが障害と長時間にわたる変化に影響することを強調している．

毎日の作業への参加という現象の意味のある構造は，図6-2 に示されており，そこでは「私は自分の人生を生きていない」と表現された彼らの障害体験を描き出している．第1の特徴は，「私は以前のように活動ができない」であり，彼らの「行うこと」の変化を表現したものである．第2の特徴は「私は同じ人間で

はない，別の自分の発見」と交流しており，物理的で社会的な世界の中に存在する変化した経験を表現している．第3の特徴である「私は自分の人生を生きていない」は，参加者の「行うこと」と「自分」の変化の結果として，また，第1と第2の特徴の交流として表現されたものである．

私は以前のように活動ができない

参加者は行うことに極めて多くの変化を，そして，自分の毎日の生活が，脳卒中になる前に行っていた方法では「することができない」ことによってどのように特徴づけられたかを説明していた．参加者は時間を超えての自分の体験を述べ，脳卒中の前と後の自分の「行うこと」を比較したが，それは違っていると知覚されていた．彼らは自分が「行うこと」を「一人では何も行えない」から「何か行える」へ，さらに「起こすことはできるが，違ったものになる」へという連続性として説明していた．彼らは，自分の体験を，できることからできないことへと説明していた．ある人は以下の事柄を関連づけている．

> 私は家ではすべてのことをしました．配管の問題や家でそのほかのことがあれば，私が修理しました．自宅の別の部品でも，仕事であるとされれば必要なら修繕しますが，今は何もできません．

この特徴には以下の3つの特徴が明らかにされた．

◆以前の毎日の日課を失うこと

参加者は自分の以前の毎日の日課を失った痛みと，望んでおらず楽しくない新しい日課への転換を体験していた．ある参加者は自分の以前の楽しい毎日の作業である朝の散歩を体験していたが，毎日の楽しくない理学療法訓練を置き換えられ，義務としてストレスを感じる新しい日課として体験されていた．彼女は，朝の一日の始まりに，以前に楽しんだ作業を思い出すことで，脳卒中後の一日の始まりが彼女にとっていかに痛々しかったかを説明した．

2人の参加者は，自分たちの新しい毎日の日課は一時的なものであって，将来は以前の日課を実施したいと説明した．他の参加者たちも，この変化は生活に大きな溝を作り出すことが明らかな永遠の喪失であって，彼らの日常の日課が意味のないものとして新しい毎日の日課に置き換えられることを経験していると説明した．

◆行為を行い決定する能力のある対象者であることを失うこと

参加者は，対象者としてよりも従事と満足を経験するための主体者であることの重要性を強調した．彼らが経験したように，主体者であることは行動することだけでなく，自分で選択を下すこと，自分が世界の中心であることをも意味した．彼らは，脳卒中後の変化を，主体者であることの喪失という別の方法で説明した．ある参加者は全面的に喪失し，物として扱われていることを経験していた．少数ではあるが，他人が彼らの誠実さを尊重し，日常生活を自分で決定する主体者と見ていたことを経験した者もいた．

この喪失を明白に述べたのは男性で，受け身的な対象者で，別の日常課題を行う積極的な主体者にはなれないといったように，自分を「そこに存在する一片の肉」でしかないと説明した．参加者たちは自分が積極的な主体者である時には満足を経験していた．つまり，彼らは活動を自分で行わなくても主体者であるという感覚をどうすれば保つことができるかを説明した．例えば，2人の参加者は，自分のパートナーからの援助を受けて，活動ができたと述べていた．他人からの援助を受けていることは最初の例と似ているものの，これらの参加者は重度の依存的な状態にもかかわらず，自分を受け身的な対象者とは述べていなかった．

そのかわり，彼らは，常に変わらない支援的な同伴者としてのパートナーと一緒に日常活動を行う主体者として自分を経験していた．彼らは，2人が主体者となって日常課題を一緒に行い，生活していく交流を認め，2人の主体者間の間主観性を理解することを経験していた．

参加者は，自分たちを積極的な主体者であると見るためには，選択ができることもまた重要であることを経験した．ある参加者は，脳卒中の後，自分の家に人を招待することを自分で決定する能力を失ってしまい，代わって2人の公的な介護者に依存したが，この喪失が彼女を障害者であると感じさせたと述べた．

◆以前の役割と家庭内での権威を失うこと

　参加者は，家族の中で自分を見ているやり方に影響する価値ある人生の役割の劇的な変化を経験していた．この経験は男女間で異なっていた．女性の参加者は自分の主な役割を様々な責任（例えば，家庭管理活動，家族間の関係の調整）を通じて家族の世話をすることだと見ていたが，一方，男性の参加者は自分の主な価値ある人生の役割を，脳卒中前の常勤で働いた生産的人間としての役割であり，仕事ができないことからの移行であると説明した．この喪失経験は彼らの人生における大きなギャップを作り出し，家庭での地位に影響した．ある男性参加者は，異なる課題を実行することができないことがどのように障害のある依存的な人間になっていたのか，その結果，家族内の最も高い権威者という以前の地位を失い，生産的で家族の長であるという人の状態から依存的な存在になったという経験を説明した．

私は今までと同じ人間ではない
　－別の自分の発見

　参加者はまた，自分の身体，能力，そして，異なる領域での日常生活への従事における大きな変化を説明している．彼らは，「異なる活動に従事する」新しいやり方に反映された別の「身体」と「自己」を経験していた．彼らは慣れ親しんでいない別の「現在の自分」と以前の慣れ親しんだ活動的な「以前の自分」を継続して比較することによって発見した大きな変化を悲しくも経験していた．

◆感覚のない身体－対象としての患側

　参加者たちは，脳卒中後の異なった，障害のある，そして，慣れ親しんでいない身体を経験していた．新たに発見した身体とともに，彼らはまた，世界と違った結びつきをしている身体を経験していた．参加者は，脳卒中後の最初のころに感覚のない感覚認知の欠如という身体を経験していた．彼らは患側を，課題を実行する時に自分を束縛する感覚のない物体のように自分がコントロールできない別の物と説明していた．彼らは自分の身体を，物理的には存在するが，行い，動き，行動するためには存在していないと述べており，そして，それはベッドの上の物のように感覚のない受身的な身体であり，身体的・情緒的な対象ではないと経験していた．

◆「彼らは何をするか」を通して「彼らは誰か」を発見すること

　参加者は，脳卒中前に何をしていたのかという自己イメージと，脳卒中後に何をすることができるかということに基づいた現在のイメージの間の劇的な変化を説明した．ある参加者の以前の「自己」の完全な喪失から，別の参加者の「変化した自己」へというように，彼らは何ができたかによって，これらの変化を異なって経験していた．「行うこと」を完全に喪失を経験した人は，これまでの「自己」（彼らが人生を通して知ってきた自己），つまり，「もはや存在しない」という彼らの慣れ親しんだ「自己」の完全な喪失を説明した．「行うこと」のギャップが大きければ大きいほど，彼らが現在と以前の自己を比較して，この違いを大きく経験したことになる．参加者たちは自分の理想的な自己として，慣れ親しんだ以前の自己に戻りたいという強い希望を表した．

◆他人とのコミュニケーションの中で異なる自己を発見すること

　参加者たちはまた，他人との結びつきに，そして，もっと重要なことは，一般的には他人との，また，特定すれば家族とのやり方に違いを経験しており，自己の新たなイメージを作り上げる際には，自分を取り扱ったり見たりすることが重要であった．参加者たちが他人との関係において認知するやり方の発見は様々

であった．彼らのある者は，自分を家族の振る舞いに依存している対象であると感じていた．例えばある参加者は，誰も自分の痛みを聞いてくれなかったことを体験した．彼女は痛みのある毎日の体操に恐怖を感じたが，自分が必要とする援助は得られず，子どものように扱われた．別の参加者は，他人が以前と同じようには彼女を見てくれなかったと説明した．このことは，彼女が他人とコミュニケーションをする時，自分の異なった自己を発見することへと導いた．

私は自分の人生を生きていない

参加者たちは脳卒中後の自分の現状を，自分の人生を生きていないと経験していた．それは「脳卒中後に何ができなくなったのかということ」と「異なる自分の発見」と関連していた．この2つの側面は相互に関係しており，「自分の人生を生きていない」という経験を作っている．ある参加者は自分の人生を扱いにくいものだと次のように述べている．

> ……私は友人と電話で話します．また友人の家で会ったこともあります．また，私に会いに家まで来てくれたこともあります．私は自分の人生を生きていません．私は自分の人生を生きてきていませんので，悲しく思います……（彼女は泣く）……．夫が新しいオーブンと食器洗い機を買ってくれましたが，私はそれを使っていません．私の介護者がいつも使っています．私は使うことができないのです．どういうことなのでしょうか（彼女は激しく泣く）．……私は生活していません．人生を持てないのです．全く……これが私の人生です．これはどんな人生ですか．私は自分の人生を生きてはいません……．

参加者たちは，自分の現在の変化した人生を扱うにはストレスがあり，挑戦を強いられ，満足できないと述べていた．彼らは，現在の生活に不満を抱えているために，社会的交流に制限を経験している．彼らはストレスを減少し，生活をコントロールし，他人の視点に以前の自分のイメージを維持し，自分の以前の慣れ親しんだ自己に密接にとどまり結びつくために，交流を避ける傾向がある．従って，彼らは脳卒中後の新しく，現在は望ましくない黒い「人生」の中で，社会的孤立に向かっていく．

考　察

ここで示された3つの研究は，生きている身体の体験を組織的に検討している．これらの研究は，障害体験の特性と人々が機能障害をどのように克服したり適応したりしたかという体験の役割を照らし出している．3つ目の例はまた，環境が支援的でなく，生活を豊かにするものではない時，また，それが脳血管障害後の生きている体験と作業適応にどのような影響をするかという時の障害体験も描き出している．

障害体験

障害は常に特定の具体化される方法を示す．これは障害者にそれ自体を押しつける存在を変える方法である．それゆえ，障害者は自分の具体化という現実を生きなければならない．さらに，彼らは自分の体験に適応するという挑戦を求められる．能力のどのような変化も，しばしばこれらの体験という点でなければならない．Csordas（1994）が私たちに思い出させるように，障害者たちは特定の具体化を反映する世界の中での実存的な位置を取り続けなければならない．

障害体験にとってはより一般的であり，あるタイプの機能障害にとっては特有であるその他の現象があるようである．例えば，私たちが検討した研究のすべての対象者は，彼らの身体か身体の部分に何らかの疎外を体験していた．Murphy（1987）とSachs（1993）はまた，障害体験をその人自身の身体からの疎外を含むと述べている．

疎外が自分に属しているものとしての身体または身体の部分を体験しないという共通の特徴にかかわるものの，疎外の特定の体験は様々である．無視を持つ女性たちにとっては，彼女たちの左側がそれ以外の自分

たちに取り付けられていたという信じられない段階であった．2番目の例の記憶障害を持つ人にとっては，家庭環境のような以前に内面化された習慣パターンを持つというよく知られた文脈の中で，習慣－身体に頼ることはより簡単なことであったし，認知能力を求める活動とは対照的に作業遂行における自動性を促進するものであった．第3の例では，脳卒中後には自分の人生を生きていないという体験をしている人たちは，自分の身体を別の慣れ親しんでいないものと，また，感覚を失ったものと表現し，そして，他人がしばしば自分を物として扱う人と表現していた．

これらの違いにもかかわらず，その人たち全員は，この疎外という言葉に到達する方法を見つける必要があった．3つの例は，その人たちが自分にとって意味のある慣れ親しんだ作業を行うことから経験をしたことによって，自分の新しい身体と能力を発見する必要があることを示している．慣れ親しんだ活動は，第1の例や第2の例でのように，認知障害を持つ人々には特に重要であると思われる．第3の例は，人々は毎日の生活の中で豊かにしてくれる経験がなかったことを示しており，それは自分の生きている身体への接近や自分の世界への結びつきをますます難しくしていたことを示している．第1の例では，無視を持つ女性たちが左側からの動きの感覚を再び獲得し，そして，第2の例では，記憶障害を持つ人たちが自分たちの身体と世界を認識したという経験を獲得した．このことは，彼らの以前の習慣－身体，記憶，そして，生活への結びつきを与えるものであった．このような知見は身体上の阻害という用語に到達することは，能力を再び獲得することや障害を持つある範囲の人々にとっては世界に近づくことにおける重要な課題であるように思われる．

主観的な体験という点から能力障害を理解することは重要である．なぜなら障害を客観的なアプローチでは説明できない人の機能的な能力についてしばしば説明しているからである．第1の例のように，半分の世界で生きている認知障害の人や，第2の例の記憶障害を持ちながら生きる人の体験を理解することはやりがいのあることである．しかし，この理解が必要とされるのは，作業療法の過程における変化に寄与する経験の転換を図るためである．第2の例は，新たな文脈の中で首尾一貫して行うことのために苦闘しているという主観的な経験を理解することがいかに重要であるかを描き出している．その結果，人々の遂行能力は，遂行の構成要素の客観的状態を自省するだけでなく，自分と世界とをどのように経験したか，ということから生まれる．体験が変化すると遂行も変化するのである．

能力を変えるための体験の重要性

3つの例のそれぞれは，身体と精神の客観的見方から説明することができた．例えば，新たな状況や文脈を習得することの難しさは，記憶障害をもたらしたその人の脳の構造の変化に原因があると見ることができる．つまり，女性たちの無視の世界への処理を獲得する方法は，注意障害を含む無視症候群という点から説明できるだろうし，また，その事例の人たちの困難さは，自分たちの日常課題を組み立てる能力のなさに起因すると見られてきた．これらの客観的な説明は，時間とともに障害として彼らに起こったことを理解するためには確かに妥当であり，重要である．しかし，研究が明らかに描いているように，これらの説明は，変化がどのように起こったかを部分的に説明するだけである．

3つすべての研究の中で，変化の効果的な戦略が発見されたのは体験という領域を通してであった．変化をもたらした実際の出来事と人間の行動は，体験の機能であった．それぞれの人は，自分の問題と挑戦を解決する方法として体験を使わなければならなかったし，また，他の人々は変化に貢献する体験を可能にする中で重要な役割を果たしていた．例えば，半側無視の女性たちは，自分の実際の世界が，自分が知覚することができた世界だけでなく，知覚の外にある何かからも構成されているという新たな現実を知るようになった．記憶障害の人たちは，脳卒中後の日常生活の中の新しい状況下で問題を解決するために以前の習慣－身体を結びつけなければならなかった．そのような世界の中で効果的に存在するために学ぶことは，彼ら

が新たな体験を理解するやり方に到達しなければならないことを意味した．これらの例のどれもが，遂行能力における変化が，いかに体験の中での変化に依存しているかを示している．

結　論

本章は，遂行能力を理解するために，通常の客観的なアプローチにとっては補足的である主観的なアプローチを提供した．現象学から引き出された生きている身体という概念は，主観的な体験と遂行におけるその役割を概念化する特有な方法を提供する．この主観的な体験に対する注意深い注目を通して，私たちは遂行能力をより良く理解する方法を持つことになる．

> **事例** あなたの知識をテストする：感覚処理障害の女性
>
> 標準的な初回面接の間，作業療法士は46歳の音楽教授で感覚処理障害を持つケイティさんに作業療法の目標について質問しました．彼女は「私はいつも生活の中で厚い皮膚が欲しいです．文字通りに，また身体的に……．私は人々を見ると，ほかの人では読み取れないような彼らの顔やわずかな体の動きから表情を読み取ります．私が音を聞いた時は，痛むように有害な音か崇高な音のどちらかです．シャツを着ようとすると，それはサンドペーパーかシルクのようかのどちらかです．……私は極端な世界で生きていたくないだけです．このような理由で私は壊れているのです．私が仕事をしていなかったら，私は自分が知っている人々，場所，物を避けていますが，そのことが私を不快にさせ，疲れさせるのです．結果として，私の日常の現実は狭く空虚か，恐ろしくストレスを感じさせるものなのです．私は仕事に行き，学生を教え，教員会議に出席し，自宅で曲を作ります．これが私の世界なのです．世界は私が音楽を演奏している時に安定します．この時だけ私は全体を感じます」と答えました．
>
> 批判的思考と話し合いとを促す質問
> - 作業療法士はケイティさんの遂行能力の客観的側面をどのように説明しましたか．
> - 作業療法士はケイティさんの遂行能力の主観的側面をどのように説明しましたか．
> - 作業療法士はケイティさんの遂行能力を変換するために，主観的体験をどのように用いますか．

第6章の振り返りの質問

1. 身体を知ることの例を示しなさい．
2. クライアントの視点からは，遂行能力の主観的側面と客観的側面のどちらの側面が遂行能力を理解するために重要ですか．あなたの答えを説明しなさい．
3. 生きている身体を定義しなさい．
4. クライアントの主観的体験という点で障害を理解することがなぜ重要ですか．
5. 人々の能力障害の体験が時間の経過の中でどのように変化するかを説明しなさい．

🔍 キーとなる用語

生きている身体（lived body）▶ 特定の身体を通して，世界があることと世界を知ることという体験．

遂行能力（performance capacity）▶ 根底をなす客観的な身体的および精神的な構成要素と，それに対応する主観的な体験の状態によって提供される物事を行うための能力．

文　献

Bisiach, E., & Vallar, G. (1988). Hemi neglect in humans. In F. Boller & J. Grafman (Eds.), *Handbook of neuropsychology*. Amsterdam, The Netherlands: Elsevier.

Clark, F. (1993). Occupation embedded in a real life: Interweaving occupational science and occupational therapy. *American Journal of Occupational Therapy, 47*, 1067–1078.

Csordas, T. (Ed.). (1994). *Embodiment and experience: The existential ground of culture and self*. New York, NY: Cambridge University Press.

Engelbrecht, F. (1968). *The phenomenology of the human body*. Sovenga, South Africa: University College of the North.

Erikson, A., Karlsson, G., Borell, L., & Tham, K. (2007). The lived experience of memory impairment in daily occupation after acquired brain injury. *OTJR: Occupation, Participation, and Health, 27*, 84–94.

Fallahpour, M., Jonsson, H., Joghataei, M. T., Nasrabadi, A. N., & Tham, K. (2013). "I am not living my life": Lived experience of participation in everyday occupations after stroke in Tehran. *Journal of Rehabilitation Medicine, 45*(6), 528–534. doi:10.2340/16501977-1143

Fisher, A., Murray, E., & Bundy, A. (1991). *Sensory integration theory and practice*. Philadelphia, PA: F. A. Davis.

Husserl, E. (1970). *The crisis of European sciences and transcendental phenomenology*. Evanston, IL: North Western University Press.

Hutson, J. (1998). *Qualitative study of the experience of an injured worker* (Master's Thesis, Department of Occupational Therapy, University of Illinois at Chicago).

Jamison, K. R. (1995). *An unquiet mind: A memoir of moods and madness*. New York, NY: Vintage Books.

Katz, N. (2005). *Cognition and occupation across the life span*. Rockville, MD: AOTA Press.

Kielhofner, G. (1995). A meditation on the use of hands. *Scandinavian Journal of Occupational Therapy, 2*, 153–166.

Leder, D. (1984). Medicine's paradigm of embodiment. *Journal of Medical Philosophy, 9*, 29–43.

Leder, D. (1990). *The absent body*. Chicago, IL: University of Chicago Press.

Luria, A. R. (1972). *The man with a shattered world: The history of a brain wound*. New York, NY: Basic Books.

McGlynn, S. M., & Schacter, D. L. (1989). Unawareness of deficits in neuropsychological syndromes. *Journal of Clinical Experimental Neuropsychology, 11*, 143–205.

Merleau-Ponty, M. (1962). *Phenomenology of perception* (C. Smith, Trans.). London, United Kingdom: Routledge & Kegan Paul. (Original work published 1945)

Murphy, R. (1987). *The body silent*. New York, NY: Henry Holt & Company.

Sachs, O. (1993). *A leg to stand on*. New York, NY: Harper Collins.

Sartre, J. P. (1970). The body. In S. F. Spricher (Ed.), *The philosophy of the body: Reflections on Cartesian dualism*. Chicago, IL: Quadrangle Books.

Sechehaye, M. (1968). *Autobiography of a schizophrenic girl: The true story of Renee* (G. Rubin-Rabson, Trans.). New York, NY: Grune & Stratton.

Sudnow, D. (1978). *Ways of the hand: The organization of improvised conduct*. Cambridge, MA: Harvard University Press.

Sudnow, D. (1979). *Talk's body: A meditation between two keyboards*. New York, NY: Knopf.

Tham, K., Borell, L., & Gustavsson, A. (2000). The discovery of disability: A phenomenological study of unilateral neglect. *American Journal of Occupational Therapy, 54*, 398–406.

Toombs, K. (1992). *The meaning of illness: A phenomenological account of the different perspectives of physician and patient*. Boston, MA: Kluwer Academic.

Trombly, C. A. (1995). Occupation: Purposefulness and meaningfulness as therapeutic mechanisms: 1995 Eleanor Clarke Slagle Lecture. *The American Journal of Occupational Therapy, 49*(10), 960–972.

Williams, D. (1994). *Nobody nowhere: The extraordinary autobiography of an autistic*. New York, NY: Avon Books.

第7章

環境と人間作業

Gail Fisher, Sue Parkinson, and Lena Haglund
笹田　哲・訳

期待される学習成果

本章を読み終えると，読者は以下のことができる．

1. 環境が作業参加にどのように影響するかを説明すること．
2. 環境の各次元とレベルを定義すること．
3. クライアントの身近な環境における機会と資源，要求と制約の例を明らかにすること．
4. 参加に影響を及ぼす物理的，社会的，作業的環境における様々な要素と質の例を示すこと．
5. 事例研究を用いて，環境に焦点を当てた人間作業モデル（MOHO）の評価が，実践でどのように用いられているかを説明すること．
6. 作業療法士は，作業遂行と作業参加を可能にする環境の創造をどのように支援することができるかを説明すること．

MOHOの問題解決者：仕事環境における期待を再び構築すること

　スーザンさんは25歳の女性で，双極性障害という診断により地元の精神科病院の外来で治療を受けていました．彼女は，来院した時に，自分はどこに住んでいるのかとか，アパートから家に引っ越したいという計画をとても早口で話しました．彼女はお金について両親と大声で口論し，5日の間，寝ずに過ごしました．彼女は昨晩，新しいボーイフレンドと出会い，彼と一緒に暮らし，結婚したいと思っていました．

　スーザンさんは病気になって以来，仕事を休んでおり，最近の仕事上の問題のために仕事を続けられないかもしれないと心配していました．彼女は銀行の管理部門で働いており，自分の勤労者としての役割が好きでした．彼女の役割は，銀行のフロントデスクに常駐して，銀行に来た新規のすべての顧客に会うことでした．作業療法士は初回の情報を収集して，スーザンさんの仕事の場面の初回評価を実施しました．スーザンさんは，自分で処理することが可能で，簡単ないくつかの仕事のシナリオと，他のスタッフに先送りしたもう1つの込み入った場面とを報告しました．照会のためにやって来た顧客が列に立ち，列が長くなると彼女は心配になり，急ぐようになってさらに間違いをして，不適切な発言をしてしまうと報告しました．

　作業療法を含む統合的プログラムによる治療の1カ月後に，彼女はあまり改善していないと感じました．彼女は学んでいた社会技能訓練と自己管理技能訓練を楽しんではいましたが，実生活には適切に生かされたとは感じていませんでした．この感情は薬物療法によって強化され，「性格のない何者かのように」と報告されました．彼女は不安を感じ，スーパーバイザーに連絡して，仕事に戻りたいと話しました．スーパーバイザーと治療チームは，仕事の再開についていくつかの制限を示しました．それにもかかわらず，彼女は復帰することが許されました．彼女は顧客に皮肉なコメントをしたことに対する報告書を1週間内に書かされました．

スーザンさんは治療を再開しました．担当の作業療法士は，彼女の体験をもっとうまく，もっと共感的に理解し，彼女の様々な環境の文脈の中での要求と制約を検討するために，人間作業モデル（MOHO）を用いることにしました．スーザンさんと作業療法士は一緒に，彼女の個人的原因帰属（*自己効力*）を促進するための能力と仕事に戻ることにうまく対応する課題を選択して行う能力を高める必要があることを明らかにしました．彼女は毎日の日課の中に，休息と作業療法への参加を可能にする時間を見つけ出す必要がありました．さらに，彼女の*社会的環境*の修正も必要とされました．彼女は自分の脆弱性を受け入れること，スーパーバイザーともっと効果的にコミュニケーションを取ること，彼女が圧倒された時には，友人や職場の同僚に助けを求めることが必要でした．

作業歴に関する一連の面接を通してこれらの問題に取り組んだ後，スーザンさんは作業療法士に，仕事に戻る準備ができていると感じると伝えました．作業療法士は，スーザンさんが決定する前に，仕事に復帰する能力の公式評価を受けるように勧めました．この評価にはスーパーバイザーを含める必要があります．スーパーバイザーは当初懸念を示して，銀行の仕事がスーザンさんにとって最善の選択であるかどうかを疑問に思うと述べていました．スーザンさんが顧客が待つ長い列を見てすぐに圧倒されるようになったことを挙げて，彼女がそこで働き続けることに躊躇を示しました．しかし，彼女はしぶしぶと同意しました．

作業療法士は，*仕事環境影響尺度（WEIS）*（Moore-Corner, Kielhofner & Olson, 1998）を実施することにしました．WEISは，クライアントと作業療法士に，うまくいった仕事経験を促進する環境の特性を明らかにするものです．勤労者の遂行と満足を抑制する要因と調整が必要とされる要因が，仕事環境への勤労者とその技能の"適合"を最大限にするために取り組まれます．WEISは，身体的または心理社会的な障害を持つ人がどのように自分の仕事環境を経験し，見ているのかということに関する情報を作業療法士が収集することを支援するように作られた半構造化面接と評価尺度から成ります．この評価の典型的な候補者は，仕事に困難さを体験している人々や，怪我や病気によって仕事を中断している人々です．17の評価項目は，社会的・物理的環境，支援，時間の要請，用いられる対象物，日常の職務を反映したものです．

この事例に対してWEISを実施する目的は，仕事環境がスーザンさんにどのように影響したのかを見つけ出し，自分の病気が仕事の状況にどのように影響したかの知識を増やすよう支援し，彼女の能力を支援する戦略を明らかにすることです．WEIS面接とフォローアップの話し合いの後，彼らは仕事環境に関する4つの提言に同意しました．

- スーザンさんの同僚に双極性という状態について教育します．スーザンさんは，自分の脆弱性を同僚に説明し，早期の症状を理解するために彼女を援助するように頼み，そして，問題が起きる前に彼女の注意を自分たちに向けてもらう必要があります．
- スーパーバイザーは，スーザンさんが仕事の課題や対人交流に困難さを抱えていると知った場合には，管理者に連絡をとる必要があります．
- 職場はスーザンさんが金曜日には30分早く退社して治療を続けることができるように，柔軟な勤務時間を許可すべきであります．
- 作業療法士は，銀行に対して，顧客に並ばせるのではなく，番号付きのチケットシステムを導入するように提案します．スーザンさんには，毎日転換点を表す番号を渡します．この番号は，スーザンさんがより多くの支援を必要としていることをスーパーバイザーに知らせるために用います．これにより，長い行列ができるというストレスが軽減され，スーパーバイザーは何人の顧客が待っているかを監視することができます．

> スーザンさんは，これらの支援によって仕事に戻ることができました．1カ月後，別のMOHOに基づく介入を用いた治療を続けた後，職場での支援の必要性は少なくなり，彼女は特別な指示を必要としなくなりました．

環境は日常作業への参加を促進したり，制限したりできるという見方が広まりつつある．作業療法士の環境に対する焦点は，1990年代から劇的に増加している（Law, 2015）．環境は，アメリカ作業療法協会実践指針（AOTA, 2014）と同様に，国際生活機能分類（世界保健機関，2001）においても，参加に影響を及ぼす重要な要因であると認識されている．環境は，障害者に対する教育，就労，余暇，地域生活のあらゆる面で，最適な機能状態と参加を支援する主要な役割を果たしている（Magasi, Hammel, Heinemann, Whiteneck, & Bogne, 2009）．

環境はまた，参加を制限し，人々のニーズや欲求に合わない側面があると不均衡を生み出すバリアとなりうる（Magasi et al., 2015）．このように，環境は，人々の遂行と結びついており，遂行にとって不可欠なものであり，変化の過程の鍵となるものである．環境と人々のこのダイナミックな関係は，環境が人々に影響を及ぼし，また人々によって影響を与えられ，修正される可能性があるため，相互的なものである（Bronfenbrenner, 1992）．人々は，特定の種類の環境を探し出し，そして，そうする機会を与えられると，自分のニーズと好みに合わせて，その環境を変えようとする．

例えば，ある女性は，自分の身近な環境であるリビングを，自分の価値観や文化を反映して，肯定的な社会的環境を作って気が合った友人たちを招待し，自分の雰囲気を盛り上げるお気に入りの音楽を流すように飾りつけるように選択することができる．

手を用いることが制限されているある男性は，近所の図書館を利用してキーボードを使わない音声認識ソフトウェアを搭載したコンピュータを使うことができる．それにより，地区や地域レベルの支援を作り出し，キーボードを使わなくとも文書を作成することができた．

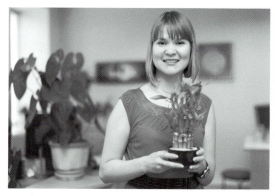

ある女性は，自分のリビングルームを飾ることで自分と向かい合う．

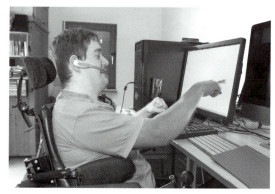

ある男性は近所の図書館で，音声認識ソフトを使っている．

広域のレベルでは，障害者権利擁護団体は，労働災害後の職業再訓練に対して，もっと多くの資金を提供するよう政府の政策の変更を提唱している．

MOHOを用いる作業療法士の役割には，個人的原因帰属を支援し，その人の価値，興味，役割，習慣，遂行能力，技能，参加，そして，最終的には作業適応にうまく対応する環境を作り出すことを促進することが含まれる．実際に，環境は「作業療法士が持つ最も重要なツール」と見ることができる（de las Heras, Llerena, & Kielhofner, 2003, p.10）．作業療法士は，環境の構成要素と質の包括的な分析を用いることによって，その人の作業遂行と参加に対する環境の

影響を評価し，環境の調整を推薦し，推薦された環境の変化の実現を支援し，そして，調整された環境がその人に与える影響を再評価することができる．

環境の次元

環境とは，作業の動機づけ，組織化，遂行に影響を与えるある人の文脈の特定の物理的，社会的，作業的，経済的，政治的，文化的な構成要素と定義される（Kielhofner, 2008）．この概念によれば，私たちは環境を物理的，社会的，作業的という3つの次元を含むもの（図7-1）として捉えることができる．同時に，経済的，政治的，文化的な要因や社会の態度もまた，地理的および生態学的側面とともに，作業的生活に影響を発揮する．ほとんどの人は，様々な文脈（例えば，家，学校，職場，治療施設，近所）の中で動いている．これらの文脈の中で，人々は，物事を行うための期待や機会と同様に，異なる物理的**空間**，対象物，人々，関係，交流，作業，活動と出会うが，これらすべては個人にとって特有である文化的な文脈の中にある．

物理的，社会的，作業的な環境の次元は，以下の3つのレベルにある．つまり，家庭，職場，学校といった身近な文脈，近所や地域といった地域の文脈，そして，広域な社会の文脈である．人々と環境の文脈との間の双方向の矢印と環境の次元と文脈を結ぶ矢印で描かれているように，その次元は，その人と他の人々とをすべてのレベルにまたがって交流させている．これらの次元は以下に簡単に説明し，さらに表7-1に詳細に説明する．

▶ 物理的環境

- 人々が物事を行う空間で，自然と人工の空間の両者を含む
- 物事をする時に人々が用いる対象物で，支援技術

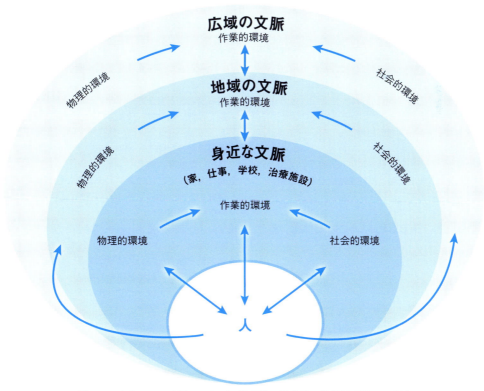

図7-1　人と3つの文脈にまたがる物理的，社会的，作業的環境との交流

と自助具を含む
- 身体と認知のアクセス可能性，安全性，感覚の質，空間と対象物の入手性

社会的環境

- 家族，友人，近所の人，ルームメイト，仕事の同僚，介護者，そしてコミュニティメンバーを含む人々や関係の入手性
- 提供される身体的，言語的，認知的，情緒的な支援を含む交流の質
- 地域と社会の態度と実践

作業的環境

- その人の興味，役割，能力，文化的な好みを反映する作業や活動の存在
- タイミング，構造，柔軟性，継続性，持続可能性，文化的適切性などの作業と活動の質

- どんな作業と活動がその文脈によって入手でき，期待され，または，要求されるかに影響する資金と政策

環境と人の交流のダイナミックス

MOHOによれば，環境の各側面が互いに影響を及ぼし，一緒に人に影響を与えるように作用する．このダイナミックなシステムの1側面が変化するにつれて，他の側面も，すぐに，あるいは重要なやり方で，必然的に変化する．

環境の機会と資源

環境は，物事を選択したり行ったりすることを可能にする広範囲に及ぶ機会と資源を提供する．例えば，湖や森林のような自然の資源は，景色を楽しんだり，その景色を写真に撮ったり，ハイキングやスイミングするなどの機会を提供する．その環境はまた，動機づ

表7-1 環境の構成要素と質の例

物理的環境－空間と対象物	
環境の構成要素	環境の質
空間 - 建築物，通り，歩道 - 建物（例：家，職場，学校，店舗，レジャーや社会的空間，医療施設） - 部屋と快適さ（例：インテリアルーム，廊下） - 屋外空間（例：庭園，公園，歩行通路や自転車通路） - 森林，ビーチ，田舎 対象物 - 仕事，学校，個人や家庭活動のための道具，機器，資材，用品 - 衣類，家具，所有物 - コミュニケーションやセルフケアのための支援技術と自助具 - 乗り物，公共交通機関	**空間の接近性と安全性**－安全に歩き回ることの容易さ：距離，設計，バリア，危険性，ユニバーサルデザインの要素，路面，浴室，入口，階段，照明，地域の地理の影響 **空間の適性**－空間と人との対応：空間の量，空間の種類と目的，柔軟性，デザイン面 **空間の選択**－どこに住み，どの仕事や学校に行くか，買い物をするか，屋外に行くかの選択；近づき，用いるための空間と部屋 **視覚および認知の支援**－看板，誘導と方向の手がかり，探索の促進 **感覚の質**－騒音，匂い，視覚の影響，温度，地域の気候条件，空気の質，触覚と運動の機会 **全体の外観**－個人的かつ文化的に意味のある要素の導入，暖かい／冷たい装飾 **対象物の入手性**－支援技術と自助具の入手性，アクセスの容易さ：価格，保管，位置どり **対象物の適切性**－対象物と作業の対応；仕事，勉強，家事，レジャーの興味：人の能力，様々な対象物との対応

（続く）

表7-1 環境の構成要素と質の例(続き)

社会的環境－人間関係と交流	
環境の構成要素	環境の質
人間関係 • 家族－配偶者／パートナー，子ども，きょうだい，親戚 • ルームメイト，居住者の仲間 • 社会的ネットワーク－友だち，隣人，信仰集団 • 職場の同僚，スーパーバイザー，クライアント，学生仲間，作業療法を受けている仲間 • ヘルスケアの専門家，介護者，アドバイザー，教師，仲間のコーチやアドバイザー • 地域の人々，広域の社会 • 安全担当官，店の経営者，選出された役人 交流 • 言語的，非言語的コミュニケーション，絵 • 身体的，認知的なサポートと促進	人と関係の入手性－人々にアクセスし，望まし人間関係を育み，個人的ケアを入手する機会 情緒的サポート－尊敬，妥当化，受容，共感，協業，理解，信頼，文化的感受性 エンパワーメント－目標達成に向けての励まし，自己表現，選択，自己主張，必要に応じての自律性 身体的，認知的な促進－正しいレベルの援助と最適な雰囲気の利用：コーチング，移動とハンドリング，協業的問題解決，促進，認知的手がかり 交流の形－本人が直接行う，書面によるメッセージ，電話連絡，電子メール，テキストメッセージ，インターネット コミュニケーションの適切さ－望ましい認知，量，速さのレベルでのコミュニケーション；好まれる言語で，文化的感受性を持つ；必要な情報へのアクセス；意思決定と問題解決の支援；アドバイス，戦略，写真，事実情報 地域とより広い社会の態度とサービス－支持的態度と実践，入手可能な社会的支援サービス，差別や汚名の存在，それを避けたり取り組んだりするための戦略
作業的環境－作業，活動，重要な文脈	
環境の構成要素	環境の質
作業／活動 • 身辺処理／個人的活動 • 家庭内活動，家庭維持，園芸 • 介護活動 • 賃金労働，ボランティア，勉強 • 娯楽，遊び，休憩，運動，睡眠 • 手段的活動－旅行，財務管理 • コンピュータと電子通信装置の利用 • 組織，コミュニティ，宗教的儀式への参加 • 健康と作業療法への参加 重要な文脈 • 文化的価値と実践 • 経済的，政治的影響	作業選択と活動選択－能力の対応：身体的，認知的，社会的，情緒的な挑戦のレベル 作業と活動のアピール－魅力のレベル：地位，多様性，価値，興味，楽しみ，親和性／新奇性，報酬 入手可能な支援－適応，ポジショニング，輸送システム，健康と作業療法，取り組まれた安全性の関心 参加－意思決定の機会，関与，新しい学習，自己表現，役割開発，興味の探索 時間的要素－人々のニーズと期待の対応：期間，ペース，他の要求とのバランス 構造－予測可能性，柔軟性，頻度，時間の中での継続性 柔軟性－適応の機会，希望するやり方で行うことができること 維持能力－自然を守る環境の考慮 文化的側面－文化的好みや儀式の反映 資金援助と政策－望ましい作業や活動への参加に対する政府と経済的支援，作業を開始し，維持するために入手できる適切な資源

けを維持する資源も提供するであろう．例えば，家族や友人は，目標に向かって努力を続けるために，情緒的支援や再保証を提供することがある．対照的に，機会と資源が入手できない場合，それは悪影響を及ぼす可能性がある．例えば，もはや仕事環境から期待されていない退職者は，物事を行うことに対する自分の動機づけを維持することが難しいことに気づく（Jonsson, Josephsson, & Kielhofner, 2000）．

環境は，遂行を促進する可能性のある機会と資源を提供するものの，機会であると思われるものがその人に否定的な結果を持つ可能性があることに注意することが重要である．複雑な技術は，一部の人々にとって圧倒するものになるかもしれず，あまりにも多くの選択肢は躊躇させるかもしれず，そして，職場での昇進の機会は不安をもって見られるかもしれない．したがって，入手でき，その人の望みである機会と資源との対応は，提供される資源が本当に支援になるかどうかの重要な決定要素である．

環境が人間の作業にどのように影響するのかという理解を支援することができる中心的な用語は，*可能にすることである*．物理的，社会的，作業的環境のすべての要素は，クライアントがそれらを肯定的に経験した場合には，身近な文脈，地域の文脈，広域の文脈での作業を可能にする．

- 家の物理的環境内でのその人の能力にうまく対応する対象物は，自立を可能にするであろう．例えば，拡大された数字が印刷されているコーヒーメーカーは，視力障害のある高齢者が自分のコーヒーを作ることを可能にする．ユニバーサルデザインの原則を組み込んだ対象物が通常の店舗でたやすく利用できるようになると，同様の製品の入手性は向上する．
- 支持的な社会的環境は，異なるレベルでの作業を可能にする．自閉症スペクトラムの少年にとって，学校で興味を共有する友人を持つことは，週末に一緒に活動を楽しむ機会をもたらす．この少年の世話をする兄は，弟が週末の地域のイベントに完全に参加できるように，指導と励ましを提供できる．
- 作業的環境は最大限の作業参加ができるように評価され調整される．柔軟な仕事環境は，知的障害を持つ若い労働者に対して，課題を終わらせる順序を調整して，その日の最も生産的な時間に課題への対応をする機会を提供する．この支援的な仕事環境は，その勤労者がより経済的に自立することができ，誕生日を祝うために同僚と食事に出かけるという作業を楽しむことを可能にする．
- 環境の物理的，社会的，作業的という3つの次元は共存し，それぞれが最大限の参加を可能にする選択肢を提供する．例えば，脳卒中後には，週に1回，運転して食料を買いに行くというある人の重要な作業は，難しいかもしれない．もし彼の近所にアクセス可能な小さな店があれば，その人はショッピングカートでゆっくりと歩くことができるかもしれず，負担を少なくするために週に1回ではなく2回，出掛けることができる．あるいは，ショッピングに行く時に，隣人に社会的支援を提供するように依頼して店まで乗せてもらうことができる．あるいは，地域のコミュニティが，その人が店に出入りすることができるように特別なバンか自動車を提供することができる．社会的または物理的資源の提供，あるいは，活動のペースや頻度の調整は，脳卒中の生存者が食料品買い出しなどの望んでいる作業を完了するための代替戦略の選択を可能にする．

環境の要請と制約

環境は，行動を制限したり，強く方向づけたりする場である（Law, 1991；Lawton, 1980）．フェンス，壁，階段，歩道，戸口などの物理的環境の特徴は，私たちがどこに行くことができるのかとか，どれほどの努力を必要とするのかという形で制約している．他人の期待，法律と規則，仕事の要求，社会的規範は，人々の行為，活動パターン，動機づけに，良くても悪くても，影響を与える可能性がある．

環境は特別な行動を促したり，他の人々をがっかりさせたり許さなかったりする．例えば空港では，カウ

ンターや代理店，ロープで仕切られた領域，安全確認のチェックポイントと警備，規則やお知らせのポスター，ゲート，旅客の列などは，私たちが行う物事の順序に影響を及ぼし，部分的にはその順序を指示する．列に並ぶこと，搭乗券を得ること，手荷物のチェックを受けること，セキュリティを通過すること，ゲートへ行くこと，飛行機に乗ることといったことなどのすべては環境の要請と制約に従って行われる．このような境界は私たちの自由を制限するかもしれないが，安全性とセキュリティをも提供する．

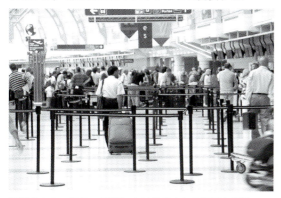

空港のセキュリティの列により提供された資源と制約

　環境の要請と制約はまた，習慣と役割の発達に影響する．例えば，学校の物理的配置や規則と要求は，教師，友だち，学生の役割を持つ他人の認識と結びついて，それぞれの学生の役割を作り上げるようになる態度や行為に集中し，形成する．朝の授業中に，教室でグループ分けして机を並べ替える教師は，生徒の交流と協同学習を促進する．

　環境の要求や制約はまた，習慣や役割を形成することによって，動機や行動に悪影響を及ぼすこともある．特に，多くのサービス環境が人々の作業に悪影響を与えることが指摘されている．例えば，認知症の人のデイホスピタルにおいて，規則，組織的な出来事，および職員の関心は，クライアントが自発的な行動を試みようとすることを邪魔したり，受身的になったり，非活動性を促すことが明らかになった（Borell, Gustavsson, Sandman, & Kielhofner, 1994）．施設的であって家庭的でない，特に長期の介護施設で生活するアルツハイマー病の患者は，精神病の症状や攻撃的行動を持つ傾向がある（Zeisel et al., 2003）．

　物理的，社会的，作業的環境において示された要求と制約は，肯定的な効果をもたらす可能性もある．

- 認知症の人は，過度の刺激を受けていない慣れ親しんだ周囲にいることから，しばしば利益を得る．さらに，ケア施設は，安全上の危険をもたらす可能性のある対象物へのアクセスを制限する．これらの実践は，安全と健全な状態を促進するために物理的環境を制限する．
- 同様に，社会的環境は，行動を要求し，社会規範を求めることによって，人に要求を作り出す．他人の態度や期待は重要である．失業している人は，友人や家族，さらに広い社会が参加への期待を継続しない限り，仕事探しを止めるかもしれない．
- 最後に，作業的環境は，遂行を促進したり阻害するかもしれない制約と要求がある．例えば，若者がより高い運動の授業ペースについていくための課題は，より大きな達成感を経験させるという結果をもたらすであろう．

環境の影響

　ある環境の特徴と，特定の人に対するその実際の影響の間の違いに注意することは重要である．Gitlin & Corcoran（2005）が述べているように，環境は，「ある人の認知的・身体的能力のレベル，その人の役割と環境の要請の評価，環境内で発生する交流の特徴などの要因に依存している毎日の遂行に関して，様々な程度の影響を引き起こす」．**環境の影響**とは，環境がある特定の人に対して持つ機会，支援，要請，制約をさす．環境の機会，資源，要請，制約が認識されたり，感じられたりするかどうか，またどのようになのかは，それぞれの人の現在の価値，興味，個人的原因帰属，役割，習慣，遂行能力にかかっている．例えば，ある人の能力に挑戦する環境は，関わり合い，注意深さ，そして最大の遂行を喚起する傾向がある（Csikszentmihalyi, 1990；Kiernat, 1983；Lawton & Nahemow, 1973）．一方，環境が能力のはる

か下の遂行しか要請しない場合，退屈と無関心を喚起する．能力をはるかに超えた要請は，ある人に不安，圧倒，絶望を感じさせる可能性がある．人々は自分の能力について異なる立場や考えを持っているので，同じ環境でも，ある人を従事させたり，興奮させたりするし，また，別の人を退屈にさせたり，さらに別の人を圧倒するかもしれない．

障害の社会モデルは，環境要因がバリアを生み出し可能性を制限する場合に，参加制限が起こると認識している（Oliver 1990）．主に身体障害を持つ201人を対象とした質的調査では，環境要因がどのように異なるかが，日常的な参加にプラスとマイナスの両面で影響を及ぼしていることを明らかにしている（Hammel et al., 2015）．肯定的な結果には，より多くの選択肢とコントロール，日常生活を処理する能力，コミュニティへのアクセスの増加が含まれ，否定的または無効にする結果には，経済的要因が大きな役割を果たす社会的孤立，分離，差別が含まれる（Hammel et al., 2015）．障害または健康状態にあるそれぞれの人は，移動，認知，感覚，コミュニケーション，社会的領域における機能的ニーズに依存して，環境的特徴を異なった形で経験する（Hammel et al., 2015）．これは，環境への影響を評価する際に複数の要因を考えることの重要性を指摘している（Magasi et al., 2015）．しかし，変化する可能性のある，または結果に影響を与えると予想される環境の側面を評価することが最優先されるべきである（Heinemann et al., 2015）．障害者による環境の要求の自己評価を行う環境測定を開発する努力が，各レベルを超えて参加に対する環境の影響の理解をさらに深めながら，進められている（Hammel et al., 2015 ; Heinemann et al., 2015）．

環境の影響のレベル

Bronfenbrennerの社会生態学理論の有名な研究

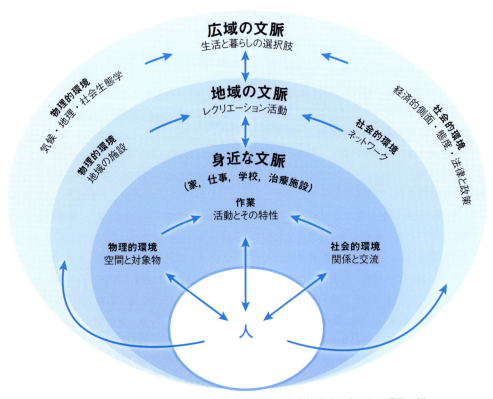

図7-2　3つの文脈にまたがる物理的，社会的，作業的環境に含まれる項目の例

は，すべてのシステムにまたがる文化的側面を持った身近な環境からマクロなシステムに至るまでの個人に影響する4つのシステムを説明している（Bronfenbrenner, 1993）．広範な質的研究は，障害者が個人，地域社会，社会のレベルで環境要因を経験していることを示している（Hammel et al., 2015）．

環境の複数のレベルと交流するという個人の概念化は，その人に影響を及ぼしている関連する環境を考慮する際に作業療法士を支援するために役立つ．したがって，*身近な*，*地域の*，*広域の*文脈のレベルは，環境の構成要素とそれらが個人と社会への参加とにどのように影響するかを説明するために用いられる．

- 身近な文脈には，家，職場，学校，治療施設やプログラムが含まれる
- 地域の文脈には，地域，近隣，学校のキャンパスが含まれる
- 広域の文脈には，気候や地理の側面と同様に，経済的・政治的側面，社会的態度，法律と政策，ケアのシステムが含まれる

物理的，社会的，作業的な環境という3つの次元は，それぞれのレベルの中にある．図7-2は，図7-1に示されている環境の影響と同じレベルを示しているが，より細かな点と例が示されている．

文化的側面は，図7-2に具体的には示されてはいないものの，あらゆるレベルに存在しており，家，職場，地域，社会の物理的・社会的環境に中に組み込まれている（Altman, Chemers, 1980）．**文化**とは，歴史的に，ある集団や社会によって共有される信念と認識，価値と基準，慣習と行動と定義されており，また，公的教育や非公的教育を通して，ある世代から次の世代へと伝達される（Altman & Chemers, 1980；Brake, 1980；Ogbu, 1981；Rapoport, 1980）．家，職場，学校，地域のどこでも，環境が個人の文化的背景や実践を尊重し，包括的であるかどうかを考えることは重要である．

同様に，物理的環境のアクセス可能性とユニバーサルデザインの特徴は，すべてのレベルで考慮するのに適している．ユニバーサルデザインは，あらゆるタイプのユーザーによる身体的，認知的，感覚的，言語的なアクセスを確保するために，バリアフリーの設計にすることによって，空間と対象物へのアクセスを確実にしようとしている（Law, 2015）．

> **事例 学校場面で参加を可能にするための社会的公正**
>
> ルーシーさんは高校2年生の15歳で，目が見えにくいと感じていました．彼女は脊髄性筋萎縮症で，進行性の神経筋症状があり，移動には車椅子を用いることを求めていましたが，知的には平均以上であり，志望した大学に入学できるように成功した高校生活を望んでいました．高校1年の時の作業療法士は，車椅子の改良や書字のための自助具の適合をして支援してくれたので助かりましたが，作業療法士は，ルーシーさんの要求に対する学校の注意不足で欲求不満に取り組むことができませんでした．ルーシーさんの新しい作業療法士は，MOHOに非常に精通しており，そのため，ルーシーさんの優先事項と環境上の制約を強調するために*学校場面面接法*（SSI：Hemmingsson, Egilson, Hoffman, & Kielhofner, 2005）を行うことを選択しました．
>
> SSIは，障害を持つ生徒の学校環境に焦点を当てた生徒を対象にした面接の評価法です．SSIは，およそ7歳以上の児童・生徒と環境との適合のレベルを検討し，学校での作業療法に標的を当てた計画を支援します．この評価には，学生が参加できるために調整と支援が必要である毎日の学校の活動に関する16の項目（と質問）が含まれています．それぞれの項目は，*とても完全に適合している*（生徒が調整を全く必要としない）から，その生徒には参加制限があるため，その生徒が学校での調整が欠けている場合である*適合していない*までの4段階の評価尺度を使用して採点されます．SSIは，運動，認知，心理社会的な制限を持つ学生に適用され，完了までに約30〜40分かかります．
>
> ルーシーさんは，以下の分野で自分のニーズに

適合が欠けていることを示しました．それらは，援助を受け入れること，学校へアクセスすること，職員と交流すること，休み時間の間の実践的な活動へ参加することでした．彼女の授業のほとんどが行われた3階には，トイレがないし，彼女の呼吸療法のためのプライベートな空間はないし，車椅子の学生のための火災時の安全のための選択肢はないし，授賞式に使用された体育館のステージは，車椅子利用者には利用できませんでした．ルーシーさんは，尊厳と社会的支援の欠如のために，不名誉とフラストレーションとを感じました．学校の環境は，平等な教育の権利を保証した政策の限定的なコンプライアンスを示していました．作業療法士は，ルーシーさんの環境は，*アクセス可能性*と*空間の適切性*，スロープといった主要な対象物の入手可能性，*情緒的支援*，支持的な*態度*，それに*適応*に制約があるという特徴があることを認識しました．

作業療法士はルーシーさんと協力して，これらの不平等に取り組むために地域の資源を調査しました．彼らは，自分の権利が侵害されていると感じた障害者を援助する地元の機関である「*Equip for Equality*（平等のための装備）」を見つけました．その機関はルーシーさんと相談することに同意し，彼女の法的権利について彼女に教育することによって彼女の苦情に取り組むように準備をしました．彼らは，校長に彼女の懸案事項と求めた改善を概説した手紙を書くのを手伝いました．それには，3階にアクセス可能なトイレを追加して作ること，呼吸療法のために看護師のオフィスを設けること，火災時の救助計画を実施すること，ステージに上がるためにスロープやリフトを設置することがありました．その作業療法士は，ルーシーさんが生徒という*作業役割*に十分に従事することができるようになるために，どのように自分の問題の評価と自分の医療と安全のニーズを満たすための要求を説明できるかのロールプレイをすることで，校長との面談をする準備を指導しました．

作業療法士の支援により，ルーシーさんは自分の限られた作業機能状態の例を得ることができ，治療的な計画を提案し，もし学校が平等教育の権利を保証した学校制度法に従わなかったとしたら，*Equip for Equality*の弁護士に連絡するという計画を語りました．校長は，要求された変更を行うことに合意し，完全に実行するためには6カ月がかかりました．物理的な個別の制限に取り組むのではなく，学校環境の文脈の中で彼女の作業役割に影響を及ぼす制約に焦点を当てるためにMOHOを用いた作業療法士のおかげで，ルーシーさんはより支援的な環境の中で，より高い自立のレベルで高校3年目を始めることができました．

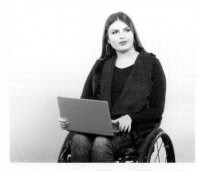

ルーシーさんは，学校での環境の調整から利益を得ている

環境の構成要素：評価と介入

環境の様々な構成要素は，人の意志，役割と習慣，技能，作業参加に影響を及ぼす可能性がある．人々は学校，家，地域の組織などの様々な環境に参加する．環境にまたがる資源と要求が異なることは，作業療法士が考慮すべき挑戦と機会の両方を作り出す．

物理的，*社会的*，*作業的*というそれぞれの環境の次元の異なる構成要素が，環境が人にどのように影響しているのか，人が環境にどのように影響を及ぼしているのか，構成要素がどのように互いに影響を及ぼしあっているのか，環境に焦点を当てた介入が必要なの

かなどを実施できるのかを評価することを検討することは役立つ．身近な仕事，家，学校の環境のいくつかのMOHO評価は，推奨されるガイドとして開発されてきている．第17章と第18章には，これらの評価が実践ではどのように行われ，用いられるのかに関する詳細な例が含まれている．さらに，他のMOHO評価の多くは，挑戦と支援と同様に，最適な環境を明らかにするために導くことができる環境要因の観察と説明が含まれている．

これらのMOHO評価に加えて，環境要素のシステマティックな説明は，作業療法士が，資源，挑戦，課題，制約，要求と同じように，環境内の利点，機会と，それらがその人にどのように影響するかを認識するために，自分の観察と分析の技能を用いることを支援することができる．得られた知識は，治療的リーズニングを援助し，介入計画を導くであろう．表7-1は，クライアントの意志，習慣化，遂行，参加に影響を及ぼす可能性のある環境の要素と質に関するMOHOに基づく分類法を提供している．すべての要素がすべてのクライアントの状況に対して関連するわけではなく，作業療法士は，問題領域の観察や報告と同様に，クライアントと状況にとって重要なことに基づいて何に焦点を当てるのかを決定する．表7-1の左の欄には，MOHOの枠組みの中での環境の文脈を評価したり修正したりする時に，作業療法士が考慮するための物理的，社会的，作業的環境の要素の例が書かれている．右の欄には，個人的原因帰属，役割，習慣，技能，参加を支援するための評価と介入の領域の可能性のある環境の構成要素の質が含まれている．それぞれの構成要素には，身近な，地域の，広域の文脈に関連する例が含まれている．

3つの別個の要素として描かれているが，構成要素は互いに影響を及ぼすであろう．例えば，長期治療施設で提供されている作業や活動の種類は，社会環境や職員が居住者の興味や好みをどの程度知っているかによって影響される．同様に，活動に参加する居住者の意志は，職員との関係に影響を与えるかもしれない．3つの構成要素の中の要素のこの複雑な交流は，全体の環境の文脈の一部であり，作業療法士が，ある構成要素の変化が別の構成要素にどのような影響を及ぼすかを決定するという挑戦になるであろう．この関係については事例で示す．

環境への介入

作業療法士はどのレベルでも介入できるが，MOHOを用いる際の主な焦点は，身近な環境レベルである．環境の変化に対する推薦は，家，学校，地域の仕事，職場，病院，デイプログラム，地域，資金や政策，異なる年齢層，様々な障害や健康問題，そして，様々な希望と挑戦に取り組んでいる．

環境分析に対する体系的なMOHOに基づくアプローチの1つの例は，再動機づけ過程である（de las Heras et al., 2003）．再動機づけ過程は，意志が非常に低い人々のために十分に開発された戦略の欠如への対応として作られたMOHOに基づく介入過程である．それは，個人と作業療法士との間の進行中の協業と，戦略的介入の連続性を説明することで，物理的，社会的，作業的環境の適切な処理を支援する．これらは，探索レベル，有能性レベル，達成レベルという3つのモジュールを通して改善を支援するように作られた一連のレベル，段階，およびステップで構成されている．

人々の生活における環境の力と，作業療法士が環境の支持性にどのように影響を与えるかを説明する例と事例が続く．これらの例と事例は著者の経験に基づいているが，それぞれの人が独自の文化的文脈や状況を反映した例を作り出すためにそれらを利用することができる．

環境の構成要素と質（表7-1参照）を評価し，クライアント，家族，サービス提供者と協力して環境介入計画を実施することによって，作業療法士はクライアントのためにより支持的な環境を作り出すことができる．

- 作業療法士の勧告に続いて，トイレの便座から落ちた高齢の親の世話をする娘は，落下を防ぐためにトイレに手すりを設置し，トイレ室内の照明を増やした．*身近な環境*の入手性と空間の安全性を

改善するための改変は，転倒のリスクを減らし，自己効力感を打ち立てるための鍵となる．

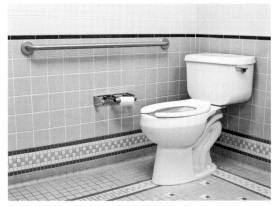

アクセス可能なトイレ

- 作業療法士は重い毛布，柔らかなクッション，騒音を減らすヘッドホンなどの感覚的な対象物で教室の中に静かなコーナーを設計する教師を支援する．*適切な対象物*の入手性を備えた感覚志向的な空間を提供することは，特定のタイプの感覚入力の必要性を認識するため，また，そのニーズを自立して満たすための新たな取り組みをするための習慣を開発するために，生徒を援助できる．

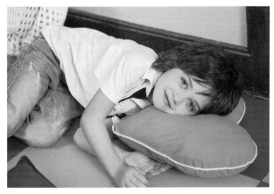

感覚的な対象物

- 養護老人ホームは，ある人が木片に接着剤を塗っている間に，別の人が木片を押さえているといった活動を完成させために一緒に行っている人々を参加させる様々な手工芸の材料をデイルームに提供する．作業療法士は，クライアントのレベルにうまく対応した*作業選択*と*活動選択*を推薦することができ，このように参加と興味の実施を促進する．

- 包括的な遊び場は，作業療法士が遊び場の製作会社と協議して設計される．作業療法士は，*入手性*を最大限に高め，公園を使う子どもたちにお互いのニーズを尊重し，一緒に遊ぶよう教えて，*地域の文脈*の中で*空間の選択*を提供することに焦点を当てる．

- 障害の社会モデル（Oliver, 1990）を取り入れた作業療法士は，クライアントと障害擁護者を結びつけることによって，集団行動への参加を通してエンパワーメントを支援できる．障害者コミュニティの会員や賛同者は，障害に関する意識を高め，不適切な交通サービスといった障害者の不利益である*広域の文脈*の*資金*と*政策*の限界に抗議するためにデモに参加する．このようにして，現状を受け入れるのではなく，コミュニティの*地域の環境*に影響を及ぼしている．

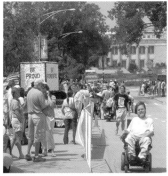

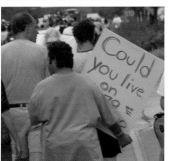

イリノイ州シカゴ市で開催された
Disability Pride Parade

事 例

MOHOによる問題解決者の事例：家での参加を支援すること

　アレックス君は重度の知的障害と複数の身体障害を持つ8歳の少年です．機能的ポジショニングを取るように彼を支援し，自宅でのアクセスをしやすくし，彼の安全を確保するために適応器具が必要であると考えられたために，アレックス君のケアに関与するために作業療法が処方されました．その作業療法士は，アレックス君の*社会的環境*のますますの変化を促進する役割を指導するためにMOHOを使用しました．彼女は，*物理的空間*や*対象物*の健全な管理には，アレックス君のケアに関わるすべての人との協業によるアプローチが必要であることを知っていました．そのため，アレックス君の両親を援助するための情報を提供し，アレックス君の状態について両親に教え，彼とどのようにやり取りするかの見本を示し，彼を動かしたりハンドリングをしたりするテクニックを両親に指導しました．アレックス君の身近な物理的，社会的ニーズが満たされたら，作業療法士は自分の実践を導くためにMOHO理論を見直しました．彼女は，アレックス君の両親が自分の子どもを育て，技能を伸ばすために多くの努力をしていたことを認識していました．両親は遊びの中で彼の*処理技能*と*運動技能*を促進し，日常生活の中で彼の*遂行*を支援しました．しかし，彼はしばしば引きこもったように見え，時には激しく興奮しました．「*アレックス君の幸福は，彼のニーズを満たすために適応されている環境に依存している．彼はどのように環境と交流するために支援を受けられるのだろうか．彼は環境に対して影響するようなどのようなことが経験できるのだろうか．彼の積極的な参加をどのように支援できるだろうか*」と彼女はリーズニングをしました．

　作業療法士は，アレックス君の*興味*について，彼にとって*価値*のある物事をより深く理解するのを確実にするために，母親と話し合い，そして，アレックス君が自分の物理的空間，対象物，社会的環境，そして彼が参加した活動のコントロールがもっとできるように支援する方法を一緒に探しました．「*私たちはアレックス君の個人的原因帰属をどのように強化できるだろうか．アレックス君はどのように自分の能力を理解し，どんな能力を発揮できるだろうか．結局のところ，彼のために行われていることが多い時，彼はどのように自分の有能性を感じることができるのだろうか*」と彼らは自問しました．

　彼らは，アレックス君が受身的な受取人以上になれるように，アレックス君のそれぞれの興味に対して，原因と結果を体験するよう支援しようとしました．アレックス君は音楽を喜んだので，作業療法士は彼が部屋で音楽のオン／オフを切り替えるために使うことができる簡単な自動コントロールを提供できました．彼は両親と温和で肯定的な関係があるので，作業療法士は，両親が彼を明らかに興味のある活動に参加させることと，アレックス君の発声と動作を真似するといった2つの方法で交流につくことができる濃厚な交流技術を用いることの重要性を強化しました．その作業療法士はまた，アレックス君の*協調性*を開発するのを援助するであろう多数の以下のような活動を提案しました．それらは，崩すためにブロックを積むこと，沸き上がる泡を吹き飛ばすこと，画像の操作を可能にしたタッチスクリーン付きのコンピュータプログラムを利用することなどでした．時間がたつにつれて，異なる活動に求められる物が，異なる選択肢の中から選択するのを助けるための関係の対象物として使用することができた時，両親はアレックス君のコミュニケーションの改善に気づきました．彼はまた，何が起こっているかを知っているようでした．「*私たちが彼にタオルを見せると，彼は入浴の時間であると知ります……．彼は，遊びたい風呂用のおもちゃを選び*

ます……．彼は，今では，自分をうまくコントロールして，はるかに多くの内容と遊び心があります」．作業療法士は，*意志*，*習慣化*，*技能*，そして*環境*について改善がみられたので，これらの変化を文書に記録しました．

MOHOによる問題解決者の事例：グループホームをもっと居住者に焦点を当てたものにすること

中等度の知的および発達障害を持つ大人のための地域のグループホームは，州の公衆衛生局から居住者の自律とエンパワーメントのニーズに敏感ではないとして戒告を受けました．ホームの1つは，1カ月間にわたる検査を受け，そして，もしホームが州の承認を取り消された場合，ホームを閉鎖しなければならないため，管理者であるヘクターさんは作業療法士に支援を求めてきました．ヘクターさんはまた，ホームは多くの職員が退職していたため，職員の満足度と維持力を高めたいと考えていました．ヘクターさんは，作業療法士に私的なコンサルタントを依頼するために接触してきて，次のように述べました．「*私たちは本当にこのホームを改善したいと思うし，承認と資金を失うリスクはなくしたいと思います．私たちは，あなたを翌月から週5時間から10時間，雇用したいと思います．ほとんどの作業療法士は個人に働きかけますが，あなたには私たちの環境の問題に取り組むように求めます*」．

この作業療法士は，MOHOに精通していたので，このコンサルの準備をしました．彼女は，住居環境影響尺度（REIS）（Fisher et al., 2014）を用いて環境の評価を行うことから開始しました．REISは，施設居住者に対する施設場面の物理的，社会的，作業的環境の様々な側面の影響を検討するために作られた半構成的な環境評価です．REISは，施設が毎日の空間，毎日の対象物，関係を可能にすること，活動の構造という4つの分野でどの位うまく支援と機会とを提供しているかを包括的に評価するために必要な情報を収集するために，4つのデータ収集法を用います．データは，ホームの中を歩くこと，3日間の日課と活動の観察，居住者への面接，介護者への面接によって収集されます．

REISから得られた知見は，居住者にとって意味があり，文化的に適切な活動における自己同一性と有能性を改善することを目的にした推薦を導くために用いることができます．REISは，グループホーム，老人ホーム，幅広い健康と障害の状況にある個人にサービスを提供する一戸建ての住居など，様々な居住環境で使用できます．

- この評価を行うことで，作業療法士は，グループホームの利点と改善を求める領域が，個人にも集団にも，居住者にどのように影響を与えたかを完全に把握することができます．作業療法士はその結果を用いて，改善計画のために以下の優先事項を明らかにしました．それは，望まれた対象物，生活空間を個人的にする機会，興味ある活動に従事する機会にさらす時間を増加することによって，居住者が個人的原因帰属を高める機会を増やすことです．

この過程は，それぞれの居住者の興味や好みを知ること，そして，時間がたつにつれて彼らが興味を徐々に探索し，従事するための時間と資源を提供することが含まれます．

- 居住者と職員が尊敬される仲間として相互に交流し，汚名を着せることのない統合された社会的状況をつくること．

以前は，ホームの職員同士だけが互いに自発的に交流し，問題があったり援助が必要であったりした時にのみ居住者と交流していました．その時間の後には，職員は居住者よりも，職員に対してさらに注意を払いました．これは，居住者にホーム内で二流の市民のように感じさせる効果をもた

らしました．職員は，居住者の特有な役割や興味を認め，居住者と自分の興味や意見を共有することによって，自分たちの主な関係として住民と交流することによって自分たちの行動を変えました．

作業療法士は与えられた時間が1カ月しかなかったので，ホームでの毎日の*習慣*や日課に関する相談を職員に提供することから始めました．彼女はそれぞれの職員に，それぞれの居住者が自分の興味を探索し，日常生活の中で選択する機会を持つ方法についての情報を収集するよう求めました．職員から出されたアイデアは，スタッフが共同の会合を指導するのではなく，居住者が自分たちの毎週の地域会合を開催することでした．これにより，居住者は，毎週計画されている活動や買い物，そして電話の使用や訪問者のための時間などのホームの方針を覚えることができます．

ヘクターさんは3週間後にホームを訪れ，実施された最初の変更に満足しました．ホームマネジャーは彼に「*外部の人が来て，新鮮な目で私たちが何をしているのかを見ることは非常に助けになります．私たちは居住者と大差はないです．私たちは彼らができるものを見ていないのです*」と語りました．彼女は，グループ会合中に居住者間のコミュニケーションが増え，居住者の協力が増し，居住者同士がより親しんで話し合っていると指摘しました．彼女は職員の士気と居住者との交流に違いがあったと語りました．職員は，協業的な意思決定を行う前に，居住者の好みや意見を聞いて居住者に委ねました．

*物理的，社会的，作業的環境*を評価し，変化をもたらすことによって，作業療法士はこの組織が直面している問題を解決しました．ホームは検査に合格し，居住者は支援的な環境の中で地域に根ざした生活を続けることができました．

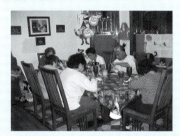

居住者はテーブルに座り夕食を取っている．

結　論

これらの多くの例と事例が示すように，環境を改変することは作業のすべてに重要な影響を及ぼす可能性がある．人々が環境とどのように交流するかということと同様に，環境が作業にどのように影響するのかを考えることは，環境に焦点を当てた勧告と参加を可能にする介入を提供するためには不可欠である．

謝　辞

著者たちは，Helena Hemmingsson, Lucy Trevino, Joanne Lee, Renée R. Taylor からの寄稿と，熱愛する同僚の Gary Kielhofner の指導に感謝する．

第7章の振り返りの質問

1. 身近な，地域の，広域のというそれぞれのレベルの環境を説明しなさい．
2. 物理的環境，社会的環境，作業的環境に何が含まれるか，例を挙げなさい．
3. 社会的環境が作業的環境にどのように影響を与えるかについて例を示しなさい．
4. 環境への高い要求が遂行と参加にどのような肯定的な影響を及ぼすかを説明しなさい．
5. 環境の影響という概念を定義して，説明しなさい．
6. a. 環境内の要因が意志を高めるためにどのように利用できるか，3つ例を挙げなさい．
   b. 環境内の要因が習慣化を改善するためにどのように利用できるか，3つ例を挙げなさい．
   c. 環境内の要因が技能を向上させるためにどのように利用できるか，3つ例を挙げなさい．
7. 環境の異なるレベル（身近な，地域の，および広域の環境）における介入が，どのように作業参加を支援できるのかを話し合いなさい．
8. ある人の文化的背景や信念が，その人の物理的，社会的，作業的環境のニーズにどのように影響するかを説明しなさい．
9. 情報収集の様々な方法を用いて環境をどのように評価するかについて例を挙げなさい．
10. ケーススタディの1つを選択し，作業療法士が取り組んだ環境の文脈を列挙しなさい．参加を可能にするために作業療法士はどのような修正をしましたか．

● 宿 題 ●

1. 自分の環境を分析し，自分の作業機能状態をより支援できる変更があるかどうかを決めなさい．自分の物理的，社会的，作業的環境の分析を含めなさい．
2. あなたの好きなレストランやお店は，車椅子利用者がアクセスできますか．視力や聴力が限られている人のための購入の選択にあたっては，代替フォーマットが利用できますか．入手性を改善するためにどのような変更を加えることができますか．
3. 精神疾患を持つ人々のための住居，医療，雇用機会への接近を支援または制限する政策にはどのようなものがありますか．

🔑 キーとなる用語

環境（environment） ▶ 人間が行うこととそれが行われるやり方に影響を及ぼす何かを行う特定の文脈の特定の物理的・社会的・作業的特徴．

環境の影響（environmental impact） ▶ 環境の物理的・社会的側面が特定の人に及ぼす（機会，支援，要求，制限という形での）実際の影響．

空間（spaces） ▶ 人々がその中で行うことに影響を及ぼすやり方で，境界があり配列されている物理的文脈．

対象物（objects） ▶ 自然発生的な物あるいは作り出された物で，私たちが交流し，その特性がそれを行うことに影響する物．

文化（culture） ▶ ある集団や社会によって共有され，公的および非公的な教育を通して，ある世代から次の世代に伝えられる信念と認識，価値と規範，慣習と行動．

文　献

Altman, I., & Chemers, M. (1980). *Culture and environment*. Monterey, CA: Brooks/Cole.

American Occupational Therapy Association. (2014). Occupational therapy practice framework: Domain and process (3rd ed.). *American Journal of Occupational Therapy, 68*(Suppl. 1), S1–S48. doi:10.5014/ajot.2014.682006

Borell, L., Gustavsson, A., Sandman, P., & Kielhofner, G. (1994). Occupational programming in a day hospital for patients with dementia. *Occupational Therapy Journal of Research, 14,* 219–238.

Brake, M. (1980). *The sociology of youth culture and youth cultures*. London, United Kingdom: Routledge & Kegan Paul.

Bronfenbrenner, U. (1992). Ecological systems theory. In R. Vasta (Ed.), *Annals of child development: Six theories of child development: Revised formulations and current issues* (pp. 187–249). London, United Kingdom: Jessica Kingsley.

Bronfenbrenner, U. (1993). The ecology of cognitive development: Research models and fugitive findings. In R. H. Wozniak & K. W. Fischer (Eds.), *Development in context: Acting and thinking in specific environments* (pp. 3–44). Hillsdale, NJ: Lawrence Erlbaum Associates.

Csikszentmihalyi, M. (1990). *Flow: The psychology of optimal experience*. New York, NY: Harper & Row.

de las Heras, C. G., Llerena, V., & Kielhofner, G. (2003). *The Remotivation Process* [Version 1.0]. Chicago: Model of Human Occupation Clearinghouse, Department of Occupational Therapy, University of Illinois at Chicago.

Fisher, G., Forsyth, K., Harrison, M., Angarola, R., Kayhan, E., Noga, P., et al. (2014). *Residential Environment Impact Scale (REIS)* [Version 4.0]. Chicago: Model of Human Occupation Clearinghouse, Department of Occupational Therapy, University of Illinois at Chicago.

Gitlin, L. M., & Corcoran, M. (2005). *Occupational therapy and dementia care: The home environmental skills building program for individuals and families*. Bethesda, MD: America Occupational Therapy Association.

Hammel, J., Magasi, S., Heinemann, A., Gray, D. B., Stark, S., Kisala, P., et al. (2015). Environmental barriers and supports to everyday participation: A qualitative insider perspective from people with disabilities. *Archives of Physical Medicine and Rehabilitation, 96*(4), 578–588.

Heinemann, A. W., Magasi, S., Hammel, J., Carlozzi, N. E., Garcia, S. F., Hahn, E. A., et al. (2015). Environmental factors item development for persons with stroke, traumatic brain injury, and spinal cord injury. *Archives of Physical Medicine and Rehabilitation, 96*(4), 589–595.

Hemmingsson, H., Egilson, S., Hoffman, O., & Kielhofner G. (2005). *The School Setting Interview (SSI)* [Version 3.0]. Nacka, Sweden: Swedish Association of Occupational Therapists.

Jonsson, H., Josephsson, S., & Kielhofner, G. (2000). Evolving narratives in the course of retirement: A longitudinal study. *American Journal of Occupational Therapy, 54,* 263–270.

Kielhofner, G. (2008). *Model of human occupation: Theory and application* (4th ed.). Philadelphia, PA: Lippincott Williams & Wilkins.

Law, M. (1991). The environment: A focus for occupational therapy. *Canadian Journal of Occupational Therapy, 58,* 171–179.

Law, M. (2015). The environmental determinants of occupation. In M. A. McColl, M. C. Law, & D. Stewart (Eds.), *Theoretical basis of occupational therapy* (3rd ed., pp. 113–122). Thorofare, NJ: SLACK.

Lawton, M. P. (1980). *Environment and aging*. Monterey, CA: Brooks/Cole.

Lawton, M. P., & Nahemow, L. (1973). Ecology and the aging process. In C. Eisdorfer & M. P. Lawton (Eds.), *Psychology of adult development and aging*. Washington, DC: American Psychological Association.

Magasi, S., Hammel, J., Heinemann, A., Whiteneck, G., & Bogner, J. (2009). Participation: A comparative analysis of multiple rehabilitation stakeholders' perspectives. *Journal of Rehabilitation Medicine, 41*(11), 936–944.

Magasi, S., Wong, A., Gray, D. B., Hammel, J., Baum, C., Wang, C. C., et al. (2015). Theoretical foundations for the measurement of environmental factors and their impact on participation among people with disabilities. *Archives of Physical Medicine and Rehabilitation, 96*(4), 569–577.

Moore-Corner, R. A., Kielhofner, G., & Olson, L. (1998). *A user's manual for the Work Environment Impact Scale (WEIS)* [Version 2.0]. Chicago: Model of Human Occupation Clearinghouse, Department of Occupational Therapy, University of Illinois at Chicago.

Ogbu, J. U. (1981). Origins of human competence: A cultural-ecological perspective. *Child Development, 52,* 413–429.

Oliver, M. (1990). *The politics of disablement*. Basingstoke, United Kingdom: Macmillan.

Rapoport, A. (1980). Cross-cultural aspects of environmental design. In I. Altman, A. Rapoport, & J. F. Wohlwill (Eds.), *Human behavior and environment* (Vol. 4). New York, NY: Plenum.

World Health Organization. (2001). *International classification of functioning, disability and health: ICF*. Geneva, Switzerland: Author.

Zeisel, J., Silverstein, N. M., Hyde, J., Levkoff, S., Lawton, M. P., & Holmes, W. (2003). Environmental correlates to behavioral health outcomes in Alzheimer's special care units. *The Gerontologist, 43*(5), 697–711.

第8章

行為の諸次元

Carmen-Gloria de las Heras de Pablo, Chia-Wei Fan, and Gary Kielhofner（没後出版）
小林隆司・訳

期待される学習成果

本章を読み終えると，読者は以下のことができる．
1. 作業の理解の基盤を作る行為の3つのレベルを明らかにすること．
2. 様々な遂行能力を持つ人々が作業にどのように従事するのかの例をあげること．
3. 作業への参加の次元の背景にある複雑性を理解すること．
4. これらの参加の次元の拡大を，クライアントの独自性を理解するために実践に応用すること．
5. 様々な人々への実践において作業適応という概念を定義すること．

　人間作業モデル（MOHO）では，行為は3つのレベルで説明されてきた（Haglund & Henriksson, 1995）．すなわち，作業参加（Occupational Participation），作業遂行（Occupational Performance），作業技能（Occupational Skill）である（図8-1）．

　作業参加は，最も広い意味で私たちが行うことと定義される（Kielhofner, 2008）．このため，作業参加は本章で展開されるほとんどのことに焦点を当てる．参加は，毎日の生活を支える仕事（勉学を含む），遊び，日常生活活動という広いカテゴリーの中での従事を説明する（Kielhofner, 2008）．Kielhofner（2008）によれば，参加は人間の以下のことによって総合的に影響される．

- 意志
- 習慣化
- 遂行能力
- 環境

　上で述べたように，ある活動への参加は，多様な物事を行うことにかかわる．**作業遂行**は，遂行される個々の行為や行うことの単位からなる．MOHO（Kielhofner, 2008）では，作業遂行は作業形態（Nelson, 1988）に従事することと見られている．作業形態に従事することとは，首尾一貫した全体または望まれた活動へと導く一連の段階を含む個々の行為を完成させること（あるいは，文字通り，その形態を通して進んでいくこと）を含んでいる（Kielhofner, 2008）．例えば，作業療法学生の活動には，教科書を読むことだけでなく，医学に関する試験勉強をすること，研究論文を作成すること，臨床実習で作業療法士の実践を見学することといった他の多くの課題（もしくは作業形態）が含まれる．作業形態の別の例には，サイクリングといったレジャー活動の1つにかかわる

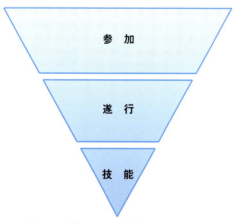

図8-1　作業における行為の3つのレベル

ことがある．これには，乗れる状態にある自転車を手に入れ，どこに乗って行くかの計画を立て，この活動を一緒に楽しむ友人を見つけ，自転車に乗り，様々なスピードでペダルをこぐことなどが含まれる．このようにして，サイクリングという作業形態が演じられる．日常生活活動には，風呂に入ったり，預金残高をチェックしたり，夕食を作ったりすることなどが含まれるが，それらのすべてには様々なステップがある．

これらの行為が日課の一部として繰り返されると，習慣になる．習慣は人が行為に従事するように意志的な選択をする時に形成されがちである．個々の行為や，最終的には遂行の習慣は，望ましくは，その行為を促進する社会的・物理的な環境の中で形成される．このように，意志や習慣化に加えて環境も，人の遂行を可能にする（または制限する）能力という点で極めて重要である．例えば，電動車椅子と舗装された歩道は，ある子どもに同級生との遠足に参加して博物館を見学するという行為を遂行させることになろう．

作業遂行を作り上げている観察可能で目標指向的な動作が**作業技能**と呼ばれる（Fisher, 1999；Fisher & Kielhofner, 1995；Forsyth, Salamy, Simon, & Kielhofner, 1997）．人間作業モデルでは，**運動技能**，**処理技能**，**コミュニケーションと交流技能**という3つのタイプの技能が認められている．運動技能とは，自分の体や自分の環境内の物を動かすことと定義される．運動技能は，具体的には体を曲げたり，安定させたり，物を操ったり，持ち上げたり，運んだりすることなどが含まれるが，それだけに限られるものではない．処理技能とは，時間の中で動作を論理的に配列したり，適切な道具や材料を選択したり用いたり，問題を克服するために遂行を適応させることである．コミュニケーションと交流技能とは，ある人の意図やニーズを伝えたり，他人と一緒に関わり合いや調整された社会的行為をもたらしたりするやり方の中で自分を表現することを含む（Forsyth et al., 1997；Forsyth & Kielhofner, 1999）．図8-2は，MOHOに含まれる技能を視覚的に表現したものである（Kielhofner, 2008）．MOHOに基づく評価法には，コミュニケーションと交流技能評価（ACIS；Forsyth et al., 1997）や運動および処理技能評価（AMPS；Fisher & Bray Jones, 2003）があり，それぞれの領域に含まれる詳細な技能を提供している．

作業への参加は，世界の中での人間の感情，考え，行動の絶えることのない交流にかかわることと理論化されている．感情，考え，行動というこれらの3つの因子は，様々なやり方で交流しており，遂行能力，意志，習慣化，環境の影響というその人特有の現実に従って，多少なりとも能動的な役割をとる（de las Heras de Pablo, 2011；Kielhofner, 2008, 1985）．この主張の首尾一貫性は，私たちが働きかけるすべての人の能力と本質的価値に焦点を当てる作業療法の原理である（Kielhofner, 2008, 1985）．

意志と再動機づけ過程に関する進行中の研究（de las Heras de Pablo, Llerena, & Kielhofner, 2003）は，様々な遂行能力を持つ人々に対する実践のエビデンスとともに，MOHOに根ざした評価と介入の過程を明確にしたり改善したりするために，本章でこれまでに示してきた行為の諸次元の概念の再構成と拡大の必要性をまとめ上げている（de las Heras de Pablo, 2011, 2015；de las Heras de Pablo, Geist, Kielhofner, & Li, 2007；Melton et al., 2008；Parkinson, Cooper, de las Heras de Pablo, & Forsyth, 2014；Pépin, Guerrete, Lefebre, & Jacques, 2008；Raber, Teitelmann, Watts, & Kielhofner, 2010）．

事例 軽度の頭部外傷から仕事復帰した勤労者

アレックスさんは38歳の整備士で，パンクしたタイヤを取り換えています．「アレックスさんがしていることは何ですか」という質問に対して，その人の行為に対する見方によって，以下のような違った答え方ができます（Kielhofner, 2008）．例えば，

- アレックスさんは，一連の計算された判断と運動の動作を行っています．
- アレックスさんは，タイヤを交換しています．

134　第Ⅰ部　人間作業の説明

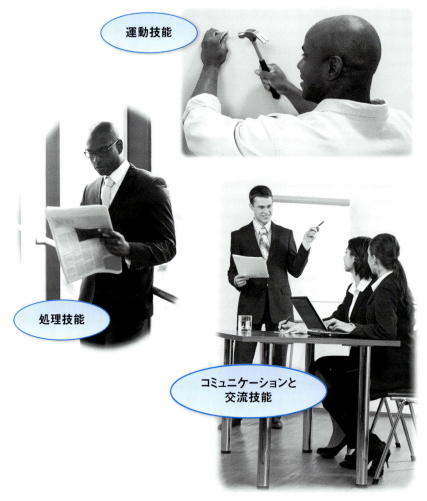

図8-2　3つのタイプの技能

- アレックスさんは，ある種の仕事に就いています．

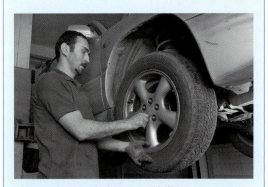

アレックスさんは仕事でタイヤ交換をしている

　アレックスさんの行為をより広い文脈に置くことによって，これらのほかにも答えることもできます（Kielhofner, 2008）．例えば，アレックスさんは働いているだけでなく，整備士としての毎日の仕事に含まれるたくさんの活動のうち，タイヤを修理したり交換したりするといったことをしています．この活動の中で，アレックスさんは片手でタイヤを固定しながら，もう片手でタイヤのナットを調節するために運動技能を使っています．彼の処理技能は，地面からの高さによってもたらされるタイヤの重さや固定にかかわる一連の計算された判断をしており，それにより微細運動

や粗大運動を実施できます．これらの動作は，頭部外傷の後遺症である下肢のバランス低下や手の軽い振戦をコントロールするために，大変な注意集中を必要とします．同時にアレックスさんは，自分が行っていることを楽しんでおり，それをうまく行うことに責任を感じており，そして，自分が行っていることに自信を持っているために，この活動に対して意志を示しています．彼が疲れたり頭痛を訴えたりする時はいつでも，彼の職場環境は，暗くして彼が横になれる休憩室で静養するという配慮をしていました．良くなったと思ったら，自分の仕事を終わらせるために少し遅くまで残ったり，翌日にその仕事をするために朝早く出勤したりします．休憩が必要な時には，管理者と交渉するために交流し，仕事の終了時間や請求書をどうするかといったことを話し合うことができました．

この例では，私たちはアレックスさんのいつもの仕事の日課と，彼にその仕事への参加を動機づけているのは何かということを知ることができる．彼は，自分がうまくやっていることや自分の仕事に責任を持つことを認識している．彼は，自分の運動技能と処理技能を使って，タイヤを交換するという行為を遂行する能力を示している．彼の職場環境は，必要な時は暗くした部屋で完全な休憩をとることによって仕事を遂行させる適切な環境的支援を提供している．総合的に考えると，アレックスさんの仕事への従事のすべての側面は，意志，習慣化，遂行能力，そして環境がアレックスさんの仕事への参加にどのような好ましい影響を及ぼすのかを示している．

事例 認知症をもつ高齢者

ここからは，別の事例に移ります．

マリアさんは77歳の女性で，地元では芸術家と認められてきました．彼女の人生は，絵を描くことと子どもたちや夫の世話にささげられていました．彼女は今，アルツハイマー病のために家にいて，居間のソファーに座り，ほとんどの時間をそばに座っている看護助手と過ごしています．彼女の夫は多忙な専門職で，彼女のことをかまっていられません．彼は彼女に邪魔されたくありません．作業療法士は，家の空間を彼女のために配置替えをして，木の箱や額縁や小物入れに色を塗ることで，彼女の芸術家としての役割の一部を探索して回復させようとしました．彼女の新しい居場所は，図書室として使われていた部屋を衣替えして，そこには高さが変えられる適切な大きさの芸術家用の机，彼女のいくつかの絵，彼女のための安定した調整可能な椅子，作業療法士や看護助手のための椅子が置かれました．彼女の絵筆，絵の具やその他必要な物は，机の上の手の届くところに置かれました．

今日のセッションに関して言えば，マリアさんと作業療法士が選択した課題は，実用的な木の箱に絵の具を塗り飾ることでした．この課題は，箱を1つの色で塗ること，その上から模様を描いて絵を塗ること，箱にニスを塗ることという3つの明確なステップからなるものでした．

マリアさんは，その空間に入る時はいつも笑顔を見せてすぐに椅子に座りました．彼女はすぐに箱を塗り始めたり，乾いた下塗りの上にモチーフ

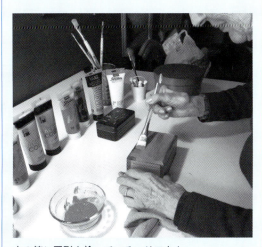

木の箱に図形を塗っているマリアさん

> （多くは花の模様）をデザインしたりして，何年もかけて積み上げてきた有能性を示しました．疲れを感じた時には，この場を離れて，自分の部屋に戻り，今までしていたことを忘れました．毎日の午前と午後に，看護助手はマリアさんをこの部屋に誘い，病気にもかかわらず彼女の素敵な時間はそのままになっています．マリアさんは，そこで過ごす時間に毎回満足しています．

マリアさんは何をしているのだろうか．マリアさんの行為は以下のように説明できる．

- マリアさんは，芸術家という過去の役割の中で最も重要であり楽しめる活動の一部分として行ってきたことの最初と2番目のステップを遂行している．
- マリアさんは，どんなデザインを描いたり，どの色や方法でそれを行うかを決める時に，そして，描くことにうまく従事するために箱の位置を調整したり，自分の位置や動きを調節する時に，処理技能（判断をすること）を使っている．彼女は，木の箱を塗ったりデザインする時に筆を扱うために自分の腕の位置を保ったり，滑らかに組み合わされた運動をすることで，運動技能を使っている．

マリアさんは，自分の家で絵画を描いている時，喜びを感じ，自分の人生の経験や生育史と感情的に結びつけられている．

作業の横断面：参加の諸次元

世界保健機関は，「参加」という用語を，その人の生活という文脈の中で経験しながら，その人を社会へ参画させる生活状況へのその人のかかわりをさすとしている（World Health Organization［WHO］，2001）．現在，作業療法の実践枠組みでは，「作業への参加」という用語は，生活の中での健康，良好な状態，そして参加を達成するための方法として用いている（American Occupational Therapy Association［AOTA］，2014）．

本章の最初の部分と図8-1で検討したように，MOHOでは，行為の3つのレベルを理論化している．すなわち，（a）作業参加または作業役割への参加，（b）作業遂行または作業形態や課題を行うこと，（c）作業技能または作業形態や課題の完了のために必要な目的をもつ動作である（Kielhofner, 2002, 2008；Haglund & Henriksson, 1995）．

行為のレベルについての深い自省と，感情・考え・行動の特有なやり方が一人ひとりの中でどのようにお互いに関係するかは，重度障害者たちの作業的ニーズに基づいて研究が着手された．これらの人々は，認知能力の制限，最も広い意味で行為の可能性を妨げたり抑制したりする制限，遂行の制限，そして，観察可能な行為に従事することの制限さえもあった．それにもかかわらず，彼らは，作業への参加に対するそのほかの潜在能力を持っており，それは実践を通して観察された（de las Heras de Pablo, 2011, 2015；Kielhofner, 1985, 2008；Raber et al., 2010）．

本章では，私たちは参加を人々の作業へのかかわりと定義している．**参加の諸次元**は，認知的・身体的能力の最大の潜在能力を考慮して，人々が作業にかかわるようになる多様なやり方を強調している．これは，遂行の客観的測定とクライアントの主観的経験の両側面から認められている（de las Heras de Pablo, 2003, 2007；Goode, 1083）．

作業へ参加は，人々の遂行能力，習慣化，意志，環境の間の絶えざる交流から創発する．それゆえ，作業参加は個人的でもあり，文脈的でもある．人が従事する参加の次元が，その人の特有な動機，組織化のパターン，そして能力や制限に影響を受けるような場合は，個人的なものである．環境が人の参加の一部分であり，参加を可能にしたり制限したりする条件を提供する場合は，文脈的なものである（Kielhofner, 2008）．本章では，参加の6つの次元を定義する（図8-3）．これらの次元は，人間作業モデルのシステムの視点を反映したもので，人の作業参加を意味のあるものにする時に，意志，習慣化，遂行能力，環境の様々な側面の統合を求めるものである．

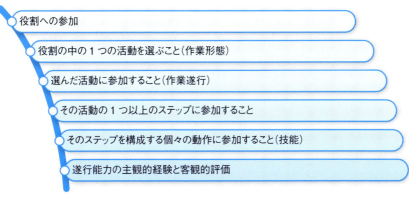

図 8-3　作業参加の6つの次元

作業役割への参加

*作業役割への参加*とは，最も広い意味での作業への従事をさす．価値ある作業役割（勤労者，遊ぶ人，愛好家，学生，家族の一員など）に求められる行動を遂行することは，これらが人の良好な状態に対して望まれるものでも，必要なものでもあることを私たちに教えてくれる．作業役割への参加は，仕事や生産的活動，日常生活活動，遊びやレジャーといった作業に関係する*個人的で特有な意味*をもつ長期の生活上のプロジェクトに参加することにかかわっている．このように，MOHOでは，作業の単一側面からの分類は提案されていない．読者は，参加の領域がどのように明らかにされるかの例として，WHOの分類やAOTAの実践枠組み（AOTA, 2014；WHO, 2001）を検討してみたいと思うだろう．役割への参加を達成するためには多様な活動の組織化と遂行とが必要であり，参加のすべての次元が動員される．役割への参加の例は，ある組織のためにボランティアをすること，常勤もしくは非常勤で仕事をすること，友人と定期的にレクリエーションをすること，身の回りのことをすること，住まいを掃除すること，学校に通うことなどである．

例えば，ある10歳の子どもは，家族の一員，生徒，愛好家という役割に参加する．その子は，これらの役割の一部として，家の日課となったお手伝いと家族との外出，学校へ通うことと宿題，スポーツや自由遊び，個人的な整容や衣服の着脱といった活動に参加する．その子の通学や家族との活動は，主に，その子にあてがわれた社会的期待と社会的役割によって形成される．その子がどのようなスポーツをするのかは，能力，興味，環境の中で手に入れることのできる機会によるであろう．自由遊びは，その子の個人的原因帰属，価値，興味と同様に，物理的・社会的環境の中で提供される機会を反映した活動選択の結果である．このように，個人的要因と環境的要因の複雑な交流が，最終的には，ある人の生活における作業参加の全範囲を形成すると見ることができる．

意志の過程，客観的評価，主観的経験：これらの交流

意志の過程は，ある人の認知能力の経験，作業に従事する時の気持ち（遂行能力の主観的経験），そして観察者から提供される客観的な意見やフィードバック（遂行能力の客観的評価）に従って，多様な形をとる．意志はまた，活動が習慣化されている程度という点で，また，行為者に対する反応としてのアフォーダンス（提供），制約，可変性という点で環境の柔軟性との関係によっても変わることがある

これらの変数に基づいて，特定の作業や作業役割への参加に向かう個人の意志は，意志の過程に従う（Kielhofner, 2008）．それは（1）単純に活動を行うという経験から，（2）選択と経験をすることへ，さ

らに（3）予想，選択，経験，解釈へと至るまでの範囲にあるだろう．まさに同じように，人の意志の過程は，その人の人生の様々な時期を通して，漸進的に発展し展開される．もし，能力が低下したり停止したり，あるいは環境の制限が長期に続く場合，それは再び単純なレベルへと戻ることになるだろう（de las Heras de Pablo, 2015）．私たちの想像よりも多くの人々が，与えられた活動（または作業形態）の特定の段階に求められる技能の遂行にさえも困難を抱えている．

MOHOによる問題解決者の事例：全身性紅斑性狼瘡を持つ母親

ルイーザさんは，2人の子どもを持つ47歳の未亡人で，紅斑性狼瘡にかかっています．ルイーザさんは，母親の役割では，家でも学校でも，重要な活動のすべてを子どもたちと行っていました．これには，朝早く子どもたちを学校に送っていくこと，夕方遅くに子どもたちを迎えに行くこと，月1回の学校のPTAに出席すること，芸術や競技のイベントの前に子どもたちと一緒に練習すること，子どもたちの宿題を見てあげること，ストレスのかかる状況での子どもたちの問題解決を促進すること，子どもたちと家事をすること，子どもたちをパーティーや課外活動に連れて行くこと，ショッピングに行くことなどがありました．彼女はまた，フリーの書き手と編集者としても働いており，締め切りに追われ，仕事を完成させるために毎日真夜中まで起きていました．

彼女は紅斑性狼瘡の診断後に，徐々に疲れやすくなり，慢性的なひどい痛みにも悩まされるようになりました．彼女は痛みのコントロールのために理学療法を，エネルギー節約の方法を学ぶために作業療法を紹介されました．しかし，これらの介入では彼女のエネルギー低下とひどい痛みは改善せず，結局はすべての作業への参加が制限されることになりました．彼女は，集中治療センターに入院しました．彼女は，長い時間をベッドで過ごさなければならなくなり，すぐに意気消沈してしまいました．彼女ができる唯一のことは，自分の子どもたちがうまく成し遂げることに焦点をあてることだけでしかなく，子どもたちに励ましのメッセージをテキストで送ったり，彼らの成し遂げたことをフェイスブックで褒めたりすることだけでした．理学療法では身体能力のゆっくりとした回復が始まったものの，作業療法士はルイーザさんの書き手と編集者という勤労者役割へ戻るという計画を立てることを調査することから関係を開始しましたが，彼女は作業療法士の治療を拒否しました．

その作業療法士は，ルイーザさんが改善していないと認識し，MOHOの視点から彼女の障害体験をもう一度理論化してみようと決めました．作業療法士が観察したことの1つは，ルイーザさんが毎回動くことができるということに満足していたことでした．ルイーザさんの顔にうれしそうな表情を認めると，作業療法士はルイーザさんに何を考えていますかと質問してみました．ルイーザさんは，たぶんその時は，もう一度「十分な母親」になることを考えていたのかもしれませんと答えました．このように，彼女たち2人は，できる限り母親の役割への参加を回復することに努力を注ぎはじめました．

1年後，ルイーザさんは，依然として痛みと疲労を経験しながらも，かつて母親として行っていた活動のいくつかの段階を遂行するために，運動・処理・コミュニケーションと交流の技能を呼び起こすことができました．例えば，彼女は下の娘とギターを弾くことを楽しみましたが，それはかつて文化的なイベントの前に練習したたくさんの活動のうちの1つでした．作業療法士は，ルイーザさんが演奏中にギターの全重量を支える必要がないように，また膝を抱えるような猫背姿勢ではなく背筋を伸ばしたまま座れるように，改変を提供しました．ルイーザさんは娘と一緒にギ

ターを弾きながら，できると感じ，価値があると感じ，楽しいと感じましたし，作業療法士は肯定的で客観的な評価を提供することによって，彼女と娘の両者を強化しました．

ルイーザさんの遂行能力を作り上げている特殊な技能は，彼女が価値のある課題に再び参加するために必要な唯一の特性ではありませんでした．最初に作業療法士によって確認され，多くの環境の支援により強化された母親としての役割を続けるという彼女の意志は，彼女に作業参加を続けさせました．これらの環境の支援には，家族や子どもたちの理解，彼らの情緒的支援，作業療法士の支援といった社会的なものだけではなく，家族から受けた身体介助，ギター演奏，トイレ，主な衛生行為，食事，その他の個人的なケアの課題のための福祉用具といった身体的なものもありました（表8-1）．

この例に見られるように，意志と環境の要因はまた，障害が作業参加に影響しているかどうか，また，どのように影響しているのかを決定づけている．肯定的な意志，福祉用具，そして社会的支援は，ある人が遂行能力の制限にもかかわらず，作業形態や課題を成し遂げさせている．

参加を掘り下げて考えること

参加をもっと掘り下げて検討することは，遂行能力だけでなく，意志にも影響する作業役割と，人の主観的経験（行為についての感じ）と客観的評価（他人の行為の評価）という追加の次元を考えることへと私たちを導いていく（Kielhofner, 2008）．表8-2は，この拡張された参加の輪郭を要約したものである．

この輪郭は，活動を行う中での参加と作業形態や課題を行う中での参加を違ったものと考えており，役割活動への参加を作業形態や活動を遂行することよりも大きな次元であり，作業参加よりも小さな次元と考えている．アレックスさんが整備士としての勤労者役割を遂行しなければならない特定の行為には，お客が明らかにした問題を診断すること，電気系統の整備をすること，エンジンを念入りに掃除すること，パーツを修理したり交換すること，オイルや溶液を交換すること，タイヤを交換したり修理することなどが含まれる．

この事例では，アレックスさんは勤労者としての役割のたった1つの側面であるタイヤを交換するという行為を遂行している．タイヤ交換を遂行するために必要な特定の段階には以下のものが含まれる．（ステップ1）タイヤのパンクの理由を診断すること，（ステップ2）そのタイヤが修理できるのか，交換が必要なのかのいずれかを決定すること，（ステップ3）ジャッキをセットして，自動車を宙に浮かせること，（ステップ4）パンクしたタイヤのハブキャップを外すこと，（ステップ5）タイヤをホイールに固定しているナットを外すこと，（ステップ6）ホイールからタイヤを外すこと，（ステップ7）ホイールのダメージを検討すること，（ステップ8）タイヤを交換すること，（ステップ9）ホイールにナットを戻して締めること，（ステップ10）タイヤの空気圧を調整すること，（ステップ11）ハブキャップを取り付けること，（ステップ12）ジャッキを下げて，自動車を地面に着けること，（ステップ13）仕事の完了と請求書について管理職に連絡すること．

この事例のはじめの方で述べたように，これらの各段階は，運動，処理，コミュニケーションと交流技能の様々な組み合わせを求めている．この過程に欠かせないことは，彼の遂行に対する雇用主の客観的評価とともに，この活動を完了する間のアレックスさんの特有な経験である．

課題の1つ以上の段階を遂行する中での参加

マリアさんとその色塗りへの参加を考えてみよう．彼女は，木箱に下地を塗ることとモチーフをデザインすることという2つの段階を遂行することができた．これらは，彼女がやり方を知っている段階であり，何年もの経験に裏付けられたものであった．彼女はこの連続した行動を習慣的に行っていたために，することができた．過去と似たような物理的文脈に直面した

表8-1 ルイーザさんの作業参加のダイナミックス：母親であること

参加の次元	紅斑性狼瘡の最初のエピソード以前	紅斑性狼瘡の最初のエピソードを生きている時	紅斑性狼瘡の最初のエピソードから1年後
作業役割への参加	「十分な母親」であること	この役割に参加できなかった	母親の役割に参加できなかった
役割の中の1つの活動を選ぶこと	母親としての多様な活動	どんな活動にも参加できなかった	5つの活動に参加できた．選択された活動には，音楽のイベントに参加する前に子どもたちと練習することであった
その活動に参加すること	母親の活動のすべてに参加する	どんな活動の側面にも参加できなかった	この活動の一部：娘がギターを弾くのを学ぶよう援助する
その活動の1つ以上の段階に参加すること	それぞれの活動のそれぞれの側面の必要な段階に参加する	どの活動にも，どの側面にも，どの段階にも参加できなかった	ギターをケースから取り出し，チューニングし，奏でるといった一般的な課題を順序づけるための計画を一緒に作る
その段階の1つ以上の動作を遂行すること	すべての処理，運動，コミュニケーションと交流技能	子どもたちに助けられたり情緒的な支援を受けたりする時に，姿勢をとる，見つめる，ジェスチャーをすることで表現する，短い文章を話す，協業する，集中する，関係する，尊重する	ギターを握って持ち上げる，姿勢をとる，協調する，操作する，注意する，気づく，順序だてる，尋ねる，話す，共有する，協業する
主観的経験と客観的評価	約束，喜び，効力感などの感情．それらは他人にも観察された	子どもたちといる間の約束という主観的な感情．無力感	主観的な約束と満足の感情．子どもたちからの客観的な感謝の気持ちの表れ

表8-2 勤労者としてのアレックスさんの参加を定義すること

参加	特定の作業役割への参加 ・アレックスさんは自動車整備士としての勤労者役割に参加している
遂行	作業役割の中の特定の活動（つまり，作業形態）の遂行 ・アレックスさんはタイヤを交換している タイヤ交換に求められる区分された段階や動作の単位の遂行 ・アレックスさんは，タイヤの問題を診断し，修理か交換かを決定し，ジャッキを所定の場所に置き，タイヤを持ち上げるなどをしなければならない
技能	区分された段階の遂行に求められる運動，処理，コミュニケーションと交流技能 ・アレックスさんは，バランスを保ち，ジャッキやホイールやタイヤのその他の側面を操作するために，微細および粗大運動技能を用いる．アレックスさんは，タイヤの問題を診断し，交換すべきかを決めるために処理技能を使っている．アレックスさんは，休憩時間を交渉し，仕事の終了と請求書を管理職に知らせるためにコミュニケーションと交流技能を用いている
主観的経験と客観的評価	アレックスさんの作業の状況（タイヤを交換すること）についての感情を通しての活動の主観的経験と，独立した観察者による客観的評価（例えば，アレックスさんの雇用者の評価）

時，彼女は簡単なデザインと色塗りを認識できて完成できた．彼女の社会的で物理的な環境は，彼女の最大限の潜在的な遂行能力を示し，彼女の肯定的で繰り返される意志の経験によって強化されたために，彼女の絵を描くという習慣化を支援した．MOHOにおけるこれらの様々な出来事は，彼女が意味のある課題の段階を遂行することを可能にし，それによって，彼女の芸術家としての作業役割への参加を可能にした．

マリアさんは，箱にニスを塗るという新しい手続きを学習するための認知能力を持っていなかった．しかし彼女は，最初の2つの段階を完了するために必要な処理と運動の残存する技能を使うことができた．彼女はまた，慣れ親しんだ環境の文脈の中で座っている時や，芸術家としての特定の作業役割にさらされて参加している時にはいつも，意味と喜びを感じた．方法は違うものの，彼女もまたアレックスさんのように仕事を楽しんで遂行していた．「遂行の制限は，もし人が意志の選択ができ，適切な環境の支援があるなら，作業参加に影響を及ぼすが，作業参加を妨げることはないであろう（Kielhofner, 2008, p.102）」．

◆参加の強さを変えること

参加の強さとは，与えられた作業役割への参加に必要な一群の行動の遂行をさす．ある特定の役割に要求される行動が一貫して遂行される時，人々は作業目標という点で達成を感じるだろう．整備士としてのアレックスさんは，ある日にタイヤの修理と交換，オイルや溶液の交換，車のエンジンの清掃という3つの活動を完了するかもしれない．ある日にこれらの活動のそれぞれを完了する彼の能力は，彼を勤労者役割への参加を可能にし，彼に達成感を与えるだろう．

その一方で，漸進的，転換的，壊滅的な障害の出来事は，人々に新しいやり方で役割への参加に適応させる原因になる．高齢者は，様々な役割への完全参加という人生を送ってきた後に，過去の役割の身体的要件を果たすことができない時期に差し掛かるかもしれない．こういった事態は，自分の健康や健全な状態のために，ライフスタイルの変更を促すであろう．同時に，彼らは自分の過去のある役割のある活動を遂行できるようにするために，自分の日課を調整するかもしれない．例えば，すべての家事活動（例：洗濯，調理，掃除，庭の手入れ）を一手に担ってきた主婦は，成長した子どもたちがその他の活動を支援してくれれば，調理と家の簡単な掃除には参加できるかもしれない．

その元主婦が，一方では過去にたくさんのレジャー活動に従事していたが，今では，身体的・精神的に，また，エネルギーをあまり必要としない唯一の娯楽活動を選択するかもしれない．例えば，友人や夫と映画を見るといったことである．彼女は，過去には毎朝，長距離を歩いたり走ったり，毎週木曜日には友人とブリッジをしたり，毎日午後には資金集めのための慈善事業に出す手芸品を作ったり，孫の世話をしたりしたが，これらのすべてはレジャー役割の一部分と考えられていた．

MOHOの問題解決者：一般的な期待の転換．重度な発達障害をもつ成人

長期精神科施設の専門職チームは作業療法士を雇いました．チームの人々は作業療法士に，「ここの人たちは一日中常同行動をする以外は何にもしていません．……あなたにとってはここで働くことはたやすいことでしょう．唯一の問題は，プログラムに行きたくないとか，プログラムをずっとはしたくないといったようなことで，彼らの抵抗にあうことを覚悟しなければなりません」と言いました．

その他のクライアントたちは，看護助手や専門職にやるように言われたり頼まれたりしたことを理解できず，また目的にかなった行動に従事することはできないと説明されました．ある人たちはスタッフによって着替えさせられたり，食べさせられたり，掃除をさせられたりしていました．スタッフは，彼らはまわりで何が起こっているかに気づかず，受け身的で，そして「管理しやすい」と言っていました．次に，係長は以下のようなア

ドバイスをしてくれました．「忘れずに，彼らにそれをもう一度やらせてください．彼らがこのことを学習するまで，このテクニックを使い続けてください」．午前と午後には，比較的機能状態が良いクライアントが，木の箱に物を入れる動作を模倣するために，部屋に連れてこられました．スタッフが彼らの動作を支援している間に，多くの人たちは下を向いていました．クライアントがすべての課題の間に所定の場所にいたら，アイスクリームかコーヒーが配られました．

作業療法士は，居住者の作業的ニーズにかかわり，それを観察して1カ月が過ぎたころに，プログラム担当のチームの主任にニーズ評価レポートを提供するために会い，人々の参加という点でMOHOを提供するという見方を彼に説明しました．次に，作業療法士は，クライアントの内発的動機づけの開発に基づいた今までと違ったプログラムを，ある定められた期間に導入することを提案しました．このアプローチは，チームが用いてきたオペラント条件づけアプローチ（例：アイスクリームやコーヒーといった報酬を用いて好ましい行動を形成すること）と差し換えられました．

係長はそのことができるだろうかと疑問視していましたが，作業療法士が続けることには同意しました．作業療法士は，1カ月間は探索的な期間とし，その間に治療チームはクライアントの個人的な興味や能力に基づいてクライアントらが自発的に選択した場面や課題を観察することによって，クライアントを知ることにしました．チームは，最も受け身的で抵抗ばかりしていたクライアントでさえも，自分の好みを示すことができることを発見して驚いていました．「再動機づけの過程」と「意志質問紙」が示すように，治療チームの中の作業療法士は，クライアントの微妙な行動と感情的指標を評価する専門家として，参加を通しての最適な楽しみと満足を喚起することができるような適切な環境の機会を提供できるという過程を導きました（de las Heras de Pablo et al., 2007；de las Heras de Pablo et al., 2003；Parkinson et al., 2014；Raber et al., 2010；Serratrice & Habib, 1997）．

例えば作業療法士は，様々な場面での自分の経験を披露しながら，一人の重度障害の女性を観察しました．作業療法士は，スタッフが車椅子の中での彼女の肢位を取ったり，まわりを動かしたりした時に，彼女の体と顔の筋肉がこわばることを発見しました．それとは対照的に，作業療法士が窓越しに太陽の光が当たるような場所に座らせた時や，彼女の若いころの軽音楽を選んであげたり，ラジオを彼女のそばに置いたままにしてあげたりした時には，彼女の顔と体はリラックスしていました．作業療法士は，これらの発見をスタッフに披露し，動機づけがスタッフを含めた人間にどのように働くのかを説明しました．看護助手はクライアントとの日課となった介護のやり方を変更しはじめて，どうしたら良いのかを理解しました．彼らはまた，仕事でやっていることに新たな満足を得ました．

同様に，より活動的なクライアントには，提供している活動の間に，別の行為を遂行することができました．例えば，聴いている音楽の種類によって，彼らは手を叩いたり，声を出したり，音を出したり，床に足を踏み鳴らしたりすることができました．彼らはテンペラ絵の具をまき散らしたり，用紙の上を歩いたり，体や手を紙の上に押し付けることで手型や足型をつけることで遊ぶことができました．その他の行為には，草の上でゴロゴロしたり，体や手足にボールを押したり，簡単な社会的活動もみられました．

作業療法士はチームに，セルフケア課題におけるスタッフとの協業を含むクライアントの活動選択能力が彼らの満足感に及ぼす影響と，居住棟でのすべての活動の参加状況を情報提供しました．クライアントたちは，ほほえんで，他人を見つめ，まっすぐに歩きました．彼らは楽しく，尊厳を認められた行為への参加を通して意味を見つけ

ました.

この例は，意志を強調することの重要性と同時に，クライアントが活動を遂行し作業に参加するための重要な機会を提供するという点で，社会的・物理的環境を考慮することの重要性を再確認するものである．過去にクライアントが感じたかもしれない心地よさと楽しさの感情を喚起する経験を提供することは，クライアントが作業にもっと完全に参加していたころの感情と経験を再度つなぐことを助けることになる.

本事例は，参加の様々な次元を示している本章の他の事例の人々のように，クライアントの思考や行為のレベルが高くはなく，また示されてはいない．しかし，クライアントたちの感情（主観的経験）はよく示されている．この最低限でより基本的な参加の次元は，感情が，人々の思考や行為の能力とは関係なく，意味のある生きた経験に基づくものであって，それゆえに作業的状況の選択というその人の能動的な役割に伴うという可能性を認識させるものである.

作業への参加の入れ子構造の次元

図8-3で描いて検討したように，作業への参加の6つの次元は，補完的でお互いに関連している．それぞれの次元は，関連する作業役割への参加（作業参加）に寄与している．同時に，作業役割への参加は，作業目標や活動や作業形態と課題の実行を必要とする．作業形態や課題の完了のためには，私たちは，うまくいった遂行を達成するために目的にかなった行為（作業技能）を必要とする一連の段階に従って，成し遂げる必要がある．最後に，それが作業文脈の一部になれば，人は意味があり，楽しめて，自分の行ったことに自信を持つような経験をすることができる.

参加の次元のこうした包括的な見方は，あるものや最も基本的なものでも，それぞれの人の特有な遂行能力，意志の状態，環境の資源と影響を尊重しながら，人がすべての次元に参加する可能性を認めるものである（表8-1）.

作業適応：作業同一性，作業有能性，環境の影響

これまでの検討で示してきたように，最も重度な障害を持つ人を含むすべての人の行為には，作業への参加の多くの次元が含まれる．この参加により，作業適応とその相互に関連する構成要素である作業同一性と作業有能性がもたらされる．作業同一性と作業有能性は環境に影響されもするし，環境に影響もしている（つまり，環境の影響）.

「作業適応」という用語は，作業療法の文献では，人が発達できるとか，挑戦に対する反応としての変化とか，自分が行うことを通して健全な状態を達成できるといった範囲をさして用いられてきた（Fidler & Fidler, 1978；King, 1978；Nelson, 1988；Reilly, 1962）．MOHOの初版と第2版では，適応は，自分の作業を通して，環境の合理的な期待を果たしながら，個人的なニーズや希望を満たすことと定義されていた（Kielhofner, 1985, 1995）．Schkade & Schultz（1992）は，初めて「作業適応」という用語を用いて，「人間がそれに向かって熱望する作業機能の有能性の状態（p.831）」と述べた．彼らの定義では，適応は有能性と熱望という二重の側面を含むことが示されている．Spencer, Davidson, & White（1996）は，作業適応は，ある人の生活史から発する蓄積的過程であると付け加えた．Mallinson, Mahaffey, & Kielhofner（1998）は，生活史面接の研究から，人間の適応は同一性と有能性という2つの別個の要素からなるという事実を報告した．その後の生活史研究は，作業同一性と作業有能性が作業適応の別個の構成要素であることを示すいっそうの事実を生み出した（Kielhofner, Mallinson, Forsyth, & Lai, 2001）．Kielhofner（2008）によれば，**作業適応**は，**作業同一性**と**作業有能性**という相互に関係する2つの要素から成るものである．Kielhofner（2008）は，作業適応を，環境という文脈の中で時間がたつにつれて作業有能性という経験と結びついた肯定的な作業同

一性の発達と考えた．

その後，様々な作業療法場面におけるMOHOの実践の成果と実践の体系化に基づいて，de las Heras de Pablo（2015, 2011）は，**環境の影響**を，作業適応を理解するために極めて重要な第3の要素と考えて，様々な作業場面における文化的・政治的・経済的状況や社会的・物理的環境がもつ機会，資源，要求，制限が，良くも悪くも作業適応の過程を変える中で，ある積極的な役割を持つと主張した（de las Heras de Pablo et al., 2003；Kielhofner, 2008；Kielhofner, de las Heras de Pablo, & Suarez-Balcazar, 2011）．MOHO（Kielhofner, 2008）に採用されたシステム論的見方によれば，環境の状態は，意志，習慣化，遂行能力といった個人的要因に影響するだけでなく，これらの個人的要因もまた，環境の中のいくつかの変数をある程度変えるように働く．その結果，個人の同一性や有能性の過程と環境の特徴とを共に文脈化することは，作業適応の理論化にとっては鍵となる．

このような理論的で経験的な研究に基づいて築かれたものとして，私たちは，作業適応の定義の拡張と，*同一性，有能性，環境の影響*というその3つの要素を示す（図8-4）．

作業同一性

Christiansen（1999）は，同一性とは，役割と人間関係，価値，自己概念，個人的欲求，目標を含む自分の複合的な定義をさすと述べている．彼はさらに，作業への参加が同一性を作り出すことに役立つと説明している．彼の主張と前に述べた経験的研究に基づいて，ここでは，作業同一性とは，ある人の作業参加の個人史から作り出されるもので，自分は何者であり，どのような作業的存在になりたいのかという複合的な認識と定義される（Kielhofner, 2008）．人の意志，習慣化，生きている身体としての経験のすべては作業同一性へと統合される．したがって，作業同一性は複合体として以下のものを含んでいる．

- 行為に対する自分の能力と有効性の認識（個人的原因帰属）
- 行うことに興味と楽しみを発見する物事（興味）
- 自分の役割や人間関係により定義されるものとしての自分は何者なのか（役割同一性）
- 重要であると認識したり考えたりしていることで，従って行うようにさせること（価値）
- 望ましい日課の認識（望ましいライフスタイルへの意志の予測）
- 自分の環境の支援と期待の認識（環境の機会と要

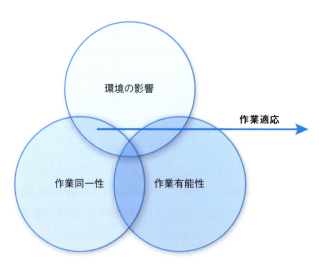

図8-4 作業適応

- 求の意志の予測）
- 未来に向けた個人的な作業的目標（意志の選択）
- 今すぐに何をするかということに関する個人的な決定（意志の選択）

作業同一性は，蓄積された生活経験を反映するもので，自分が何者かに関する理解と自分の将来に対する望ましく実現可能な方向性の認識へと組織化される．このように作業同一性は，考えたことを実行できるだけの客観的な遂行能力を持つ人々に，自己定義の手段として，そして今すぐに，近々に，または遠い将来になされる行動のための青写真として作用する．予備的研究から，作業同一性は自己評価から始まり，生活に対する責任を受け入れたり，生活から自分が望むことを知ったりするという挑戦的な要素へと広がる連続体として示されている（Kielhofner et al., 2001）．最近のエビデンスは，私たちの能力や興味への気づきから作業同一性の構築がはじまり，私たちが望む未来の価値を基盤としたビジョンの構築へと広がることを示すことによって，これらの知見を確認している．さらに，作業同一性は，人の年齢，能力，環境の影響に従って，進行中の作業への参加の中で，生きている意志の過程の継続的な発展と変化を通して構築される（de las Heras de Pablo, 2015 ; de las Heras de Pablo et al., 2003, 2007 ; Parkinson et al., 2014 ; Pépin et al., 2008 ; Raber et al., 2010）．一層の情報については，第14，15，18，19章を参照してほしい．

作業有能性

作業有能性は，自分の作業同一性を反映する成功した作業参加のパターンを維持する程度である（Kielhofner, 2008）．このように，同一性が自分の作業的生活の主観的意味に伴って得られる一方で，有能性はその同一性が現在行っているやり方へと行動を落とし込むように行わなければならない．

客観的な遂行能力が作業参加を可能にするという人々にとって，作業有能性は，その人の生活を基本的な責任や個人的な基準に見合うように組織化することから始まるようであり，次に役割義務に見合ったように，満足できるライフスタイルを達成するまでに広がっていくように思われる（Kielhofner & Forsyth, 2001）．このようなグループの人々の作業有能性は以下のものを含んでいる．

- 自分の役割と自分の価値への期待，そして遂行基準を満たすこと（役割遂行）．
- 責任を果たすように日課を維持すること（日課の習慣）．
- 能力，コントロール，満足，充足などの認識をもたらす範囲の作業に参加すること（作業役割への参加）．
- 好ましい生活の成果を達成するために行動を行うことによって，作業目標を追求すること（日課の習慣，スタイルの習慣）．

最も基本的な作業への参加の次元にしか従事できない人々の作業有能性は，以下のように示される．

- 毎日，地域のグループプログラムで選択された作業形態の最終段階を完了すること．
- 午後の日課として，好きな遊びや娯楽といった構成的活動に参加すること．
- 日曜日ごとの意味のある家族の活動と，毎日の午後の別の楽しい課題という2つの作業形態や課題に参加すること．
- するように言われたり支援された時はいつでも，必要で適切な物を持つとか運ぶことにより，課題のある段階を完了することで，その人にとって意味のある他人を助けること．
- 自分を含めて，他人と行うことに参加するという特定の作業的状況をいつも楽しむこと．

環境の影響

環境の影響とは，ある人が作業に参加している間の個人の特徴と環境の特徴をダイナミックに統合するやり方をさす．人は自分自身と，環境の社会的・物理的・文化的・経済的・政治的な特徴がもたらす機会と制限との絶えざる交渉の中にある．多数の人々が作業に完全に参加できる一方，一部の人は，自分の限られ

た遂行能力と低下した意志のために，主に環境の支援に頼っている．ある人の遂行能力，習慣化，意志がどんな状態であろうとも，参加の過程にあっては，個人もその人の関連する社会的集団も，それらの間の最大の互換性を達成するために，社会的集団が必要とし，また，成し遂げたいと思っている変化の挑戦を受ける（詳しい情報については，第14章と第25章を参照のこと）．

● 作業適応

作業適応とは，ここでは個人的要因と環境の影響との間の絶えざる交流のダイナミックスを通して，時間をかけての肯定的な作業同一性とそれに対応する作業有能性を構築することと定義される（図8-5）．作業同一性と作業有能性は時間の経過に伴って発達するものの，未熟な人は自分や生活の見方を操作できない．能力障害は同一性と有能性の両者に影響を及ぼすことができるものの，その影響は有能性の領域で容易に観察されることを，エビデンスは示している（Kielhofner et al., 2001；Mallison et al., 1998）．さらに，ある人の作業有能性と作業同一性の間の対応は，ある作業状況から他の状況へと，またある作業・活動・課題への参加から別のものへの参加へと，非常に多様であったり，わずかしかなかったりなどとなる．このことを実践の中で考えてみると，別個の作業場面への参加から生み出されている作業有能性と作業同一性のバランスは，特定の作業的ライフスタイルを伴って，人に満足感を与えたり与えなかったりするということである．さらに，ある人の意志，習慣化，遂行能力に影響を与えたり，影響を与えられたりという点での環境の影響は無視できないものである．このように，これらの多様な経験の交流がそれぞれの人に与える特有な特徴について推論することができるとしたら，私たちは作業適応を理解することができるのである（de las Heras de Pablo, 2015, 2011, 1993）．図8-6は，作業適応の過程の要約を示したもので，人間作業モデルの4つの重要な要素（意志，習慣化，遂行能力，環境）を組み込んでいる．

結 論

前述したように作業適応は，生活上の作業への参加という個人史の帰結であり，作業役割を果たし，その役割の中の活動を選択し，それらの活動に参加し，活動のあるステップに従事し，そして，そのステップを

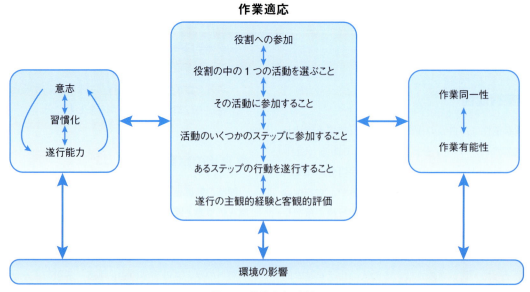

図8-5　作業適応の過程

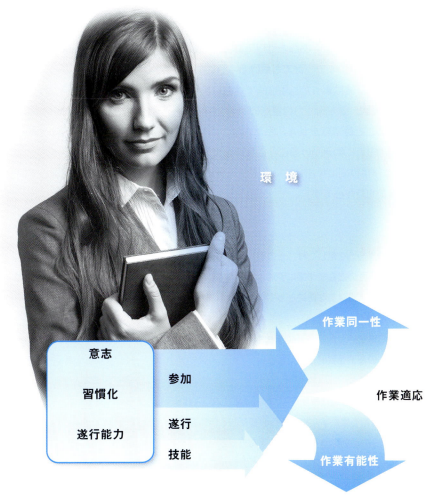

図8-6 作業適応の過程

構成する個々の動作を遂行することである．この過程を通して，人は社会的環境の中で他人からのフィードバックを受け取り，物理的環境の中で遂行と意味のある文脈の中にあることの主観的経験を得る．私たちの個人的特徴は，環境の特徴との交流の中で，自分たちの作業への参加に影響を及ぼす．このことは，私たちが自分の認識を通して物理的で人間的な世界を発見する時や，最初の行動を学習した時や，物事を行うことによって世界の中の一人として参加しはじめた時から生じる．私たちは参加を通して，自分の意志，習慣化，遂行能力を継続的に形成する．私たち自身と環境との継続的な交流というこの過程を通して，環境の特徴は私たちの意志，習慣化，遂行能力の発達に影響を与える．時間がたつにつれて，私たちは継続する作業参加を通して，作業同一性と作業有能性を築き上げる．作業同一性と作業有能性は，生活上のいかなる変化（病気や機能障害を含む）に対する反応として認識される．次に，同一性，有能性，環境の影響は，生活の中での変化する点で自分を発見するという状態の中で展開される．ほとんどの人は，一度以上は，同一性と有能性の再確認と強化をする意味のある，あるいは肯定的な参加の瞬間を経験するであろうし，あるいは，作業同一性や有能性の再構築や環境の支援を求める作業適応への脅威や問題を経験するであろう．

第8章の振り返りの質問

MOHOの見方を考慮して，あなたは以下のコメントにどう反応しますか．

1. 「私の父は，この1年で，とても怠けるようになりました．彼は退職してから，家の庭仕事しかやりません．彼はまったく生産的ではありません」
2. 「作業療法士は，認知的能力に重度の問題を抱える患者が活動に参加できないために，彼らに働きかけることはできません．私たちは，活動をやって，生活を改善することができるようにこれらの患者に働きかけることに焦点を当てなければなりません」
3. 「この人は作業役割に参加していますが，彼女は自分が何をしているかを認識していません．それは自動的だからです」

宿　題

1. その場の雰囲気を感じたり，その他の意味のある生きた経験を思い出したりすることによって，あなたの人生のどこで作業に参加したかを思い出してください．友人にもそのことを尋ねてみてください．それはあなたにとってはどんな意味がありましたか．どんな物語があなたの心に浮かびましたか．
2. 病気や障害を持ったり，現在持っている友人や家族のことを思い出してください．その人の作業への参加の様子を説明してください．
3. 練習
   1) あなたが参加した役割を1つ明らかにして下さい．
   2) この役割を果たすために行う必要がある活動を明らかにして下さい．
   3) これらの活動のうちの1つを選んで下さい．
   4) 選んだ活動を完成するために行う必要がある段階を明らかにして下さい．
   5) それらの段階のうちの1つを選んで下さい．
   6) その段階を完成するために遂行が求められる技能を明らかにして下さい．

🔑 キーとなる用語

運動技能（motor skills）▶自分や課題の対象物を動かすこと．

環境の影響（environmental impact）▶人が作業に参加している間の，個人的・環境的特徴をダイナミックに統合するやり方をさす．環境は，良くも悪くも作業適応の経過を変える上で積極的な役割を果たす様々な作業場面の文化的・政治的・経済的条件や社会的・物理的環境の機会や資源，要求，制限の次元を提供する．

コミュニケーションと交流技能（communication and interaction skills）▶意向やニーズを伝達したり，他人と一緒に行為を行うために社会的行動を調整したりすること．

作業技能（occupational skills）▶人が課題の1つのステップを遂行する間に用いる観察できる目標指向的な動作．

作業参加（occupational participation）▶仕事（学習），遊び，日常生活活動といった幅広い領域で私たちがしていること．

作業遂行（occupational performance）▶個々の行動

もしくは行為の単位.

作業適応（occupational adaptation）▶作業への継続中の参加の中で，個人的要因と環境の影響の間の絶え間のない交流のダイナミックスを通して，時間がたつにつれて構築される肯定的な作業同一性とそれに対応する作業有能性を持つこと.

作業同一性（occupational identity）▶人が作業参加の個人史から生み出されている自分は何者なのか，そして，作業的存在としてどのようになりたいのかという複合的な認識.

作業有能性（occupational competence）▶人が自分の作業同一性を反映する作業参加のパターンを維持することができる程度.

参加の次元（dimensions of participation）▶人々の認知的・身体的能力の最大限の潜在能力の媒体変数と考えられるもので，人々が作業にかかわるようになる多様な可能性.

処理技能（process skills）▶時間の中で動作を論理的に配列すること，適切な道具や対象物を選択し，用いること，問題に出会った時に遂行を適応させること.

文　献

American Occupational Therapy Association. (2014). Occupational therapy practice framework: Domain and process (3rd ed.). *American Journal of Occupational Therapy, 68*(1), S1–S53.

Christiansen, C. H. (1999). Defining lives: Occupation as identity: An essay on competence, coherence, and the creation of meaning. *American Journal of Occupational Therapy, 53,* 547–558.

de las Heras de Pablo, C. G. (2011). Promotion of occupational participation: Integration of the model of human occupation in practice. *The Israeli Journal of Occupational Therapy, 20*(3), E67–E88.

de las Heras de Pablo, C. G. (2015). *Modelo de Ocupación Humana.* Madrid, Spain: Editorial Síntesis.

de las Heras de Pablo, C. G., Geist, R., Kielhofner, G., & Li, Y. (2007). *The Volitional Questionnaire (VQ)* (Version 4.1). Chicago: Model of Human Occupation Clearinghouse, Department of Occupational Therapy, College of Applied Health Sciences, University of Illinois.

de las Heras de Pablo, C. G., Llerena, V., & Kielhofner G. (2003). *Remotivation process: Progressive intervention for people with severe volitional problems: A user's manual.* Chicago: The Model of Human Occupation Clearinghouse, Department of Occupational Therapy, College of Applied Health Sciences, University of Illinois.

de las Heras de Pablo, C. G. (1993). *Validity and reliability of the volitional questionnaire* (Unpublished master's thesis, Tufts University, Medford, OR.

Fidler, G. S., & Fidler, J. W. (1978). Doing and becoming: Purposeful action and self-actualization. *American Journal of Occupational Therapy, 32,* 305–310.

Fisher A. G. (1999). *Assessment of motor and process skills* (3rd ed.). Fort Collins, CO: Three Star Press.

Fisher, A. G., & Bray Jones, K. (2010). *Assessment of motor and process skills: Vol. 1: Development, standardization, and administration manual* (7th ed.). Fort Collins, CO: Three Star Press.

Forsyth, K., & Kielhofner, G. (1999). Validity of the assessment of communication and interaction skills. *British Journal of Occupational Therapy, 62,* 69–74.

Forsyth, K., Salamy, M., Simon, S., & Kielhofner, G. (1997). *Assessment of communication and interaction skills.* Chicago: University of Illinois, Model of Human Occupation Clearinghouse.

Goode, D. (1983). Who is Bobby? Ideology and method in the discovery of a Down's syndrome person's competence. In G. Kielhofner (Ed.), *Health through occupation: Theory and practice in occupational therapy.* Philadelphia, PA: F. A. Davis.

Haglund, L., & Henriksson, C. (1995). Activity: From action to activity. *Scandinavian Journal of Caring Sciences, 9,* 227–234.

Kielhofner, G. (1985). *A model of human occupation: Theory and application.* Baltimore, MD: Williams & Wilkins.

Kielhofner, G. (1995). *A model of human occupation: Theory and application* (2nd ed.). Baltimore, MD: Williams & Wilkins.

Kielhofner, G. (2002). *A model of human occupation: Theory and application.* Philadelphia, PA: Lippincott Williams & Wilkins.

Kielhofner, G. (2008). *A model of human occupation: Theory and application* (4th ed.). Philadelphia, PA: Lippincott Williams & Wilkins.

Kielhofner, G., & Forsyth, K. (2001). Development of a client self-report for treatment planning and documenting therapy outcomes. *Scandinavian Journal of Occupational Therapy, 8,* 131–139.

Kielhofner, G., Mallinson, T., Forsyth, K., & Lai, J. S. (2001). Psychometric properties of the second version of the occupational performance history interview (OPHI-II). *American Journal of Occupational Therapy, 55,* 260–267.

Kielhofner, G., de las Heras de Pablo, C. G., & Suarez Balcazar, Y. (2011). Human occupation as a tool for understanding and promoting social justice. In F. Kronemberg, N. Pollard, & D. Sakellariu (Eds.), *Occupational therapies without borders: Towards an ecology of occupation based practices* (Vol. 2, pp. 269–277). London, United Kingdom: Elsevier.

King, L. J. (1978). Toward a science of adaptive responses. *American Journal of Occupational Therapy, 32,* 429–437.

Mallinson, T., Mahaffey, L., & Kielhofner, G. (1998). The occupational performance history interview: Evidence for three underlying constructs of occupational adaptation. *Canadian Journal of Occupational Therapy, 65,* 219–228.

Melton, J., Forsyth, K., Metherall, A., Robinson, J., Hill, J., & Quick, L. (2008). Program redesign based on the model of human occupation: Inpatient services for people experiencing acute mental illness in the UK. *Occupational Therapy in Health Care, 22,* 37–50.

Nelson, D. (1988). Occupation: Form and performance. *American Journal of Occupational Therapy, 42,* 633.

Parkinson, S., Cooper, J. R., de las Heras de Pablo, C. G., & Forsyth K. (2014). Measuring the effectiveness of interventions when occupational performance is severely impaired. *British Journal of Occupational Therapy, 77*(2), 78–81.

Pépin, G., Guérette, F., Lefebvre, B., & Jacques, P. (2008). Canadian therapists' experiences while implementing the model of human occupation remotivation process. *Occupational Therapy in Health Care, 22*(2/3), 115–124.

Raber, C., Teitelman, J., Watts, J., & Kielhofner, G. (2010). A phenomenological study of volition in everyday occupations of older people with dementia. *British Journal of Occupational Therapy, 73*(11), 498–506.

Reilly, M. (1962). Occupational therapy can be one of the great ideas of 20th century medicine. *American Journal of Occupational Therapy, 16,* 1–9.

Schkade, J. K., & Schultz, S. (1992). Occupational adaptation, Part 1: Toward a holistic approach for contemporary practice. *American Journal of Occupational Therapy, 46,* 829–837.

Serratrice, G., & Habib, M. (1997). Émotion et motivation. Encycl Méd Chir (Elsevier Paris). *Neurologie, 17-022-E-30,* 7.

Spencer, J. C., Davidson, H. A., & White, V. K. (1996). Continuity and change: Past experience as adaptive repertoire in occupational adaptation. *American Journal of Occupational Therapy, 50,* 526–534.

World Health Organization. (2001). *International Classification of Functioning, Disability and Health (ICF)*. Geneva, Switzerland: Author.

第9章

作業的生活を加工すること

Jane Melton, Roberta P. Holzmuller, Ritta Keponen, Louise Nygard, Kelly Munger, and Gary Kielhofner（没後出版）
村田和香・訳

期待される学習成果

本章を読み終えると，読者は以下のことができる．

1. ナラティブの「筋書」を定義し，ナラティブを説明するために隠喩を用いることによって，ある時点での個人的な作業的生活物語の意味を作り出すこと．
2. 病い，障害，あるいは，他の困難な状況を通して，特有の状況が損なわれた人の作業的ナラティブを説明すること．
3. 人間作業モデル（MOHO）の概念を用いて，人が重要であり満足している作業に参加するために，どのように作業的生活を加工したり，形づくったりすることに挑戦するのかを説明すること．
4. 作業的ナラティブは，個人の作業的生活を加工するために，時間の経過とともにどのように進んでいくかを概説すること．
5. ある人の作業的生活のナラティブの自己認識が，クライアントに対して，そして，クライアントとともに，意味があり，維持することができる作業的解決策をどのように可能にすることができるかを説明すること．

　人々は，作業同一性と作業有能性を生み出し維持するというダイナミックシステムと進行中の過程を通して，作業的生活を加工している．第8章では，作業同一性は，進行中の作業参加から生み出される自分自身と自分の将来の複合的認識を意味するとした．また，作業有能性は，自分の同一性を反映する参加のパターンを維持することを意味するともした．

　本章の目的は，以下の作業に参加するためには，人はどのように作業的生活を組織立て，形づくり，加工するかをさらに検討することにある．

- 人が重要だと考えている作業
- 物事を行う中に楽しみと満足というその人特有の認識を支援する作業
- 自分の能力，制限，および相対的な有効性に関する知識を強化する作業
- 社会的世界との関連の中で，自分は何者なのかという意識を整える作業
- 生活のリズムや日課に慣れ親しむ作業
- 埋め込まれた存在としての生きた体験を発散する作業
- 世界の理解を認める作業

　作業同一性と作業有能性の両者は，意志，習慣化，遂行能力の諸側面が相俟って，それぞれの人をどのように独自の生活へと向かわせるのかということを含んでいる．これらの要素は常に，人々が時間の流れの中で，そして社会的・物理的環境の中で，進んでいく作業的生活をどのように加工するのかということを形づくるという背景の中にある．さらに，それらはそれぞれの人の特有な**作業的ナラティブ**，あるいは，クライアントの意志，習慣化，遂行能力，環境が，クライアントが自分の人生で行うことに影響するために時間がたつにつれてどのように交流するのかという物語へと統合される．この過程は，クライアントの自分の障害経験の理解を反映する中心的な隠喩を伴う筋書を形づ

くる．

> ### MOHOの問題解決者：高齢者
>
> 　元アマチュアのボクサーで，ビジネスマンを退職し，妻に先立たれた男性である70歳のセシルさんは，外来診療所で作業療法士と会うために辛抱強く待っています．彼は，若い頃は高い達成を遂げた学生で，アスリートとしてもトップの地位にありましたが，また注意欠陥多動性障害の診断も持っていました．彼は言葉の衝動性，組織化，そして焦点を当てるという問題でいつも苦労してきました．しかし，最近セシルさんの実行機能の困難さは，物をなくしたり，請求書の支払いや処方薬の服用などの日常課題を忘れるほどまでにエスカレートしてきました．彼は若い時に閉じ込められたという経歴があり，認知症を除外するための神経学的および神経心理学的な評価も受けています．セシルさんの主治医は，認知の問題に取り組むために向精神病薬を処方することに加え，家での組織的な課題を支援するために作業療法も勧めました．
>
> 　作業療法の相談の間に，作業療法士はセシルさんの毎日の日課，責任，約束の範囲に関する質問をしました．作業療法士はその後，彼の自宅を訪問し，自宅と地域の環境の分析を実施しました．数回の訪問相談の終わりに，作業療法士は彼が自宅や地域でより組織的に行うことを維持できるようにする一連の適応法，例えば，ファイルシステムを作ること，透明な引き出しを購入すること，すべてにラベルを貼ることなどを提案しました．作業療法士はまた，セシルさんの眼鏡にストラップを取りつけることと彼の財布と鍵をリングでベルトに固定するクリップを提案しました．運転評価も実施され，セシルさんは簡単にパスしました．
>
> 　不幸にも，相談の結果，セシルさんは日常の習慣や日課を大きく変化させることはありませんでした．リングでベルトに固定することと眼鏡のストラップは，彼のやり方とは一致せず，素早く行ったり来たりするという彼のライフスタイルは，ファイルやラベルのついた引き出しに物を置くこととは必ずしも適していませんでした．彼がこのフィードバックを処方医に伝えた時，医師は驚きませんでした．その代わり，医師は彼に人間作業モデル（MOHO）の視点で実践している別の作業療法士を紹介しました．
>
> 　最初のミーティングで，MOHOを実践している作業療法士はセシルさんにボクシングとビジネスという初期の興味から始まる人生の物語について一連の質問をしました．セシルさんは自分が「追いつくために走っていた」という絶え間のない競争という点で生活を特徴づけました．プロのアスリートの息子として，彼は高いレベルに到達した競争心の強い仲間に囲まれた豊かな地域に育ちました．中学や高校の教室での唯一のアフリカ系アメリカ人として，彼は学業成績と運動能力という点で自分を証明し続ける必要性があったと説明しました．これらの両方の分野で才能を発揮したため，焦点，組織化，衝動性などの困難さを代償するために同僚やチームワークに頼ることは決して難しくはありませんでした．彼は大学で心の友と考えていた妻と出会いました．彼女は非常に組織化された思慮深い人で，毎日の日課という点から彼を見守ってきました．彼女は家計費の請求書，予約，その他の必要な生活課題のすべての世話をしてくれ，そして，彼女の管理という援助によって，職場での彼のスケジュールと他の組織的ニーズへの対応がなされてきました．
>
> 　妻は亡くなり，もはや働いていない今，セシルさんはかつては社会的環境から提供されていた仲間の支援や構造という土台はもはやないことに気づきました．彼は自分の社会的ネットワーク内の友人とはもはや「続ける」ことができなくなり，「後戻り」という認識をしていると説明しています．作業療法士がこの言葉を繰り返したのを聞

き，そして，「続けることができない」と「後戻りする」というはずみのような隠喩を要約した後で，セシルさんは自分の限界の中心を明らかにすることができ，それほど多くの時間をかけずに，同一性と個人的スタイルの認識の保持をもたらす日常習慣や日課を築き上げることを約束しました．彼は作業療法士と一緒に，個人的生活の中に新たな習慣や日課を確立する必要性を明らかにしました．彼はiPhoneを購入し，カレンダー，予定表，リマインダー機能などを利用しました．彼は自宅の特定のテーブルの上に置いた特定のトレイの上に，スマートフォン，鍵，財布，眼鏡などの重要な物を置いておくことを学びました．彼はまた，家から出る時に個人的な物を入れておくために素敵な革製の肩掛け鞄を購入しました．それは胸の上に革ひもで結ぶもので，どこに行くにも一緒に持っていきました．

フォローアップの予約のために医師のところに戻って来た時に，彼は作業療法士との関係を単なる作業療法の相談ではなかったと詳しく話しました．彼は医師に，新しい作業療法士との1回の会話で，自分について多くのことを学び，組織と構造の欠如を補うのを支援するためという点で，妻とプロの仲間が果たしていた多くの役割を学びました．彼は，これらの人々がもはや彼と一緒にはいないという事実に直面していること，そして，彼が今，自分がもっとしっかりすることと，そんなにたびたび物を失くさないことを援助することになるであろう自分自身に対する特定の習慣や行動を維持することを約束したと報告しました．

作業的生活のナラティブな組織化

人々は，過去，現在，そして，未来の自分を統合する展開しつつあるナラティブの中に自分自身を位置づけることによって，生活から意味を導き引き出している（Aubin, Hachey, & Mercier, 1999；Greerts, 1986；Gergen & Gergen, 1988；Helfrich, Kiel-hofner, & Mattingly, 1994；Mattingly, 1991；Schafer, 1981；Spence, 1982；Taylor, 1989）．

作業療法は，個人の意志，習慣化，遂行能力，そして，独自の環境という構成要素を考えることによって，変化した状況あるいは挑戦的な状況における作業的生活の意味を作り出すことを促進できる．これは作業参加（Fossey & Scanlan, 2014），作業的生活を改善した経験（Mostert & Fossey, 2010），個人的な作業同一性を管理することを交渉するという認識（Alasker & Josephsson, 2013；Lal et al., 2013；Price, Stephenson, Krantz, & Ward, 2011）とともに，健康と幸福を促進するという利益をもたらす．

ナラティブの2つの重要な特徴は筋書（plot）と隠喩（metaphor）であり，数多くの生活の要素やエピソードに対する意味を総合し，意味をもたらす．以下の節では，ナラティブのこれら2つの特徴を説明する．

筋　書

Gergen & Gergen（1988）は，筋書を，人々がナラティブを用いる時に，どのように考えて語るのかを決定するナラティブの基礎と呼んだ．物語の**筋書**は，時間の進行と生活がたどる方向（良くなったとか，悪くなったとか）との間の交差するところを示している．したがって，**ナラティブの筋書**は，ある人が時間の経過の中で経験している出来事の物語を特徴づける方法である．それは生活体験をするにつれて時間の経過の中で出来事を様々な方法で形づくる（Gergen & Gergen, 1988；Jonsson, Kielhofner, & Borell, 1997）．

ナラティブの筋書は，生活がどこに向かっていたのか，また，どこに向かっているのかということを判断するがゆえに，全体的な意味を明らかにする．例えば，悲劇の筋書は，以前は良かったり，改善したりしていた生活に，ある出来事が急激な下方転換を引き起こす時に見られる．それは生活が荒廃していることを意味する．メロドラマ風の筋書は，何回もの上昇と下降の転換がある．それは奮闘の生活を示している．こ

のように，生活上の出来事の筋書を立てるということは，それらの出来事を結びつけ，1 つの全体としての生活を意味づけることになる．その結果，生活上の様々なエピソードがその筋書の全体の形から意味を引き出すことになる．作業療法の研究と実践で用いられているナラティブの筋書を理解する 1 つの方法は，筋書を**後退**，**前進**，あるいは，**安定したナラティブ**として特徴づけることである（Jonsson et al., 1997；Kielhofner et al., 2004）．図 9-1 に示すように，前進のナラティブは上向きに，後退のナラティブは下向きに，そして，安定したナラティブは人生が変わらぬ方向で続いていくものである．

人々は，展開される生活物語の重要性あるいは影響という点で，人生の出来事を評価しようとする．ほとんどの出来事は生活の基本的な方向の継続性を示している．その他の出来事は生活が向かうところに肯定的な変化を示したり，脅かされたりしている．進んでいく生活上の出来事を評価する際に，その根底をなす筋書（その生活がたどるのは，もっと良い方向であるとか，もっと悪い方向であるということ）は常に問題になっている．例えば，Cheah & Presnell（2011）は，高齢者の急性期の入院経験は，健康に対しては重要であるが，ある時点では，自分の「正常な」作業的生活にとっては破壊的であったことを示した．

人々は，それぞれの新たに展開されていく生活状況を，そうしたことは以前にはどのようなものだったのかとか，それがどこへ導いていくのかという点で評価する．例えば，Jonsson, et al.（1997）は，高齢者たちが自分の引退をどのように予想しているのかを研究した．各々の人が引退に期待したことは，過去と現在の作業的生活，特に仕事がどのように経験されたのかということと常に密接に結びついていた．もし仕事が否定的なものであれば，引退は逃避とみなされる可能性があった．この場合，引退後の生活はもっと良くなると期待されていた．もし仕事が肯定的なものであれば，引退は価値のある別のことを行う機会をもたらすことによって良き生活を続ける可能性があるか，あるいは，生活をもっと悪くする喪失とされる可能性があった．

過去と将来がどのように結びつけられるかは，筋書にかかっており，また，筋書で明らかにされる．例えば，もしある人が悲劇的なナラティブの中で生活していれば，過去の成功は物事が将来は良くなっていくことの前兆にはならない．一方，もしある人が物事はますます良くなるという物語の中にいれば，過去の失敗は自分に新たな力をもたらす教訓となったり，克服されたバリアになったりするであろう．現在と将来に対する過去の意味は，そのナラティブの筋書によるので

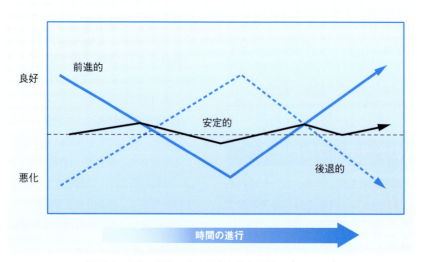

図 9-1　前進，後退，および安定のナラティブスロープ

あり，また，その筋書を反映もしている．これはSmith（2008）のナラティブな筋書に影響するパワフルな個人的な物語と状況の説明の中に示されている．同じように，将来避けることができない出来事やよく起こる出来事は，過去や現在を基準にして意味づけられる．そうした出来事を過去や現在と関連づけてどのように見るのかということもまた，根底をなす筋書に依存し，また，その筋書を反映するものである．

隠　喩

物語はまた，隠喩によって意味を与えられる（Ganzer, 1993）．隠喩は，理解しにくい出来事や状況の位置づけを示すために，なじみの物や現象を用いることである（Ortony, 1979）．隠喩は，把握することや向き合うことが困難な位置を示すために，なじみがあり容易に理解できることを呼び起こすことによって，複雑だったり，感情的に難しかったりする状況を簡潔に特徴づける．隠喩はまた，難しい状況を扱う方法を提供する．例えば，重篤で生命を脅かす病気と向き合っている時に，人々はしばしば闘いという隠喩を呼び起こす．この隠喩は，闘わなければならず，また，自分を駆逐したり破壊したりするという脅威をもたらす敵という配役をその病気に割り振る．

人々はまた，能力障害に意味づけるためにも隠喩を呼び起こす．例えば，Mallinson, Kielhofner, Mattingly（1996）は，精神病者のナラティブに弾みと罠という隠喩を明らかにした．精神病で入院した人々は自分の生活を，スピード，惰性，推進力，加速，減速などの言葉で呼ぶことが多かった．彼らは自分の生活の出来事を要約したり評価したりする時に，自分の生活が再び進んだ，生活がゆっくりになった，生活が通り過ぎていった，生活がきしんで止まった，生活がどこにも向いていなかったなどのイメージと関連づけていた．彼らは，自分の生活の進行や方向という点で評価することによって，自分の闘い，動機，生活の節目，生活の出来事などを特徴づけるために弾みの隠喩を用いた．重要なことは，彼らが自分の生活を生きてきた方法はまた，ゆっくりになった，停止した，間

違った方向に向かっていたなどと表現された．他の精神病者は自分の生活を，生活の状況によって重大に制限されているとか，閉じ込められていると説明した．彼らの物語は逃避の希望や，迷路から逃げ出す道を探し出すといったものに染められていた．彼らは自分の状況を耐え難いものや容赦のないものと見ていた．重要なことは，彼らはまた罠にかけられた者として振る舞っていたということである．彼らは意思決定ができなかった．ときには，空間恐怖症の症状を示し，文字通り，自分の家や部屋の中に閉じ込められていた．彼らは満足することのない関係，仕事，生活状況に留まっていた．興味深いことは，CheahとPresnell（2011）が高齢者の急性期の入院経験を研究した時にも，同様の広範なテーマが浮かび上がったことである．参加者たちは，自分の作業役割，日課，選択，そして環境との関係の中での正常な生活の停止の隠喩と，このことの無能力化と不快な効果が明らかであると語った．

◆隠喩はナラティブの意味をどのように形づくるのか

Schön（1979）は，隠喩を人々が悪い方向に進んでしまっている生活の物事を理解する主な牽引車であると述べている．したがって，生活がトラブルに陥っている時や，困難で，痛みがあり，また理解し難い出来事が起こっていることを理解しようと苦闘している時に，それらに意味をあてがう効果的な方法が隠喩である．さらに，隠喩は「解決する必要があること（Schön, 1979, p.255）」を要約している．

隠喩はまた，作業集団内の個人の学習経験を説明するためにも用いられる．例えば，作業療法士たちは，ある実践から別の実践へと「移ること」に伴う彼らの参加の闘いを強調して，「旅」として実践にMOHO理論の利用に慣れ親しむよう開発することと定義している（Melton, Forsyth, & Freeth, 2010）．ナラティブはまた，生活上の問題，闘争，ジレンマの本質的特性を特定する中で，そうした事柄をどのように解決したり克服したりするかをも意味する．例えば，弾みの隠喩は，新たな方向へ進むこと，物事をなすがままに任せること，あるいは減速することといった解決策を

意味している．罠の隠喩は，自分が逃げなければならないことや，自由にならなければならないことを示している．

ナラティブ，意味，行為

筋書と隠喩を持つナラティブは，私たちが進行していく生活をどのように見るのかを形づくる．ナラティブは，生活が展開するにつれて，また，新たな状況が出現するにつれて，意味づける1つの方法である．したがって，予想し得ない生活に創発するどんなことにも意味を与えたり意味づけたりすることができるナラティブには，常に開放性がある（Bruner, 1990a, 1990b；Ricoeur, 1984）．さらに，ときには出来事や結末の特定の転換を目指したり，ときには物事に沿って進めたり，ときには避けられないと思われることには黙って従うなど，私たちは自分の物語を続けているのである（Jonsson, Josephsson, & Kielhofner, 2000；Jonsson et al., 1997）．作業は，ある人の物語がどこに進んでいくのかということから発せられることもあるし，またそれに影響を及ぼすこともある（Clark, 1993；Helfrich et al., 1994）．

こうした理由により，ナラティブは行為を妨げることも，行為に焦点を当てることもできる．例えば，もしすでに自分の生活が悲劇であると見ている人の場合，その悲劇の筋書は物事が破壊されると告げているために，目標に向かって働く理由はない．一方，自分の生活が良くなっていくと見ている人の場合，その結末を目指して懸命に働くように動機づけられるだろう．例えば，Kielhofner et al. (2004) は，エイズになった129人の参加者の研究の中で，クライアントのナラティブが，職業プログラムに残るか脱落するかどうか，また，そのプログラムに参加した人たちが首尾よく就業や他の生産的成果をなし遂げるかどうかということの重大な予測因子であることを見出した．

要約

人々が生活の中で達成する首尾一貫性と意味は，ナラティブを通して促進される．ナラティブの以下のような特徴は，ナラティブをこのように統合したり意味づけたりする潜在能力をもたらす．

- ナラティブは自分と世界の複合的テーマを統合すると同時に，過去・現在・未来をまとめあげる．
- ナラティブは筋書と隠喩を用いて，意味を統合し，伝える．
- ナラティブは終わりのないものであり，したがって，以前に過ぎ去ったことと次に来ることを結びつけることで，生活の中で創発する出来事や状況を理解させてくれる．
- ナラティブは語られるだけでなく，行われもする．
- ある人が行うことは，その人のナラティブの展開を続ける．

これらのことを考慮したうえで，作業的ナラティブは，ある人の展開しつつある意志，習慣化，遂行能力および環境を，これらの要素をまとめあげて意味を与える筋書と隠喩を通して，時間の中で統合する1つの物語（語りも演じられもする）と定義される．作業同一性と作業有能性の両者は，作業的ナラティブに反映され，制定される．

4つのナラティブ

進行していく生活の中で作業的ナラティブがどのように考えられるのかは，そうした物語を詳細に検討することによって，最もうまく理解できる．以下の節では，4つの作業的ナラティブを示す．それぞれのナラティブは，ある機能障害を持った生活を語っている．アーロン君の物語はアーロン君から自由な見方を得て，母のロベルタ・ペイコフさんによって語られた．それは，作業的ナラティブを加工する範囲は，両親と子どもの共同の努力を含む可能性があることを描き出している．ケリーさんの物語は彼女自身が書いたために一人称になっている．リーナさんとリザさんの物語は，その物語の主人公以外の人によって書かれたため，三人称で書かれている．

小児のナラティブ

アーロンは，今，自分の6歳の誕生日のパーティーを計画しており，統合教育の幼稚園のクラスの子どもたち全員と去年の幼稚園のクラスの数人を招待するという計画を立てています．彼がパーティーでやりたいと明確に表現したことは，テーマ（ジャングルの動物）と場所（家）でした．彼はまた，ゲストがすること（工作とゲーム，ジャングルの動物を作るか，その真似をすること）に対してもいくつかのアイデアを持っていました．

最近幼稚園でアーロンに出された宿題の1つは，自分が大きくなったらどんな仕事に就きたいかを調べてクラスで発表するというものでした．私が彼に，大きくなったら何になりたいのと尋ねると，彼の答えは非常にはっきりしていて，即答で「お父さん」でした．さらに確かめるために，お父さん以外にはどんな仕事をしたいのかを尋ねました．彼は「もちろん，僕は自分の仕事をするよ」と言いました．私がそれはどんな種類の仕事なのかと尋ねると，彼は「どんなことでも僕を必要としていることをしたい」と言いました．さらに確かめるために，私たちは彼が幼稚園で何が好きかを話し合い（物語），そして，私が先生になるのは好きではないかと示唆した時，彼は「または，図書館の仕事をすること」と答えました．そして，アーロンは幼稚園のクラスで，お父さんと司書になることという2つの仕事を調査し，報告したただ一人の子どもになりました．

アーロンは，出生時かその前にびまん性の脳損傷を受けましたが，家族には原因が特定化されたことはありませんでした．彼は誕生時から早期介入を受け，1歳の時に脳性麻痺の診断を受けました．彼の脳性麻痺は比較的軽度で，介助なしに歩くことができ，定型発達をしている友だちがしている多くの粗大運動活動はできていました．しかし，彼の粗大と微細な運動技能は，彼の年齢の仲間よりもかなり遅れていました．一定の筋群に対する運動コントロールの欠如と，予測できない膀胱・直腸運動とがあいまって，トイレの使用をまだ学習してはいませんでした．これは，現在，彼を最も悩ませている脳性麻痺の側面です．認知的には，読むことや算数の技能では仲間と同じか，仲間よりもでき，社会的発達は目標通りのものでした．

アーロンの母親として，私は彼の出生時の状況を，痛みを持って思い出します．それは完全に予想外のことでした．12週か13週目の超音波診断では，すべてが問題ないとされ，私はとても安心していました．私たちの物語は，ほとんどの

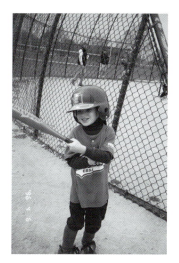

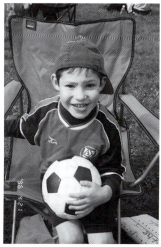

アーロン君は，スポーツをすることで筋肉を使う練習をしている

人々が望んでいる大事な妊娠と考えた幸せなもの以外の何物でもありませんでした．アーロンが生まれる時，最初は，私は彼をヒーローのように感じたものでしたが，子宮の中で動きが止まったために，私は医者を呼び，入院し，ケアを受けました．その晩遅くに，私は新生児特別ケアユニットに呼ばれ，誰とも話すことができなかった時にも，私はまだ心配していませんでした．しかし，夫と私が呼ばれて，医師たちから，彼がてんかん発作を起こして，人工呼吸器と一連の検査（MRIとEEG）が必要ですと告げられた時，私は半狂乱になりました．突然，私は「特別なニーズを持つ子ども」というイメージを持ち，そして，世界の中で私たちが見る重度の障害を持つ多くの子どもたちのことが浮かびました．「私はそんな親たちの一人になるんだ」と考えました．私は親友の一人に「これは人生を変えた経験だわ」と話しましたが，本当にそうなりました．

アーロンの出生の瞬間と人生の最初の数週間のうち，2つの経験が私には特に目立ったものとなりました．1つは，アーロンが生後1週目で，初めて家に連れて帰る準備をしていた時に，彼の検査をした作業療法士と一緒になりました．彼女は私たちに「お母さん，他の子どもと比較しないんですよ．彼自身と比較するのです．もしあなたが改善を見続けられれば，幸せですよ．もしあなたが遅れや停滞を見たならば，助けを求めてください」と言ってくれました．もう1つは，私たちがアーロンを最初に小児科医に連れて行った時，医師は「もし脳に損傷を持つとすれば，人生で最善の時は子宮の中か，生まれる時です」と言い，つけ加えて「もしアーロン君に起こったことが私たちにも起こったとすれば，その結果は破滅的になるでしょう．しかし，乳児の脳はまだ発達し続けており，非常に柔軟性があるので，彼ができることを見たならば驚くことでしょう」と言ってくれました．そして，本当に，私たちはアーロンができることを見て驚いてきたし，今も驚き続けています．

これら2つの例は，私と家族（アーロンを含む）を楽天的で可能性に満ちたナラティブに置くことになりました．確かに，過去6年以上にわたって繰り返されたことは，私たちはアーロンに関してそれほど多くの楽天的なニュースではありませんでした．ある場合には，ニュースは不正確なこともわかりました．別の場合は，依然として審査委員会はありませんでした．しかし，これらの状況の中で，私たちは「悪いニュース」を考え，それをアーロンと彼の成長に関する私たちの全体的で非常に肯定的な見方へと組み込みました．

アーロンは，今までに脳性麻痺になって最も難しかったことは「トイレ」ですとあなたに話すことでしょう．昨年のはじめには，私はアーロンのトイレ訓練での遅れは，部分的には筋肉と感覚が関連しているかもしれないと思っていました．私が働いている保育園の賢明で思慮深いスーパーバイザーのアドバイスにより，ちょうど1年前くらいに，アーロンが5歳になった頃，彼に脳性麻痺であると話すことに決めました．彼女の理論は，私たちがこんな幼い年齢の彼に能力障害であると「命名した」ならば，それが彼のナラティブの基準になるだろうというものでした．そして，私は私たちがこのことをほとんどうまくやってきたと信じています．私が彼に脳性麻痺のことを最初に話した時，私は彼がクラスの他の子どもたちよりも物事を行うために自分の筋肉に多くの問題あることに気づいていたかどうかと尋ねました．彼は「うん」と言い，私は続けました．「それには理由があるの．あなたは，小さな赤ちゃんの時に脳にけがをしたために，脳性麻痺と呼ばれることになったの」．それから，私は脳性麻痺が彼に影響しない多くの方法を示し（例：数字と文字を知ること，友だちを作ること，良い友だちになること，物語を楽しむこと），私たちがそれをどう考えるかという方法を強調したのです（体を動かす

こと，特に指を動かすこと，トイレを使うこと）．

アーロンが脳性麻痺を厄介だと言った別のことは，実際にはるかに普遍的な闘争だということでした．彼は，ナーサン（彼の兄）が「自分をぶちのめした」時に，ひどく悲しんだと言いました．私は，彼がそう言った時にはびっくりしましたが，さらに尋ねると，彼は「ナーサン兄さんは，すべてのことで僕を打ち負かすんだ．彼は僕のまわりでドリブルをするし，バスケット，サッカー，チェスでも僕を負かすし，自転車にも乗れるんだ」と言ったのです．ナーサンは兄であるため，このことは兄を持つことの一部として説明することは難しくないことだと思います．しかし私は，アーロンが成熟するにつれて，彼の同年齢の友だちと比較して，スポーツで競争したり参加したりする彼の能力は，彼を悩まし続けることになるだろうと予想します．私はすでにもう，彼を主流のスポーツ活動を続けさせるか，あるいは，スペシャルオリンピックスのようなグループに参加させるかと考え始めています．

アーロンは幼稚園を非常に楽しんでいます．私が幼稚園では何が一番好きかを尋ねると，彼は「宿題だよ」と言いました．幼稚園では，彼はじゅうたんの時間やカレンダーと物語の時間が好きです．アーロンにとって幼稚園で刺激的なことは，読むことを学ぶことで，そして彼は自分が「かなり上手な読み手」であると言います．彼が勉強で一番好きなテーマは「そのあるものは野生だし，そのあるものは野生ではないけれども，僕はその両方とも同じように好きだよ」と，動物だと言います．彼は1年生になるのを楽しみにしており，1年生になったら「たくさんの本を読みたい」と言っています．

アーロンは，家では「Sorry！」というゲーム，チェスとチェッカーを含むすべての盤上ゲームをするのが好きです．彼はまた，ごっこ遊びも好きです．ちょうど今日，本当の水族館へ行った次の日に，彼はプレイルームに水族館を作りました．

動物園だけでなく，海の生き物もはるかに精巧に作りました．特にペンギン，イルカ，そしてクジラのショーを私たちに見せてくれ，楽しみました．アーロンはまた，家族と一緒に本を読むのが好きで，自分が読むことと読み聞かせてもらうことが好きです．

私はアーロンに，脳性麻痺について話すのをどのように感じているのかと尋ねました．彼は「脳性麻痺について話すことは好きだよ．脳性麻痺について話す時に，僕は物事を学ぶんだ」と言いました．私が他人と違うことを尋ねると，彼は「特に違った髪を持っていること」と思うと言いました．最後の質問として，私は，自分が脳性麻痺と知ったばかりの別の子に何と言うのかとアーロンに尋ねました．彼の反応は「僕も脳性麻痺だよ」と言うというものでした．

展望の中でのアーロン君のナラティブ

このナラティブは，作業生活のナラティブがどのように作られるかを説明するために，MOHOの概念をどのように考え，個人の特徴，能力，および挑戦に適用するかを示している．アーロン君の物語は，彼の母親の情報，正直さ，希望，そして支援によって楽観的な筋書が作られることを描き出している．これは通常の幼児期の作業への参加と統合教育を通して，彼の積極的な前進に貢献している．彼は子どもなので，その物語は依然として母の記憶と信条の中にある．母は一層の作業有能性を達成すべくアーロン君を育て続けているために，彼が自分のナラティブを引き継ぎ，自分の選択した方向へと向かうように導いている．図9-2は，アーロン君の筋書は彼が生まれてから着実に肯定的な上昇へと動いていることを示している．アーロン君は子どもなので，彼の物語は依然として部分的には母の記憶と信条の中にある．母は彼が計画した大人の役割を通して認識し描き出すにつれて，結局は，物語は彼に引き継がれ，彼が選択する方向に向かうであろう．

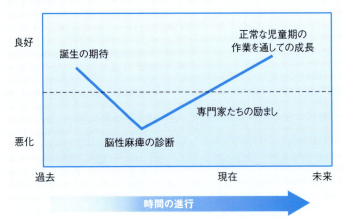

図9-2 アーロン君の筋書は肯定的な方向に動いている.

アーロン君の行うことに関する自分の能力の認識（個人的原因帰属）は，アーロン君が身体的な困難さにもかかわらず，できるすべての活動へのフィードバックの中で枠づけられた彼の状況に関する情報を母親がどのように提供しているかによって支援されている．続いて，アーロン君は，個人的限界の理解を構築すると同時に，多くのことを行う能力における信念を説明することへと進んでいく．アーロン君と母親の両者は，特定の盤上のゲーム，ごっこ遊び，物語などの様々な興味を持っていると説明している．アーロン君はまた，自分の筋書に物事をするという挑戦という点で，自分の遂行能力を説明した．アーロン君は，これは自分が必要とし，望んだことのいくかに，例えば，「トイレ」を使うことを学ぶことに影響をしていたと明らかにした．しかし，アーロン君の身体がどのように機能するかについて理解を得る機会は，彼をエンパワーメントしてきた．幼いにもかかわらず，彼はすでに作業遂行を説明することができ，母の洞察と支援によって，肯定的な筋書を加工し，そして，将来に対するナラティブは新たな強さを明らかにすることと障壁を克服することを含むものであった．

高齢者のナラティブ

訪問者がちょうど，リサさんと話をするために彼女の家に着いたところでした．彼女は54歳で，離婚し，ストックホルム市の郊外の両親の家の近くにある自分の家で一人暮らしをしています．彼女は来客に挨拶した後に座りましたが，すぐに立ち上がり，「あなた，サンドイッチはいかが」と尋ねます．

客は「いいえ，結構です」と答えます．

次に，彼女は数枚のクッキーを持ってきて，テーブルの上に置きました．冷蔵庫に行き，扉を開けて中を覗き，ロールパンについて何か独り言を言っています．そして，彼女は当惑してまごついているように見えます．客が何か言いましたかと声を大きくして尋ねると，リサさんは「ロールパンを探しているのだけど，もう食べてしまったみたいね」と応えます．リサさんは冷蔵庫から黒パンを少し取り出して，事務的な口調で「あなた，サンドイッチはいかが」と尋ねます．

客は「いいえ，結構です」と繰り返します．

リサさんはテーブルに戻り，あたりを見回します．彼女は流しに行き，「私は何を探していたのかしら」と言います．

後の昼食後に，彼女は洗い桶を拭きながら，「どこからこれを持ってきたのだったかしら．ど

こにしまうのだったかしら．わからなくなっちゃったわ」と言います．彼女は流しの下をのぞき込みます．振り返って，なおもあたりを見回しています．「違うわ，これはランドリーに置いておくのだったわ」と言います．

　リサさんにとって，自分が持つ典型的なスウェーデン人の実際的な世界観では，活動的であり続けることと役に立つことが重要です．彼女は「もしそこに洗濯物があれば，私は洗濯をし始めるだけよ」と語っています．彼女の大好きな活動の1つにアイロンがけがあります．アイロンをかけている彼女は大変穏やかそうに見えると観察者が言うと，リサさんはアイロンをかけていると「気持ちがいいのよ，……それから，クローゼットにきれいになってアイロンのかかったシャツをぶら下げておくのが好きなんです．……それに，アイロンをかけることは役に立っていると感じませんか」と説明します．リサさんはさらに続けて，天気のよい日には，大胆になって，大売出しの食料品を買うために街に出ると語ります．リサさんにとって，実際的で役立つことが常識的な見方であり，生活がどうあるべきかという多くのことを要約しました．しかし，彼女はこれらのことを難しくしているある秘密を持っています．

　1990年の秋に，リサさんの認知症は，うつ，記憶低下，注意集中の困難さを最初に体験した仕事中に起こりました．彼女の症状はうつ病と解釈され，抗うつ薬を飲み始めましたが，まったく良くなりませんでした．彼女は仕事がますますできなくなり，それほど難しくない課題に就かされました．真冬までには，彼女はまったく仕事をできなくなり，障害者年金を得たために仕事を止めなければならなくなりました．彼女は春まで入院していました．

　この時点で，リサさんは重度の記憶障害を持っていました．例えば，自分の年齢を思い出せませんでした．リサさんはそのことを，「私の中にカオスのような何か」がいると思ったと説明しています．今でも，彼女の認知症は悪化の一途をたどり続けています．リサさんの前頭葉は変性していると考えられています．

　リサさんは，自分の病気を世間に見せてはならないとしていますが，問題を隠し通すことは難しいでしょう．彼女は「たぶん，皆さんは私がおろかで，狂っていると見るでしょうね」と思っており，自分がそうであることを隠し通すために，どれほど一生懸命に努力しているかということを繰り返しています．彼女と最も親しい母親でさえも，彼女の問題を完全に認識しているわけではありません．リサさんは，もし母親が，自分が認知症であるという事実を知ったなら，「あの人たちは私の家を取り上げるか，似たようなことをするでしょう．私がまったく管理できないと考えることでしょう」と声に出して考えています．また，母親が支援者として近くにいなくなれば，何が起こるかを次のように心配しています．「私は母が死ぬ日が来るのを心配しています．そうしたら，私の頭の中にこのどろどろした混乱した状態を持つ自分しかいなくなってしまうのです．そして，私はうまくやっていけず，すべてのことがばらばらになってしまうでしょう」．

　リサさんの生活をばらばらにするように迫り来るカオスは，彼女の小さい家の中に容赦のない敵のように漂っています．それは，彼女を悪化させ，圧倒するようになるかもしれない多くの物事のすべてに関するリサさんの不安の原因となっています．そのために，「小さなことのすべてが巨大な家のようになります．私はたくさんのクリスマスカードを受け取ります．お返しに送るカードを見つけなければならないことを心配していますし，次にカードをきちんと書かなければなりません．そして，住所も見つけなければなりません．切手も必要ですので，買いに出なければなりません．それから，カードをすべて郵送しなければなりません」．このように，自分がどのようにやっていこうとしているのかということに，リサさん

の心配は続いていきます．

　リサさんは来客に，自分の日課の一部であったストックホルムへのバスでの頻繁な外出の思い出を話しています．今では，彼女はその外出を非常に躊躇しています．彼女は2，3週間前に，どのようにして街の大きなショッピングセンターで娘に会うつもりであったのかを話しました．その時間になった時，彼女はどのように街に行き，どのように家に戻るのかを考えることができなかったために，出かけませんでした．今日，彼女はバス会社にバスの時刻について質問の電話をするため，電話帳を捜し始めました．彼女は整理棚に何冊かの電話帳を見つけましたが，それらをじっと

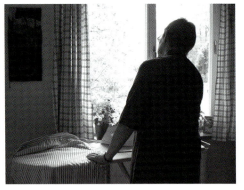

リサさんは自宅でアイロンがけをしている．

見つめているだけで，どれを見たらよいか明らかに迷っています．とうとう，彼女はため息をついて，「今日は調子が悪いわ．外出したくなくなったわ」と言います．そして，まるで言い訳をするかのように，ゆっくりともったいぶって来客に言いました．「私はもうそんなに元気ではないの．私は弱く，そうすることができないの．疲れてしまったように思うの．こうなる前の私は強かったけれど，今はもう，そうではなくなったの」．

展望の中でのリサさんのナラティブ

　リサさんの下降のナラティブスロープは，彼女を絶壁の縁へと連れて行く（図9-3）．いかなる瞬間にも，彼女は仕事を失ったように家と自由とを失い，自分を能力がない者と見出すだろう．彼女は，1つの間違いは自分の上で砕けている世界を連れてきてしまったことであると信じている．リサさんの物語はほとんどが生きたものであり，散発的なわずかの間にのみ明瞭に表現されているだけである．彼女は深く圧倒する隠喩を用いてはいないものの，頭の中に「べとべととした混乱」という家のイメージと大きな家を管理するための小さな課題を呼び起こしている．ときには，リサ

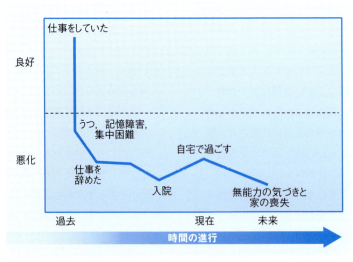

図9-3　リサさんのナラティブスロープ

さんは自分の生活の物事が壊されてしまい，「崩れている」と感じるという隠喩の中で自分を表現している．リサさんの物語は，はるかに楽観的ではない筋書を示している．確かに，生きているナラティブは，運命と喪失の筋書を示唆している．彼女は自分の文脈がどのように変化し，自分が抱いている作業的生活を壊すのかを恐れていると説明している．彼女のカオスの認識は目に見えており，安全と受容の経験を可能にする作業に焦点を当てた支援の必要性は明らかである．

それでもなお，彼女の物語は，認知制限のある人でさえも，作業的生活の筋書を描くことができることを示している．リサさんは，悲観的なナラティブの支配にもかかわらず，遂行する能力（例：アイロンがけ）があると感じている慣れ親しんだ作業形態に喜びを表現することができる．Bruner（1990a）が書いているように，ナラティブは自分の生活をどのように考えるのかの基本なのである．

若い成人のナラティブ

私は，障害学会（Society for Disability Studies：SDS）に参加するために，傾斜路を歩いてハイアットホテルに入り，興奮とわくわく感を感じています．私はこの急速に発展している分野の博士課程の学生として，障害学の研究者（障害を持った人と「一時的にはできる身体を持つ」人の両者です）に囲まれています．その多くは私の親友たちです．SDSでの障害を持つ新人の研究者の紹介は，能力障害者のコミュニティへの私のかかわりと感情の再確認を意味します．私はこれらの人々と共通の結びつきを感じるのです．それは私たちの専門職としての興味からはるかに越えて広がっていますし，障害者としての同一性へと深く広がっていきます．

今までいつもこのような状態であったわけではありません．この世界での私の28年という短い人生の大部分は，能力障害を持つ他の人々からほとんど孤立しており，一緒に何かをしたいとはめったに思いもしませんでした．もちろん，私は脳性麻痺を持って大きくなりましたが，ほとんど毎日，他の「ハンディキャップ」（1980年代には依然として一般的であり，多くの人に受け入れられたレッテルでした）を持つ子どもたちと接触していました．地域のリハビリテーションセンターで，私は理学療法が用いる青いフォームラバーのマットの上に彼らと並んでストレッチを受けていました．私は彼らと盤上ゲームをしましたが，作業療法士は比較的器用な左手ではなくて永遠に固まってしまった右手を使うように私を断固として説得しようとしていました．レクリエーションプログラムの一部として，他の障害児たちと泳ぎや乗馬に行きましたが，その間中彼らとずっと離れて距離を取っており，彼らと一緒であるということに困惑を感じていました．その代わりに，私は障害のない同級生の「正常さ」に思い焦がれました．私は彼らの仲間に入れてもらったり，ちょっと昼ご飯を食べに一緒に行ったりする人になりたいと思い焦がれました．私は少女たちの家族の一員になって，放課後に理学療法に行く代わりに彼らのベッドルームで遊びたいと恋い焦がれました．高校では，放課後に少年たちの車に乗ったり，ダウンタウンをうろついたり，彼らとビールを飲んだり，パーティーに招待されたり，キスをしたり，恋をしたいと思い焦がれました．

このできるだけ「正常」になるという圧力は，すべての方向から私を攻め立てるかのようでした．この圧力を及ぼす両親，先生，そして作業療法士に対してすらも，私は非難しませんでした．実際に，私はそれについて彼らを称賛さえしました．私の母はいつも，これまで彼女が望んだことのすべてを，私が「選択肢」として持つようにと言います．確かに，現在の私の選択肢は数えきれないほど多くあります．私は身体障害のない同級生についていくために，毎晩4〜5時間を家庭学習に費やし，大学進学予備校を優等で卒業する

ことができました．私は小さな文系の女子大学で奨学金をもらいました．ここでは，私は学問的に非常な成功をおさめただけでなく，初めて本物の友人のグループ（現在も緊密な接触を保っている人たち）ができ，また初めての恋愛経験もしました．しかし，もっと大事だったことは，私は自分の障害の個人的な意味を本当に探索し始めたことです．

私は自分の生涯ではじめて，自分独りで生活しました．私は理学療法に行かず，装具をつけることもなく，料理，洗濯，宿題をするのに援助してもらったり，寝なさいと言ってもらったりなど，両親に依存することはありませんでした．私はこの自由を大事に育てる一方，自分の違いにますます気づくようになりました．私の違いのために男子がその日の時間を私のために割いてくれなかった場合，近くの男子学生寮のパーティーに出席するにはどんな能力があればよいのでしょうか．働きたいと思うものの，差別というバリアに直面している障害を持つ者（people with disabilities：PWDs）の71％の中に私がいるとみられていると考えているのですが，学問的に自分を証明するために一生懸命に働くにはどんな能力があればよいのでしょうか．

私は，厳しい現実を見つめる以外に選択の余地がありませんでした．たとえ私が仕事とパートナーを見つけたとしても，有名になったとしても，10人の子どもたちの母親になったとしても，そして，100万ドルを儲けたとしても，かつて必死に望んだ正常さを決して得られることはないでしょう．私は同時に，主流の人々に「適合する」ために自分の無能力は自分一人ではなかったと認識し始めました．私たちの向こう側に100万ドルがあったのです．何らかの身体的，精神的あるいは行動的な「欠陥」のために，認められることのない排除と差別で苦しんでいる人々，「良好な身体を持つ」人と同じ機会を与えられていない人々，そして，沈黙と恥のゆえにその中で生活する多く人々が100万ドル長者でした．

このように，障害者としての私の2度目の活発な追求が始まりました．今回は，私は正常を達成しようとは思わなくなりました．むしろ，自分の経歴，文化，そして仲間のPWDたちのコミュニティを見つけ出そうと思いました．はじめは，私は比較的隔離した中で勉強しました．まだ小さいものの，急速に発展する知識の領域に目を向けて，大学で障害研究として目に見えて障害を持つ学生だけを最終的には特定化しました．統計学の課題とスペイン語の宿題を長い期間かけて終えてから，私は全米障害者法の経緯について読み，他の障害者によって書かれた個人的ナラティブをむさぼり読み，私は目覚めたのです．それらの背景と障害は多岐にわたっていましたが，彼らの障害経験がどれほど大きく，私自身に共鳴するようになったかは，自分でも驚くほどでした．

今も，私自身の障害の同一性は，私がまさに落ち込んだ何かというものではありません．それを得ることは道に沿った多くの動揺を伴う非常に緩やかな過程でした．障害学の学者と障害者の権利の活動家としても，私が「正常」であることを思い焦がれていた時と比べて，まだ時間があります．私がスターバックスコーヒーの店に入っていく時に，（障害者はまるでコーヒーを飲まないといったように）じろじろ見られたくありません．私が食事を注文したり，ミルクの大きなパックを買おうとする時，声を落としたり，無視しないでほしい．私は仕事を見つけたり，パートナーを見つけたり，親になるという自分の能力について心配になる時があります．私は，今でも母に，「私はよい生活をすることができるでしょうか」という何億ドルにも値する質問をします．まるで，私が母に水晶玉を覗いて完全な安心をもたらしてくれることを期待するかのように．

しかし，私が学んだことの1つは，人生には確実ということはないということです．そのような言い方がありふれたもののように思われるかもし

れませんが，私はそれを枠づけるより正確な方法や適切な方法を考えることができません．バージニア州の小さな町で育ち，身体的に健康な仲間と必死になってうまくやろうとしていた私が，シカゴで障害学の博士課程にいるなんて決して考えもしませんでした．私が障害を持つ他の大人を意図的に探すことになろうとか，その中の何人かが素晴らしい友人になるなどとは決して考えもしませんでした．私は自分の障害を望まない付録物としてではなく，自分が誰なのかという完全な部分として考えるなどとは，決して思いませんでした．

　私は，自分の専門職という道と個人的同一性とを開発するという点で，自分の障害に取り組む多くのことがまだ自分に残されていると認識しています．いつの日にか，私は完全にくつろいだ気分であると言うことができると望んでいますが，それでも私はこの世界には，障害者もそうでない者も，そうした主張を正直に言う多くの人々がいることを非常に疑っています．専門的にも，個人的にも，障害を本当に理解することは，学習曲線を必要とし，私が自分のすべての人生で行ってきたことをすること，すなわち，勉強を続けること以外には選択の余地はないのです．自分の意志と同時に他人の経験を傾聴し続けることは，そうした目標を達成することに向けた長い道のりを推進し

てくれるものと，私は信じています．実際に，それはその通りになるのです．

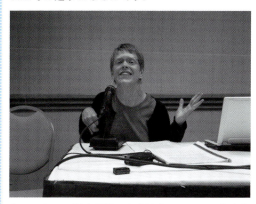

ケリーさんは博士課程の大学院生として，国際障害学会で発表している．

展望の中でのケリーさんのナラティブ

　ケリーさんのナラティブは，探求と発見のナラティブである．彼女の転換点は，彼女が探し求めていたのは「正常性」ではなく，同一性であると認識した時であった．彼女のナラティブは，その新しい同一性の探索によって活気づけられた上昇のスロープである（図9-4）．ケリーさんは，人が過去を通して，現在まで，そして，将来の可能性を考慮して，展開していく作業生活経験の物語をどのように関係づけることができるかを描き出している．ナラティブの筋書は時間の経過と共に

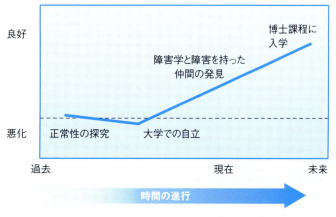

図9-4　ケリーさんのナラティブスロープ

変化し，健康や健全な状態の特徴とともに，個人の身体的および社会的な環境の要因によって影響される．

ケリーさんは，発見の現世の日誌と述べている．それは，障壁のある旅（あるいは，「でこぼこ道」），不確実な目的地という経験，ときには後退する階段の1つであった．彼女の自省は，作業療法士にとっては価値ある洞察である．ケリーさんの物語は，部分的には，医療ケアの専門家は，一般に個人の生活において特に脆弱な時にサービスを行う一時的な訪問者であると私たちに気づかせてくれる．それは価値のある作業での作業遂行を可能にするための持続的な解決策を導き出すという自身の経験における個人の専門知識からもたらされる．

成人のナラティブ

リーナさんは，最高の成績で高校を卒業し，そのままストレートで大学を卒業しました．彼女はいつも学業上の追求を楽しんできましたし，勉強での挑戦に直面して成長してきました．リーナさんの最大の挑戦は慢性疼痛とうまくやっていくことでした．10年前の35歳の時，彼女ははじめて腰痛の手術を受けました．実施された医学的治療にもかかわらず，痛みは完全にはひかず，この5年間は慢性の神経痛になっていました．

通っているペインクリニックの作業療法士は，リーナさんに前向きな道を見つけ出すために，この痛みにどのように対処しているのですかと尋ねました．リーナさんは，弾みの隠喩を使って次のように言いました．「たとえ私の前に山があっても，私は道筋に何とか谷間を見つけることができました．それが前向きな私の道です」．

リーナさんは，国際貿易を行う大会社で常務として働いていたと説明しました．彼女の仕事は長時間労働と多くの旅行を求めるものでした．彼女はこの分野では最高の遂行者でした．重度の慢性疼痛の発症の後，リーナさんは前の地位に戻ることはできないことに気づきました．その代わりに，リーナさんは博士の学位を取得するという目的で，法律の研究をすることを選びました．以下の引用は，彼女のナラティブにおいて，ナラティブを維持するために柔軟でなければならない程度を描いています．「私は今度，（大学に通い）始めた時，博士の学位を取ろうと決意しました．たとえ20年かかっても，私は博士の学位がほしかったのです．法律を1年間学んだ後に，私は学士号を得ることで満足しなければならないとわかりました．私はもっと多くのことができると考えていました．十分な学業が終わったら，自宅で働くことができるのです」．

自分の人生の前向きな弾みを続けるためのリーナさんの能力はまた，自分の生活を組み立てている方法に反映されています．彼女は夫と家の世話を月に数回してくれる掃除のおばさんの助けで，日常生活課題をこなしています（リーナさんは，夫が自分よりも上手な料理人であると言っています）．彼女は週4回の理学療法に通っており，大学で講義に出席する時間に合わせて予定を立てています．

彼女はフィンランド語と英語の両方の文献を貪欲に読みましたが，それは科学的な論文から小説や推理小説に至るまでの幅がありました．さらにこの作業は痛みへの調節を必要としました．「折にふれて，私は新聞を楽しんでいます．私は座って新聞を読むのが好きですが，いつも後になって

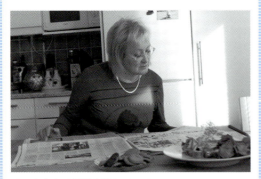

リーナさんは新聞を読んでいる

からひどい激痛に陥るのです．それでもなお，折にふれて私はそのようにしたいのです．いつもは，私は横になって読み，そしてすぐに寝入ってしまうのです」．

リーナさんはまた，人々が自分のペースについていくことが難しいとわかるような速歩家だったと語っています．今では，彼女は歩くために杖を使っています．彼女は別の方法が速いことがわかりました．「自転車で行くと早いのよ．でも，（歩くことよりも）私の足は痛むので，自転車に乗りたいのだけれども，そうはできないの．何日も続けて自転車に乗ると，痛みは長く続き，一層悪くなるから，続けて何日も乗れないことがわかったの」．リーナさんが意味のあることをするやり方をどのくらい頻繁に，どのくらい長く，あるいは，何なのかということを調整することで，活動を不可能にするほどの痛みを避けることができます．彼女は自分の体をよく知っています．彼女は，自分の体が自分に設定した限度を考慮することによって，重要で，楽しめる作業をすることを確信しています．

展望の中でのリーナさんのナラティブ

リーナさんの物語は安定したナラティブであり，その中で彼女は他の生活に困難さをもたらすような慢性の痛みに直面しながらも前向きに動くこと（彼女にとって支配的な隠喩）で何とかやっている．特に彼女のナラティブは，自分に計画と日課をうまくするよう求め，そのようにする柔軟性を可能にしている．リーナさんはある時点，つまり現在の時点で，自分にとって重要であると優先順位をつけている活動での作業遂行を達成しようとしている．リーナさんは，ある作業を充足し，新しい状況に順応するために，どのように作業適応を達成したかのかを説明している．彼女は慢性的な痛みという生きた経験とともに，現在の普通の生活を回復するという新しいナラティブを作り出した．楽しめる意志的な活動（例：新聞を読むこと）は，痛みのさらなる経験への歩み寄りをもたらす．リーナさんはさらに，もっと面白く充実している他の活動にかかわるために，一般に家庭維持者の役割に定義されている活動を止めることによって作業適応を示している（図9-5）．

ナラティブの要約

これまで示してきたナラティブでは，すべての人の物語は，その独自の挑戦と業績を持つ特有で個人的な遍歴を反映している．しかし，これらの物語に織り込まれているのは，作業同一性のすべての構成要素である．つまり，それぞれの人は，

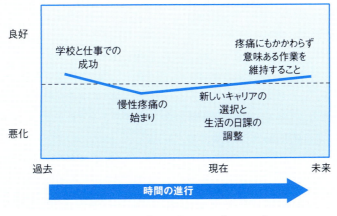

図9-5　リーナさんのナラティブスロープ

自分の遂行能力に主観的な意味づけをしようとしている．それぞれは自分の生活を満たす活動に楽しみと満足を見出そうとしている．それぞれは自分にとって何が重要かを区別しようとしている．それぞれは役割を見つけ出して実行しようとしている．それぞれは日常生活の日課に対処しなければならない．それぞれは身体あるいは精神の機能障害を抱えた身体を経験している．

これらのナラティブはまた，それぞれの人がしている（あるいはしていない）ことを理解できるものにしている．例えば，これらのナラティブは，アーロン君がなぜ素早い想像を用いて楽しんでいるのか，リーナさんが生活を通してどのように前に進み続けているか，リサさんがなぜ町へバスで出かける習慣をやめたのか，そして，ケリーさんがなぜ障害学で博士号を取得しようとしているのかということを示している．これらの決定と行動はすべて，彼らが属するナラティブの根本的な筋書から意味を受け取り，演じている．

これらの人々がどのように生活を送っているのか，つまり，どのように自分の作業有能性を送っているのかということは，最終的には，自分の物語の根底をなす筋書と隠喩とを結びつけている．これらの人々は全員が，自分のナラティブという点で自分の生活を送っていることは明らかである．

作業的ナラティブに対する影響

ナラティブは，最終的には多くの事柄によって形づくられる．それにもかかわらず，3つの要因が重要な影響を持つように思われる．これらは，展開しつつある生活の出来事，社会的な力，そして，従事する作業の有無である．以下にこれらの要因について検討する．

◆ 生活の出来事と状況を展開すること

本章の4つのナラティブのそれぞれは，ナラティブの中に進行していく生活の出来事と状況それ自体を差し込んでおり，どのように展開されるのかに重要な影響を持つことを示している．Jonsson et al.（2000）は，縦断的研究の中で，ナラティブは生活が展開するにつれて起こることによってどのように形成したり，形成されたりするのかを検討した．この研究は，一群の高齢者たちが引退を予想した時に始まり，そして，彼らが引退するまで続けられた．時とともに，引退者の生活がたどった実際の方向は，彼らのもともとのナラティブと展開しつつある出来事や状況との交流を反映していた．対象者たちのナラティブは，進行中の生活の出来事と状況に特定の方法で反応するよう準備していた．それでもなお，これらの外的状況や出来事における違いはまた，ナラティブをある方向や別の方向に推し進める可能性がある．このように，物語は立ち直りが早いこと，すなわち，自分独自の筋書を維持する傾向があった．しかし，生活の出来事と状況は通常，既存の筋書へと統合される一方，ときには変化することもあった．どちらの場合にも，そのナラティブは新しい出来事や状況という点でなされるに違いなかった．

◆ ナラティブに対する社会文化の影響

私たちが自分の生活をどのように語るかということと，次の曲がり角に何があるのかということの間には，常にダイナミックな緊張がある．それぞれの人は自分の作業的ナラティブを作り上げているが，社会文化的な文脈もまた重要であり，広範な影響力を持っている．第1に，それぞれの人は，取り巻いている文化からナラティブの筋書と様々な隠喩の認識を引き出している．私たちのナラティブに占めているテーマやイメージは，私たちが日々の世界の中で出会うような話から引き出されたものである．普及している筋書や隠喩は，いかなる文化の言語や行動の一部となっており，人々が自分の生活をどのように意味づけ，また実

行することができるのかという鋳型として作用する．さらに，社会化の経過の中で，また生活を通じて，社会はその成員に，ある特定の状況や問題にどのような種類の物語が影響し得るのかを示している．

それぞれの物語は，支配的な社会的テーマを色濃く借用している．社会がナラティブの支配的なテーマを提供している範囲では，社会はその中の人々が自分自身のために構成するナラティブに影響を及ぼすであろう．Kielhofner & Barett (1997) は，貧困の中で生活している女性が，都心部での現在の生活状況からの脱出と避難を求めているというナラティブの中にどのように位置づけられるかを記録している．そうしたナラティブは社会的条件の中から起こっており，またそうした状況を共有する人々の間に共通に見られるものである．

私たちの作業的生活は他人との交流の中で展開するがゆえに，私たちのナラティブもまた，他人が自分に対して，また，自分が他人に対してどのように行動するのかということと常に結びついている．私たちの生活の中に入り，ある場所を見つけた人々，そして，その人々の特徴や行為は，私たちの作業的ナラティブに影響を及ぼす．ナラティブのこの特徴は，退職者の研究の中で，親戚によって予想された否定的に展開される出来事を回避するために家族が動員された時に，描き出された (Jonsson et al., 2000)．その人の生活が私たちの生活と交わっている人々の作業的ナラティブに影響していると私たちが記録し，求めているのは，社会生活の重要な特徴である．結局，私たちの物語は他の人々の物語と結びつけられているのである．

要約すると，ナラティブに対する社会的影響は二面性を持っている．第1に，私たちのナラティブの内容や形は，社会的文脈によってもたらされている．私たちは常に，社会的に利用できる筋書と隠喩に頼ってナラティブを作り上げている．第2に，私たちは他人との交流の中で自分の作業的ナラティブを生きているために，他人が私たちの物語に必然的に影響を及ぼしている．

作業に従事すること

先に書いた高齢の退職者に関する研究の第3の局面は，肯定的な生活物語を作り上げるには，従事する作業を見つけ，作業に参加する人が必要であることを示している (Jonsson, Josephsson, & Kielhofner, 2001)．作業に従事することは深い情熱や感情を喚起し，ナラティブの中心的特徴になる．それは大きな約束と忍耐を持ってなされ，その人がしている他のことよりも卓越している．それには興味（すなわち，楽しみ，挑戦，喜び），個人的原因帰属（すなわち，あることを行うためのその人の能力の認識），そして価値（すなわち，行うに値し，重要であり，家族や社会に貢献する何らかのことというその人の信念）と結びついた肯定的な意味が注がれている．このように，従事する作業は，意志のすべての側面に共鳴する．それは，典型的には，長期間のかかわりの中で規則性を持ってなされ，また相互に関係する全体と首尾一貫性を持つか，全体を構成するいくつかの作業形態を含んでいる．作業に従事する中でのかかわりはまた，その作業への約束あるいは義務感を表しており，その作業に共通の利益を共有する人々のコミュニティへの結びつきを表している．要約すると，**作業に従事すること**とは，従事する作業を共有する人々のコミュニティとの関係の中で，時間をかけての規則的なかかわりへと導く深い感情，義務感，約束，忍耐を凝集し，喚起する首尾一貫した意味のある作業形態の集合である．

本章で披露したナラティブは，従事する作業という概念と肯定的な作業的ナラティブを達成するためにその潜在的な中心性を支援することのように思われる．それぞれの人は，従事する作業の喪失，従事する作業を維持するという挑戦，あるいは，従事する作業を置き換えるニーズと苦闘していた．

結論

本章では，人々は展開する作業的ナラティブの中に自分を位置づけることによって，自分の作業的生活を送り，意味を見つけ出すことを描き出してきた．さら

に，作業に従事することは，深い情熱や感情を喚起し，ナラティブの中心的特徴になる．それぞれの人が生活を送るにつれて，その人は，考え，感情，行為という進行していくパターンを示す作業同一性と作業有能性とを発達させる．作業同一性は，その人が自分を前向きに運ぶ生活の見方を作り上げる中で持つ相対的な成功に反映されている．作業有能性は，その見方を効果的にする中でのその人の相対的成功の中に反映されている．作業同一性と作業有能性は，作業的ナラティブを語り，そして，行う中に反映されている．

このことは，同一性と有能性が常に統合されていることを示すものではない．時々，人は自分が心に描き，また望んでいる生活物語を実行できなくなる．障害の発症に続いて，多くの人が自分のナラティブに反映される同一性と，自分が実施できることとの間のギャップを初めて経験するという事実がある（Kielhofner, Mallison, Forsyth, & Lai, 2001；Mallison, Mahaffey, & Kielhofner, 1998）．これらの研究はまた，人は健全な同一性なしに，有能性を持つことはできないことも示している．生活を加工するということは，私たちが自分の作業的ナラティブを形づくり始める時に私たちが心に浮かべることから始まるように思われる．このことは，ナラティブが自分と生活との大きな仲介者となるという事実を反映している．私たちはいつも，自分の物語という点で，自分自身と自分を取り巻く世界とをとらえている．ナラティブは，人が作業的生活にあてがう意味と人がそれを実行に移す手段の両者なのである．

> **あなたの知識をテストする事例** 地域で暮らす成人
>
> ゲイルさんは，作業療法士に対して自分の作業適応に関する自省を語りました．「私は49歳で，イギリスのタウンハウスに住んでいます．私には多くの友人と同僚がいますが，ペット犬のナッツメグと2匹の猫コンフェリイとウッドラスという親しい友人と一緒に生活しており，私の社会的世界のバックボーンを形づくっています．私は自分の仕事を通じて社会に貢献でき，また貢献しなければならないという信念を常に持ってきました．それは部分的には，私が成功を判断する構造です．しかし，この信念と思いもよらない生活状況は，若い女性としては期待しなかった方向へと私を連れて行くことになったのです．
>
> 大学での教育を終了した後，私は会計士として働き始めました．私は小学生の頃から数学が好きだったので，会計学を選びました．私はこの仕事を楽しみ，そして成功しました．しかし，私の人生は下降傾向にあり，私の基盤が揺さぶられているように感じ，そして，すべてを一緒にしているセメントにひびが入りました．ある時期の間，私は深刻な心身の病気を経験しました．これは私の人生の中で低空飛行でしたが，私はこの逆境を克服できるという信念を持ち続けました．最終的

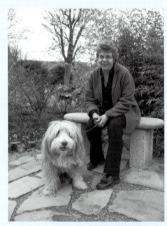

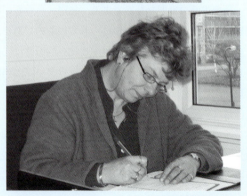

ゲイルさんは愛犬ナッツメグと毎日の散歩に出かけ，そして，障害を持つ他の人々の権利擁護のために働いている．

第9章　作業的生活を加工すること　171

に，私は自分の人生のコースを劇的に変える決定を下しました．私は新しいやり方で自分の人生を再建することに決めました．私は，同じ精神病を経験している人たちに自分のニーズを主張するよう促す職業に就くというキャリアの変更を通して，このことを行いました．この職業は私自身の病気の経験とそこから戻るというニーズのゆえに，私にとって大きな意味を持っています．私自身の障害体験が，精神病を経験している人々のニーズの独特な理解をもたらしてくれました．私はこれを，他人を支援するために使うことができる贈り物と見るようになりました．精神障害を体験したことはまた，人生を楽しむことと，そうすることに責任を負うことの重要性を認識することに役立ちました．その一環として，私は余暇で満ちあふれた生活を作ることに取りかかりました．私の余暇の興味の多くには，例えば，クラリネットを吹くことと，最近はバイオリンを弾くことを学ぶことが含まれます．さらに，私は大学で数学の勉強することで，数学への興味を満たしています．私は読むことでリラックスし，旅行を通して冒険の感情を得ています．全体として，私が毎日行っていることを再構築することは，私自身についての役立つ学習体験であり，私の変化した状況や洞察へと適応することができています」．

批判的思考と話し合いとを促す質問

- 説明された時点でゲイルさんの物語が取っている方向の評価の輪郭を描きなさい．ゲイルさんの作業的物語のキーとなる特徴を参照しながら彼女のナラティブスロープを描くことで，あなたの答えを説明しなさい．
- ゲイルさんが説明している作業的生活の「筋書」は何ですか．ゲイルさんが違った筋書を説明した場合は，ゲイルさんの作業的成果はどうなるでしょうか．
- ゲイルさんが作業的ナラティブの説明に用いている隠喩を説明しなさい．これは彼女が体験している困難さと成功を説明するのにどのように役立ちますか．
- ゲイルさんの説明から，MOHOのどんな主要概念が推測されますか．

振り返りの質問

- 作業療法で，クライアントの作業的ナラティブを引き出すことがなぜ重要かを説明しなさい．このアプローチのリスクと利点を評価しなさい．
- 作業療法士が慢性の疾患や障害を自分で説明するというクライアントの経験から，中心的な隠喩を抽出することにはどのようなアプローチがあるかを説明しなさい．クライアントの隠喩が作業療法の治療過程の中にあることを知ることには，どのような価値がありますか．
- 前進的なナラティブスロープとは何ですか．クライアントのナラティブがこのような方法で特徴づけられていることを知ることは，作業療法の治療過程を促進することをどのように助けると思いますか．
- あなたやあなたの知り合いがかかわっている従事する作業を詳しく説明しなさい．それはどのように発展し，最終産物は何でしたか．

第9章の振り返りの質問

1. 意味と重要性を持つ作業に参加するために，また作業的生活を組織立て，形づくり，加工するために，人がどのように挑戦を受けるのかの特徴を示しなさい．
2. ナラティブの2つの重要な特徴である筋書と隠喩について説明しなさい．
3. 「過去」，「現在」，「未来」についての自省は，人々が説明する「筋書」にどのような影響を及ぼすでしょうか．
4. 私たちの生活をどのように語るかということと，次の角には何があるのかということの間にいつもある緊張について，あなたはどのように説明しますか．
5. 本章で提供した事例で演じることができると思われる代わりの筋書はどのようなものでしょうか．

宿　題

1. 時間の経過の中で，作業適応に関するあなた自身の経験を振り返ってみなさい．あなたのナラティブの筋書を考えてみて，説明してください．あなたの状況を説明する隠喩を選んで使ってみてください．あなたの人生経験のナラティブスロープの輪郭を描くことで，答えを説明してみてください．
2. 人が何をするか，生活状況の文脈，個人の特性や能力間の関係の特性を考えてみなさい．時間の経過に伴い，作業的生活はどのように加工されましたか．あなたが知っている人で，その人の状況に挑戦を受けてきた人に，この質問を当てはめてみなさい．作業に妥協はなされましたか．これは彼らのナラティブの「筋書」にどのように影響しましたか．
3. 人々が自分の作業的生活をどのように加工したかを理解することは，作業療法士としてのあなたの役割において，どのように人々との交流を形づくるかを考えてみなさい．

🔑 キーとなる用語

安定（stability）▶物語が比較的一定で，肯定的から否定的への変動が最小限であるナラティブの特徴．

隠喩（metaphor）▶理解しにくい出来事や状況の位置づけを示すために，なじみの物や現象を用いること．

後退（regressive）▶物語が否定的な方向に向かっているナラティブの特徴．

作業的ナラティブ（occupational narratives）▶私たちの展開していく意志，習慣化，遂行能力，および環境を，これらの様々な要素をまとめあげて意味づける筋書と隠喩を通して，時間がたつにつれて統合する（語られも，演じられもする）物語．

従事する作業（engaging occupation）▶従事する作業を共有する人々のコミュニティとの関係の中で，時間をかけての規則的なかかわりへと導く深い感情，義務感，約束，忍耐を凝集して喚起する首尾一貫した意味のある作業形態の集合．

筋書（plot）▶時間の進行と生活がたどる方向（良くなったとか，悪くなった）との間の交差するところを示す．

前進（progressive）▶物語が肯定的な方向に向かっているナラティブの特徴．

ナラティブの筋書（narrative plot）▶ある人が時間の中で経験している出来事の物語を特徴づける方法．

文　献

Alasker, S., & Josephsson, S. (2013). Negotiating occupational identity while living with chronic rheumatic disease. *Scandinavian Journal of Occupational Therapy, 10*, 167–176.

Aubin, G., Hachey, R., & Mercier, C. (1999). Meaning of daily activities and subjective quality of life in people with severe mental illness. *Scandinavian Journal of Occupational Therapy, 6*(2), 53–62.

Bruner, J. (1990a). *Acts of meaning*. Cambridge, MA: Harvard University Press.

Bruner, J. (1990b). Culture and human development: A new look. *Human Development, 33*, 344–355.

Cheah, S., & Presnell, S. (2011). Older people's experiences of acute hospitalisation: An investigation of how occupations are affected. *Australian Occupational Therapy Journal, 57*, 120–128.

Clark, F. (1993). Occupation embedded in a real life: Interweaving occupational science and occupational therapy: 1993 Eleanor Clarke Slagle lecture. *American Journal of Occupational Therapy, 47*, 1067–1078.

Fossey, E., & Scanlan, J. N. (2014). 2020 Vision: Promoting participation, mental health and wellbeing through occupational therapy: What are we doing and where are we heading? *Australian Journal of Occupational Therapy, 61*(94), 213–214.

Ganzer, C. (1993). *Metaphor in narrative inquiry: Using literature as an aid to practice*. Paper presented at the 15th Allied Health Research Forum, Chicago, IL.

Geertz, C. (1986). Making experiences, authoring selves. In V. Turner & E. Bruner (Eds.), *The anthropology of experience*. Urbana: University of Illinois Press.

Gergen, K. J., & Gergen, M. M. (1988). Narrative and the self as relationship. In L. Berkowitz (Ed.), *Advances in experimental social psychology*. San Diego, CA: Academic Press.

Helfrich, C., Kielhofner, G., & Mattingly, C. (1994). Volition as narrative: Understanding motivation in chronic illness. *American Journal of Occupational Therapy, 48*, 311–317.

Jonsson, H., Josephsson, S., & Kielhofner, G. (2000). Evolving narratives in the course of retirement: A longitudinal study. *American Journal of Occupational Therapy, 54*, 463–470.

Jonsson, H., Josephsson, S., & Kielhofner, G. (2001). Narratives and experience in an occupational transition: A longitudinal study of the retirement process. *American Journal of Occupational Therapy, 55*, 424–432.

Jonsson, H., Kielhofner, G., & Borell, L. (1997). Anticipating retirement: The formation of narratives concerning an occupational transition. *American Journal of Occupational Therapy, 51*, 49–56.

Kielhofner, G., & Barrett, L. (1997). Meaning and misunderstanding in occupational forms: A study of therapeutic goal setting. *American Journal of Occupational Therapy, 52*, 345–353.

Kielhofner, G., Braveman, B., Finlayson, M., Paul-Ward, A., Goldbaum, L., & Goldstein, K. (2004). Outcomes of a vocational program for persons with AIDS. *American Journal of Occupational Therapy, 58*, 64–72.

Kielhofner, G., Mallinson, T., Forsyth, K., & Lai, J. S. (2001). Psychometric properties of the second version of the occupational performance history interview. *American Journal of Occupational Therapy, 55*, 260–267.

Lal, S., Ungar, M., Leggo, C., Malla, A., Frankish, J., & Suto, M. J. (2013). Well-being and engagement in valued activities: Experiences of young people with psychosis. *OTJR: Occupation, Participation and Health, 33*(4), 190–197.

Mallinson, T., Kielhofner, G., & Mattingly, C. (1996). Metaphor and meaning in a clinical interview. *American Journal of Occupational Therapy, 50*, 338–346.

Mallinson, T., Mahaffey, L., & Kielhofner, G. (1998). The occupational performance history interview: Evidence for three underlying constructs of occupational adaptation. *Canadian Journal of Occupational Therapy, 65*, 219–228.

Mattingly, C. (1991). The narrative nature of clinical reasoning. *American Journal of Occupational Therapy, 45*, 998–1005.

Melton, J., Forsyth, K., & Freeth, D. (2010). A study of practitioners' use of the model of human occupation: Levels of theory use and influencing factors. *British Journal of Occupational Therapy, 73*(11), 549–558.

Mostert, E., & Fossey, E. (2010). Claiming the illness experience: Using narrative to enhance theoretical understanding. *Australian Journal of Occupational Therapy, 43*(3/4), 125–132.

Ortony, A. (1979). *Metaphor and thought*. Cambridge, MA: Cambridge University Press.

Price, P., Stephenson, S., Krantz, L., & Ward, K. (2011). Beyond my front door: The occupational and social participation of adults with spinal cord injury. *OTJR: Occupation, Participation and Health, 31*(2), 81–88.

Ricoeur, P. (1984). *Time and narrative* (Vol. 1). Chicago, IL: University of Chicago Press.

Schafer, R. (1981). *Narration in the psychoanalytic dialogue*. In W. J. T. Mitchell (Ed.), *On narrative* (pp. 25–49). Chicago, IL: University of Chicago Press.

Schön, D. (1979). Generative metaphor: A perspective on problem-setting in social policy. In A. Ortony (Ed.), *Metaphor and thought*. Cambridge, MA: Cambridge University Press.

Smith, G. (2008). Powerful stories and challenging messages. *Advancing Occupational Therapy in Mental Health Practice*, 147–157.

Spence, D. P. (1982). *Narrative truth and historical truth: Meaning and interpretation in psychoanalysis*. New York, NY: WW Norton.

Taylor, C. (1989). *Sources of the self: The making of the modern identity*. Cambridge, MA: Harvard University Press.

第10章

行うことと，なること：作業の変化と発達

Renée R. Taylor, Ay-Woan Pan, and Gary Kielhofner（没後出版）
石井良和・訳

期待される学習成果

本章を読み終わると，読者は以下のことができる．

1. 変化過程における意志の役割を説明すること．
2. 変化過程における習慣化の役割を説明すること．
3. 変化過程における遂行能力の役割を説明すること．
4. 変化過程における環境の役割を説明すること．
5. 人間作業モデル（MOHO）の様々な要因が，考え，感情，遂行の新しいパターンへと組織化され，内面化されるようになるためには，作業療法士がその様々な要因にどのように働きかけるのかを理解すること．
6. MOHOによる変化過程の3要素のそれぞれを定義すること．

人間発達は多次元的で，多重システムの変化という継続する過程を含む．この継続する進化は，身体障害や慢性疾患の発症に伴いますます複雑になる．以下の事例は，心疾患を持つ高齢女性が経験した変化の過程を説明している．

MOHOの問題解決者：心疾患を持つ高齢者

ルーさんは86歳の女性で，人生を通じて活発なライフスタイルを持っていました．彼女は独立心が高く，一人暮らしをしています．息子と娘たちの一人は近くに住んでいます．彼女は強い意思を持っており，刺激的な経歴を選択し，結婚し，子どもたちを育てました．彼女の視力，聴力，運動能力は何年も前からゆっくりと衰えていましたが，脳卒中になる前は，聖歌隊グループと地域社会の高齢者向けプログラムに毎週出席し，そこへは公共交通機関と列車への乗車が許可された電動スクーターを使って行っていました．

彼女の運動能力は，彼女が短い散歩の後に呼吸が苦しくなることに気づいた1年前には非常に限られるようになりました．彼女は「大動脈弁狭窄症」と診断され，TAVI（経カテーテル的大動脈弁植え込み術）の手術を受けました．この手術の後に，彼女は脳卒中を経験しました（右脳血栓症）．

ルーさんは自宅に戻った後，予想される回復に対して熱心に力いっぱい取り組みました．理学療法士は，粗大運動機能の自立を励ますことで，彼女の感情を強化しました．彼らは一緒に訓練を行い，理学療法士は料理，軽い掃除，電動車椅子を用いるといったルーさんの家事に就くことを促進しました．彼女はこれらの活動がとても疲れるも

のだと気づいたものの，そのセッション中で理学療法士の最小限の支援を受けてこれらのことを実行することができました．

　理学療法士がいない時には，状況は異なっていました．作業療法士からの継続した指導，激励，その他のタイプの励ましなしには，ルーさんは家事を自分で仕上げるのに苦労しました．数日間，彼女は家事の肝心な段階を遂行し忘れていたか，その家事をまったく忘れていました．彼女は，食料雑貨店に行こうとした時，列車の経路を忘れ，そこに行く方法を誰かに尋ねなければなりませんでした．彼女は，店に着いたら，何を買うのかを忘れてしまいました．これらの制限に加えて，彼女は手の器用さを失ってしまい，いつもしていたように孫たちのための裁縫，修繕，衣服の作成はもはやできませんでした．家にいた数日間に，彼女はこれらを喪失したことに落胆し，理学療法士とのその後のセッションで急速に自信をなくしました．

　まもなく地域に根ざした作業療法士がルーさんのケアを担当しました．その作業療法士はMOHOに慣れ親しんでおり，ルーさんに現在，行うことが最も重要であると感じたどんな活動や課題をも明らかにするように求めることで，治療関係を開始しました．ルーさんは，流し台での入浴に代わって自分で風呂に入ること，髪を整えること，入れ歯を洗うこと，食料品を手に入れて自分で調理することであると明らかにしました．作業療法士は，彼女に入浴用椅子を提供し，ホースのついたシャワーヘッドに改変することによって家屋環境を改修しました．ルーさんは入れ歯を洗って口に入れる方法も学びました．彼女は現時点では自分で髪を整えることはできなかったのですが，作業療法士は美容院まで彼女に同行して，そこで自分で髪を洗って手入れができるようなヘアスタイルにしました．時間がたつにつれて，ルーさんは自分が作業有能性と作業同一性を展開することに対する視点を得はじめました．徐々に，彼女は自分で身辺処理活動により多くの責任を担いました．彼女は自宅環境の中で改善するにつれて，自分の作業療法士が描いた地図にしたがって，地域の屋外で電動スクーターに乗り始めました．全体的なリハビリテーションの過程の間に，ルーさんはTAVIの手術を受ける選択をしたのと同じように，特定の活動に従事するための自分の選択をしました．

　ルーさんは，自分の生活の中での意味のある活動への参加を通して，もう一度自分を取り戻しました．彼女は自分のやり方で，また，自分の言葉で，日課を再建しました．彼女の技能はより滑らかになり，徐々に有能さを感じました．彼女は意味のある作業への参加によって，徐々に自分の同一性と有能性を取り戻しました（図10-1）．

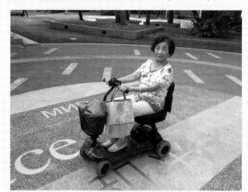

図10-1　ルーさん

　人々が行うことは，生涯にわたる変化の軌跡を通して，人々を前進させる．Fidler and Fidler（1983）は，この過程を「行うことと，なること」と述べ，作業によって生活の過程をどのように形成するのかを明確に示した．人々は，働き，遊び，日常生活活動を遂行する時，自分の能力，行為のパターン，自己認識，自分の世界の理解を形づくる．ほとんどの場合，人々は行うことを通して自らの発達を生み出す．

発達の基礎をなす変化の過程

　作業の発達は，意志，習慣化，遂行能力における変

化という複雑な過程にかかわる．第3章では，いかなる永続的変化にもかかわる要因を明らかにした（図10-2）．第1は，内的または外的な何らかの構成要素が変化し，それが新しい考え，感情，行為を創発させる全体的なダイナミックスに対して，何らかの新しいものとして寄与する．第2に，これらの条件が十分に繰り返されると，意志，習慣化，遂行能力は新しい内部組織に向かって融合する．第3に，新たな内部組織と首尾一貫する環境条件との継続する交流は，新しい安定した考え，感情，行為のパターンを維持する．

通常は，意志，習慣化，遂行能力は一緒に変化し，物理的，社会的，および作業的環境によって支援される．このことは，それらが均等にまたは線形に変化すると言うわけではない．つまり，人間作業モデル（MOHO）の各要因は，変化過程内で異なる時に異なるように重みづけをされるのかもしれない．作業療法士の視点からは，変化はMOHOの4つの側面（意志，習慣化，遂行能力，環境）の間に機会を見ることである．作業療法士はクライアントに最も抵抗の少ない1つの経路を進むよう促進するにつれて，他の経路も変化の影響を受けて，引き込まれる．

変化のための最初の経路としての意志

MOHOでは，意志は*興味*（「私は楽しむ」），*個人的原因帰属*（「私はできる」），*価値*（「これは重要である」）という3つの交流する要因からなることを思い出してほしい．多くのクライアントとその作業療法士にとって，意志は変化のための出発点である．もしある作業療法士が，クライアントができると感じること，また，行うことに興味と価値を感じることを引き出せれば，その活動はクライアントにとっては意志的

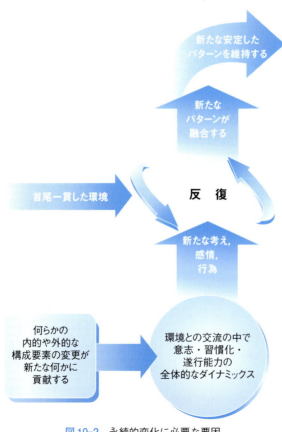

図10-2　永続的変化に必要な要因

である．クライアントは本質的に意志的であって，あることをすることに引きつけられる．結果として，クライアントが意志的な活動を発見し，明らかにし，練習できるようにすることは，多くのクライアントの出発点であることがしばしばある．

　意志は，作業従事に対する他のMOHOの貢献要因（習慣化，遂行能力，環境）と複雑に関係している．人が興味，喜び，能力の感情と達成（*意志*）を生み出す作業に出会うにつれ，その活動に従事し続ける欲求は高まり，その欲求が徐々にパターン化される（*習慣化*）．活動が習慣になるにつれて，それはまた公式的や非公式な役割へと社会化されるようになる．健康的な習慣パターンが形成され，役割が作り上げられたり再活性化されたりするにつれて，活動を遂行する間の主観的経験はますます肯定的になる（*遂行能力*）．遂行能力が高まるにつれて，この新たな従事の過程を促進し支援する文脈（*環境*）を求めるクライアントは，それに応じて動機づけが増大する．

> **事例** 込み入った近親者の喪失を持つ成人
>
> 　アンナさんは学校の教師で，配偶者をオートバイ事故で亡くしてから2年が経ち，依然として大うつ病の再発を経験していました．彼女は昼の間には授業をすることができたけれど，朝には服を着るのに苦労し，何とかロボットのようなやり方で授業を進め，そして，テレビの前で薬を飲むために帰宅しました．彼女の最近のうつ病のエピソードはとても重く，食事や睡眠を規則正しく取れず，社会的に分離されるようになり，ほとんどいつも極度に悲しく，無感動な自分を発見しました．そのエピソードは夏の間に起こりましたが，授業は終わっており，彼女の毎日は構造化されなくなりました．
>
> 　彼女は，抗うつ薬を服用しており，認定臨床心理士の心理療法を求めていましたが，利益の漸減点に達していました．彼女は夫の死を取り巻く恐ろしい状況について話すことに疲れ果てていました．しかし，彼女は心理療法では他の何も話すことができませんでした．彼女の心理療法士が，アンナさんが集中的部分入院デイ・プログラムに入るのを勧めたのはそんな時でした．
>
> 　デイ・プログラムの作業療法士は，MOHOに根ざして毎日のグループを運営していました．唯一要求することは，興味をそそられ，価値があり，楽しいことのイメージを表した何かを，雑誌，新聞，ソーシャルメディアやその他のオンラインのニュースのデジタル画像から写真を持ってくることでした．最初の数日間，アンナさんは何も持たずにやってきました．彼女の配偶者が死んだ後は，彼女は何かに興味を持つこともなく，本当に何かを希望するということはありませんでした．彼女には生活のどんなことも重要ではありませんでした．アンナさんは現在何かを望むことが考えられなかったために，作業療法士は彼女が幼い頃に抱いていた希望や興味の画像を持ってくるように提案しました．アンナさんはその日の夕方，姉にメールを書き，子どもの時に好きだったことを思い出してくれるように頼みました．姉は，何年もの間，彼女の部屋の壁には犬や他の動物の写真が貼られていたこと，また，アンナさんが子どもの時に好んだ活動は動物園に行くことであったことを思い出させてくれました．彼女はまた，青年になってからは，犬や猫の動物虐待避難所で働いたこともありました．
>
> 　アンナさんは，その翌日に犬，外来種の猫，そして鳥の群れの写真を持ってグループに姿を見せた時に，ややとまどいました．しかし，今，彼女はグループという文脈の中で話し合ったり参加するための出発点につきました．グループのメンバーが彼女に動物に関する*興味*について尋ねると，アンナさんは動物と交流することがいつも彼女にとってどのように自然にできるのかを説明し，動物での有能感を明らかにしました．彼女は*個人的原因帰属*を取り戻すにつれて，自分の興味，価値，能力の認識に多くの洞察を得はじめました．彼女は，特に犬を除くすべての動物を含む

「純真なもの」と考えていたものに対して，自分がいつも保護していると感じていた長年の価値を披露しました．犬の訓練学校の所有者と関係のあるグループメンバーの家族による提案をグループのメンバーたちと検討した結果，アンナさんはそのグループへ参加し，意志に基づく練習から始め，最終的には犬の訓練士として人生を変えるような意味のある作業を計画しました．

変化のための最初の経路としての習慣化

　他の人にとっては，習慣化が変化への出発点になる場合がある．習慣化は，習慣と役割からなる．これらの習慣や役割は，ひとたび固められると，人の生活の日課における規則的な側面になる．最初にMOHOを学ぶ時，その人はなぜ作業療法士が特定のクライアントに対する変化の過程を（意志よりも）習慣化から始めることを望むのだろうかと尋ねるかもしれない．作業療法士は，クライアントが秩序，儀式，反復を楽しむ人であるが，やがては，特定の興味，能力，価値を示したり，表明したりすることができないか，あるいは，それらに確信がない人であることを理解するかもしれない．この場合，その作業療法士は，そのクライアントが従事する特定の行動のパターンを最初に学習し，観察し，支援することによって，そのクライアントが楽しんでいるものを見つけ出すようになるかもしれない．これらの行動が時間の中で繰り返されるにつれて，肯定的な習慣パターンが形成されがちになる．同時に，クライアントの意志と遂行能力はその活動の中に明らかになる．

> **事例** アスペルガー症候群と学習障害を持つ成人
> 　アスペルガー症候群と学習障害を持つ30歳の男性であるベンさんは，警備員としての訓練を受けて，働いた経験があります．彼は，お客さんの前で感情をコントロールできなくなったため，つい最近，ショッピングモールの仕事を失いました．現在は，職業リハビリテーションプログラムに参加していますが，そのプログラムで用いられているアプローチの多くはMOHOに基づくものです．ベンさんは興味を明らかにすることができず，万引きに立ち向かわなければならないことや，他の紛争状況を解決するために呼び出されることが，悪夢や数々のストレス症状を経験させると述べて，警備員としての仕事に戻ることに懸念を表明しました．
> 　そのプログラムを指導する作業療法士は，ベンさんが他のクライアントが到着し始める前の少なくとも30分から60分前にプログラムに頻繁にやって来ることに気づきました．彼は施設の入り口のそばに立ち，挨拶し，仕事に到着した人の一人ひとりとおしゃべりをするのを楽しみました．食事の時には，彼は頻繁にカフェテリアを巡回し，それぞれのテーブルに立ち止まって世間話をしました．作業療法士は，ベンさんがこれらの行動に規則的に従事していることに気づいて，ベンさんにとって修正した仕事のシミュレーション活動を計画しました．それは，レストランでホストとして給仕することにかかわることでした．最終的に，ベンさんは地元のファミリーレストランチェーンで見習いに入った時に，レストラン業に興味を持ち，ホストとしての能力を築きました．長い期間をかけて，このことによって，彼は自宅近くのディズニーリゾートでホストとしての正規雇用の機会につながりました．

変化のための最初の経路としての遂行能力

　MOHOによると，遂行能力は客観的構成要素と主観的構成要素からなる．客観的構成要素は，その人の外部からの観察可能で測定可能な遂行能力の側面である．その一例はある関節の可動域を測定するゴニオメータの値である．ゴニオメータの値は，作業療法士が治療計画を立て，作業療法の成果についての予備的

な予測を行うことができる客観的な数値の推定を提供する．遂行能力の主観的側面には，ある人に感じられ，内的で，生きた遂行の経験が含まれる．これには，ある人の課題や活動を遂行している間の特有な思考，認識，感情，感覚などが含まれるが，これに限定されない．

　MOHO によると，遂行能力の客観的および主観的構成要素は，いつも互いを映し出す必要はない．例えば，作業療法士が実施する客観的評価は，臨床場面では自分で食べる幼い子どもの能力を過小評価するかもしれないが，同じクライアントが自然環境ではこの能力を示すことによってすべての可能性に逆らうように見られる．逆に，この客観的と主観的な構成要素の二分法は，すべての客観的測定はあるクライアントがその活動を遂行できることを示しているという事実にもかかわらず，クライアントは活動が不可能であると決めるという状況を説明することにもなる．

　MOHO は改善よりむしろ適応を重視するため，MOHO の作業療法士は，客観的な意味では遂行がどのように見えるかという先入観あるいは予定表を持っていない．MOHO では，遂行の標準化された正確さの基準よりもむしろ，遂行の行為に重要性が置かれている．MOHO は，最終的には，クライアントの自然な物理的，社会的，作業的環境の中で，クライアントが意志に基づいて経験し，習慣化されるにつれて，遂行を受け入れる．したがって，もしクライアントが遂行に能力や満足という主観的経験を持つことを観察されたり，報告するならば，作業療法士は変化のための出発点として遂行能力を選択するするかもしれない．

MOHO の問題解決者：外傷性脳損傷の若い男性

　ケーシーさんは 600 頭の家畜，3 ダースのニワトリ，大豆やトウモロコシを含む交互作の農場を持つ酪農場で育ちました．18 歳の時に，弟が操作していたボブキャット社製の土木作業機の可動式ショベルにぶつかり，頭部外傷を負いました．入院リハビリテーションでの数週間後，彼の作業療法士には，彼の農業での安全性と未来は当初は疑わしいものに思えました．彼は片眼の視力を失い，実行機能や視覚運動計画は困難で，すべての客観的検査ではバランスに困難さを示しました．彼は，病院から退院する時に，作業療法士と理学療法士の家庭訪問を勧告されました．

　理学療法士は，多くの訓練とバランスボードでケーシーさんの体幹の筋力とバランスの改善に焦点を当てました．改善への強い希望を持ってクライアントと協力的で，積極的にかかわっていたので，ケーシーさんは理学療法士の指示をすべて守って，訪問の間にはきちんと理学療法士の勧めた宿題を遂行しました．彼の改善はゆっくりで，協調性とバランスは長い時間をかけてもあまり改善しませんでしたが，体幹の筋力は発達を示しました．

　作業療法士のビルさんはケーシーさんの入院リハビリテーション部門の記録を読んだのですが，自分の最初の訪問の前には何を期待して良いかがわかりませんでした．

　ビルさんは，ケーシーさんに事故の前後の毎日の活動と作業役割に関する一般的な質問をすることで訪問を開始しました．ケーシーさんは口数の少ない人で，「私が今までに知っていることのすべては農業です……．それは私がどのように行うかを知っている唯一のものです」と一貫して報告しました．ケーシーさんは，その他の興味の洞察はほとんどなく，人生における唯一の価値として家族を挙げました．ビルさんは MOHO の訓練を受けていたので，ケーシーさんの作業同一性は農民であると理解しました．ビルさんは，この事例の作業療法は，家庭環境の外で，ケーシーさんの家族の農場を構成している畑や納屋で実施することが最善であると判断しました．

　ビルさんは，ケーシーさんに農場のツアーをお願いすることから作業療法を開始しました．このツアーの間に，ビルさんはケーシーさんに農作業

機械から搾乳作業，若い雌牛への不妊手術，去勢雄牛の世話に至るまで，農場のそれぞれの側面について，たくさんの質問をしました．ケーシーさんがそれぞれのことを説明するにつれて，彼は農場でのいろいろな能力を誇らしげに語りました．彼と家族は，後に通知があるまでは農業に従事しないことを提案した病院の神経科医や作業療法士の提案に敬意を表して協力的ではあったものの，ケーシーさんは事故以来，家族に対して自分が「役立たずだ」と感じており，自分がもっと役に立ちたいことを知っていると報告しました．その時，ビルさんはケーシーさんの弟がニワトリの餌入れに餌を注ぐのを観察しました．ビルさんは，ケーシーさんが試しにやってみることを示し，小さなコーヒー容器を間に合わせの飼料用スコップとして提供しました．ケーシーさんは餌入れに近づき，片手で納屋の横にしがみつき，もう一方の手で餌入れの中にニワトリの餌をすくって入れました．少しの餌は地面に落ちたし，ケーシーさんはバランスをとるのに苦労しましたが，彼はその仕事をうまくやり遂げ，その課題をやり遂げる間に自由と習得という経験を報告しました．ケーシーさんの遂行能力の主観的経験は，その瞬間に，リハビリテーション活動にとって数えきれないほどの一層の機会をもたらし，農場のまわりに適応を打ち立てました．ケーシーさんとビルさんはその後の訪問の間にそのことを一緒に作り出しました．まもなく，理学療法士もこの種の職業リハビリテーションに就くことになりました．ケーシーさんは日々の日課を開発し，家族の中で特定の役割を取り戻し，仕事での自己効力感と興味を再発見しました．

変化のための最初の経路としての環境

MOHOによると，クライアントの物理的，社会的，作業的環境の様々な側面は，作業に従事することに対する促進者またはバリアとして作用する．環境の影響の変化もまた，いかなる変化の軌跡の重要な部分である．環境の1つの側面は，期待することや特有の機会を提供することによって変化を開始することがある．例えば，工場の作業環境は，臨床環境内で再現できない機械，作業成果，作業のペースを提供する．もし家族の誰かが過保護であれば，クライアントの家族という社会的環境は制約をもたらすことになり，それによって作業遂行の特定の領域でのクライアントの自立能力が妨げられるかもしれない．あるいは，クライアントの家族が従事を促進するようなやり方でクライアントと一緒に行うならば，作業遂行と作業参加のための促進者として作用するかもしれない．変化には，通常，環境の様々な側面と交流し，周囲を修正し，新たな場面を探し出し，過去の文脈を避けることを含む．こうした変わってしまった人と環境との交流の影響は，変化過程にとって本質的であり，最終的には，変化の結果である考え，感情，行動の新たなパターンの維持にとって不可欠である．

MOHOの問題解決者：脳性麻痺と非言語的学習障害の中学生

アリ君は，中等度のアテトーゼ型脳性麻痺と非言語的学習障害を持つ9歳の少年です．アリ君は，様々な作業療法士，理学療法士，言語聴覚士の治療を受けて成長してきましたが，彼の学校作業療法士との予約をひどく心配していました．その作業療法士は，彼が学校で交友関係を結ぶことができるように，よりよい社会的技能を発達させるという理由で，これまで一貫して誠実な優等生であるアリ君を担当しています．

アリ君の家族は，過去に，屋内スイミングプール，ゲーム室，マッスルカー（アリ君の父親が所有している特別なコレクション）で一杯になったガレージという特徴を持った家族の贅沢な屋敷に，クラスメートを招待するようにアリ君に働きかけることによって，アリの友人関係の一部を促進してきました．この戦略は当分の間はある程度

の効果はありましたが，アリ君は常に変わらずに友人関係を維持することはできませんでした．結果として起こったことは，クラスメートの家へ相互訪問をすることのない，個々のクラスメートの一回きりの訪問でした．これらの訪問の一過性という特質に加えて，アリ君は誰を招待するかという良好な判断を下すことはなく，彼のクラスメートは一回の訪問の間に，家族の寛容さに乗じて，ゴミや家の壁に傷を残すという結果になってしまいました．

アリ君の作業療法士であるジェンナさんは，家族が用いた戦略が効果的ではなかったことを理解しました．それと同時に，アリ君は社会的関係になると，多くの興味や自信を示しませんでした．さらに，彼は友人となる可能性がある人を選ぶ際に判断がまずくなり，後で彼をいじめたり，恥をかかせたりするような少年たちの社会的な手がかりをしばしば認識せず，結果として苦痛と裏切りの感情を抱きました．ジェンナさんは，最初は，顔の表情を読む方法，ボディランゲージと声のトーンを解釈する方法，お互いに分かち合い振る舞う方法，葛藤を解決する方法などの特定の社会的技能を発達させるようアリ君に教えて指導しようとしました．アリ君は知的レベルでは概念を理解し，繰り返すことができたものの，学校での毎日の関係の中で学んだことを実行するのに必要な興味（*意志*）と実践（*習慣化*）に欠けており，何をやっても仲間は彼を拒否し，恥をかかせ続けていました．

こうした理由により，ジェンナさんは学校でアリ君にとって独特な社会環境を作り出すことに決めました．まず，アリ君の先生と協力して，障害児，特に脳性麻痺児についてクラス全体に対して擁護に基づく教育を提供しました．さらに，アリ君の教室ではいかなる違反も許さないというルールが導入され，他の生徒に無礼な振る舞いや差別的な態度で行動した場合にはどんな学生でも自動的に放課後の居残りになりました．次に，ジェンナさんは，他者と分かち合い，理解し，寛大な態度を示すことが知られているアリ君のクラスメートとして選ばれたグループに「追加の単位」の機会を提供するためにアリ君の先生と協力しました．アリ君はこのグループに配置され，彼らは障害擁護といじめ対策というテーマでの脚本で学校演劇を計画し，演じるのを担当しました．このように，ジェンナさんはアリ君を社交的にすることができた最適な社会環境だけでなく，障害擁護と自己保全というテーマを教室や学校で強化する作業環境をも構築しました．

要　約

意志，習慣化，遂行能力は，変化の間に互いに共鳴し，ときには互いに増幅することができる．例えば，能力の上昇はより強い個人的原因帰属を伴う傾向がある．後者は，その能力をさらに発達させる物事を行うための選択へと導く．この過程は，他の方向に進むこともできる．例えば，低下した能力により転倒のリスクが高まる高齢者たちは，運動や他の活動を抑制するという選択へとつながる個人的原因帰属の一部としての転倒恐怖を大きくする可能性がある．しかし，高齢者は，運動プログラムに従事することによって，転倒リスクを減らせる可能性がある（Fuzhong et al., 2016）．

どのような変化の過程においても，複数の要因が交差し，相乗的な力と発散的な力の両方に寄与する．例えば，若者は新しい能力を発見し，自分をより自律的であると考え始める．このような意志の変化は，若者が違ったように行うこと（これまでは逸脱とみなされたが，今は自律性の主張となっている拒絶と反抗）を解釈し，また，限界を試し，リスクを探る新しい行動を選択するよう導く．環境の中にいる親や他の人たちは，若者の自律やリスクを負うための欲求に首尾一貫して同意しないかもしれない．さらに，若者自身の習慣化は，親に頼るという幼児期の習慣のような古いパターンを主張するかもしれない．したがって，変化の

過程は，時折，無秩序，変化のペースの修正，および，後戻りによって特徴づけることができる．変化はほとんど整然とはしてはいない．

MOHO：変化の連続性

変化は，通常，探索から有能性へ，さらに達成へという連続性にまたがって起こる (Reilly, 1974)．この連続体は，MOHOの中で変化を説明する用語として採用されており，通常，転換的変化と破滅的変化にかかわる．つまり，人々は，新しい役割に移る時，新たな環境と出会う時，ライフスタイルを変化させる時，あるいは，大きな破滅的状況や出来事に反応して自分の生活を再組織化する時，典型的にはこれらの機能レベルを通して進んでいく．

大きな障害を持ってしまった人が，自分や自分の能力をどのように見るのか，生活に意味と満足をどのようになし遂げるのか，そして，自分のレジャーや日常生活活動にどのように取り組むのかといったことを組織化し直さなければならなくなった時，発達のこの連続性はその人の作業的生活の全領域にかかわるかもしれない．この連続性はまた，ある人の作業的生活の一側面だけにしか当てはまらないかもしれない．引退した人，子どもたちが家を出た後に仕事への復帰を決める母親，そして，新しく本格的な趣味を始める人などは，以下で検討する段階を通して，新たな作業参加を開発する人々の例である．

MOHOによると，**探索**は，人々が新しい物事を試み，その結果，自分の能力，好み，価値について学ぶという変化の最初の段階である．人々は，新しい作業形態を行うよう学んでいる時に，役割を変更している時に，あるいは，新しい意味の源を求めている時に，探索する．探索は，学習，行為の新しいモードの発見，能力の表現と人生の理解の新たなやり方の発見などの機会をもたらす．それは，自分がどのくらいうまく遂行するのか，その課題がどのくらい楽しいのか，そして，それが自分の生活にとってどんな意味を持ち得るのかといった意識を生み出す．探索は，比較的安全で多くを求めない環境を必要とする．探索している人は，能力や欲求をまだ確信できないために，環境内の情報と機会が極めて重要である．

> **事例** 探索
>
> 12歳の少年のサム君は，出張に付き添うように父親に誘われています．ある程度の時間を帆船で過ごすことになるでしょう．サム君はこれまでに一度も船旅をしたことがなかったので，心配しています．父親と一緒に行く前に，彼はセーリングについてもっと知ろうとしてネットサーフィンをすることにしました（図10-3）．彼は港に着くと，椅子に座って，他の人たちがボートに乗り込み，埠頭から離れていくのを見ています．約20分後，サム君は船に乗ることにしましたが，彼の父親のすぐ近くにいました．
>
>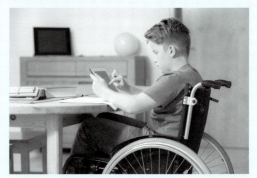
>
> 図10-3 探索：サム君はインターネット上でセーリングについて学んでいる．

有能性は，人々が探索を通して発見した新しいやり方を固め始める時の変化の段階である．この変化の段階では，人々は，自分が改善すること，あるいは，環境の要求や期待に適応することによって，状況の要請に対して適切であろうと駆り立てられる．変化の有能性レベルにある人は，首尾一貫した適切な遂行に焦点を当てる．有能性を求めて努力する過程は，新しい技能の発達，古い技能の改良，そして，作業遂行を支援するこれらの技能を習慣へと組織化することへと導いていく．有能性は，その人に個人的統制感の成長をもたらす．人々は，自分の遂行を自分の環境にとって適切である有能な行動の日課へと組織化しようと努力す

るにつれて，より大きな効力感を持つようになったり，育てられたり，到達したりする過程に没頭する．

> **事例** **有能性**
>
> ドリスさんは34歳の弁護士で，ダンスをすることにいつも照れくささがありました．多発性硬化症と診断された後，彼女の照れくささは大きくなりました．同じ頃に，法学部時代の友人の一人が，自分の結婚式に来てくれるよう彼女を招待しました．ドリスさんは，披露宴の一員としてダンスを踊るよう求められるだろうということを知っていたので，ダンスのレッスンを受けることにしました．レッスンの間に，インストラクターは彼女に正確な動きとステップに焦点を当てることと，レッスンの間に家でステップを練習するように励まします．ドリスさんはどうしてもダンスの動きを修得できなかったけれども，披露宴で会う友人のカーティスさんと踊る十分な準備ができています（図10-4）．
>
>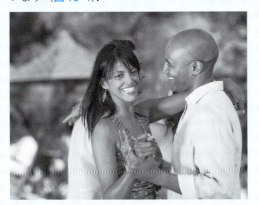
>
> 図10-4　有能性：ドリスさんはダンスに関する心配を克服するためにレッスンを受けている．

達成は，人々が何らかの新しい仕事，余暇活動，あるいは日常生活活動に完全に参加するのに十分な技能と習慣を持つ時の変化の段階である．変化の達成段階では，人は作業参加の新しい領域を自分の全生活に統合する．作業同一性は，新しい領域の作業参加に組み入れるために再形成される．他の役割や日課は，作業有能性を維持するために，この新しい全体的パターンに対応するように変えられなければならない．

ある人の作業参加のすべての領域が変化しつつあるような場合には，ある領域が他の領域の前に達成を遂げるかもしれない．例えば，外傷性の脊髄損傷の後で，ある人は最初に，リハビリテーションまたは施設場面でのある期間の生活の後に，自立生活場面への移行を含む日常生活活動を管理する方法を再開発することに集中するであろう．新しい文脈の中での余暇のパターンの開発や職場への復帰は，後回しになるかもしれない．

> **事例** **達成**
>
> けがをして2年近く経った今，アンジェラさんは養子になった幼児を世話することに喜びと熟達を見出している（図10-5）．
>
>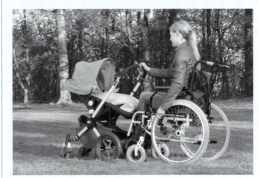
>
> 図10-5　達成：アンジェラさんと彼女の新しい女の赤ちゃん．

変化の諸段階を通しての改善

人々が各段階の間を行きつ戻りつするかもしれないことも認識されなければならない．例えば，学生は，様々な職業選択を探索して，ある教育課程に入ることを選択するが，その選択が正しくなかったことを知って，探索に戻ることが時折見られる．別の例として，Hammel（1999）は，脊髄損傷者がしばしばこれらの段階の間を行きつ戻りつしたことを観察した．

変化の3つの段階は，作業的変化がたどりがちな軌跡を大まかに説明している．ある人が変化を経験する時に起こる出来事，行為，考え，感情の実際のパター

ンは，各々の人にとっては，また，変化の各々のエピソードにとっては特有なものであろう．

● 変化の準備状態

変化の3つの段階は，人がひとたび変化の過程に就いた場合の典型的な経路を説明している．このことは，ある人が変化し始める準備ができていると見ることができる．様々な理由で，これが当てはまらない場合があるかもしれない．作業参加が適応的でない人でも，変化を起こすのを渋ったり，自分の生活に変化ができるとは思っていなかったりすることが往々にしてある．変化への準備を制限する別の要因は，破滅的な出来事に近づいていることかもしれない．Hammel(1999)は，人々が脊髄損傷の後に，変化に向かう具体的段階に先立つ適応の過程を経験することを見出した．最初は，人々は喪失感と以前の生活の崩壊とに支配されていた．彼女は，その後で，人々が怒り，フラストレーション，恐れ，うつといった強力な感情に特徴づけられた反応の時期に入ったことを観察した．次に，彼らは生活の再開を認めて，変化をするという意図を形成し始めた．この後に，彼らは変化の探索の段階を開始したのである．この研究は，破滅的変化が変化を促したり，変化を必要としたりする最初の出来事や状況と，変化をし始めるという間の時期によって特徴づけられるかもしれないことを示している．

● 変化における環境の中心性

すでに述べたように，環境は変化のいかなる過程にも広範な影響を及ぼす．環境は変化を促進する源となる可能性がある．発達の経過の中で起こる多くの変化は，社会的に定められた変化のための予定表と期待にしたがって起こる．

環境はまた，変化に対するバリアともなり得る．ある人の同一性や期待される行動の社会的定義は，変化に対する個人的欲求や試みと対立することもある．環境が，ある人が行おうとしている変更を支持したり，報いたりすることに失敗した場合には，変化を認識することは困難である．以前に示した変化の段階はまた，人が段階を進んでいくためには適切な環境があることを示している．例えば，人が変化の探索あるいは有能性の過程に就くためには，環境はその人が新しい行為を試みたり，強化したりするのを可能にしなければならない．

発達の経過に対する変化の貢献

前にも述べたように，発達の経過は変化の進行中の過程によって特徴づけられる．人生のいかなる経過も，継続的な**増大的変化**と**転換的変化**にかかわっている．ほとんどの人生は，1回以上の破滅的変化の時期の影響を受けるであろう．

発達の横断的見方は，ライフサイクルのいかなる時点でも，ある人の作業的生活が異なる段階にあることを示している．例えば，身辺処理を修得して日課に組み込んでいる（達成）年長の子どもは，遊びと学校で職業的興味を探索し始める初期にある．数年後には仕事での達成がなされるであろう．このように，基礎をなす発達はお互いに続いてくるものであり，重複するものであり，そして，織り込まれるという変化の過程の複雑な集合なのである．

仕事，遊び，日常生活活動の転換

発達の考察は，発達の特定の経過あるいは過程が正常であることを強調することが多い．例えば，児童期の発達の考察のほとんどは，特定の年齢までに平均して起こった様々な到達を説明している．しかし，発達の経過における大きな多様性は，人々にまたがって起こる．基準をあまりにも強調すると，発達の基礎をなすより重要な変化の過程から注意をそらす可能性がある．発達は，何よりもまず，個人が生活を通じて転換する変化の過程なのである．

作業の発達の最も明らかな外見上の現れ方は，人々が自分の生活の経過にわたって異なる作業に就くということである．例えば，幼い子どもたちは遊び，年長の子どもたちや若者は学校に通い，大人は働く．生涯

にわたる作業の転換は，その人の中で認識されるが，社会文化的環境によって維持される基本的な秩序を反映している．社会的に確立され，文化的に定義された生涯にわたる仕事，遊び，身辺処理のパターンは，発達の中に反映される作業参加の連続性に影響を及ぼす．

以下の節では，児童期，青年期，成人期，成人後期という典型的な区分を用いて，作業的発達の経過の概要を示す．この考察は作業的発達の徹底的な，あるいは詳細な説明を意味するものではない．むしろ，意志，習慣化，遂行能力，環境がどのように人生の経過にまたがる変化に寄与し，変化を経験するのかを考察する見方を示すことにある．

作業適応という進行しつつある課題：同一性と有能性

発達の各段階の間に内的変化が起こるにつれて，また，私たちが物事を行う環境が変化するにつれて，私たちは2つの基本的な課題に直面する．これらは以下の通りである．

- 私たちが自分自身と自分の生活を知ることによって作業同一性を構築すること
- 私たちが行為のパターンの中で作業有能性を確立すること

それぞれの文化の中で，発達のパターンは物語（ナラティブ）のように構造化される．すなわち，文化が生活の経過を説明する支配的ナラティブを伝える（Luborsky, 1993）．とはいえ，これらの支配的ナラティブは，程度の差はあるが，個人の生活の経過を定義づけるにはふさわしくない（Luborsky, 1993）．例えば，学校を中退すること，仕事を変えること，離婚をすること，未亡人になること，あるいは，仕事を解雇されることといったことはすべて，人が自分の同一性を形成する中で取り組む生活の経路の物語における多様性を示している．さらに劇的なことは，同性愛であったり，障害を持ったり中途障害になったり，あるいは，文化的に定義されたナラティブの外側で生活したいと望むことは，作業同一性を達成するための大きな挑戦を示している．したがって，文化の支配的ナラティブは，適応を妨げる制約の源となる可能性がある．

それぞれの人が作業同一性をどのように築き上げ，それを行為の日常的パターンの中でどのように認識するかは，人によって異なるであろう．ある人は，多少なりとも，自分の属する集団に共有されている支配的ナラティブをすぐに受け入れるかもしれない．別の人は，より個性的な経過を選ぶかもしれない．また別の人は，生活状況によって自分のために別の道を作らざるを得なくなるかもしれない．にもかかわらず，適応は同じ挑戦のままである．すなわち，適応は良いものと経験され，達成感をもたらし，なじみの日課の基礎を提供し，そして，自分の特有な可能性，限界，欲求を認識させるといったように，自分と自分の生き方を明らかにして定めるのである．

児童期

児童期の間に，意志，習慣化，遂行能力には広範囲な変化が起こる．これらの変化は子どもを，行為，考え，感情という個人的なやり方を持った作業的存在に作り上げる．児童期の作業は，それ自体の特徴に特有さがあり，また，後の有能性の基礎として役立つ（Case-Smith & Shortridge, 1996；Hurt, 1980）．

▶ 意 志

子どもたちは自分で物事を行うことを経験するにつれて，個人的原因帰属，興味，価値が出現する．児童期初期の意志的選択は主に活動選択である．後に，子どもたちは個人的な計画（例：楽器演奏の学習）や任意の役割（例：ボーイスカウト，学校のクラブ，スポーツ・チームへの参加）に取り組むという作業選択を始める．作業選択は，最初は，子どもたちに計画，習慣，役割の根拠を与える両親によって支援され，指導される．

遊びは子どもが最初に個人的原因帰属を発達させる主要な手段である（Bundy, 1997）．第4章に書いた

ように，個人的原因帰属は子どもたちが物事を引き起こす原因になることができるという意識から始まる．環境の中で効果を発揮したいという望みは，強い動機になり，それは子どもの遊びの中に明らかになる（Bundy，1997；Ferland，1997）．子どもたちの能力の自己意識は，遊び，社会的交流，そして，やがては他の作業領域で環境に取り組むことを通して獲得される（Lindquist, Mack, & Parham, 1982）．最初は，子どもたちの自己能力感は非常に一般的である（例：努力と能力は区別されず，必ずしも正確ではない）（Nicholls, 1984）．子どもは，失敗と成功の経験を通して，能力に対する自己認識と効力感が複雑で正確になっていく．

　価値に対する文化のメッセージは，人生の初期にある子どもに影響を及ぼす．行為に対する大人の承認や不承認は，特定の物事を行う社会的価値に関する子どもの理解を導いていく．両親，きょうだい，そして他人がどのような価値を持つのかという認識の高まりが，徐々に活動選択と作業選択へと影響する．例えば，子どもたちが作業（例：雑用と学業）に対して生産的であるという価値を学ぶにつれて，そのような行動への責任をますます担うようになり，逆に，それにしたがって行動するという約束を強固なものにするという他者の承認を経験する．

　児童期の興味は能力の拡大を反映する．子どもたちは能力の練習をもたらし，新しい経験を生み出す活動に魅了される．児童期の楽しみの多くは新しい行動の修得からもたらされる（Mailloux & Burke, 1997）．新しい能力が創発するにつれて，興味は能力の活用と拡大の方向へと向かう．例えば，子どもは手の器用さが高まることで，簡単な作品を作るといったような微細運動のコントロールを求める遊びに招かれ，そうした遊びに就かせることになる．言語能力は，言葉のユーモアと韻への興味へと導く．子どもたちは，能力への挑戦によって，最適な覚醒をもたらす活動に特別な興味を見つけ出す（Burke, 1977, 1993；Ferland, 1997）．

◆ 習慣化

　幼い子どもの主な作業役割は，遊ぶ人と家族の一員である（Florey, 1998；Hinojosa & Kramer, 1993）．両親や他の人たちは遊びを子どもの通常の仕事とみる．子どもがどこで，また，どんな物で遊んだら良いのかを両親が特定する時に，遊ぶ人としての役割は独自の期待を持つ．さらに，社会的で劇的な遊びとゲームの中で，遊びは役割を試す手段でもある．

　おもちゃを片づけたり，ちょっとしたお手伝いをしたり，身辺処理を行うといった作業形態に子どもを従事させることで，両親が家庭生活の日課に対する子どもの生産的貢献を期待したり評価するにつれて，家族の一員としての役割が創発する．児童期が進むにつれて，役割の範囲は生徒の役割，友人の役割，そして，児童期の様々な集団の一員としての役割を含むものへと拡大する．

　生物学的リズムは，子どもに最初の首尾一貫したパターンを提供する．環境のリズムは子どもに，睡眠，起床，入浴，食事，遊び，身辺処理などの日課を内面化させる．やがて，子どもは雑用や身辺処理の日課をなし遂げる行動を徐々に組み立てることができるようになる．さらに，子どもは反復することが安心，予測可能性，快適さの源泉だと気づく．人生を通しての資源となる習慣の多くが，児童期に獲得される．家族の日課が習慣に対して大きく影響するものの，一方，子どもは保育園や学校といったそれぞれの新しい作業場面の影響を受けることになる．

◆ 遂行能力

　遂行能力は，子どもが特に遊びから経験を得るにつれて，劇的に転換する（Pierce, 1997；Robinson, 1977）．児童期を通じて，環境と交流するための能力の高まりが，新奇な経験を求める能力を導いていく．子どもたちの能力が高まるにつれて，世界が広がる（例：公教育への入学）．この過程は能力の発達にますます強い影響を与える新たな環境への参加をもたらす．

作業同一性と作業有能性

作業同一性は児童期に出現する．子どもたちは，現在，過去，未来を統合する能力や，展開しつつある物語の中に自分自身を想像する能力を獲得するにつれて，自分の生活の一部を話し始めたり，物語を通して意味を整理し始めたりする（Burke & Schaaf, 1997）．児童期後期までに，子どもたちは自分が何者かという認識をかなり良好に発達する．児童期の間に発達した作業有能性は，社会の規範や期待に同じように従いがちになる．それでもなお，それぞれの子どもは，同一性と有能性を個性化する特有な興味と才能を発見し追求し始める．

青年期

青年期は，典型的には，個人内要因と社会文化的要因の両者により，ストレスと混乱の時期である（Hendry, 1983）．青年期は，生物学的に加速された劇的な変化の時期であることに加えて，また，児童期から成人期への不確実で社会的な過渡期でもある．青年期の開始は，生物学的変化（思春期）と制度的変化（中学校）の両者が関係している．青年期の終わりは，伝統的には勤労者役割に入ることであったが，仕事への参入の時期は，高校卒の後にすぐに働き始めるか，大学に行くか，大学院教育を受けるかによって，根本的に異なる可能性がある．その結果，青年期の終わりには明確な境界はない．

意 志

青年期は，自律への意欲の増大によって特徴づけられる（Mitchell, 1975；Santrock, 1981）．青年期は，環境の期待の拡大に出会うが，個人的満足感と意味をもたらす活動選択や作業選択をうまく学習しなければならない．青年期の最も差し迫った作業選択は，何らかの仕事を選択することである（Allport, 1961）．

青年は，責任を求める新たな社会的期待に直面し，また，作業形態の拡大を獲得しなければならない一方で，効力感を維持するという挑戦に出くわす．青年はまた，将来の役割に期待される遂行という点で，自分の能力を評価し始める．青年期の間に，生活の成果をコントロールする自分の能力への信頼は，通常は増大する（Hendry, 1983）．選択の自由の高まりは，青年に自分の価値を明確にし，確立するように求める．以前の価値や親の価値のうちのあるものを拒否することは，より個別化した世界観をもたらし，青年に自分の価値は自分自身のものであることを確認させる．社会における価値の源は多いし，矛盾するものも少なくないので，価値の確立は困難なことである．驚くことではないが，多くの青年は，理想的な価値と生活の現実との間でしばしば動揺し，価値形成の過程で実験したり苦闘する（Florey, 1998）．

興味も青年期の間に大きな変化を遂げる．どのような興味が創発するかは，社会的な文脈に大きく依存する．興味の変化に対する主な影響の１つは，興味が家族中心であることの多い家族の場面から，新しい興味が支持される仲間集団へと移動することである．青年がデートをしたり車を運転したりといった新しい物事ができるようになるために，興味もまた変化する．青年の興味はまた，同一性のより大きな表現となる（Csikszentmihalyi & Rochberg-Halton, 1981）．人が楽しむことは，自分がどんな人間なのかということの一種の声明になる．

習慣化

青年期は，日常行動を調整する役割と習慣の転換の時期である．青年は自分が大人として持つことになる多くの役割を試みる．そのような役割の実験は青年のいくつかのニーズを満たす．それは青年が自分の同一性を強化し，地位と自立に対する欲求を満足させ，特定の役割に対する自分の能力を認識するうえで役立つ．

いくつかの役割は児童期から青年期へと継続されるものの，そうした役割の特性とそうした役割と結びついた期待は変化し始める．例えば，家族の文脈では，青年は自分がしなければならないことをすること

(例：自分の服を自分で買うこと，自分で食事を作ること）と家事に貢献すること（例：パートタイムの仕事を通して）に対してより大きな責任を担うようになる．様々な役割を試みる機会が増えるが，青年は大人の役割のいくつかがまだ自分には入手できないというフラストレーションを感じることがある（Hendry, 1983）．

青年にとって，仲間集団は家族外の世界に関する情報源であり，新しい考えや行動を試す場所である．友人の役割はますます重要になり，青年期に何度かの変化が起こるかもしれない．パートタイムとボランティアの仕事は多くの青年を仕事の世界に触れさせ，仕事を得たり維持したり，時間とお金の予定を立てたり，また，やり遂げたことに誇りを持ったりする技能を開発する機会を提供する．ボランティアの仕事はまた，将来の職業を探索する手段として役立つことがある．

青年期の変化する状況や仕事の世界に入るためには，新たな習慣が必要になる．青年期の習慣は，以前には家族の中や他の社会的な文脈によって外的に調整されていた日課的な行動の多くを引き継ぐ．青年期の習慣に対する大きな影響は，小学校から中学校や高校への移動である．クラス全員が1つの教室で毎日の一連の活動をすることはもはやなくなり，生徒たちは個々のスケジュールをもち，正しい時間に適切な場所に行くことに責任をもたなければならない．青年の多くの時間は自分の自由裁量になる．彼らは，学生役割や他の役割の日課を確立するために時間を使わなければならない．

遂行能力

青年期における遂行能力の変化の中心は身体的成長と変化である．青年はほとんど大人の背格好に達し，成人期を特徴づける身体的変化が始まる．青年期には，知的，認知的，感情的な能力が拡大し，世界の意識と理解をさらに深めることになる（Mitchell, 1975；Santrock, 1981）．青年はまた，コミュニケーションと交流の能力を拡大させる．

作業同一性と作業有能性

青年は自分を，自分自身の生活の著者であると本気で考え始め，また，現在の行動を将来の成果や可能性と結びつけ始める（Case-Smith & Shortridge, 1996）．自分の作業同一性と作業有能性をうまく作り上げたいという青年のニーズは，仕事を選んだり，パートナーを見つけたりするなどのいくつかの重要な作業選択で最高潮に達する．

初期の青年の同一性は楽しむことと強く結びついている．後に，青年は能力感と効力感をますます考慮するようになり，内在化した価値にしたがって作業を選択する．青年期後期までには，作業同一性はさらに洗練され，成人の生活に入るために必要な作業選択を中心に据えるようになる．それでもなお，この過程は非常に変わりやすく，人が異なればペースも異なるというように進行する（Ginzberg, 1971）．実際に，同一性と有能性は成長と経験に伴って絶えず発達し変化するために，作業選択の過程は連続的で，かつダイナミックになる．

成人期

成人期の境界はその人の仕事生活と密接に結びついている．成人期は典型的には，多少なりとも永続的になる常勤の仕事や他の生産的な作業に就くことで始まり，退職で終わる（Hasselkus, 1998）．成人期は人生で最も長い期間である．成人期を達成し維持する安定の時期，あるいは成熟の時期とする一般的な見方に反して，成人はかなりの変化も体験する．これらの変化のあるものは，その人が一連の段階，危機あるいは変遷を経るにつれて，例えば，結婚や離婚，家族をつくること，転職すること，成長した子どもに別れを告げることといった外から認識できるものである．他の変化は，その人が成人の生活での選択と自己評価を導く様々な意味，目標，目的を整理するといったような，内的なものである．

意　志

　経済的制約や親としての義務といった様々な要因が成人の意志決定に影響するが，大部分の人にとって，成人期は自分の生活を本当の意味で，自分で送り始める時である．成人期は，通常，自律して達成したり働いたりという欲求の高まりによってなし遂げられる．ほとんどの人には，これは効力感の高まりを伴う．

　成人初期は，一般に，その人が仕事上の能力を獲得し洗練する時期である．若い勤労者は，自分を効力性を学習し高める者と見る．成人中期までに，人は一般に自分の遂行が頂点に達することを認識する．効力感は仕事によって支配されることが多いものの，家族を養ったり家計を維持したりするといったその他の大人としての経験も，自分の有効性に関する強力な感情を喚起する領域である．両親は準備がほとんどないのに，例えば，新生児の面倒を見るといった挑戦や若者の反抗に立ち向かうといった大きな責任を担うという自分に気づくことが少なくない．同様に，家計を維持したり個人の財源を管理するといった大人としての責任は，ストレスや達成や失敗の原因になる可能性がある．

　成人期の間に，価値は通常は動機づける力として，また自己評価の源として，ますます重要になる．作業に関連する個人的な価値は，成人期を通して比較的安定したままである傾向にあるものの，一般的な転換が起こることも少なくない．成人初期の目標は，例えば，仕事で成功したり，満足できる生活費を稼ぐといった手段的価値と物質的価値に焦点が当てられる．中年の勤労者は人道的な関心や遺産というテーマ（例：将来に残すものは何かとか，子どもたちにどのように思い出してもらえるか）に焦点を当て始めることがある．この特定の価値の変化のパターンがすべての成人を特徴づけるわけではないものの，何らかの価値の転換は成人としての生活の経過の中にはあり得ることである．

　余暇と仕事に対する興味は比較的安定している．仕事は個人的な興味を導いたり開発したりする機会を具体化するがゆえに，成人の多くは仕事の世界に入る．しかし，成人が自分の仕事に興味を見出すことは普遍的な現象ではない．成人の多くは自分の余暇時間に対する興味を熱心かつ真剣に追求する．他の成人は，興味を仕事のために自分をリラックスさせたり再生させたりする手段として用いている．

習慣化

　成人期は，日常生活を構築し，社会的に規定され，個人的に選択され，同一性をもたらす様々な役割によって特徴づけられる．家族の役割は別にして，これらの役割のほとんどは地域場面で起こる（Hasselkus, 1998）．典型的な成人の役割転換には，パートナーや親であること，仕事役割の変化，そして，市民団体や社会的組織への参加や終了を含んでいる．

　成人の生活の1つの広範な特徴は仕事である．働くことは新しい行動を学ぶこと，新たな対人関係を築くこと，自分の使う時間を再配分すること，そして，頻繁に見られる新しい同一性を育むことなどを求める．仕事役割はまた，他の成人の役割，特に，友情と余暇の役割に影響を及ぼす．勤労者は，信頼と意思決定を仕事仲間と共有することが多く，同僚との強い友好関係を発達させることがある．

　ほとんどの成人は，自分の時間を仕事，家族，地域社会，余暇といった役割に分けなければならない．多くの成人が追求するその他の役割には，組織や社会の役割に参加すること，ボランティアをすること，宗教的組織へ参加することがある．これらのそれぞれの役割はエネルギーと時間の大きな投資を伴う可能性があるので，多くの人々は自分の時間の使い方には避けることができない葛藤を認識する．時間使用の葛藤の可能性にもかかわらず，役割の組み合わせを持つことは良好な状態を高めることになると思われる（Baruch, Barnett, & Rivers, 1980）．

　成人期の習慣は，様々な役割に対する効率的な時間配分と役割を必要とする作業形態に必然的にかかわる．一週間の日課を仕事，休憩，身辺処理，家族のための時間へと割り振ることは，ある程度までは社会の規範にかかっている（例：典型的には9時から5時

で，月曜から金曜までの仕事）．成人の習慣は，同じように他のやり方の文脈によっても影響を受ける．例えば，工場や病院の仕事はスケジュールをかなり厳しく守ることが求められるのに対し，農民や大学教授は仕事の季節変動に合わせて自分の日課を開発しなければならない．結婚，家の購入，子どもたちの誕生といったことはまた，家の維持と養育のための習慣を開発するように人々に求める．個人的ニーズと欲求をめぐって組織化された日課には以前から慣れているので，大人は一般に，自分の日課をより広い関心へと向けなければならないことに気づく．

遂行能力

成人期は能力の頂点と衰退の両者を示している．成人前期は依然として新しい能力を身につけているが，成人中期と後期はある程度の能力の衰えによって特徴づけられる（Bonder, 1994）．身体的変化は成人の作業遂行に影響を及ぼす．やがて，大人は，感覚と知覚のある程度の衰えとエネルギーと筋力の衰えを経験する．例えば，多くの人々が初めて眼鏡や遠近両用眼鏡を必要とするのは成人期である．他の人々は力を必要とするいくつかの活動を減らさなければならないことに気づく．

作業同一性と作業有能性

大人たちは自分が展開しつつある生活物語を評価したり再評価したりする（Handel, 1987；Kimmel, 1980）．ナラティブの再評価は，一般的には，有能性と達成に対する初期の関心から，価値と個人的満足感に対する後期の関心への転換を反映している．この転換は，中年の危機と呼ばれることもあり，自分の物語を作り直したり，仕事を変えたり，作業的生活様式に思い切った変化を引き起こしたりすることがある．大人たちが，たとえどんな人生の経過を選んだり，どんな生活上の出来事に取り組んだりしなければならないとしても，自分を知り，自分の生活の価値と意味を探索し，自分の生活上の状況と方向をコントロールするというナラティブの過程を続ける．一部の大人たちにとって，この闘いは高水準の健全な状態をもたらす．他の人々は，満足し意味がある人生の経過を見つけられず，代わりに，妥協，葛藤，破局という特徴を持つ生活を送っていくことになる．

成人後期

成人後期は，生物学的変化と社会的慣習の両者によって定義される．成人後期に入ったことを区分するのは退職と社会保険の適格性である（Bonder, 1994）．成人後期を暦年齢だけで定義するのは困難である．成人後期はむしろ，能力の衰え，個人的選択，そして社会的慣習によって決定されたものとしての生活様式の変化によって区分されると考えた方が有益である．

意　志

高齢者の意志は，生活様式の必要な変化に動機づけられ，また，変化への反応である多くの選択肢へと向けるように支援するために重要である．老年は一般に，能力の喪失を伴い，そして，能力を使う機会がなくなることは，高齢者に個人的原因帰属の低下を経験させることになる可能性がある．能力の喪失は自立と生活様式にとって重要な関係があるかもしれないので，ある高齢者には効力感を維持するためには特に工夫が必要になる一方で，別の高齢者には自分の能力に非現実的な見方を持たせてしまうかもしれない．

価値は，一般的に，何らかの転換を受け，高齢期の作業選択に幅広い影響を及ぼす．1つの見方は，高齢者は，野心的で，知的で，有能で，責任があるといった手段的価値から，達成感，自由，平等，快適さといった最終的価値へと転換するというものである．このパターンは多くの高齢者に当てはまるかもしれないが，いかなる価値の変化の性質も，方向も，過去と現在の生活状況に依存するというのが最も的確である．それでもなお，ほとんどの高齢者にとっては仕事と達成の重要性が薄れる一方，家族，地域社会，そして余

暇に関する価値がますます重要になる（Antonovsky & Sagy, 1990）．高齢者は，能力が衰えるにつれて，自分の基準を再定義し，価値を満足するように修正しなければならない．にもかかわらず，成人後期に士気を維持するためには価値の約束は重要である．

多くの高齢者にとって，老年期における義務からの相対的な解放は，以前よりも真剣に，あるいは十分に，多岐にわたる興味を追求する機会をもたらす．しかし，晩年の生活での能力と資源の制約は，人によっては興味の追求を妨げられる可能性がある．例えば，ある高齢者たちは，社交的で活発な作業への参加を好むものの，一人での受身的な作業を行っている（McGuire, 1980）．高齢者は，交通の手段，施設，お金，仲間などがないこと，けが，新しいことの学習，不承認などへの恐れ，そして，もはや満足感を感じられないことなどによって，自分の活動選択を制約する可能性がある（McAvoy, 1979；McGuire, 1983）．

習慣化

成人後期の役割変化は，不本意で不愉快であることが少なくない．例えば，高齢者は死によって配偶者や友人の役割を失うことがある．失われた役割の多くは容易に置き換えられるものではない．高齢者は喪失や消失した役割を置き換えることができず，退屈，孤立，うつを経験することがある．高齢者の多くは役割を提供してくれる家族，地域社会，施設に頼っている．例えば，Elliot and Barris (1987) は，より多くの活動の機会を提供した老人ホームでは，高齢者の役割同一化がより大きくなったことを見出した．

人によっては，収入のため，満足し，人の役に立ち尊厳を受けるため，あるいは自分の生活を組織化するうえで主な役割を持つためなどの理由で，通常の定年を越えても働き続けている（Sterns, Laier, & Dorsett, 1994）．そうしたことが起こると，生活の非常に多くのことが，仕事のための準備，参入，そして，昇進に対して調整されるがゆえに，また，仕事が多くの時間と活動を組織立てるがゆえに，退職の到達は遠のく可能性がある．したがって，仕事から退職への移行は，可能性と落とし穴の両方に満ちたものになる．退職はまったく個人的な過程である（Jonsson, Kielhofner, & Borell, 1997）．ある人にとっては，退職はつらい労働から逃れることや，家族とのかかわり，第2の仕事，趣味といった優先順位の高い作業に時間をつぎ込む機会を意味するかもしれない．別の人にとっては，退職は社会的接触の喪失，自尊心と意味の主たる源泉との別れを意味するであろう．いかなる意味が含まれようとも，退職は個人の作業的生活を再形成する重要な生活上の出来事である．

高齢者の生活では，家族の役割と家族関係は重要であり，劇的に変化することがある（Cutler-Lewis, 1989）．高齢者は成人になった子どもや孫と有意義な時間を過ごすことが多い．成人になった子どもとの関係は，愛情，贈り物，サービスという形の相互交換によって維持される重要な満足の源となる可能性がある．例えば，高齢者は子守，親友でもある相談相手，留守番，収入の提供者として振る舞うことがしばしばある．高齢者は体力が落ちたり，障害者となったり，あるいは慢性疾患になったりすると，成人になった子どもたちは年老いた両親の介護に対する責任を担うことになる．この役割交替は関係するすべての人々にとって複雑で困難を伴うことが少なくない．高齢者のもう1つの重要な役割は友人関係である．広い友人関係は必要ではないものの，多くの友人関係を持つ人は友人を死によって失うことに対してはそれほど脆弱ではなくなる．高齢期に配偶者を失うことは，生活をひどく混乱させることがある．人は，関係性の性質によって，友人，家庭維持者，経済的支援者，介護者を失うことがある．配偶者の喪失に伴って，他の役割変化が起こることがある．生き残った配偶者は，亡くなった配偶者がこれまで行ってきた多くのことを引き継がなければならなくなる．

高齢者は，安定した環境で，長期にわたって開発してきた習慣を持っていることが多い．根底をなす能力の変化と環境の変化は，これらの習慣を困難にする可能性がある．同時に，配偶者の喪失や退職といった状況の変化は，新たな習慣を獲得するように強いることが多い．さらに，能力が衰えるにつれて，習慣は機能

的遂行と生活の質を維持するために，ますます重要になる．

▶ 遂行能力

老化は遂行能力の自然な低下を伴い，能力に影響を及ぼす健康状態の頻発と結びついている（Kauffman, 1994；Riley, 1994）．しかし，高齢者が活動的なままであれば，能力の大きな喪失は避けられないものではなく，未然に対処できることもある．したがって，年齢に関連した変化はそれぞれの人に特有なものである．さらに，そのような減退の影響は，その人の習慣と環境を適応させることによって軽減されることがある．

▶ 作業同一性と作業有能性

加齢に伴い，その人の生活物語の構成と語りが重要さを増すように思われる．高齢者は，人生の終わりに近づくにつれて，自分が持っている時間を最大限に活用したいというニーズと自分が生きてきた人生に意味づけるというニーズの両者が重要になる（Ebersole & Hess, 1981；Hasselkus, 1998）．その人の生活物語がその文化の理想を果たしたかどうかという認識が，安楽と充実の源泉あるいは苦悩の源泉になる可能性がある（Luborsky, 1993）．

ほとんどの高齢者にとって，生活のナラティブの決まりきった事柄の中心は退職への移行であり，それは退職者にとって大きく異なる事柄を意味する可能性がある（Jonsson et al., 1997；Jonsson, Josephsson, & Kielhofner, 2000, 2001）．前章で検討したように，高齢者にとって肯定的な作業同一性と作業有能性に影響を及ぼしている大きな要因は，その人が従事する作業を持っているかどうかであるように思われる（Jonsson et al., 2001）．

結　論

本章では，作業的発達の経過を特徴づける主な変換とパターンのいくつかを明らかにした．発達の経過において，典型的あるいは通常的なことを描写しようとする際に，個人差は必然的に無視されてきた．しかし，個人差は，発達にとっては極めて重大である．実際にいかなる人でも，その人生の遍歴の最も注目に値する特徴は，他に類のない出来事，危機，個人的変化，挫折，その他の発達の素晴らしい描写や規範的な描写から逸脱している特徴なのである．さらに，これらの特有な出来事，苦闘，転換は，それぞれの人生に特別な方向，速度，意味を与え，その特定の生活を理解するうえでの鍵となるのである．

事例 学習と自省のために

プロのサッカー選手を引退したロバートさんは，サッカーの経歴に続いて約30年間，医薬品販売の仕事をしていました．彼は一人で生活をしており，地元の病院で外科の看護師として働いている成人になった子ども一人と，三人の孫がいます．彼は今では74歳になり，販売の仕事を退職していますが，孫娘のサッカーチームのコーチを楽しんでいます．ロバートさんは，50代半ばから，重度の関節リウマチ，痛風，腎臓病に悩まされています．最近，彼は腎臓移植を受けました．作業療法士のナターシャさんは，手術後のロバートさんを担当するように指名されました．手術後，ロバートさんは作業療法のしぐさをしているようにも見え，混乱しているようにも見え，帰宅を熱心に望んでいるようには思われません．彼は，サッカー関連の強い願望を持つ孫娘を手伝うことができず，また，家族がもはや彼を何の役にも立たないと見ているのかもしれないと心配しています．

復習問題

1. ロバートさんが回復することと，孫娘のサッカーチームに復帰することができるうえで，最も大きな障害となっていると思うことは何ですか．

2. MOHOの作業療法士として，あなたはMOHOのどの構成要素を使ってロバートさんとの治療関係を始めますか．理論的根拠を説明しなさい．
3. ロバートさんはどの変化の過程にありますか．あなたの答えの正しさを説明しなさい．

第10章の振り返りの質問

1. あなた，クライアント，あるいは，あなたが知っている人について，重要な作業的変化に着手することを意志がどのように可能にしたかという例を示しなさい．
2. クライアントの習慣化に焦点を当てて変化の過程を開始するには，どのような状況が役立つでしょうか．
3. 遂行能力の主観的要素が変化の過程になぜ重要なのかの理由を説明しなさい．
4. あなた自身か他の人の物理的，社会的，作業的環境の例を示しなさい．環境のこれらの要素が，重要な作業的変化の促進要因やバリアとしてどのように作用するのかを説明しなさい．
5. あなたの生活の中で，する必要がある重要な作業変化について考えてみなさい．あなたは変化の過程のどの段階にいると思いますか．あなたの答えを説明してください．

・宿 題・

1. あなたの人生で，重要な作業的変化に直面した時のことを説明しなさい．その変化の過程をやり遂げる中で，MOHOのどの側面が重要でしたか．あなたは変化の過程のどの段階にいますか．あなたの考えを詳細に説明しなさい．

🔑 キーとなる用語

増大的変化（incremental change）▶量，強さ，程度の変化のような段階的な変更．

達成（achievement）▶人々が何らかの新しい仕事，余暇活動，あるいは日常生活活動に完全に参加するのを可能にする十分な技能と習慣を持つ時の変化の段階．

探索（exploration）▶人々が新しい物事を試み，その結果，自分の能力，好み，価値について学ぶ最初の変化の段階．

転換的変化（transformational change）▶人がすでに確立している考え，感情，行為のパターンを，根本的に，あるいは，質的に変える時に生じる変化．

破滅的変化（catastrophic change）▶内的あるいは外的状況がその人の作業的生活状況を劇的に変え，根本的な再組織化を必要とする時に生じる変化の段階．

有能性（competency）▶人々が探索を通して発見した新たな行為の方法を固める時の変化段階．

文　献

Allport, G. (1961). *Pattern and growth in personality*. New York, NY: Holt, Rinehart & Winston.

Antonovsky, A., & Sagy, S. (1990). Confronting developmental tasks in the retirement transition. *Gerontologist, 30,* 362–368.

Baruch, G., Barnett, R., & Rivers, C. (1980, December 7). A new start for women at midlife. *New York Times Sunday Magazine,* pp. 196–200.

Bonder, B. R. (1994). Growing old in the United States. In B. R. Bonder & M. B. Wagner (Eds.), *Functional performance in older adults* (pp. 4–14). Philadelphia, PA: F. A. Davis.

Bundy, A. C. (1997). Play and playfulness: What to look for. In L. D. Parham & L. S. Fazio (Eds.), *Play in occupational therapy for children* (pp. 52–66). St. Louis, MO: Mosby.

Burke, J. P. (1977). A clinical perspective on motivation: Pawn versus origin. *American Journal of Occupational Therapy, 31,* 254–258.

Burke, J. P. (1993). Play: The life role of the infant and young child. In J. Case-Smith (Ed.), *Pediatric occupational therapy and early intervention* (pp. 198–224). Stoneham, MA: Andover Medical Publishers.

Burke, J. P., & Schaaf, R. C. (1997). Family narratives and play assessment. In L. D. Parham & L. S. Fazio (Eds.), *Play in occupational therapy for children* (pp. 67–84). St. Louis, MO: Mosby.

Case-Smith, J., & Shortridge, S. D. (1996). The developmental process: Prenatal to adolescence. In J. Case-Smith, A. S. Allen, & P. N. Pratt (Eds.), *Occupational therapy for children* (pp. 46–66). St. Louis, MO: Mosby.

Csikszentmihalyi, M., & Rochberg-Halton, E. (1981). *The meaning of things*. Cambridge, MA: Cambridge University Press.

Cutler-Lewis, S. (1989). *Elder care*. New York, NY: McGraw-Hill.

Ebersole, P., & Hess, P. (1981). *Toward healthy aging: Human needs and nursing response*. St. Louis, MO: C. V. Mosby.

Elliot, M. S., & Barris, R. (1987). Occupational role performance and life satisfaction in elderly persons. *Occupational Therapy Journal of Research, 7,* 215–224.

Ferland, F. (1997). *Play, children with physical disabilities and occupational therapy: The ludic model*. Ottawa, ON: University of Ottawa Press.

Fidler, G., & Fidler, J. (1983). Doing and becoming: The occupational therapy experience. In G. Kielhofner (Ed.), *Health through occupation: Theory and practice in occupational therapy*. Philadelphia, PA: F. A. Davis.

Florey, L. (1998). Psychosocial dysfunction in childhood and adolescence. In M. E. Neistadt & E. B. Crepeau (Eds.), *Occupational therapy* (pp. 622–635). Philadelphia, PA: Lippincott Williams & Wilkins.

Fuzhong, L., Eckstrom, E., Harmer, P., Fitzgerald, K., Voit, J., & Cameron, K. A. (2016). Exercise and fall prevention: Narrowing the research-to-practice gap and enhancing integration of clinical and community practice. *Journal of the American Geriatrics Society, 64*(2), 425–431.

Ginzberg, E. (1971). Toward a theory of occupational choice. In H. J. Peters & J. C. Hansen (Eds.), *Vocational guidance and career development* (2nd ed.). New York, NY: Macmillan.

Hammel, J. (1999). The Life Rope: A transactional approach to exploring worker and life role development. *Work: A Journal of Prevention, Assessment, and Rehabilitation, 12,* 47–60.

Handel, A. (1987). Personal theories about the life-span development of one's self in autobiographical self-presentations of adults. *Human Development, 30,* 83–98.

Hasselkus, B. R. (1998). Introduction to adult and older adult populations. In M. E. Neistadt & E. B. Crepeau (Eds.), *Occupational therapy* (pp. 651–659). Philadelphia, PA: Lippincott Williams & Wilkins.

Hendry, L. B. (1983). *Growing up and going out: Adolescents and leisure*. Aberdeen, Scotland: Aberdeen University Press.

Hinojosa, J., & Kramer, P. (1993). Developmental perspective: Fundamentals of developmental theory. In P. Kramer & J. Hinojosa (Eds.), *Pediatric occupational therapy* (pp. 3–8). Philadelphia, PA: Lippincott Williams & Wilkins.

Hurt, J. M. (1980). A play skills inventory: A competency monitoring tool for the 10-year-old. *American Journal of Occupational Therapy, 34,* 651–656.

Jonsson, H., Josephsson, S., & Kielhofner, G. (2000). Evolving narratives in the course of retirement: A longitudinal study. *American Journal of Occupational Therapy, 54,* 463–470.

Jonsson, H., Josephsson, S., & Kielhofner, G. (2001). Narratives and experience in an occupational transition: A longitudinal study of the retirement process. *American Journal of Occupational Therapy, 55,* 424–432.

Jonsson, H., Kielhofner, G., & Borell, L. (1997). Anticipating retirement: The formation of narratives concerning an occupational transition. *American Journal of Occupational Therapy, 51,* 49–56.

Kauffman, T. (1994). Mobility. In B. R. Bonder & M. B. Wagner (Eds.), *Functional performance in older adults* (pp. 42–61). Philadelphia, PA: F. A. Davis.

Kimmel, D. C. (1980). *Adulthood and aging* (2nd ed.). New York, NY: John Wiley & Sons.

Lindquist, J. E., Mack, W., & Parham, L. D. (1982). A synthesis of occupational behavior and sensory integration concepts in theory and practice, Part 1: Theoretical foundations. *American Journal of Occupational Therapy, 36,* 365–374.

Luborsky, M. (1993). The romance with personal meaning: Gerontology, cultural aspects of life themes. *The Gerontologist, 33,* 445–452.

Mailloux, Z., & Burke, J. P. (1997). Play and the sensory integrative approach. In L. D. Parham & L. S. Fazio (Eds.), *Play in occupational therapy for children* (pp. 112–125). St. Louis, MO: Mosby.

McAvoy, L. L. (1979). The leisure preferences, problems, and needs of the elderly. *Journal of Leisure Research, 11,* 40–47.

McGuire, F. (1980). The incongruence between actual and desired leisure involvement in advanced adulthood. *Active Adaptive Aging, 1,* 77–89.

McGuire, F. (1983). Constraints on leisure involvement in the later years. *Active Adaptive Aging, 3,* 17–24.

Mitchell, J. J. (1975). *The adolescent predicament*. Toronto, ON: Holt, Rinehart & Winston.

Nicholls, J. G. (1984). Achievement motivation: Conceptions of ability, subjective experience, task choice, and performance. *Psychological Review, 3,* 328–346.

Pierce, D. (1997). The power of object play for infants and toddlers at risk for developmental delays. In L. D. Parham & L. S. Fazio (Eds.), *Play in occupational therapy for children* (pp. 86–111). St. Louis, MO: Mosby.

Reilly, M. (1974). *Play as exploratory learning*. Beverly Hills, CA: SAGE.

Riley, K. P. (1994). Cognitive development. In B. R. Bonder & M. B. Wagner (Eds.), *Functional performance in older adults* (pp. 4–14). Philadelphia, PA: F. A. Davis.

Robinson, A. L. (1977). Play, the arena for acquisition of rules for competent behavior. *American Journal of Occupational Therapy, 31,* 248–253.

Santrock, J. W. (1981). *Adolescence: An introduction*. Dubuque, IA: Brown.

Sterns, H. L., Laier, M. P., & Dorsett, J. G. (1994). Work and retirement. In B. R. Bonder & M. B. Wagner (Eds.), *Functional performance in older adults* (pp. 148–164). Philadelphia, PA: F. A. Davis.

第Ⅱ部
人間作業モデルの適用：作業療法の過程と作業療法のリーズニング

第11章

作業療法のリーズニング：作業療法の計画，実施，成果の評価

Kirsty Forsyth
山田　孝・訳

期待される学習成果

本章を読み終えると，読者は以下のことができる．

1. 人間作業モデル（MOHO）がいかにクライアント中心であるかを理解すること．
2. 理論に駆り立てられた疑問をどのように生み出すのかを理解すること．
3. 標準化された評価を実施するためには，クライアントにどのようにアプローチするのかに気づくこと．
4. 作業処方を定義できること．
5. 目標を測定できる構成要素を述べることができること．
6. 介入のダイナミックスを理解できること．
7. 介入の成果を評価する方法を明らかにできること．

　第2章から第10章までは，人間作業モデル（MOHO）の理論を示してきた．本章では，MOHOがどのように実践に移されるのかということから始める．**作業療法のリーズニング**を検討するが，それは作業療法士が理論をどのように用いてクライアントを理解し，そして，クライアントへの作業療法計画を作り，実施し，追跡するのかということである．MOHOを用いる作業療法のリーズニングは，クライアント中心であり，理論に駆り立てられるものでなければならない．これらの2つのことを次に検討する（注：「クリニカルリーズニング」という用語は，作業療法士がクライアントの理解を作り出し，作業療法で決定する過程をさして用いられる（Mattingly, 1991；Mattingly & Fleming, 1993）．ここでは，「臨床的」という用語の医学モデルの響きを避けるために，また，提案されるリーズニングの過程がクライアントに焦点を当てた協業という特性を強調するために，「作業療法のリーズニング」という用語を用いる）．

MOHOでの作業療法のリーズニングにおけるクライアントの中心性

　MOHOは，以下の2つの重要なやり方で，本質的にはクライアント中心のモデルである．

- それぞれのクライアントの特徴を作業療法の目標と介入の正当性と特性を決める特有な人と見る．
- クフイアントが何を行い，考え，感じるのかを，変化の中心のメカニズム（機構）と見る．

　MOHOでの作業療法のリーズニングは，自分の価値，興味，能力と有効性の認識，役割，習慣，そして関連する環境の中での遂行の経験という点でクライアントを理解することに焦点を当てる．したがって，理論の概念は，クライアントの経験の詳細を知ることの重要性に注意を向ける．さらに，理論との結びつきの中でクライアントの特徴によって情報を与えられた概念の理解から介入の論理が発せられるため，クライアントの特有な特徴が常に介入の目標と戦略を決める．

　クライアントの作業従事（すなわち，クライアント

が行い，考え，感じること）は作業療法の中心的な力である．MOHO に基づく介入は，クライアントが望み，クライアントの状況が指し示す変化を達成するために，クライアントの行為，考え，感情を支援する．作業療法士はクライアントの選択，行為，経験を理解し，尊重し，支持しなければならない．作業療法士は，情報の入力と妥当化を求め，作業療法を計画し，実行し，評価することにクライアントと協業をして，クライアントとコミュニケーションを取らなければならない．

クライアントの中心性は，言語表現ができなかったり，協業によっても活動的にならなかったりするクライアントにまで広げる必要がある．作業療法士は，クライアントにとって何が問題なのか，クライアントが楽しむことは何なのか，そして，クライアントは自分の能力をどのように感じているのかといったクライアントの世界の見方を理解するために働かなければならない．作業療法士はまた，クライアントにケアを提供し，クライアントの擁護者として働く家族や他の人々とも協業することができる．

理論に駆り立てられた作業療法のリーズニング

MOHO を実践モデルとして用いる場合，その根底をなす理論の理解が必要である．作業療法士が実践で MOHO を用いるにつれて，時間とともに理論で考えるように学ぶことが展開されてくる．重要なことは，作業療法のリーズニングに引きつけられるということは，作業療法士のこの理論の理解を豊かにするということである．リーズニングは，理論とクライアントの状況との間を行き来することを必要とする．このように，理論が別のクライアントの状況にも当てはまることを認識するにつれて，理論の知識は成長する．例えば，それぞれのクライアントは，個人的原因帰属の特有な例を示している．多数のクライアントがどのように自分の能力と有効性を考え，理解し，感じるかを認識することによって，作業療法士の個人的原因帰属の理解は豊かになる．

作業療法士の MOHO の知識の増加には，実際にその意味が深まったという認識も含まれている．例えば，一般にどんな治療過程や治療戦略が特定のクライアントの問題に対して最も役立つのかを明らかにできるのは経験であろう．特に，一連の理論的概念を首尾一貫して持つことは，作業療法士がクライアントと作業療法の過程についてより系統的に考えることを可能にし，それによって，作業療法士が経験から学ぶことを強化する．

作業療法のリーズニングの過程

作業療法の過程には 7 つのステップがある（Forthyth, 2000a；図 11-1）．すなわち，理論に動かされた疑問の生成，標準化評価法の実施，作業処方，作業の変化を明らかにすること，測定可能な目標の開発，介入の実施，介入成果の測定である．重要なことは，これらのステップは連続するものではないということである．作業療法士は一般に，作業療法の経過にあたって，ステップの間を行き来する．それぞれのステップを以下に説明する．

▶ 標準化されていない評価法から情報を得るために理論に駆り立てられた疑問を作り出すこと

作業療法士は，自分のクライアントを知らなければならない．クライアントに関する疑問を尋ねる時にクライアントを知ることが促進される．MOHO の理論は，作業療法士に疑問を作り出させることになる．すなわち，クライアントを知った時に，理論の主な概念（意志，習慣化，遂行能力，技能，環境，作業同一性，作業有能性）は作業療法士を特定の事柄に関する関心へと正しく導く．図 11-2 に示すように，これらの概念はクライアントに関する幅広い疑問を提起する．これらの疑問は，異なる母集団に対して特に開発することができる．例えば，子どもたちに関する疑問（表 11-1）は以下のことを含む．

・家庭生活，学校，友だち，趣味，興味との関係の

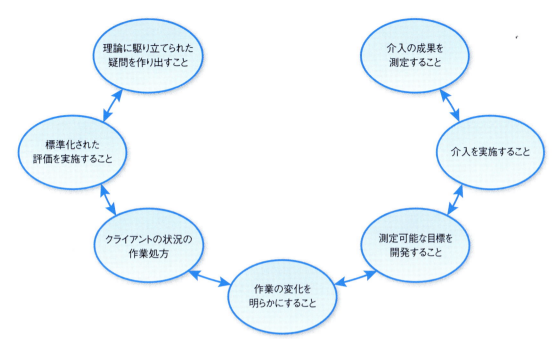

図11-1 作業療法のリーズニングの過程（Forthyth, 2000a, 許可を得て転載）

中で，この子の自分は誰だったのか，現在は誰なのか，将来はどのようになりたいと思っているのかという認識は何か．
- この子は，時間の経過の中で，満足できる作業参加のパターンをどの範囲まで維持してきたか．
- この子は，現在，自分の社会文化的文脈の一部であり，また，自分の健全な状態のために望まれたり必要であったりする仕事，遊び，ADLをやっているか．

特に高齢成人のために開発された疑問（表11-2）には，以下のものが含まれる．
- この高齢者は自分をどのように見ているのか．この人は自分を祖父母，母，ボランティア，教会の会員，活動をする人などと見ているのか．自分を社会や友人と家族に対して役に立っていないと見ているのか．彼らは自分を活発な生活にかかわることに失敗したと見ているのか．
- この人が誰なのかという家族の認識は何か．このことがその人の自分の見方にどのように影響しているのか．

本書の作業療法のリーズニング表（付録A）はまた，どんなクライアントにも尋ねることができる広範囲の疑問のリストである．このように，最初に作業療法士がMOHO理論をクライアントの疑問に変換する方法を学ぶ時，この表を資料として用いるように勧めたい．しかし，これらの疑問はあますところのないものなのではなく，それぞれのクライアントに合わせて仕立て上げる必要があることに注意することは重要である．

あなたが疑問を尋ねる時，より特定の疑問が創発するかもしれない．例えば，作業療法士は，この人は個人的な興味を明らかにできるのかと尋ねたとしよう．作業療法士は，自分のクライアントがどんな興味も明らかにできないことを知るかもしれない．この例では，クライアントがなぜ興味を明らかにできないのかを理解することが重要である．このように，以下の疑問は，クライアントによっては適切であろう．このクライアントは，興味を開発する機会がなかったのか．あるいは，このクライアントは，機能障害という妨害によって興味を失ってしまったのか．一方，もしクラ

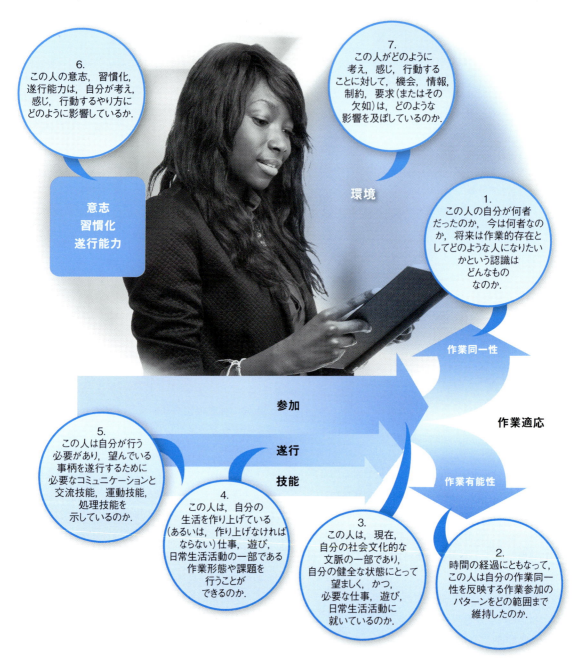

図11-2 理論に駆り立てられた疑問

イアントがいくつかの興味を明らかにしたなら，作業療法士はクライアントがこれらの興味に参加しているかどうか，もしそうならば，その興味にはどんな共通のテーマがあるのかを尋ねるかもしれない．一連の質問をどのように展開するかは，いつも前の疑問への答

えによって明らかになる．

疑問を作り出すアプローチは標準化されたものではない．このアプローチを用いる作業療法士は，情報を収集するために自然に生じる機会を利用する．そのアプローチは，非公式的および自然発生的な方向で役立

表 11-1 小児の実践のための理論に駆り立てられた疑問

MOHOの概念	対応する疑問
作業同一性	・家庭生活や学校, 友情, 趣味, 興味との関係で, この子は自分が過去に誰であり, 現在では誰であり, 将来はどうなりたいと思っているのか. ・家族はこの子が誰であって, 誰であり, どうなってほしいと思っているのか. このことがこの子の作業同一性にどのような影響を及ぼしているのか.
作業有能性	・この子はどの程度まで, 時間的に満足できる作業参加のパターンを続けているのか. ・この子は自分が学校で友人と, また, 地域社会で, する必要があることをすることができると思っているのか. ・この子の生活の中での大事な人々が, どの程度まで, この子との関係（例えば, 養育, 遊び友達）の中で彼らの作業同一性を反映する作業参加のパターンを時間的に続けているのか.
参加	・この子は, 現在, 自分の社会文化的な文脈の部分である仕事, 遊び, ADLに関与しているか, また, 自分の健全な状態のために望まれ, また必要な仕事, 遊び, ADLに関与しているか.
遂行	・この子は, 自分の生活を作り上げている, あるいは, 作り上げなければならない仕事, 遊び, ADL活動の一部である作業形態をすることができるか. ・この子は, 家族がこの子に仕事, 遊び, 日常生活活動（ADL）の一部としてするように期待している作業形態をすることができるか.
技能	・この子は, 自分がする必要があり, また, したいことを遂行するために必要なコミュニケーションと交流, 運動, 処理の各技能を示しているか.
環境	・家族は, その子の健康状態のためにどんな仕事, 遊び, ADLが望ましく, また, 必要であると考えているのか. ・家族は, その子が参加と発達のために必要な意志, 習慣化, そして, コミュニケーションと交流, 運動, 処理の諸技能を発達させることを支援しているか. ・この子がどのように考え, 感じ, 振る舞うのかに対して, 環境の機会, 情報, 制限, 要求（または, 要求の欠如）がどう影響しているのか. ・空間, 対象物, 作業形態や課題, 社会的集団によって提供される機会, 情報, 制限, 要求は, この子の技能, 遂行, 参加にどう影響しているのか.
意志	・この子は自分の個人的能力と効果をどのように見ているのか. ・この子は, どのような信念や義務感を持っているのか. この子は何が重要であると考えているか. ・この子の興味は何か. この子は何をすると楽しめるか.
習慣化	・この子はどんな日課を行い, また, この日課はこの子が行っていることにどのような影響を及ぼしているのか. ・この子が明らかにする役割は何か, また, その役割はこの子が日課として, していることにどのように影響するのか.

つ情報を得る機会を利用する. 作業療法士が観察したりクライアントと話したりするあらゆる機会は, 役立つ情報をもたらす可能性がある. 作業療法士がそうした機会を賢明に用いるならば, 豊かな情報を効率的かつ効果的に収集することができる. このアプローチを選択する理由と信頼性をどのように確実にするかは, 第12章で説明する.

事例 標準化されていない評価法に対するアプローチを描き出すこと

多発性硬化症の成人

サラさんは大学教育を受けた44歳の女性で, 最近, 多発性硬化症と診断されました. 彼女の作業療法士は, MOHOを次のように紹介しました.

表 11-2 高齢成人の実践のための理論に駆り立てられた疑問

MOHO の概念	対応する疑問
作業同一性	・この高齢者は，自分自身をどのように見ているのか．この高齢者は自分を祖母，母親，ボランティア，教会の会員，活動をする人と見ているか．その人は自分自身を社会や友人や家族に貢献していないと見ているか．生活が活発であるか，従事することに失敗したのか． ・家族はこの高齢者が誰だと考えているのか．このことがこの高齢者が自分自身を見ることにどのような影響を及ぼしているか．
作業有能性	・この高齢者は，時間とともに自分の責任を果たすことができたか． ・この高齢者は自分が必要とし，また，したいと望む作業をすることができると見ているのか． ・この高齢者は自分の作業的生活の中で有能感を持っていたのか．
参加	・この高齢者は，現在，自分が必要としていて，したいと望んでいる生産的活動，レジャー活動，身辺処理活動に日課として就いているか．
遂行	・この高齢者は，この人の生活を作り上げている身辺処理，生産性，余暇を行うことができるのか． ・この高齢者は，その人が満足している基準に沿って，ADL を行うことができるのか．
技能	・この高齢者は，自分が必要としていたり，したいと望んでいることを行うために必要なコミュニケーションと交流，運動，処理技能を示しているのか．
環境	・その人の家族は，この高齢者の健康状態にとって望ましいとか，必要であると考えている ADL は何なのか． ・その人の家族は，この高齢者が ADL を効果的に行うように支援しているのか． ・環境の機会，情報，制約，要求（または要求の欠如）は，この高齢者が自分自身と自分の能力をどう見ているのかということに影響を及ぼしているのか． ・空間，対象物，作業形態あるいは課題，社会的集団によって提供される機会，情報，制約，要求は，この高齢者が日常生活への参加にどのように影響を及ぼしているのか．
意志	・この高齢者は，自分の能力を適切に信頼しているのか． ・この高齢者が生活する上での一連の動機づけの原理はどんなものなのか．この人にとって重要なことは何なのか，そして，このことが日常生活活動に就くための選択にどのように影響を及ぼしているのか． ・この高齢者は，自分が楽しんだり，満足する活動をしているのか．
習慣化	・この高齢者の日課はどんなものなのか，また，その日課は自分が行うことにどのように影響しているのか． ・この高齢者は自分の日課をどのように感じているのか． ・この高齢者は，どのような責任感を抱いているのだろうか，また，そのことが日課にどのように影響しているのか．

　私は作業療法士として，多発性硬化症があなたにとって重要な事柄，例えば，あなたが働いたり，自分の体の手入れをしたり，余暇の活動をすることなどですが，それらに参加する能力にどのように影響を及ぼしているかということに関心を持って働いています．私は，あなたにとって何が重要なのか，そして，あなたが行う必要があることや行いたいことを行うあなたの能力に，病気がどのような影響を及ぼしているかを知りたいのです．私はまた，あなたの主な生活上の責任とあなたの日課を知りたいのです．
　あなたの日常生活でのどんな問題も最小限にす

るやり方と，あなたにとって意味のあるやり方で生活を最善に続けられるやり方を見つけ出すために，私たちは一緒に働きましょう．私たちは，あなたの環境を，また，あなたがする必要があることをもっとうまくできるように変えることができます．あなたが過ごしている典型的な1日を私に教えてくれませんか．朝起きてから夜寝るまでの時間をどのように過ごしていますか．

アルツハイマー病の成人

メリッサさんは65歳の女性で，アルツハイマー病により認知能力が制限されています．彼女の作業療法士は非常に短い説明をしました．

私の仕事は，あなたがいろいろなことをすることと，あなたにとって最も重要であって楽しいことをすることができるように手助けをすることです．

標準化された評価法を実施すること

作業療法士は，上に述べたような標準化されていないアプローチを越えて，標準化された評価を選ぶことができる．これは研究を通して開発され，検証された一連のプロトコールに従う評価法である．標準化された評価法はバイアスから守り，ただちに解釈可能な情報を提供する．標準化された評価法は，信頼性と妥当性が担保されている．後の章で検討するように，広範囲にわたるMOHOに基づく標準化された評価法が開発され，作業療法士が情報収集のために利用できるようになっている．標準化された評価法をどのように選択するかは第12章で説明する．MOHOの標準化された評価法は，作業療法士と協力して開発されてきた．続いて，実践の厳しい時間の枠という現実の中で評価を確実に行うためには，評価をどのように実施するかを組み立てるある程度の柔軟性が必要であり，そして，作業療法士は評価過程に自分の作業療法のスタイルを用いることができる．例えば，OCAIRS（Forsyth et al., 2005）は，質問をするために用いる構造がある．しかし作業療法士は，最初にどの質問をするかという質問の順番，どのように質問を表現するのか，そして，ある活動をしている間に公式的，あるいは非公式的に面接を実施すべきかどうかといった独自のスタイルを用いるように促されている．MOHOST（Parkinson, Forsyth, & Kielhofner, 2006）は，特にその実施にあたって可能な限り柔軟性を持つように開発されており，このことを促進するために，何種類かのデータ収集法がある．ひとたび標準化された評価法が実施されると，その人の作業の状況を理解するために豊かな情報が利用可能になる．

事例　作業に関する自己評価

作業に関する自己評価（Occupational Self-Assessment, OSA）（Baron, Kielhofner, Iyenger, Goldhammer, & Wolenski, 2006）を実施する時，作業療法士はクライアントに以下のように言うであろう．

「あなたが『作業に関する自己評価』と呼ばれる短い様式に記入してくれると，非常に助かります．それは10分から15分くらいでできます．あなたは毎日の生活で物事をどのように行うのかについて書いてある文章を読んで，そのことをどれくらいうまくできるのか，そして，それがあなたにとってどれくらい重要かをその様式にチェックしていただくものです．私はあなたにとって何が重要かを知りたいので，この様式に記入するようにお願いします．私はあなたが物事をうまくやっていると思うことや，何らかの問題だと感じていることを知りたいのです．あなたがこの部分を終えたなら，私たちは一緒に検討してみて，それから，あなたの生活で最も変えたいものはどれかを決めることになるでしょう」．

クライアントの状況の作業処方

作業療法士は，すべての種類のMOHOの評価法の情報を理解し，評価法の情報が自分に何を語るのかを

理解する必要がある．「作業処方」という用語は，Forsyth（2000b）によって作り出されたもので，作業療法士がクライアントにすべての評価法の情報をどのように用いるのか，そして，自分のクライアントの作業状況の特有な展望に関する一連の議論を作り出すためにそれをどう組み合わせるのかということを説明することである．作業処方は，可能な作業変化を明らかにし，測定可能な目標を開発するという次の段階へと導く．したがって，それは，作業療法の過程の重要な部分であり，また，作業処方を正しく得ること（すなわち，正確にクライアントの状況を理解すること）は重要なことである．こうした理由で，作業療法士は可能な限りクライアントにかかわらなければならない．一緒にすることで，作業療法士とクライアントは，最初には持っていなかったクライアントの状況に対する洞察を生み出すことができる．クライアントは，自分の体験を知っている．しかし，クライアントは，その体験に寄与するすべての要因の鮮明な像を必ずしも持っているわけではない．したがって，作業処方の目的は，望ましい作業的変化をなし遂げるやり方を作るための基礎を形成する新しい洞察を生み出すことである．作業処方は，表11-3（Forsyth, 2000b）に示す自省的な疑問を用いることで作り出すことができる．

> **事例　作業処方**
>
> 私は複雑な情報をどのように素早く言うことができるでしょうか．時間がないような状況では，作業療法士はしばしば，自分の作業処方を非常に簡潔な方法で共有する必要があります．作業処方は，作業療法士に複雑な情報を非常に素早く言うことをもたらす展開をしていく要約の文章を支援するでしょう．以下のうつ病で入院したジョンさんの例を見てみましょう．
>
> 　ジョンさんは55歳の男性で，過去には夫，父親，きょうだい，息子，勤労者，友人，ラグビーの選手などでした．彼はこれらの役割に価値を置いていますし，将来それらの役割に戻りたいと思っています．彼は，現在は病棟で，能力や限界の限られた認識しか持っておらず，そのために活動に就くための選択をほとんどすることがなく，さらにこのことが結果的には空虚で組み立てられていない日課をもたらすことになりました．ジョンさんは，自分の役割を再び得るという目標を設定するために作業療法士と一緒にやりたいと思っています．

作業の変化を明らかにすること

目標を設定する場合，作業処方を自省し，作業療法の間にどんな作業の変化が可能かどうかを明らかにすることがより直接的である．これは作業療法士に測定可能な目標の基礎を与え，作業療法士が作業に焦点を当てたやり方で考えることを確実にする．

以下に作業の変化の例を示す．

- 個人的原因帰属：その人の能力と限界の理解を強化する
- 価値：何が重要であるかを明らかにし，優先順位をつけるその人の能力を高める
- 興味：クライアントは，興味ある物事への参加を高める
- 習慣：役割に関連する責任を果たす中で，クライアントの効果を改善する日課の組織化を高める
- 役割：役割での成功と関連する責任の意識を改善する
- 技能：弱い技能を代償するために，適応技術の使用を学習する
- 社会的環境：クライアントのニーズと欲求についての家族の情報を高める
- 物理的環境：物事をする際に，動きまわるのを容易にするために物理的空間を変える

次のステップは，クライアントとともに，あるいはクライアントのために，測定できる目標を開発することである．

表 11-3 作業処方の質問

作業処方
どの評価を使いましたか
その人の同一性は何ですか 　その人はどのように自分を見ていますか 　作業療法士はどのように見ていますか
その人の有能性はどのようなものですか．すなわち，技能，活動への参加はどうですか 　その人はどのように見ていますか 　作業療法士はどのように見ていますか
その人が参加で困難なことは何ですか（地域，仕事や学校，自宅にわたって考えること） 　その人の見方は 　作業療法士の見方は
その人にとって肯定的な参加の問題は何でしょうか（地域，仕事や学校，自宅にわたって考える） 　その人の見方は 　作業療法士の見方は
その人が参加できなかったり，参加に課題を持っていたりするのはなぜでしょうか（影響している要因について考えましょう．すなわち，信頼，日課，責任，運動技能，社会的技能，構成的技能，物理的環境または社会的問題，あるいは，これらの組み合わせ）．
上の情報と同一性の3つの鍵となる問題を考えること
鍵となる領域Ⅰ 　参加の問題は何ですか 　この状況はなぜ起こりましたか
鍵となる領域Ⅱ 　参加の問題は何ですか 　この状況はなぜ起こるんですか
鍵となる領域Ⅲ 　参加の問題は何ですか 　このような状況はなぜ起こりましたか
要約：その人の名前，年齢，そして，上記の鍵となる問題を1つか2つの文章に要約する過去の役割を明らかにする．

Forsyth（2000b）から許可を得て転載

測定可能な目標を開発すること

　測定可能な目標は，介入が達成を目指す作業の変化の種類を示す．変化が求められるのは，クライアントの特徴と環境が作業の困難さの原因となっている時である．例えば，あるクライアントが効果なしと感じる場合，介入はクライアントがもっと効果的であると感じることができようにすることを求めることになろう．クライアントがあまりに少ない役割しかない場合，介入はクライアントが新しい役割を選択して行うことができように試みることであろう．または，環境がクライアントの遂行に否定的なやり方で影響している場合，作業療法はその環境を修正しようとするだろう．測定可能な目標を開発するためには，以下のような要因を含める必要がある．

・作業の変化：作業目標を達成したことを示すため

に，クライアントは何をするのだろうか
- 場面：クライアントがそれをする特定の場面（例：病棟やクライアントの家庭の環境で）
- 程度：クライアントがそれを行うであろう状況（例：自立して，身体的支援で，言葉の手がかりで，機器を用いて）
- 時間枠：クライアントがそれをすることができる範囲内の時間枠

これらすべての要因を持つ目標は，どのような介入が，クライアントが自分の目標を達成しているかどうかを決定する方法を達成したり提供したりすることを目指すかを明らかに示している．

> **事例　作業療法の目標を書くこと**
>
> 脳卒中の後，患者である70歳のベアトリスさんは，日常生活活動ができるかを気にしていると話しました．作業療法士は，ベアトリスさんの運動および処理技能を評価し，さらに非公式的観察から，ベアトリスさんの不正確な能力の認識によって彼女の能力内にある物事をするための選択を避けさせていると書きました．その結果，作業療法士は以下の目標を明らかにしました．
>
> 7日以内［時間枠］に，ベアトリスさんは病棟［場面］で，自分の能力と限界に沿って個人的活動と家事活動に従事する［作業の変化］ために自立して［程度］それらを選択するでしょう．

介入を実施すること

作業療法は基本的には，介入の成果を達成するために作業に従事するようにクライアントを促すことであり，意味のある作業にうまく従事できるということである．私たちの健康は，私たちが作業同一性と作業有能性の認識を持つように支援する毎日の物事を行うことによって回復される．人々は，ギターを弾くとか，コンピュータのキーボードでタイプするとか，車を運転するといったことによって，自分をギタリスト，タイピスト，ドライバーなどとして維持している行動の形を内面化する．私たちは，生まれながらの大工だったり，教師だったり，作業療法士であったり，ギタリストだったり，漁師であったり，著者であったり，ダンサーであったり，庭師であったり，詩人であったり，タイピストであったり，歌手であったりするわけではない．しかし，私たちは，そのように振る舞うことによってそれらになっていくのである．

介入の中で作業療法のリーズニングを適用することは難しい．というのは，私たちのクライアントがどのように作業に従事するかは，リアルタイムに，そして，行動の文脈の中で自発的に組織化されるためである．それは遂行を妨げている自分の技能に対する信頼の欠如からの不安，新しい意志の選択を妨げる古い習慣の力，あるいは，痛みと疲労にもかかわらず進み続けるための価値からの力であるかもしれない．したがって，私たちは，人の要素と環境の要素の間の同時的なダイナミックな交流についてのリーズニングを持たなければならない．作業療法のリーズニングは，その人の作業に従事する能力を改善する一連の状況を作り出すために，その人に対して，そして，その人と一緒に，その人の意志，習慣化，遂行，環境を変えることに焦点を当てる．例は，以下の事例により説明される．

> **事例　個人的原因帰属に焦点を当てた介入**
>
> ピーターさんは39歳で，10年前に関節リウマチと診断されました．現在の彼の個人的原因帰属は，彼の遂行能力の範囲内で物事をうまく行うことを選択することに対する不安と抵抗とによってチャレンジを受けていることは明らかです．ピーターさんの個人的原因帰属を改善するためには，彼が現在は避けている挑戦的な物事をうまく経験することが必要です．ピーターさんは，もっと挑戦的な活動を選ぶことが必要でしょうし，物事をするための能力とその有効性に関する考えと感情を再検討する必要があります．ピーターさんを支援するためには，作業療法士は環境の状況を

作り出し，彼がそれらをするように励まし，彼の試みのダイナミックスに注意を払い，そして，成功するよう支援し，彼の成功に対してフィードバックを提供することなどが必要です．この計画は，以下のように，ピーターさんに伝えられるでしょう．「ピーターさん，あなたと私は，あなたが物事をうまくできるだろうかということを頻繁に心配していると感じていることを話し合いましたね．これを克服する最善のやり方は，支援を受けてこれらのことをすることです．私はあなたと一緒にいて，うまくできるよう確認しましょう．あなたが不安だと感じたなら，私に言ってください．そうすれば，私たちはあなたが大丈夫だと感じることができるように，していることを調整しましょう．あなたが試してみた後に，私たちは座って，それをどのように行い，どのように感じたかを話し合うことができます」．

作業療法士は，介入の中で，以下の意志の循環を含めて彼の経験を構築することになろう．

- 選択：励ましと説得により，その人の能力の認識と対応していない活動を選択するようにピーターさんを励ますこと
- 経験：不安の徴候を示している時には，環境の調整をすることによって，活動するという経験の中で，ピーターさんを支援すること
- フィードバック：作業療法士と，行うことの成果を評価したり反省する機会を提供したりすることでフィードバックを提供すること．その人が遂行したことをどのように感じているかについて述べ，必要があれば，その人の遂行の認識に挑戦すること
- 予想：これは，より肯定的な光を当てて再び活動を行うことを予想してピーターさんを支援するために，話し合いへと導くであろう

この作業遂行の循環は，ピーターさんが活動をするために自発的な選択を自信を持って行うまで，繰り返された．

（上記のベアトリスと同様に）介入の中で標的とされた1つの作業に変化があるかもしれないし，あるいは，介入の中で標的とされたある範囲の変化があるかもしれない．したがって，介入に関連するもっと複雑な作業療法のリーズニングを説明する介入プログラムを用いることは，より適切かもしれない．下記は，介入に関連するより複雑な作業療法のリーズニングを概説する kforsyth @ qmu.ac.uk から入手できるプログラムの例である．それらは，子どもと家族，働いている成人，そして，高齢成人の領域を取り扱うものである．

子どもと家族への介入

サークルの協業（CIRCLE Collaboration）は，作業療法と教育現場の仲間たちの間の実践の学術的な提携である．（i）教師のための介入と（ii）作業療法士のための補完的な相互介入のためのマニュアル化した介入である．サークルの協業の主な目的は，教室での子どもたちの参加を支持するために，作業療法士と教師の間の協業的な働きを促進することである．

教師用のマニュアルには，(a)「立って，立って，行きなさい！そのニーズを満たす計画を立てること（0〜5歳）」，(b)「実践での教師のアイデア，包括的な学習と協業的な仕事：5〜11歳の子どもたち」，(c)「実践での教師のアイデア：包括的な学習と協業的な仕事：12〜18歳の子どもたち」の3つがある．これらが，リークルの評価とアチーブの評価に沿って用いられる．

a. *立って，立って，行きなさい！：そのニーズを満たす計画を立てること：0〜5歳の子どもたち*

「立って，立って，行きなさい！」のマニュアルは，学習上の問題を持つ可能性のある子どもたち（年齢0〜5歳）に対する最適な機会を作るためのアイデアの輪郭を描いている．資料は早期介入により子どもたちの参加の改善を目指している．実際的な備えをする「ニーズを満たす計画」のマニュアルは，ひとたびニーズ

が明らかにされたら，ニーズを満たすために実践で段階にそって適切な原則と戦略を示すこと，スタッフや介護者が両親と一緒にやるように支援すること，学校での参加の基礎を打ち立てるためのアイデアを共有すること，そして，いつも多様性を強調して促進することを目指している．MOHOは，それを導く構造として用いられる．

b. *実践での教師のアイデア，包括的な学習と協業的な仕事：5～11歳の子どもたち*

このマニュアルは教師に狙いを定め，5歳から11歳の範囲の特別支援教育のニーズを持つ生徒たちの参加と達成を改善するためのアドバイスと戦略に焦点を当てて，良好な実践へとまとめあげる．それらはMOHOに基づき，身体的および社会的な環境，組織化と日課，動機づけ，そして，技能に焦点を当てた理論に導かれた介入を組み立てる．このマニュアルは，教室での共通する「チャレンジの領域」にまたがる実践的な支援と戦略を含んでいる．それは作業療法士や他のサービスとの協業的な仕事のガイダンスも提供する．

c. *実践での教師のアイデア：包括的な学習と協業的な仕事：12～18歳の子どもたち*

このマニュアルは教師に狙いを定め，12歳から18歳の範囲の特別支援教育のニーズを持つ生徒たちの参加と達成を改善するためのアドバイスと戦略に焦点を当て，良好な実践をまとめあげる．それらはMOHOに基づき，身体的および社会的な環境，組織化と日課，動機づけ，そして，技能に焦点を当てた理論に導かれた介入を組み立てる．このマニュアルは，教室での共通する「チャレンジの領域」にまたがる実践的な支援と戦略を含んでいる．それは作業療法士や他のサービスとの協業的な仕事のガイダンスも提供する．

作業療法士のマニュアルについては後に述べる．

サークルの作業療法のマニュアル：作業療法

作業療法のマニュアルは，作業療法士がMOHOに基づく介入の間に用いる中心的な技術を説明するものである．このマニュアルは，作業療法士が教室と学校に参加している子どもたちを援助するために何をするかを（実際的な例を用いて）説明する．それぞれの技術を支える理論的な背景となる文献も含まれている．このマニュアルは，新人作業療法士や学生を指導したり，同僚を指導したりしている作業療法士が用いるように作られている．このマニュアルは，一緒に働いている時に教師が直接に用いることができる学校の中で，作業療法の技術がどのように適用されるのかを説明するために，日常的な用語を用いた短期介入を含んでいる．マニュアルはまた，介入がなされるのは教室の中でなのか外でなのか，1対1かグループか，その強さはどうか，退院する時はどうかなどの決定を含む，求められる介入のタイプを決定する時に作業療法士が考える問題を強調する協業的なコミュニケーションチャートも含んでいる．

働く年代の成人

◆ Wayfinder：複雑なニーズを持つ人々のためのリハビリテーション；作業療法士のための使用者用手引き

Wayfinderという新たな取り組みは，健康な状態で過ごし，意味がある毎日の活動に就く地域に住んでいる人々に力を与える方法を開発することに焦点を当てている．それは，その人が地域の中で意味がある生活を送れるようにその人々の環境を効果的に確実に支援することに焦点を当てている．このマニュアルは，施設でのケアから地域でのケアまでの複雑なリハビリテーション場面で働いている作業療法士のためのものである．それは，MOHOに基づいて，複雑なニーズを持つ人々の支援と介入の段階的なアプローチを定めている．それはリハビリテーションの各段階での介入の原則を説明しており，地域で人々をより効果的に支

援するために必要な適切な環境に対する洞察を提供している．

Activate（活性化）：職業リハビリテーションの介入マニュアル

職業リハビリテーションは，作業療法士がかなり長い間取り組んできた領域である．しかし，この介入を導き，人々を仕事へ戻すために MOHO に基づく原則を提供する介入マニュアルはこれまではなかった．このマニュアルは，生産的な仕事に参加するために人々を擁護し支援する作業療法士に，根拠に基づく一連の介入戦略を提供する．それは，それらの職業上の目標（仕事に入る，再び入る，戻る，留まるなど）を達成するために，人々を支援するために用いることができる介入を提供する．一連の介入は，意志，習慣化，技能，環境と関連づけて説明されている．

▶ 高齢成人

◆ MOHO ExpLOR（探索）介入マニュアル

複雑なニーズを持つ人々は，生育歴的に見て，自分のニーズに特に標的を当てた作業に焦点を当てた介入プログラムを受けてこなかった．MOHO ExpLOR 介入マニュアルは，その人の作業参加が非常に損なわれた時に，その人の環境の介入を構築するために作られたものである．MOHO ExpLOR マニュアルは，全体的な発達レベルの変化が，本来は探索的であると期待されている人々に，この段階の介入を支援するために作られた．MOHO ExpLOR 介入マニュアルは，毎日の活動への個人的な参加をよりよく支援するために，またクライアントの環境の中の人々を援助するために作業療法士を支援する．

Making It Clear マニュアル

作業療法に，より予防的なアプローチを行うという動きが見られている．これは，人々が具合が悪くなり，より多くの健康サービスの支援を必要とする前に，人々を地域で参加するように支援しようとすることであろう．このマニュアルは，地域で危険にさらされている高齢者を支援するために予防的作業療法アプローチを提供する．高齢者のレジリエンス（回復力）についての文献から，地域在住の高齢者の視点からレジリエンスをよりよく理解する必要があることが明らかになった．作業療法士は，ボランティアに介入をスーパーバイズする．このマニュアルは，高齢者のレジリエンスを改善するために，日常生活と地域で参加するために高齢者をどのように支援するかのガイダンスをボランティアに提供する．

▶ 介入の成果を評価する

最後の重要な段階は，作業療法の成果を決めることである．典型的には，成果は以下によって記録される．

- 測定可能な目標が達成された程度を検討すること（目標達成と呼ばれる）．
- 変化を測定するために標準化された評価法を再び実施すること．

これらの両者のアプローチとも，成果を記録するうえで価値がある．目標達成を検討することで成果を評価することは，作業療法のリーズニング過程が介入に対して良好な決定をもたらす範囲を反省するために役立つ．目標はクライアントとの協業で作り上げられるため，目標が達成された範囲を検討することは，クライアントの要求がどの程度達成されたかという決定をもたらすことになる．

構成的評価法は，変化についての役立つ測定を提供する．構成的評価法は，典型的には，作業療法の開始時と終了時に実施され，そして，クライアントの得点や測定の差がどれくらいあったのかを示すために用いられる．MOHO に基づく評価法は，その理論の1つ以上の概念（例：意志，技能，あるいは参加）を捕らえるように作られている．これらの概念が作業療法の標的となる場合には，これらの評価法を用いることが特に役立つ．このように，例えば，作業療法の目的が意志，技能または参加を改善することであれば，次に

改善があったかどうかを示すためにこれらの構成概念を測定できる評価法を用いる．構成的評価法を用いることはまた，作業療法士に，別のクライアントの変化と比較したり，用いられる別の戦略を比較したりすることになる．このように，それらは証拠に基づく作業療法に貢献できる．

> **事例** 標準化されていない評価法から情報を得るために理論に駆り立てられた疑問を作り出すこと
>
> ダン君は，精神障害を持つ若者のための長期治療施設のクライアントでした．ダン君は，うつ病と関連する学生の役割に困難さを経験してきました．彼はまた，物質濫用の既往歴がありました．ダン君は，ほとんどの時間に神経質で不安げに見えました．意志の概念は，作業療法士をダン君に関するいくつかの疑問へと自然に導きました．
>
> - ダン君の能力と制限についての考えと感情はどのようなものか，また，それらは彼の不安の様子を説明するのか．
> - ダン君は興味を持ち，興味を行っているか，また，行うことを楽しんでいるか．
> - ダン君の価値は何か，彼は自分が行っていることに価値を認識できるのか．
> - ダン君は自分が行うことをどのように決めているのか，そして，自分の個人的原因帰属，価値，興味はこれらの決定にどのような影響を及ぼしているのか．

標準化された評価法の実施：作業療法士は，AMPS評価（Fisher, 2003）を用いて，いくつかの状況でダン君を観察しました．作業療法士はまた，OCAIRS（Forsyth et al., 2005）を用いて，家で，学校で，そして，友人と生活上でした事柄について，ダン君と面接しました．最後に，ダン君は興味チェックリスト（Matsutsuyu, 1969）とOSA（Baron et al., 2006）などのいくつかの紙筆評価法により自分の興味と価値について作業療法士に話すことができました．

作業処方：MOHO理論の意志に導かれて，作業療法士はダン君の以下のような理解を形づくるために情報を用いることができました．ダン君は，16歳の少年で，息子，きょうだい，友人，学生です．うつが役割にうまく就く能力に影響を及ぼしていたために，彼は作業療法に処方されました．ダン君は自分の遂行に対する不安に支配されていました．ダン君は，いつも失敗を予想し，そのことを指摘する極度に批判的な親の存在により，自宅では不安でいっぱいでした．さらに，学校では難しい生徒という評判を得ていたので，そのような判断や態度をとる数人の教師がいました．ダン君は他人が自分を「悪者」と認識することを非常に嫌ったために，彼はそうした態度に非常にプレッシャーを感じていました．最後に，ダン君の仲間は彼を何か違うと見る傾向があり，自分たちがすることに彼を加えることはありませんでした．その結果，彼の個人的原因帰属は非有能感と非効力感に支配されていました．彼は，生活のほとんどの側面にごくわずかのコントロールしか感じていませんでした．彼は他の若者が楽しむほとんどの物事に対しても，また，少しは魅力を感じていることをする時でも，興味を示すことはありませんでした．ダン君は，遂行に対する不安が強いために，大部分の物事をすることを楽しんだり，満足したりすることはありませんでした．彼は仲間のまわりで遂行することを恐れていたので，一人で数少ない興味をしていました．彼は他の若者と同じことをすることを非常に大事にし，そうしたいと思っていましたし，他の若者と一緒にしたいとも思っていました．彼は自分がこれらの物事をする能力に欠けていると見ているために，自分を価値がない者とし，自分の遂行を非難するようなコメントをしばしば発しました．

作業的変化を明らかにすること：MOHO理論に従うと，意志は環境条件と組み合わされて，作業選択に影響を及ぼします．作業療法士は，ダン君

の意志と環境から発する選択については以下のような特徴を観察しました．彼は，首尾一貫して，新しいことは何でも避け，また，どんな遂行の要求に直面することも避けていました．自分で選択をする時には，いつも慣れ親しみ，安全で，一人ですることを選択していました．彼は仲間がまわりにいると極端に落ち着かなくなり，仲間が自分の遂行を判断できるような状況を避けるために多くの努力を払っていました．例えば，彼は時々，遂行に対する信頼の欠如を作業療法士には個人的に認めてはいたものの，しかし，仲間が参加している集団療法の場面では，自分がすることができるすべてのことを「馬鹿らしい」と主張し，そのように言うことで，仲間の前で遂行しなければならない状況を避けていました．

この情報の追加により，作業療法士は，対応する環境条件とともに，ダン君の意志がどのように否定的な状況を維持しているかを認めることができました．すなわち，彼の物事を行う選択は失敗と他人の判断を避けるように計画されているが，これらの選択はまた，新しい技能を学ぶことも，能力と有効性に関するより強力な認識を発達することもないことを確実にしていました．

ダン君を支援することになる作業変化は，以下のように明らかにされました．

- ダン君が価値を置く物事を行う選択ができるように，また，彼の遂行を改善できるように，ダン君の技能に対する信頼と有効性の認識を高めること．
- 一人でも，仲間と一緒でも，興味の範囲と物事を行うことを楽しむ能力を高めること．
- 彼が最も価値があるとしたことを行うことで，有能性とそれによって有効性の認識を得させること．

測定可能な目標を開発する：作業療法士はダン君が同意するかどうかを決めるために，ダン君の状況に関する自分の理解をダン君に披露しました．

これは，作業療法士がダン君を正確に理解していることを確認しただけでなく，彼に理解できる言葉で，作業療法士が用いる理論をダン君に知らせることにも役立ちました．ダン君は，作業療法士がいくつかの彼の関心事と解釈を提案し，つけ加えたことをしぶしぶと認めました．この話し合いは，作業療法士にダン君への一層の洞察をもたらしたので，ダン君には自分をもっと知る機会として役立ちました．両者がダン君の状況の共通理解に到達するにつれて，彼らは作業療法の目標のためのいくつかのアイデアを話し合いました．この話し合いは，作業療法士が彼の状況についてどう考えているかということをダン君に知らせることになりました．

ダン君の状況を理解するために理論を用いることと，作業療法士の作業処方をダン君と共有したことは，彼の介入のために互いに同意できる目標に到着するように支援しました．ダン君の意志に関連する長期目標は，以下のことを含んでいました．

- 12週以内に，ダン君は作業療法で1つの新しい興味（木工）に自立して就くことができ，それを楽しめるようになる．
- 12週以内に，ダン君は作業療法で木工をする際に，自発的に有能性について書くことができる．

介入：次に，作業療法士とダン君は，これらの目標をどのように達成するかを決めなければなりませんでした．MOHOの理論は，意志の変化が以下のような過程を求めていることを示しています．まず，ダン君の外的環境条件は，変化のために新しい意志の考え，感情，行動がダン君に創発をもたらす新たなダイナミックスを必要とすることです．第2に，作業療法士は，ダン君の意志が能力の認識，物事をすることの要求と楽しみ，そして，自分の肯定的な価値を中心に再組織化し始めることができるよう，十分にこの状況を繰り返

したがって，作業療法士は，ダン君がすぐに成功でき，そして，自分が価値を置く作品を選択するように助言し，励ますという治療戦略から始めました．ダン君は木工をすることに決めました．これは，道具の使用というダン君にとって重要なことを含んでいたからでした．彼にとっては道具を扱うことは有能性を象徴していました．さらに，それはダン君が有能性を明白に確認する作品を作り出すことをもたらしました．作業療法の間，作業療法士は彼がうまくできるように絶えずフィードバックをして，そして，ダン君が何を楽しみ，何をやり遂げ，また，何を学んだのかを明らかにしながら，それぞれのセッションを検討しました．彼らは，彼が問題解決や援助を求めることによって，うまく成果を達成することができたかどうかを検討し，一緒に確認することによって，生じた問題と挑戦に取り組みました．これは，ダン君が望んだことをやり遂げるために選んだり用いたりできるもう1つの方法が失敗するのではないかと見ることで，援助を求めることを再定義することを意味しました．ダン君への介入は，仲間が彼の遂行をどう考えるかを心配することがないように，個別場面から開始されました．仲間の前で新たに発見した有能性を示すために自分の能力に十分な能力と信頼を発達させた時に，彼は平行グループで物事をすることへと進んでいきました．

作業療法士のダン君の意志の理解はまた，作業療法士を彼の介入の詳細な点へと導きました．その作業療法士は，彼が活動をするのを嫌ったのは，それがあまりにも脅威であったからだということを知っていました．作業療法士は，ダン君が遂行の不安の徴候があるかどうかを慎重に観察し，単に活動を楽しむように一貫して彼を再適合させました．

成果または介入の評価：12週以内に，ダン君は目標を達成しました．作業療法士はOCAIRSを繰り返して実施し，ダン君の作業従事の改善を明らかにしました．ダン君の作業療法の終了計画を立て始めた時，作業療法士はまた，彼が作業療法で得た意志の変化を維持するために，彼に思考，感情，行為の新たなパターンを続けさせる首尾一貫した支援的な環境条件が必要であろうということを知っていました．したがって，作業療法士はダン君の両親と教師にいくつかの勧告をしました．その勧告はダン君の事例を管理し，ダン君と両親に家族療法を実施した心理士によって両親に披露されました．

批判的な自省

- あなたは自分のダン君の見方を彼にどのように披露しますか，あなたは彼にどのようにアプローチしますか，あなたはどんな言葉を使いますか，そして，あなたはどのように彼の疑問を取り扱いますか．
- あなたは，ダン君のような人が不安になっている活動をするのを支援するアプローチをどのようにやりますか．あなたはこの選択をするために彼を支援することをどのように語りますか．
- あるクライアントが価値ある活動をしている時に不安になっている場合に，どのように扱いますか．あなたは，続けるように，そして，より穏やかに感じるように支援するために何をし，そのことをどのように語りますか．
- あなたは毎回のセッションの後にダン君にどのようなことをフィードバックしますか．あなたはダン君の否定的な見方にどのように挑戦すると語りますか．
- あなたは最終報告書にダン君への介入をどのように記録しますか．

第11章の振り返りの質問

1. 作業療法のリーズニングとは何ですか.そして,なぜそれは臨床的リーズニングと呼ばれていないのでしょうか.
2. 作業療法のリーズニングはどのようにクライアント中心なのでしょうか.
3. あなたはMOHOの理論のそれぞれの主要な要因に対する理論に駆り立てられた疑問を明らかにすることができますか.
4. あなたは,OSAの評価法の紹介をどのように話しますか.
5. 作業処方とは何ですか.
6. あなたは4つの作業の変化を明らかにできますか.
7. 測定可能な目標の要素は何ですか.
8. 介入の成果を評価する2つの方法を説明しなさい.

・宿 題・

1. MOHOを用いる作業療法を受けた人を考えてみてください.
   - その人の状況の理解を打ち立てることを援助するために,どのような質問がなされますか.
   - 使われた標準化された評価法はありますか.
   - 明らかにされた作業に焦点を当てた変化はどんなものでしたか.
   - 目標は測定可能に構成されていましたか.
   - あなたは人間の要素,つまり意志,習慣化,遂行と,環境が,作業に従事するためのその人の能力を改善する一連の状況を作り出すために,どのように変わったかを明らかにできますか.

・啓蒙的な臨床情報・

2. 作業療法のリーズニングは以下のものからなる.
   - 標準化されていない評価法から情報を得るために,理論に駆り立てられた疑問を作り出すこと
   - 標準化された評価法を実施すること
   - クライアントの状況の作業処方
   - 作業の変化を明らかにすること
   - 測定できる目標を開発すること
   - 介入を実施すること
   - 介入の成果を評価すること
3. 作業処方:「作業処方」という用語は,Forsyth(2000b)によって作り出されたもので,作業療法士がクライアントにすべての評価情報をどのように持ち込み,自分のクライアントの作業状況の特有な展望についての一連の議論を作り出すためにどのようにそれらを組み合わせるのかを説明する.
4. 測定可能な目標は以下のものからなる.
   - 作業の変化:クライアントは作業目標が達成されたことを示すために何をするのか.
   - 場面:クライアントはそれをどこでするかという特定の場面(例:病棟の中で,クライアント

の家庭環境の中で).

・程度：クライアントがそれをする状況（例：自立して，身体的支援で，言葉の手がかりで，機器を用いて).

・時間枠：クライアントがそれをすることができる時間の枠.

5. 介入の実施は，その人の要因と環境の要因との間のダイナミックな交流についての同時的リーズニングに詳細な焦点を当てることを求める.

6. 介入の成果の評価は，以下によって達成される.

・測定できる目標が達成された範囲を検討すること（目標達成と呼ばれる).

・変化を測定するために標準化された評価法を再度実施する.

🔑 キーとなる用語

作業処方（occupational formulation） ▶ Forsyth（2000b）によって作り出されたもので，作業療法士がクライアントにすべての評価の情報をどのように持ち込み，自分のクライアントの作業状況の特有な展望についての一連の議論を作り出すためにどのようにそれらを組み合わせるのかを説明すること.

作業療法のリーズニング（therapeutic reasoning） ▶ 作業療法士が理論をどのように用いてクライアントを理解し，そして，クライアントへの作業療法計画を作り，実施し，追跡するのかということ.

文 献

Baron, K., Kielhofner, G., Iyenger, A., Goldhammer, V., & Wolenski, J. (2006). *The Occupational Self-Assessment (OSA)* [Version 2.2]. Chicago: Model of Human Occupation Clearinghouse, Department of Occupational Therapy, College of Applied Health Sciences, University of Illinois.

Fisher, A. G. (2003). *Assessment of Motor and Process Skills (AMPS)* (5th ed.). Ft. Collins, CO: Three Star.

Forsyth, K. (2000a). *Therapeutic reasoning process.* Dunblane, Scotland: Scottish Centre of Outcomes Research & Education.

Forsyth, K. (2000b). *Occupational formulation.* Dunblane, Scotland: Scottish Centre of Outcomes Research & Education.

Forsyth, K., Deshpande, S., Kielhofner, G., Henriksson, C., Haglund, L., Olson, L., et al. (2005). *The occupational circumstances assessment interview and rating scale* [Version 4.0]. Chicago: Model of Human Occupation Clearinghouse, Department of Occupational Therapy, College of Applied Health Sciences, University of Illinois.

Matsutsuyu, J. (1969). Interest checklist. *American Journal of Occupational Therapy, 23,* 323–328.

Mattingly, C. (1991). The narrative nature of clinical reasoning. *American Journal of Occupational Therapy, 45,* 998–1005.

Mattingly, C., & Fleming, M. (1993). *Clinical reasoning: Forms of inquiry in a therapeutic practice.* Philadelphia, PA: F. A. Davis.

Parkinson, S., Forsyth, K., & Kielhofner, G. (2006). *The model of human occupation screening tool* [Version 2.0]. Chicago: MOHO Clearinghouse, University of Illinois.

第12章

評価：情報収集の標準化された方法と標準化されていない方法の選択と利用

Kirsty Forsyth
山田　孝・訳

期待される学習成果

本章を読み終えると，読者は以下のことができる．
1. 標準化されていない評価法をいつ，どのように用いるのかを理解すること．
2. 標準化されていない評価法が確実に信頼できるためにどんなことを考慮するかを理解すること．
3. 標準化された評価法をいつ，どのように用いるのかを理解すること．

第11章で書いたように，作業療法士はクライアントの状況を理解するために情報を収集する．クライアントとその作業ニーズを理解するために効果的な評価法は極めて重要である．さらに，評価法は作業療法の目標と戦略に関する効果的な決定をするために不可欠である．Trombly（1993）は「私たちは，倫理的には，測定しないものを治療することはできない（p.256）」と述べている．本章では，標準化されていない評価法と標準化された評価法の両者を選択することを検討する．

妥当性があり，標準化され，半構成的な人間作業モデル（MOHO）の評価法のほとんどは，イリノイ大学シカゴ校（UIC）の人間作業モデル情報センター（http://www.cade.uic.edu/moho/）を介して入手できる．その他の評価法は本章で引用されている文献を介して見ることができる．ある評価法において適切な情報を求めることができないことは，私たちのクライアントに乏しい成果をもたらすことになるために，作業療法実践では重大な問題である．以下のヘンリエッタさんの事例は，彼女に対する乏しい成果を描き出しており，評価法でどんな情報が収集できれば，もっと肯定的で違った成果を導くことができるかを明らかにするものである．

MOHOの問題解決者：骨折の高齢者

ヘンリエッタさんは75歳で，関節炎を持っています．彼女は作業療法に処方されました．処方箋には，ヘンリエッタさんは大腿骨頸部骨折で最近入院してきたと書かれていました．最初に会った時，ヘンリエッタさんは作業療法に親しんでいることを示しました．数カ月前，彼女は軽度の脳卒中で入院し，初めて作業療法を受けたのでした．ヘンリエッタさんは，作業療法士が自分に「風呂に入ったり出たりすること」や身体的に困難なことについて質問し，次に彼女に入浴ボードと入浴シートを勧めてくれたことを覚えています．ヘンリエッタさんは，「最初は自分がもう一度入浴できるということで非常に興奮しました」と思い出しました．それからヘンリエッタさんは作業療法室に行き，作業療法士が入浴ボードとシートをどのように使うのかを示してくれました．次に，作業療法士はヘンリエッタさんに浴槽に出入りするためにその道具を使ってみるように求めました．ヘンリエッタさんは，「私はこの状況をうまくやり遂げました」と覚えており，二度

とその作業療法士に会うことはありませんでした．実際，その作業療法士はヘンリエッタさんの記録に，「彼女は入浴ボードとシートを使って浴槽に移動できた」と書いていました．ヘンリエッタさんが退院した後で，別の地域作業療法士が入浴ボードとシートを設置するために一度だけ彼女の家を訪問しました．今は入浴用の道具がどこにあるのかと尋ねられると，ヘンリエッタさんは「ベッドの下です．……私はそれを二度と使うことはありませんでした」と答えました．

なぜ骨折が起きたのでしょうか．ヘンリエッタさんは入浴用の道具を使う代わりに，浴室の流しで体を洗っていました．以下は，ヘンリエッタさんがなぜ入浴用の道具を使うのをあきらめ，流しで洗い始めたかの理由です．第1に，ヘンリエッタさんの自宅の浴室は病院のよりもかなり小さいものでした．その結果，彼女は歩行器を用いながら姿勢を取るのが困難でした．第2に，彼女は手の届く範囲に入浴に必要なものをすべて集めておくことができず，それが彼女を欲求不満にしました．第3に，ヘンリエッタさんはいつもの習慣である朝に入浴しようとしました．しかし，それは痛み止めの薬の効果が出る前だったので，彼女は痛みの中にありました．第4に，ヘンリエッタさんは病院で練習したようなお湯と湯気で満たされた浴槽での入浴に非常に不安だったことがわかりました．これらの要因にもかかわらず，入浴がヘンリエッタさんにとっては非常に重要だったために，彼女は入浴を続けることを選びました．彼女は入浴を続けるうちに，入浴ボードとシートをどのように使うのかという作業療法士の指示を部分的に忘れてしまったことに気づきました．その結果，彼女は浴槽の中で少ししか体を動かすことができませんでした．彼女は何度か試みましたが，皮膚が痛くなり，うまくできないと決めて，あきらめてしまいました．ヘンリエッタさんはこの否定的な体験に非常に欲求不満になり，入浴の道具を用いる自分の能力に自信が持てなくなり，二度とその道具を使って入浴しないと決心しました．それで，彼女は隣の人に，入浴道具を取り外してくれるように頼みました．それから，それを永久にベッドの下にしまい込んでしまいました．この後で，ヘンリエッタさんは自分ができた最善の方法で入浴することを選択しました．つまり，浴室の流しで体を洗うことでした．しかし，この入浴法は彼女の持久力には過度の負担となりました．疲労困憊になったヘンリエッタさんが滑って大腿骨頸部骨折をしたのは，朝の浴室での洗体の時でした．

乏しい成果：明らかに意図されたことではなかったものの，ヘンリエッタさんの転倒と骨折は，二人の作業療法士の情報収集の失敗によるものでした．

MOHOのアプローチはどのように役立つのでしょうか．この作業療法士たちは，ヘンリエッタさんについて自分たちが集めたよりも多くの情報を必要としたのでした．彼らは，自分たちが収集したことに加えて以下のことを認識する必要がありました．

- 新しい道具（対象物）が他の対象物（例：歩行器，石鹸，シャンプー，タオル，バスローブ）とともにヘンリエッタさんの浴室の物理的空間内に置かれると，浴室全体の空間と対象物は全体として彼女の遂行にどのような影響を及ぼしたでしょうか．
- ヘンリエッタさんの入浴の習慣はどのようなものでしたか．この習慣がうまく入浴することにどのような影響を及ぼしたのでしょうか．
- ヘンリエッタさんは，自宅での最初の入浴をどのように経験したのでしょうか．
- 彼女は道具を引き続き用いるために適切な有効性を感じたのでしょうか．

これらの質問に答えるために適切な情報を収集することは，以下の事柄の有用性を示していると言えるでしょう．

- 限られた操作上の空間に対処するために問題解決をする．
- 入浴に関する対象物を入浴用のシートから届く範囲に運んで並べて見ることで，ヘンリエッタさんを支援する．
- 彼女がより痛みを感じない午後または夕方に入浴できるように，毎日の習慣を変える．
- 適応機器の使用の一層の訓練と実行を実際の生活状況の中で提供する．
- 彼女の不安を軽減するために，言語的な励ましと再保証を与える．

ヘンリエッタさんがこれらの介入でも入浴ができなかった時には，作業療法士は洗体のための別の安全な方法を打ち立てるために彼女に働きかけることができます．適切な情報収集をするための追加の時間と費用は，股関節骨折のためのヘンリエッタさんの入院経費よりも確実に大幅に少なかったでしょう．この事例が示すように，適切な情報収集をするための時間を取ることは，非常に対費用効果があるといえるでしょう．適切な情報収集をすることに失敗すれば，人的・経済的な費用が高くつくといえるでしょう．

標準化されていない評価法を，いつ，どのように使うかを決めること

作業療法士が可能な限り効率的に情報を収集することは重要なことである．しかし，どんな情報を収集するのか，また，どのように収集するのかに関する健全な決定も重要である．作業療法士は，クライアントをできる限り知るというニーズを持ちながら，実際的制約（例：時間）という制限との間のバランスを常にとらなければならない．情報収集に関する決定は，3つの相互に織り込まれた問題点に焦点を当てている（すなわち，最も重要な情報を得ること，情報が完全であり正確であることを保証すること，情報を収集する最善の手段を選択すること）．自分が最も重要な情報を収集するのを確実にする最善の方法は，評価によって答えられる明確な疑問を作り出すことである．第11章では，MOHO理論を用いて疑問を作り出すというこの過程を述べてきた．これらの疑問を作り出すことは，情報収集のための必要なステップである．MOHOの理論では，包括的な評価とは，作業療法士が少なくともクライアントの作業への従事と意志，習慣化，遂行能力，環境に関する疑問を提起して答えを求めることを意味する．作業療法士が提起する疑問は，クライアントの状況を適切に理解することを生み出すために収集される必要がある情報の種類を示すであろう．情報が完全であり，正確であると確実にすることは，作業療法士にある範囲の資料から情報を確保するように求める．情報収集の最善の手段の選択は，作業療法士が答えたい疑問によって，また，情報収集のどんな手段がクライアントに最も効果的に情報収集に就かせるのかという考慮点によって導かれなければならない．第11章で述べたように，作業療法士は，評価の標準化されていない方法と標準化された方法の両者を利用する．両者は以下の点を考慮している．

作業療法士は，情報を収集するために標準化されていないアプローチを用いることができる．**標準化されていないアプローチ**は非公式的な評価の方法であり，例えば，作業療法を始めながらクライアントと話をすること，教室を訪問した時に生徒の遂行を観察すること，負傷した職場に関するクライアントのコメントを傾聴すること，そして，前回の作業療法以後に起こったことに関するクライアントのナラティブを傾聴することなどである．MOHOの理論からは，包括的な評価法とは，作業療法士がクライアントの作業への従事と意志，習慣化，遂行能力，環境に関する疑問を少なくとも提起して答えを求めることを意味する．作業療法士が提起する疑問は，クライアントの状況を適切に理解することを生み出すために収集される必要がある情報の種類を示すであろう．

情報収集の標準化されていないアプローチは，役立つ情報を得るための予想外の機会を利用するため，標準化されたアプローチの補助として役立つ．標準化されていないアプローチは，ときには作業療法士が利用できる唯一の選択肢である．前述したように，情報収

集のための標準化されていないアプローチは，クライアントを知るために生じる自然の状況を利用する．以下は，作業療法士が標準化されていない方法を利用すると決めるいくつかの共通する状況である．

- ある人が答えたい疑問に対して，または，ある人が担当するクライアントの能力に対して，入手できる適切な標準化された評価法がない．
- クライアントが，標準化された評価法に不安であり，完了できない．
- 作業療法士は，標準化された評価法で収集された情報を増やしたいと思っている．
- 役立つ情報を得る予想外の機会が起こる．

情報収集の非構成的方法は，ある人が応えたいと望んでいる疑問を明らかにすることに特に依存している．そうした疑問に導かれた時，作業療法士は情報を見つけ出す機会をもっと警戒せずに求めることができる．例えば，もし作業療法士がクライアントの意志に関する疑問を生み出したら，次に，作業療法士はクライアントとの非公式的な会話から，これらの特定の疑問に答えるように尋ねることができる．一方，もし作業療法士がクライアントに関する疑問を意識的に作り出さなかったら，クライアントに関する重要な事柄を知る機会は失われがちになるであろう．理論に基づく疑問を作り出すことは，標準化されていない情報収集を組織的でコントロールされたやり方で行う重要なステップなのである．

▶ 標準化されていない評価法を用いる際の信頼性を確実にすること

情報を収集するために標準化されていない方法を用いる時に，作業療法士は収集された情報が確実に正確であり，信頼できるようにしなければならない（Denzin & Lincoln, 1994；Hagner & Helm, 1994；Hammersly, 1992；Krefting, 1989；Miles & Huberman, 1994；Wolcott, 1990）．標準化されていない評価法によって収集された情報の信頼性を確実にするためには，3つの重要な戦略がある．

- 文脈を評価すること
- 三角測量
- 妥当性のチェック

◆文脈を評価すること

状況は，収集される情報に対して重要な影響を及ぼす．例えば，何らかの問題と戦っているクライアントが，作業療法士に将来への大きな不安を突然に打ち明けた場合である．そのことは，作業療法士にとっては以前に公式的面接で収集した情報よりも，非常に正直で，また役立つ情報になるであろう．一方で，状況は情報を信頼できなくすることもある．例えば，あるクライアントがグループの中で自分の遂行能力について語っている場合，作業療法士はその語りが誇張されているのではないかと疑う理由がある場合である．状況は，情報をどれくらい信用できるのかを作業療法士に語ることが多い．

◆三角測量

三角測量とは，その情報をもう1つの情報源と比較することで，正確さを確実にすることを支援する方法である（Denzin & Lincoln, 1994）．これは，例えば，クライアントが「自分ができる」と言ったことと，遂行の観察や配偶者や養育者がその人ができると語るかどうかとを比べることである．

◆妥当性のチェック

標準化されていない方法を用いる場合，作業療法士は情報の意味に関する自分の解釈が妥当であることを確実にするために用心深くなければならない．第1に，作業療法士は，早い段階の情報から得た全体像とその解釈が論理的に対応するかどうかを自問すべきである．そうだとすれば，その人はその解釈をする強力な根拠を持つことになる．作業療法士は，その解釈が情報収集を導いた理論が提供する事例や別の考察と対応するかどうかも自問するであろう．自分の解釈の妥当性をチェックするもう1つの重要な方法は，以前に収集した情報の意味の解釈を支持したり，拒否したりする情報を収集し続けることである．最後に重要なことは，解釈が妥当かどうかをクライアントに尋ねるこ

とによって，情報の解釈をチェックできるし，そうすべきである．例えば，ある課題を実施している状況にいるクライアントの行動を観察して，そのクライアントが不安になっていることがわかれば，作業療法士はこの情報をそのクライアントの特定の課題での有効感が欠如していると解釈するであろう．作業療法士は，この情報をそのクライアントに披露して，同意するかどうかを尋ねることで，解釈の妥当性をチェックできる．

どの標準化された評価法を選ぶかを決めること

本書の別の数章では，MOHOで用いるために開発された**標準化された評価法**を示している．これらの評価法は，関連する健全で完全な情報を収集する最善の可能な手段を作業療法士に提供するために作られた．表12-1は，これらの評価法とそれらが情報として提供するMOHOの概念を示している．これらの評価法のそれぞれは，開発の年月を反映しており，評価法は信頼性と実践的価値を高めるために広い範囲にわたって研究され，洗練されてきた．これらの評価法は，つけ終わるまでに数分から1時間以上かかるものまである．各評価法の時間と努力の量は，一般に，収集する情報の量に比例している．このように，ある特定のクライアントに対して用いるためにこれらの評価法を選択する際に，作業療法士は必要とされる情報の種類と深さ，そして，評価法に利用できる時間を注意深く考える必要があろう．以下は，標準化された評価法の選択を導くことを支援する一連の疑問とその答えを示す．それらは，年齢，クライアントの能力，つけ終わるまでの時間，クライアントの中心性，MOHO以外の評価法を取り入れること，診断名を考慮すること，文化を考えること，そして，どの評価法を選択するかという選択の戦略に関することが含まれている．

MOHOの評価法の年齢範囲

表12-1は，それらの評価法が用いられる年齢層も示している．それぞれの評価法の適切な年齢に関する特定の情報は，通常，その評価法のマニュアルや教科書に示されている．最後に，年齢という点でのその評価法の適切な利用は，作業療法士の判断にかかっている．例えば，抽象的思考と自省をより必要とするある評価法が適切かどうかは，暦年齢やクライアントの知的発達と個人的な成熟によるであろう．いかなる評価過程でも，作業療法士は参加するクライアントの発達的準備状態と能力を考えて，常に用心深くなければならない．

MOHOの評価法のためのクライアントの能力

もう1つの重要な考慮点は，その評価法に参加するクライアントの能力である．MOHOに基づく評価法は，クライアントに積極的に参加するように求める自己評価から，クライアントには最小限に，あるいは，まったく求めないものまでの範囲にまたがっている．多くの評価法は，クライアントの制限に対処するために修正して実施することができる．例えば，運動能力により話し言葉が妨げられているクライアントの場合，拡大コミュニケーション装置を用いて面接に応じることができるし，運動制限により書くことを妨げられているクライアントの場合，自己報告に言葉で答えることができる．MOHOに基づく評価法のマニュアルのほとんどは，その実施法が対応できるのか，また，どのように対応できるのか，その評価法の精神測定学的特性を維持することができるのかといったガイドラインを提供している．クライアントの制限によりその評価にそうした対応ができない場合も，しばしば依然として選択肢がある．例えば，作業療法士は，ときにはクライアントに代わって家族に評価に応じるよう依頼することが役立つことがわかってきた．

MOHOの評価法の臨床的効率性

表12-2は，MOHOに基づく構成的評価法と半構成的評価法にクライアントの参加を求める要求と作業

表12-1 本書で検討するMOHOに基づく評価法、それらが取り組む概念、それらがデータをもたらす概念、それらが用いる方法、および、それらが作られた母集団

評価法	作業適応 同一性	作業適応 有能性	意志 個人的原因帰属	意志 価値	意志 興味	習慣化 役割	習慣化 習慣	技能 運動	技能 処理	技能 交流コミュニケーション	遂行	参加	環境 物理的	環境 社会的	データ収集法 観察	データ収集法 自己報告	データ収集法 面接	母集団 小児	母集団 青年	母集団 成人	母集団 高齢者
ACHIVE評価法	×	×	×	×	×	×	×	×	×	×	×	×	×	×							
コミュニケーションと交流技能評価 (ACIS)		×								×	×	×			×					×	×
運動および処理技能評価 (AMPS)		×						×	×		×				×			×		×	×
小児版・作業に関する自己評価 (COSA)		×	×	×	×	×	×				×	×				×		×		×	×
サークル (CIRCLE)	×		×	×	×	×	×						×	×							
ESPI			×	×	×	×	×		×		×	×	×	×	×			×			×
興味チェックリスト					×											×			×	×	×
Make it clear			×	×	×	×	×		×	×	×	×				×	×		×	×	×
人間作業モデルスクリーニングツール (MOHOST)			×	×	×	×	×	×	×	×	×	×	×	×	×		×		×	×	×
MOHO-ExpLOR			×	×	×	×	×				×	×	×	×	×					×	×
NIH活動記録 (ACTRE)			×	×	×	×	×				×	×	×	×		×			×	×	×
作業状況評価：面接と評定尺度 (OCAIRS)			×	×	×	×	×				×	×	×	×			×		×	×	×
作業遂行歴面接第2版 (OPHI-II)	×		×	×	×	×	×				×	×	×	×			×		×	×	×

表12-1 本書で検討するMOHOに基づく評価法、それらが取り組む概念、それらがデータをもたらす概念、それらが用いる方法、および、それらが作られた母集団（続き）

その評価法が取り組む概念	作業適応		意志			習慣化		技能			遂行	参加	環境		データ収集法			母集団			
	同一性	有能性	個人的原因帰属	価値	興味	役割	習慣	運動	処理	コミュニケーション交流			物理的	社会的	観察	自己報告	面接	小児	青年	成人	高齢者
評価法																					
作業質問紙 (OQ)			×	×	×	×	×									×			×	×	×
作業に関する自己評価 (OSA)		×	×	×	×	×	×									×			×	×	×
学習の心理社会的作業療法評価法 (OT PAL)			×	×	×	×	×	×	×	×	×	×	×	×	×		×	×			
小児興味プロフィール (PIP)	×		×	×	×	×						×				×		×	×		
小児版意志質問紙 (PVQ)			×	×	×							×			×			×			
役割チェックリスト				×		×										×			×	×	×
住居環境影響尺度 (REIS)						×	×					×	×	×	×	×	×	×	×	×	×
学校場面面接法 (SSI)								×	×	×	×	×	×	×		×	×	×	×		
短縮版小児作業プロフィール (SCOPE)			×	×	×	×	×	×	×	×	×	×	×	×	×	×	×	×	×		
意志質問紙 (VQ)			×	×	×	×									×			×	×		
勤労者役割面接 (WRI)			×	×	×	×	×							×		×	×		×	×	
仕事環境影響尺度 (WEIS)			×										×	×		×	×			×	

表 12-2 MOHO の評価法の実施に対して作業療法士とクライアントに求められること

評価法	実施のために作業療法士に求められること	参加のためにクライアントに求められること	作業療法士の推定合計時間[a]
ACHIVE 評価法	両親と教師が様式をつける	両親と教師-集中し,読み,記入する	15 分
コミュニケーションと交流技能評価(ACIS)	社会的交流に伴う目標指向的活動でのクライアントを観察し,尺度をつける[b]	何らかの社会的交流に就く	20〜60 分
運動および処理技能評価(AMPS)	社会的交流に伴う目標指向的活動でのクライアントを観察し,運動と処理の尺度をつける	作業形態(簡単なものから複雑なものへ)を遂行する	30〜60 分
サークル(Circle)	教師が様式に記入する	環境と最低でも交流する	15 分
小児版・作業に関する自己評価(COSA)	評価法を紹介し,指示を与え,自己報告をつけるように支援し,クライアントと評定を検討する	注意を集中し,読み,書く	15〜20 分
ESPI	面接,観察を介して,また,鍵となる情報提供者から情報を収集し,次に尺度をつける	環境と最低でも交流する	15〜30 分
興味チェックリスト	指示を説明し,クライアントと反応を話し合う	読んで,書く	
Make it clear	指示を説明し,クライアントと反応を話し合う	注意を集中し,読み,書く	10 分
人間作業モデルスクリーニングツール(MOHOST)	カルテの検討から情報を収集し,面接と観察をし,代理人と面接し,尺度をつける[c]	環境と最小限に交流する	15〜30 分
MOHO-ExpLOR	カルテの検討,面接,観察ら情報を収集し,次に尺度をつける	環境と最低でも交流する	15〜30 分
NIH 活動記録(ACTRE)	指示を説明し,参加に対する反応をクライアントと話し合う	注意を集中し,読み,書く	15〜20 分
作業状況評価:面接と評定尺度(OCAIRS)	半構成的面接を実施し,尺度をつける	質問に答える	20〜40 分
作業遂行歴面接第 2 版(OPHI-Ⅱ)	半構成的面接を実施し,3 つの尺度をつけ,生活史ナラティブスロープを描く	質問に答える	45 分〜1 時間
作業質問紙(OQ)	指示を説明し,クライアントと反応を検討する	注意を集中し,読み,書く	15〜20 分
作業に関する自己評価(OSA)	指示を説明し,クライアントと反応を検討する	注意を集中し,読み,書く	15〜20 分
小児興味プロフィール(PIP)	指示を説明し,必要に応じて自己報告を完成する支援を提供し,クライアントと反応を話し合う	絵を見たり読んで,クレヨンを使ったりして書く(どのプロフィールが使われるかによる)	15〜20 分

表12-2 MOHOの評価法の実施に対して作業療法士とクライアントに求められること（続き）

評価法	実施のために作業療法士に求められること	参加のためにクライアントに求められること	作業療法士の推定合計時間[a]
小児版意志質問紙（PVQ）	1つから2つの場面のクライアントを観察し，評定をつける	環境と最小限に交流する	20～40分
住居環境影響尺度（REIS）	面接，観察を介して，また，鍵となる情報提供者から情報を収集し，次に尺度をつける	環境と最低でも交流する	15～30分
役割チェックリスト	指示を説明し，クライアントと反応を話し合う	注意を集中し，読み，書く	10～15分
短縮版小児作業プロフィール（SCOPE）	カルテの検討から情報を収集し，面接と観察をし，代理人と面接し，尺度をつける	環境と最小限に交流する	15～30分
学校場面面接法（SSI）	生徒に面接し，1つから2つの場面のクライアントを観察し，尺度をつける	質問に答える	20～40分
意志質問紙（VQ）	生徒に面接し，1つから2つの場面のクライアントを観察し，尺度をつける	環境と最小限に交流する	20～40分
勤労者役割面接（WRI）	半構成的な面接を実施し，尺度をつける[c]	質問に答える	30～45分
仕事環境影響尺度（WEIS）	半構成的な面接を実施し，尺度をつける	質問に答える	30～45分

[a] クライアントが自己実施式評価法をつけるための時間は含まない．
[b] MOHOの評価法尺度をつけるためには，通常は，4点法の評定尺度を用いて評定尺度を評価しているが，明らかにしたり，質的評価を記入することが必要である．
[c] 実施時間を節約するために，OCAIRSと結びつけてMOHOSTやWRIを実施する面接の様式が入手できる．

療法士に求める努力と時間の最低限の種類を示している．どの構成的評価法を選択するかを考える際には，この表は役立つガイドになるはずである．作業療法士がどの評価法を選んでも，評価法の多くには効率性を高めることができる追加の戦略がある．ある評価法は同時に実施できるように作られており，自己評価方式の評価法はグループでも実施できる．標準化された評価法は，ある正確なベースラインの評価を確実に保証するために，介入とは区分される必要がある．しかし，評価法は作業療法の目標を達成することができる．例えば，面接の間に，作業療法士はクライアントとラポートを打ち立て，また評価の一部としてクライアントにフィードバックを提供したり，クライアントの状況に関する情報を披露したりすることができる．評価をすることは，クライアントに価値を明らかにするよう支援する．評価過程に参加することは，クライアントに個人的能力のより現実的な見方を与える．評価をつけ終えて結果を話し合うことは，治療の目標と戦略を協業するために用いることができる．

MOHOの評価法のクライアントの中心性

クライアント中心の実践は，作業療法士がクライアントのかかわりを可能な限り大きくする評価法を選ぶよう求める．クライアントがその評価過程に直接かかわることができない場合は，作業療法士はクライアントの見方の理解を作り上げるあらゆる努力をすべきである．少なくとも自分を擁護するクライアントならば，自分の意志に最も注意深い評価を受けるのは当然であるとする．作業療法士が低機能状態のクライアントの意志に対する洞察を容易に得られる方法がある．

意志質問紙（VQ）と小児版意志質問紙（PVQ），人間作業モデルスクリーニングツール（MOHOST），短縮版小児作業プロフィール（SCOPE），そして，MOHO-ExpLORは，そのようなクライアントにうまく使えるものである．さらに，作業療法士はそうしたクライアントに対する評価の標準化されていない手段をうまく用いることができる．

MOHOに基づく評価法とMOHOに基づかない評価法を結びつけること

　作業療法士は，他の実践モデルや他の学問領域や専門職から借用した理論と組み合わせてMOHOを用いることがある．このような場合には，それらのモデルや理論に対応する評価法がMOHOの評価法と一緒に使われる可能性がある．作業療法士は学際的アプローチの一部であるという理由で，あるいは，管理部門がそれを用いるよう求めるという理由で，MOHO以外の評価法を用いることもある．次に，MOHOに基づく実践をしている作業療法士は，様々な理由で本書で示す以外の評価法を用いるであろう．そのような場合は，なぜ自分がその評価法を用いているのか，それはどのような種類の情報を提供するのか，そのモデルと用いられているMOHOに基づく評価法との関係の中でどのように用いるのが最善なのかなどを考慮することは重要である．例えば，ある人は独自の評価法を持つ他の実践的概念モデルとの結びつきの中でMOHOを用いている．その人は，MOHOに基づく評価法が行わないやり方で，作業遂行を特に標的とした他の評価法を選ぶこともある．そうした評価法には，日常生活活動の評価法，標準化された発達の評価法，公式的な仕事の評価法がある．この種の評価法は，作業療法士が，更衣，入浴，運転などの特殊な作業遂行を行うクライアントの能力に関する情報を必要とする時に用いられる．それらの評価法はMOHOと一緒に用いるために特に開発されたものではないものの，確実に互換性がある．

MOHOの評価法は診断によって決まるものではない

　MOHOに基づく評価法は，特定の診断名を持つクライアントに用いるためには作られてはいない．MOHOは，疾病や機能障害それ自体に対してではなく，その人の作業参加に対する疾病や機能障害への影響を理解することに焦点を当てている．したがって，大部分の評価法は，広範囲の診断を持つクライアントに有効である．このことは，作業療法士が評価を選択する際に診断や機能障害を無視すべきだということではない．クライアントの診断や機能障害から発する評価を選択するうえでの2つの重要な考慮点は以下の通りである．

- 特定の評価によって，診断や機能障害の特性にうまく取り組むという意味を持つかどうか．
- 評価に参加するために必要なことを行うクライアントの機能障害が，クライアントの能力を制限するかどうか．

　MOHOに基づく評価法のあるものは，ある母集団と特に関連している．例えば，NIH活動記録（ACTRE）（第16章）は痛みと疲労に関する情報を収集する．したがって，作業参加に影響する痛みや疲労を経験しそうなクライアントに対しては，ACTREはうまい選択といえよう．

　ある診断が特定の種類の作業成果を常に生み出すことが知られている場合，特定の評価法の使用が正当化されるかもしれない．例えば，慢性の重篤なうつは，典型的には重度の意志の問題を引き起こす．この理由から，意志質問紙（VQ）は，重篤なうつを持つクライアントのために頻繁に選択される評価法である．別の例は，ある人の生活を著しく変える外傷や破滅的疾患（例：脊髄損傷やエイズ）は，興味と興味への参加の変化，役割の変化，そして，作業同一性と作業有能性の変化をもたらすことが多い．この理由で，そのようなクライアントは修正版興味チェックリスト，役割チェックリスト，作業遂行歴面接第2版（OPHI-Ⅱ）を用いる良好な候補者である．というのは，これら3つの評価法は人の生活を変える疾病や機能障害の結果

として起こる変化に関する情報を提供するからである．

クライアントの診断や機能障害から発する評価法の意味を知ることは，作業療法士に2種類の情報を持つように求める．第1に，作業療法士は，診断や機能障害がクライアントにどのように作業的に影響するかという何らかの知識を必要とする．第2に，作業療法士はMOHOに基づく評価法の内容と構成を知らなければならない．これらの2つの要因を知ると，作業療法士は効果的に対応することができる．

文化の違い

ほとんどのMOHOに基づく評価法は，多様な文化と言語を代表する人々との協業のうえで開発されてきた．研究は，MOHOに基づく評価法の多くが文化による歪みを反映していないことを示している．例えば，運動および処理技能評価（AMPS；Fisher, 1999）に関する諸研究は，文化による歪みがないことを示している（Fisher, Liu, Velozo, & Pan, 1992；Goto, Fisher, & Mayberry, 1996）．勤労者役割面接（WRI；Haglund, Karlsson, Kielhofner, & Lai, 1997），仕事環境影響尺度（WEIS；Kielhofner, et al., 1999），作業遂行歴面接第2版（OPHI-Ⅱ；Kielhofner, Mallinson, Forsyth, & Lai, 2001），コミュニケーションと交流技能評価（ACIS；Kjellberg, Haglund, Forsyth, & Kielhofner, 2003），作業に関する自己評価（OSA；Kielhofner & Forsyth, 2001）の研究は，これらの評価法が文化横断的に，そして，異なる言語で実施される時にも，妥当であることを示している．

評価法が多様な文化的背景を持つ人々に適切であり，そして，妥当であることを確実にするためには，開発と研究が必要になる．そのような研究は，MOHOに基づく評価法全体にわたって行われている．それにもかかわらず，作業療法士は，ある評価法がクライアントの文化的背景にとって妥当かどうかを考え，常に用心深くなければならない．

文化との関係でMOHOに基づく評価法をさらに考慮する必要がある．このモデルの理論がその概念（例：意志や社会的環境）に文化を取り入れているために，多くの評価法はクライアントの特有な文化的見方をとらえるように作られている．例えば，OPHI-Ⅱは，文化的に影響を受けている価値，興味，役割，作業的ナラティブを引き出して，考慮している．この理由で，作業療法士がクライアントの文化に影響を受けている考え，感情，行為に関する情報を収集しようとする時に，そのような評価法は特に役に立つ．

変化の測定としてのMOHOの評価法

数多くのMOHOに基づく評価法は，クライアントの変化を記録報告するためや，作業療法の影響や成果を評価するために用いることができる．表12-3は，クライアントの変化を評価することと影響を示すことに関連するデータを提供する評価法のリストである．それはまた，その評価法がとらえようとする変化のタイプをも示している．変化をとらえるためやプログラムの成果を示すために，作業療法士がどの評価法を選ぶのかは，そのサービスがどのような変化を達成するために作られているかによる．成果の測定は，サービス達成の目標であるクライアントのこれらの側面に標的を当てたものでなければならない．

MOHOの評価法を選択すること

作業療法士が自分の実践について行う最も重要な決定の1つは，日常的にどの評価を使うかを選択することである．以下のステップは，情報に基づいた決定をするうえで役立つものである．

- すべての潜在的に関連するMOHOの評価法に慣れ親しみ，使用に最も適していると思われるものを明らかにする．
- これらの評価法の有用性を評価するために，これらの評価法を実践で試験的に使ってみる．
- 個々のクライアントのニーズを満たすように，柔軟性のある評価戦略を開発する．

評価法について学ぶこと

第1段階は，MOHOとともに用いるために開発された様々な評価法に，単に慣れ親しむことである．表12-1は評価の概略を提供し，表12-2はそれぞれの評価法に必要な時間，努力，クライアントの参加を示している．これらの表は，自分の母集団と文脈に潜在的に最も適した評価を明らかにするうえで助けになろう．潜在的に関連する評価法を明らかにするもう1つの資料は，図12-1である．この図は，MOHOに基

表12-3　クライアントの変化とプログラムの成果を示すために適したMOHOの評価法

評価	評価がとらえられる変化のタイプ
ACHIEVE評価法	作業参加における変化
コミュニケーションと交流技能評価（ACIS）	技能の変化
運動および処理技能評価（AMPS）	技能の変化
サークル（Circle）	作業参加における変化
小児版・作業に関する自己評価（COSA）	価値と有能性の変化
ESPI	作業参加における変化
Make it clear	作業参加における変化
人間作業モデルスクリーニングツール（MOHOST）	参加を支援する意志，習慣化，技能，環境の変化
MOHO-ExpLOR	作業参加における変化
NIH活動記録（ACTRE）	その人が日課として行っている参加と疲労，痛み，自覚された有能性，興味，価値における変化
作業質問紙（OQ）	参加における変化；その人が日課として行っている有能性，興味，価値における変化
作業状況評価：面接と評定尺度（OCAIRS）	参加を支援する意志，習慣化，技能，環境，目標設定の変化
作業に関する自己評価（OSA）	価値，有能性，環境の影響の変化
作業遂行歴面接第2版（OPHI-II）	介入前後のナラティブスロープの変化
小児興味プロフィール（PIP）	小児と思春期の若者の興味，認識された有能性，参加における変化
小児版意志質問紙（PVQ）	小児の意志（物事を行う動機づけ）の変化
住居環境影響尺度（REIS）	居住環境における変化
役割チェックリスト	当てがわれた役割とその価値の変化
短縮版小児作業プロフィール（SCOPE）	参加を支援する子どもの意志，習慣化，技能，環境の変化
学校場面面接法（SSI）	参加を支持するために学生－環境の適合の変化
意志質問紙（VQ）	意志（物事を行う動機づけ）の変化
勤労者役割面接（WRI）	仕事に対する心理社会的レディネスの変化

第12章 評価：情報収集の標準化された方法と標準化されていない方法の選択と利用　227

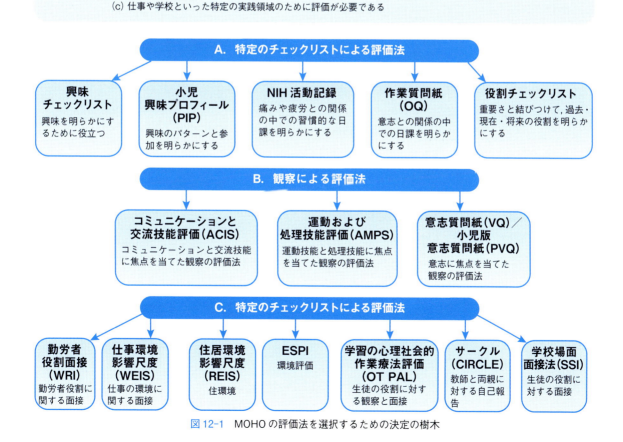

図12-1　MOHOの評価法を選択するための決定の樹木

づく評価法を，一般的なもの（多くのMOHOの概念に基づく資料を提供したり，実践場面にまたがって使うように計画されたもの）か，あるいは，特定的なもの（1つか2つの概念に集中したり，特定の実践場面のために作られたもの）か，という点から分類している．

1つの評価法や初回評価を行う時間しかないという状況では，作業療法士はより総合的な情報（すなわち，MOHOの概念のすべて，また主要な概念をカバーする情報）を提供する第1列から評価法を選択するように勧められる．自分のクライアントが特定の困難さを持つ場合，その特定の領域（図12-1の中央の部分を参照）に焦点を当てた評価法を選ぶであろう．そのような評価は最初に実施するより包括的な評価法の後に実施することが多いが，介入の焦点に対して適切な場合には単独で使われるであろう．学校や仕事のリハビリテーション・プログラムといった特殊な場面で用いる場合は，図12-1の下の部分に挙げられている評価法を考えるとよい．これらの評価法は広範囲の評価と結びつけて使われることも，または単独で使われることもある．

ひとたび関連する可能性がある評価法を選択したならば，次の段階はそれらに慣れることである．その評価法を検討すること，その評価法の開発を論じる文献を読むこと，そして，実践で使ってみることも勧める．追加の情報は，イリノイ大学シカゴ校のMOHO情報センターのウェブサイト（http://www.cade.uic.deu/moho/）で得られるであろう．このウェブサイトの証拠に基づく検索は，評価法ごとの総合的な参考文献へのアクセスを提供している．

実践の中で評価法を試験的に行ってみること

AMPS（第15章）を除いて，作業療法士はそれぞれの評価法のために開発されたマニュアル，または，利用できるガイドラインからMOHOに基づく評価法の実施法を学習できる（マニュアルを購入したり，ガイドラインにアクセスしたりすることに関する情報は，www.MOHO.uic.eduで探すことができる．日本語版はhttp://rimohoj.or.jp/から入手できる）．実施のために関連する情報にアクセスした後に，ある評価法を試しに実施してみる．このことは自分の文脈の中でどのように評価法がうまくいくかの決定をもたらすことになる．2，3の潜在的に関連する評価法を試験的に行ってみることは，どの評価法が自分の仕事のスタイルに最適であり，自分のクライアントに対して最適かを検討する機会を提供する．

評価戦略を開発すること

MOHOに基づく1つの評価法が自分のニーズのすべてを満たすかもしれない．しかし，ほとんどの作業療法士は，特定のクライアントのためにどの評価法を用いるかを決めるために，任意の評価法と手段で情報収集の戦略を作り出すことが役立つということがわかる．

MOHOの問題解決者：MOHOは評価戦略を作り上げるのをどのように支援し，証拠に基づく実践をどのように収集することができるか（精神科作業療法のクライアント）

本章の著者は，精神科リハビリテーション場面で働く作業療法士が評価戦略を開発することを支援している．その作業療法士は「私たちのサービスに来るほとんどのクライアントは最初に面接や自己報告を完成することができません」と語った．

作業療法士は，人間作業モデルスクリーニングツール（MOHOST，第18章）をすべてのクライアントに最初に用いる全体的な評価法であると明らかにするように導かれた．作業療法士は，「最初に面接ができる能力を持つクライアントは非常に少ないのです」と語り，そして，作業療法士は実施する主な面接として，作業状況評価：面接と評定尺度（OCAIRS，第17章）を選ぶよう

に指導された．この面接は，初回評価としてはそれほど多くはないクライアントに実施されるかもしれないが，多くのクライアントたちが面接に参加することができるまで改善したなら，その時点で彼らに実施すると良いであろう．作業療法士は「改善し，仕事に復帰するか，就労するという目標を明らかにする大勢のクライアントがいる」と述べたので，勤労者役割面接や仕事環境影響尺度が適切であることを明らかにした．後者は，特定の仕事場面や仕事場面のタイプに関してクライアントと面接するために作られているため，通常は以前に仕事に就いていたクライアントのみがこの評価法の候補者である．

作業療法士は「私たちのクライアントは作業に参加するための技能に顕著に困難さを抱いていることが少なくありません」と語った．評価戦略はまた，MOHOSTによって技能の問題点が明らかにされたならば，AMPSやコミュニケーションと交流技能評価がなされるかもしれないことも示している．最後に作業療法士は，「作業につくための動機づけに極端な問題を示すクライアントもいます」と語った．したがって，意志質問紙はこれらのクライアントに用いるようにされた．これらは観察による評価なので，面接のために求められる機能状態よりも低いレベルのクライアントに行うことができる．

作業療法士は，「私は評価法を選べるので非常に幸福です．それはクライアントのニーズと特徴にしたがって，多くの異なる評価法の構成を考慮に入れてなされるという評価の戦略をもたらします」と語った．あるクライアントは，MOHOSTの反復使用だけで改善を追跡され，介入の必要性を明らかにするために評価されるかもしれない．コミュニケーションと交流に明確な問題を示した別のクライアントは，MOHOSTの後で，ACISで評価されるかもしれない．ACISの反復利用は，クライアントの介入に対する反応と，今後の介入や支援の必要性を追跡するために用いられるであろう．作業遂行に影響を及ぼす何らかの障害を示しているが，地域に住み続けたいという別のクライアントには，介入と退院計画のための重要な情報を収集するために，(MOHOSTに続いて) OCAIRSとAMPSで評価されるかもしれない．評価戦略を開発することは，時間と実験を必要とするが，それはクライアントに対する最適な評価法を行うための最も確実な手段なのである．

批判的な自省

MOHOの評価戦略を持つことの利点は何ですか．

自省のポイントは以下の点を含む．
- なぜ評価戦略は効果があるのでしょうか．
- なぜ評価戦略はクライアント中心なのでしょうか．
- なぜ評価戦略は総合的なものなのでしょうか．

第12章の振り返りの質問

1. あなたはなぜ標準化されていない評価法を用いるのでしょうか.
2. あなたは標準化されていない評価法を用いる際に,信頼性を確実にするためにどのようなことをしますか.
3. MOHOの標準化された評価法を用いると,あなたはどのようにクライアント中心になることができるかを説明しなさい.
4. MOHOの標準化された評価法を用いる際に,あなたはどのように効率性を高めることができますか.
5. MOHOの標準化された評価法を選ぶ際に,診断名の果たす役割は何だと思いますか.
6. MOHOの標準化された評価法を選ぶ際の文化的な考慮点を述べなさい.
7. MOHOの標準化された評価法を3つ挙げて,それらの成果は何だと期待できますか.

● 宿 題 ●

1. 部門や臨床実習の配置を考えて,その場のクライアントのニーズに合ったMOHOの評価戦略を開発しなさい.
2. 他の人とペアになって,お互いにOCAIRSの面接を,次に,MOHOSTを実施しなさい.また,OSAも実施しなさい.次に,i)つけ終わるまでの時間を比べ,ii)サービス利用者の立場に立ってその評価法の経験を反省し,そして,iii)なぜ他人に評価法を用いたいと考えるのかを話し合いなさい.

● 啓蒙的な臨床情報 ●

以下の場合には標準化されていない評価のアプローチを選択します.
1. 自分が答えたいと望んでいる疑問,あるいは,クライアントの能力に対して手に入る適切な標準化された評価法がない場合.
2. クライアントが,標準化された評価法に不安だったり完了できなかった場合.
3. 作業療法士は,収集する情報を標準化された評価法によって増やしたいと思っている場合.
4. 役立つ情報を得る予想外の機会が起こる場合.

以下のことを考えて標準化された評価法を選択します.
1. クライアントの年齢
2. クライアントの能力
3. つけ終わるまでの時間
4. クライアント中心性
5. 診断名
6. 文化

キーとなる用語

標準化された評価法（standardized assessment）▶研究を通して開発され，検証されてきた一連の決まりに従うこと．

標準化されていないアプローチ（nonstandardized approach）▶自然に生じる情報収集の機会を流れるようなやり方で利用すること．このアプローチは非公式的で自発的なやり方で役立つ情報を得るための機会を利用する．

資　料

妥当で標準化された半構成的なMOHOの評価法の大部分は，UICの人間作業モデル情報センターから入手できる（http://www.cade.uic.edu/moho/）．日本では，一般社団法人人間作業モデル研究所（山田孝代表．http://rimohoj.or.jp/）から入手できる．他の評価法は本章で引用されている文献を通して入手できる．

文　献

Denzin, N. K., & Lincoln, Y. S. (Eds.). (1994). *Handbook of qualitative research.* Thousand Oaks, CA: SAGE.

Fisher, A. G. (1999). *Assessment of motor and process skills* (3rd ed.). Ft. Collins, CO: Three Star Press.

Fisher, A. G., Liu, Y., Velozo, C. A., & Pan, A. W. (1992). Cross-cultural assessment of process skills. *American Journal of Occupational Therapy, 46,* 876–885.

Goto, S., Fisher, A. G., & Mayberry, W. L. (1996). The assessment of motor and process skills applied cross-culturally to the Japanese. *American Journal of Occupational Therapy, 50,* 798–806.

Haglund, L., Karlsson, G., Kielhofner, G., & Lai, J. S. (1997). Validity of the Swedish version of the worker role interview. *Scandinavian Journal of Occupational Therapy, 4,* 23–29.

Hagner, D. C., & Helm, D. T. (1994). Qualitative methods in rehabilitation research. *Rehabilitation Counseling Bulletin, 37,* 290–303.

Hammersly, M. (1992). Some reflections on ethnography and validity. *Internal Journal of Qualitative Studies in Education, 5,* 195–203.

Kielhofner, G., & Forsyth, K. (2001). Development of a client self-report for treatment planning and documenting therapy outcomes. *Scandinavian Journal of Occupational Therapy, 8*(3), 131–139.

Kielhofner, G., Lai, J. S., Olson, L., Haglund, L., Ekbadh, E., & Hedlund, M. (1999). Psychometric properties of the work environment impact scale: A cross-cultural study. *Work, 12,* 71–78.

Kielhofner, G., Mallinson, T., Forsyth, K., & Lai, J. S. (2001). Psychometric properties of the second version of the occupational performance history interview (OPHI-II). *American Journal of Occupational Therapy, 55,* 260–267.

Kjellberg, A., Haglund, L., Forsyth, K., & Kielhofner, G. (2003). The measurement properties of the Swedish version of the assessment of communication and interaction skills. *Scandinavian Journal of Caring Sciences, 17*(3), 271–277.

Krefting, L. (1989). Disability ethnography: A methodological approach for occupational therapy research. *Canadian Journal of Occupational Therapy, 56,* 61–66.

Miles, M. B., & Huberman, A. M. (Eds.). (1994). *Qualitative data analysis.* Thousand Oaks, CA: SAGE Publications.

Trombly, C. (1993). The issue is—anticipating the future: Assessment of occupational functioning. *American Journal of Occupational Therapy, 47,* 253–257.

Wolcott, H. F. (1990). On seeking and rejecting validity in qualitative research. In E. W. Eisner & A. Peshkin (Eds.), *Qualitative inquiry in education: The continuing debate* (pp. 121–152). New York, NY: Teachers College Press.

第13章

作業従事：クライアントはどのように変化を達成するのか

Genevieve Pépin
石井良和・訳

期待される学習成果

本章を読み終えると，読者は以下のことができる．
1. 変化に影響する主な要因を理解し，説明すること．
2. 変化のバリアと可能にする要因を説明すること．
3. 様々な範囲のシナリオでの変化のバリアと可能にする要因を明らかにすること．
4. 様々な範囲のシナリオでの変化を支援する要因を明らかにすること．
5. 変化を支援する意志の過程の役割を理解すること．

本章の目的は，クライアントが作業療法でどのように変化を達成するかを検討することである．意志，習慣化，遂行能力は，人々が何を行うのかとか，自分の行為をどのように考えたり感じたりするのかによって，形づくられ，維持され，そして変えられる．人々が作業に従事する環境条件もまた，変化が起こるかどうかとか，どのように起こるのかという鍵となる決定要因でもある．したがって，変化は意志，習慣化，遂行能力，環境の条件間の多数の複雑な交流に依存している．

本章は，作業療法における変化がクライアントの作業参加，作業従事，作業選択によって駆り立てられる時にのみ起こり得るという中核となる信念に基づいている．このことは，作業療法士が，何が作業参加と作業従事を支えるのか，何が作業選択を動機づけるのか，そして，それらがどのように作業療法で起こるのかなどを理解することを意味する．

作業参加

作業参加は，作業の社会的，文化的側面を考えることによって変化を促進し，助長する．世界保健機関（WHO）は，参加を「生活・人生場面へのかかわり」と定義している（World Health Organization, 2002, p.100）．参加はまた，社会への参加と概念化されて定義されており，これには「地域の活動，市民活動，レクリエーション活動に従事する能力」が含まれている（Bedirhan et al., 2010）．これらの参加の説明と整合性があり，また，第8章で論じられているように，作業参加には「その人の社会文化的文脈の一部であり，その人の幸福にとって望ましかったり，必要であったりする仕事，遊び，日常生活活動」が含まれる（Kielhofner et al., 2008, p.101）．変化を検討する時には，このことを理解することが重要である．このことは，ある活動やある作業が個人的には意味がないかもしれないが，誰かにとっては重要な社会的価値や文化的価値を持つかもしれないことを意味する（Hitch, Pépin, & Stagnitti, 2014a, 2014b）．

例えば，学校で困難を抱えているジョシュア君を考えてみよう．彼は課題に集中することに気づき，読むことは難しいと感じており，そして，宿題をするのが嫌いである．ジョシュア君は個人的には宿題には意味

がないかもしれないものの，それは重要であることを知っており，宿題をすることは学校で役に立つことを知っている．同様に，アレキサンドリアちゃんは自分の部屋をきれいにしたり，おもちゃを片づけたりすることを楽しいとか意味があるとは感じていない．しかし，両親が部屋をきれいにしておくことを期待しているために，彼女はそのようにしている．

作業従事

　変化はクライアントの作業従事によって引き起こされもする．作業従事とは，「作業療法の真っただ中にあって，あるいは，計画された作業療法の結果として，一定の環境条件のもとでクライアントが行為し，考え，感じること」をさす（Kielhofner, 2008, p.184）．したがって，従事は作業の個人的で社会文化的な意味の1つの機能である．Kielhofner（2008）は以下のように明確に述べている．

> 作業に従事することは，従事する作業を共有する人々のコミュニティとの関連の中で，時間をかけての規則的なかかわりをもたらす深い感情，義務感，約束，忍耐を凝集し喚起する首尾一貫した意味のある作業形態の集合である（2008, p.124）．

　作業従事は，そのほとんどが肯定的であり，自己意識と同一性の発達と決定に寄与する情動と感情の創発と関連している．従事はまた，喜びと幸福の意識とも関連している（Hitch et al., 2014b）．作業に従事するには，意志，習慣化，遂行能力の継続的な交流が必要である．例えば，Kielhofner and Forsyth（2008）は，作業従事の鍵となる側面はある人が作業遂行に伴うあるレベルの満足や楽しさ（あるいは，不満足や不快感）を経験していたことを明らかにした．作業従事の他の鍵となる側面は以下のものになろう．

- 作業遂行において技能を練習するために遂行能力に近づく．
- 作業遂行をどのように行うかを形づくる古い習慣を呼び起こす．
- 役割を果たしたり，役割に向けて働いたりする．
- なされることに対して意味や有意義さをあてがう（すなわち，このことがクライアントの生活にとって何を意味するか）．
- 作業形態を行う中でできる（あるいは，できない）と感じる．

作業選択

　作業選択は，本書の前の方で説明したように，個人的意味または社会文化的意味に基づくものであろうと，あるいは，その両方の組み合わせによるものであろうと，活動または作業を開始したり終了したりするために誰かによってなされる熟慮のうえでの決定である．この決定は意志の過程の結果であり，そこでは経験，解釈，予想を通して生じた考えと感情が，活動や作業を始めたり，続けたり，終わらせるかどうかをある人に決定させることで評価される．

　例えば，グラッディさんは，人工股関節全置換術から回復する間，朝にシャワーを浴びて身支度をすることが心配で不安だった（経験）．シャワーを浴びて一度身支度をした後，グラッディさんは自分の遂行を振り返り，自分のしたことと，自分の身辺処理活動をやり終えた時の自分の気持ちを夫に話した（解釈）．翌朝，グラッディさんは自分の身辺処理活動をやり終えた後に，自分がどのくらい疲れて果てていたかを思い出した．彼女はまた，シャワーの準備をし，着る準備を行いながら，これらの活動をすることができるかどうかを気にしていたことを思い出した（予想）．グラッディさんは一人でシャワーを浴びたり，着たりできることを認識して気持ちが軽くなったことについて考えた．彼女は夫との会話を思い出し，物事をもっと簡単にするという夫の提案を思い出した．グラッディさんは熟考のうえで，夫が提案してくれた戦略のいくつかを使って自立して身辺処理活動を引き続きやり遂げることに決めた（作業選択）．

　作業療法士は，作業療法の目標に向かってクライアントに働きかける時，クライアントの個人的状況を考慮する必要があり，そして，作業が個人的に意味があ

り，肯定的な感情と結びついているなら，あるいは，それが強力な社会的で文化的な意味を持つなら，あるいは，それが個人的で社会文化的な両方の意味を持つならば，決定する必要がある．この知識は，作業療法士がクライアントの行為に対する動機づけをよりよく理解するのに役立つ．私たちは，作業療法士として，ある作業形態が同じ意味を生み出すことがなく，社会的および文化的に重要ではないかもしれないことを認める一方で，クライアントの作業従事を支援する．

意志，習慣化，遂行能力，環境との間の複雑で本質的な関係はまた，作業療法士とクライアントの両者が作業療法の計画と実施をするうえで役立つであろう．作業が行われている文脈と環境を考えることは，変化を促進するであろう．

以下の節では，私たちは作業参加と作業従事との関係における意志の過程の別の段階を考えるであろう．私たちは，考慮すべき重要な要因と同様に，変化を促進するために変化と行為に対するバリアを明らかにする戦略を探るであろう．本章では，様々な例を提供することで，意志，習慣化，遂行能力，環境の間の複雑な関係を描き出すことになろう．

経　験

「経験」を概念化する際に覚えておくべき重要なことは，その人に残す印象である．経験には，出来事あるいは事件が誰かのために作り出す情動的反応と結びついた実際の出来事あるいは事件が含まれる．

経験が生じる環境では，実験，試行，誤りが起こる可能性がある．環境は自然でも構成されたものでもあり得る．ある出来事やある作業形態は，家，職場，学校，家族，友人の家，お店といったようなクライアントの自然な環境で起こり得る．治療の文脈では，環境はたいていは慣れ親しんでいないか，あるいは，構成されたものである．

> **事例　社会不安の若者**
>
> アランナーさんは17歳です．彼女はクラリネットを吹いて4年になります．彼女が学校のオーケストラでクラリネットを演奏する時，その感情的経験は肯定的です．彼女は満足感と楽しみを感じています．音楽は彼女にとっては社会的経験と同じくらい個人的経験です．彼女の環境は，彼女が必要とする支援や機会を提供してくれ，もし彼女が求めれば学校の音楽教師や仲間たちが助けてくれるだろうということを知っています．彼女は必要な時に助けを求めるには十分に安全で快適な集団にいると感じています．
>
> これとは対照的に，アランナーさんは依然としてクラリネットの演奏を楽しんでいますが，楽器を演奏する時や人前で公式演奏をする時に不安を感じています．アランナーさんに何が起こっているかを見てみましょう．アランナーさんは気まずさを感じており，手助けを求めることは恥ずかしいことだと感じています．彼女は他の誰もが彼女よりも優れていると思っています．これらの感情は彼女のクラリネットを吹くという全体的な経験に否定的に影響しています．楽器を演奏することの印象と情緒的反応は否定的でした．
>
> 作業療法士として，私たちはアランナーさんにとってこの経験がなぜ難しかったり簡単だったりするのだろうかと自問するでしょう．アランナーさんの感情的反応には何が影響しているのでしょうか．それは意志，つまりアランナーさんの個人的原因帰属，興味，価値でしょうか．これは彼女の遂行能力と関係があるでしょうか．彼女の環境のどんな要素が彼女の作業経験を制限したり支持したりしているのでしょうか．作業療法士たちはこれらの疑問に答え，自分たちの行為を導くために作業療法のリーズニングを用いるでしょう．この文脈での作業療法のリーズニングとは，作業療法士が作業従事のバリアやファシリテーターを決定するためにクライアントの作業従事の過程を注意深く検討することを意味します．

解釈と自省

経験されて，やり遂げられたら，解釈される．それには，作業遂行とそれに対応する感情的反応を自省することが含まれる．自省の過程は，ある経験についての詳細な考えであると説明されている（Bruce, 2013）．自省は，行為，それらの関連性と有効性，それらの目的を批判することによって（Larkin & Pépin, 2013），また，新たな行為あるいは展望の創発を刺激することによって（Bruce, 2013），変化を刺激する．何人かの著者たちは，自省は矛盾と困難さの領域であることを強調し，強い感情と結びつくことができるという理由で，経験を自省することは検査を行うことであるかもしれないと警告している（Bruce, 2013）．作業療法士の役割は，適切な支援が提供されていること，そして，自省は挑戦と同様に利点と改善を含む包括的であることを確実にすることであろう．ある経験を自省し，解釈する中で，クライアントは，何がうまくいったのか，何がもっと難しいのか，何が別のやり方でできたのか，そして，自分がどのように感じたのかを自問する．

MOHOの問題解決者：関節リウマチを持つ高齢者

リッツさんは長い間の関節リウマチの病歴を持っており，しばしば重度の痛みを経験しています．リッツさんは，次に急激な再発が起こった時，人間作業モデル（MOHO）に基づく作業療法士の援助を求めました．その作業療法士はリッツさんが自分の作業従事をどのように解釈して自省したのかに焦点を当てました．この新しい作業療法士は，リッツさんにとって最も根本的な作業の1つは食事を準備すること，そして，それは困難で，痛みがあり，挑戦的で，疲れさせるものであることを知りました．それにもかかわらず，リッツさんは50年以上前から今まで行っていたやり方で自分と夫の食事を準備し続けてきました．その作業療法士は，リッツさんと話したことから，妻と母親としての食事の準備が彼女の重要な役割の一部であることを理解しました．彼女は覚えている限り長い間ずっと，夫の食事を準備してきました．リッツさんにとっては，これは完全に従事している作業であり，決して投げ出したりしなかった作業でありました．

関節炎が急に起こり，症状が増すにつれて，リッツさんは自分の作業の多くに心がぐらついていることに気づきました．一方では，彼女はそれらに価値を置き，それらを同一性と役割にとって不可欠な部分と見ていました．他方では，彼女は，妻と母親としての役割を維持しながら，どのように続けることができるのか，そして，別に何ができるのかをますます疑問に思いました．

作業療法士は，リッツさんの作業従事を支援するよう動機づけられて，次の質問をしました．食事の準備の経験に対するリッツさんの解釈に影響を及ぼすのは何ですか．含まれる別の要因は何でしょうか．環境は機会あるいは制約をもたらしますか．リッツさんの個人的原因帰属，価値，信念について，私たちが言うことができることは何でしょうか．リッツさんの作業同一性と役割という点で，この作業の何が重要でしょうか．リッツさんの遂行能力は彼女の経験の解釈をどのように形づくっていますか．彼女の作業従事を支援するために，他に行うことできるものは何でしょうか．彼女の作業遂行を促進するために，私はリッツさんにどんな支援や戦略を提供できるでしょうか．

予想

予想は私たちに提示される可能性と期待と密接に関連している（Kielhofner, 2008）．それはまた，喜び，興奮または不安，そして，将来についての推測と計画と結びついた不快感を含む可能性がある感情と説明されている（Sadock & Sadock, 2007）．予想はまた，自分の行動をモデル化する意図あるいは成果を推論す

る創造的過程とも結びついている（Angus, deRosnay, Lunenburg, Terwogt, & Begeer, 2015）．作業療法では，クライアントの予想は，出来事の生きた体験とそれがどのように解釈されたかに基づくであろう．その出来事は，作業療法士の支援を得た治療的文脈の中で，あるいは支援が利用可能であったり可能ではないかもしれないクライアント自身の環境で起こった可能性がある．

> **事例　脳性麻痺の学齢児童**
>
> ティム君は10歳の男の子です．彼は脳性麻痺（痙直性両麻痺）です．ティム君は移動にはいつもはエルボークラッチ杖を使っています．最近ティム君は，三人の年上の生徒たちが走ってきて彼を追い越そうとしてぶつかった時に，学校の階段からすべり落ちました．ティム君は肩の手術が必要でした．今は，彼は支援を受けて手動の車椅子を使っています．ティム君は手術後に一度だけ学校に来て，先生と会って，学校の様々な部屋へのアクセスのしやすさについて話し合いました．彼がそこにいた時，彼はあちこち歩き回るためには誰かに頼まなければならないということが大きく自分の前に立ちはだかっていることに気づきました．彼はまた，動こうとはしない人や彼を見つめている人の間で立ち往生した感じがして，車椅子の中で居心地の悪さを感じていました．ティム君は来週には学校に戻ることになると考えられています．彼は戻ることを心配しており，学校に行くには十分な体調ではないと言っていました．彼は両親に，車椅子が必要にならなくなるまで戻らないようにしてほしいと頼みました．
>
> ティム君の作業療法士は心の中で，ティム君の作業従事を促進するという目標を持って，いくつかの疑問を次のように自問しました．すなわち，ティム君を学校関連の活動に参加させるためには，ティム君の環境をどのように変更できるだろうか．アクセスのしやすさと環境の設計について先生方と学生たちに教えるためには，どのような戦略を実施できるだろうか．ティム君がより多くの自信と参加したいという思いを持って学校に戻るためには，私たちはどのようにしてティム君の自信とコントロールを打ち立てることができるのだろうかといったことでした．

▶ 作業選択

クライアントの選択と決定は効果的な作業療法の中核である．別の活動よりもある活動に対する私たちの好みや選択は，近い将来に行うことを形づくる．そのような選択と決定は，変化への第一歩であることが少なくない．何をするのか，どのようにするのか，何を目指すのかなどといった選択は，それが作業療法の過程におけるクライアントの意志の関与を示すために，作業療法の中核でもある．人は，行為のための選択肢の中から予想し選択する時に，選択や決定をする．作業療法の文脈では，広範囲の選択と決定が起こるかもしれない．そのような選択と決定をすることによって，クライアントは自分の作業療法の特性と，その作業療法が達成する目的を形づくることができる．まさにその選択をする過程が，クライアントが自分の生活をよりコントロールしていると感じさせることに役立てることができる．クライアントが遂行能力を制限されている時には，選択と決定をすることはクライアントに最も能力を与えることができる1つであることが多い．最終的に，選択と決定は，何が変化するか，何が変化しないのか，変化がどのように展開するのかなどに影響するため，決定的に重要なことなのである．

> **事例　心疾患と不安を持つ高齢者**
>
> コスタさんは89歳の妻に先立たれた男性です．彼は娘のアスターシャさんと彼女の夫と5歳の息子と一緒に郊外に住んでいます．コスタさんは3カ月前に心臓の切開手術を受けました．彼は，今は家に帰っており，活動を再開することを熱く望んでいます．コスタさんは地域のギリシャクラブ

で友人たちに会うのが大好きです．彼らはトランプをしたり，様々なことを話したり，軽食を取ったりします．コスタさんの手術後にはいくつかの合併症があり，そのためにより長期の入院を余儀なくされました．うまく治癒していない胸の感染した傷跡を処置するために，地域の看護師が毎日コスタさんの家に来ています．合併症，痛み，経験全体と結びついたストレスは，彼を慎重にさせ，幻滅させました．さらに，彼はとても早く疲れを感じ，時々バランスを不安定だと感じ，そして，重苦しい呼吸をします．彼は家を出ることを恐れ，娘に大きく頼っています．

　心臓リハビリテーションの一環として，コスタさんは作業療法士に紹介されました．彼らは一緒にコスタさんにとって重要な活動を明らかにしました．彼は長々とギリシャクラブでの友人について語りました．彼はまた，もし彼がそこにいる間に気分が悪くなり，友人にある特定のことをすることができないと伝えなければならない場合，どうなるのかと心配していると語りました．コスタさんは非常に誇り高い男です．コスタさんの作業療法士は彼に歩行器を提供し，彼らは彼の環境の中で使う練習をしました．作業療法士はまた，ギリシャクラブに行き，その環境のアクセスしやすさを評価しました．そのクラブの活動スケジュールを見て，コスタさんと作業療法士は，もし彼が必要としたら助けてくれる十分な数のスタッフがいて，週のうらの静かな曜日を明らかにしました．コスタさんの娘も，父を車でクラブに送迎できる日を明らかにしました．

　これらの準備が整ったので，コスタさんは手術に関連した合併症が起こって以来初めて，クラブに再び行くことを選択しました．彼は友人との時間を楽しみ，彼らと時間を過ごすことをとても嬉しく思いました．同時に，彼は家に帰ってくると疲れて，食欲はほとんどなく，とても早く寝てしまいました．彼はこれらの活動が心臓と健康に及ぼす影響について懸念を表明しました．これらの

理由で，コスタさんは自分と作業療法士が一緒にまとめたスケジュールを守り，当分の間は週に2回ギリシャクラブに行くことに決めました．彼はまた歩き回るために歩行器を使い続けました．作業療法士はこれらの決定を下す彼を支援しました．

　作業療法士は，自分とコスタさんとの交流の中で，コスタさんの興味，信念，価値を探ることを確認しました．ギリシャクラブに戻ることについてのコスタさんの心配と同様に，心臓切開手術の経験に基づく彼の恐怖を認めて，作業療法士はコスタさんに共感を伝え，そして，彼の作業従事を支援する機器と戦略を提供しました．

変化を促進すること

　アランナーさん，リッツさん，ティム君，コスタさんの物語は，MOHOによる作業従事と変化の3つの本質的な要素を示している．第1に，それらは意志，習慣化，遂行能力，環境が全体として意志の過程に及ぼす影響を説明している．第2に，それらは意志，習慣化，遂行能力，環境との間の複雑な関係と，それらが作業参加と作業従事を促進する際に果たす役割を強調している．第3に，それは意志の過程，作業従事，変化の間の交流を示している．

　作業療法の環境は，作業療法士に自分のクライアントのために計画し，作成し，組織化し，そして経験を提供する機会を与える．クライアントは作業療法士の支援を得て，行為を通して様々な環境の文脈の中で異なる活動あるいは作業形態を実験したり，探索したり，試みることができる．経験は，クライアントと作業療法士の両者が作業従事を促進するという最終目標を持って，利点とさらに育む必要がある領域とを発見するという学習の経験になる．

　作業療法士が作業従事のダイナミックスに特に注意を払うことができる1つの方法は，クライアントがある範囲の作業に従事している時の大きな努力と（より小さな努力と）を比較することである．変化の過程を

促進する時に，クライアントの作業選択に注意を払うことは重要な変数となり得る．多様な経験を提供することは，クライアントに（1）探索することと（2）練習することの機会を与え，そのことが変化に寄与する2つの重要な要素になる．

本書の前の方で検討したように，変化の第1段階は探索にかかわる．探索には，新しい対象物，空間，社会的集団，作業形態を調べることが含まれる．それには，変化してしまった遂行能力で物事を行うこと，新しいやり方で試みること，自分の文脈の中で作業参加の可能性を検討することが含まれる．クライアントは，増大する技能，容易さ，遂行の効力性などの効果を伴って，ある遂行を繰り返したり，作業に首尾一貫して参加したりする時に，作業療法で練習をする．練習は，ある作業形態を行うことや，作業の領域，すなわち身辺処理，仕事，学校，レジャーに参加することに有効性を高めることを目的としている．

クライアントが作業療法士の支援の経験を解釈する間に，再検討が起こる可能性がある．クライアントは，もはや有効ではないか，または困難につながっていた認識，感情，信念，行為のパターンを残すであろう．次に，再検討には，以前の信念，態度，感情，習慣，役割などに対する批判的な評価と代替案の検討が含まれる．再検討は，後に残され修正されたものをモデルとして作られた新たな経験を可能にする．経験の再構築は，クライアントの関与と交渉を通してなされるであろう．

可能であれば，クライアントは作業療法を通して交渉の過程にかかわらなければならない．障害の発症は，しばしば障害者と他人の見方，希望，期待の間のギャップを作り出す新しい状況や経験をもたらす．さらに，クライアントは，自分の機能障害の特性とその結末に関する作業療法士の意見と異なることが予想される．これは2つの方法で展開するであろう．第1に，それはクライアントの意志，特にクライアントの個人的原因帰属（自己効力感）という点で明らかになろう．第2に，それは，ある特定の作業を遂行する時にその人の主観的経験（すなわち，遂行能力の主観的経験）というクライアントの自己報告の中に観察さ

るかもしれない．交渉という必要な過程には，優先順位としてのクライアントの選択の共感的理解を位置づけ，同時に異なる期待，計画あるいは希望の間の率直で相互に取り決められた中立の立場を作り出すというクライアントと作業療法士（またはクライアントの環境内の他者）との間でやり取りにかかわる．

最終的に，意志の過程の望ましい成果は，クライアントのある活動や作業を追究するための究極的な作業選択または決定を通して達成される作業従事である．作業療法で長期的な変化が起こるためには，作業従事が維持されることが重要である．作業療法の挑戦的側面の1つは，困難な環境のバリア，痛み，失敗，予想よりも遅い改善などの事柄にもかかわらず，時間をかけて努力を維持することである．その特性によって，作業療法はクライアントに重い負担をかけている．したがって，変化を維持するためには，クライアントは不確実性や困難さがあるにもかかわらず，作業遂行や作業参加をやり通さなければならない．

例えば，リッツさんは，関節リウマチで感じた痛みにもかかわらず，自分の役割，価値，信念を含んだ有意義な作業であったため，夫の食事を準備するといった自分の作業のあるものを維持することに決めた．また，クライアントが目標あるいは個人的企画を達成したり，役割を果たしたり，新しい習慣を確立するための一連の行為に着手するように約束することも重要である．作業選択は，時間がたつにつれて人に行為を持続するよう求めるために，常に約束を伴う．クライアントの意図がある目標を達成すること，社会的世界での場所を占めること，または生活の改善を予想してライフスタイルを修正することであるため，一連の行為を約束することはまた希望の行為でもある．コスタさんがギリシャクラブへ行き，作業療法士と協力した経験の後で，彼は作業療法士が自分の作業従事を維持するために計画を立て続けるように決めた．

本節では，変化のバリアと可能にする要因を探った．それは，作業療法での作業従事と変化を促進するうえで考慮すべき重要な要素（探索，練習，再検討，交渉，持続可能性，約束）を明らかにし，説明した．次節では，作業参加，作業従事，変化がどのように妨

げられたり最終的に作業療法を通して支援されるかを描き出す総合的な事例を紹介する．

> **あなたの学習を検査する事例** 統合失調症の成人
>
> エイレーンさんは28歳の母親です．最近，彼女は夫と離婚しました．彼女の娘アリスちゃんは9カ月です．エイレーンさんは20代前半に統合失調症と診断されました．彼女は妄想様観念と被害妄想を経験しました．彼女は自分が危険にさらされているという声や，自分が過去にしたことで他人が自分を罰しようとたくらんでいるという声をよく聞いていました．エイレーンさんは，これらの考えと厳格な信念のゆえに，治療に就くことに消極的で，処方された薬とその副作用に疑いを抱いていました．彼女は精神科病棟への入退院を繰り返してきた長い病歴を持ち，症状を管理することが困難でした．エイレーンさんは社会的にいつも闘ってきました．彼女は学校に通っている時には友人がほとんどいませんでした．彼女の症状が増すにつれて，彼女は他人から孤立しました．彼女は恐ろしくて，人々が彼女に陰謀を企てていると感じました．彼女は病気にもかかわらず，野外や様々な身体活動に興味を持ち続けました．彼女の家族は支持的でしたが，エイレーンさんの症状によって困難にもなりました．
>
> エイレーンさんが自分の元の夫であるジョニーさんに出会った時，彼女の両親は少し心配になりました．しかし，彼は彼女の気分を良くさせたように見えました．エイレーンさんは彼と一緒にいると正常で安全に感じたと言いました．彼らは一緒にハイキングに行き，市内の公園で長い時間の散歩をしました．数カ月後，エイレーンさんとジョニーさんは婚約して，1年以内に結婚しました．結婚した途端に，ジョニーさんは次第に支配的になりました．彼は彼女にハイキングやウォーキングに行くことや他のいかなる屋外活動をすることも許しませんでした．彼はしばしば彼女に言語による虐待をしました．彼女は，もし彼が言ったことを自分がやっていなければ夫が自分から離れていくのではないかと恐れて，一層不安になりました．エイレーンさんはすぐに妊娠しました．彼女は赤ちゃんが彼らの関係を助けてくれると思いました．しかし，この虐待は妊娠中ずっと続きました．
>
> 娘の誕生後，エイレーンさんは娘に強い絆を感じ，娘を愛しました．これらの感情は自分自身の挑戦と困難を彼女に痛感させました．彼女の精神症状は，不安と同様に深刻化していきました．彼女はどのように対処したらよいかがわからず，彼らがいる環境の中で子どもの面倒をみることができるかどうかわかりませんでした．エイレーンさんはますますジョニーさんに対して疑い深くなりました．エイレーンさんが暮らしていた文脈が彼女の思考障害を深刻化しました．声がして，彼女に自分自身を救うように，また，他の人々が彼女と娘を追いかけてくると言っていました．自暴自棄になって，エイレーンさんは夫の気をそらすために家の隣のガレージに火をつけ，娘を両親のもとに残して逃げ出しました．
>
> エイレーンさんは2週間路上で暮らし，最後には警察により病院に運ばれました．彼女は大きな州立病院の精神科病棟に入院しました．エイレーンさんは治療や薬を拒否し，自分の部屋に留まりました．彼女は家族や娘以外の人と会ったり，話したりしたくありませんでした．エイレーンさんは医療チームによって扱いにくい患者とレッテルを貼られました．経過記録では，エイレーンさんは治療活動に就いたり，参加したりしていないことが強調されていました．彼女は処方薬の服用を拒否し，自分のまわりの人々との接触は非常に限られていました．
>
> 彼女を担当するよう命じられた作業療法士は，エイレーンさんが娘と家族の訪問から大きな喜びを得たことを遠くから観察しました．彼女は娘をしっかりと愛情をこめて抱き，彼女と遊び，世話をしました．彼女は両親に話しかけて，両親の様

子を尋ね，自分がいない時の娘の様子を尋ねました．これらは，エイレーンさんがそれほど不安ではなく，ある活動や作業に積極的に従事していた唯一の時間でした．娘と家族が帰るたびに，エイレーンさんは自分の部屋に戻って孤立しました．

チーム会議の間，作業療法士のサラーハさんは，エイレーンさんが部屋から出て，病棟の別のところで娘と遊ぶのを支援するために両親を含めるようにチームに依頼しました．彼女は，エイレーンさんが娘や家族とかかわりを持つ環境に変えることは，変化を促進するうえで重要な第一歩であるという仮説を立てました．同時に，それはサラーハさんに意志質問紙を完成させ，エイレーンさんが意志の連続体のどこにいるのかを決定させるでしょう．サラーハさんは，エイレーンさんの意志の特性とレベルについて知らされたなら，彼女に適したレベルで作業従事を促進するためのよりよい態勢が整うだろうと説明しました．ソーシャルワーカーもまた，エイレーンさんが家族，特に娘のアリスちゃんのまわりではどんなに違っていたかに気づきました．サラーハさんとソーシャルワーカーは一緒に，エイレーンさんの夫との過去の関係と他人を信頼することの困難さを医療チームに思い出させました．サラーハさんはエイレーンさんの以前の屋外活動に対する興味に関する情報を追加しました．チームは，ある時には統合失調症の症状のために，そして，別の時には他人の態度や行動のために，エイレーンさんが他人との関係に就く前の経験，そして，これらの関係がどのように否定的あるいは挑戦的になったのかを検討し始めました．サラーハさんは，自分の意見として，エイレーンさんが以前の否定的な経験が危険で，不安で，困難であると解釈した結果，従事しないことを学んだのではないかと説明しました．

エイレーンさんの両親が次に訪問してくれた時，アリスちゃんは少し落ち着きがなく，歩いて外に出ようとして，エイレーンさんの部屋のドアに這っていきました．ソーシャルワーカーは，彼らがアリスちゃんの興味を保つために彼女の好きなおもちゃを使って，エイレーンさんの部屋に近い庭を見わたせる小さな部屋に連れて行くことを提案しました．エイレーンさんはしぶしぶ同意し，娘を非常に注意深く見守りました．エイレーンさんは両親と一緒に床に座って娘と遊びながら，両親と話しました．その後まもなく，作業療法士のサラーハさんはその部屋の横を通り過ぎました．アリスちゃんは這って彼女を追いかけようとしました．エイレーンさんはすぐにうろたえて，娘を近くに連れ戻しました．このことがサラーハさんにエイレーンさんの家族に自己紹介する機会と，エイレーンさんと家族との話し合いの機会をもたらしました．同時に，彼女は遊びの中で娘とかかわっているエイレーンさんを観察することができました．訪問者たちが立ち去った後で，サラーハさんはエイレーンさんに，アリスちゃんと家族が次に会いに来た時，もう一度同じ部屋を使いたいかどうかを尋ねました．サラーハさんは，アリスちゃんがその部屋でエイレーンさんのまわりで，どのようにきびきびと好奇心が強く，快適そうに見えたのかを強調しました．エイレーンさんは同意して，彼女もそこでは快適だったけれど，皆がいる大きなラウンジルームには行きたくなかったと言いました．その部屋は安全ではありませんとエイレーンさんは言いました．

批判的思考の質問

- エイレーンさんの物語によると，彼女の作業従事に対するバリアは何だと思いますか．
- エイレーンさんの個人的な状況に関係する意志の過程の各要素について話し合いなさい．
- エイレーンさんは自分の行動を変えることに消極的だと思われます．彼女は人を信用せず，治療を拒否しています．意志の過程を使って，エイレーンさんがなぜこのように反応するのかを説明しなさい．

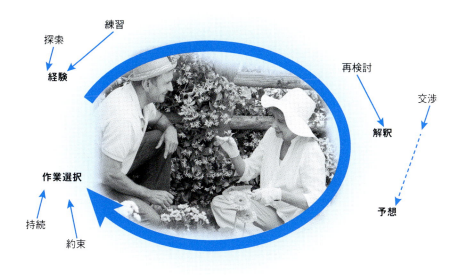

図 13-1　作業従事が変化の過程を促進する方法

- エイレーンさんの利点のどれが変化と作業従事を促進しますか．
- 意志の過程の要素を振り返ってみて，サラーハさんは変化を促進するために，また，エイレーンさんの作業従事を支援するために何ができるでしょうか．

結　論

本章では，2つのキーポイントに焦点を当てて，作業療法における変化の過程を検討した．第1に，変化は意志，習慣化，遂行能力，環境条件における複数で同時的な変更が互いに共鳴する複雑な再編成を伴う．第2に，変化の過程は常にクライアントの作業従事によって推進される．変化の真のダイナミックスは，クライアントが行い，考え，感じることを含んでいる．本章では，意志の過程が変化のバリアと可能性をどのように説明し，変化を促進する作業療法の戦略を導くことができるかを示した．それは変化に対する貢献要因を表す重要な要素（探索，練習，再検討，交渉，持続可能性，約束）を提供した．クライアントの変化過程を促進しようとするいかなる作業療法士も，変化の展開するダイナミックスとその変化過程を増幅させるクライアントの作業従事に注意を払うことはよいことであろう（図13-1）．

文　献

Angus, D. J., deRosnay, M., Lunenburg, P., Terwogt, M. M., & Begeer, S. (2015). Limitations in social anticipation are independent of imagination and abilities in children with autism but not in typically developing children. *Autism, 19*(5), 604–612.

Bedirhan Üstün, T., Chatterji, S., Kostanjsek, N., Rehm, J., Kennedy, C., Epping-Jordan, J., et al. (2010). Developing the World Health Organization disability assessment schedule 2.0. *Bull World Health Organization, 88*, 815–823.

Bruce, L. (2013). *Reflective practice for social workers: A handbook for developing professional confidence.* London, United Kingdom: Open University Press.

Hitch, D., Pepin, G., & Stagnitti, K. (2014a). In the footsteps of Wilcock, Part 1: The evolution of doing, belonging, and becoming. *Occupational Therapy in Health Care, 28*(3), 231–246.

Hitch, D., Pepin, G., & Stagnitti, K. (2014b). In the footsteps of Wilcock, Part 2: The interdependent nature of doing, being, becoming, and belonging. *Occupational Therapy in Health Care, 28*(3), 247–263.

Kielhofner, G. (2008). *A model of human occupation: Theory and method in action.* Philadelphia, PA: Lippincott Williams & Wilkins.

Kielhofner, G., Borell, L., Holzmueller, R., Jonsson, H., Josephsson,

S., Keponen, R., et al. (2008). Chapter 9: Crafting occupational life. In G. Kielhofner (Ed.), *Model of human occupation: Theory and application* (4th ed.). Philadelphia, PA: Lippincott Williams & Wilkins.

Larkin, H., & Pépin, G. (2013). Becoming a reflective practitioner. In K. Stagnitti, A. Schoo, & D. Welch (Eds.), *Clinical and fieldwork placement in the health professions* (pp. 31–42). Melbourne, Australia: Oxford University Press.

Sadock, B., & Sadock, V. A. (2007). *Kaplan and Sadock's synopsis of psychiatry: Behavioral sciences and clinical psychiatry* (10th ed.). Philadelphia, PA: Lippincott Williams & Wilkins.

World Health Organization. (2002). The World Health Report 2002: Reducing risks, promoting healthy life. Retrieved from http://www.who.int/whr/2002/en/

第14章

介入の過程：作業的変化を可能にする

Carmen-Gloria de las Heras de Pablo, Sue Parkinson, Genevieve Pépin, and Gary Kielhofner（没後出版）
村田和香・訳

期待される学習成果

本章を読み終えると，読者は以下のことができる．

1. 介入過程を支える前提を理解すること．
2. 多様な母集団の人々の変化を促進するための最新のMOHOの介入法を明らかにすること．
3. これらの方法を実践の中で適用する可能性を認識すること．
4. 作業への参加を支援するために，様々な方法をどのように選択して統合するかを理解すること．

人間作業モデル（MOHO）は作業療法士に，作業上の関心が変化の増大的過程に影響を及ぼす人かどうか，作業適応の問題を持つ危険のある人かどうか，あるいは，作業適応の問題を長年にわたって経験している人かどうかにかかわらず，作業への参加を促進する理論と実践的なツールを提供する（de las Heras de Pablo, 2011, 2015；Kielhofner, de las Heras de Pablo, & Suarez-Balcazar, 2011）．

作業療法士がある人と最初の接触をして評価と介入の過程を続けると，MOHOでの作業的変化が可能になる．MOHOは，人間作業に基づいて人を中心に据えた概念的実践モデルとして，人のそれぞれの行動が作業への参加を促進する同盟関係に寄与するものと期待されている．作業療法士は，有効性と効率性を伴った作業的変化を可能にするために，MOHO理論とその主要原則，および，それぞれの人やグループの特定の作業的ニーズを尊重しなければならない．彼らは介入過程を通してこれらを統合しなければならないが，それは変化の過程におけるMOHOのダイナミックな見方を維持することを意味する．したがって，治療行為の最善の選択肢を決定する時や，介入過程の間の作業の状況やこれらの交流に影響する複数の個人的および環境的変数を分析する時には，柔軟性が求められる．

介入過程にアプローチすること

すでに述べたように，介入過程にアプローチする時に効果的かつ効率的にMOHOを用いるためには，理論と実践を常に統合する作業療法のリーズニングをダイナミックに用いる必要がある．以下の4つの前提を心に留めておく必要がある．

- *前提1：システムの視点*．MOHOは人間作業と作業の変化過程のダイナミックスを理解するために，ダイナミックシステム理論という概念の上に描かれている．したがって，MOHOの原理は，人間，環境，そして人間と環境との関係の中で生じる同時的かつ交流的な調整を強調する．MOHO理論はまた，変化が時間の経過と共に続いていくこと，つまり，変化は生活が進行するにつれて生活の自然な部分であることを意味すると述べている．そこで，MOHOによって導かれた時，個人的・環境的要因は作業療法過程を通して等しい尺度で考慮されるべきである．個人的・環境的な変化は平行して促進され，作業療法の焦点はこの2つの間で切り替わるであろう．例えば，MOHOを基盤とする作業療法士はその人，その人の家族，そしてその人の社会的集団にかかわる他の活動的な参加者と一緒に，彼ら自身の変化の

表14-1 人間作業モデルの介入原則

クライアントと働くこと	環境と働くこと
• *変化はダイナミック*であり，人々，環境，そして人と環境との関係における*同時的で交流的な変化*を含む	• *変化はダイナミック*であり，人々，環境，そして人と環境の間の関係における*同時的で交流的*な変化を含む．
• *変化は人間の継続する生活の中で生じ*，したがって，意味は*作業同一性*と*有能性*の認識へと導く展開しつつある出来事につけられる．	• *社会的集団の変化*を促進するためには，それらの文化や生活状況を考慮に入れたアプローチが必要である．
• *遂行のための動機づけ*（意志），特に個人的信頼（個人的原因帰属）という前進的な促進は，エンパワーメントと自己擁護の機能を達成するための基礎を構成する．	• *社会的集団や組織における変化*を促進するためには，そのメンバーの*意志の特徴*を考慮する必要がある．
• 作業的状況における変化を達成するためには，人々が自分の知識を開発し，環境の現実を評価することに*積極的に参加する*ことが不可欠である．	• 作業状況の変化は，社会的集団のメンバーの*利点*を考慮し，共通のプロジェクトへの参加を通して新しい関係を築く必要がある．
• 人々が作業の機会を広げ，社会的集団や組織から資源を得るために*積極的に参加*することで，作業状況の変化をもたらす	• 社会的集団の変化は，作業療法士とクライアントが一緒に選択肢と解決策を*探索*することに基づく．
• *作業療法の関係*とその人の意味のある作業への参加は，介入過程にとって極めて重要な要素である．	• 社会的集団への介入にとっては，*自己の利用*（共感と信頼）と意味のある関係が重要である．
• その人やグループの人々と作業療法士との*協業*（行い，考え，そして感じること）は，変化過程の中心的な側面である．	• どんな物理的環境の変化も，人の*文化と社会的・経済的現実*を尊重する必要がある．
• 変化過程は，*作業上の利点を再確認*し，新たな利点の開発を促進することに焦点を当てる．	• *物理的環境を変えることの主な焦点*は，作業への参加に最も影響を与えるように，既存の資源，空間，対象物をどのように配置できるかに当てる．
• 変化過程は，選択肢と解決策を探索し，*関連する文脈*の中でそれらを体験することに基づく．	• 複数の目的を果たす多様な資源と対象物の*優先順位づけ*は，人々の技能とその開発のより効果的な利用を促進する．
• 環境の次元とその特徴，および，それらがその人の個人的な作業要因に対して持つ*特有な影響*を真面目に考えることは，作業療法の目標を導くための基本である．	

de las Heras de Pablo, 2015（p.164-165）を改変

過程の中で，またその人のための変化過程の促進者としての両者として働くであろう（表14-1）．

• *前提2：基礎的観念論としての共感*．MOHOは「人々の作業的生活の目標や変化を達成するために人々が行う必要があることを人々に支援する（Kielhofner, 2002, p.351）」ことの重要性を強調している．このように，MOHOを適用する場合，作業療法士は各々のクライアントと意味のある実際的な関係を確立し維持する能力を開発しなければならない．MOHOは専門家としての共感と信頼という2つの主な態度を強調している．作業療法士は，人の特有な感情，思考，そしてやり方を理解しようと純粋に努力する時，また，言語的あるいは非言語的にもこの理解をその人に伝えようとする時に，共感的である．作業療法士は誠意と敬意をもって作業的生活の重要な側面を明確に説明し，理解できる言葉を使って理論を説明することができれば，専門家としての信頼を展開することになる．作業療法士とその人の間の信頼は，相互の協力を促進し，作業への参加を最大限にし，変化の過程に対する責任を高めることになる．

- *前提3：クライアントは自分自身の変化の段階を導く．* MOHOを用いる作業療法士にとって決定的な能力は，個人の特有な現実の中で，探索，有能性，達成という変化の段階の流れを理解することができることである．特有な現実とは，各人の個人的・環境的特性，自分の「ミクロな現実」，あるいは自分の世界をさす（de las Heras de Pablo, Llerena, & Kielhofner, 2003）．実践においては，これは自分の感情，思考，行動に関して，最終的にその人の参加を特有なものにするために各人の単一の潜在能力に焦点を当てることを意味する．すなわち，参加の最も基本的な次元に参加することができるだけの人は，もしこれがその人の参加への最大の可能性であるとしても，まだ探索段階にいると理論化することができる．この最後の視点は，私たちに成功したクライアント中心の作業療法の介入をなし遂げることができることをもたらす（de las Heras de Pablo, 2011, Raber, Teitelman, Watts, & Kielhofner, 2010）．
- *前提4：遂行能力の役割を理解すること．* 最後に，MOHOに基づく実践では，作業療法士はMOHOでは根底をなす能力（すなわち，遂行能力の客観的評価）がどのように理論化されているかを理解しなければならない．このモデルは，人の基本的能力を作業への参加に影響を及ぼす重要な個人的要因であると考えているが，MOHOに基づく評価と介入法は，それらを独立した，あるいは単一のやり方では取り組んでいない．代わりに，MOHOはクライアントの遂行能力をシステムの見方から考えている（前提1に記述）．作業療法士はクライアントの望みと包括的な治療計画によって，MOHOと組み合わせて客観的な遂行能力に特にアプローチする他の概念的実践モデルを用いる必要があるかどうかを決める必要がある．

変化を促進する方法

本章で示される変化を促進する方法は，それぞれの人（あるいは，特定の集団）にとっての特有で柔軟なやり方へと統合される相互に関連する一群の行為と介入手続きで構成されている．これらには，(1) 作業療法の戦略，(2) 特定の介入，および (3) 共通の作業ニーズを持つ集団のために特に作られたMOHOに基づく介入のプロトコールが含まれる（図14-1，図14-2）．

治療戦略

治療戦略とは，作業への参加や望まれる変化を促進するために，人の行為，感情，考えに肯定的に影響を及ぼす作業療法士の行為である．MOHOで明らかにされる戦略は，妥当にする，明らかにする，フィードバックを与える，助言する，交渉する，組み立てる，

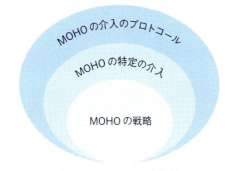

図14-1　MOHOの介入法

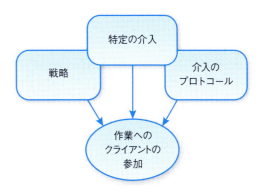

図14-2　クライアントの作業への参加を支援する介入法

指導する，励ます，そして，身体的支援を提供する，の9つである（Kielhofner, 2008）．これらの戦略の概念は，介入過程の間にその利用を明確にするために区分されてはいるが，同時に用いることも，本章で後述する特定の介入と組み合わせて用いることもできる．戦略は，その状況が起こるにつれて純粋に，また自然に用いられるべきであるが，作業療法士がそれらを用いることについては自省的であることが重要である．このことは，可能な限り人に利益をもたらす可能性のある戦略の種類を予測すること，また介入が展開されるにつれて戦略の間を流動的に動くことを含んでいる．

◆妥当にする（Validating）

作業的変化の過程のそれぞれの瞬間は，潜在的に人が行うことに伴う考えや感情に任されている．効果的な作業療法のためには，これらの経験を妥当にすることは不可欠である．**妥当にすることとは，クライアントの経験や見方に関する作業療法士の個人的な偏見や反応にもかかわらず，クライアントの経験や見方に敬意を伝えることである．**作業療法士はクライアントの体験を，それが生きた身体の体験なのか，楽しみ，能力の認識，退屈，フラストレーション，投資，または興奮といった意志と結びついた体験なのかといったことを注意深く注目し，認識しなければならない．

妥当にすることとは，異なる作業の状況や文脈で行われ，人の存在と特有な同一性を認めること，話をすることなく人を連れて行くこと，会話やインタビューの間に人々の物語に積極的に耳を傾けること，人々がある課題を行うやり方を再保証すること，問題を解決するための自分の考えのいくつかを考えることへと導くこと，あるいは，単に人が自分について尋ねたり自分の思考や感情に純粋な興味を示すことなどを含む．

◆明らかにする（Identifying）

明らかにすることとは，個人的，環境的な機会や資源に関する知識と，クライアントが望み，行う必要がある仕事，遊びや余暇，日常生活活動への参加を強化するための選択肢とを，人々に提供することをさす．この情報には，自分の目標を達成できる作業の状況に近づく時に用いる戦略を明らかにすることが含まれるであろう．この情報にはまた，社会サービス（例：他の専門家あるいは地域の機関）や物理的資源（例：設備または資金調達）を含む資源にアプローチする際の戦略を明らかにすることも含まれている．これらのことを明らかにする時にはまた，作業療法士は選択肢を選択するように支援する前に，選択肢を明らかにしたり，自分のアイデアを出したりする機会を人に与えることになろう．

◆フィードバックを与える（Giving feedback）

フィードバックを与えることとは，作業への参加を強化するために，作業の状況に関する情報をその人と共有することをさす．例えば，フィードバックは作業療法士が，ある人の状況に対する全体的な自分の理論化，その人の継続する行為に対する自分の理解，その人が行った改善を示すことなどを共有する時に起こる．フィードバックを提供することは，人々が自分や他人への影響を説明することによって，特定の行動の価値（肯定的または否定的）を理解するのに役立ち，また，自分自身に関する考えや感情の解釈を再び築き上げるのに役立つ．したがって，フィードバックは意志，習慣化，技能，そして遂行を強化する情報を提供することができる．

◆助言する（Advising）

助言することとは，実現可能で望ましいと思われる成果の情報や示唆を共有すること，または作業療法における成果を達成するための可能な選択肢を示すことによって，介入の目標と戦略を推薦することをさす．これらの推薦は，通常，クライアントの考えと感情を越えた情報または洞察を含んでいる．したがって，クライアントに助言を披露することは，クライアントの見方を広げたり変化させたりするために役立てることができる．しかし，助言は説得とは同じではなく，人は自らの心を自由に変えることができる点に留意すべきである．これは作業療法士が説明した根拠に基づき，情報を与えられた意思決定を行うことができるた

め，クライアント中心の実践にとって重要である．

　作業療法士は通常，人々が躊躇したり，短期間に実行する活動や課題を選択したり，あるいは，個人的な作品や新しい役割を果たしたり，ライフスタイルを変えたいといった特定の長期目標を約束することに問題を抱えている時に，人々に助言する．作業療法士が効果的に助言するためには，その人の意志の状態や意志の状態に影響を与える可能性のある習慣化，遂行能力，環境の要因を考慮する必要がある．そうすることで，作業療法士はクライアントの見方や希望に対して共感を持って誠実な助言ができるようになる．

◆交渉する（Negotiating）

　交渉することとは，人が将来するであろうとか，将来しなければならないといったことに関するその人やその社会的集団とのやり取りの過程をさす．それは，ある人（または集団）と作業療法士が，その人の作業的状況の何らかの側面に関して異なる情報や見方を持つ場合に起こる．作業療法士とその人や集団との間の意見の不一致を解決したり，異なる見方を単に比較したり調整したりする必要があるかもしれない．この過程は，その人が作業の目標の達成を促進したり，その人の作業の機会を提唱したりする時，また，介護者や家族にどのようにその家族の作業への参加を最善に支援するかを働きかけたり，あるいはその人と関連する目標や行動を設定したりする時に役立つ．

　効果的に**交渉する**ためには，作業療法士はすべての関係者の見方を認識したり，その見方を引き出したりする必要がある．そのような努力がなければ，他人の見方は消えていき，結果として不満，個人的評価の低下，作業療法士の専門性に対する信頼の喪失，または人々に作業上の機会を開かないことになる．したがって，交渉は*常に*その状況についてのその人の思考や感情を*尊重し*，*理解する*ように求め，作業療法士が物事を異なる見方から見るためには，妥協したり，普通の手続きから離れたりするといった意欲を必要とする．うまくいった交渉は，自分の見方を持ち，自分や他人を知るための開放性や自分の決定に責任を負ったり，他の人と同じ目標に向かって働いたりするという開放

性を促進するにつれて，人々を力づけるために重要である．

◆組み立てる（Structuring）

　組み立てることとは，人々に選択肢を提供し，限度を設定し，基本的な規則を確立したりすることによって，遂行の明確な期待を確立することをさす．組み立てることは，しばしば人が選択し，活動を行い，習慣を維持し，役割を果たすために，合理的要請を作り出すことに役立つ．組み立てることは，環境の機会と制限を明確にすることで，人にコントロール感と安全感を与えることを目指す．これは人々が役割の責任を内在化させ（役割台本），グループの効果的なメンバーであることを学ぶ助けになるために役立つ．さらに，外的期待は意志の支援となり得る（de las Heras de Pablo, 2015；de las Haras de Pablo et al., 2003；Jonsson, Josephsson, & Kielhofner, 2000；Raber et al., 2010）．つまり，他人が自分たちに合理的な期待を持つ時，良好な判断が自分を招き入れる中で示されてきた時，あるいは，適切な人が仲間と支援とを提供した時に，人は物事をすることに容易に動機づけられることになる．

◆指導する（Coaching）

　指導することとは，様々な作業療法や作業場面で，人々が自分の能力や技能をどのように用いたり，示したりするのかを示し，実演し，手がかりを示すことによって，人々を援助したり支援することをさす．例えば，作業療法士は，ロールプレイの場面で社会的困難さを持つクライアントに自己主張的行動を選択するように示すであろうし，次にロールプレイの場面で自分の番になったらどのような自己主張をするかをクライアントに示すであろう．

◆励ます（Encouraging）

　励ますこととは，新しい状況を探索し，危険を冒すことを選択し，困難に直面する中で努力を続けて，人々に感情的支援と再保証を提供することをさす．励ますこととは，自信を持つこと（個人的原因帰属）が

困難であるために，あるいは，遂行能力とやろうとしていることとのギャップのために，通常必要とされるものである．励ましは，人が自信をより感じ，自分がリラックスしたり楽しんだりし，そして，何が努力に値するのかを思い出すことを人にもたらすことができる．効果的に励ますためには，作業療法士は，作業的文脈の中にある真面目さや遊び心と同様に，その人の文化，年齢，性格，また，作業形態や課題の社会的特徴に基づいて，どのようにそれを示すかに柔軟である必要がある．

◆身体的支援を提供する（Providing physical support）

身体的支援とは，クライアントが作業形態や課題または作業形態や課題の段階を完成するために，自分の運動技能を用いることができなかったり，用いようとしたりしなかった場合，あるいは，人が関連した何かをしようとするために意志の確認を必要とする場合に，**作業療法士が自分の身体を用いて支援を提供する**ことをさす．身体的支援を提供する方法には，その人の背中に手を置いて支援すること，その人の手を取って物事をし始めるように励ますこと，作業に参加している間に安定性と歩行を援助することなどが含まれる．また，ある人に身体的に付き添ったり，どこかに連れて行ったりすることも含まれる．したがって，身体的支援は，ある人の作業ニーズにしたがって違う目的のために役に立つ．

特定の介入

特定の介入とは，作業適応を育む一連の定義された**手続き**と**戦略**をさす．これらの介入は長年にわたりMOHOの実践をうまく強化し，多様な年齢の人々の様々な作業ニーズ，様々な文脈，国，文化の中で実践されてきた．実践場面には，公立病院，刑務所，矯正施設，地域のセンター，そして，家庭，近所，通り，学校，大学，職場，レクリエーションや文化的場面を含む場面が含まれる（de las Heras de Pablo, 2006, 2011, 2015；Girardi, 2010；Kielhofner, 2002, 2008, 2009；Kielhofner et al., 2011；Poletti, 2010）．

特定の介入には，以下のものが含まれる．
- 介入にも評価にもなる評価の二重性
- 意味ある作業への参加
- 探索の促進
- 作業のコンサルテーション
- ピアサポート教育グループ
- 作業自助グループ
- MOHOに基づく技能教育
- 社会教育
- 環境マネジメント
- 作業役割の発達と習慣の変化

◆介入にも評価にもなる評価の二重性

MOHOでは，評価過程も介入と考えている．作業療法士がある人との最初の接触から，二人が互いの知識を築き始め，さらに治療的関係へと進化する最初のラポートを展開する．作業療法との関係は，生活に関するその人の考えや感情を作業的現実と結びつけること，自分の知識を養うこと，そして，作業に焦点を当てた目標設定をすることによって，その人の治療的リーズニングへの積極的な参加を促進するクライアント中心の評価過程によって育まれる．必然的に，MOHOに基づく面接や自己評価は，その目標，デザイン，適用手続きのために，ラポートや協業関係を確立するための手段となる．それらは，人々が自分の作業の利点と弱点を探索し明確にするよう力を与え，意志の過程のダイナミックスを促進し，作業参加と遂行を計画し，組織化し，追及するように促す．

評価は，介入の間に個人の非公式的観察と会話の形をとる進行中の過程である．作業療法士は，ダイナミックな介入過程を確実にするために，クライアントの生きた経験に対して自分自身を開いて，クライアントの変化の過程を観察する．フォローアップの評価では，作業療法士とクライアントは，目標と目標を達成するためになされる改善を再評価し，変化を促進するために用いられる介入と戦略を検討し，作業療法の経過について決定を下す．あるいは，評価が介入にも評

価にもなる評価の二重性になることがより重要である時には，作業療法士がその人との唯一の接触により，その人のニーズを評価し，一緒に協業をする状況になる．最後に，作業ニーズを明確にするために，増大的な変化，不満足な作業的生活様式，個人的目標を引き受けることに対する疑問に関連した個人的な疑問を持つ人々，そして，1回の相談しか必要としない人々がいる（de las Heras, 2011, 2015）．

> **事例 作業上の問題を抱える青年**
>
> 　ジェイミー君は，18歳で高校を卒業しました．彼は伝統を守り，年上のきょうだいたちが就いている医学，法学，工学といった専門的研究に価値を置くことを強調する文化を持つ家族で育ちました．学校では優秀な成績のために，両親は医学を学ぶように主張しました．しかし，母は彼が大学プログラム入学のための基礎試験を受ける前に，作業療法士に相談しようと決めました．母は息子がますます不安になり，引きこもりがちになったと説明し，やってくる試験勉強をする気がしないと認めていました．彼女は，息子が名声ある専門職に進めるように，息子のためにできることをやったのち，父がどう思うかを重視していました．
>
> 　作業療法士は，ジェイミー君と母との最初の非公式な会話ののち，母に，彼と作業療法士が結論を共有する1時間半後に戻ってくるように頼みました．このことは，作業療法士がジェイミー君と時間を過ごすことを可能にしました．作業療法士は，これは彼がリラックスして自由に話せる空間であることを知らせることによって，*妥当にする*ことを提供しました．作業療法士は，自分を一人の作業療法士であり仲間であるとも紹介し，心地よく座るようにと彼を招きました．作業療法士は，用いる最善のツールが作業遂行歴面接（OPHI-Ⅱ）だと判断しました．この面接は，彼が様々な作業や活動への参加やその中での意志の認識を自省して，彼に作業的生活を説明してもらうことができます．面接の間，ジェイミー君は自分の技能を喜びと意味という認識に対応した特定の活動を説明する時に最も興奮を示しました．作業療法士は*フィードバックを与える*，*組み立てる*，および，*妥当にする*ことによって，彼が自分の考えや感情を自発的で開かれた作業的文脈を*明らかにする*ように支援し，興味のあることへの参加を促進しました．彼は自分の物語を作業療法士と共有し，OPHI-Ⅱ尺度の基準説明文を用いて自分の有能性と同一性の認識を明らかにして，自分の好きな作業の選択との関連の中で*妥当である*と感じました．
>
> 　作業療法士は，大学での勉強の主な選択科目のリストを用いて，大学が提供する専攻の優先順位の練習を*組み立てました*．ジェイミー君は自分が応募したいと望んでいる職業を決めることができました．それは，医学ではなく理学療法でした．「今，私は穏やかです．私が勉強したいことは何かを両親に説明する必要があると思っています」．そこで，母が戻ってきた時，ジェイミー君は，将来の道を*交渉*しなければならないと予想しながら，自分の決定を母に話しました．驚いたことに，母は彼を抱きしめ，決定を下したことを祝福し，彼が試験勉強の準備ができたと作業療法士に伝えました．「さあ，お父さんを今すぐ説得しましょう．けれど，あなたは私にしたように，父親にきちんと説明しなければね」．

◆意味のある作業への参加

　行うこととは，日常の作業の状況を試み，反応し，解決するために，自分の能力と技能を探索し，練習することをさす．自分の経験を通して，そして，様々な作業的文脈の中での他人からのフィードバックを得て，自分の利点と限界，そして，環境の利点と欠点を知る．私たちの作業的生活を支えるのは，生じる自然な学習である．

　作業に基づくモデル（Scaffa, Reitz, & Pizzi, 2010）は，ある人に関連している*日常生活の作業*

への参加に焦点を当てることを作業療法士に思い出させる．MOHOは，この日常作業への参加が**ある人の継続する生活**に関係していることを強調する．作業への参加が人の進行中の作業的ナラティブを促進する限り，その人が自分の意味のある生活の日課を改善し，構築し，または再構築する過程にあるかどうかは関係ない．これを行う中で，ある人の作業目標あるいは日常の活動選択と首尾一貫した探索的経験と同じように，個人的あるいは共有された作業的計画への参加は，**作業同一性**（すなわち，自分が誰であり，作業的存在になろうと望んでいるかという人の全体的な構成）と**作業有能性**（すなわち，その人の作業同一性を反映する作業への参加のパターンを維持するためにとられた実際の行為）を強化する．

作業療法士は，人々が作業に参加する時に，遂行と同様に考えや感情を考えることによって，人々に*自分の変化の過程に積極的に参加する*機会を提供することを再保証する．これは言うことは簡単だが，日常実践の中で内面化することは難しいだろう．作業療法士は，その人のために，あるいは，その人に対して*行う*代わりに，その人と共に*行い，感じ，考える*必要がある．これは，変化の過程を通しての互いの協業を保証し，作業療法士がある人が作業に参加している間の意志の体験を妥当にし，再保証することを可能にする（de las Heras, 2010, 2015）．

作業への参加は，以下のことで生じる．

a. 個人の特有なニーズにしたがって，意味のある日課の中で作業を組み立て，前進的なやり方で作業と日課の両方を適応するという多様な作業場面．
b. 病院，デイホスピタル，リハビリテーションセンター，地域のセンター，その他の施設などの過渡的環境の中で，参加の文脈は関連する作業場面に完全参加の方向に向かっての変化の連続性を人々に構築または再構築させる．
c. 保護された地域や保護的居住環境は，人々が家，居住施設，または，密接な近隣の中で，他人の援助を得て生活する必要がある．

◆探索の促進

探索の促進とは，環境，自分の能力や技能，あるいは意思決定と活動選択や作業選択を支援する興味や価値の側面を調査したいという人々の欲求を育てるために用いられる一連の*手続きと戦略*をさす．本章の冒頭で説明したように，探索はダイナミックな作業変化の過程のいかなる段階や瞬間にも必要とされる．

それぞれの新しい挑戦とは，それを達成するための代替手段，文脈，技能，可能なステップの新たな探索を意味する．探索を必要とする多くの状況がある．実際に，それぞれの瞬間が人生に新奇性をもたらす時に，人生は進行していく探索の過程であるということができる．探索を必要とする特定の状況の例には以下のものがある．

- 評価過程に参加すること．その中で，自己認識を明らかにするために支援を受けること
- 自分の作業的状況を自省すること
- 自分の目標を探すこと
- 他人と一緒に役割を引き受けること
- 新たな作業場面に入ること
- 自分の作業技能の幅を広げること
- 新たな物事を学ぶこと
- はじめて自分で何かをする機会を持つこと

探索はその過程そのものに集中し，結果には集中しないため，常に肯定的である．したがって，探索を促進するためには，作業療法士は探索的文脈を生み出すように求められる．これは，発見の機会を提供し，好奇心や意思決定を育て，失敗を許し，喜びを感じ，時間制限がないことを促すであろう（de las Heras et al., 2003；Reilly, 1974）．**探索的態度**を持つことは，探索の状況を生み出すためには不可欠である．これには，以下のものが含まれる必要がある．

- 間違ったとしても，うまくいった遂行と同じくらい重要であるという**確信**を持つこと
- 個人のフラストレーションに関する自分の考えや恐怖心を**捨てる**こと
- 人々の試そうとする試みに**自信**を持つこと

「やってみましょう」，「何を見つけることができるでしょうか」，「あなたの番です．お先にどうぞ」，「私たちは可能性を調べるつもりであって，何も約束していませんよね」，「楽しみましょう」，「私たちはあなたにこのことについて試験をするつもりはありませんよ」，「何が欲しいんでしょうか．これですか，あれですか」，「これをどのようにしますか」，「頑張りましたね」などを含めて，他の表現も探索的文脈の中で一般的に使われる．

探索は，ゆっくりあるいは早くといった様々なテンポで促すことができる．これは，個人の作業的状況を形成する特有の個人的および環境的作業要因に依存する．*励ます*，*妥当にする*，*助言する*，または*組み立てる*ことに迅速に反応する人もいるが，能力がまだ内在化されていない人は，詳細な支援の指示と*段階的フィードバック*を用いるなど，この介入を提供する正確な方法が必要かもしれない．

作業療法士は，行為のための動機づけ（意志）が非常に困難な人の能力の認識を効果的に促進するために，再動機づけ過程の探索モジュールに従う必要がある（de las Heras et al., 2003）．

◆作業のコンサルテーション

*作業のコンサルテーションとは，ある人の変化の過程に関連した個々の作業状況を共有して話し合うために作業療法士とその人によって作られた社会的空間を*さす．作業のコンサルテーションの主な目標は，以下のことを含む重要な側面に*アプローチ*することによって，作業同一性と**有能性**の開発のためにチームとして働くことである．それは，意味のある日課の計画と管理，作業目標の確立と達成に向けての戦略の立案，動機づけを高めるための戦略の探索と選択，役割遂行と習慣の変化の計画と交渉，意思決定と問題解決，技能や課題の学習過程を明らかにすることと計画，そして，その人の意志の過程の理解と見直しに取り組むことである．MOHOの概念が取り組まれ，人々のニーズにしたがって積極的な参加を促進するためにMOHOの戦略が統合されるであろう．

作業のコンサルテーションを提供する場合，セッション中に以下の3つの継続中で，かつ相互に関連する瞬間を取り入れることが重要である．第1は，*個人的ナラティブのための空間を提供*すること，第2は，*合意された目標を明らかにすること*と*目標達成の分析*を伴うナラティブの内容を続けること，第3は，*将来の行動と戦略*を協業して*選択し，計画するための瞬間*である．これらの3つの例は，アプローチされるそれぞれの瞬間と話題のために選択される異なる作業療法の戦略を用いて，その人の意志の状態にしたがって結びつけられる．自己評価や他のMOHOの評価を用いることは，その人の改善を評価し，作業環境についての彼らの自省的思考を*育む*ための重要な手段である（de las Heras, 2010, 2015）．

MOHOの作業のコンサルテーションは，その頻度と時間という点では柔軟性がある．両者ともその人に確立されたもので，その人が行っている変化の段階に応じて様々である．例えば，**有能性の段階**のはじめでは，より頻繁で短いセッションが必要になる場合がある．一般に，有能性の段階が進み，より直接的で率直になるにつれて，最適な頻度は週1回になる．その後，フォローアップセッションの頻度が低く設定されるかもしれない．

作業のコンサルテーションのセッションの間に，作業療法士はその人と定期的に*計画を立案*し，共有された問題の認識に基づいて次の段階の最も効果的な学習法の概要を計画する．学習されるべき技能は，その人の能力と意志の状態，遂行の物理的状況と社会的期待にしたがって*明らかにされ，交渉され，優先順位をつけられる*．これらの特有な技能は，達成可能で，現実的でなければならず，これらが選択したり参加したりする必要がある人や環境と関連する必要がある．技能が決定されると，作業療法士とその人は*個人的および環境的な利点を分析*し，達成可能で測定できる目標を設定する．

組み立てることを提供することは，*計画の実施の段階の間の学習過程にとって重要な戦略*になる．*組み立てることは，その人があまりにも多くのことを行うことを避けつつ，意志の最大の自主性と遂行の自立性を養わなければならない*．このことを確実にするため

に，作業療法士は，主導権，意思決定，問題解決を促進するための十分なフィードバックを与えて試行錯誤をしながら，可能な限り多くの選択された戦略を探索する機会を提供しなければならない．*組み立てること*を可能な限り*提供すること*は，作業療法士が人々の学習のスタイルにうまく合った指導法を*選択*する機会をその人に与えることも必要になる．その人が選択できなければ，作業療法士は家族やその人と密接にしている人々と連絡をとって，最も適切な教授戦略を見つけなければならない．作業療法士は，指導を開始する前に，その人の能力と新しいやり方を探索したいという希望にしたがって，この*学習過程を段階づける必要が*ある．

MOHO に基づく家族のコンサルテーションも同じ手続きに従う．家族や他の密接な社会的集団は，家族の作業への参加を促進するための MOHO に新しい戦略を学び，*自らの作業変化の過程に参加すること*と同様に，主観的や客観的な情報を提供し，自分の戦略を協業して，積極的に参加する．この点では，家族が改善するにつれて，家族が新しい作業目標や物事を行うやり方を探索する時間を考慮することが重要である．介護者（家族やスタッフの一員である）の満足できる作業参加を促進することが最優先事項である．作業療法士は，介護者の有効感と満足感を妥当にし，再確認し，促進する必要がある（de las Heras, 2015）．

◆ピアサポート教育グループ

ピアサポート教育グループとは，共通の作業ニーズを持つ参加者が，日々の作業への参加を強化することと関連する様々な作業の話題について学ぶ必要があるセッションのことである． 理想的には，これらは参加者自身によって選ばれ，彼らのニーズに応じて彼らとともに計画される．ピアサポート教育グループは，情報の共有，話し合い，提供と交換を行う機会，そして，作業遂行と参加に関連する側面に関してお互いの助言を提供する．共通の目的には，自分の知識を高めること，個人的目標に向かって働くこと，困難さに向き合うこと（関連する問題解決と意思決定），健全なライフスタイルを維持する戦略を開発すること，一般的な健康管理技能（例：症状やストレスの管理，エネルギー保存）を作業的日課へと組み入れることなどがある．

ピアサポートグループの重要な構成要素は，参加者が仲間と情報を共有すること，*参加者の生きた経験を学習の主な資源*と考えることに積極的に参加することである．これは，実践に置き換えれば，作業療法士はメンバー間のコミュニケーションを妥当にし，*励まし*，*組み立て*，また，関連する主観的および客観的情報を共有することを通して，参加者の積極的な参加の促進役として働くことを意味する．作業療法士は，また，適切な MOHO の評価の道具を紹介し，ミーティングが終わった時に MOHO の適切な用語を用いて参加者の貢献を要約もするであろう．一方，これらのグループのメンバーは，書記，司会者，自分たちの興味と技能に応じて合意されたその他の役割を果たすことができる．

ピアサポートにこだまして，そのグループは，伝統的には，一定のセッション数を継続するというモジュールを組織化することはなかった．しかし，作業療法士の関与は時間的に制限されるかもしれず，また，グループの期間は施設または財政的理由によって決定されるかもしれない．

見てきたように，*ピアサポート教育グループ*は伝統的な教育グループや心理教育的グループとは異なる．後者は指導経験を持つ専門家が決めた形式で参加者に情報を提供することに焦点を当てている．これらのケースでは，関心のある人々と行い，考え，感じるこ

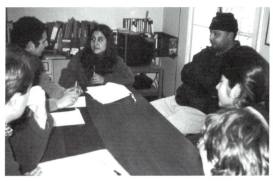

ピアサポートグループ：レエンクエントロ（再会，Reencuentros）での職業統合プログラムの一部

とが主な優先事項ではない．

◆作業自助グループ

*作業自助グループは，作業的に生きている様々な経験や話題を共有するために，参加者が組み立てた同じ作業ニーズを持つ人々の会合をさす．*これは，共通の興味，生きている挑戦的な状況，達成，日々の参加中に経験する問題，これらの問題を解決するための役立つ戦略，特定の共有された目標と関連する集合的なプロジェクト計画にかかわるであろう．これらのグループは，仲間の経験からの問題解決，意思決定，学習を強調する．彼らは，支援を継続すること，自分は一人ではないと知ること，作業に参加する時に共通して起こる困難さに対処するための考え方をプールすることによって，ストレスマネジメントに寄与することを提供する．

前述したように，これらのグループには，プロジェクトの企画，組織化，実施が含まれる場合がある．例えば，特定の病気や多様な性や性の問題と戦うこと；他の人々にリカバリーの旅を設定し，始めるよう援助すること；作業的公平に取り組むこと；障害を持つ人々に適合した物を設計すること；あるいは，彼らの投薬や治療の権利を主張することなどである．

個々の参加者は，逆境を克服するために他の人々を支援することを目的とするプロジェクトという文脈の中で，変化過程を支援するために，ボランティアや勤労者として援助を提供するかもしれない．彼らは困難な状況を克服する独自の経験を持っているかもしれないし，依然として自分の回復の旅の途上にあるかもしれない．そのため，彼らは探索を促進し，まだ回復の同じ点まで達していない人々と特定の戦略を共有するうえでの重要なパートナーとなる．ピアガイドになる人は，自助グループのリーダー，ピアサポート教育グループの複数のリーダーの一人，動機づけと学習技能のファシリテーター，あるいは，他人にとって困難な特定の行動，課題，または活動（例：ショッピングに行く，グループに参加し始める，公共交通機関を利用する，会話の技能を練習するなど；Deegan, 1988；de las Heras, 2015）の個別支援や支援提供者として参加できる．

地域統合センターレエンクエントロ（再会，Reencuentros）(de las Heras, 2006, Kielhofner, 2002) では，地域で仕事や勉強を始めたりする人々が，自分たちの経験を共有するために月に一度集まって来る．彼らは挑戦に直面し続けるために，また，それぞれの作業場面での彼らの自己主張的な遂行を維持するために，お互いに力を与えあっていた．さらに，同じ困難さを抱えることに躊躇していた他の人たちは，自分たちにとって可能な選択肢を探るために仲間からの*励まし*と*妥当にすること*に注意を向けて，それらを得ることができた．

作業療法士は，作業自助グループが参加者によって，または参加者のために実施されることを覚えていなければならない．作業療法士は，ミーティングに出席する必要がある場合には，グループがミーティングを開き，オブザーバーの役割を担うために空間を提供することがある．多くの場合，作業療法士は，グループに責任を持つリーダーや他のメンバーを*妥当にし，励まし，指導*することによって，グループ過程の流れを促進することができる．

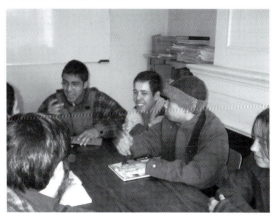

レエンクエントロ会（再会，Reencuentros）では，異なる教育場面で勉強している若者たちが毎月自助グループに参加していた．

◆MOHOに基づく技能教育

人々は新しい技能を学習したり，忘れてしまった技能を再び学習したり，困難な状況を以前よりもうまく管理する方法を学ぶ必要がある．これらのニーズは彼らが参加したいと望んだり参加が必要な作業場面，彼

らが望んだり必要とする活動や作業役割，そして治療で合意された目標に依存している．これは，彼らの家族，仲間，親しい友人，あるいは医療スタッフと作業療法士の共同参加によって達成できる．*MOHOに基づく技能教育とは，ある人が日常的に参加するために重要であり，目的にかなった行動や戦略を教える前進的な過程をさす*（de las Heras, 2015）．

　MOHOに基づく技能教育は，ある人の作業状況によって，次の3つの異なる形式で行われるであろう．(1) 作業コンサルテーションとその人による自立の練習を通して，(2) その人が作業に参加している間に，作業コンサルテーションと直接にその人を指導することを通して，(3) その人が作業に参加している間に直接その人を指導することを通して，である．すべての形式で，その人は，その人の日常生活という文脈の中で，つまり，*学習のための意味を与える文脈*で，作業に参加しながら重要な技能を練習している．

　*指導*することは，口頭や書面での指示，デモンストレーション，環境の手がかり，そして，その人と一緒に課題や段階を行うという*ステップに沿った指示*というダイナミックな組み合わせに基づいている．指導することという戦略は，その人の異なる参加の次元で従事される可能性，その人の学習様式，作業形態や課題が要求する動機づけと能力に基づいて選択されなければならない．

事例　外傷性脳損傷を持つ若者

　ジョセフさんは22歳の男性で，彼の作業的生活は一連の生産的，ADL，社会的，レジャーの役割に成功してきたという特徴があります．彼は工学部の4年生の中で一番優れた学生であり，自宅では共同管理者であり，三人きょうだいの兄であり，リスクを持つ若者を定期的に支援するボランティアでした．彼はまた，いくつものスポーツを行い，音楽と踊りを愛し，多くの友だちを持ち，社会的集まりやパーティーを行ってきました．

　彼が重度の脳損傷を引き起こす劇的な事故を起こしたのは，大好きなスポーツを行っていた時でした．彼は6カ月間昏睡状態でした．その後の2年間は，毎日理学療法と作業療法を受けました．彼の母親は，神経学的回復という点では可能なすべてのリハビリテーションをなし遂げたと告げられました．ジョセフさんは主に認知障害のためにすべての役割を失っていましたが，母親は新しい選択肢を探すことを決してやめませんでした．彼女の粘り強さのために，ジョセフさんは神経科医によって地域統合センターに紹介され，そこで毎日の作業に参加する可能性について評価を受けました．彼は価値と興味のある課題に4分間だけ注意を集中でき，深刻な意志の問題を持つことが判明しました．彼の主な希望は，「*生産的である*」ことを維持し続けることでした．

　センターでは，ジョセフさんは再動機づけ過程の探索モジュールの第4段階（行為への楽しみと有効性）から開始し，再動機づけの集中的な過程に作業療法士と一緒に参加しました（de las Heras et al., 2003）．彼は過去の興味の魅力と矛盾しないレジャーに参加する機会を与えられ，作業の価値を妥当とされました．ジョセフさんは管理活動と勉強に参加することを主張しました．これらの活動は彼が行うのが最も難しいものだったので，また，彼はまだ能力の認識を開発中であり，フラストレーション耐性は非常に低いものだったので，これは困難な状況でした．それにもかかわらず，作業療法士は障壁を克服し，生産性を感じることという持続性に関するジョセフさんの強い価値を信じていました．このリーズニングに基づき，作業療法士は彼に，センターの管理に必要ないくつかの課題に参加することを許可し，彼の認知能力と一致するように段階づけました．これらの管理課題には，以下のものが含まれました．(1) コンピュータの表計算ソフトに参加者の名前を入力することで出席簿を更新すること，(2) 2ページの文章を照合し，管理フォルダーに資料としてファイルすることです．彼にとっては

自分の注意持続時間の短さのため，指導することは，各々の課題をどのように行うかを示しながら，ステップに沿っての直接的な言語指示を必要としました．さらに，ジョセフさんは各々の課題に必要な2つの段階，つまり，必要な場合に*彼を身体的に支援すること*と，*彼を励まし，妥当にすること*ということを練習しながら，彼の近くに誰かがいることを必要としました．徐々に，彼は順序に従うことを学び，彼と一緒にいる人を必要としなくなりました．作業療法士は，彼が注意を失う場合に備えて，リマインダーとして彼のそばに書面の指示を残さなければならないか，彼のエネルギーを回復するために休憩をとらなければならないだけでした．のちに，ジョセフさんは処理技能を向上させ，より自信を持った時点で，より複雑な課題を学習するために仲間の一人から指導を受けました．

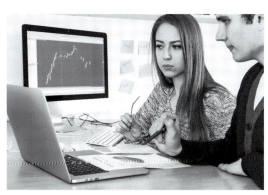

ジョセフさん：作業療法士と一緒に技能を再学習している

◆**社会教育**

MOHOでの社会教育は*参加型教育*の形をとる（Freire, 2000；Larsson, n.d.）．このアプローチは，共感の重要性，チームワークに基づく有意義で敬意を払う関係の開発，変化のファシリテーターとなり得る人々とともに*コントロール感と自律感を育むことを強調する*．その目標は，人々に社会的文脈の中で作業に参加することを自然に可能にする家族，友人，隣人，機関の代表者，働くチーム，社会的および政治的組織，その他の重要な社会的集団とともに参加型学習を促進することである．この過程には，作業への参加や作業適応という概念や過程の共有が含まれる．社会的集団の性質に応じて，MOHOの評価ツールの共有，評価と再評価の結果，各社会的集団が作業への参加を促進することを練習するために可能にするような最も実現可能で意味のある戦略と手続きを交渉することも同じように含まれる．

社会教育は，その状況，意図されたそのグループの特性やニーズ，そして，その目標によって，公式的か，非公式的な手段を提供することができる．*公式的な社会教育*は，会合，話し方，発表，またはメディアのインタビューといった文脈で達成される．*非公式的な社会教育*は，社会的集団を興味や文化の価値のある作業に一緒に参加するように招くこと，保健サービスを改善するための地域社会への積極的参加と関与，友人，家族，同僚，同級生の間で話をすること，あるいは，施設の中や多様な地域の空間を歩く時に情報を与えることやフィードバックすることといった作業療法の新たな取り組みなどの日常生活の中で文脈化されている（de las Heras, 2015；Kielhofner et al., 2011）．

事例　ストレスがたまっている介護者

ジョセフさんの家族は3年近くにわたり，不確かさと苦痛を経験してきました．第1に，彼が生きていけるかどうかわからず，次に，昏睡状態から脱出するかどうかわからず，最後に，彼の未来がどうなるのかわかりませんでした．「兄は再び勉強したり，私の学校の宿題を見てくれたりすることができるのでしょうか」，「ジョセフが以前と同じようになるのはいつわかりますか」，「どのように彼を助けることができるのでしょうか」，「私たちが好きでないことをしても，私たちが彼に狼狽したり怒ったりしても，彼にはわかりません」．これらは，ジョセフさんのきょうだいが母親のアリスさんに示した変わることのない質問でした．

ジョセフさんの作業療法士は，アリスさんに定期的に会ってくれるように呼びかけました．最初

の瞬間から，アリスさんは息子が「以前のような人になって戻ってくる」ことを知っていると宣言しました．彼女は息子が陥った極めて大きな変化を受け入れることができませんでした．アリスさんの状況は，作業療法士が彼女と参加型教育の過程を延長することに決定することへと導きました．最初の会合で，アリスさんに自分の気持ち，息子の将来への期待，息子が物事をするのを支援する方法，そして，実際に，息子が失ったすべてに対するフラストレーションと苦痛の表現に対応した息子の変化した行動を自分が管理した方法について，話す機会を提供しました．これらのセッションでは，作業療法士は包括的な作業評価の成果のすべてをオープンにして共有し，介入過程のMOHOの視点を説明しました．こうすることで，アリスさんが物事を理解し，息子に対して新しい可能性を開くように支援しました．彼女は物事をよりよく理解するために強い興味を示しました．作業療法士はアリスさんの母国語であるスペイン語に翻訳されたMOHOの最新版を読むように提供しました．次に，ジョセフさんの作業の状況を中心にして，再動機づけ過程を学ぶセッションに費やしました．作業療法士はまた，自宅で意志質問紙（VQ）をどのようにつけるのかという方法を教えた後で，VQのコピーをあげました．お返しに，アリスさんは彼女が神経学的回復に関連した興味のあるものとして*明らかにした*すべての情報を作業療法士に提供しました．これらの参加型の社会教育のセッションは，週に1回開かれ，その中で作業療法士は彼女の努力を*妥当*なものとし，彼女がこれまでにしたことを補足する方法を*助言*し，彼女が取り組むことができる新しい戦略を*示唆*し，彼女が困難な状況に直面している間に*励まし*ました．

アリスさんが母親として自信を持つようになるにつれて，作業療法士は非常に傷つきやすい話題に近づく時が来たと判断しました．この話題は，ジョセフさんがフラストレーションに陥った時に，アリスさんが彼の行動を管理する方法と関連しています．ジョセフさんは家のいたるところに唾を吐いたり，きょうだいが学校の勉強をしている時にコンピュータの電源を切ったり，ラジオの音量を最高にしたり，常に激しい喉の音を立てたりして，きょうだいを悩ませていました．アリスさんは，彼が脳損傷を受けていることと，下の子が小学生だった時に父親が亡くなったため自宅では彼女の「右腕」になっていたということを知っており，罪悪感を持っていたために，限界（*構造や境界を作る*）を設定できませんでした．これは，彼女にとって最も難しい仕事でした．作業療法士は彼女の気持ちを*妥当*とし，ジョセフさんが明確かつ健康的な限界を設定することから利益を受けること，そして，彼がかつてしたように行動した唯一の場所が自宅だったことを彼女に説明して，彼女に*助言*しました．

作業療法士は，戦略を*探索*し，それほど挑戦が多くないと感じる状況を*交渉*することで，その練習を開始できるようになるなど，アリスさんの前進している変化の過程を支援し始めました．合意に至った戦略を*練習*したある期間の後は，作業療法士は電話と電子メールでフォローしました．アリスさんは今，ジョセフさんが何を期待しているかを知っており，彼女が彼と交流したやり方（交流の習慣）に長期にわたる変化を起こしていることを理解したことを示しました．ジョセフさんがアリスさんの制限を受け入れるのには数回かかり

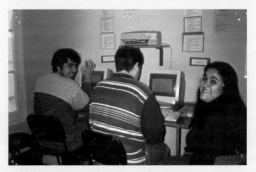

ジョセフさん：仲間と一緒に参加できることを誇りにしている

協同医書出版社 MOHO関連書

基本図書 キールホフナーの人間作業モデル 改訂第5版

[理論と応用]

Renée R. Taylor ●編著
山田 孝 ●監訳

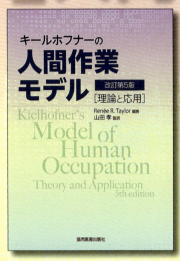

最新刊

作業療法士の「クライアントを知りたい」気持ちに応える!

Gary Kielhofnerによって開発された「人間作業モデル（MOHO）」を理解するために必要な「意志」「習慣化」「遂行能力」「環境」の4つの要素をはじめとした理論的背景，リーズニング，介入過程，評価法，事例，プログラム開発，エビデンスといったすべてを網羅しています．臨床で大いに活用できる作業療法士必携の基本図書の最新版．

● B5判・624ページ・2色刷　定価（本体8,500円＋税）　ISBN978-4-7639-2144-4

事例でわかる人間作業モデル

好評書

山田 孝 ●編著

人間作業モデルを知りたい，分かりたい人のために——

歴史，理論，評価法の解説を踏まえたうえで，さまざまな臨床場面において人間作業モデルを適用した16の事例を紹介．臨床の進め方がリアルにわかります．

これから人間作業モデル〈MOHO〉を学習したい方，あるいは人間作業モデルの理論を身につけたうえでさらに臨床の進め方を知りたいという方にとって，非常に価値ある一冊です．

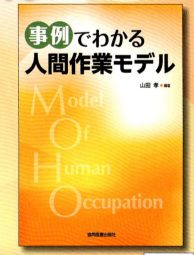

● B5判・240ページ・2色刷　定価（本体3,700円＋税）
ISBN978-4-7639-2140-6

 協同医書出版社　〒113-0033　東京都文京区本郷3-21-10
Tel.03-3818-2361／Fax.03-3818-2368　http://www.kyodo-isho.co.jp/

好評書 地域に根ざした作業療法［理論と実践］

Marjorie E. Scaffa ●編著　山田 孝 ●監訳

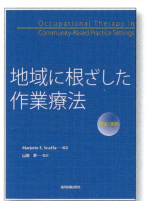

地域での実践を考えるリハビリテーションの専門家にとって新たなプログラムを開発するための理論的な支柱となる一冊

本書は，地域に根ざしたリハビリテーションを実践するうえで，専門家として必要となる理論的枠組みと知識をこれまでの歴史も踏まえて論じ，専門家は地域においてどのような実践ができるか，多様な場面における実践例とそこで必要となるエッセンスを紹介しています．

- B5判・420ページ
- 定価（本体 5,500円＋税）
- ISBN978-4-7639-2112-3

当社刊行書籍のご購入について

当社の書籍の購入に際しましては，以下の通りご注文賜りますよう，お願い申し上げます．

◆書店で
医書専門店，総合書店の医書売場でご購入下さい．一般書店でもご購入いただけます．直接書店にてご注文いただくか，もしくは注文書に購入をご希望の書店名を明記した上で，注文書をFAX（注文受付FAX番号：03-3818-2847）あるいは郵便にて弊社宛にお送り下さい．

◆郵送・宅配便で
注文書に必要事項をご記入の上，FAX（注文受付FAX番号：03-3818-2847）あるいは郵便にて弊社宛にお送り下さい．本をお送りする方法として，①郵便振替用紙での払込後に郵送にてお届けする方法と，②代金引換の宅配便とがございますので，ご指定下さい．なお，①②とも送料がかかりますので，あらかじめご了承下さい．

◆インターネットで
弊社ホームページ http://www.kyodo-isho.co.jp/ でもご注文いただけます．ご利用下さい．

〈キリトリ線〉

注 文 書（FAX：03-3818-2847）

書　名	定価	冊数
キールホフナーの人間作業モデル　理論と応用　改訂第5版	本体8,500円＋税	
事例でわかる人間作業モデル	本体3,700円＋税	
地域に根ざした作業療法　理論と実践	本体5,500円＋税	

フリガナ	
お名前	
お届け先ご住所電話番号	〒□□□-□□□□ 電話（　　）　-　　，ファックス（　　）　-
Eメールアドレス	＠
購入方法	□郵送（代金払込後，郵送） □宅配便（代金引換）【配達ご希望日時：平日・土休日，午前中・14〜16時・16〜18時・18〜20時・19〜21時】 □書店でのご購入【購入書店名：　　　　都道府県　　　　市区町村　　　　書店】

新刊のご案内および図書目録などの弊社出版物に関するお知らせを，郵送または電子メールにてお送りする場合がございます．記入していただいた住所およびメールアドレスに弊社からのお知らせをお送りしてもよろしいですか？　□希望する　□希望しない

協同医書出版社
〒113-0033　東京都文京区本郷3-21-10　TEL（03）3818-2361
URL　http://www.kyodo-isho.co.jp/　FAX（03）3818-2368

ましたが，アリスさんは戦略を練習し続けました．時間がたつにつれて，これらの変化を経験し，ジョセフさんが行動を変えることができ，価値ある課題に貢献さえすることを学ぶことで，アリスさんは息子の将来についてより明確な期待を抱き，息子の変化した同一性と有能性を受け入れました．

◆環境マネジメント

環境マネジメントとは，関連する作業場面を，その中の物理的な空間および対象物，課題の特徴，社会的期待，そして，作業への参加の機会を変えることや適応することによって構築あるいは再構築することをさす．そうすることで，作業療法士は環境の次元とその特徴，そして，これらと人の能力，動機づけ，遂行パターンとの間に必要とされる互換性の程度について明確にしなければならない．これにより，達成すべき最適な環境への影響を可能にすることができ，変化の過程のそれぞれの瞬間に強化されるべき作業への参加をもたらすことができる．環境の影響という概念に基づくMOHOのツールには，VQと同様に，住居環境影響尺度（REIS），仕事環境影響尺度（WEIS），学校場面面接法（SSI）がある．これらは，人々にとって最善の解決策を達成するために，人とその意味のある社会集団との計画を開発する明快で関連のある情報を提供する．

促進する環境を開発し維持するためには，その人に対してだけでなく，作業療法士，より広範なチーム，介護者，家族，そして地域のその他の人々にも，作業の文脈の*機会と要求のバランスを推進する*ことが必要である．

*物理的環境*は，遂行，動機づけ，同一性の発達に対して直接の影響を及ぼす．例えば，*プライバシー*は，たとえ縮小された空間であっても，すべての状況で考慮する必要がある．作業療法士は，物理的空間をどのように調整し，クライアントが自分の個人的な空間を設計する機会をどのように与えるかということに創造的でなければならない．その存在のみならず，不必要な乱雑さを避けつつ，空間内のどこに，どのように配置し，組織化するのかという*対象物の入手性*も考慮する必要がある．さらに，*対象物の象徴的な意味*を考えることで，人の尊厳と同一性を保持することが重要である．作業療法士が働く場はどこでも，文化，一般的な興味，そして，人の能力の特徴に応じて，対象物の選択の重要性を考慮に入れなければならない．*対象物の種類と空間の中のその分布が与えるメッセージは，人が行うことに対する主導権を促進するか，抑制することができる重要な側面*である（de las Heras, 2011, 2015）．

作業療法の文献では，身体障害のある人に働きかける時の物理的環境に対する必要な調整は広く論じられており，作業療法士は環境適応の十分な複雑さを理解するためには他の実践モデルを引き出すことができる．MOHOは，人々が物理的空間の中で，そして，複雑さの範囲に直接影響を及ぼす対象物を用いる中で持つ*経験と親和性*に一層の注意を払う．

活動，作業形態と課題，そして，それらの動機づけの特性を考える際に，作業療法士はその課題を行うその人の動機づけ，その課題の複雑さ，その人の遂行の質の間の強力な関係を自省しなければならない．最高の遂行は，動機づけが中程度であり，その人が活動に興味や価値を持ち，それを行えると十分に感じる時に起こることが多い．高い動機づけのレベルは簡単な課題の遂行には有益だが，その人がリラックスしていない場合は，複雑な課題の遂行の質を制限する危険性がある．同時に，課題の複雑さの程度は，それを行うための人の動機づけに重要な影響を与える．動機づけは，*複雑さ*の程度が個人の能力と互換性がある時に，そして，同時に新規性または挑戦の適切なレベルを提供する時に，最適なレベルになる（de las Heras, 2010；Dunn, 1991）．*課題の時間的次元*あるいは課題の持続時間はまた，人の能力と動機づけの状態にとって最適でなければならない．

MOHOを用いた活動分析は，満足のいく遂行を促進する時に，作業療法士が自分の意志決定を支援する関連する質問に取り組むことをできるようにする（Kielhofner, 2009）．作業療法士は，その人の遂行

と意志を観察することによって，課題が複雑になって参加することに興味を失うことを防ぐことができる．時間を調整したり，特定の課題への参加を調整したりするための独自の仕組みを開発するために，彼らの洞察力を人々と共有することが重要である（de las Heras, 2015）．

作業的変化の過程を促進または制限するための最も強力な環境の次元の1つは，社会的集団である．*社会的集団の浸透性，参加と遂行の期待，規範と風土は，作業への参加を促進したり，制限したりするうえで極めて重要である*．治療的関係や，フィードバックをしたり，妥当にしたり，支援をしたりするやり方が社会的文脈を形成できるため，作業療法士はそれらが社会的環境の一部であることも覚えておかなければならない．人々はより自立していたり，他の人に指示されたりということについて両価性（アンビバレンス）を感じることは非常に頻繁にある．これは機会と要求の間のバランスが彼らと彼らの重要な他者と注意深く管理される必要がある微妙な状況である．明確で自己主張的なメッセージを育むためには，正確な言語的および非言語的コミュニケーションが必要である．作業療法士は，*共感と浸透性*を促進し，それによって自信，コミュニケーション，交流を推進するために，再動機づけ過程の手引きと本章の前の方で検討した戦略に記載されている態度と特定の手続きも利用することができる．

> **事例 自省（リフレクション）**
>
> ジョセフさんが意味のある最善の課題への参加を促進するために，空間，対象物，社会的期待，支援がどのように管理されたかを自省してみましょう．彼が課題に注意を向けるためには，気を散らすものを可能な限り少なくする環境が必要でした．これは，数人がそれぞれの空間を共有していたセンターでは非常に困難でした．このため，*机はオフィスの入り口とは反対の壁に置かれました*．彼が必要とする書面による指示とともに，*彼が用いる物と材料だけがこの机の上に置かれました*．例えば，2ページの文書を合わせる場合，各ページのコピーが机の両側に置かれ，ホッチキスは右側に置かれました．彼が従う必要がある手順と行動の指示は，机の上の壁の見える位置に貼られました．
>
> 彼と一緒に働いた人は，必要な時に助けや支援をする準備ができており，明確で*短い語句*を使って彼とコミュニケーションをとりました．彼が働いていた時に彼と話した唯一の人はこの人でした．作業療法士や他の参加者は，この計画を調整して尊重し，彼が休憩をとった時には仲間や作業療法士は*妥当として励ましました*．彼は，改善するにつれて，仕事の空間を他の人と共有し始めました．彼はまた，他の人を援助することに対する彼の真剣さと態度を尊重して共有したために，彼の主な支援者になるであろう仲間をも選びました．

◆**作業役割の発達と習慣の変化**

作業的変化の有能性の段階では，役割と習慣のパターンが形成され始める．人々は挑戦に立ち向かわなければならず，彼らの内的な期待と欲望，社会的集団の期待と物理的環境の条件との間を交渉しなければならない．役割を遂行する時には，人々は技能と行為のための動機づけ（意志）を統合する必要もある．この継続する過程の中で，時間の経過に伴って，作業参加のパターンの前進的学習と内在化を通して，作業有能性が形成され始める．

MOHO理論が説明するように，*役割や習慣を変えることは困難*である．このために，確立されたパターンが，人々自身または人々の意味のある社会的集団にとって満足できるものでも有用でもない場合，作業療法士はできるだけ早く変化の過程にアプローチする必要がある．新しい役割に入ったり，過去の役割に再び入ったりする過程は，習慣の発達と中断に必然的に織り込まれている．実践では，*新しい役割の獲得*は，内在化が達成されるまで，探索，学習，持続的実践という自然の配列に従わなければならない．以下は，以前

のMOHOの評価の成果に沿って柔軟に実施される手順の要約である（de las Heras, 2015）．

役割の発達の*第1段階*は，人々が内的期待（自分の役割に望むものと役割で達成したいもの）と外的期待（これらの役割と特定の作業場面がもたらす真の要求）を探求することである．言い換えれば，この段階の目的は役割同一性の過程を開始することと，役割台本の予備知識を得ることに焦点を当てている．役割の内的および外的期待の探索は，以下のことによって支持される．

- *選択された自己評価*とそれに対応する*妥当にすること，フィードバックすること，助言をすること*の利用．
- 機会と要求を明らかにするために，その人と*意味のある作業場面*の探索．
- 意味のある役割のために必要とされ，個人的または集団的作品の中で枠づけられた*活動，課題，または段階*のその人の*前進的な参加*．
- 対応する活動の課題への参加を含む*個人的日課の構築*．

これらの手続きの組み合わせは，選択された役割，遂行，行為の継続の認識，個人の能力と技能の自己知識，そして，状況の偶発や変化（変化の意向）に向けての必要な柔軟性の早期の発達が前進的に共にやってくることを促進する．これらはすべて，*役割の内在化*のために*求められる基本的な側面*である．

役割発達の*第2段階*の目標は，役割を内在化すること，つまり，役割台本を組み込むことである．役割内在化の過程は，以下の一連の手順によって利益を受ける．

- 関連する活動への参加をその人と企画し組み立てることと，毎日，毎週あるいは毎月，その人の改善にしたがってそれらを組織すること（日課の習慣）．
- 計画にしたがって完成のために必要とされる*役割に関連した活動*とすべての課題にその人の*進行的な参加*を励ますこと．
- その人は，自信を持ち，作業療法士と交渉した個人的目標を達成するまで，これらの日課を練習すること．
- 個人および環境の期待にしたがって遂行基準を*計画し，組み立てること．*

役割を*内在化*することは，人々がより多くの責任に取り組み，複数の障壁や挫折に直面したにもかかわらず参加し続けなければならないために，より高い挑戦を意味する．したがって，この過程では，作業療法士は，評価されてきた作業ニーズにしたがって，多様な治療戦略やその他の特定の介入を用いなければならない（de las Heras, 2015）．

前に述べたように，人々は役割，役割関連活動，課題に参加する時に，*自分の日課を構成し*（日課の習慣），また，自分の物事を行うやり方を示したり，*開発したりし*（遂行の習慣）始めるし，また，行っている間に自分を何者かと明らかにする特別な特性を示し（様式の習慣）始める．*習慣を変えること*は，習慣を変えつつある人々にとっても，また変化を促進する人々にとっても，最も困難な挑戦の1つであると考えられる（de las Heras, 2010）．この過程では，毎日か，あるいは時間の経過と共に*絶えず交渉*が求められる．これは，習慣が動機づけの側面（意志）や物理的および社会的環境の次元と密接にからみ合っているためであり，それらのことがこの過程を非常に複雑にしている．

*習慣*の変化には多くの例がある．その中には，朝に起き，夜に寝るために予定の変更，不快な状況に対して反応するやり方を変えること，より効率性や省エネルギーを達成するために特定の課題を行う新しいやり方を学習すること，他人に対する態度や行動を変化すること，あるいは，さらに複雑なことであるが，ライフスタイル全体を変えることなどがある．

習慣の変化は，その中で人々が自分を組織化したり，あるいは，課題を遂行したりする方法が利益をもたらさなかったり，自分の個人的目標や活動選択を達成するのを支援しないことに気がついた時に，*個人を無効にすること*で始まる．これは，個人的な信頼（個人的原因帰属），個人の価値，あるいは，その両者に対する挑戦を示している．習慣が変化するためには，人々はそれを行うための*意味のある理由*を持つ必要が

あり，同時に，彼らの意味のある社会的集団（作業療法士も含む）は一貫した論理的な期待を共有する必要がある．そうでなければ，習慣は個人的価値を失う．前にも述べたように，その人が１つを選択し，そして，その関連する文脈の中で経験するよう励ますことで，作業療法士は多様な選択肢や戦略を*探索*し，*明らかにする*機会を提供しなければならない．このことは，同様の状況の中で継続的な*練習*を続けること，そして，そうすることで，新しい遂行パターンの内在化を育てることが求められる（Kielhofner, 2008；Kielhofner, Barris, & Watts, 1982）．

習慣の変化の過程は，作業療法士の変化の期待を明らかにし，変化を促進する共通の基準を開発するために，*作業グループのコンサルテーション*と自分と一緒に社会教育を用いて，人の意味のある社会的集団と非常に密接に働くことを作業療法士に求める．作業療法士は，自分の期待とかかわる意志の過程の自分の理解に一貫性を持たせるために，これらのグループを*妥当*とし，*助言*をし，*交渉*しなければならない（本章のアリスさんの例を参照のこと．図 14-3）．

作業療法士が習慣の変更を容易にするために考慮しなければならない３つの不可欠な側面がある．

- 作業療法士は，関連する作業場面の*文化*や*特性*にしたがって変化を育成しなければならない．そこは，その人が変化の過程を支援する特定の空間を含めて，生活の作業に参加していたり，参加するであろう場所である．
- どの習慣を本当に変更する必要があり，どの習慣を変更する可能性があるのかに関して，その人と*関連する社会的集団が優先順位をつける*場合に，作業療法士は，個人的パラメータや一般化された基準は脇に置いて，*効果的に交渉*する必要がある．これは，その人特有の作業歴を考慮することで，また，*習慣が形成され維持された理由と方法*を学ぶことで達成される．
- 作業療法士は習慣の変化の過程を理解する必要がある．この困難な課題をやり遂げるためには，本章の後半で説明する再動機づけ過程のガイドラインに慣れ親しむことを強くお勧めしたい．

MOHO に基づく介入のプロトコール

*MOHO に基づく介入のプロトコール*とは，介入の過程を通して，特定の介入と*治療戦略*を織り込でいる*一連の特定の手順*をさす．介入のプロトコールは，人々の集団にとって共通する作業ニーズにアプローチするために練習を通して体系化されてきた．その意図は，*作業療法士やその他のファシリテーターのために実施に対するガイド*となることである．それぞれの人と標的とされた集団とその文脈が特定のニーズを持つにつれて，これらのニーズがアプローチされるやり方は柔軟であり，MOHO の徹底的な評価の結果によって導かれるべきである．

再動機づけ過程

再動機づけ過程は，作業に従事する動機づけを高めるために作られた戦略的介入の連続体である．それは様々な技能，能力，障害，病気を持っているが，世界に対して行動するための動機づけの著しい低下を共有している人々に用いられる．再動機づけ過程は，人々が作業遂行と参加を展開することを可能にする重要な戦略である．これは生活を通しての意志の発達の自然な連続体に基づいており，それによって人々は意志の変化の段階と呼ばれる**探索，有能性，達成**の段階を通して進んでいく（Kielhofner, 2008，表 14-2 参照）．

探索は意志の変化の第１段階である．この段階で

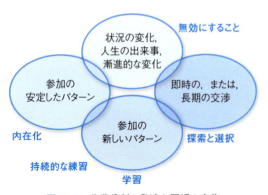

図 14-3　作業役割の発達と習慣の変化

は，人々は自分の望みを完全に約束することはなく，自分の能力に自信がない．この段階では，人は確実性を欠いているため，感情的に安全で要求を求めない環境の中で利用できる社会的で物理的な資源と機会は，改善するためには重要である（Kielhofner, 2008）．この段階での介入は，人が新しい物事を試みる機会を提供することであり，それによって自分の能力，好み，価値について多くのことを学ぶ（Kielhofner, 2008）．

有能性は，意志の変化の中間の段階である．この段階では，人々は練習，首尾一貫性，遂行の適切さに焦点を当てている．以前に（例：探索の段階の間に）見出された遂行や新たな活動への新しいアプローチが練習され，習慣化される．社会的で物理的な環境の中の要求と期待が高まるにつれて，自分の作業遂行を調整したり改善したりすることによって，人々はこれらの要求を満たすことに駆り立てられる．作業療法士は，クライアントが自分の作業遂行を，より有能に感じ，また自分の生活をコントロールすることをもたらす行動の確立された日課へと組織化することを可能にするために働く（Kielhofner, 2008）．

達成は，意志の変化の最終段階を示している．この段階では，人々は技能という点では有能性のレベルよりも高い能力に到達し，新しい仕事，余暇活動，日常生活活動への参加を可能にする習慣を形成する（Kielhofner, 2008）．この段階の間に，作業療法士は，その人が作業参加の新しい分野を全体としての生活様式へと統合すること，その人の作業同一性を少規模か大規模に再形成することを助ける（Kielhofner, 2008）．その人の作業有能性の全般的な経験を維持するためには，人は作業参加の新しい領域に適応するために他の役割や日課を積極的に変更しなければならない（Kielhofner, 2008）．

再動機づけ過程（de las Heras et al., 2003）を適用する場合には，この連続性を通してのそれぞれの人に特有な進み具合を認識することと，その人の特有な意志の特性という点とその人の意志の状態という点の両者で，その人の意志に対応させた介入を用いることの重要性が強調される．人生を変える病気やけがが起こった場合，作業参加のすべての領域が変化する事例がしばしばある．このような事例では，ある領域では達成の段階に進み，別の領域では探索の段階に留まることがある（Kielhofner, 2008）．例えば，ある人は脳出血後，老人保健施設から自立生活に移行するという最終目標を持って，日常生活活動を完了するための再開発のアプローチに焦点を当てることができる．余暇や職場復帰という領域は，探索や有能性の段階に留まり，後の時点で発達する可能性がある（Kielhofner, 2008）．

再動機づけ過程は，個人が意志を発達するのを助けようとしている作業療法士，他の保健医療従事者，家族，意味のある人々が用いることができる．この過程は，過程全体を通して介入を導くために主なMOHOのツールとしてVQを用いるが，可能であり必要な

表14-2 再動機づけ過程：一般的

再動機づけ過程		
モジュール	段階	目標
探索モジュール	1. 妥当にすること 2. 環境の探索のための配置 3. 選択すること 4. 活動の楽しみと有効性	能力の認識，個人の重要性の認識，環境への安心感を促進する
有能性モジュール	5. 自己効力感の内在化 6. 自分の物語を生き，語ること	効力感を発達すること，自己決定と作業遂行に対する能力と統制の認識を再確認すること
達成モジュール	7. 自己監視と重要な技能を明らかにすること 8. 自己弁護	作業参加の新しい領域を全体的な生活の中へと統合すること

時には，他のMOHO評価のツールも導入することができる．

◆再動機づけ過程の歴史

再動機づけ過程の開発は，探索と行為の希望を示さない人々を，行うための動機づけを再構築することで支援するという目標を持って，1989年に始まった．再動機づけ過程の第1筆者と同僚たちは，統合失調症を患っており，施設に収容されていた50人の成人にこのアプローチを実施した．彼らは大きな精神科病院で生活し，類似した動機づけの問題を共有していた．同僚は特定の戦略と手続きを探索し，人々の反応を注意深く観察した．フィールドノートとVQの予備版を用いてデータを収集した．データの質的分析を通して，意志の改善に最も影響した手続きと戦略が明らかにされ，選択された．選択された手続きと特定の戦略を適用した時の肯定的成果を観察した後で，再動機づけ過程は，その他の精神科の条件を体験していた人々と認知症のある人々にも予備的に実施された．1993年に，探索モジュールが体系化され，有能性と達成の段階のガイドラインが明らかにされた．このプロトコールは，1999年に初めて出版された（de las Heras, 1999）．

地域に住む200人の成人の作業適応過程において再動機づけ過程が及ぼした影響を適用して評価したのち，探索過程は洗練され，完了した．変化のそれ以後の段階の介入と戦略は練習を通して明らかにされ，評価はVQ第3版（de las Heras, Geist, Kielhofner, 1993）と，OPHI-Ⅱ，役割チェックリスト，そして作業に関する自己評価（OSA）といった他のMOHO評価で完成した．そのマニュアルの初版は2003年に出版され，これは世界中の作業療法士の関心をひいた（de las Heras, 2006；de las Heras et al., 2003）．

◆再動機づけ過程：成人の治療抵抗性うつ病への応用

カナダのケベック州で再動機づけ過程を使い始めた作業療法士たちは，クライアントの作業の従事に肯定的な変化を記録した．臨床家，精神科医，看護スタッフ，作業療法士は共に働き，精神科の治療成果が限定的か，効果がなかったうつ病患者の再動機づけ過程への参加の影響を測定することを目的とする縦断的研究を開始した．具体的には，その研究は，探索，有能性，達成という動機づけの過程の段階に応じて，意志，作業遂行，そして症状の変化を測定するために，MOHOに特化した評価と精神科の評価を用いた．平均年齢50.8（SD=7.1）歳の成人13人がこの研究に参加した．全員がうつ病と診断され，Institut Universitaire en Sante Mentale de Quebecで治療を受けていた．すべての参加者は，20週間，再動機づけ過程を受けた．この間，介入の始め，途中，終わりに測定が反復された．ほとんどのクライアントには全体的な改善が認められ，OPHI-ⅡとVQの合計得点が増加した．参加者は日常生活を選択する能力と同じく，作業への従事も増加した．彼らの意志の段階もまた時間とともに進化した（探索から有能性へ，有能性から達成へという改善）．この研究は，作業療法の中核的概念に基づくクライアント中心と作業に焦点を当てた介入過程に関する特異的なエビデンスを提供している（Pépin, Guérette, Lefebvre, & Jacques, 2008）．

◆再動機づけ過程：認知症への応用

アメリカ合衆国のShawnee州立大学の作業療法士のグループは，以前から認知症の高齢者の意志を理解するための現象学的研究を行っている．彼らは再動機づけ過程とVQを用いて，認知症の経験を理解しようとした．これらの研究は，認知症にこの過程を適用する際に考慮すべき重要で詳細な情報を明らかにした（Raber et al., 2010；Quinlan, Neff, & Stephenson, n.d.）．

◆現在進行中の国際的研究

再動機づけ過程は，様々な文化や言語を持つ国々でのプログラム開発の一環として広く使われ，統合され続けている（de las Heras, 2015；Kielhofner, 2008；Poletti, 2010；Quick, Melton, Critchely, Loveridge, & Forsyth, 2012）．

MOHOの問題解決者：神経性無食欲症への再動機づけ過程の応用

ジョアンさんは26歳の女性で，8年にわたる神経性無食欲症の病歴を持っています．彼女は大都市の郊外に両親とともに住み，二人の兄は独立しています．彼女は，大学では建築学を学んでいますが，無食欲症に苦しんでいる間に研究と勉強を一部分中断しなければなりませんでした．ジョアンさんの両親は，娘の摂食障害を理解したり対処したりすることが困難で，病気が家族全体を支配していると報告しました．

ジョアンさんは若い時に家族療法を試みましたが，ほとんど成功しませんでした．この介入の強さ，特に食事時間の周囲では，誰にとってもあまりにも強く，多くの戦いとほとんど改善しないという結果が頻繁でした．彼女はその後数回入院し，民間と公的な医療システムの両方のサービスを受けています．彼女は数人の開業医の治療を受け，そのうちの何人かは摂食障害の専門家でした．ジョアンさんは現在，摂食障害のある人々のためのデイプログラムに参加しており，そこでは，多分野のチームがサービスを提供し，改良された認知行動療法（CBT-E）を受けています．CBT-Eは強力なエビデンスによって支持され，摂食障害に対する経験的に支持されている主要な治療の1つとされています．CBT-Eの特徴の1つは，特定の摂食障害の診断ではなく摂食障害の精神病理学的治療を提供し，一定範囲の摂食障害に適用可能であることです．それにもかかわらず，ジョアンさんの心理士は，彼女のゆっくりした改善を指摘し，チームの数人のメンバーによって彼女は「治療抵抗性」や「不従順」であるというレッテルが貼られました．

スタッフの作業療法士はジョアンさんの治療抵抗性と不従順をさらに探索してみるように呼びかけられました．その作業療法士はジョアンさんの動機づけを理解することに関心を持ち，彼女と共に再動機づけ過程を適用することに決めました．作業療法士は，残りのチームのメンバーに，ジョアンさんに環境を探索するように励まし，意思決定の機会を与え，食事やカロリーや摂食障害に焦点を当てていない活動を試みることで意志を試みるよう励ますことによって，ジョアンさんがもっと動機づけを持つようになり，自分の環境に取り組むことを援助することを願っていると説明しました．作業療法士はまた，ジョアンさんの建築への興味を含めて，彼女の作業生活の他の側面も探索することに決めました．

再動機づけ過程を適用する最初の段階は，ジョアンさんの意志の次元についてもっと理解する（すなわち，ジョアンさんは意志の連続体のどこにいるのかを決定する）ことでした．OPHI-Ⅱを含む他のMOHOの評価のいくつかを検討したのち，作業療法士は（面接と比較して）短時間でできる観察評価であり，意志に対してのみ焦点を当てているVQを行うことを決めました．ジョアンさんは，摂食障害を持つ5人の若い女性が参加している庭園での活動に出ている間に観察されました．

VQの得点は，ジョアンさんが有能性の初期段階にあることを明らかにしました．グループのファシリテーターの励ましによって，ジョアンさんはいくつかの目標を示し，短期間なら従事し続けました．グループメンバーの支援を得て，彼女は課題を完了したことにある程度の誇りを示しました．ジョアンさんはまた，グループの他のメンバーのほとんどと快適に過ごしているように見えました．彼女たちは一緒に，遭遇したいくつかの問題を解決しようとしました．これらの観察は，ジョアンさんが参加するには絶えず励ましを必要としており，また参加している間に喜びを示さないといった理由を作業療法士にもたらし，彼女にとっては活動そのものには意味がないことを意味しました．代わりに，彼女にとって価値があることは，彼女を認め，彼女の世話をする人々と緊密

になることでした．

これらの発見に基づき，作業療法士は観察したことをジョアンさんと非公式的に話し合い，彼女の見解を妥当なものにしようと決めました．作業療法士はまた，彼女が行為という点でどんなことを心に描いているかを共有しました．ジョアンさんは意志の過程の発達では依然として探索段階をたどっていたので，作業療法士はジョアンさんの能力の認識と個人的意味を築き，行動での喜びと効力感を経験することをもたらすような*活動に参加する機会を提供する*ことに合意しました．最初の数回のセッションの間，作業療法士は建築学を勉強することというジョアンさんにとって最も価値のある作業の探索を*促進*しました．OTは勉強の選択，その分野で興味があること，そして，彼女の好きな話題を学ぶことによってどのような気持ちになったかについて語るという選択肢を彼女に与えました．これは彼女を妥当にすることと，フィードバックを与えることになりました．また，二人は彼女の好きな建築の本の何冊かを一緒に見て，外来診療所のまわりを歩くことにしました．そこでは，ジョアンさんは周囲の建物の中に建築上の特徴のいくつかを明らかにすることができました．ジョアンさんの興味，価値，そして過去のうまくいった経験などに基づいたこれらの課題の共有は，彼女の独自性を確立し，一貫性と継続性を通して二人の間の信頼性を打ち立てることに貢献しました．

作業のコンサルテーションの間に，ジョアンさんと作業療法士は，異なる日常活動に参加しながら，彼女の意志の改善を見直しました．彼らはつけ終わったVQの結果を見直し，間違いや問題に直面した時にジョアンさんには支援が必要であることに気がつきました．ジョアンさんは，これらの時に作業療法士に理解と助言を求めるでしょうが，*VQは彼女の意志の過程が明確に有能性の段階にある*ことを示していました．これらの知見に基づき，作業療法士は彼女と一緒にOPHI-Ⅱを用いることを決めました．面接とその後の分析は，ジョアンさんが彼女の過去と現在の意志の経験を，将来の参加のための解釈と期待とに結びつけることに乗り出し始める車輪になりました．

2カ月のうちに，ジョアンさんは，自宅や外来診療所での日課にもっと積極的になり，オブザーバーではありますが，心理士と集団精神療法に参加することに合意しました．作業療法士とのセッションを数回行った後，ジョアンさんは大学に戻って勉強を続けたいという希望を表明しました．次の2回の**作業のコンサルテーション**の中で，*改善に基づいて主な役割に戻るために*，彼女の日課に含める必要がある活動を明らかにし，交渉しました．二人は，ジョアンさんが2日ごとに大学の学科の問題と本を検討し，選択したコースに入るために時間を費やすことに同意しました．*これらの2つの活動は，彼女の学生としての役割に関係するものであり*，彼女は再び大学という場面に参加しながら意志を探索することに役立ちました．この新たな挑戦に直面するために，ジョアンさんは自分が最も親しいと思う同級生に連絡をとって，大学に出席した日にはその人に支援を求めることに*決めました*．彼女たちは大学に出かけて行き，一緒に帰ることに同意しました．意味のある目標を*明らかに*し，それに向けて努力することは，ジョアンさんが障害を持った食生活のパターン，そして，食べ物や彼女にとっては大きな挑戦を示す体重に関する考え方に取り組むために，他の介入に従事することを必要としていることを認識するよう支援しました．

◆活動を通しての回復

活動を通しての回復（Parkinson, 2014）は，MOHOの側面を取り入れ，グループワークと1対1の作業を組み合わせて，作業への参加の長期の利益を再確認する介入である．これは12種類までの活動の**構造化された探索**を*促進*するように設計された柔軟な介入である．12種類の活動とは，余暇活動，創造的

活動，技術的活動，身体活動，屋外活動，信仰活動，身辺処理活動，家事活動，養育活動，職業活動，社会活動，そして地域活動である．これらはある範囲の場面の参加者たちの様々なニーズを満たすことができるクライアント中心のプログラムを設計するために，様々な方法で選択され組み合わされるであろう．例えば，以下のようなことである．

- グループの会員資格が公開されている急性期病院場面では，話題は週ごとに参加者と合意されるであろう．
- 長期のリハビリテーション場面では，すべての話題は組織的なやり方でカバーされるであろう．
- 地域社会では，作業療法士と参加者は，参加者のニーズを満たすために仕立てられた数を減らした話題を用いたプログラムを作るであろう．

このプログラムは，介入と結びつけて，使用できる多数のMOHOの評価を推薦している．それにはOSA，役割チェックリストv2：QP，そして，興味チェックリストのイギリス版である活動チェックリスト（Heasman & Salhotra, 2008）が含まれる．介入そのものは，次に，MOHOで明らかにされた変化の段階（つまり，探索，有能性，および達成）によって補強されている．グループプログラムは探索に重点を置くが，1対1のプログラムは有能性を打ち立てることに重点を置いている．

基本的には，グループセッションは参加者の作業的存在としての自分の見方の再確認を目的にしている．つまり，参加者たちが興味，価値，信念の探索をもたらすことによって，作業同一性を強化することである．したがって，グループセッションは，**ピアサポート教育**，*作業への参加*，そして，介入としての**探索の促進**を組み合わせる．作業療法士は，参加者がある範囲の活動を経験するための彼らの経験を*妥当*にするための，そして，将来の作業への参加の予想を*励ます*ための*構造*を提供する（これは，再動機づけ過程の第4段階：「活動への楽しみと有効性」に当てはまる（de las Heras et al., 2003））．

1対1の要素で費やされた時間は，人々が自分の役割と，必要に応じて**作業コンサルテーション**と

*MOHOに基づく技能教育*を用いる日課を構成するよう手助けすることによって，さらに1段階進んでいく．作業療法士は，*特定のフィードバック*，*標的を当てた助言*，*個別の指導*，そして，必要に応じて，新しい作業や環境にアクセスするための*身体的支援*を提供することと同様に，作業参加を促進することができる特定の物事を明らかにし，個人的な目標を*交渉*するために働いている．このようにして，人々は参加者が作業参加を増やすという全体的な目的を持って，技能の制限や遂行の制限に取り組むことに役立つかもしれない（これは*再動機づけ*の第5と第6の段階である「内面化された効力感」と「自分の物語を生き，語ること」に当てはまる（de las Heras et al., 2003））．

*活動を通しての回復*のハンドブックは，介入の正確な適応を保証し，1つの活動のカテゴリごとに12の部分からなる．各部分は，活動に関する背景となる情報，役立つ配布資料，集団を促進するためのアイデア，体験的活動の提案を提供する．

結 論

本章は，人々の多様な作業ニーズと人々が作業に参加する場面への反応として，時間の経過と共に発展してきた多数のMOHOに特化した介入，戦略，およびMOHOに基づく介入のプロトコールを示し，検討してきた．これらの方法は，作業療法の計画と実行の重要な構成要素となるであろう．

第14章の振り返りの質問

1. 治療戦略と特定の介入との違いは何ですか.
2. MOHOの介入過程を支える4つの前提を明らかにしなさい.
3. 組み立てることと環境の管理との違いは何ですか.
4. 戦略,特定の介入,介入のプロトコールとの間の関係は何ですか.
5. MOHOの意志の変化の3つの段階を説明しなさい.
6. 再動機づけ過程は,MOHOのどの側面に焦点を当てていますか.
7. 再動機づけ過程の情報を使うかもしれない1つの評価の例を提供しなさい.

宿題

あなたの実践は専門家あるいは学生に対してであると考えてみなさい.

1. あなたが観察したり,あるいは一緒に働いたりした二人の人を考えてみて,どんな特定の介入を用いることができるかを明らかにしなさい.
2. 変化の過程で経験した3つの特定の状況では,どの戦略が最も有用であったかを明らかにしなさい.
3. あなたが働きかけているグループのニーズを自省して,あなたが用いるのはどのMOHO戦略,特定の介入,および介入のプロトコールかを考えてみなさい.

🔑 キーとなる用語

MOHOに基づく介入のプロトコール(MOHO-based protocol of intervention) ▶ MOHO特有の介入と戦略を,変化を促進する過程に統合し,同様の作業ニーズを共有するクライアントとうまく機能するように作業療法士を導く一連の柔軟な手順.

MOHOに基づく技能教育(MOHO-based skills teaching) ▶ 毎日の参加に欠かせない目的になかった行動や戦略を教える前進的過程.

明らかにする(identify) ▶ 作業遂行と参加を促進できる個人的手続きや環境要因の範囲を突き止め,共有すること.

介入にも評価にもなる評価の二重性(evaluation doubling as intervention) ▶ 自己知識の開発,治療関係の確立,問題解決と意思決定の促進,目標設定,計画に対するMOHOの構造化されていない評価法および構造化された評価法の役割.

環境マネジメント(environmental management) ▶ 物理的空間と対象物,課題の特性,社会的期待,作業への参加の機会を変えたり,適応させることによって,関連する作業場面を組み立てたり再び組み立てたりする過程.

組み立てる(structure) ▶ クライアントに選択肢を提供し,限度を設定し,基本的規則を確立することによって,選択と遂行のためのパラメータを確立すること.

交渉する(negotiate) ▶ クライアントが将来するであろうとか,しなければならない何らかの共通の見方あるいは合意に到達するために,クライアントとやり取りをすること.

作業コンサルテーション(occupational consulting) ▶ 作業療法士とその人が計画,評価,問題解決および変化の過程の中で意思決定を行うための組み立てた個人の空間.

作業同一性(occupational identity) ▶ 人が自分は誰で

あり，どのような作業的存在になりたいと望んでいるかというある人の全体的な構成．

作業有能性（occupational competence）▶ある人の作業的同一性を反映した作業への参加のパターンを維持するためにとられる実際の行動と定義される．

指導する（coach）▶クライアントに教え，手本を示し，導き，口頭で促し，あるいは身体的に促すこと．

社会教育（social education）▶クライアントが関連するあらゆる種類の社会的集団とMOHOの関連情報とを共有し，ある人の作業への参加を促進する中でのコントロール感を開発する公式的，非公式的な参加型教育．

助言する（advice）▶クライアントに介入の目標と戦略を推薦すること．

身体的支援（physically support）▶身体という物理的なものを用いて，クライアントがある作業形態や課題あるいはその一部を完了するために，自分の運動技能や新たな取り組みを用いることができなかったり，あるいは用いようとしなかったりする場合に，支援を提供する．

妥当にする（validate）▶クライアントの経験や見方に敬意を伝えること．

達成（achievement）（意志の達成の段階）▶再動機づけ過程で説明されているもので，意志の第3段階の最終段階である．この段階では，人々は技能という点では有能性のレベルよりも高い能力に到達し，新しい仕事，余暇活動，日常生活活動への参加を可能にする習慣を形成している．

探索（exploration）（意志の探索の段階）▶再動機づけ過程で定義された意志の第1段階．この段階では，人々は自分の望みを完全に約束することはなく，自分の能力に自信がない．

探索の促進（facilitation of exploration）▶作業変化の過程で様々な状況で新しい機会と挑戦をとる時，環境と個人を調査する意欲を育むために用いられる一連の手続きと戦略．

治療戦略（therapeutic strategy）▶望ましい変化を促進するために，クライアントの行為，感情，考えに影響を及ぼす行為．

特定の介入（specific intervention）▶作業適応を育むための一連の手続きと戦略．

励ます（encourage）▶感情的支援と再保障とを提供すること．

ピアサポート教育グループ（peer support education groups）▶お互いの情報のやり取りをするクライアントと，コミュニケーションやMOHOを用いた貢献の共有された理論のファシリテーターとして参加する作業療法士とを強調して，共通の興味という作業的話題を学ぶことへの参加を計画する定期的な会合．

フィードバックを与える（give feedback）▶クライアントの状況に関する全体的な理論化や，クライアントの進行中の行為に関する理解を披露すること．

有能性（competency）（意志の有能性の段階）▶再動機づけ過程で定義された意志の第2段階．この段階では，人々は練習，首尾一貫性，遂行の適切性に焦点を当てている．

文　献

Deegan, P. (1988). Recovery: The lived experience of rehabilitation. *Psychosocial Rehabilitation Journal, 11*(4), 11–19.

de las Heras de Pablo, C. G. (1999). *Rehabilitación y vida: Teoría y aplicación del modelo de la ocupación humana*. Santiago, Chile: Reencuentros.

de las Heras de Pablo, C. G. (2006). Le processus de remotivation: De la pratique à la théorie et de la théorie à la pratique. *Le Paternaire Journal, 13*(2), 4–11.

de las Heras de Pablo, C. G. (2010). *Modelo de ocupación humana: Teoría e intervención actualizada*. Santiago, Chile: Autora.

de las Heras de Pablo, C. G. (2011). Promotion of occupational participation: Integration of the model of human occupation in practice. *The Israeli Journal of Occupational Therapy, 20*(3), E67–E88.

de las Heras de Pablo, C. G. (2015). *Modelo de ocupación humana*. Madrid, Spain: Editorial Síntesis.

de las Heras de Pablo, C. G, Geist, R., & Kielhofner, G. (1993). *The Volitional Questionnaire (VQ)* [Version 3.0]. Chicago: Model of Human Occupation Clearinghouse, Department of Occupational Therapy, College of Applied Health Sciences, University of Illinois at Chicago.

de las Heras de Pablo, C. G., Llerena, V., & Kielhofner, G. (2003). *Remotivation process: Progressive intervention for individuals with severe volitional challenges: A user's manual*. Chicago: The Model of Human Occupation Clearinghouse, Department of Occupational Therapy, College of Applied Health Sciences,

University of Illinois at Chicago.

Dunn, W. (1991). Motivation. In C. H. Royeen (Ed.), *AOTA self-studies series: Neurosciences foundations of human performance*. Bethesda, MD: American Occupational Therapy Association.

Freire, P. (2000). *Pedagogy of the oppressed* (Revised ed.). New York, NY: Continuum International Publishing.

Girardi, A. (2010, May). *Promotion of occupational participation in adolescents of Santiago de Chile´ high economic class who undergo a mental illness and occupational privation*. Paper presented at the WFOT Congress, Santiago, Chile.

Heasman, D., & Salhotra, G. (2008). *Interest checklist UK: Guidance notes*. Chicago: University of Illinois at Chicago.

Jonsson, H., Josephsson, S., & Kielhofner, G. (2000). Evolving narratives in the course of retirement: A longitudinal study. *American Journal of Occupational Therapy, 54*(5), 463–470.

Kielhofner, G. (2002). *Model of human occupation: Theory and application* (3rd ed.). Philadelphia, PA: Lippincott Williams & Wilkins.

Kielhofner, G. (2008). *Model of human occupation: Theory and application* (4th ed.). Philadelphia, PA: Lippincott Williams & Wilkins.

Kielhofner, G. (2009). Conceptual foundations of occupational therapy (4th ed.). Philadelphia, PA: F. A. Davis.

Kielhofner, G., Barris, R., & Watts, J. H. (1982). Habits and habits dysfunction: A clinical perspective for psychosocial occupational therapy. *Occupational Therapy in Mental Health, 2*, 1–21.

Kielhofner, G., de las Heras de Pablo, C. G., & Suarez-Balcazar, Y. (2011). Human occupation as a tool for understanding and promoting social justice. In F. Kronenberg, N. Pollard, & D. Sakellariou, *Occupational therapies without borders: Towards an ecology of occupation-based practices* (2nd ed., pp. 269–277). Edinburgh, Scotland: Elsevier/Churchill Livingstone.

Larsson, E. (n.d.). *Participatory education: What and why*. Retrieved from www.ropecon.fi/brap/ch24.pdf

Parkinson, S. (2014). *Recovery through activity: Increasing participation in everyday life*. London, United Kingdom: Speechmark Publishing.

Pépin, G., Guérette, F., Lefebvre, B., & Jacques, P. (2008). Canadian therapists' experiences while implementing the model of human occupation remotivation process. *Occupational Therapy in Health Care, 22*(3), 115–124.

Poletti, L. (2010, June). *"Rumbos", centro de integración comunitaria en Argentina: Promoción de la participación ocupacional*. Paper presented at the WFOT Congress, Santiago, Chile.

Quick, L., Melton, J., Critchley, A., Loveridge, N., & Forsyth, K. (2012, October). *Remotivation process for occupation program*. Paper presented at the Third Model of Human Occupation Institute, Stockholm, Sweden.

Raber, C., Quinlan, S., Neff, A., & Stephenson, B. (n.d.). A phenomenological study of occupational therapy practitioners using the remotivation process with clients experiencing dementia. *British Journal of Occupational Therapy*. Submitted for publication.

Raber, C., Teitelman, J., Watts, J., & Kielhofner, G. (2010). A phenomenological study of volition in everyday occupations of older people with dementia. *British Journal of Occupational Therapy, 73*(11), 498–506.

Reilly, M. (1974). *Play as exploratory learning*. Beverley Hills, CA: SAGE.

Scaffa, M., Reitz, M., & Pizzi, M. (2010). *Occupational therapy in the promotion of health and wellness*. Philadelphia, PA: F. A. Davis.

付録 A

作業療法のリーズニングの
ガイドライン

Genevieve Pépin and Gary Kielhofner（没後出版）
永井貴士・訳

はじめに

　人間作業モデル（MOHO）は，「*作業がどのように動機づけられ，パターン化され，そして遂行されるのかを説明しようとする1つの概念的実践モデルである．そのような多様な現象の説明を提供することで，MOHOは人間作業の幅広い，かつ包括的な視点を提供する*（Kielhofner, 2008, p.4）」．

　私たちはまた，人の意志，習慣化，遂行能力，そして，それらの異なる環境の間のダイナミックな交流が，作業遂行，参加，そして従事を支持するということを知っている．私たちの人間作業のダイナミックスについての理解は，意志，習慣化，遂行能力，あるいは，環境の転換が小さなものであっても，これらのダイナミックスに影響を及ぼし，新しい，あるいは，異なる作業パターンと反応をもたらすことを私たちに語っている．この転換は，クライアントの作業療法への参加や作業への従事を修正できる．臨床的直観力と判断，観察，あるいは成果測定の結果，そして評価ツールは，この転換を明らかにすることができ，臨床家が新しい作業パターンや異なる作業反応の出現を理解するために役立つ．作業療法の経過で何が展開されているかを完全に理解するためには，臨床家が作業療法と作業療法の過程に疑問を発することは重要である．

作業療法のリーズニング

　作業療法のリーズニングは，作業療法士がMOHOを用いて作業的な観点からクライアントを理解し，次に，この理解を適用して治療計画を作り出し，提供し，評価する過程を説明する（Kielhofner, 2008）．作業療法において作業療法のリーズニングの過程を適用する際には，作業療法士が発する臨床的疑問は，以下のことを自分自身に尋ねるであろう．

　なぜこのクライアントの作業療法への参加は違っているのか．
　何が変わったのか．
　クライアントの見方から何が起こっているのか．
　クライアントをうまく支援するには，私はどうすれば良いのか．
　私はどうすれば作業従事を促進したり，強化したりできるのか．
　何を修正する必要があるのか，そしてなぜか．

　クライアントの作業従事に変化があったがゆえに，これらの疑問のいくつかが創発するであろう．その他のことは，この作業療法の過程を検討し，クライアント中心であり，クライアントが改善するにつれて進展することを確実にする．

　本項に含まれる作業療法のリーズニングのガイドラインは，人間作業のダイナミックス，作業療法への参加と従事の変化，そして，新しい，あるいは異なる作業のパターンと反応を理解するための指針を提供する．このガイドラインは，MOHOの構成要素を取り巻くもっと特定の疑問を発することによって，作業療法士が臨床的疑問に答えるのを助けるという目的を持つ．それは作業従事を促進し，助長するために情報を提供する．提示される情報は，あなたの自省を導くた

めの例によって構成されている．臨床家は柔軟性を保ち，それぞれの各クライアントの特有な状況と特性を考えることが重要である．

　臨床的疑問を尋ねる時，あるいは，その人の作業従事の変化を理解しようとする時，臨床家が作業療法のリーズニングを実施し，作業療法の経過を通して適切な戦略を適用するうえで，MOHOの構成要素に焦点を当てたより正確な疑問が役に立つ．さらに，MOHOの範囲内の疑問を枠づけることは，クライアントが作業療法に従事することをうまく支援するために，自省的な実践と意思決定の過程を導くであろう（表A-1）．

　以下の例は，MOHOとその様々な構成要素を，臨床的自省を援助するためにどのように用いるのか，そして，作業従事の強化に向けてどのようにクライアントをうまく支援するのかを理解することを描いている．問題や関心事になるかもしれない臨床状況をどう分析するかに関する手引きも提供する．

> **事例　脊髄損傷を持つ若者**
>
> 　パトリックさんは22歳の男性です．彼は両親と二人の妹と弟，17歳のマデラインさんと14歳のルーク君と一緒に住んでいます．パトリックさんは農業経済学を学んでおり，アウトドア用品の店でアルバイトをしていました．彼は9週間前に職場の事故に巻き込まれて脊髄損傷を受傷しました．パトリックさんはC6の完全四肢麻痺で，現在はメトロポリタン専門リハビリテーション病院に入院しています．パトリックさんは現在，平坦な床面で短距離を手動車椅子で動いています．パトリックさんと両親は地域社会に積極的にかかわってきたため，家族や友人から現在受けている支援に感謝しています．彼は親友の一人とこの数年間，ジュニアサッカーチームのコーチをしてきました．パトリックさんと家族は開放的で，支持的で，そして人生に対してとても積極的な姿勢を持っています．
>
> 　パトリックさんの事故は，彼と両親ときょうだいの人生を変えてしまうように，彼らの信念と態度を揺さぶりました．それにもかかわらず，誰もが何食わぬ顔をして，将来に関する肯定的な見通しを一生懸命に維持しようとして，予想外でありますが，パトリックさんのリハビリテーションを異なる何かのためのステップとみています．しかし，パトリックさんは自分にどう対処するかを心配しており，両親，妹と弟も心配していました．パトリックさんの作業療法への関与は一貫しており，担当の作業療法士であるアンナさんに自分が直面する感情や挑戦については開放的になっています．
>
> 　最後の数回の作業療法では，アンナさんはパトリックさんが注意散漫なように見えることと作業療法にかかわっていないことに気づきました．彼は依然として，別の作業療法の活動に参加していますが，彼は何か違うように見えました．アンナさんは自分の印象を多職種チームメンバーと話し合いました．ソーシャルワーカーもわずかな変化に気づきました．チームは，そうした変化が何を期待しているのかを話し合いましたが，アンナさんはまだ何かがまったくは正しくないという印象を持っていました．彼女は，パトリックさんの作業療法へのかかわりにおける多様性がリハビリテーションの成果にどのように影響を及ぼしているのか，そして，彼女は彼をうまく支援する場所に何を入れることができるのかを疑問に思いました．アンナさんは次のような臨床的疑問を尋ねました：*なぜパトリックさんの作業療法への参加は違っているのか．何が変わったのか．パトリックさんには何が起こっているのか．私はどうすれば彼をもっと支援できるのか．パトリックさんの作業従事を促進したり，強化したりするにはどうすれば良いのか．何を修正する必要があるのか．どうしてなのか．*これらの臨床的疑問のそれぞれは，パトリックさんの意志，習慣化，遂行能力が自分の感情や行動にどのように影響するのかなど，MOHOの様々な側面に対してより深く自省

表A-1　作業療法のリーズニング表

臨床的疑問	MOHOの枠づけられた臨床的疑問	MOHOの構成要素
なぜこのクライアントの作業療法への参加は違っているのか 何が変わったか クライアントの見方からは何が起こっているのか	・その人の意志，習慣化，そして遂行能力は，その人が感じたり行動したりするやり方にどのように影響するのか	・人：意志，習慣化，遂行能力
	・この人は，自分が必要なことややりたいことを遂行するために必要なコミュニケーションと交流，運動，処理技能を示しているのか	・遂行能力，技能
	・この人が作業的存在としてどのような存在であり，また，どのようになりたいかという認識は何か	・作業同一性
	・この人は，時間とともに，自分の意志，信念，そして，作業同一性を反映する作業参加のパターンを，どの範囲まで維持しているのか	・習慣化，役割，作業有能性
	・機会，資源，制約と願望（またはその欠如）が，この人がどのように考え，感じ，行動することにどのように影響しているのか	・環境
	・この人は自分の人生を作り上げている（または，作り上げなければならない）仕事，遊び，日常生活活動の部分である作業形態や課題をすることができるのか	・遂行能力技能，作業遂行，作業参加
	・この人は現在，自分の作業的文脈の一部であり，自分の良好な状態にとって望ましい，あるいは必要な仕事，遊び，日常生活活動に就いているのか	・習慣化，役割，環境
修正される必要があるのは何で，そしてなぜか 私のクライアントをもっとうまく支援するにはどうすればよいか 作業従事を強化または促進するにはどうしたらできるか	MOHOの別の構成要素を探索し記録し，そして，作業遂行を強化するために適切な支援を提供しなさい．作業への参加や従事を可能にするために，経験を提供し，環境を修正しなさい	

するように導きました．

意　志

　例えば，パトリックさんの意志を考えた時，アンナさんはパトリックさんの個人的原因帰属を探りました．このことは，彼がどのように感じ，個人的能力と有効性をどのように見ているのか，そして，彼の選択，経験，経験の解釈，物事を行うことの予想などを尋ねることにかかわりました．パトリックさんは，自分の能力（利点と限界）に

気づき，自分の能力の範囲内で作業形態を選択し，適切な挑戦と責任を担うことができ，そして，もし彼が作業形態への従事について意思決定をするのに適切な自信を持っていれば，これらの利点はパトリックさんの作業従事と積極的な変化への支援となるでしょう．パトリックさんが自分の能力の認識（利点や限界）に欠けていたり，制限があったりするかどうかを決めることが重要になります．パトリックさんが自分の能力を過小評価していたり，過大評価していたりするかを知ることは，アンナさんの作業療法のリーズニングを導き，彼女の作業療法の決定を支援することになるでしょう．

もしある人が自分の能力を過小評価するならば，次のことをもたらすことになります．

- 他人への過度の依存．
- 遂行能力に見合った作業形態を避け，作業遂行の低下をもたらすこと．
- 技能の学習や成長を促進することになる作業的挑戦を追求することの失敗．

しかし，もしある人が自分の能力を過大評価すると，次のことをもたらします．

- 自分の遂行能力よりも高い挑戦を求めることで，不必要なリスクを抱え，乏しい作業遂行，危険，ストレス，損傷，あるいは，けがを引き起こすこと．
- 援助を適切に求めたり，必要な環境の適応を用いたりすることに失敗すること．
- 作業の遂行中に不安（失敗の恐れ）へと導く作業遂行に対するコントロール欠如を感じること．
- 作業形態の解消を引き起こすフラストレーション耐性の低下．

アンナさんは，パトリックさんが特定の能力を過小評価あるいは過大評価しているかどうかを明らかにしたなら，次の点に焦点を当てます．

- パトリックさんの作業能力の理解（利点と限界）を強化すること．
- パトリックさんの利点と限界が作業遂行にどのように影響するかをより正確に記録することで，パトリックさんの注意を導くこと．
- パトリックさんの限界を感情的に受け入れることと作業能力の誇りを開発すること．
- パトリックさんの能力に合わせた作業を選択して行うことが彼の能力を高めること．
- パトリックさんの能力の範囲内の作業形態にアプローチすることで，彼の自信を打ち立てること．

アンナさんがパトリックさんの個人的原因帰属を探り，挑戦と問題を明らかにしたならば，パトリックさんの作業従事と参加を強化することになるであろう変化を促進する戦略を一緒に開発しました．アンナさんは，意志の過程の段階を用いて，パトリックさんの環境を，危険を安全に取り除き，作業形態を探り，徐々に自信を高め，同一性を強化するように修正することを推薦しました．そうすることで，アンナさんはパトリックさんが従事する経験を作り出し，そして，支援を受けている間に彼の技能と能力を検査しました．

パトリックさんが経験を展開するにつれて，アンナさんは，パトリックさんの利点を強調し，彼が認識した限界と実際の限界を妥当なものとすることで，彼の遂行能力や挑戦が，困難であり不安を喚起する活動への従事ということの彼の遂行能力や挑戦に関する考えや感情を妥当にしました．アンナさんはパトリックさんの作業に従事するという経験を積極的に再解釈することを支援するために継続的なフィードバックを提供しました．これらの経験を通して，アンナさんは，パトリックさんの興味と価値の意味を維持して対応しながら，より高度の成功を確実にするために，彼の遂行能力の範囲内の作業形態に従事するようアドバイスすることができました．

習慣化

アンナさんがMOHOでのパトリックさんの作

業従事に関する自省を続けるにつれて，彼女はパトリックさんの習慣化をも探索しました．彼の習慣や役割は事故の影響を受けていました．彼が現在と将来の役割をどのように想定していたのか理解することが重要でした．なぜならば，これもまた作業療法への従事に影響するためです．アンナさんは，パトリックさんと協業して，彼の役割について次のような疑問に答えました．

- パトリックさんの役割は何ですか．
- パトリックさんの役割の参加の全体的なパターンはどのようなものですか．
- パトリックさんのそれぞれの役割はどれくらい重要ですか．
- パトリックさんは自分の同一性，時間の利用，社会的集団への参加に肯定的に影響する役割を持っていますか．
- パトリックさんは自分の役割に過大あるいは過小に参加していますか．
- パトリックさんはそれぞれの役割の義務を果たすことができていますか．
- パトリックさんの役割要件のすべては，全体的にみて，パトリックさんには少なすぎるのか，あまりにも多くを求めるのか，葛藤をもたらすような要求をしているのかのどれですか．

これらの疑問への答えは，アンナさんの継続中の作業療法上の意思決定を導き，また，彼女がパトリックさんの作業従事を支援するための最も適切な介入を明らかにすることを援助しました．例えば，あるセッションの間に，アンナさんはパトリックさんにとって必要であり，望ましい特定の役割を担うための彼の約束を高めることに焦点を当てました．彼女はまた，現実的な役割の責任の交渉を通して，複数の役割を果たすことにもっと効果的になるために彼の動機づけと能力を高めるべくパトリックさんと一緒に頑張りました．

臨床家として，私たちはどのように作業療法を規定し，どのような介入を実践すべきかを知りたい．この例では，アンナさんは，パトリックさんが自分の役割とそれに関連する期待について話し合う機会を提供する治療環境を構築したいと思っているであろう．次に，彼女は，治療環境がパトリックさんにとって特定の技能を練習または発達し，そして，それぞれの役割が求める行動に就くための機会を提供することを確実にすることに集中するであろう．これは彼が役割台本を内面化し，支援的な日課を開発することをもたらす．アンナさんはパトリックさんが従事するための経験を推薦し，作り出し続けている．時間がたつにつれて，アンナさんの支援を受けるパトリックさんは，役割を考慮した時に自分が何を予想し，そして，それぞれの役割をどのように遂行できるのかということを通して，経験や仕事を解釈することができるであろう．この過程は，パトリックさんが自分の作業同一性や作業有能性を支援したり強化したりする適切で個別化した作業選択を続けるのを援助するであろう．

パトリックさんが作業療法を通して改善するにつれて，アンナさんの役割は別の形をとることになろう．彼女はパトリックさんが自分の選択と決定を下すことができるようにするために助言や指導を提供するであろう．彼女はパトリックさんの役割に関連する責任や期待を満たす別のやり方を明らかにするために彼に助言するであろう．彼女はまた，新しい役割（あるいは，古い役割を適合したやり方で，例えば，それぞれの役割に新しい責任を設定するなど）に従事する選択をするようにパトリックさんを励ます．

アンナさんは，パトリックさんをもっとうまく支援するために探索する必要があり，可能な最大の範囲で作業に従事するように彼を励ますであろうという他の重要な疑問がある．MOHOの文脈によって解釈可能な，そうした疑問のいくつかの例がある．

遂行能力

- 機能障害の体験と，その機能的適応に対する意味は何か．
- どのような体験がこの人の作業遂行を妨げるのか．また，どれくらいなのか．

- この人の作業形態の遂行の体験に対する感覚，運動，その他の能力の結果は何か．
- 体験（例：痛み，疲労，めまい，混乱，または変化した身体の認識）は，この人の作業遂行にどう影響するか．
- この人は，適切な運動，処理，コミュニケーションと交流の技能を持っているか．

環　境

- この人が自分の作業を遂行する空間は，遂行に影響する物理的なバリアあるいは支援を示しているか．
- この人が使う対象物は遂行を支援するか．
- 空間と対象物は，この人が必要とし，また，したいと思っていることをするための適切な資源を持つ物理的環境を構成しているか．
- この環境は，この人が従事できる適切な作業形態を提供しているか．
- この作業形態はこの人に十分な挑戦をしており，価値の認識を提供しているか．
- 他人との交流は，この人の遂行を支援あるいは妨げているか．
- この人がメンバーである社会的集団は意味のある役割を担うことを支援しているか．
- この人の能力障害に対する作業行動場面での他人の反応はどのようなものか．

結　論

　本項では，作業療法士や学生が作業療法のリーズニングをどのように実施すべきかを描き出すために例を用いた．臨床的疑問は，MOHOとその構成要素で枠づけられることによってさらに検討された．作業療法のリーズニングや臨床的意志決定を導くために自省や思考過程もまた描かれた．作業従事を育む治療戦略が示された．疑問，思考過程，そして介入戦略は，特定の事例研究に適用されたものの，それらは作業療法の実践の間に作業療法のリーズニングを導くいかなる臨床的状況へと適用することができる．しかし，学生や臨床家は，作業療法を通して自分のクライアントの個人的状況に柔軟さと適合性を保ち，そして，ここで示される情報は規定的なものではなく，作業療法のリーズニングを知らせるガイドラインを提供することを覚えておく必要がある．

文　献

Kielhofner, G. (2008). *A model of human occupation: Theory and application* (4th ed.). Philadelphia, PA: Lippincott Williams & Wilkins.

第Ⅲ部
評価法：
クライアントの情報を
収集する構成的方法

第15章

観察の評価

Carmen-Gloria de las Heras de Pablo, Susan M. Cahill, Christine Raber, Alice Moody, and Gary Kielhofner（没後出版）
鈴木憲雄，山田　孝・訳

期待される学習成果

本章を読み終えると，読者は以下のことができる．
① 観察の評価を選択する時期を理解すること．
② 観察の評価を弁別すること．
③ 観察の評価を用いるための一般的手順を理解すること．

　観察の評価は，自分が観察されるというクライアントの同意以外に，言葉または文書で質問に応じるとか，経験を言葉で反省する能力があるといったことを求めない．人間作業モデル（MOHO）の歴史の中で，観察の評価法の展開は，1985年から1987年にかけて，運動および処理技能評価（AMPS），コミュニケーションと交流技能評価（ACIS），意志質問紙（VQ）の研究で開始された．

　AMPSとACISの背景にある目的は，（1）MOHOでの作業遂行という構成概念をとらえることと，（2）多くのリハビリテーション場面で医学モデルアプローチの主な焦点とされがちである基礎的能力に代わって，*作業遂行*に焦点を当てる*遂行技能*の情報，および，遂行技能の測定に関連する情報を収集することである．本書で私たちがすでに学んだように，MOHOはクライアントの最大の従事と環境内での参加を促進するためにクライアントの利点，動機，および体験を理解することに焦点を当てた別の視点を提供する．

　もともと，VQを開発した主な理由は，自分の興味，価値，個人的原因帰属，目標を，様々な理由で言語的に表現することができない人々に"声を与える"ためであり，自分の行動や非言語的表現を通してそれを行うことができるためであった．その時以来，VQは，クライアントの意志の多彩な側面に関連する実際の交流や会話を開始し，フォローアップする手段として，言語を持つクライアントと言語を持たないクライアントの両者に使用されている．

　この時からの継続的な研究と実践は，VQの仲間としての小児版意志質問紙（PVQ）やAMPS学校版（スクールAMPS）のような対応する小児の測定法を開発するとともに，測定の応用と改訂版のための完全なマニュアルの開発に焦点を当ててきた．さらに，最近では，仕事遂行評価法（AWP）という新たな観察の評価法が開発されている．この評価は，クライアントの仕事関連の技能と仕事の課題を効率的かつ適切に実行することに焦点を当てるように作られている．これらの技能は以下の3つの領域で評価される．

- 運動技能
- 処理技能
- コミュニケーションと交流技能

　それぞれの観察の評価法は，その性質，内容，および，手続きという点で特有である．しかし，それらは作業療法士にとっては望ましい，以下のような共通の特徴を持っている．

- それらは心理的に侵襲性がなく，作業への自然な参加の間に適用することができる．
- 知見は，環境特性とその作業技能や意志への影響に従って文脈的である．

- 手続きは，観察とクライアントの行為や意志的な行動を評定するために，標準化されている．
- それらは，多くの場合，評定尺度だけでなく，質的情報を用いて，人々の利点と困難さの明確かつ詳細な理解をもたらす．
- それらは作業療法士を，介入の過程の間の詳細な作業療法のリーズニング，問題解決，意思決定という点で導く．

他の2つのMOHOに基づいた評価法である人間作業モデルスクリーニングツール（MOHOST）と短縮版小児作業プロフィール（SCOPE）は，AMPS，ACIS，VQ，PVQなどの他のMOHOの評価法の内容を考慮して開発されたものであって，習慣と環境を示す項目も含まれている．

MOHOSTとSCOPEは，子ども，青年，成人の作業参加の全体的な理解を提供するために，情報を収集するために組み合わされた方法を用いている．*観察*は用いられる最も重要な方法の1つである．

本章では，**MOHOの観察の評価法**の主な特徴を説明し，適用の手続き，作業療法のリーズニング，結果の分析，実践における有用性を，例をあげながら描き出す．評価法は，成人と子どもの2部に分けて論じる．

成人への観察の評価法の適用

青年と成人の遂行技能を評価するのは，(1) AMPS，(2) ACIS，(3) AWPという3つの観察の評価法である．さらに作業療法士は，観察を通して年長児（6歳以上），青年，および大人の意志を評価するためにVQを用いることもできる．

運動および処理技能評価（Assessment of Motor and Process Skills：AMPS）

AMPS（Fisher & Jones, 2012）は，作業療法士が通常，家庭で典型的に行われる日常生活活動（ADLs）と日常生活関連活動（IADLs）の間に，クライアントの遂行を観察するという標準化された評価法である．AMPSは，4点法を用いて，16の運動技能と20の処理技能の質を体系的に測定することができるもので，4点は有能な遂行を，1点は著しく劣る遂行を反映している．両技能は，作業遂行という文脈の中で同時に評価される．作業療法士はAMPSを用いて，2歳以上の子ども，青年，成人を評価することができる．課題の特定は，文化的な多様性をもたらすように修正することができるために，AMPSは，文化的なバイアスがないと考えられている．AMPSは，発達的，認知的，身体的な条件により作業遂行の問題を示す子どもたちに用いるのにも適している．

◆実施法

AMPSは，処理と運動の技能のそれぞれを測定する2つの尺度から構成されている．2つの尺度は同時に実施される．これは，運動技能の制限を補うために処理技能を用いるなどの運動と処理の交流的な性質を直接評価することができる．2つの尺度上の各項目は，クライアントの遂行の有効性，効率性，および安全性を考慮した4点法の評定尺度（有能，疑問，非効率，著しい障害）で採点される．運動技能尺度は，自分自身や対象物を移動するために行われる行為に関する情報を収集する．処理技能尺度は，行為の論理的順序立て，道具や材料の選択と適切な使用，問題への適応に関する情報を収集する．

AMPSは，実施するのに30～60分かかる．実施に先立って，作業療法士は，クライアントまたは介護者と，また小児のクライアントの場合にはクライアントの家族と，観察中にクライアントが行う標準化された2つのAMPS課題を明らかにするために協業する．その課題の間のクライアントの遂行を観察した後に，作業療法士は運動と処理の技能についてクライアントを評定する．評定のためには，クライアントの遂行と課題の複雑さにより，5分から20分ほどかかる．作業療法士は16の運動と20の処理の技能項目でクライアントの遂行を評価した後に，AMPSの得点は，Center for Innovative OT Solution（www.innovativeotsolutions.com）によってキャリブレーションを受けた評定者が利用可能なコンピュータのプログ

ラムに入力して，レポートが作られる．*AMPS から得られた結果は，作業療法士がクライアントの作業遂行の改善に向けて調整する介入計画を作ることを支援することができる．AMPS はまた，人が地域での生活のために必要な運動と処理の技能を持つかどうかを決定する．*

> 事例　早期アルツハイマー型認知症の高齢者
>
> 　ジュディスさんは61歳の女性で，記憶の評価のために開業医に処方されました．処方された時，彼女は地元のケータリング会社の厨房で働いていましたが，短期記憶の障害により仕事の遂行が困難になっていたために，4カ月間休職していました．したがって，彼女はより詳細なテストのためにメモリーアセスメントサービス（Memory Assessment Service）にやって来ました．
>
> 　初期の認知スクリーニング評価は，メモリーアセスメントの看護師によって実施されました．これには，過去と現在の身体的および精神的な健康と同様に，提示された要因の詳細な生育史を取ることが含まれます．Addenbrooke認知検査‐Ⅲ（ACE‐Ⅲ）も実施されました．ジュディスさんは，表面的には，中等度の認知症を示す50/100以下の得点でした．彼女が説明した機能の陳述では，逆に，記憶障害は非常に軽度であることを示しました．ジュディスさんの診断を援助するために機能的能力をよりうまく理解し，作業的な利点と限界を明らかにし，また，職場の調整をするという見方に対して，これらが勤労者の役割にどのように関係しているかを明らかにする目的で，作業療法の評価が求められました．
>
> #### 作業療法の初回面接
>
> 　作業療法士は，ジュディスさんの意志と，過去と現在の日課，さらに現在の役割と機能の鮮明な像を得るために，ジュディスさんと同居する娘に会って面接をしました．ジュディスさんは記憶と関連する機能障害について質問された時，自分でもおそらく問題があると思っていましたが，特定の細部には気づいていないようであり，娘のケイトさんに向かってこのことを詳しく説明するように求めました．ケイトさんは，母親が職場の厨房で，調理済みのものや未調理のものの区別がつかないようなミスをし始めており，ケータリング会社内での重大な健康と安全上の懸念があるということを説明しました．ジュディスさんは，最初に仕事を休んだ時に，肺炎で体調不良になり，身体的に非常に弱くなっていました．ジュディスさんが回復するまでに，ケイトさんは母の家の運営を引き継ぎ，ジュディスさんは徐々に身体的健康を取り戻しました．彼女の記憶は改善するようには見えませんでしたし，以前のレベルでの遂行はできませんでした．
>
> 　ジュディスさんは毎日の作業に関する現在の自己効力は不確かに見えました．前述したように，彼女は自分の機能状態と記憶が変化したことにある程度の認識を持っていましたが，このことを本当に心配しているようには見えませんでした．ジュディスさんが自分の記憶と仕事に対する記憶の影響についてどう感じているかと尋ねられた時，彼女は自分が「ちょうどこれらの物を得たのですが，それについてすることができることが何もなかった」と陽気に答えました．ケイトさんは，母親が不安や現在の健康を心配していないことは奇妙に見えたと同意しました．興味という点では，ジュディスさんはまだ歩くことと猫のサムの面倒をみることをとても楽しんでいました．彼女はアイロンがけに大きな喜びを感じて，喜んで自分と娘のためにアイロンをかけていました．彼女の新たな取り組みは，これらの活動や家族との構成的活動に限定されているように見えました．
>
> 　ジュディスさんは毎朝鍋で作ったポーチドエッグの自分の朝食を準備し続けましたが，見かけ上の困難さはありませんでした．ケイトさんは，これは母が仕事を離れる前に毎日行っていた長年の日課の部分であると説明しました．ジュディスさ

んは薬を飲んで，猫に餌をやりますが，彼女の1日はそれ以上の構造が欠けているように見えました．彼女は時々昼食を食べるでしょうが，同じように娘が促してくれない場合には，時々昼食を食べ忘れてしまいます．ジュディスさんは促されれば野菜を用意することができますし，求められれば皿洗いもしますが，調理のために実際にオーブンを使うことはもはやありませんでした．ケイトさんは母のすべての予約と会計の管理を徐々に始めていました．適応性という点では，前述のように，ジュディスさんは特に日課や健康の変化に悩まされてはいませんでしたが，変化を予想したり反応したりするようには見えませんでした．彼女は6カ月以上にわたって働いていませんでしたが，ケータリング会社にはまだある地位を持っていました．適切な役割や調整ができれば，ジュディスさんは仕事に戻ることを支援してくれるように望んでいたようです．

評価法の検討と選択

　ジュディスさんの慣れ親しんだ作業に従事する際の現在の作業上の利点と制限を評価することは，彼女が仕事の環境で直面している困難さをより理解するために必要であると合意されました．この場合，評価ツールを選択する際に次のことが考慮されました．

- ジュディスさんは61歳で，記憶障害を起こすには若いと思われます．したがって，正確な診断は，彼女が正しい治療を受け，また，彼女と家族の両者が将来の計画を立てるための鍵となるでしょう．
- ジュディスさんの機能状態は，Addenbrooke認知検査-Ⅲ（ACE-Ⅲ）（NeuRA，2012）の得点の低さと相反しているように思われました．したがって，作業療法の評価はADLを行う時に，ジュディスさんの課題遂行の細部を捉え，評価する必要があります．
- もし彼女が軽度の認知障害と診断された場合，標準化され，反復できる評価は，将来の数カ月にわたって彼女の機能状態のわずかな変化をとらえことになるでしょう．
- ジュディスさんは雇用主と会って職場調整の可能性について話し合うために支援が必要になるでしょう．したがって，話し合いと交渉とを援助するために公式的な評価の報告書が求められるでしょう．

　ジュディスさんのADLの遂行技能を評価するための主な評価ツールとして，AMPSが選択されました．これは標準化されているだけでなく，課題の遂行を細かく見て，運動と処理の技能の有効性に関するグラフによる報告書を作成します．AMPSはジュディスさんが慣れ親しんでいると思う2つの標準化された課題を実行するように求め，効果的な評価を達成するために作業療法士の視点から十分なやりがいのある仕事を示しました．彼女は「野菜の準備」という仕事と「複数の衣服のアイロンかけをする」という課題を選びました．これらは彼女がすでに慣れ親しんでおり，自信を持って実行する活動でした．評価を行うためにさらにセッションが計画されました．

　これらの得点がAMPSソフトウェアに入力されると，ジュディスさんの運動と処理の能力の総合得点を示すグラフによる報告書が作成されました．次に，作業療法士は，得点と臨床観察の両者を解釈するナラティブ報告書を作成しました．

　ジュディスさんの*処理技能測定スコアは，彼女がうまく学習し，慣れ親しんだ作業を安全かつ自立して実行する技能を持っていたことを示しました．*

　両方の課題とも，ジュディスさんがそれぞれの課題を始める前に，慎重に話し合って，明確にされました．野菜の課題を始める時，彼女は，最初は始めるのが遅く，準備しようとしていたものを大声で尋ね，その後「ジャガイモとニンジン」と自分で声を出して繰り返しました．彼女は自分が

求めた鍋を見つける前に3つの食器棚を探して，すべての材料と道具を設定し，目に見えるようになったら，論理的な順序立てと休止や遅延なしに課題を完成させました．ジュディスさんは二人分の食事の準備（話し合って確認された）にもかかわらず，*利用できる野菜のすべてを用意してしまいました*．彼女はこの時点では，おそらく後の食事や雇用の論理的リーズニングとこの特定の側面での問題解決のために求められる量を仕立て上げることができなかったことを示しています．3つの衣類にアイロンをかけるというアイロン課題を完了する時には，用いることができる5つの衣類すべてにアイロンをかけることを選びました．このことは再度，*視覚的なものに基づいて極めて文字通りに課題を成し遂げた*ことを意味します．彼女のアイロンがけの順序立てはここでも再び論理的であり，課題には良い知識がありました．

野菜が準備され，鍋に入れられ，水で覆われると，ジュディスさんは，*鍋の蓋を見つけるのが非常に困難*でした．蓋は，台所の別の場所の作業台の上にありました．彼女は，別の場所を探す前に鍋の食器棚を数回探しました．この遅れは，別の場所への探索を広げるために*論理的リーズニングを再度採用するよりも，同じ場所で探すこと*という，日課の中で予想される問題解決を再度しようとしていることによるものかもしれません．

ジュディスさんは，彼女にとって慣れ親しんでいる両方の課題に対して合意された課題の情報をほとんど保持することができましたが，合意とは対照的に視覚的なものに頼って両者を実施しました．彼女の全体的な遂行は安全で論理的であり，彼女の仕事はきちんとしていました．

ジュディスさんの*運動技能*の得点は，自分や環境内の対象物を動かすことに全く困難でないことを示しました．彼女は食器棚から品物を取り出すための最小限の努力で曲げることが観察されましたし，アイロン台を明らかに難しくはなく持ち上げ，運び，設置することができました．野菜をはがす時には，彼女の握りと器用さはどちらも良好でした．

評価の要約

この評価法は，良く学習した慣れ親しんだ課題を安全かつ自立して実行するジュディスさんの能力を示しました．彼女の両方の課題，必要な道具，必要な手順に関する知識は良好でしたが，彼女は両課題に，合意した特定の計画（二人分の食事のために手に入れられるすべての野菜を準備してしまうことと，手に入れられるすべての衣類にアイロンをかけてしまうこと）に従うこととは反対に，視覚的なものに極めて文字通りに依存して実施しているように見えました．彼女は慣れ親しんだ作業に従事していた間は問題解決能力を示しました．このことは再度，慣れ親しんだ探索が使い果たされた時に，鍋の蓋を探すことを広げるための論理的リーズニングを適用するよりも，通常の日課の中で彼女が期待していたものに限定されているように見えました．もし彼女が自分の行為を，慣れ親しんだ日課と，必要とされたものを計算し，それに従って仕事の計画を適応することよりも，直接的に視覚的なものに基づいて行動するならば，これは，ケータリング会社での仕事で持っていたと思われる困難さのいくつかのことを説明できるかもしれません．例えば，もし未調理食品と調理済み食品の両方を準備する必要があり，材料と道具が視覚的であるならば，彼女は非常に効率的に両方の課題に巧みに注意を引く可能性がありますが，おそらく必要とされるより広い健康と安全の知識を利用することはできないでしょう．

もしジュディスさんが以前の知識だけに基づいてよく学んだ課題の完成に取り組んでいるなら，それは彼女があまり慣れ親しんでおらず，より複雑な課題に取り組むには何らかの困難さを持つだろうと考えられました．さらに，道具がすぐに目に見える形で示されなかったり，予期しない場所

に置かれていたりすると，遂行が遅れる原因になりえます．

彼女の遂行の評価は，促された時にはある程度の能力があること，しかし，彼女の好きにさせたならばごくわずかしか始めないことと結論づけられました．したがって，彼女の実際の機能状態は，彼女のACE-Ⅲの得点48点が示すよりも良いことを示しましたが，上に示したように，視覚的であることと，慣れ親しんだ知識という限定がありました．

ジュディスさんの勤労者役割へのAMPSの応用

検討を通して，ジュディスさんは記憶の問題を持つことについては極めて不明瞭のように思われることを確認し，また，初回面接で娘に対して，このことの作業への影響を説明しました．したがって，ジュディスさんはケータリング会社が彼女の日課を再確立するために彼女の能力の範囲内にある仕事を彼女に提供することができるかどうかを見ることに極めて意欲的でした．今では，ジュディスさんはチームのコンサルタントの精神科医によって早期アルツハイマー型認知症と公式的に診断されていました．

ジュディスさんと雇用者との会合が開催され，AMPSレポートが話し合われました（図15-1）．以下の点が強調されました．ジュディスさんの作業上の利点は彼女の慣れ親しんで良く学んだ課題の知識，配列，これらのことを行うために求められる道具の知識と，そうした課題を行う時に焦点を当て続ける能力，完成までに課題を見るための能力，そして，視覚情報を利用することですべての新しい課題の情報を保持するために低下した能力を代償する能力を含んでいます．彼女の作業上の制限には，与えられた課題の細かい細部を保持することの困難さ（例えば，準備する食べ物の量）と，視覚的あるいは彼女の通常の日課の一部で，慣れ親しんだ作業に従事した時の彼女の問題解決技能を含みます．彼女は論理的に決定することがあまりできず，また，仕事場面の健康と安全に関連する問題を考えることがあまりできませんでした．

結論

以前の役割では，ジュディスさんは様々な数の未調理食品を準備することに責任を担っていました．つまり，食品が未調理か調理済みか，食品が肉，魚，乳製品，野菜かに従って，色違いのまな板を使うことになっていました．食品衛生上の規則に従って，正しいまな板を選択し，道具を変え，作業面を滅菌する彼女の能力が問題になりました．*AMPSの評価によるジュディスさんの利点と限界*は，彼女の雇用主がジュディスさんの以前の問題を良く理解できるだけでなく，彼女が安全に，効率的に，自立して実行できる課題の種類について話し合うことを可能にしました．例えば，ある調節は1つのまな板とナイフを使って果物や野菜を準備することで，それは彼女のために設定されました．この計画の一部には，ジュディスさんがいつも利用できる1つの特定の作業場があり，その仕事場が彼女にとって日常的で慣れ親しんだものになるという目的が含まれていました．例えば，もしフルーツサラダのためにフルーツを準備するならば，後の料理のための野菜またはサラダの材料，必要な正確な量が視覚的に示される必要があります．もう1つの推薦されることは，ジュディスさんが道具と材料を準備するために，割り当てられるシフトにつき一人の指定されたスタッフがいることが含まれました．最後に，ジュディスさんは，最初は午前中だけ仕事をすることが推薦されました．

上記の計画の実施に伴って，ジュディスさんはパートの仕事に戻ることができ，また，以前の慣れ親しんだ日課の部分を再構築することができました．したがって，ジュディスさんは上記の評価と介入の後に，メモリーアセスメントサービスを終了しました．しかし，将来に彼女のニーズの変

処理技能	野菜の準備				複数のアイロンがけ			
エネルギー(Energy)	1	2	3	4	1	2	3	4
参加する(ATTENDS)：課題遂行の間に，焦点を当てた注意を維持する				■				■
ペース配分する(PACE)：課題遂行の間に，均一かつ適切なペース配分を維持する		■				■		
知識の使用(Using Knowledge)	1	2	3	4	1	2	3	4
選択する(CHOOSES)：課題遂行のために必要な適切な道具と材料を選択する			■					■
使う(USES)：意図された目的に従って課題の対象物を用いる				■				■
取り扱う(HANDLES)：課題の対象物をいつ，どのように安定させ，支持するかを知る				■				■
調べる(INQUIRES)：必要な情報を尋ねる				■				■
留意する(HEEDING)：特定の課題の目標に留意する			■					■
時間の組織化(Temporal Organization)	1	2	3	4	1	2	3	4
開始する(INITIATES)：躊躇なしに課題の行為や工程を開始する		■				■		
続ける(CONTINUING)：完成に向けて行為を続ける				■				■
順序立てる(SEQUENCES)：課題の工程を論理的に順序立てる		■						■
終了する(TERMINATES)：適切な時間に行為や工程を終了する				■				■
空間と対象物(Space and Objects)	1	2	3	4	1	2	3	4
探し突き止める(SERCHES／LOCATES)：道具や材料を探し，突き止める	■							■
集める(GATHERS)：課題の従業員へ道具と材料を集める	■							■
組織化する(ORGANIZES)：道具と材料を整然と，論理的に，空間的に適切なやり方で配置する				■				■
片づける(RESTORES)：道具や材料を片づけたり，仕事場を整理したりする				■				■
操作する(Navigates)：障害物のまわりに手や体を動かす				■				■
適応(Adaptation)	1	2	3	4	1	2	3	4
気づき反応する(NOTICES／RESPONDS)：非言語的な課題関連の環境の手がかりに気づき反応する				■				■
調節する(ACCOMMODATES)：問題を克服するために独自に行為を修正する		■				■		
調整する(ADJUSTS)：問題を克服するために仕事空間を変える		■				■		
利益をえる(BENEFITS)：問題が再び起こったり，続いたりすることから問題を防止する		■				■		

運動技能	野菜の準備				複数のアイロンがけ			
姿勢(Posture)	1	2	3	4	1	2	3	4
安定させる(STABILIZES)：バランスをとるために体を安定させる			■				■	
アライメントを保つ(ALIGNS)：体を垂直位に保つ				■				■
位置づける(POSITIONS)：課題に対して適切に体や腕を位置づける		■						■
可動性(Mobility)	1	2	3	4	1	2	3	4
歩く(WALKS)：課題環境のまわりを歩く(床面で)				■				■
手を伸ばす(REACHES)：課題の対象物に手を伸ばす				■			■	
曲げる(BENDS)：課題に対して適切に体を曲げたりひねったりする			■					■

図 15-1　AMPS 実施中に観察されたジュディスさんの利点と制限

運動技能	野菜の準備				複数のアイロンがけ			
協応性 (Coordination)	1	2	3	4	1	2	3	4
協調する (COORDINATES)：課題の対象物を安全に安定させるための体の部分を協調させる				■				■
操作する (MANIPULATES)：課題の対象物を操作する		■				■		
よどみなく動かす (FLOWS)：腕と手の動きを滑らかに流れるように実行する			■					■
力と努力 (Strength and Effort)	1	2	3	4	1	2	3	4
動かす (MOVES)：課題の対象物を床面上で押したり引いたり，ドアや引き出しを開けたり閉めたりする				■				■
運ぶ (TRANSPORTS)：課題の対象物をある場所から別の場所に運ぶ				■				■
持ち上げる (LIFTS)：課題の間に対象物を持ち上げる			■					■
測定する (CALIBRATES)：運動の力と程度を調節する				■			■	
握る (GRIPS)：課題の対象物の安全に握って維持する				■				■
エネルギー (Energy)	1	2	3	4	1	2	3	4
持続する (ENDURES)：課題遂行の持続時間を続ける				■				■
ペース配分する (PACE)：課題遂行の間に，均一かつ適切なペース配分を維持する		■				■		
キー：4＝有能，3＝疑問，2＝非効率，1＝著しい障害								

図 15-1　AMPS 実施中に観察されたジュディスさんの利点と制限（続き）

化やさらに適応が必要になった場合に，彼女が再び作業療法士に処方されることを彼女の雇用主は認識していました．

意志質問紙（Volitional Questionnaire：VQ）

VQ（de las Heras, Geist, Kielhofner, & Li, 2007）は，時間がたつにつれて意志の変化を追跡するために役立てることができる有効で信頼性のある観察の評価法である（Alfredsson Agren & Kjellberg, 2008；Li & Kielhofner, 2004）．VQ は，意志の自己報告ができないいかなる人に対しても適切である（例えば，認知症や脳障害を持つ人々や，環境のストレスや社会的外傷により極度の意志の問題を持つ人々）．VQ は，人々が目標を設定したり，興味や価値を言語的に表現したりすることに困難さを持つかもしれないが，行動を通じて日常的にそれらを伝えるという認識に基づいている．したがって，VQ 尺度は価値，興味，個人的原因帰属を反映する行動を記述する 14 の項目で構成されている．各項目は 4 点法の評定尺度（受身的，躊躇的，巻き込まれ的，自発的）を用いて採点される．この評定は，意志の行動を引き出すのに必要な支援，励まし，構造の量に対して，意志の行動を容易に示す程度を示している．

この評価法はまた，各環境の特徴がクライアントの興味，価値，個人的原因帰属とどのように一致するかに従って，クライアントの動機づけが環境の違いによって多様になることも認識している．したがって，クライアントは少なくとも 2 つの異なる文脈で観察される．

VQ の研究（Li & Kielhofner, 2004）は，この尺度上の項目が，より少ない意志からより多くの意志までの特定の配列に並べられていることを確認した．この配列は，行動を開始するとか，好みを示すなどができるといった基本的行動（意志の探索の段階）から始まる意志の連続体を示している．意志のより高いレベ

ルは，問題を解決したり，間違いを訂正しようとしたり，また，誇りを示すといったクライアントの意欲によって示される（意志の有能性の段階）．意志の最高のレベルは，挑戦や新たな責任を求めるといった行動によって示される（意欲の達成段階）．再動機づけの過程という特定の介入のプロトコールは，介入を導き，クライアントの改善を追跡するためにVQを絶えず用いることに関わっている（第14章参照）．

◆**実施法**

作業療法士は，人々が仕事，余暇，または日常生活課題に従事している間に観察し評定することによって，この評価法を実施する．評定尺度の特性のために，観察している作業療法士は，意志を引き出すために必要であれば，支援や構造を提供することができる．観察時間は，通常，約15分から30分が必要である．尺度と環境様式は20分ほどで完成できる．この評価法は，環境を組織的に変える作業療法の一部として実施でき，異なる環境的要因がいかに意志に影響するのかを探るために効率的に用いることができる．

VQ尺度と質的情報の分析で明らかにする主な分野は以下の通りである．（1）肯定的あるいは否定的に意志に最も影響を与える社会的・物理的環境要因，（2）安定または多様な意志が環境にどのように影響しているか，（3）ある人が典型的に示す動機のレベル，（4）その人の意志を高める環境支援の種類，そして，（5）クライアントの個人的原因帰属，興味，価値がそれらとどのように関係しているか．この種類の情報は作業療法士が個人の意志の肯定的発達を促進し，他の人に明確に伝えるであろう環境的文脈と戦略を決定することを可能にする．

MOHOの問題解決者の事例：認知症ケアユニットのスタッフ教育のためにVQを用いること

グレースさんは89歳です．彼女は過去5年間，継続して，アメリカ合衆国中西部にある退職者ケア付きコミュニティに住んでいます．彼女は，30年以上結婚していた夫が亡くなってから5年後に，退職者コミュニティへ移りました．グレースさんは子どもを持てませんでした．彼女にとって家族を持つことは重要であり，彼女は子どもを持てないことにいつも喪失を感じていたと語りました．グレースさんはほぼ40年間，精神科の看護師として働いていました．彼女は自分の仕事役割に大きな満足感を表明し，看護師の学士号を得るために40歳代になってから大学に戻ったことを非常に誇りにしていました．

グレースさんは，退職者コミュニティに転居した頃には，適応は容易ではありませんでした．グレースさんには多くの悩みがあり，しばしば妹に電話をして叱りつけ，そして，自分を転居させたのは妹であると主張しましたが，それは正しくありませんでした．妹は，はじめはグレースさんの行動に困りましたが，グレースさんの認知の悪化という徴候を徐々に認めました．グレースさんは認知症と診断されました．後に，グレースさんは記憶障害の居住者のための安全な支援生活場面で暮らすことが良いだろうと決定されました．彼女がこの居住棟にうまく適応するのを支援するために作業療法に相談が求められた時，彼女はほぼ1年間，このケア付き居住棟にいました．彼女はしばしば孤立しており，うつ的で，猜疑心が強く，スタッフとは口喧嘩をしていました．彼女はほとんどの時間を自分の部屋にいました．彼女は時間を知らされ，なだめられて食事にやってきましたが，居住棟での活動にはめったに参加しませんでした．グレースさんは居住棟では車輪付き歩行器を使って自立して移動し，短い距離なら歩行器なしで安全に歩くことができます．グレースさんは，失敗を明らかにし，訂正するために声掛けと口頭での手がかりによって，身辺処理を完了することができました．

作業療法の相談を求めるちょうど1カ月前，ある看護師が「彼女のトラブルを消し去る」ため

に，グレースさんに生後6週の子猫を手に入れてあげました．

VQは，作業療法士がグレースさんの部屋にグレースさんと子猫を訪問した30分間に実施されました．グレースさんが快適だとする環境で観察することで，作業療法士はグレースさんの意志の利点を発見することができると期待しました．居住棟の他の多くの居住者よりも言語技能が保たれていたグレースさんのVQの実施とその他の交流により，彼女は頻繁に同じことを繰り返し，過去のいくつかの物語を繰り返し語ったことが特記されました．これらのコミュニケーションは，彼女の物語のテーマが首尾一貫しており，家族関係と自立，そして彼女が「独自の存在」になりたいとする希望の重要性に焦点を当てていたので，彼女の価値について役立つ洞察を提供しました．

VQでは，巻き込まれ的と自発的なグレースさんの得点のすべては，彼女が子猫と交流するという文脈で起こったものでした．子猫の世話をするという彼女の動機づけは強力で，自発的なものでした．例えば，彼女はいつも自分の食事から子猫に食べ物をあげていました．彼女は，子猫の食べ物がなかったことや，部屋から逃げ出すのではないかと心配していました．彼女は，子猫にしてあげられないことを子猫が必要とすると認識した時には，問題解決のための動機づけを示し，いつもスタッフに援助を求めてきました．グレースさんは頻繁に子猫の汚物箱を掃除し，その結果，頻繁にトイレを詰まらせたり，その箱を自分の部屋のまわりに動かしたりしていました．それにもかかわらず，この行動はまた，子猫の世話をしたいということと子猫と関わりたいという彼女の願いを示していました．子猫の自発性と遊びのような状態は，グレースさんにとって動機づけであり，作業に従事するための新たな理由を提供しました（つまり，意味のある作業）．同時に，この有意義で楽しい活動であっても，グレースさんは新しいことをしようとし，自分の失敗に直面し，挑戦を受け入れる時に，能力と有効性の認識の低さを示しました．

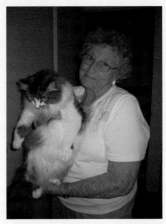

グレースさんは，自分の子猫に愛情をこめて寄り添っています

妹は，グレースさんはいつも服をうまく着こなして身だしなみが良く，マニキュアをするのが大好きでしたと語ったので，作業療法士が最初にグレースさんにマニキュアをするように提供した時，グレースさんは「大騒ぎされたくは」ありませんと言いました．作業療法士は，このコメントが彼女の興味の変化を意味するかどうかを疑問に思いました．VQを用いたことによって，このコメントがグレースさんの社会的不快さを意図していることが明らかになりました．作業療法士が，グレースさんの価値，興味，意思決定に対する共感と敬意に基づいて治療関係を確立し続けるにつれて，作業療法士とマニキュアをする意欲が高まりました．

これらの活動の間のグレースさんと作業療法士との交流を理解することが極めて重要です．VQを用いた微妙な行動観察の認識は，クライアントの表現された好みと新たな物事に取り組むことに従事するという意欲の違いを整理することができます．VQと彼女の妹とスタッフへのインタビューを通して，グレースさんは以下の意志の利点を記録しました．グレースさんは自立に対する価値によって，他者との関係を気遣うことにも動

機づけられました．子猫の世話をするという関係を育むことを通して，子猫はこれらの価値を練習する自然の機会を提供しました．グレースさんは，人を信じる関係の中で自分の感情を妥当なものとすることにうまく応答しました．グレースさんの意志は，社会的環境が彼女の有効性の認識を支援し，彼女の価値に敬意を払った時に強化されました．グレースさんの意志の弱点は，能力の認識の低下，過去の興味に参加できないという信念，そして，物理的環境の変化に対処する統制の欠如と絶望感でした．グレースさんはある作業への魅力の欠如を言葉では表現したものの，これらのコメントは彼女のうつ状態と認知障害によってなされたもので，彼女が依然として追及する興味を持っているということとは矛盾していました．VQで捉えられた行動観察は，これらの残された興味を明らかにすることに役立ちました．グレースさんが支援されるとは思わなかった時には，彼女は猜疑心がより強くなり，時には妄想を抱くようになりました．したがって，興味や物事をすることを示すことに大きな困難さがあり，その結果，自分の部屋で独りぼっちになっていました．スタッフはこの行動をしばしば彼女の選択と解釈し，そして，部屋から出てきてみんなに加わるようにというスタッフの励ましをグレースさんが断った時，スタッフは彼女を　人にしていました．スタッフの認識は，彼女に強制すれば彼女をより妄想的にするのではないかというものでした．

作業療法士はVQの所見をスタッフに披露し，グレースさんへのアプローチを変えるように勧めました．スタッフはグレースさんに自分の部屋から出てくるように励ます代わりに，グレースさんと現在と過去の主な生活上の興味について話をするよう指示されました．スタッフはまた，グレースさんの効力感を支援し，彼らとの交流における価値に敬意を払うことで，グレースさんとの信頼をもっとうまく構築するように教えられました．

スタッフはこうした交流の戦略がグレースさんを部屋から引き出し，彼女の否定的行動を減少することにより効果的であることを発見しました．さらに，子猫が成長するにつれて，グレースさんの部屋の外の環境を探索したいという子猫の欲求は，グレースさんが他人ともっとつながる機会を作り出し，彼女の孤立行動を減少させました．彼女のうつと猜疑心の強さは徐々に弱まり，自発的に他の居住者やスタッフとの交流を増やし始めました．彼女は物事を行うための選択をもっとコントロールしていると感じているように見えました．子猫の世話と訪問をすることは，彼女の価値のある作業になったのです．

グレースさんの物語で示されたように，クライアントの興味，自覚された有効性，そして，価値の重要な側面（つまり，意志）を理解するという点だけでなく，作業療法士にクライアントがしていることや，クライアントが言うことよりも，むしろ非言語的に示していることに注意を向けさせることによってこれらの意志の側面を引き出すという点で，VQは役に立つ．さらに，VQはクライアントを非言語的に観察することによって，また，クライアントの意志を尊重することを示すことによって，クライアントを知ることにもっと集中する他の学問的背景を持つ専門家を教育するために用いることもできる．次の例は，意志に影響を与えるという点でクライアントの環境の強力な役割を理解することを可能にするVQの利用を示す．

MOHOの問題解決者の事例：認知症ケアにおける治療環境（社会的環境）の影響を認識するためのVQの利用

テレサさんは87歳の未亡人で，認知症を持っており，5年間にわたって生活支援施設に住んでいます．彼女は，ずっと遅番で働いていた看護師を退職しましたが，彼女の日課はまだこの生活リ

ズムに従っており，朝は遅く，11時に起きることが好きです．しかし施設では，朝食は7時に提供され，朝の投薬が続きます．スタッフはこれらの両方の活動のために毎日彼女を起こします．こうした時には，彼女は典型的にはベッドに戻り，10時30分まで眠ります．最近は，テレサさんが食事，特に朝食と昼食を取ることを拒否するようになるにつれて，彼女と大部分のスタッフの間の権力闘争になっています．この施設では，食事は共用の食堂で指定された時間に提供されています．食堂には7つの正方形のテーブルがあり，各テーブルに4人の居住者が座ります．リネンのテーブルクロスとナプキンが用いられ，各居住者にはレストランのようなスタイルで食事を提供しています．食器類は陶器とステンレス製の皿が用意されていて，正常な食事の感覚を提供することに貢献しています．食堂の雰囲気は一般的に落ち着いており，一般に柔らかな音楽がしばしば流され，頭上式の照明を使っています．スタッフは食事中に，食べ物を切ってあげるなどの援助をしたり，居住者が食べ物を食べるよう励ましたり，食べ始めるように助けて，そして，できる限り自分で食べるという課題に一緒に留まるように見回っています．スタッフは食事中に居住者に働きかけている間に様々なアプローチを取り入れていますが，多くのスタッフは居住者がほとんどの食事を食べることを誇りに思っており，コーヒーにクリームを入れるのが好きだとか，スープが嫌いな人などといったように，各居住者の食の好みをよく理解していますが，通常は課題に非常に焦点を当てています．しかし，物理的環境に対するこれらの向上にもかかわらず，スタッフは居住者を援助しながらお互いにおしゃべりをしたり，居住者が食べるのを促すアプローチで時々親切そうにしていますが，実は見下しています．

　テレサさんは糖尿病を持っており，毎日インスリン注射と特定の食事の日課が必要です．家族によると，テレサさんは生育史的には食べることを楽しんでいましたが，それは彼女自身の言葉です．自宅での彼女の食事のパターンは，しばしば朝食を食べず（スキップし），非常に軽い昼食（チーズとクラッカーとフルーツ）をとり，お菓子やデザートに強い好みを持っていました．糖尿病と低血糖のエピソードのために，スタッフは食事のたびに彼女の摂取量を増やし，サプリメントを飲むように求めました．テレサさんは，これらの努力に受動的にも積極的にも頻繁に抵抗しました．彼女の食べ物の拒否は，説得されて食べる時に彼女が「いいえ」とか「お腹が減っていないの」と言った時には積極的でしたし，スタッフが彼女の口の中にスプーンを入れることによって彼女に強制的に食事を強いるようにした時や彼女が口を開けるのを拒否する時などには受動的でした．時に，テレサさんは食堂を出たいと求めることよって，食べないという好みを表明しました．

　テレサさんの食事量の減少と自分で食べる能力の低下により，現在の自分で食べる能力を評価し，スタッフが肯定的なやり方で食事を促進するのを支援する戦略を開発するために，作業療法への紹介が始まりました．作業療法士は，テレサさんの医療記録を検討し，彼女の食事パターンを理解し，最近の食欲不振の引き金となった可能性を明らかにするために，テレサさんを支援するスタッフにインタビューすることから始めました．食事中にテレサさんにいつも働きかけていたスタッフの一人は，「彼女をそれほどちやほやすることはできません，彼女はそういうことが好きではありません」と報告しました．このコメントは，スタッフによって，そして最も重要なのはテレサさんによって否定的に経験されたもので，「彼女を食べさせよう」という緊張感を抱いているように見えます．この緊張感は，スタッフには別の種類の挑戦を作り出すように思われました．つまり，彼女に恩着せがましくしたり，選択を行う能力を低下させたりするよりも，テレサさんの幸福を高めるやり方で彼女をどのように積極的に

関与させるかを理解することでした．作業療法士は，スタッフとの1回の食事と，作業療法士との1回の食事を観察するためにVQを用いました．図15-2と図15-3は，VQのこれらの観測結果をフォームA（個別観察）を使って示しています．VQが用いられた状況は以下に説明されており，それは2回の連続した夕食の間にテレサさんの意志を認識し，反応することの違いを強調しています．

スタッフとの夕食

テレサさんはこの施設の居住者である二人の女性と，窓の近くの彼女のいつものテーブルに座っていました．テレサさんはテーブルの端から約30センチ後ろに下がって静かに座っていましたが，膝を前後に曲げて，自分の椅子の中でわずかに前後に動いていたので，自分の考えを失ってしまいました．食事は用意されていましたが，彼女は食べませんでした．ジェーンさんとサリーさんという二人のスタッフが食堂におり，歩きまわっ

名前：テレサさん		作業療法士：				
年齢：87	性別：女性	日付：				
診断：認知症		機関：老人ホーム				

スタッフとの食事	尺度				コメント
好奇心を示す	P	**H**	I	S	ジェーンさんに励まされない限り，食事には取りかからない．ジェーンさんが皿を動かし，皿を片づけるのを見ていた
行為や課題を始める	P	**H**	I	S	食べることに満足を示さなかった
新しい物事を試みる	**P**	H	I	S	食べることに満足を示さなかった
好みを示す	P	H	I	**S**	デザートを求め，夕食には好みを示さなかった．食堂から離れるように求めた
ある活動が特別であるとか意味があることを示す	**P**	H	I	S	食事が特別であるとか意味があることを示す行動は見られない
活動に就いたままである	**P**	H	I	S	サリーさんとジェーンさんからの絶え間ない刺激を受けていたにもかかわらず，食べることに感情的なつながりを示さなかった
目標を示す	P	H	I	**S**	食堂から離れることと食べたくないという希望を示した．
誇りを示す	**P**	H	I	S	食べることに満足を示さなかった
問題を解決しようとする	P	H	I	**S**	彼女は夕食の皿の上にデザートの皿を載せてほしくないことを示して，ジェーンさんに夕食の皿を片づけるよう頼んだ
失敗を訂正しようとする	**P**	H	I	S	食べさせられている間は受身的に座っている．彼女を食べさせるサリーさんの努力に一瞬抵抗した
完成や達成のために活動を続ける	**P**	H	I	S	励ましとサリーさんに食べさせられているにもかかわらず，食事やサプリメントのシェイクを食べ終えない
もっとエネルギー，感情，注意を向ける	**P**	H	I	S	食事という活動に注意を向けることに，自分が求めたデザートですら，最大の支援を必要とした．
もっと責任を求める／受け入れる	P	H	I	S	N/A：機会はなかった
挑戦を求める／受け入れる	P	**H**	I	S	彼女用に準備された時に彼女はデザートを一口食べた
キー：P＝受身的，H＝躊躇的，I＝巻き込まれ的，S＝自発的					

図15-2　テレサさんの意志質問紙：スタッフとの食事（フォームA）

て，居住者の食事を支援していました．サリーさんはコーヒーを注ぎながらテレサさんのテーブルに歩いて来て，テレサさんの皿をちらりと見て「夕食はいかがでしたか」と尋ねました．テレサさんは彼女の鼻を上げ，「えー」と答えて，チキン，普通に焼いた半分のジャガイモ，インゲン豆，グラスに入ったミルク，グラスに入ったチョコレートサプリメントのシェイク（半完成品），カップに入ったミルク入りコーヒー，グラスに入った水，そしてバナナからなる食べ物に向かってうなずきました．グラス，カップ，バナナは，ランチョンマットの上の皿に広げられていました．次にジェーンさんはテレサさんのテーブルに来て，別の女性にイチゴのショートケーキをとりわけました．テレサさんはジェーンさんを見つめて，隣の女性が食べ始めたショートケーキを指し

名前：テレサさん					作業療法士：	
年齢：87	性別：女性				日付：	
診断：認知症					機関：老人ホーム	
スタッフとの食事		**尺度**			**コメント**	
好奇心を示す	P	**H**	I	S	なだめられることについての作業療法士の冗談に好奇心を示した	
行為や課題を始める	P	H	**I**	S	簡単に自分のシェイクを飲み，自立して一口を取り，次にデザートがスプーンの上に自分のために準備され，皿に置かれた時に食べた	
新しい物事を試みる	P	**H**	I	S	彼女がケーキを食べることを励ますために，準備されたスプーンを皿の上に置いたという支援にうまく反応した	
好みを示す	P	H	I	**S**	首尾一貫して，自発的に自分の好みを述べ，初めは食堂から出たいと言っていたにもかかわらず，ケーキを食べるという好みを行動で示した	
ある活動が特別であるとか意味があることを示す	P	**H**	I	S	食べるよう励まされるという緊張が取り除かれた後では食事を楽しんだ	
活動に就いたままである	P	**H**	I	S	作業療法士の支援を得て就いたままであり，次にデザートを食べるための準備をした	
目標を示す	P	H	I	**S**	作業療法士が食べさせようとした一口を食べず，そこから離れたいという目標を述べ，次にデザートのために留まって食べ終わりたいという目標を述べた	
誇りを示す	P	**H**	I	S	ケーキを食べるというリズムが交流の終わりに確立された時，わずかの満足の表現があった	
問題を解決しようとする	P	H	**I**	S	彼女はテーブルから離れて移されると認識した時に，デザートを終えるためにテーブルに留まるように求め始めた	
失敗を訂正しようとする	P	H	I	S	N/A：間違いは観察されなかった．間違いの徴候はテレサさんに伝えられなかった	
完成や達成のために活動を続ける	P	**H**	I	S	一口を準備する支援と静かな環境ではケーキを食べ終えた	
もっとエネルギー，感情，注意を向ける	P	**H**	I	S	ユーモアが語られた瞬間と耳を傾けた後，デザートを食べることに注意が高まったことを示した	
もっと責任を求める／受け入れる	P	H	I	S	N/A：機会はなかった	
挑戦を求める／受け入れる	P	**H**	I	S	常に支援が与えられると食べるのを受け入れる	
キー：P＝受身的，H＝躊躇的，I＝巻き込まれ的，S＝自発的						

図15-3　テレサさんの意志質問紙：作業療法士との食事（フォームA）

て「それは私も食べられますか」と尋ねました．ジェーンさんはうなずき，微笑んで，「もちろん，あなたのデザートも用意しましょう」と言って，部屋を横切ってデザートのカートに向かいました．

サリーさんは，テーブルにやって来てテレサさんのスプーンを持ってジャガイモとチキンを一口すくって，テレサさんの口の中へスプーンを動かして，「あなたは食べなければなりません…あなたは糖尿病です」とぶっきらぼうに言いました．サリーさんはスプーンをテレサさんの唇に触れるように動かし，テレサさんは躊躇なく口を開き，サリーさんにスプーンを口に入れさせました．サリーさんはスプーンを引き出してテーブルに置き，「そこに行きます」と言って，テレサさんから離れて，別のテーブルに行って他の人が食べるのを援助しました．テレサさんは静かに座り，一口食を噛んで飲み込み，次に膝を見下ろしました．サリーさんは再びテレサさんに近づき，彼女の左側に立って，スプーンをつまみあげて，それに一口のジャガイモを載せました．サリーさんはテレサさんに話しかけることなく，テレサさんの口の前にスプーンを動かしました．サリーさんはジェーンさんを振り返り大声で「この人はノンシュガーだね」と言い，テレサさんのことを見ないで，テレサさんの口の中にスプーンを押し込みました．テレサさんはためらいながら口を開いて，スプーンから一口食べました．

ジェーンさんはシュガーレスのストロベリーショートケーキを取り，テレサさんまで運んできました．ジェーンさんは皿の右上にデザートの皿を置き始め，テレサさんはその皿に向かって動き，「これを取るつもりですか」と言いました．ジェーンさんはテレサさんに「もう終わりましたか」と尋ねました．テレサさんはうんざりした言い方をして，手を振って「はい」と言いました．ジェーンさんはテレサさんの皿を取り上げて，サプリメントのシェイクを指して，「次にシェイクはどうですか」と言いました．ジェーンさんは次に，テレサさんの近くにグラスを動かし，テレサさんの前にデザートの皿を置き直して，ショートケーキを一口分フォークに刺し，そのフォークを皿の上に置きました．テレサさんはうなずき，ジェーンさんを見ながら自分の皿を動かして「OKです」と言いました．テレサさんはテーブルに近づいて，シェイクのグラスを持ち上げて一口なめて，ジェーンさんがディナーの皿を持って歩いて行ってしまうと，もう一度それをセットしました．テレサさんはフォークで一口のデザートを拾い上げて，それをゆっくりと噛んで食べました．次に，テレサさんは，皿の上にフォークを置いて，静かに座っていました．

サリーさんはテレサさんの左側に戻り，スプーンでデザートを一口すくって，テレサさんに話しかけることなくテレサさんの口に向かってスプーンを動かしました．テレサさんは口を閉じてしばらく座り，サリーさんはスプーンを近づけました．次に，テレサさんは素直に口を開き，一口食べました．サリーさんはスプーンを置き，振り返って歩いて行きました．ジェーンさんは再びテーブルに来て，静かにデザートのもう一口を刺して，テレサさんの皿の上にそのフォークを載せました．ジェーンさんはテレサさんにさりげなく「もう一口どうですか」と言いました．サリーさんはテレサさんの左側の別のテーブルのところに立って，別の居住者が食べるのを助けていました．ジェーンさんはテレサさんにも一口を食べたいかと尋ねた時に，サリーさんはジェーンさんに「彼女がそうしたいかどうかを尋ねてはいけません，彼女はいつもいいえと言うでしょう」言いました．ジェーンさんはテレサさんにもう一口食べさせると，次にテレサさんは部屋に戻りたいと頼みました．

作業療法士との夕食

作業療法士のスーさんは，夕食中に食堂に入

り，テレサさんのテーブルに近づき，椅子を引き寄せました．スーさんは「こんにちは，テレサさん」と言い，そして，テレサさんは作業療法士の方を振り向いて，認識を示して「こんにちは」と言いました．スーさんは椅子に座って，軽い口調でテレサさんに，「まだ夕食をとっているんですか」と言いました．テレサさんは彼女の鼻を持ち上げ，「私はお腹がすいていません」と言いました．皿は彼女の前に置かれており，それぞれの食べ物の約3分の1が食べられていました．彼女の食事は，豚ひき肉，マッシュポテト，ニンジンでした．皿の外には，グラスに入ったイチゴサプリメントのシェイク，マグカップに入ったミルクコーヒー，1杯の水がありました．スーさんはテレサさんの皿を指さして「もう一口どうですか」と尋ねました．テレサさんは頭を振って，手を差し出して皿の上で振って，「いいえ」と言いました．スーさんは笑顔で，スプーンに少しのマッシュポテトをすくって，スプーンを握り，改めて「もう一口どうですか」と尋ねました．テレサさんは首を振ってのけぞり，「私はお腹がすいていません」と言い，スーさんを悲しそうに見ていました．スーさんはスプーンを下に置いて，ゆっくりと「わかりました」と言いました．彼女たちはしばらくの間座り，スーさんはテレサさんに看護師としての過去の仕事についていくつかの一般的な質問をしました．次に，スーさんは「あなたは食べなければならないことを知っていますね…糖尿病があるので，食べないと血糖値が低下します．そして気分が悪くなりますね」と言いました．テレサさんはあきらめた表情でスーさんを見て，「でも，私はお腹がすいていていません」と言いました．スーさんはうなずいて，次に，テレサさんに「それを仕事だと思ってください．……あなたがしなければならないことです．あなたが看護師だった時に患者を励まして食事をさせる必要があったと思います」と示しました．テレサさんは肩をすくめ，小さな笑いを浮かべ，「そう思

います」と言いました．スーさんは再度，皿の上にマッシュポテトを載せたスプーンを持って，「もう一口どう」と尋ねました．テレサさんは「いいえ」と言い，スーさんはテレサさんの皿にマッシュポテトのスプーンを戻しました．

あるスタッフがテレサさんにチョコレートケーキの小皿を持ってきて，テレサさんはテーブルに置かれたのを見て舌打ちしました．スーさんは「それは良いようですね」とコメントをしました．テレサさんは再び頭を振り，きっぱりと「でも，私はお腹がすいていません」と言いました．スーさんはうなずき，少し待って，次にテーブルから夕食の皿を移しました．スーさんは静かにテレサさんの前にデザートを置いて，「代わりにデザートを試してみませんか」と尋ねました．スーさんは彼女のスプーンにはまだマッシュポテトが乗っていたことに気づいて，「きれいなスプーンを手に入れましょう」と言い，テレサさんは作業療法士にうなずきました．スーさんは立ち上がって，食器が置かれていた棚まで歩いて行き，きれいなスプーンを取り出しました．スーさんはテーブルに戻り，ケーキを一口すくって，それを持ち上げて「一口試してみてください．おいしいそうですね」と言いました．テレサさんは口を閉じたまま作業療法士に顔をしかめました．スーさんは微笑み，そして「あなたはとてもたくさんの母親を持っていたことを知りませんでしたね」と冗談を言いました．テレサさんは困った表情でスーさんを見て「何ですか」と言いました．スーさんは，テレサさんをまっすぐに見て，少し声を大きくしてコメントを繰り返したところ，テレサさんは笑って，作業療法士に微笑みました．スーさんはデザートの皿の上にケーキをスプーンに載せて待っていました．しばらくして，テレサさんはそのスプーンを持ち上げて，一口食べました．スーさんはテレサさんと静かに座り，もう一口を用意し，そしてスプーンを彼女に向けた角度で皿の上に載せました．

第15章　観察の評価　293

　テレサさんは，一口を食べてため息をつき，「部屋に戻りたいわ」と言いました．スーさんはイチゴシェイクを指さし，そして「もう食べたくないなら，シェイクで終わりませんか」と言いました．テレサさんはうなずいて，グラスを取り，そして再びそれを飲み始め，深呼吸をしました．スーさんは「まだ部屋に戻りたいですか」と尋ねると，テレサさんは「はい」と言いました．スーさんは立ち上がってテレサさんの後ろに行き，テーブルから車椅子を後方に引くようにしました．テレサさんは，スーさんを見上げて，混乱して「どこに行くのですか」と尋ねました．スーさんは冷静に「あなたの部屋にですよ．行きたいと思ったのでしょう」と答えました．テレサさんは頭を振って，「いいえ，私はそれを終わらせたいの」と言って，自分のデザートを指さしました．スーさんは「失礼しました．私はあなたが行きたいと思ったのです．問題ないですよ」と言いました．スーさんはテレサさんの車椅子をテーブルに戻して，彼女の横に座りました．スーさんは黙ってデザートをもう一口をすくって，テレサさんの皿の上にフォークを置きます．すぐにテレサさんはフォークをつまみあげて，自分で一口を食べて，楽しんで咀嚼しました．テレサさんはスプーンをつまんで，一口分をすくって食べ，皿にスプーンを戻して置きました．スーさんは待って，テレサさんがもう一口を取り始めなかった時に，彼女は前と同じ方法でケーキの残りの部分を調整し，そして，テレサさんは黙って食べ，デザートを楽しんだように見え，また静かに仲間づきあいをしました．

　テレサさんにとっては，食べている時に他人がいることは，食べることに対する彼女の意志にとっては挑戦でもあり，支援でもあった．他の人の支援がなければ，テレサさんは栄養に困難さを持つであろう．しかし，食べることは多くの緊張をはらんだ活動だった．作業療法士はVQの結果を用いてテレサさんとスタッフに働きかけて，テレサさんにとっては健康のために十分な量を食べながら，楽しめる食事をとることという鍵が，食べること以外のことを話すこと，純粋なケアで彼女の好みについて尋ねること，口頭での好みを傾聴すること，そして，好みの行動的表現を認めることで彼女が考えることに注意することだった．作業療法士は訓練を提供し，彼女の血糖値を許容できるレベルに維持するために十分に食べるという健康目標を励ましながら，テレサさんの観察された好みと能力を支援するために首尾一貫した肯定的な反応を明らかにして，練習するスタッフを助けるために働きかけた．このパラダイムシフトは，食べ物の課題に対してよりも，テレサさんとの関係により焦点を当てる必要があった．そのことは，居住者が確実に一定量の食べ物を食べることに誇りを引き出していたスタッフにとっては困難であった．時間とコーチングにより，スタッフは，テレサさんの言葉での表現が行動と対応しない時に彼女の好みを識別することや，彼女と肯定的に関わってきた意志の支援を決定し用いることをもっとうまくできた．これらの戦略を用いることによって，テレサさんの選択と好みは尊重され，食事をもっと満足するようになった．スタッフに意志の重要性や社会的環境の影響を教えることで，テレサさんの食事の緊張が全員にとって軽減された．

仕事遂行評価法（Assessment of Work Performance：AWP）

　AWPは，もともと，多様な集団のための仕事の遂行を敏感に評価でき，MOHOに基づいて観察評価を行うことを目標として，スウェーデンで開発された．AWPは，仕事関連の様々な種類の問題を持つ人々の仕事の技能を評価するために用いることができるものである．他のMOHOの評価法と同様に，この道具も特定の診断名や障害に限定されることはない．AWPはどのような特別な課題や文脈をも標的にしておらず，また，様々な仕事の評価の場面，実際の雇用状況や場面，クライアントに構造化された仕事課題が提供されている場面（例えば，仕事作業療法プログラム，

保護工場，仕事トレーニング環境），そして，シミュレートされた仕事の環境などで用いることができる（Sandqvist, Lee, & Kielhofner, 2010）．

AWPの目的は，クライアントがいかに効率的かつ適切に仕事の活動を遂行するのかに関する情報を提供することであり，運動技能，処理技能，コミュニケーションと交流技能の3つの技能領域を評価することである．これらの3つの領域には14の技能項目が含まれている．運動技能領域に5項目，処理技能領域に5項目，コミュニケーションと交流技能領域に4項目である．各技能項目は，本章で検討されるAMPSとACISの構成と内容に基づく技能の下位グループを考えている．著者たちは，仕事の文脈とこの新たな評価法の目標に合わせて，いくつかの技能を構成し，再定義している．この道具は，表面妥当性，内容的妥当性，構成概念的妥当性，臨床的有用性の証拠がある（Sandqvist et al., 2010）．この道具は現在，仕事の評価における価値を証明するために様々な仕事のリハビリテーション場面で働く多くの評価者によって用いられている．AWPの実施法は，仕事の課題を行う中で参与観察者としての作業療法士の評価と関与の時間を調整するために勤労者の特有な条件を考慮した柔軟なものである．さらに，評価される人は，どのような種類の支援技術や装置（例えば，コンピュータの拡大プログラムや印刷用の大きなキーボード）をも許される．評価の前にすでになされている適応と調整は，その仕事の状況の一部と考えられる．作業療法士はすべての観察時間中にメモを取るが，それは様々な技能領域の評定のために収集されたデータとして役立つ．14の技能は，1が最低の評定（障害のある遂行），4が最高の評定（有能な遂行；図15-4）からなる4点法の順序尺度で評価される．

AWPは，典型的には，勤労者役割面接（WRI）と仕事環境影響尺度（WEIS）と組み合わされて用いられ，人の仕事をするという役割の効率性と有効性を促進するために，補完的で，意味のある，そして，役立つ情報を提供する．第23章では，AWPと他のMOHOの仕事の評価法の使用のより詳細な情報と例を掲載している．

技能	運動技能					処理技能					コミュニケーションと交流技能			
	姿勢	可動性	協応性	力	身体的エネルギー	精神的エネルギー	知識	時間の組織化	空間と対象物の組織化	適応	身体性	言語性	関係	情報の交換
評定	4	4	4	4	4	4	4	4	4	4	4	4	4	4
	③	③	3	3	③	3	3	③	3	3	3	③	3	③
	2	2	②	②	2	②	②	2	2	2	②	2	②	2
	1	1	1	1	1	1	1	①	①	1	1	1	1	1
	LI	LI	LI	LI	LI	LI	LI	LI	LI	LI	LI	LI	LI	LI
	NR	NR	NR	NR	NR	NR	NR	NR	NR	NR	NR	NR	NR	NR

キー：4＝有能な遂行，3＝制限された遂行，2＝疑問のある遂行，1＝障害のある遂行，LI＝情報不足，NR＝該当なしもしくはN/A

図15-4　AWP要約様式のサンプルからの抜粋（Sandqvist, Lee, & Kielhofner, 2010. p.8）

観察による子どもの評価

作業療法士は，子どもの遂行技能を評価するために3つの観察評価のツールを用いることができる．それらは，(1) AMPS，(2) スクールAMPS (Fisher, Bryze, Hume, & Griswold, 2007)，(3) ACIS (Forsyth, Salamy, Simon, & Kielhofner, 1998) である．作業療法士は，6歳までの子どものためにPVQ (Basú, Kafkes, Geitz, & Kielhofner, 2002) を，また6歳以上の子どものためにVQを用いて，観察によって子どもの意志を評価することもできる．以下の事例は，これらの様々な観察による評価の使用の例を描き出す．

MOHOの問題解決者：就学前の子どもへのAMPSの使用

マギーちゃんは4歳で，年齢相応の基本的なセルフケア技能の困難さにより，作業療法に処方されました．マギーちゃんは発達の遅れを疑われています．マギーちゃんは両親とペットの猫とアパートの3階に住んでいます．マギーちゃんの母は，毎晩マギーちゃんの服を用意して，毎日服を着せていると報告しています．母はマギーちゃんをお風呂に入れて，歯を磨きます．母は，パズルのピース，クレヨン，歯ブラシ，ヘアブラシといった小さな道具を操作するのが難しいと明らかにしました．マギーちゃんはまた，日課になった課題（例：歯磨き）をきちんと，そして理にかなった順序でやり遂げることの困難さを報告されています．

作業療法士の初回評価の計画には，微細運動能力と粗大運動能力に焦点を当てた，標準化されたツールの使用が含まれていました．評価結果は，マギーちゃんが微細運動技能の遅れがあることを示しました．作業療法士は，マギーちゃんの微細運動技能を向上させるためにペグボードで遊ぶことやカードをひもで結ぶことなどの介入活動を企画しました．4週間の介入の後に，作業療法士とマギーちゃんの母の二人ともマギーちゃんの改善を不満に思いました．作業療法士は母と，マギーちゃんの改善について話し合いをした後，新しい評価ツール（AMPS）で別の評価をやり遂げようと決めました．作業療法士は，このツールは彼女の家族によって価値があるとされているADLを遂行することで，マギーちゃんの利点と必要のある領域を明らかにすることで役立つだろうということを知っていました．

評価はマギーちゃんの自宅で行われ，作業療法士はマギーちゃんが歯を磨くことと靴と靴下を履くことを観察しました．AMPSはマギーちゃんが有能に遂行する運動と処理の技能と，彼女が遂行するのが困難な運動と処理の技能を明らかにするために役立ちました．マギーちゃんは，以下の技能に非効力的な遂行を示しました．

- 風呂場の洗面ユニットで突っ張りが増すことによって，課題を完了するために*身体を垂直位置に保つ*こと（アラインメント）．
- 長いリーチとぎこちない腕の位置決めによって，課題を完了するための*位置づけ*．
- 歯磨き粉の蓋を開けたり，靴のひもを締めたりするのが困難で課題を完了するための*操作性*．
- 体の2カ所を用いて課題を完成させるために*協調*すること．
- シンクを洗い落とす前に歯を磨き*続ける*こと．
- 理にかなったやり方で課題を*順序立てる*こと．
- 課題を完了する前に遂行を止めることで課題を*終える*こと．
- 非言語的で課題に関連する手がかりに気づいて*反応する*こと．
- 問題を克服するために*調節する*こと．
- 将来の困難さを防ぐために経験から*利益を得る*こと．

作業療法士は，AMPSの結果を解釈した後，微細運動の発達に焦点を当てても，マギーちゃん

> がセルフケア課題をより効果的かつ効率的にやり遂げるためには役立たないと言うことができます．AMPSは，介入を集中するために特定の技能を作業療法に提供しました．

このケースは，AMPSが精度の高い作業レベルで運動および処理の技能の子どもの困難さを明らかにするために観察評価としてどのように用いられるかを示している．これらの詳細は，MOHOの他の作業の側面の詳細な評価と統合されて，より特定の治療計画と作業療法介入を可能にする．

スクールAMPS

スクールAMPS（Fisher et al., 2007）は，学校の典型的な課題を行っている間に，子どもの遂行の質に関する作業療法士の観察に基づく標準化された評価法である．スクールAMPSは4点法の評定尺度を用いて，16の運動技能と20の処理技能の質を同時に測定するために用いることができる．作業療法士は，学校に関連する遂行の困難さを持っていたり，そのリスクがある3～15歳の間の子どもを評価するために，スクールAMPSを用いることができる．このツールは，子どもの教室という典型的な環境で，その子の先生と少なくとも4人のクラスメートとともに実施される．スクールAMPSは，子どもの改善を評価するために時間がたつにつれて再実施することができ，それは特に教育チームにとっては役立つものになる．実施前に，作業療法士は，子どもの遂行の質を観察して評価することになる2つの標準化されたAMPS課題を明らかにするために子どもの先生と協業する．スクールAMPSから得られた結果は，学校での子どもの作業遂行能力を改善するための介入計画を立てる上で作業療法士を支援することができる．この結果はまた，学校のチームに教育や相談を提供するための基礎としても役立てることができる．

コミュニケーションと交流技能評価（Assessment of Communication and Interaction Skill：ACIS）

ACIS（Forsyth et al., 1998）は，毎日の作業の経過の中で他人との交流とコミュニケーションにおけるクライアントの利点と欠点を決定するために情報を得ることに焦点を当てた妥当性と信頼性がある公式的な観察のツールである（Forsyth, Lai, & Kielhofner, 1998）．前述した他の観察に基づくツールと同様に，ACISは，クライアントがコミュニケーションと交流に関係するにつれて，その人の利点と欠点を見つけ出すために作業療法士を支援する．

ACISは，3歳以上の子どもたち，青年，大人に用いることが適切である．ACISの観察は，クライアントの生活にとって意味があり，関連する様々な社会的文脈で実施される．グループの文脈は，二者間の交流から大グループへの参加までの幅があり，観察のためには広範囲の社会的文脈を用いることができる．社会的状況は一人での作業形態（AMPSで使用されるようなもの）と同じ正確さで標準化することはできないために，ACISはその人が観察される社会的グループや課題のタイプのために得点を調整しない．このように，ACISを用いる作業療法士は，自分たちが観察した社会的交流に基づいて正確な評定をつけることができるように，文化的にも社会的にも有能でなければならない．

ACISは身体性，情報交換，関係性という3つの領域に分かれる20の技能項目からなる．作業療法士はACISの4点法（良好，問題，不十分，障害）でACISを用いるクライアントを評定し，そして，その技能が社会的交流の進行に与える影響，そのクライアントが交流している別の人への影響，共通の課題や活動の完了に対する影響を考える．

◆実施法

実施に先立って，観察の焦点となる作業的文脈を選択するために，クライアントや介護者と面接が実施される．面接の後で，作業療法士は，観察，評定，解釈

をやり遂げる.

ACISの実施時間の合計は20分から60分と様々である．観察の時間は15分から45分である．そのセッションが終わった後に評定がつけられる．評定時間は，作業療法士がその様式に書き込みたいと望む質的コメントの量によって，5分から20分かかる．ACISは，クライアントの問題に対する利点と問題点と質的評価の詳細なプロフィールを作り出すために用いることができる．このプロフィールは，変化のために目標とすべき技能はどのようなものかを決めるために最も重要な情報源である．それに加えて，ACISを実施する経過の中で得られた質的情報は，特定のクライアントがなぜあるコミュニケーションと交流の技能に困難さを持つのかを理解するために役立つことが多い．最後にACISの使用は，クライアントのコミュニケーションと交流に最も肯定的な影響を持つ社会的環境を明らかにすることである．このような情報は，関連する社会的場面でコミュニケーションと交流技能を高めるプログラムを決めるために役立つであろう．

MOHOの問題解決者の事例：学齢期の子どもへのACISの適用

イーサン君は，顕著な社会的で情緒的な障害を持つ子どものための特別支援学校の8歳の児童です．イーサン君の二人の先生は，彼は大人と仲間のクラスメートとの交流に問題があることと，彼らはこれが彼の話すことの難しさによると思っていると報告しています．イーサン君は課題の要求が，特に体育での彼の技能レベルよりも高い課題と認識した場合に，特に苦労し続けます．イーサン君は，一般に，新しい技能を練習する日課に従うことができます．新しい技能を学ぶ時に，体育教師は通常，クラス全体の前でデモンストレーションを行い，次に，すでに技能にある程度の知識を持っている個々の児童にモデルとして行動するように求めます．次に，クラスは分けられて，教師は歩きまわってフィードバックを提供しながら，それぞれの児童はジムの自分の場所に行って個別に技能を練習します．イーサン君は，両側の協調性と闘っており，体育で示された新しい技能を習得するのが遅れることがよくあります．彼は以前「父さんは，スポーツはばかげていると言っています．なぜ僕がそのようなことをしなければならないの」と言っています．体育はしばしば，彼が熟達を経験する前に，児童たちが様々な技能を身につけて能力を示す必要のあるゲームを紹介します．イーサン君は，ボールの技能（例えば，バスケットボール，サッカー，バレーボール）に含まれる集団スポーツの間の社会的交流に大きな困難を持っています．例えば，イーサン君は時間によって圧力を感じたり，別の児童がファウルを犯したり，彼がボールを取られたと感じた時，しばしば声を上げて，不適切な言語を用いて他の児童に立ち向かい，その人を叩くようなジェスチャーをします．大人が介入すると，イーサン君は一般に彼の声の量をコントロールすることや，大人の再度の指示を受け入れることが困難になり続けます．

これらの困難さにもかかわらず，イーサン君の言語聴覚士は，イーサン君の話し言葉の目標が非常に改善したと考えています．作業療法士は，チーム会議で，イーサン君は話し言葉を作り出すことに焦点を当てることなく，社会的交流の難しさを評価する方法があるかもしれないと語りました．そのチームは，作業療法士に観察をするように励ましました．作業療法士は，観察のスケジュールの準備をして，社会的交流の作業に焦点を当てた枠組みなしには，観察を完了することが難しいと認識しました．作業療法士は様々な評価を検討して，ACISを実施することに決めました．

作業療法士は，ACISの実施に先立ってイーサン君の先生にインタビューをして，彼らは個人の努力ではなくグループの努力を伴う競争的ではない社会的状況の中でイーサン君を観察する必要があると決めました．作業療法士と先生は，イーサ

ン君が教室でのグループワークの間と体育の授業の間に観察することに同意しました．最初の観察の間，イーサン君は児童が4つのグループに分かれて算数のフラッシュカードを練習する授業を観察されました．それぞれの児童は，フラッシュカードの1セットを持って順番に他の児童にクイズを出します．イーサン君は掛け算の実際を知って，フラッシュカードのゲームを楽しんでいます．イーサン君は，同級生にクイズを出したり，質問に答えたりするために自分の順番を待つのが好きです．イーサン君は，仲間にクイズを出して，彼らが答えない時には，正答を言う前に彼らに手がかりを与えて，別の推測をするようにさせています．イーサン君は，クラスメートの回答が正しい時にはハイファイブを提供し，また，言葉による肯定的なフィードバックをしています（例えば，「良くやったよ」）．イーサン君がたまに間違った質問をした時には，彼は自分の指をパチンと鳴らして，「僕は家でお父さんと一緒に練習します」と言います．

　2回目の観察では，イーサン君は体育のバレーボールの授業を観察されました．児童は2チームに分けられ，それぞれのチームのメンバーは異なるポジションをまわります．イーサン君がボールをサーブする順番になると，クラスメートは彼を応援します．イーサン君は，ネットを越えてボールをサーブするのに失敗し，体育の先生に2回目のチャンスを与えられました．イーサン君は，チームメイトが再び応援し始めると，ボールをコートに置いて，最も大声で応援している児童の一人のところに走って行きます．イーサン君は児童を窒息させるような動きをして，その児童に近づいていき，呪いの言葉を大声で叫びながら腕を振りまわします．教師が肩に手をかけてやめさせようとすると，イーサン君は目もくれずに，肩から教師の手を強く振り払います．イーサン君は床の上で別のポジションをとるように言われています．残りの試合の時間には，イーサン君は，何回もの同じ指示が与えられない限り，新しい位置に交代することはありません．チームメイトがネット上でボールを得るために支援をするように彼に呼びかけると，イーサン君はその児童から離れて行ってボールに触ろうとはしません．ボールがイーサン君に向かって来ると，彼はボールを取ろうとしますが，同じような援助は求めません．試合の終わりには，イーサン君は相手チームと握手をするためにチームメイトの列に並ばず，チームのスケジュールにも参加したりしません．

　観察の後，作業療法士は，イーサン君が体育の間よりも教室でのグループワークの間にコミュニケーションと交流技能をより効果的に用いることができると決定しました．授業でのグループワーク中に，イーサン君は情報を競い合うように交換し，適切な関係を築き，適切な身体性（例えば，接触する，見つめる，身振りをする，方向づける，姿勢をとるなど）を維持することなどができます．しかし，体育では，イーサン君は以下のコミュニケーションと交流技能には効果がありません．

・ジェスチャーをする
・位置を変える
・正しく向く
・姿勢をとる
・はっきりと発音する
・尋ねる
・表現する
・協業する
・従う
・焦点を当てる
・関係を取る
・尊重する

　作業療法士は，ACISの知見をイーサン君のチームに示し，彼らはイーサン君がソーシャルスキルグループに参加することで利益を得るであろうと決めました．さらに，作業療法士はイーサン君とクラスメートとのコミュニケーションと交流

技能をより良く支援するために，環境をどのように修正できるかを体育教師と相談する予定です．

　この例は，ACISが子どものコミュニケーションの困難さの性質をより正確に明らかにするためにどのように用いるのかを示している．イーサン君に最初に働きかけた時，彼の難しさの中心は，話し言葉を作り出すことなのか，それとも，コミュニケーションと交流技能を必要とする社会的なことなのかは明らかではなかった．ACISは，作業療法の介入が考慮中の2つの問題のうちの後者に焦点を当てる必要があることを明確にするために役立った．

小児版意志質問紙（The Pediatric Volitional Questionnaire：PVQ）

　PVQ（Basú et al., 2002）は，VQと同じようなものであり，幼い子どもの意志と意志に対する環境の影響を捉えようとする観察による評価である．PVQは，2歳から6歳の子どもに用いることが適している．しかし，それは顕著な発達の遅れを示す年長の子どもと青年に用いられることもある．この評価は妥当性と信頼性があることを示しており（Anderson, Kielhofner, & Lai, 2005），また，時間がたつにつれて意志の改善を測定するためにも用いることができる（Taylor et al., 2010）．

　PVQは，探索から有能性，そして，達成へと至る意志の発達の連続性に沿って配置された14の項目で構成されている．PVQの項目は，VQの多くの項目と類似しているが，その項目はより幼い子どもたちの発達に即したものに作られている．項目は，VQと同じ評定を用いて評価される．

◆実施法

　実施の前に，作業療法士は子どもを観察するのに適切な環境を選択する．異なる環境を選択すると，環境要因が子どもの意志にどのような影響を与えるかを作業療法士にもたらしてくれる．作業療法士は，子どもの家，学校，地元の公共の遊び場，あるいは，作業療法クリニックといった異なる臨床での環境のような自然環境で子どもを観察することを選ぶかもしれない．作業療法士は，それぞれの環境で少なくとも15分間子どもを観察することが勧められるが，ほとんどの観察は15〜30分になる．

　PVQは，VQと同じ実施法，評定，分析の手順で実施され，環境様式と観察の要約に書き込むのも同じである．PVQの評価と質的情報は，親，教師，他の介護者へのフィードバックや提案を提供するために，また，治療プログラムや介入を設計するためにも用いることができる．

> **事例** 学齢期の子どもにPVQを用いること
>
> 　マイケル君は車が好きで，映画を見に行ったり愛犬"パル"と遊ぶ6歳の男の子です．マイケル君には4人の兄と1人の妹がいます．彼は郊外のコミュニティの1家族用の家にきょうだいと両親と住んでいます．マイケル君は地元の小学校に併設されている幼稚園に通っています．彼は，ダウン症候群の診断と関係する作業遂行の困難さのゆえに，6カ月の時から作業療法を受けています．マイケル君は眼鏡をかけており，一般に2〜4語の長さの文章を用いてコミュニケーションを取ります．マイケル君は，特に興奮したり動揺したりしている時に，理解することが難しい時があります．マイケル君はスプーンとフォークの使用，脱衣，そして，簡単な形に色を塗ることなどができます．彼は両手を使ってハサミで紙を切ったり，靴を履くことに良好な改善を遂げています．彼は幼稚園に行くのを楽しんでおり，何人かの友人の名前を呼ぶことができます．マイケル君の兄たちは全員が野球をしており，彼は最近，公園地区のティーボール（止まったボールをバットで打つゲーム）のプログラムに入りました．最初は，マイケル君は兄たちのようにボールで遊ぶ機会に興奮していました．しかし，最近は，マイケル君はティーボールに行く時間であると知った時に，

> 自分を床に投げ出して泣き始めました．マイケル君の父が彼を静かにさせ，車に乗せてティーボールに連れて行くまでには，いつもは10分ほどかかります．

◆PVQを用いるための理論的根拠

マイケル君の父は，マイケル君が，兄たちが野球をしているのを見て楽しんでおり，しばしば家で野球のグローブをはめているために，彼がティーボールに行きたくない理由を理解していない．マイケル君の父は作業療法士に自分の関心事を披露した．作業療法士は，マイケル君のティーボールへの参加を促進することができる戦略を開発するためには，もっと多くの情報が必要であると判断した．作業療法士は特に，マイケル君が挑戦をもたらす可能性のある他の環境への参加について，もっと知りたいと思った．作業療法士は，マイケル君の意志についての洞察力を得るために，そして，マイケル君の意志に影響を与える環境の側面をもっと理解するためにPVQをつけることに決めた．

◆PVQの実施

作業療法士は，彼の幼稚園のプログラムに挑戦をもたらす状況に出会うかもしれないという前提のもとに，マイケル君の教室を訪問するように手配した．作業療法士はマイケル君の教師と相談して，より複雑で身体的に関わる活動（センタータイムなど）が，マイケル君や他の何人かの児童に時には挑戦をもたらすことがわかった．作業療法士はまた，マイケル君の父親と相談して，ティーボールでマイケル君を観察する時間を手配した．

◆センタータイムの観察

最初の観察はマイケル君の幼稚園の教室で行われ，20分間続いた．この観察中に，マイケル君の先生，実習生の先生，19人の他の子どもたちがいた．子どもたちは机ではなく，子ども用のテーブルや椅子に座っていた．それぞれのテーブルには4人の子どもたちがいた．マイケル君は，自分のテーブルの子どもたちをよく知っていた．先生は，センター時間が始まることを告げて，各テーブルの子どもたちは1つのグループであって，各グループは違うセンターに一緒にまわっていくと説明した．子どもたちは先生が鐘を鳴らした時に回転する．その日の様々なセンターには，アートのセンター，読みのセンター，算数のセンター，科学のセンター，聞くセンターがあった．各センターには，絵が描かれたチェックリストがあり，子どもたちは各センターでの課題を完成するためにかなり独立していた．アートのセンターの活動は，紙を用いて屋外の場面を複製するモデルを用いる子どもたちから構成されていた．その場面を作るために使われた形のいくつかは事前に切られていた．しかし，その形の1つは，子どもたちが1枚の紙を半分に切る必要があった．子どもたちはまた，より大きな紙にその形を貼り付けるためにスティック糊を用いる必要があった．読みのセンターの活動は，子どもたちが視覚的に単語をお互いに読んだり，また先生に声をあげて読んでもらったりすることが含まれていた．算数のセンターの活動は，子どもたちが着色された小さいブロックを数え，事前に作られたワークシートの上にクレヨンを使ってブロックの数をグラフにすることだった．科学のセンターの活動は，水槽の中のカエルを見て，それを適切な数の体の部位で描くことだった．聞くセンターの活動には，ヘッドホンで物語を聞き，物語の本に沿って進むことであった．観察の目的のために，作業療法士は，アートと算数のセンターと，2つのセンターへの移行の間にマイケル君を観察した．

最初の鐘が鳴った時，マイケル君は手を叩いて微笑み，自分のグループのメンバーと一緒にアートのセンターへと歩いて行った．子どもの一人がチェックリストをグループの残りの人たちに声を出して読み，それぞれの絵の手がかりを指さした．他の3人の子どもはハサミを拾って，緑色の紙を半分に切り始めた．マイケル君は，微笑み，彼のクラスメートの一人が開始するように彼に合図をするまでその子どもたちが切るのを見ていた．次に，マイケル君はハサミを拾って，注意集中の表情を示しながら切り取り始めた．マイケル

君と他の子どもたちは，紙を半分に切ることができなかった．しかし，マイケル君は思い留まったようには見えなかった．むしろ，マイケル君がこの困難に出会った時，彼は仲間たちが何をしていたかを振り返って見ていた．マイケル君は紙を半分に切ることが難しかった他の子どもを，先例に従ってためらうことなく見ていた．次に，マイケル君はすぐに糊のスティックを拾い上げて，緑色の紙の半分に糊を塗り始めた．残りの子どもたちもこの手順をうまく完了した．ひとたびみんなが緑色の紙に糊を塗ると，別の子どもが次は何をするのかとそのグループメンバーに尋ねた．マイケル君はチェックリストをジェスチャーで指さし，一人の子どもが声を出して次の指示を読んだ．マイケル君は手を叩いて微笑み，次の形をつまみあげて，その紙に糊を塗り始めた．マイケル君は，同じようなやり方でアートプロジェクトの残りの部分を完成させた．マイケル君が糊を塗った8つの形のうち2つが見本と一致した．次のステーションに行くための鐘が鳴った時，一人の子どもがマイケル君にハイタッチをした．マイケル君はその子どもに微笑み，そして笑った．次に，マイケル君は微笑み続けて，笑い，他の二人の子どもとハイタッチをした．マイケル君はグループのメンバーと一緒に歩いて算数のステーションに向かう間に自分に笑い，そして，チェックリストを指さした．もう一人の子どもはチェックリストの指示を読み上げ，絵の手がかりを指さした．マイケル君は色のついたブロックの袋を素早く拾い上げて，微笑んで，1つを頭の上に置いた．子どもたちは笑った．次に，マイケル君はそれぞれのバッグを見て，緑色のブロックを自分のために取った．次に，マイケル君は子どもの一人ひとりにそのバッグをあげた．マイケル君が子どもたちにそのバッグをあげた時，彼は微笑んで，彼らのそれぞれの手をなでた．別の子どもがグラフのワークシートを渡した．マイケル君はグラフのワークシートを取って，微笑み，「ありがとう」と書いた．マイケル君は自分のバッグを開け，すぐにブロックを投げ出して，顔（すなわち，目のために2つのブロック，鼻のために1つのブロック，口のために4つのブロック）を作り始めた．次に，彼は自分の隣に座っ

ている子どもを注意集中して見た．その子どもは，「僕は最初に赤いものをみんな見つけて，それを積み重ねてみる」と言った．マイケル君は約30秒間，その子どもを熱心に見て，赤いブロックを積み重ね始めた．他の子どもはグループのメンバーに「最初にそれを分類するか，赤の後にグラフに記入するか」と尋ねた．別の二人の子どもは自分の意見を述べ，その一人の子どもはマイケル君にどのように考えたかと尋ねた．マイケル君は笑って，微笑んでから「分類」と言った．別の3人の子どもたちはワークシートに記入する前に残りのブロックを分類することに同意した．マイケル君は仲間が彼の指示に従っているのを見て手を叩いた．先生の鐘が鳴った時，マイケル君のグループのほかの子どもたちはワークシートに記入していたが，マイケル君は依然としてブロックを熱心に分類していた．他の子どもたちは，ブロックを自分のバッグに戻し始めた．マイケル君はグループのメンバーがブロックを離して置くことについてのおしゃべりを聞いた時，彼は見上げて，微笑み，そして，先例に従った．ひとたびブロックがすべてバッグに入ったら，マイケル君は笑って，別のクラスメートとハイタッチを始め，そして，観察が終了した．

◆ティーボールの観察

　2度目の観察はティーボールで行われた．作業療法士は，マイケル君が家族の車から降りて，ティーボールのフィールドに父と一緒に歩いて行くのを観察した．マイケル君の父は彼をティーボールのフィールドへと連れて行ったが，マイケル君はうつむいて歩いていた．コーチはマイケル君を温かく迎え，ストレッチや柔軟体操のために整列するように指示した．マイケル君は笑って，こんにちはと手を振り，頭を下げた．他の5人の子どもたちがすでにフィールドにいた．彼らは話をしたり，修正された鬼ごっこゲームをしたりしていた．マイケル君はコーチに説得されて，グループの方へ歩いて行った．マイケル君はうなだれていたので，他の子どもの誰も彼のことがわからなかった．マイケル君の到着から約1分以内に，コーチは笛を吹いて，体操とストレッチに誘い出し始めた．コーチの

笛はマイケル君をびっくりさせたように見えた．コーチがジャンピングジャックと叫ぶと，他の5人の子どもたちはジャンピングジャックをし始め，大声で数えた．マイケル君は頭をあげ，子どもたちがジャンプをするのを見ていたが，マイケル君がジャンプをし，腕を動かしてジャンピングジャックの動きに近づいてくる前に，子どもたちはジャンピングジャックを9回完成させていた．他の子どもたちは10まで数えて突然ジャンピングジャックを止めた．マイケル君は，ジャンプし，腕を動かし続けた．コーチは笛を吹いて，「マイケル君，止まりなさい．私たちは動いて行きます」と言った．マイケル君は，コーチが彼に指示をし直した時に，聞こえるようなため息をつき，不満を感じたように見えた．次に，コーチは腕をまわすように呼びかけた．他の子どもたちは腕を振りまわし，数え始めた．今回は，マイケル君は微笑んで，他の子どもたちが3回繰り返した後に，腕を動かし始めた．子どもたちは10まで数えた時に再び突然止めた．マイケル君は微笑んで腕をまわし続け，コーチは再び笛を吹いてマイケル君を止めた．マイケル君はコーチの笛に驚いたようだった．マイケル君は再び聞き取れるようなため息をつき，そして，今度は右足を踏みつけて，腕を組んだ．マイケル君と他の子どもたちは，コーチが笛を再度吹く前に，同様のやり方でいくつかの他の運動とストレッチを終え，次に野球のダイヤモンド上のポジションに並び始めた．コーチがマイケル君に三塁ベースに行くように言った時に，彼は地面を見つめたまま動かなかった．監督は再び笛を吹き，指示を繰り返した．マイケル君は，笛の音にびっくりしたが，次に一塁ベースの方に仕方なしに歩き出す前に聞き取れるようなため息をついた．一塁にいた子がマイケル君を押したので，マイケル君は泣き始めた．コーチが歩いて行って，作業療法士に聞き取れない何かを言い，マイケル君の手を取って彼を三塁の方へ歩かせた．マイケル君は泣き続け，コーチと一緒にうつむきながら歩いた．マイケル君は三塁ベースの上に座って，約2分間泣き続けた．約2分後に，マイケル君はもう泣いていなかった．しかし，彼は座り続けて，靴のひもで遊び始めた．マイケル君は球場でプレーされていた試合には参加しなかった（図15-5）．

2つの観察の後で，作業療法士はマイケル君の両親にPVQの知見を披露した．作業療法士は，マイケル君がセンタータイムの間よりもティーボールの間に意志により多くの苦労をしていること，そして，ティーボールの間に意志の欠如が参加に影響していることを示した．作業療法士は，(1) 外的な構造，(2) ピアサポートの利用という観察の間の2つの重要な違いを示した．

まず，先生はセンタータイムを，子どもに外的な構造を提供し，マイケル君の意志の実演を支持するというやり方で，作り上げた．移動の合図を伝えるための鐘の利用，グループの設定，および，絵の手がかりが付いたチェックリストを含めたことは，すべてがマイケル君の意志に影響を与えた可能性のある要因だった．第2に，センタータイムのマイケル君のグループの他の子どもたちは，指示を大声で読み上げ，絵の手がかりを指摘し，彼の意見を求め，そして，彼にハイタッチをすることによって，彼の意志を支援した．この構造と肯定的なピアサポートを含めたことは，マイケル君に遂行を良いと感じさせる機会を与え，それが個人的原因帰属を育成するのを助けることになった．

作業療法士は，マイケル君がティーボールの間に，モデルに従うことができ，自分の遂行をより効果的に感じることができるようになって，ティーボールの仲間から利益を得るだろうと結論づけた．ティーボールの仲間はまた，彼の父がマイケル君を降ろした時に彼に挨拶することができた．ティーボールの仲間はまた，彼をストレッチエリアに連れて来ることができた．作業療法士は，ティーボールにもっと多くの外的な構造を提供する方法を推薦した．例えば，作業療法士は，運動のために並ぶよりも，丸くなってマイケル君が反対側を直接見て，仲間の活動に従うことができるように，コーチが子どもを丸く円状に並べることを勧めた．作業療法士はまた，皆に追いついて，切り換えるチャンスをマイケル君に与えるために，コーチが別の練習を開始する前に数秒以上の追加の移行時間を与えることを提案した．作業療法士はまた，マイケル君だけでなく，他の子どもたちにもフィールド上での

小児版意志質問紙(PVQ)(様式B)														
セッション1		日付：15/4/24									場面：教室でのセンタータイム			
<u>S</u>	S	<u>S</u>	S	S	<u>S</u>	S	S	S	S	S	S	<u>S</u>	S	<u>S</u>
I	I	I	<u>I</u>	I	<u>I</u>	I	<u>I</u>	I	<u>I</u>	I	<u>I</u>	I	I
H	H	H	H	H	H	H	H	H	H	H	H	H	H
P	P	P	P	P	P	P	P	P	P	P	P	P	P
好奇心を示す	行為を始める	課題志向的である	好みを示す	新しい物事を試みる	携わり続ける	支配した喜びを表現する	問題を解決しようとする	効果を作り出そうとする	技能を練習する	挑戦を求める	環境を修正する	完成までに活動を追及する	想像力を用いる
セッション2		日付：15/4/26									設定：ティーボール			
S	S	S	S	S	S	S	S	S	S	S	S	S	S
I	<u>I</u>	I	I	I	I	I	I	I	I	I	I	I	I
<u>H</u>	H	<u>H</u>	H	<u>H</u>	H	H	<u>H</u>	<u>H</u>	H	H	H	H	H
P	P	P	<u>P</u>	P	<u>P</u>	P	P	<u>P</u>	<u>P</u>	<u>P</u>	<u>P</u>	<u>P</u>	<u>P</u>

キー：P＝受身的，H＝躊躇的，I＝巻き込まれ的，S＝自発的

利点：両場面で課題志向的であり，センタータイムの間に，好奇心を示す，行為を始める，好みを示す，携わり続ける，技能を練習する，環境を修正する，想像力を用いるが利点である．

支援が必要：ティーボールの間に，マイケル君は，好みを示す，支配した喜びを表現する，問題を解決しようとする，挑戦を求める，環境を修正する，完成までに活動を追及するに受身的という評価を受けた．

その他の注意：マイケル君は，ピアサポートにより利益を受けるように思われる．

図15-5　マイケル君のPVQ評価と概要

ポジションの手がかりとなる追加の視覚的支援（例えば，ベースを色分けすること）の利用を勧めた．

この事例が描き出すように，PVQは作業療法士の観察を枠づけ，センタータイムとティーボールの間のマイケル君の参加をより豊かに理解することをもたらした．この評価法を用いることによって，作業療法士は，父が，マイケル君がティーボールに参加するのを躊躇していた理由を理解するのを助けたが，それは家族の非常に価値のある作業の1つに直接結びつくことであった．

結論

本章では，クライアントに関する情報を収集する1つの手段としての観察を用いるMOHO評価法を説明してきた．4つの評価法は，クライアントの運動，処理，コミュニケーションと交流の技能に関する重要な情報を提供する．2つの意志の評価法はクライアントの動機づけに関する情報を提供する．すべての評価法は，評定尺度を用いて観察を記録し，質的情報も収集できるようになっている．それぞれの評価はまた，観察される技能や意志に対する環境の影響も考慮に入れている．

第15章の振り返りの質問

1. 作業療法士よりも他の人が実施するために明確に開発された観察の評価法は何ですか.
2. AMPSとACISの尺度とVQとPVQの尺度との違いは何ですか.
3. AMPSとACISとAWPにはどんな違いがありますか.

宿 題

1. あなたの実践の中で良く知っている子どもか大人を考えてみなさい．（A）その人のニーズを満たすことができる1つ以上の観察の評価を選択し，なぜそれを選んだのかを考えてください．（B）この特有な人への評価法の実施に対してどの環境の文脈が適切であるかを考えてなさい．
2. テレサさんの2つのVQの様式の評定の違いを考えてみなさい．最初にそれらの様式を見て，次に作業療法士が作ったコメントに戻ってみてください．
3. AMPS，ACIS，そしてVQあるいはPVQを実施する場合の作業療法士の関与を説明しなさい．

キーとなる用語

MOHOの観察評価（MOHO observational assessments） ▶ 遂行，意志，環境への影響に関する情報を収集する方法として，体系的な観察を用いる評価法．

文 献

Alfredsson Agren, K., & Kjellberg, A. (2008). Utilization and content validity of the Swedish version of the Volitional Questionnaire. *Occupational Therapy in Health Care, 22*(2–3), 163–176.

Anderson, S., Kielhofner, G., & Lai, J. S. (2005). An examination of the measurement properties of the Pediatric Volitional Questionnaire. *Physical and Occupational Therapy in Pediatrics, 25*, 39–57.

Basú, S., Kafkes, A., Geist, R., & Kielhofner, G. (2002). *The pediatric volitional questionnaire: A user's manual* [Version 2.0]. Chicago: The Model of Human Occupation Clearinghouse, Department of Occupational Therapy, College of Applied Health Sciences, University of Illinois at Chicago.

de las Heras, C. G., Geist, R., Kielhofner, G., & Li, Y. (2007). *The Volitional Questionnaire (VQ)* [Version 4.1]. Chicago: Model of Human Occupation Clearinghouse, Department of Occupational Therapy, College of Applied Health Sciences, University of Illinois at Chicago.

Fisher, A. G., Bryze, K., Hume, V., & Griswold, L. A. (2007). *School AMPS: School version of the assessment of motor and process skills* (2nd ed.). Ft. Collins, CO: Three Star Press.

Fisher, A. G., & Jones, K. B. (2012). *Assessment of motor and process skills: Vol. 1: Development, standardization, and administration manual* (Revised 7th ed.). Fort Collins, CO: Three Star Press.

Forsyth, K., Lai, J., & Kielhofner, G. (1998). The Assessment of Communication and Interaction Skills (ACIS): Measurement properties. *British Journal of Occupational Therapy, 62*(2), 69–74.

Forsyth, K., Salamy, M., Simon, S., & Kielhofner, G. (1998). *The assessment of communication and interaction skills* [Version 4.0]. Chicago: Model of Human Occupation Clearinghouse, Department of Occupational Therapy, College of Applied Health Sciences, University of Illinois at Chicago.

Li, Y., & Kielhofner, G. (2004). Psychometric properties of the Volitional Questionnaire. *The Israel Journal of Occupational Therapy, 13*(3), E85–E98.

NeuRA. (2012). *Addenbrooke's cognitive examination*. New South Wales, Australia: Author.

Sandqvist, J., Lee, J., & Kielhofner, G. (2010). *Assessment of Work Performance (AWP): A user's manual* [Version 1.0]. Chicago: Model of Human Occupation Clearinghouse, Department of Occupational Therapy, College of Applied Health Sciences, University of Illinois at Chicago.

Taylor, R. R., Kielhofner, G., Smith, C., Butler, S., Cahill, S. M., Ciukaj, M. D., et al. (2010). Volitional change in children with autism: A single-case design study of the impact of hippotherapy on motivation. *Occupational Therapy in Mental Health, 25*(2), 192–200.

第16章

自己報告：クライアントの視点を明らかにすること

Jessica Kramer, Kirsty Forsyth, Patricia Lavedure, Patricia J. Scott, Rebecca Shute, Donald Maciver, Marjon ten Velden, Meghan Suman, 中村Thomas裕美, 山田 孝, Riitta Keponen, Ay-Woan Pan, and Gary Kielhofner（没後出版）
中村裕美・訳

期待される学習成果

本章を読み終えると，読者は以下のことができる．

1. 幼児期から高齢成人期までの人生の経過にわたって，クライアントにとって適切な自己報告を明らかにすること．
2. 様々な自己報告によって評価される人間作業モデル（MOHO）の概念を明らかにすること．
3. 自己報告の評価法のための実施手続きを説明できること．
4. ある自己報告評価法が，クライアント中心という目標を明らかにし，作業療法の介入を計画するために，どのように用いることができるかを理解すること．

自己報告評価法

クライアントは，自分の生活に対しては専門家である．人間作業モデル（MOHO）に基づく自己報告は，こうした知識を利用して，すべての年齢のクライアントに自分自身，自分の生活状況，自分の環境に関する情報を共有することができる．作業療法士は，こうした情報を，クライアント中心の目標を明らかにするために用いることができるし，意志，習慣化，技能，環境の領域におけるクライアント特有のニーズに取り組む介入を作成するために用いることができる．

自己報告評価法の利用には，いくつかの利点がある．まず，自己報告について考えたり，自己報告に反応したりするという行為は，クライアントに自分の能力やニーズを自省する機会をもたらし，それは介入の間のより効果的な問題解決や計画立案へと導くことができる．2点目は，自己報告の利用は，クライアント中心の作業療法の価値を示し，クライアントの見方と体験に対する敬意を伝える．3点目は，自己報告中に収集された情報は，作業療法士にクライアントの状況への深い理解をもたらすことができ，介入の成功に不可欠で，臨床上の困難さを解決することに役立つ新たな知識を明らかにするであろう（Kramer et al., 2012）．

MOHOは，クライアントが自分の見方を披露し介入の計画立案に参加するために，すべての年齢のクライアントに対して適切な様々な自己報告を持っている．MOHOの自己報告はまた，診断名が違うクライアントにも用いることができるだろう．興味チェックリスト（Kielhofner & Neville, 1983）や役割チェックリスト（Oakley, Kielhofner, & Barris, 1985）といったいくつかの自己報告は，それほど長くなく，具体的な活動について質問するものであるため，基本的な興味や好みを伝えることができる重度の認知やコミュニケーションの障害があるクライアントも仕上げることができる．作業に関する自己評価（Baron, Kielhofner, Iyenger, Goldhammer, & Wolenski, 2006）といった他の自己報告は，もっと複雑な質問

と反応の評定があり，また，クライアントに広範囲の経験を思い出させ，自分の個人的体験を異なる評定のカテゴリーに合わせるために抽象的なリーズニングを用いるよう求めるものである．自己報告がクライアントに対して適切かどうかを決定するために，作業療法士はクライアントの運動，処理，コミュニケーションと交流の技能と，自己報告の質問，評定尺度，その他の特徴が対応するかどうかを考えなければならない．

表16-1は，それぞれの自己報告に対して適切であろうと思われる年齢グループと，それぞれの自己報告によって評価されるMOHOの概念を要約したものである．本章は，それぞれの自己評価の基本的情報を検討し，クライアントの自己報告の詳細な実施法と例をいくつか示す．

最適な情報を得るための自己報告の実施法

MOHOの自己報告の評価法は使用者に使いやすいように作られており，開発の過程で言語，指示，様式を明瞭にするようにされている．その目標は，ある範囲の能力やニーズを持つクライアントに対する介入の文脈の多様性に従って自己報告を使いやすくするということであった．それらの評価法は通常，クライアントによって独立して記入される様式として実施されているが，作業療法士はクライアントのニーズに合わせて別の方法で自己評価法を実施することもある．例えば，クライアントが読むことや書くことが難しい場合は，読んであげて実施される．小児版・作業に関する自己評価（Kramer et al., 2014）と小児興味プロフィール（Henry, 2000）などのいくつかの自己報告には，認知障害を持つ子どもや青年期の人に質問や評定尺度を理解できるように支援する絵がある．自己報告評価法をグループでの計画や問題解決の演習の一部として実施することも，個別のクライアントが自分の答えをグループからプライバシーを保って選択できるということが約束される限り，適切である．

自己報告をつける時には，作業療法士はクライアントに，答えには正解も不正解もないこと，共有される情報は作業療法がそのクライアントのニーズを満たす

表16-1 MOHOの自己報告評価法の要約

	年齢				評価されるMOHOの概念			
	子ども	青少年／若者	成人	高齢者	意志	習慣化	技能	環境
ACHIVE評価	X	X			X	X	X	X
サークル（CIRCLE）評価	X	X			X	X	X	X
小児版・作業に関する自己評価（COSA）	X	X			X	X	X	
Making it Clear				X	X	X		X
修正版興味チェックリスト		X	X	X	X			
作業に関する自己評価（OSA）		X	X	X	X	X	X	X
作業質問紙と活動記録		X	X	X		X		
小児興味プロフィール	X	X			X			
役割チェックリスト第3版：遂行と満足感		X	X	X	X			

よう支援するために用いることを約束すべきである．BOX16-1は，クライアントに対する自己報告の目的を説明するための見本となる台本を含んでいる．すべてのクライアントと一緒に自己報告を用いる時には，作業療法士は常に，クライアントが何を考えているのかを明らかにするために，クライアントの回答を話し合わなければならない．最高点や最低点がつけられた質問項目を話し合うことは役立つことが多い．幼い子ども，知的障害の大人，認知症高齢者などの記憶や注意が困難なクライアントには，作業療法士は評価法のすべてを完成させるのを待つよりも，答えられた各質問を話し合うことで，より良い情報を得ることができよう．作業療法士はまた，クライアントが自己報告をつけ終えた後の様子を追跡したいと思うであろう．回答のペースを変えるクライアント（それぞれの質問に即座に答えたり，ゆっくりと答えたりする）は，注意集中がないかもしれないし，休憩が必要かもしれない．「考えている」という行為（頬に手を当てたり，眉間に皺を寄せたりする）を示すクライアントや，答えを変えるクライアントは，質問を理解することや考えることと最もよく対応する答えを選択することに支援を必要としているかもしれない．作業療法士は，それぞれのMOHOの自己報告を実施するにあたって，特定の指示があるかどうかを見るためにそれぞれの自己報告評価法の手引書を参照する必要がある．

BOX16-1　クライアントに自己報告を説明している作業療法士

　私はあなたを担当する作業療法士で，あなたが毎日行うすべての物事をうまくできるように支援することができます．例えば，自分自身，自分の家族，自分の家の掃除をすること，（もし仕事をしていれば）仕事をすること，自分の近隣で物事を行うこと，楽しく過ごすことなどです．作業療法はあなたが様々な活動をどのように感じるかを探ることで確実に支援します．

　そうするためには，あなたは自分でこの様式の質問に答えていただくことになります．何が正解で，何が不正解かということはありません．あなたは自分でこの用紙に記入できますし，記入し終わったら，そのことについて話し合いましょう．もしお望みなら，私はあなたの支援をするためにここに一緒にいることができます．

　私は，あなたがそうした様々な活動を行うことをどのように考えているのかを知りたいのです．あなたの両親や介護者，医師や教師といったほかの人があなたのことをどう思うかを気にしないで，あなた自身で答えてください．誰もがいくつかの活動を行うことに問題を持っていますし，誰もが他人よりも優れていることがあり，それは大丈夫だと覚えていてください．あなたにとって最も重要なことが良くできるように一緒に取り組みましょう．

改訂版興味チェックリスト

　改訂版興味チェックリストは，青年期，成人期，高齢期の人々にとっての適切なレジャーの興味の目録（インベントリー）である（Kielhofner & Neville, 1983）．図16-1に示すように，クライアントは過去10年間とこの1年間にそれぞれの項目への興味のレベルを示す．さらに，クライアントはそれに活発に参加しているか，また，将来やってみたい興味があるかどうかを示す．このチェックリストは，各クライアントに特有な興味のパターンを検討し，そのクライアントは，(1) 作業適応を支援する十分な興味を持っていないかどうか，(2) 障害や環境のために興味ある活動を行うことができないかどうか，(3) 価値のある活動に参加し続けたり，参加を始めたりすることに支援を求めているかどうかを決めることによって解釈

| 活動 | あなたの興味のレベルはどの程度ですか |||||| それらの活動に現在参加していますか || その活動を将来やってみたいですか ||
| | 過去10年間 ||| この1年間 ||| | | | |
	強い	少し	なし	強い	少し	なし	はい	いいえ	はい	いいえ
園芸・庭仕事										
裁縫・刺繍										
カード遊び										
外国語										
教会の活動										
ラジオ										
散歩										
自動車修理										
書くこと										
ダンス										
ゴルフ										
フットボール										
流行歌を聞くこと										

図16-1　改訂版興味チェックリストの様式

される．作業療法士と研究者はまた，その地域の風習や文化を反映した興味チェックリストの数多くの改訂版を作成している．その例は，イギリス版活動チェックリストで，改訂した評定尺度と結果を解釈することの代わりになる方法を利用している．もう1つの例は，日本版高齢者用興味チェックリスト（Yamada, Ishii, & Nagatani, 2002）で，これは明さんの事例で示している．

MOHOの問題解決者：認知症のクライアントの参加を促す日本版高齢者用興味チェックリストの使用

明さんは既婚の高齢男性で，現在は認知症のために東京都内の介護老人保健施設（以下，老健施設）に入所中です．老健施設に入所するまでは，彼はうつ状態にあり，自分の部屋から出るのを拒否していました．看護スタッフは，明さんを音楽グループなどのグループ活動に参加させることができないできました．明さんの作業療法士は，施設での参加を支援できる興味を明らかにするために，日本版高齢者用興味チェックリスト（Japanese Elderly Version of the Interest Checklist：ICJEV）を用いました．

ICJEV を用いたところ，明さんは，「園芸・野菜作り」と「ペットや動物の世話」の2つに強い興味を示しました．彼の家には小さな庭があり，長年にわたって野菜を作ってきたことを作業療法士に説明しました．彼は犬も飼っており，「なぜか犬は私を理解してくれるんです」と話しました．しかし，老健施設に犬を連れてくることはできず，「庭も犬もあきらめなければならなかったんです」と話すことで新たな居住環境へのフラストレーションを示しました．彼はまた，「歌を聴く」ことや「歌う」ことに少しの興味を示しましたが，園芸をしながら自分の小さなラジオでお気に入りの音楽を聴くことを好みました．

明さんのICJEVへの反応（図16-2）は，老健

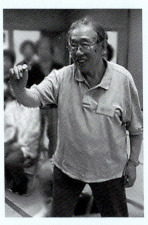

明さんは，介護老人保健施設の他の入居者と，新しい興味としてダーツゲームを探索しています

施設という新しい環境が，彼が好む興味への参加の機会を提供していないことを示しました．担当の作業療法士は，新しい居住環境の中で以前の興味を続ける機会を提供しようと考えました．その作業療法士は明さんに野菜の作り方を教えて欲しいと頼みました．明さんはベビートマトを育てたいと作業療法士に語ったので，明さんと作業療法士は施設の廊下に置くプランターを一緒に準備しました．明さんは，プランターに水をやるために，部屋から出てくるようになりました．トマトが花をつけると，明さんは花がいくつ咲いたかをノートに記録し，そして，廊下を行き来する他の人たちに実ったことを示したために，他人の注目を浴びるようになりました．彼はまだグループでのプログラムに参加することを拒否していますが，トマトを育てることを気に入っています．明さんと彼の作業療法士は，野菜作りの活動をどう広げるかという計画を立て，調理グループに新鮮な収穫物を提供し始めました．

作業に関する自己評価（OSA）と小児版・作業に関する自己評価（COSA）

作業に関する自己評価（OSA；Baron et al., 2006）と小児版・作業に関する自己評価（COSA；Keller et al., 2014）は，クライアントの毎日の作業に対する作業有能性を評価するために作られた．これらの自己報告はまた，クライアントが価値を示すことと作業療法に対する優先順位を設定することをもたらす．作業有能性と価値に大きなギャップがある場合は，クライアントが作業適応の貧弱さという危機にあることを示している．つまり，ある作業に対して高い価値と低い有能性を報告したクライアントは，作業適応を維持したり再獲得したりするための介入を必要とするであろう．OSAとCOSAはまた，クライアントが自己報告した変化を捉える成果測定にもなる．成果測定として使うためには，OSAとCOSAを作業療法の開始時と終了時に実施する．

OSAとCOSAは，セルフケア活動，他人との社会的交流，興味への参加などを含む広範囲の作業について質問する．これらの自己報告は，年齢に特化した作業も含んでいる．例えば，OSAは金銭管理，自分の家の手入れ，仕事をすることが含まれている．COSAは学業，クラスメートと仲良くすること，規則に従うことなどを含んでいる．これらの作業はまた，あるクライアントの作業プロフィールを作り上げるために，意志（興味ある作業に従事すること），習慣化（役割期待に会わせること），そして技能（特定の課題を遂行する能力）というMOHOの主要概念と調整をすることになる．

両方の自己報告では，作業に関する質問を読んだ後に，クライアントはその作業をどのくらいうまくやっているのかを4点法で示す．クライアントはまた，4点法で作業の重要性を示す．クライアントはOSAの評定尺度をつけたなら，作業療法で取り組む特定の日常活動の優先度に従って選択し順位をつける．あるクライアントは自分で変化のための優先順位を決め，次に作業療法士と話し合う．もっと構成を必要としたり望んだりする別のクライアントは，OSAへの反応を検討しながら，作業療法士と優先順位づけをする．OSAには作業療法士とクライアントが一緒に作業療法の目標と戦略を公式的に記録して検討するという様式もある．OSAの手引書には，有能性と価値のそれぞれの評定尺度のための採点様式もあり，以下のシ

作業	興味 強い	興味 少し	興味 なし
1. 園芸・野菜作り	✗		
2. 裁縫			✗
3. ラジオ			✗
4. 散歩			✗
5. 俳句・川柳			✗
6. 踊り			✗
7. 歌を聴く		✗	
8. 歌を歌う		✗	
9. ペットや家畜の世話	✗		
10. 講演会			✗
11. テレビ・映画			✗
12. 知人を訪問			✗
13. 読書			✗
14. 旅行			✗
15. 宴会			✗
16. 相撲			✗
17. 掃除・洗濯			✗
18. 政治			✗
19. 婦人会・老人会			✗
20. 服装・髪型・化粧			✗
21. 山菜・キノコとり			✗
22. 異性との付き合い			✗
23. ドライブ			✗
24. ゲートボール			✗
25. 料理			✗
26. 収集			✗
27. 釣り			✗
28. 買い物			✗
29. グラウンドゴルフ			✗
他に特に興味があることを書いて下さい			

図16-2 ICJEVへの明さんの反応

ニッカさんの例が示すように，クライアントに時間の経過に伴って有能性と価値の変化を追跡するために用いることができる測定値あるいは得点が出るようになっている．

COSAはOSAに似ているが，年齢に適した評定尺度を用いている．できるだけ多くの子どもや若者たちにこの自己報告へのアクセスを最大にするために，COSAには，シンボルマークを用いる小児評定様式，シンボルマークを用いない小児評定様式，シンボルマークを用いる絵カードによる分類という3種類のものがある．シンボルマークは，子どもが回答の分類を理解するのを援助するために用いられる．悲しい顔や喜びの顔は有能性尺度を示すために使われており，星印は重要性尺度を示すために使われている．子どもたちはCOSAの項目に答えた後に，開かれた形のフォローアップのための一連の質問に回答することで，COSAの項目では取り組まれていない追加の心配事や利点について話す機会がある．COSAの様式には，変えるための優先順位の領域を選択するというOSAの3番目のステップはない．その代わり，作業療法士は子どもが項目を検討したり，有能性と重要性の評定間の最大のギャップを持つ作業を明らかにしたり，変化に対する優先順位を選択するのを援助することで，この過程を組み立てることになる．

OSAもCOSAも強い心理測定的特性を示しており，国際的なクライアントの大母集団で妥当性が検証されている．OSAの項目は，作業有能性と価値の妥当な構成概念（内的妥当性）を示しており，構成概念

の意味は国際的なクライアントでの一連の3つの研究を通して安定している (Kielhofner, Forsyth, Kremer & Iyenger, 2009). OSAはまた, 時間の経過に対して良好な安定性を示しており, 成果測定としても適切である (Kielhofner, Dobria, Foryth & Kramer, 2010). COSAの項目も, 7歳から18歳の様々な障害と診断名を持つ子どもたちの世界的に収集したデータを用いて, 有能性と価値という2つの構成概念の内的妥当性を測定している (Kramer, Kielhofner & Smith, 2010). ある研究は, ほとんどの子どもたちが4点法の評定尺度を適切に使うことができるが, やや年少であるとか知的障害がある子どもたちは, この評定尺度を使うことに困難を示すかもしれないことを示唆している (Kramer, Smith & Kielhofner, 2009). アメリカ合衆国とオランダで行われた2つの研究は, COSAの項目が子どもたちが関わる重要な活動を質問していることを確認している (Kramer, 2011; O'Brien et al., 2009; ten Velden, Couldrick, Kinébanian & Sadlo, 2013).

MOHOの問題解決者：複合的局所疼痛症候群の成人の意志を高めるためのOSAの使用

シニッカさんは, ヘルシンキに住む30歳のケータリングの仕事をする勤労者です. 彼女は職場で利き手の右手にフードプロセッサーの電気ショックを受けるという事故を経験してからこれまでの2年半にわたって, 複合的局所疼痛症候群とされています. シニッカさんは, 様々な介入を求めてきましたが, 効果はありませんでした. それには, 手の機能評価と手関節支持具を用いる学習を強調した作業療法の体験も含まれていました.

シニッカさんは最近, 外来の個別療法でフォローされる集団療法からなる疼痛リハビリテーションプログラムに参加し始めました. シニッカさんは自分の状態と症状に不安になっており, こ れまでに受けてきた治療の効果のなさに怒っていました. 彼女は, 自分がほとんどコントロールできていないものの, 自分の手と腕が独自のやり方で生きているように感じることを示しました. 彼女は, 何らかの測定のコントロールを維持するために, 自分の慢性疼痛を最小限にするために作り上げた構成された日課を組み立てていました. 例えば, 自宅では, 仕事の負担を軽減するために電動機器を使ったり, 仕事量の間隔をあけたり, 可能な限り左手を使ったりなどです. 彼女は痛みのために, 夜中に何度も目覚めています. 現在の日課にはない活動をする時には, ためらい, 痛みが起きるのではないかとおびえ, 意思決定をするのが難しいようです. シニッカさんは, 長期的に見て作業療法が自分を助けてくれるかどうかについては疑問を表しました.

作業療法士は, 作業療法の過程にもっとコントロールする機会を与えてくれる手段として, シニッカさんにOSAを紹介しました. シニッカさんは, 慢性疼痛が自分の価値を置く物事を行う能力に多くの否定的な変化を引き起こしていることを示しました. それには, 嫁, 配偶者, きょうだい, 家庭維持者, 養育者, 勤労者としての役割を果たすことの困難さが含まれていました. 彼女は, 受傷前には, 自分が引き受けたことは何でもできる女性であると見ており, また, 他人には能

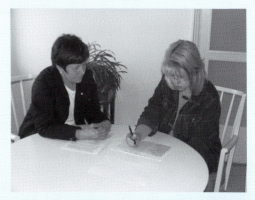

シニッカさんはOSAをつけながら, 自分の現在の生活状況を考えています

力があり自信がある人と認識されていたと説明しました．今では，自分の最も親しい人でさえも，彼女の状況を理解できていません．彼女は自分の遂行に非常に高い基準を持っており，疼痛による問題と利き手を効果的に使えないことが，彼女に時々，非有効感や無力感を残すことになりました．シニッカさんは，他人に援助を求めることも拒否していました．

次の作業療法で，シニッカさんは作業療法士にOSAを実施したことが自分に根本的な影響を及ぼしたと語りました．彼女は作業療法士に，自分が人生で本当にやりたいことは何か，また，将来はどんな選択肢があるのかを考え始めていると話しました．この時点で，彼女は作業療法で取り組むために，OSAの以下の文章に優先順位を選択しました．

- 学生，勤労者，ボランティア，家族の一員などの役割に関わる．
- 自分の責任を果たす．
- 自分が大事だと思うことに基づいて決める．

結果的に，作業療法はこれらの目標に取り組むために組み立てられました．作業療法士は，シニッカさんが自分の役割と習慣とを結びつけている作業形態や課題を作業療法として選ぶように支援しました．例えば，料理は彼女の家事をする人という役割の重要な部分であるために，料理を再開し，また，勤労者役割に復帰するために，夫の仕事の帳簿づけをやり遂げました．作業療法士は最初に，シニッカさんが作業療法の中でこれらの作業をやり遂げ，疼痛と疲労を軽減させるための適応に必要な問題解決をするように支援しました．次に，シニッカさんは家で，独力でこれらを実施しました．例えば，シニッカさんは作業療法に来るためには運転をしなければなりませんでした．運転は，家の近くのでこぼこ道のために難しくなっており，疼痛を引き起こしために，彼女にとっては大変なことでした．作業療法士とシニッカさんは，車にアームレストを取り付ければ痛みを軽減できるのではないかという可能性を話し合いました．シニッカさんは，ディーラーからアームレスト付きの車を借りることに決め，実際に疼痛が軽減することを体験したので，古い車を売って新車を購入しました．彼女は，台所での課題に役立つとわかった補助具や，彼女が家で使うコンピュータ用の移動式アームレストの代金を払うために，個人保険でうまく処理しました．

個々の成功を体験した結果，シニッカさんの個人的原因帰属は改善しました．責任を果たすために自分の能力をうまく判断するようになったり，痛みを生み出していた課題のうまい問題解決をするたびに，自己効力感は高まりました．作業療法終了から数カ月後に，作業療法士はシニッカさんから1通の電子メールを受け取りました．彼女の改善した個人的原因帰属により，彼女はリスクを負い，いくつかの仕事に応募した結果，彼女は高級ホテルで従業員訓練の仕事を確保できました．

MOHOの問題解決者：総合病院の入院患者の日課への参加を，時間をかけて高めるためのCOSAの使用

ケリーちゃんは11歳で，静脈瘤，動静脈血管奇形，骨と軟部組織の肥大を特徴とするクリッペル・トレノネー症候群でした．ケリーちゃんの場合，この症候群は，彼女の身体に多発性血管腫，過剰出血，痛みを引き起こしていました．コントロールできない出血のために，彼女は小児集中治療病棟（PICU）に転院させられ，作業療法に処方されるまで，うつと体調管理のために32日間もベッドに寝たきりでした．作業療法士は，ケリーちゃんが医師と話すのを拒否していること，個人的衛生や包帯交換をするために必要とするベッド上での可動性に協力的でないことを知りました．理学療法士は，ケリーちゃんがずっと理学療法を拒否していると報告していました．

最初，ケリーちゃんは作業療法士と話すことに乗り気ではありませんでした．作業療法士は，ケリーちゃんにCOSAをつけてもらうことで，彼女にとって何が重要なのかをもっと知りたいと説明しました（図16-3）．ケリーちゃんは，「いろんな人が私をうんざりさせるのが嫌いです」とか，「疲れた」といった一般的な意見を述べましたが，COSAの「いくつか」の質問には喜んで回答しました．ケリーちゃんは，時間を取って良く考えてCOSAに記入しました．付け終えた時に，作業療法士はまず，ケリーちゃんの長所について話し合いました．ケリーちゃんは自分のことを，家族と一緒に物事を行うこと，自分が行っていることに集中すること，そして自分の物事を面倒みることなどがとてもうまいと明らかにしました．ケリーちゃんは，家族が彼女の言うことを聞いてくれるため，また，彼女が家族と一緒に行う活動は何かを決めることを支援してくれるため，家族とうまくやっていけると思うと披露してくれました．ケリーちゃんは，自分が「利口」で「物事を理解することに優れている」ために，何を行っているのかを覚えていられるとも披露してくれました．ケリーちゃんはまた，作業療法士に，誰かが自分の持ち物の1つを動かしても自分がそれに手を伸ばすことができないので，また，物をなくしてしまっても探すことができないので，病院では自分の物をきちんとしておくことが必要であるとも話しました．COSAのフォローアップの質的な質問に，ケリーちゃんは唯一のレジャー活動が「テレビを見る」ことだとも書きました．彼女は，自分ができると考えるその他のことは，入院中には行ってはいないものの，絵を描くことと動物と遊ぶこととしました．

次に，二人はケリーちゃんが重要であるけれどもやり遂げることが難しいと明らかにしたCOSAの質問項目について話し合いました．ケリーちゃんは，着替え，自分がしたいことをするために体を使うこと，ある場所から別の場所へと歩きまわることという3つの重要な活動に大きな問題があることを報告しました．ケリーちゃんは着替えが問題なのは，看護師が彼女の体を動かす時に痛いからだと語りました．彼女は，自分の望むことを行うために体を用いる能力を疼痛が制限しているとも報告しました．ケリーちゃんは，友だちは皆，自分の住むところから数時間も離れたところに住んでいるために，また病院からの電話代が高すぎるために，友だちと一緒に物事をすることができないと説明しました．ケリーちゃん

自分について	これをするのはすごく難しい	これをするのは少し難しい	これはできる	これはすごくできる	これは大切でない	これは大切だ	これはとても大切だ	これは一番大切だ
自分の体をきれいにしておく	☹☹	☹	☺	☺☺	☆	☆☆	☆☆☆	☆☆☆☆
自分で服を着る	☹☹	☹	☺	☺☺	☆	☆☆	☆☆☆	☆☆☆☆
助けてもらわずに，自分で食べる	☹☹	☹	☺	☺☺	☆	☆☆	☆☆☆	☆☆☆☆
自分で何かを買うことができる	☹☹	☹	☺	☺☺	☆	☆☆	☆☆☆	☆☆☆☆
自分の用事をやる	☹☹	☹	☺	☺☺	☆	☆☆	☆☆☆	☆☆☆☆

図16-3　COSAの部分的サンプル

は，ベッドでの安静という指示に従わなければならないために離床はできないけれど，寝室用の小テーブルの上にある小物に手が届くように寝返りをうつというベッド上での可動性も難しいと報告しました．

作業療法士は，作業療法の目標を作り出すためにCOSAに対するケリーちゃんの回答を利用することによって，彼女の自己効力感を改善できるだろうし，彼女の日常の身辺処理とレジャーの日課への参加を動機づけることができると感じました．ケリーちゃんは以下の目標を開発するために作業療法士と一緒に働きました．

1. ケリーちゃんは，動きに関する注意を保ちながら，参加できる3つのレジャー活動を明らかにする．
2. ケリーちゃんは，ベッドでの可動性の自立を改善するために，週4，5回の上肢訓練プログラムに参加する．
3. ケリーちゃんは，痛みを強く感じることなくベッド上で座位をとりながら，中程度の支援によってかぶりシャツを着る．

ケリーちゃんと作業療法士は，「リハビリテーション計画」を作り，目標を果たすために各セッションでどの活動を行うのかを知るために，彼女の病室にそれを貼りました．ケリーちゃんは，最初は訓練に抵抗しましたが，作業療法士は，腕の筋力を強めることがベッド上での可動性という遂行をいかに助けるかということと，看護師が彼女を持ち上げたり寝返りをさせたりすることがなくなると説明しました．ケリーちゃんと作業療法士は，美術の活動を訓練に結びつけること（例：手関節に重錘を着けて絵を描くこと）といった訓練を楽しむやり方を一緒に探しました．時間がたつにつれ，ケリーちゃんは訓練プログラムから自立できるようになり，痛みを軽減して自力で側臥位からから寝返りを打ったり，その逆をしたりすることができるようになりました．彼女はまた，毎日絵を描き始め，病院の新聞に絵を寄稿し始めま

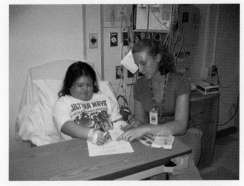

ケリーちゃんは介入の目標を明らかにするために，追跡調査でCOSAをつけています

した．筋力と持久力の改善に伴い，毎日のセルフケアの日課に従事するための耐久性の改善を示しました．次の2カ月で，ケリーちゃんの健康は改善し，ベッド上での安静の指示は取り消されました．しかし，ケリーちゃんは再度治療を拒否して，離床してのセルフケアをやり遂げることを望まなくなりました．

ケリーちゃんと作業療法士は，2度目のCOSAの実施を決めました．ケリーちゃんの反応は，まだ，着ることややりたいことをするために自分の身体をその動作に向けること，ある場所から別の場所へと移動することに問題があると認識していることを示しましたが，これらはもう大きな問題ではないことも明らかにしました．彼女はまた，すぐに疲れることなくやっていることを仕上げることと，友人と物事を行うことという2つの新たな問題を明らかにしました．彼女は作業療法士に，自分で着替えをする時に痛みが出るのではないかとの恐れをいまだに抱いており，とても痛いので車椅子から移乗することが怖いと説明しました．彼女は，両親が看護師よりもずっとやさしく移乗させてくれるので，両親にだけ移乗をしてもらうことを望んでいました．ケリーちゃんは，ベッドから出るために両親と一緒に移乗することに同意しました．彼女の反応に基づき，ケリーちゃんと作業療法士は一緒に新しい目標を次のように立てました．

1. ケリーちゃんは，少なくとも毎週5日は，車椅子の中で時間を過ごす．
2. ケリーちゃんは，毎週，彼女と同じ年齢の子どもたちと3つの社会的活動に参加する．
3. ケリーちゃんは，少なくとも毎週4日は，上着の着衣を自立して行う．

ケリーちゃんと作業療法士は再度，彼女の目標を達成するための戦略を考えました．作業療法士はケリーちゃんに，COSAに利点として報告した技能，特に，他人に自分の考えを理解してもらうことと，難しくても努力し続けることや目標を達成することを，どのように使うことができるのかを示しました．彼らは，作業療法士が，ケリーちゃんの両親がどのように彼女を移乗させるのかを見る必要があること，また，看護師がより痛みの少ない方法を用いることができる戦略を明らかにするために一緒に働くことに同意しました．ケリーちゃんはまた，両親と作業療法士に乗り降りのどの部分が痛いのかを伝えることに同意したので，彼らは移乗をもっと耐えられるものにすることができました．作業療法士はまた，ケリーちゃんが院内で他の10代の子どもたちと社会的活動に参加することで，何人かの新しい人々に出会えることを示しました．ケリーちゃんは，最初は乗り気ではありませんでしたが，1週間は社会的活動に参加してみると同意しました．最終的に，ケリーちゃんと作業療法士は，更衣のいくつかの技能を試すことに同意し，ケリーちゃんは一番好きなものを選ぶことができました．ケリーちゃんが1つのやり方を選ぶのを支援するために，彼らはそれぞれのやり方がどれほどの疲労を引き起こすのか，そのやり方がどのくらいの時間を必要とするのか，どれほどの痛みを引き起こすのかの経過を見ることにしました．

ケリーちゃんは，自宅近くの入院リハビリテーション施設に転院するために十分に安定するまで，112日間，PICUに入院していました．退院時までに，彼女は最小限の援助で車椅子へ移乗することと，用意するだけの援助で上着の更衣ができるようになりました．ケリーちゃんは，院内で同年齢の二人のクライアントと友情を築くことができ，退院後も連絡を取り合っています．

これら2事例が描き出すように，OSAとCOSAはクライアントに自分の問題点，利点，希望についての声を与えてくれる．これらの評価法はまた，クライアントをエンパワーメント（権利の拡大）し，自分の状況に対して，彼らの作業療法の目的と経過に対して，クライアントをコントロールすることを可能にするという過程を開始させる．最後に，ケリーちゃんの事例が示すように，これらの評価法は，作業療法で達成された変化を示す具体的な手段として役立てることができる．このことは，変化を記録するためだけでなく，クライアントが自分が達成した変化を具体的に見たり，それによって強化されるためにも役立つものである．

作業質問紙（OQ）とNIH活動記録（ACTRE）

国立衛生研究所（NIH）版・活動記録（ACTRE）(Furst, Gerber, Smith, Fisher, & Shylman, 1987；Gerber & Furst, 1992) と作業質問紙（OQ；Smith, Kielhofner, & Watts, 1986）は，クライアントに，平日と週末の1日の間に行った活動を示すように求める自己報告形式の評価法である．OQとACTREは青年と成人に用いるのに適している．

OQはクライアントに，1日の起きている時間の30分間毎に行っていることを書くように求め，次いで，その活動が仕事・レジャー・日常生活課題・休息のどれなのかと，楽しさ，重要さ，遂行の質を示すように求める．後者の質問はその活動中に経験した個人的原因帰属，価値，興味を明らかにするものである．

ACTREは身体障害を持つ人に用いるために開発されたもので，痛み，疲労，遂行の困難さ，その活動中

に休憩を取ったかに関する追加質問をする（図16-1）．したがってACTREは，OQがもたらす情報に加えて，障害が毎日の活動遂行にどのように影響するかの詳しい情報をもたらすことになる（例：必要なエネルギーのレベル，経験した痛みや疲労の量，その活動中に休憩をとったかを尋ねる）．

いずれの様式も自己報告として用いるように作られたものではあるが，半構成的面接法としても実施できるものである．クライアントは，特定の1日の時間使用の日記か，典型的な1日を報告するという2つのやり方でつけることができる．いずれの方法も利点がある（例：日記はある1日のうちに完成することができればより正確であるが，通常ではない日を反映するかもしれない）．実際の使用は，作業療法の目的と状況による．通常，作業療法士はクライアントに，ある平日と週末の1日ずつについて報告してくださいという最小限の依頼をするが，これもこの評価法を用いる状況による．

これらの評価法は，クライアントの時間の使用と経験についての詳細な情報をもたらすことに加えて，以下の種類の問題に関する重要な情報を作業療法士に提供してくれる可能性がある．

- 毎日のスケジュールの中で，特にやっかいな時間や活動．
- その人の時間使用の混乱．
- 時間利用のバランスの欠如．
- 日常活動における作業有能感の欠如，興味の欠如，価値の欠如といった問題．

これらの評価法は，ある日に経験された価値，興味，個人的原因帰属，痛み，疲労の量を示す得点を得るために用いることができる．これらの評価法はそうした得点が得られる可能性に加えて，結果はクライアントのために，あるいはクライアントによって，グラフに描くこともできる．例えば，ある領域（例：仕事，遊び，休憩）に費やした時間を，これらの生活空間のそれぞれに占めるその日の割合とか，価値を置いていないことをするのに費やされている割合などとして描くことができる．これは個別訓練やグループ訓練としても実施できる．このことはクライアントに，物事を行う彼らのパターンを検討したり，彼らがしたい変化を明らかにしたりする新しいやり方を提供する．

MOHOの問題解決者：精神疾患を持つクライアントの自省を励ますこと

リンさんは，台北に住む25歳の男性です．彼は統合失調症様人格障害の疑いを持つ強迫観念障害と診断されています．リンさんは，学生の時から示している強迫行動により，精神病棟に入院させられました．彼は，極めて長い時間を，自分の体を洗ったり，手を洗ったり，衣服を畳んだりして過ごしていました．しかし，彼は会計学で学士号を取って卒業できました．卒業後，彼は台湾軍に入隊しました．しかし，自分の体や手を洗うことに多くの時間を費やしすぎるために処分を受けて，結局，罷免になりました．彼はその時から，台北市内のアパートに一人で住み，他人とは比較的孤立しており，働くこともなくなりました．彼は自分の日課に満足しており，支援は必要ないと言い続けていましたが，作業療法に処方されました．作業療法士はリンさんにOQをつけるように依頼しました．リンさんはこの質問紙法への記入に非常にまじめに取り組み，何度も答えを修正し，どのように答えるかを決めるのに非常に長い時間をかけていました．

OQ（図16-4）は，リンさんが主に受身的で

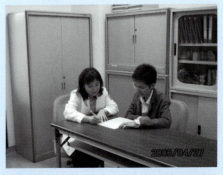

作業療法士はリンさんにOQのつけ方を説明しています

一人で行う余暇活動に10.5時間，日常生活課題に2.5時間，仕事に関連したことに4時間を費やしていることを示しました．リンさんが非常に良くやったとしたことは，彼が非常に大事だと評定した睡眠とともに，食事だけでした．同様に，彼が一番好きだとしたことは，これらのことと主に受身的な余暇でした．彼は自分を，何をするにも問題があるとは見ておらず，また，彼が行ったどんなことも時間の浪費だとか味気なく過ごしているとは見ていなかったものの，生産的な何事にも価値を置いたり，高いレベルの有能感や楽しみを引き出したりすることはありませんでした．リンさんは，OQがもたらした情報が非常に示唆に富むものであることに気づきました．そのことは，彼に自分の日課の特徴に気づかせることになりました．彼は自分の日課を「たまたま起こったこと」と認識していました．さらに彼は，自分の1日でハイライトを浴びるのが食事だということでは悲しいことだと語りました．このように，彼は自分の日常生活にもっと目標指向的で意味のある活動を組み込むことによって，自分の生活を改善することに非常に動機づけられました．

リンさんの入院はほんの数日であると予想されたので，彼と作業療法士は，彼が退院後に働きかけることができる目標と計画に焦点を当てることに決めました．彼は，身辺処理と余暇活動のための時間を削減するために，その日に行ったことの1つひとつの活動を組織的に検討し，家や地域で彼ができる代わりの活動を明らかにしました．この計画立案の過程そのものが，リンさんがうまく自宅退院をする準備を援助したのです．

小児興味プロフィール（PIP）

小児興味プロフィール（PIP；Henry, 2000）は，子どもと青年に用いることができる遊びとレジャーの興味と参加に関する3つの年齢相応のプロフィールである．この3つのプロフィールは以下の通りである．

- 児童版・遊びのプロフィール，6歳から9歳の子ども用として作られた．
- 10代前半版・遊びのプロフィール，9歳から12歳の子ども用として作られた．
- 青年版・レジャー興味プロフィール，12歳から21歳の青年用として作られた．

PIPのそれぞれの版の項目，項目に対する質問，回答用紙は，対象となる年齢範囲のクライアントに適切であり，簡単に理解できるように作られている．

児童版・遊びのプロフィールでは，子どもは50の活動項目のそれぞれに対して3つの質問までに答える．子どもは，各活動項目に対して「この活動をしますか」と尋ねられる．答えが「はい」の場合，子どもはさらに「この活動が好きですか」，「誰とこの活動をしますか」と尋ねられる．子どもは質問の反応の欄に丸をつけるか，色を塗るかによって答える．図16-5に示すように，各項目を説明するために，線画が用いられている．この簡単な絵は，反応の選択肢をも示している．児童版・遊びのプロフィールの活動項目は，以下の8つに分類される．スポーツ活動，屋外活動，夏の活動，冬の活動，室内活動，創造的活動，レッスンや授業，そして社会的活動である．

10代前半版・遊びのプロフィールでは，子どもは59の活動項目のそれぞれに対して5つの質問までに答える．子どもは各活動項目に対して「この活動をしますか」と尋ねられ，「はい」と答えた場合，子どもは各活動への参加頻度，活動中の楽しさ，有能感，社会的交流について尋ねられる．児童版・遊びのプロフィールと同じように，それぞれの活動を説明するために線画が用いられる．10代前半版・遊びのプロフィールの活動項目は以下の8つの分類に分けられる．スポーツ活動，屋外活動，夏の活動，冬の活動，室内活動，創造的活動，レッスンや授業，そして社会的活動である．

青年版・レジャー興味プロフィールでは，青年期の若者は83の活動項目に対して5つの質問までに答える．各活動に対して，若者は「この活動にどのくらい興味がありますか」，「この活動をどの程度の頻度で行っていますか」と尋ねられる．若者がその活動を

318　第Ⅲ部　評価法：クライアントの情報を収集する構成的方法

時間	典型的な活動	質問1 私はこの活動を次のうちのどれだと考える W：仕事　D：日常生活課題　R：レクリエーション　RT：休憩	質問2 私はこの活動を次のようにやった VW：非常に良くやった　W：良くやった　AA：普通にやった　P：良くはやらなかった　VP：非常に良くはやらなかった	質問3 私はこの活動を次のように考えた EI：非常に重要　I：重要　TL：どちらでもない　RN：ない方がいい　TW：時間の無駄だ	質問4 私はこの活動を次のように楽しんだ LVM：非常に好き　L：好き　NLD：どちらでもない　D：嫌い　SD：非常に嫌い
06:30～07:00	睡眠	W D R **RT**	VW W AA P VP	EI I TL RN TW	LVM L NLD D SD
07:00～07:30	朝食	W **D** R RT	VW **W** AA P VP	**EI** I TL RN TW	**LVM** L NLD D SD
07:30～08:00	コンピュータ	**W** D R RT	**VW** W AA P VP	**EI** I TL RN TW	**LVM** L NLD D SD
08:00～08:30	コンピュータ	**W** D R RT	VW **W** AA P VP	EI **I** TL RN TW	**LVM** L NLD D SD
08:30～09:00	新聞を読む	**W** D R RT	**VW** W AA P VP	EI **I** TL RN TW	**LVM** L NLD D SD
09:00～09:30	読書	**W** D R RT	**VW** W AA P VP	EI **I** TL RN TW	**LVM** L NLD D SD
09:30～10:00	読書	**W** D R RT	**VW** W AA P VP	EI **I** TL RN TW	**LVM** L NLD D SD
10:00～10:30	音楽を聴く	**W** D R RT	VW **W** AA P VP	EI **I** TL RN TW	**LVM** L NLD D SD
10:30～11:00	音楽を聴く	**W** D R RT	**VW** W AA P VP	EI **I** TL RN TW	**LVM** L NLD D SD
11:00～11:30	音楽を聴く	**W** D R RT	VW **W** AA P VP	EI **I** TL RN TW	**LVM** L NLD D SD
11:30～12:00	昼食	W **D** R RT	**VW** W AA P VP	**EI** I TL RN TW	**LVM** L NLD D SD
12:00～12:30	昼食	W **D** R RT	**VW** W AA P VP	**EI** I TL RN TW	**LVM** L NLD D SD
12:30～01:00	コンピュータ	W D **R** RT	VW **W** AA P VP	EI I **TL** RN TW	LVM L **NLD** D SD
01:00～01:30	コンピュータ	W D **R** RT	VW **W** AA P VP	EI I **TL** RN TW	LVM L **NLD** D SD
01:30～02:00	図書館へ行く	W D **R** RT	VW **W** AA P VP	EI I **TL** RN TW	LVM L **NLD** D SD
02:00～02:30	図書館	W D **R** RT	VW **W** AA P VP	EI I **TL** RN TW	LVM L **NLD** D SD
02:30～03:00	休操	W D **R** RT	VW **W** AA P VP	EI I **TL** RN TW	LVM L **NLD** D SD
03:00～03:30	休操	W D **R** RT	VW **W** AA P VP	EI I **TL** RN TW	LVM L **NLD** D SD
03:30～04:00	ボール遊び	W D **R** RT	VW **W** AA P VP	EI I **TL** RN TW	LVM L **NLD** D SD
04:00～04:30	ボール遊び	W D **R** RT	VW **W** AA P VP	EI I **TL** RN TW	LVM L **NLD** D SD
04:30～05:00	ボール遊び	W D **R** RT	VW **W** AA P VP	EI I **TL** RN TW	LVM L **NLD** D SD
05:00～05:30	夕食	W **D** R RT	**VW** W AA P VP	**EI** I TL RN TW	**LVM** L NLD D SD
05:30～06:00	夕食	W **D** R RT	**VW** W AA P VP	**EI** I TL RN TW	**LVM** L NLD D SD

図16-4　作業質問紙へのリンさんの反応

第16章　自己報告：クライアントの視点を明らかにすること

時間	典型的な活動	質問1 私はこの活動を次のうちのどれだと考える W：仕事 D：日常生活課題 R：レクリエーション RT：休憩	質問2 私はこの活動を次のようにやった VW：非常に良くやった W：良くやった AA：普通にやった P：良くはやらなかった VP：非常に良くはやらなかった	質問3 私はこの活動を次のように考えた EI：非常に重要 I：重要 TL：どちらでもない RN：ない方がいい TW：時間の無駄だ	質問4 私はこの活動を次のように楽しんだ LVM：非常に好き L：好き NLD：どちらでもない D：嫌い SD：非常に嫌い
06:00〜06:30	テレビを見る	W D ⓇRT	VW Ⓦ AA P VP	EI I TL ⓇN TW	LVM Ⓛ NLD D SD
06:30〜07:00	友人に電話する	W D Ⓡ RT	VW Ⓦ AA P VP	EI I TL ⓇN TW	LVM Ⓛ NLD D SD
07:00〜07:30		W D Ⓡ RT	VW Ⓦ AA P VP	EI I TL ⓇN TW	LVM Ⓛ NLD D SD
07:30〜08:00		W D Ⓡ RT	VW Ⓦ AA P VP	EI I TL ⓇN TW	LVM Ⓛ NLD D SD
08:00〜08:30		W D Ⓡ RT	VW Ⓦ AA P VP	EI I TL ⓇN TW	LVM Ⓛ NLD D SD
08:30〜09:00		W D Ⓡ RT	VW Ⓦ AA P VP	EI I TL ⓇN TW	LVM Ⓛ NLD D SD
09:00〜09:30	入浴	W D Ⓡ RT	VW Ⓦ AA P VP	EI I TL ⓇN TW	LVM Ⓛ NLD D SD
09:30〜10:00	入浴	W D Ⓡ RT	VW Ⓦ AA P VP	EI I TL ⓇN TW	LVM Ⓛ NLD D SD
10:00〜10:30	入浴	W D Ⓡ RT	VW Ⓦ AA P VP	EI I TL ⓇN TW	LVM Ⓛ NLD D SD
10:30〜11:00	部屋の掃除	W D Ⓡ RT	VW Ⓦ AA P VP	EI I TL ⓇN TW	LVM Ⓛ NLD D SD
11:00〜11:30	部屋の掃除	W D Ⓡ RT	VW Ⓦ AA P VP	EI I TL ⓇN TW	LVM Ⓛ NLD D SD
11:30〜12:00	部屋の掃除	W D Ⓡ RT	VW Ⓦ AA P VP	EI I TL ⓇN TW	LVM Ⓛ NLD D SD
12:00〜12:30	就寝	W D R ⓇT	VW Ⓦ AA P VP	ⒺI I TL RN TW	ⒸVM L NLD D SD

図16-4（続き）

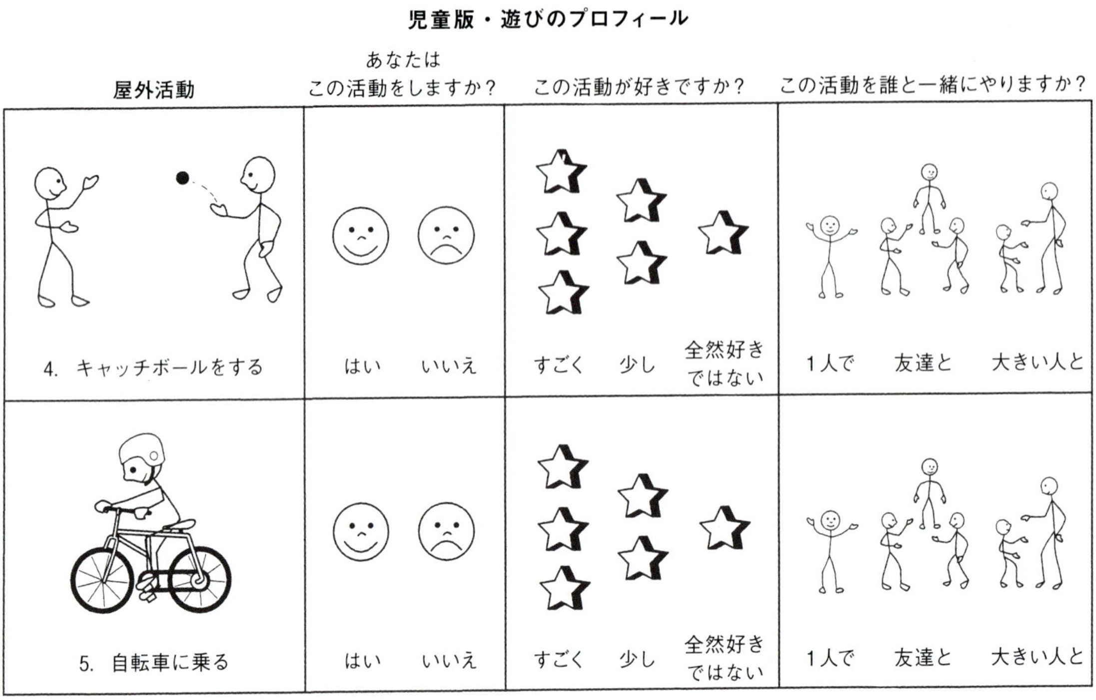

児童版・遊びのプロフィール

図16-5　児童版・遊びのプロフィールの項目のサンプル

行っている場合は，その人はその活動中の有能感，楽しさ，社会的交流についても尋ねられる．青年版プロフィールでは，絵は用いられない．青年版・レジャー興味プロフィールの活動項目は以下の8つの分類に分けられる．スポーツ活動，屋外活動，運動的活動，リラクゼーション活動，知的活動，創造的活動，社会活動，そしてクラブや地域の組織である．

作業療法士は，PIPで収集した情報を用いて，遊びに関連した問題にリスクを持っていたり，遊び活動のレパートリーが限られたりしている子どもや若者を明らかにすることができる．PIPはまた，その子どもを作業療法や教育での介入に就かせるために，子どもや若者にとって興味のある特定の遊び活動を明らかにするために用いることもできる．研究は，これら3種すべての質問紙法が，標的とされた年齢群に信頼性のある方法で用いることができることを示している（Budd et al., 1997；Henry, 1998, 2000）．

> **MOHOの問題解決者：行動の困難さを持つ幼い子どもの社会的交流を励ますための遊びの興味の利用**
>
> ジェローム君は6歳で，メリーランド州の郊外にある公立小学校の1年生です．
>
> ジェローム君は，小学校の教室に出席することに困難を示し，おとなしく座っていられないためにしばしば授業を妨害し，文字を読む技能の発達にはかなりの遅れを示していました．彼は手書きや他の微細運動課題が困難でした．担任の先生は非常に支援的で忍耐強い方でしたが，教室での彼の行動を管理する自分の能力にフラストレーションを感じ始め，また，教室での活動のペースに付いていく彼の能力を心配していました．彼はクラスメートとは最小限の交流しかせず，遊び場ではほとんどの時間を一人でブランコに乗ったり，サークルの中を走りまわったりすることに費やしていました．

作業療法士は，ジェローム君の遊びの興味をもっと理解するために児童版・遊びのプロフィールを実施しました．ジェローム君は，作業療法士のかなりの支援を受けながらも，児童版・遊びのプロフィールをつけ終えることができました．彼の児童版・遊びのプロフィールに対する反応は，屋外活動，粗大運動活動，「ヒーローごっこ」を主に楽しんでいることを示しました．しかし，彼は兄に「一人で遊ぶのがいつも好きだというわけじゃない」と言って，休憩中に一緒に遊ぶ男の子一人の名前を言いました．他に友だちがいないのかと聞かれると，「うーん，他の子たちは僕のことを本当は好きじゃないんだ」と話しました．作業療法士は，自分と学校心理士が共同で運営している「フレンドシップ・グループ」にジェローム君を入れました．このグループの目標は，紹介された子どもが別の子どもと二人での構成的な遊びをするという文脈の中で，適切な社会的交流技能を発達するのを支援するということでした．そのグループで用いられた遊びの活動は，協調すること，順番に行うこと，交渉することを求めるものでした．このグループは，コミュニケーションと自己規制の技能を教えました．作業療法士は，ジェローム君がそのグループに興味を抱き，従事のための動機づけを提供するために，参加初日に「ヒーローごっこ」をテーマにするように示しました．最初のセッションでは，作業療法士の支援を得て，ジェローム君と仲間は10分間にわたって「ヒーローごっこ」でうまく遊ぶことができました．ジェローム君は，「正義の味方」と「悪者」についての不一致を交渉して，作業療法士からの構築された手がかりを使って，仲間たちとごっこ遊びに参加できるようになりました．そのセッションの終了時には，ジェローム君と仲間たちは「楽しいよ」と大声で言っていました．

役割チェックリスト第3版：遂行と満足

役割チェックリストの初版（Oakley, Kielhofner, Barris, & Reichler, 1985）は，クライアントが人生を通しての作業役割への参加に関する自分の認識と，それらの作業役割に自分が抱く価値に関する情報を得るために開発された．このチェックリストは，青年期の若者，あるいは成人に用いることができる．クライアントは，チェックリストで説明されている10の作業役割のそれぞれについて考える．パート1では，クライアントは過去に遂行していた役割，現在遂行している役割，あるいは将来遂行すると計画している役割をチェックする．例えば，あるクライアントは過去にボランティアを担ったことがあり，現在はボランティアをしていないが，将来はボランティアをしようと予想しているならば，その人は，「ボランティア」役割の過去と将来の両方の欄にチェックする．チェックリストのパート2では，クライアントは各役割をその人が，全く価値がない，少しは価値がある，大変価値があると見ているかどうかで評定する．各役割の簡単な定義が示されており，特定の役割の例は次の通りである．例えば，家族の一員であるということは，少なくとも週1回は子ども，親，配偶者，その他の親族と何かをすることと定義される．このように，人々がある役割にあることを示す時には，その役割はその人が行うことに影響していることも意味している．役割チェックリストは，MOHO Clearinghouse から無料で入手できる．

2015年に，Scott は役割チェックリストを改変して，第3版を作成した．改変版は，このチェックリストの残りの役割を遂行する希望（や希望なし）と同様に，初版と同じ10の役割の遂行に伴う現在の満足度に焦点を当てている．役割チェックリスト第3版への反応は，クライアントが自らの遂行に伴う満足度を「非常に不満」から「とても満足」までの4点法で評定することで，作業療法士に短期間で改善する必要がある領域を示してくれる．さらに，役割チェックリスト第3版は，クライアントが役割への従事の将来の機

会を楽しみにしているかどうか，あるいは現在の従事を望んでいるかどうかを作業療法士に示している．例えば，ある作業療法学生が授業中に役割チェックリスト第3版をつけた．将来，その学生は親になりたいと強く思い，将来の遂行に対して満足して待っているとチェックする．その学生はまず学業を修め，国家試験に合格し，作業療法免許を取得し，ある期間を作業療法士として働きたいと望んでいる．10年後に，この同じ人は今その時点の役割を遂行したいと望んでいると示すかもしれない．このようにこの人の役割チェックリスト第3版への反応は変化するかもしれない．このように，役割チェックリスト第3版は，作業療法士に時間の経過に伴う変化を追跡させてくれる．Scottは，フォローアップの機会を作り，クライアントの改善と作業療法の成果を測定することができる時にはいつでも，役割チェックリスト第3版の電子版の利用を推奨している（Scott, McFadden, Yates, Baker, & McSoley, 2014）．一般的に，役割チェックリストは，クライアントが現在従事している役割を明らかにし，望む将来の役割を明らかにする．つまり，役割と習慣化である．第3版は，現在の遂行と将来望む役割の従事に対するクライアントの見方を通して，遂行能力の測定を付け加えている．このように結果は，価値がある役割へのうまい参加を支援するために，作業療法の間に取り組まれなければならない現在と望む習慣，技能，日課を明らかにするために，作業療法士とクライアントに会話に就く機会を提供する．

役割チェックリスト第2版の構成概念妥当性と反応性は，2015年にBonsaksenらによって立証されている．作業状況評価：面接と評定尺度（OCAIRS）と役割チェックリスト第2版の併存的妥当性は，r＝0.63，p＜0.01と認められた（Cacich, Fulk, Michel, Whiffen, & Scott, 2015）．役割チェックリスト第3版は，第2版と同じ10の役割を含んでいるため，第3版はOCAIRSと同じレベルの併存的妥当性を維持していることが見込まれる．異文化間妥当性の研究は，採点の方法と同じように，現在進行中である．www.rolechecklist.comのウェブサイトは，この道具の改善を引き続きアップデートしている．

MOHOの問題解決者：肝移植からの回復している母の役割への関わりの維持

マリーさんは58歳の国語教師で，3人の10代の子どもたちの母親です．1カ月前に，胆管硬化症を主要病変とする肝硬変のために肝移植を受けました．マリーさんは，移植術後クリニックでの定期的なフォローアップで役割チェックリスト第3版をつけました．

マリーさんの役割同一性のパターン，現在の遂行に対する満足度，彼女の望む将来に関する感情は，移植術後1カ月の彼女の見方を反映しており，彼女は最低の役割関与しか示しておらず，現在就いている4つのうちの3つの役割の遂行には不満でした．術前の彼女の期待は，1カ月後までには子どもたちの面倒を再び見ることができ，家庭を活動的に維持できることでした．ところが，彼女は1日のほとんどを休息に費やし，エネルギーを移植術後クリニックへの行き来に費やしていました．マリーさんも子どもたちも，こうした結果を期待してはいませんでした．作業療法士は，マリーさんが回復に要する時間について非現実的な期待を抱いていると見ていました．作業療法士とマリーさんは，広範囲の腹部の術創や仕事の簡略化とエネルギー保存の技法に対処すること，子どもたちのために家での割り振られた通常の雑用を仕上げるための活動的な計画を作ることを援助するための身体力学を協業しました．こうした方法で，マリーさんは価値を置いている養育者と家庭維持者の役割を遂行するための筋力を再獲得することができる方向に徐々に働きかけながら，自分の家事動作によりコントロールしていると感じました．次のクリニックへの訪問の時に，マリーさんは，よりコントロールしており，子どもたちへの負担が少なくなっていると報告しました．役割チェックリスト第3版でマリーさんは，教会へ行くこと以外の望むすべての将来の役割を再び担うにはもう少し時間がかかるが満足してい

ることを示しました．これは彼女が今行いたいことでした．作業療法士は，大勢の人々がいる礼拝に出ることがまだ早すぎることと，彼女の免疫抑制機能状態に照らして風邪をひくことは高いリスクがあることを話し合いました．マリーさんは，車の運転ができるまでもう1カ月かかることも伝えられました．作業療法士はマリーさんに，6週間以内に役割チェックリスト第3版をつけ終えるという結びつきも提供しました．6週間後，作業療法士は，マリーさんが養育者と家庭維持者の遂行が改善したこと，宗教への参加者が第1部の現在の欄に移動したことに満足していることを知ることができました．作業療法士はマリーさんに電子メールを送って，6週間後に役割チェックリスト第3版を電子版でつけることと，何か心配事があれば連絡するように依頼しました．

実践の中で創発したMOHOに基づく自己報告

MOHOに基づく3つの自己報告評価法（ACHIEVE，サークル（CIRCLE），そしてMaking It Clear）は，伝統的ではないヘルスケア場面でのリーダーとして創発した文脈的実践の要請と作業療法を求める新しい機会に対する実践の中での反応として最近創発してきた．これらの自己報告は，MOHO理論に導かれた作業ニーズと介入計画に取り組むために，他の専門職，地域のパートナー，そしてクライアントとのコミュニケーションを促進するために作られた．これらの自己報告はまた，自己報告の反応に基づく介入計画を導くために，意思決定のマニュアルとも対応している．

ACHIVE評価法

ACHIVE評価法（ACHIVE Alliance, 2014）は，対象となる子どもの家，学校，地域での作業参加について，初回の臨床での接触に先立って情報を収集するために作られた．ACHIVEは，自己報告を完成できたり，完成できなかったりするある範囲の能力とニーズを持つ5歳から18歳の子どもたちに適切なもので，子どもの親と教師によってつけられる．ACHIVE評価法には，親用と教師用の別個の質問紙法があり（図16-6，図16-7），作業療法士が作業プロフィールを形成するために文脈にまたがっての子どもの作業上の利点と困難さについての包括的情報を収集できるものである．作業療法士は，子どもたちへのサービスに対する最初の処方を受け取った時に，親と教師に質問紙の形式を送る．

ACHIVE評価法は，子どもの作業参加に影響する個人的要因（意志，習慣化，技能）と環境的要因についての情報を収集するために，利用者の立場に立つアプローチを採用している．ACHIVE評価法はまず，若者がある範囲の環境の中でどの活動（例：衣服の着脱）を行えるのか（作業参加）を示すよう回答者に尋ねる．次いで，回答者は，なぜその子が活動のいくつかの領域をうまくやったり困難になったりしているか（例：活動中に注意集中を維持する）についての情報を提供するために，MOHOの個人的と環境的な要因に合わせた一連の質問に答える．この評定は，若者が年齢，障害のレベル（該当すれば），以前の生活経験，社会的期待，環境的文脈などでどの活動に就くべきかという親や教育専門家の期待を反映すると理解される．したがって，実践家は，その若者が自分の希望と環境（例：家族，学校）が期待していることに適合するような生活での参加の種類を達成できるかどうかを考えることができる．

MOHOの問題解決者：文脈にまたがっての子どもの作業遂行の理解

アラン君は両親と兄と暮らしています．アラン君は運動技能と手書きを心配している小学校の教師によって特別支援評価法が実施されてきました．アラン君は7歳の小学3年生です．彼は可愛らしい少年だと家族から言われています．反対

保育園や学校に関連する生活技能	全くそうした時間はない	少しはそうした時間はある	ほとんどの時間はそうである	すべての時間はそうである
a. あなたの生徒は，トイレの後始末や個人的衛生をできる	1	2	3	4
b. あなたの生徒は，衣服の管理ができる（例：遊び場に行く時は屋外洋服を着たり，暑いと思ったらカーディガンを脱ぐ，靴ひもを結ぶ）	1	2	3	4
c. あなたの生徒は，学校で自分のおやつや昼食を管理できる（例：フォークやナイフを使ったり，おやつや飲み物の容器を開ける）	1	2	3	4
d. あなたの生徒は，活動後に掃除や片づけがきちんとできる（例：絵筆を洗う，芸術活動のあと片づけをする，机をきれいにする）	1	2	3	4
e. あなたの生徒は，朝に保育園や学校の準備ができる（例：保育園や学校に着いた時に鞄をしまう，体育に必要な物を覚えている，宿題を提出する）	1	2	3	4
f. あなたの生徒は，ある活動から別の活動にうまく移ることができる（例：遊びの時間の後に落ち着いていたり，遊びや体育から静かにして聴いたり注意集中することが求められる活動に移る）	1	2	3	4

補足のコメント _____
_____
_____

図16-6　ACHIVEの教師用質問紙．ACHIVE評価から「なぜ」の項目のサンプル

に，先生は彼を整理整頓や組み立てることができず，心配な子だと述べています．これらの問題は長期にわたって続いており，学校で試みられた戦略は役に立たず，困難さは残っています．そうした問題が解決されなくても，アラン君はクラスの仲間についていけないだろうという心配があります．「環境の違いによってアラン君の作業遂行がどのように異なっており，その理由は何なのか」という疑問に答えるために，ACHIVE評価法が選択されました．この評価法は郵送により実施され，アラン君の母親と先生によってつけられました．次に，作業療法士は，初回訪問前の情報をまとめて，結果を臨床検討会のチームで検討しました．

ACHIVE評価法の検討では，アラン君は家と地域で多くの領域に利点を持っていました．彼は衣服の着脱，自転車乗り，社交的な行事への参加などができました．アラン君の先生は，アラン君が算数と体育の時間を楽しんでいると報告しています．アラン君はまた，適切な社会的技能を持っており，家や学校での自分の責任のほとんどを理解していました．両親と先生の反応も，アラン君が参加を促進するような家と学校での日課を持っていること，支援的な学校と家の環境が彼の能力と技能に対応していることを確認しました．

親と先生のACHIVE尺度を比較すると，アラン君は学校よりも家や地域の活動をより一貫して遂行しています．彼は，家では困難な領域はありませんでした．しかし，先生は，彼が教室では学習教材（例：ペン，鉛筆，クレヨン，物差し，糊，ハサミ）をうまく使うことや，学校の文脈では形や文字をうまく書くことに困難があることを報告しました．アラン君の先生はまた，彼は学校という物理的環境をうまく通り抜けることに困難

要約採点用紙―標準版

氏名：_____ 生年月日：_____ 年齢：_____（年）_____（カ月）
CHI番号：_____ 臨床家の採点：_____

採点：1―全くそうした時間はない，2―少しはそうした時間はある，3―ほとんどの時間はそうである，4―すべての時間はそうである

	親への質問		教育者への質問	
家での活動や学校に関連する生活技能	活動の頻度に対する親の観察―なぜ？	1 2 3 4　a. トイレの後始末ができる 1 2 3 4　b. 衣服を管理できる 1 2 3 4　c. おやつを管理できる 1 2 3 4　d. うまく掃除できる 1 2 3 4　e. 保育園や学校の準備ができる 1 2 3 4　f. ある活動から別の活動へ移ることができる	1 2 3 4 1 2 3 4 1 2 3 4 1 2 3 4 1 2 3 4 1 2 3 4	活動頻度に対する教育者の観察―なぜ？
保育園や学校の活動		1 2 3 4　a. 教材を使うことができる 1 2 3 4　b. うまく形や文字を書ける 1 2 3 4　c. スポーツやレジャーをすることができる 1 2 3 4　d. カリキュラムに就くことができる 1 2 3 4　e. 学校でトイレの後始末ができる 1 2 3 4　f. 体育や体操の後に着替えができる	1 2 3 4 1 2 3 4 1 2 3 4 1 2 3 4 1 2 3 4 1 2 3 4	
地域活動		1 2 3 4　a. 教材を使うことができる 1 2 3 4　b. うまく形や文字を書ける 1 2 3 4　c. スポーツやレジャーをすることができる 1 2 3 4　d. カリキュラムに就くことができる 1 2 3 4　e. 学校でトイレの後始末ができる 1 2 3 4　f. 体育や体操の後に着替えができる	1 2 3 4 1 2 3 4 1 2 3 4 1 2 3 4 1 2 3 4 1 2 3 4	
日課と役割	特徴に対する親の観察―なぜ？	1 2 3 4　a. 日課を組み立てる 1 2 3 4　b. 日課の変更に対処する 1 2 3 4　c. 様々な活動を行う 1 2 3 4　d. 彼らの役割を理解する 1 2 3 4　e. 彼らの責任を理解する 1 2 3 4　f. 様々な責任をうまく対処する	1 2 3 4 1 2 3 4 1 2 3 4 1 2 3 4 1 2 3 4 1 2 3 4	特徴に対する教育者の観察―なぜ？
自信		1 2 3 4　a. 能力に自信がある 1 2 3 4　b. 保育園や学校の活動を楽しむ 1 2 3 4　c. 活動の遂行に満足している 1 2 3 4　d. うまくなりたいことを明らかにする 1 2 3 4　e. 困難があってもやり続ける	1 2 3 4 1 2 3 4 1 2 3 4 1 2 3 4 1 2 3 4	
社会的技能		1 2 3 4　a. 他人とうまく遊ぶ 1 2 3 4　b. 友人とおしゃべりや交流したり話す 1 2 3 4　c. 他人にはっきりと話す 1 2 3 4　d. 他人の気持ちを理解する 1 2 3 4　e. 自分が必要な支援を頼む	1 2 3 4 1 2 3 4 1 2 3 4 1 2 3 4 1 2 3 4	
組織化する技能		1 2 3 4　a. 活動のための物を組み立てて用いる 1 2 3 4　b. 活動中に注意集中を持続する 1 2 3 4　c. 壁に突き当たった時に問題解決する 1 2 3 4　d. 活動の指示に従う 1 2 3 4　e. 正しい手順で活動を行う	1 2 3 4 1 2 3 4 1 2 3 4 1 2 3 4 1 2 3 4	
身体的技能		1 2 3 4　a. 不器用でなく活動を仕上げる 1 2 3 4　b. バランスを崩すことなく活動を仕上げる 1 2 3 4　c. 活動中にうまく物を握る 1 2 3 4　d. 活動を仕上げるために身体的に機敏である 1 2 3 4　e. 身体的に疲労することなく活動を仕上げる	1 2 3 4 1 2 3 4 1 2 3 4 1 2 3 4 1 2 3 4	
環境		1 2 3 4　a. 物理的環境の中をうまく通り抜ける 1 2 3 4　b. 環境は機会を提供する 1 2 3 4　c. 参加を支援するために物に接近する 1 2 3 4　d. スタッフや家族は支援を提供してくれる 1 2 3 4　e. 環境は活動を支援する 1 2 3 4　f. 通常でないやり方や受け入れられたやり方で活動を行う	1 2 3 4 1 2 3 4 1 2 3 4 1 2 3 4 1 2 3 4 1 2 3 4	

図16-7　ACHIVE評価法要約採点用紙

があり，全般的な協調性に困難があることも報告しました．学校でのアラン君の自信に対する影響は教室において顕著でした（例：学校での活動に，能力に対する自信，楽しみ，満足を持つこと，困難にもかかわらず試みることはないこと）．これらの結果を臨床的に検討した時に，アラン君の母親は，アラン君がそれほど努力せずに書いて自信を改善してほしいという思いを披露しました．アラン君の先生は，アラン君に不器用さや集中力欠如を少なくして，そんなに努力をしなくとも書くことができるようになってほしいと望んでいました．アラン君に目標設定過程の情報入力を確実に提供するために，作業療法士はアラン君に学校をどう思っているのかとも尋ねました．彼は，「書くことは自分の課題ではない」と述べ，友だちについていけるようになり，クラスで一番最後だということにパニックを感じないようになりたいと述べました．

この過程は，教室で課題をやり遂げるための自信を育てることを通して，作業療法の主な領域の標的が教材の利用の改善であることを明らかにしました．従って，作業療法と教育の間の共通の測定可能な目標は，「*8週間のうちに，アラン君は教室で自立して対象物を組み立てることと注意集中を維持することを通して，自信を持って教材（ハサミや筆記用具といったもの）を使うことができる*」こととなりました．作業療法士は，アラン君が共通言語を作り出すことと教室で組み立てる能力と集中力を改善するために使うことができる戦略を話し合うために，ACHIVE評価法の枠組みとMOHOの概念を用いました．例えば母親は，彼が雑用を自分で管理できるように励ますことを家で共有し，チームは学校での同じような自己志向的な戦略を実行することに決めました．

4週間後にアラン君は，教室での活動のために書かれた指示の各ステップをチェックするという自己モニタリング戦略を使って観察されました．先生は，アラン君が教室でより「組織的」になり，教室での課題を仕上げるのに必要な教材を自立して配置することができるようになったと振り返りました．アラン君は，一番重要なことは書字の際にパニックになることが少なくなったことだと述べ，彼の教室内の学習場所を自分の空間として作業療法士に誇らしげに見せてくれました．ACHIVE評価法は，チームにアラン君の利点と作業療法で取り組むための課題の優先順位を明らかにし，アラン君に学校で成功体験を増やす道筋を示してくれました．

評価結果を解釈するために，作業療法士は親と教師の評定を要約様式へと書き取る．その様式は，全項目にわたって得られた全評定の視覚的パターンを描くため，異なる場面にわたって重要な2つの見方の比較と対比を促進する．類似点と相違点が明らかにされ，様々な場面での作業的困難さの潜在的理由を理解し説明するために，そして，そのクライアントの利点とニーズの最初の理解を打ち立てるために，MOHO理論が使われる．子ども用自己報告を含む他の評価法は，より確かな作業プロファイルを打ち立てるために必要な追加の情報を収集するために用いることができる．他の評価法の結果と合わせて，親と教師の見方は，チーム全体の協業的な目標設定をするために用いられる．

サークル（CIRCLE）評価法

サークルインクルージョン教室尺度（CIRCLE Inclusive Classroom Scale：CICS）とサークル参加尺度（CIRCLE Participation Scale：CPS）の2つの連続する自己報告は，コンサルテーション的な作業療法モデルの下で障害を持つ生徒に教育と支援を提供する教育専門職によって独立して用いるように作られた．2つの評価法とも，*インクルージョン作業と協業作業：実践の中での教師のアイデア*（Inclusive Working and Collaborative Working：Teachers Ideas in Practice. CIRCLE Collaboration, 2015）

空間の適切性	4	ニーズに合わせるために異なる領域やシーティングが典型的に利用できる
	3	必要な時に領域とシーティングの多様性が利用でき，ニーズに合わせる空間を利用できる
	2	領域の利用に制約がある．あるものは空間やシーティングに合致しない
	1	空間はニーズに合わない．混雑し，求められる空間やシーティングが利用できない
感覚的空間	4	良好な感覚の条件にある．気持ち良い温度，感覚の最適な好みのレベルの照明と騒音
	3	心地よい感覚の条件にある．温度，照明，騒音のレベルは調整可能である
	2	感覚の条件には何らかの障害がある，これらに調整するための変わりやすい能力．例：望まない騒音
	1	熱すぎたり寒すぎたり，騒音や不十分な照明は感覚の条件を調整できない
活動の要求	4	活動は特別な挑戦と楽しみを促進する
	3	活動は「ちょうどよい挑戦」を適度に可能にする
	2	活動の要求は高かったり低かったり，退屈だったりストレスになったりする
	1	活動の要求は高過ぎたり低過ぎたり，退屈やストレスを引き起こしている
規則と区切り	4	様々な様式で提供され，首尾一貫して適用される特別に明瞭な期待／規則／褒美／制裁
	3	様々な様式で提供され，首尾一貫して適用される明瞭な期待／規則／褒美／制裁
	2	期待／規則／褒美／制裁は困難である．ある生徒は従事しないか不安を持つ
	1	期待／規則／褒美／制裁は不明瞭．生徒は従事せず，不安を持つ

図16-8　サークルのインクルージョン教室尺度（CICS）の項目サンプル

と呼ばれる1つの手引書の部分からなる．作業療法士は，障害を持つ子どもたちのインクルージョンの環境と参加を促進するためにサークルの評価法と関連する介入戦略を用いて，先生やその他の教育の専門家にコンサルテーションを提供することができる．サークル自己報告評価法は，作業療法士ではない人々にMOHOを用いて最善の実践を行うように支援し，手引書は先生が教室で試みる支援と戦略の詳細な情報も含んでいる．

CICSのツール（図16-8）は，MOHOの*環境*の概念に基づく4つの領域で，教室内の環境要因を評価する．つまり，物理的環境，社会的環境，環境内の構造と日課である．CICSはまた，教室の環境の質を考える際に，利用者を助ける一連の自省的な質問を含んでいる．採点は，一定の期間にわたっての教室という文脈での観察に基づく．CICSは個人によって，または，一緒に働く同僚によってつけることができる．

CPS評価尺度（図16-9）は，教室での子どものインクルージョンと参加，そして，その子の参加に影響する個人的要因と環境的要因を評価する．CPSはその子の環境，日課，動機，運動技能，処理技能，コミュニケーションと交流技能を示す項目からなる．尺度は，個人的あるいは環境的要因が，学校生活への子どもの参加を支援したり，妨げたりするかどうかを記録するために作られている．この評価法は，その生徒にあてはまる頻度も記録する．この評価法は，先生にその子の遂行の全体像を獲得させ，学校や教室の文脈でのその子の相対的な利点と欠点を把握させる．採点は，教室の文脈におけるその子の教師による個別観察に基づく．

手引書は，先生がCICSとCPSを採点した後に，この評価法の得点で明らかにされたニーズの領域に取り組むための戦略を実行する特定の指示を示している．例えば，その手引書には，微細運動技能や自己効力感を改善するための戦略が含まれている．もし教育者がサークルの戦略を適応した後にもまだ苦慮している場合は，作業療法士からの専門家の支援が紹介される．その作業療法士は，生徒の遂行と参加に対する戦略の影響を測定するために，CICSとCPSを用いたその子の先生の再評価を監督することもできる．

学習環境：社会的				
a. 教室の活動に学習者を含む仲間	1	2	3	4
b. 遊び／レクリエーション活動に学習者を含む仲間	1	2	3	4
c. 関係する学校教職員は学習者たちのニーズを認識し理解している	1	2	3	4
d. 関係する学校教職員は学習者たちのニーズに見合う支援を率先して提供する	1	2	3	4
e. 家庭の状況は学習者を学校に十分に参加させている	1	2	3	4
構造と日課				
a. 学習者は学校の日課の正常な意識をもち，従っている	1	2	3	4
b. 学習者は登校日に，課題，活動，授業の間を移動できる	1	2	3	4
c. 学習者は日課やパターンの変更に十分に対応できる	1	2	3	4
d. 学習者は関係する学校教職員の期待に応えている	1	2	3	4
e. 学習者は学校の余分な役割や活動に関わっている（例：クラブ活動や放課後の活動）	1	2	3	4
動機づけ				
a. 学習者は自分の技能と能力を認識している	1	2	3	4
b. 学習者は挑戦や新しい活動を求め，成功を楽観視している	1	2	3	4
c. 学習者は好奇心を示し，活動に気持ち良く就いている	1	2	3	4
d. 学習者は学校の活動に熱意を示している	1	2	3	4
e. 学習者は自分の達成に誇りを示している	1	2	3	4

図16-9　サークル参加尺度（CPS）の項目のサンプル

MOHOの問題解決事例：教室での参加を支援するために初等教育における作業療法のコンサルテーションモデルの使用

サビナちゃんは7歳の女の子で，田舎の小さな学校に通っており，教室には20人の子どもたちがいます．サビナちゃんの先生たちは，彼女が学校で組織化することができないことと，他の生徒についていけないことを心配していました．先生方は発達の遅れの可能性を疑って，作業療法士に助けを求めてきました．作業療法士はコンサルテーションモデルを用いていて，先生に教室での支援戦略を明らかにして実施するために，自分でサークルの評価法を用いてサビナちゃんの評価を実施するよう推薦しました．

先生は，1日の流れに沿って教室で観察して，サークルインクルージョン教室尺度（CICS）の教室観察様式に記入しました．その尺度をつけ終わったところ，物理的環境には何のバリアもないと記入されました．危険がなく，子どもたちはたやすく動きまわることができ，教室と廊下の空間はうまく組み立てられており，散らかってはいま

せんでした．空間の感覚的特性には何ら問題がなく，いくつかの視覚的支援がある（例えば，上着を掛けるフックと本を返却するトレイには子どもの名前とアイコンがつけられている）と記録されました．物品は適切に置かれており，ふさわしく，手が届く場所にありました．社会的環境の調査では，大人たちは支援的であり，学習者中心であることがわかりました．しかし，ほとんどのガイダンスは言語的に提供されており，サビナちゃんがついていくのは難しいことも記録されました．その先生は，サビナちゃんが子どもたちから孤立しており，特に休憩時間に仲間と比べて他人との交流ができないとも記録していました．構造と日課を調査する中で，サビナちゃんに対する活動の要求は高いもので，ついていくのが困難になっている様子でした．教室で提供されている活動はとても肯定的に評定されるように見えました．学習者に提供される活動は多様であり，異なる興味や文化のために仕立てられていました．教室での日課は良好であり，高いレベルの首尾一貫性と構造がありました．しかし，サビナちゃんは自分のコートを脱いで正しい上着掛けにコートを掛け，上履きに履き替え，弁当箱をトレイに載せ，所定の場所に本を戻し，教室での自分の席を探すといったことを期待されている１日のはじまりの時点で困っているようでした．彼女はしばしばこれらを行うことにまごついており，誤った場所に物を置き，動揺していました．その先生は，朝サビナちゃんを個別に支援する時間がないことも記録していました．

先生は，サビナちゃんの参加に影響している個人的要因と環境的要因を評価するために，サークル参加尺度（CPS）の質問紙を用いました．先生は，支援を得て特定の目標に励む，好奇心を示す，活動に喜んで従事する，学校の活動に熱意を示すといった動機のいくつかの領域を利点であると明らかにしました．サビナちゃんは微細運動技能に問題がなく，小さな物品を操作することができ，両手を同時に使うことも簡単にできました．また，サビナちゃんの粗大運動技能も，教師にとっては正常であると思われました．教師は，サビナちゃんが指示に従うことが難しく，するように言われたことを覚えていることが難しいことを明らかにしました．サビナちゃんはまた，何をするのかとどこにいるのかを覚えておくために注意を必要としました．サビナちゃんは，学校の日課という認識がありましたが，登校日に課題，活動，教室の移動が難しく，日課やパターンの変化にうまく対応できないことがわかりました．サビナちゃんの机はいつも散らかっており，たまにしか鉛筆を持っておらず，頻繁に物をなくしました．サビナちゃんは，学校での多くの追加の役割や活動（例：クラブ活動や放課後の活動）には参加しておらず，社会的環境は，サビナちゃんが他の子どもたちから比較的孤立しているために，また，教職員からの言語的注意が効果的ではないために，再度強調されました．記載されたその他の問題は，道具や教材を選択すること，その日のために必要な物を覚えておくこと，適切な順序で課題を遂行することなどでした．

サビナちゃんの先生が評価を完成したところで，作業療法士は結果を話し合うために先生と会いました．先生と作業療法士が介入で取り組む必要がある最も大きなニーズの領域を明らかにするために，収集された情報は助けになりました．作業療法士は，MOHOの情報資源である「リーツルセラピーの手引き：作業療法」(Forsyth, 2010) から指針を描き出し，その教師が社会的技能と習慣を構築することにさらに焦点を当てるように推薦しました．サビナちゃんの先生は，次の情報を披露してくれました．「*サビナちゃんは１日の始まりに圧倒されています．私は，『仲間と計画すること』を実施することで，もっと管理しやすいようにしてきました．それは，彼女が靴を履き替えたり，他の課題に取り組むように組織化したりすることを支援してくれる年長の学習者*

です．私は彼女がやらなければならない物事を写真で示す視覚的な時間割を導入しましたが，それは彼女がやり遂げるまでに彼女を怒らせてしまいました．彼女はとても喜んでおり，教室で落ち着いていましたが，現時点では，この継続中の支援を求め続けています」．先生はまた，サビナちゃんが家で可能な限り学校の用意を組織化することを確実にするために，両親と取り組みました．「私たちは，彼女のランドセルと寝室の壁に，チェックリストと時間表を取り入れました」．作業療法士はまた，サビナちゃんが教室の中央の机をきれいにする担当の"プロジェクトマネジャー"の役割を与えられて，小集団プロジェクトを立ち上げること，サビナちゃんがクラスメートともっと交流するための他の機会を作ることを推薦しました．サビナちゃんの経過を再び話し合うために，3カ月後に検討会が設定されました．作業療法士は，変化を追跡する時に，また必要は戦略を調整するために，再度CPSとCICSを用いることを推薦しました．

Making It Clear

Making It Clear（MiC）(Making it Clear Collaborative, 2015）の自己報告測定は，高齢者の自分のレジリエンス（回復力）のレベルの認識を評価するために作られたものである．この自己報告は，レジリエンスを利用したり打ち立てたりすることによって，高齢者が地域の中でうまく生活することを可能にするMOHOに基づく予防プログラムと結びついたものである．MiC評価と予防プログラムは，レジリエンスが社会的支援，地域の安全性，住宅や収入といった情報資源，意味のある活動に参加する機会といった環境的要因によって支援されていると提案する．個人的原因帰属，価値，興味，習慣，役割を含めて，個人的要因もレジリエンスに対して寄与している．

MiCは，不可欠な活動への参加（例：仕事，レジャー，セルフケア）と同様に，MOHO概念（例：意志，環境）に合わせた個人的要因（30項目）と地域の要因（16項目）を検討することでレジリエンスを評価する．これらの項目は，日常の言葉を用いて，以下の4つの下位尺度にグループ化されている．

- あなたは友人，家族，近所の人々とどのように結びついていますか．
- あなたは毎日のニーズを果たすために，どのように資源やサービスを探して使っていますか．
- あなたはどのように生活し，何が重要だと考えていますか．
- あなたは自分と自分が物事を行うやり方をどのように思っていますか．

MiCの各項目は，1つの文章として示されている．例えば，「私を支援してくれる家族がいます」という文章に，強く同意しない（1）から，強く同意する（4）で評定される．

MiCは，非専門職や，作業療法士の監督のもとで地域に根ざした高齢者サービス提供者と連携しているボランティアにより実施されるように作られている．必要に応じて，作業療法士がこの様式を直接つけることもできる．MiCのプログラムに合わせることができる潜在的なニーズがあるかどうかを決定するためのスクリーニングとして用いることができる短縮版（6項目の質問からなる）もある．もしこのスクリーニングがMiCプログラムへの紹介へと導けば，その人に関して詳細な情報を明らかにするために，正規版が用いられる（図16-10）．実施者は，レジリエンスの領域とニーズに基づく項目と下位尺度得点を明らかにするために，反応を検討する．MiCの手引書は，適切な目標を明らかにし，作業療法士や高齢者のパートナーのスタッフがニーズの領域を強化し目標を達成するためにレジリエンスの領域を作り上げるよう支援するガイドを提示する．

	強く同意しない	同意しない	同意する	強く同意する
a. 私は身支度をいつも自分が好むやり方でしている（例：化粧をする，シャツとネクタイを着用する）	1	2	3	4
b. 私は自分が生活する場所を整理整頓することに何の問題もない（例：掃除機をかける，ベッドシーツを交換する）	1	2	3	4
c. 私は自分がしたいレジャー活動に参加できる（例：スポーツ，趣味）	1	2	3	4
d. 私は自分がしたい社会活動に参加できる（例：友人に会う，家族行事）	1	2	3	4
e. 私は自分が必要な地域のサービスを探して使うことができる（例：ボランティア事業所，キャリア支援，社会福祉サービス）	1	2	3	4
f. 私は自分が望む学習資源や訓練資源を探して使うことができる（例：図書館，卒後教育，興味に基づくグループ）	1	2	3	4
1. 私は自分の地域や社会の中で追加された役割を持っている（例：ボランティアや無償の仕事，ある組織のメンバー）	1	2	3	4
2. 私は友人のサークルに属している（例：友人，近隣の人々，支援グループとの社会的な関わり）	1	2	3	4
3. 私は自分の家や近所を動きまわることに何も問題がない（例：階段の昇降，食器棚に手を伸ばすこと，店に行くこと）	1	2	3	4
4. 私は安全で自分に適した家に住んでいる	1	2	3	4
5. 私の友人のサークルは生活に必要なものを得ることで私を支援してくれる	1	2	3	4

図16-10　Making It Clear の項目のサンプル

MOHOの問題解決者：うつの高齢者の自己効力感を高めることよるレジリエンスの育成

　ゴードンさんは70歳の男性で，独居で生活し，最近他界した病気の家族の世話のために離職した後に，次第に孤立してきました．ゴードンさんはまた，成功した音楽家でもあり，以前はバンドで演奏していましたが，健康上の心配のために演奏を止めてしまいました．今年の初めから，介護者の役割からは解放されましたが，精神的な健康上の問題，とりわけうつと闘っています．ゴードンさんは，仕事，家族，多くの友人を次々と失ったことが自信の喪失につながったと感じています．「私は突然に泣き出してしまうだけです……．そ れは出来事の一連の全体でした．非常に自信家の公認会計士だったけれども，私の自信は打ち砕かれてしまいました．それは次々と起こってきました」．

　ゴードンさんの主治医は，彼を地域の高齢者サービスへと紹介しました．その事業所から1名の連絡係がゴードンさんを訪問して，MiCの質問紙を提供しました．ゴードンさんは，質問のほとんどに低い点（ほとんど1や2）しかつけなかったために，その質問紙につけ終えると「ちょっと切ない思いがした」と語りました．ゴードンさんと事業所の連絡係のフレイザーさんは，ゴードンさんの問題のいくつかの解決を支援すると思われる活動を1つしか明らかにできなかったので，彼らはまずゴードンさんの自己効力

感を高めることに焦点を当てて，徐々に取り組んでいくことに合意しました．

質問紙で，ゴードンさんは散歩を楽しんでいると明らかにしました．MiCからのこうした情報収集は，彼の自己効力感を向上させ始める一連の行為を始めさせました．事業所の連絡係のフレイザーさんは，彼に地域の散歩グループを紹介しました．数回のセッション後に，ゴードンさんは，グループの他の人々が自分よりも年上で，自分には難しい速さで歩いていたため，その速さで歩くことはできないことがわかりました．ゴードンさんとフレイザーさんは次に他の選択肢をブレインストーミングして，ゴードンさんは定期的にジムに行くとことに合意しました．彼は毎日ジムまで歩いて行き，トレッドミルとサイクリング機器に乗って時間を過ごしました．ゴードンさんはこの新しい日課をとても楽しんでいることがわかりました．

ゴードンさんは事業所に最初に紹介されてから6カ月後に2度目のMiC質問紙に記入し，得点は35点から64点になりました．彼の得点は1や2（同意しない）から，ほとんどが3や4（同意する）に変化しました．ゴードンさんが引き続き強く同意しないとした項目は，家族に関することと，人生のいかなる困難も受け入れるという項目でした．彼は復職するか，あるいはボランティアを続けたいと希望していますが，最初の一歩を歩み出すことに圧倒されることに気がつきました．しかし，彼は地域のいくつかの小規模の商店や，地域の日用品店でパート従業員として働くために履歴書を送るという第一歩を踏み出すための十分な自己効力感を持っていました．ゴードンさんは次のように披露してくれました．「動機ですね．私はこれらすべてのことを行うことができます……．それを行うための動機を見出しただけなのです」．

事例研究 発達性協調性障害を持つ小学生のための，作業プロフィールと効果的な環境に焦点を当てた介入計画を立てるための補足的な自己報告の使用

作業療法士と先生は，小学3年生のアアシちゃんのニーズに合わせることに失敗した過去の試みについて，教室の前の廊下で素早く相談しました．数年間の個別教育と作業療法を含む関連のサービスの後に，アアシちゃんの学業，社会的技能，動機づけは改善するよりも低下しました．愛らしくやさしい一人の少女，作業療法士，先生は，アアシちゃんの成功を確実にするために彼女のニーズを理解して取り組むための別のやり方を試みる必要があることを知りました．

アアシちゃんの物語は，広汎性の発達の遅れと診断され，EI（早期介入教育）サービスを受け始めた18カ月の時に始まりました．アアシちゃんの家族の忙しい生活の中で彼女の参加を支援することと家族の彼女の発達をうまく育てることに焦点を当てたサービスは，豊かなインドの伝統という文脈の中で必要です．アアシちゃんの両親は，両親と乳児期と幼児期を通して非常に活発な彼女の二人の兄たちとの交流を支援するために大変な努力をしていました．3歳の時に，アアシちゃんは認知，運動，言語の技能の発達の遅れと発達性協調性障害（Developmental Coordination Disorder：DCD）という新しい診断に基づき，特別支援教育のサービスを受ける対象であるとわかりました．アアシちゃんは，作業療法と他のサービスの支援で，幼稚園と小学校低学年の間に認知と言語の技能の発達を安定して得ていましたが，運動技能にのみ大きな改善を示しました．彼女は，衝突と転倒で頻繁に内出血を負っており，自分のセルフケアのニーズを果たすことに困難を示し，自転車に乗ることの学習や友だちとボール遊びをすることは困難で，学校の道具や操作的課題をうまくやることに困難を示していました．

アアシちゃんの作業療法は，手書きを発達させることと，学校で自立しての着替えと衣服をしまう日課をうまく行うために必要な技能を打ち立てることに焦点を当てました．加えて，書字の労力を軽減するためのワークシートを調整するために，教室で支援が提供されました．学校での1年間を通して，アアシちゃんは学校の課題の遂行に次第にフラストレーションを募らせ，微細運動活動を目に見えて避けるようになりました．彼女は頻繁に疲れるようになり，そうした疲労は彼女がこれまでは楽しんできた学習課題への集中力と従事に影響を与え始めました．

さらに，アアシちゃんは家庭と学校の両方で社会的に苦しんでいました．これまでは学校で何かとかばってくれて彼女の参加の足場を築いてくれたクラスメートたちは，今では彼女のたどたどしい歩行から素早く走り去ってしまい，アアシちゃんが遊ぶことができない縄跳びでは彼女を仲間はずれにしていました．アアシちゃんは，自分から遊び場から遠ざかり，時には休憩時間を避けるような無作法な行動を示しました．アアシちゃんの両親は，宿題や家族との活動，社会的活動，文化的活動を含めて，彼女の家での責任に限定的に従事することについて抱いているフラストレーションを披露しました．両親は，彼女の限られた社会的な従事を心配し，友人を家に招いて遊ぶ機会すらないと披露しました．両親は，娘が社会的従事と，娘と障害がない兄たちや従妹たちとの所属感の間に大きくなったギャップに気づき始めました．

来るべき教育計画会議の準備をするために，作業療法士と先生はいくつかのMOHOの自己報告を用いてアアシちゃんの総合評価に取りかかることに決めました．先生がサークル評価法をつけ，作業療法士はアアシちゃんがCOSAをつけるのを支援しました．両親，先生，アアシちゃんから評価データを収集することは，作業療法士にアアシちゃんの作業上の利点とニーズの掘り下げた理解を得ることをもたらし，彼女の教育上のニーズに合ったより効果的なアプローチを明らかにする可能性があることをもたらしました．

CICSは，担任の先生がアアシちゃんの運動のニーズに合うように物理的環境をうまく修正していることを明らかにしました．例えば，彼女は取り付けられた机ではなく，座ったり立ったりすることが簡単にでき，書字を支援するために様々な姿勢を取るのに使うことができる椅子付きの机を使いました．学校チームはまた，アアシちゃんの疲労とフラストレーションを軽減するために，指示（例：活動の要求）をうまく変更しました．例えば，先生たちはアアシちゃんに短い課題を与え，拡大した書字や切ることといった微細運動技能に関わる課題をやり終えるように仲間に手伝わせました．しかし，サークル参加尺度（CPS）の得点は，他の生徒たちの支援が最適な社会的環境を作り出してはいないことを先生に認識させました．生徒たちはアアシちゃんを仲間と見るよりも，教室の課題をやり遂げるために自分たちの支援を必要とする者と見始めていました．さらに，このことは，教室での課題と社会的交流の両方でアアシちゃんの自己効力感をいっそう低下させていました．コンピュータや他のテクノロジーを含む教室内の資源の不足は，より自立し，より効果的に書字課題を成し遂げるアアシちゃんの能力を制限していました．

作業療法士は，COSAのカード分類版の有能性と価値の尺度を，疲労を軽減するために2日に分けて実施しました．アアシちゃんはそれぞれのカードを評定尺度のイメージでラベルをつけた4つの容器の1つに置いていきました．しかし，彼女は，教室では自分を時間内に課題を仕上げることができる有能な者と見ていました．彼女は，短くされた教室の課題を気にして，クラスメートと同じように自分でもっと課題を仕上げたいと思っていることを披露しました．彼女は，「チェスをしたり，遊び場で縄跳びをする」といった自分がしたいことを行う能力に欠けていることと，友だ

ちを作って遊び場で一緒に遊ぶことが難しいことを報告しました．彼女は「もっと友だちがいたらいいのに」と披露しました．アアシちゃんは，家ではバービー人形の着替えを一人ではうまくできないために，従妹たちが遊びに来た時には従妹たちとは着替え遊びはしないとしました．このことは，家族の一員としてはふさわしくないという彼女の気持ちの一因になっており，頻繁に「悲しい」と報告しました．COSAの終了時点で，作業療法士は，作業療法の目標を明らかにする1つの方法として，彼女の一番の希望を披露するようにアアシちゃんに頼みました．アアシちゃんは，「私は縄跳びができるようになりたいだけなの」と大声で叫びました．

　評価の結果は，アアシちゃんが運動的ニーズに困難さがあるために，自分を学生，仲間，家族の一員としての役割をうまく果たしていないと見ていることを示しました．アアシちゃんの縄跳びができるようになりたいという希望は，運動技能の学習を目指したものではなく，自分と仲間たちの運動遂行の違いの理解を支援する方法を見つけるのを助けること，自分の能力について肯定的感情を作り上げること，自分の家と学校のコミュニティでの肯定的で生産的な役割と所属感を打ち立てることを目指したものでした．

　障害を持つ子どもたちは，しばしば選択した作業への参加を妨げるバリアと，他人との交流を妨げるものによって参加が妨げられます．ACHIVEの評価法とCOSAを用いたアアシちゃんの評価の結果は，彼女に対する介入の焦点を彼女の運動遂行の改善と参加に対する物理的バリアを減少することから，彼女の社会的孤立を減すことと興味と価値に基づく作業へのうまい従事のための機会を増加することへと転換しました．アアシちゃんの先生，両親，作業療法士は，以下の教育目標を明らかにするために協業しました．

- 休み時間に仲間との社会的交流を始めて続ける．
- 教室では仲間と同じ長さの課題をやり遂げるためにコンピュータを使う．

　アアシちゃんは，遊び場でうまくいくと思われる活動を明らかにするために作業療法士と取り組み，教室と体育の先生の支援を受けて，彼女がアクセスできるゲームをクラスメートが教えてもらいました．アアシちゃんと仲間は，彼女が成功できる縄跳びとともにいくつかのゲームを開発しました．アアシちゃんは，友だちがジャンプをしている間にリズム歌と数えることを学んで暗唱するという隠された能力を発見しました．

　先生と作業療法士は，アアシちゃんが自分の机で使う彼女のために調整されたキーボードがあるノートパソコンを得るために働きました．彼女はタイプが遅く，キーボードの間違いも多いのですが，自立して課題をやり遂げることに興奮を示し，タイプでの疲労をそれほど示しませんでした．彼女はまた，手書きの正確さとスピードを改善するために，オートコンプリート・テキスト機能の使い方を学び始めました．

　アアシちゃんが成功を積み重ねるにつれて，担任の先生は彼女が教室での自信を向上させつつあり，デスクヘルパー，図書館司書，列の先頭などの新たな役割を担っていると記録しました．

　次の秋に，収集された改善を示すデータは，作業療法士がアアシちゃんの微細運動技能に直接に焦点を当てていないものの，彼女は衣服の片づけを自力で行い，長文で書かれた言語課題のためにキーボードを用いる能力を向上させました．彼女の選択という作業にうまく参加する能力と，教室や遊び場での作業役割を果たす能力に影響するバリアが高まるにつれて，彼女の遂行技能はすべての文脈にわたって向上しました．アアシちゃんは，有能な生徒と友人としての変化した同一性に価値を見出しました．彼女は自分の新しい同一性を築くために力を与えられています．その同一性は健康的で，力があり，関係をとる存在というものです．

結論：展望の中での自己報告評価法

本章は自己報告評価法を示し，クライアントから直接収集した情報が作業療法士に臨床的に困難なことをどのように解決させ，クライアントに意味のある作業に従事させるのかを描いてきた．様々な事例は，多様な年齢と多様な文脈にあるクライアントが心配事を明らかにし，介入計画に参加することを援助する自己報告評価法を使うことができることを示している．自己報告の様式に書かれた反応と，その後に続く作業療法士とクライアントとの話し合いは，クライアントのニーズと目標に洞察をもたらし，クライアントと作業療法士が介入するための優先順位に対する相互の合意を明らかにする機会をもたらす．最後に示した事例は，評価と介入計画の過程にクライアントを含めることが確実に作業療法介入をクライアントの日常生活に意味のある影響を及ぼすことを描き出している．

第16章の振り返りの質問

1. 最後の事例研究をレビューし，以下の質問に答えなさい．
   - アアシちゃんが学校での自信喪失を経験した理由を，MOHO理論を用いて説明しなさい．
   - サークルとCOSAの自己報告評価の知見は，どのように，なぜ，より良好な介入のアプローチをもたらしたのでしょうか．
2. 本書の他の評価について述べた章から1事例を選択しなさい．その事例の他の評価と合わせて，あなたが実施するのが適切だと思う自己報告評価法を1つ明らかにしなさい．そして，以下のことを説明しなさい．
   - あなたが選択した自己報告は，なぜそのクライアントに適切なのか．
   - あなたは，その事例のクライアントに対する自己報告の目的をどのように説明するのか．
   - 事例で示されているクライアントのニーズと利点を踏まえて，自己報告をつけるために，あなたはそのクライアントをどのように支援するのか．
   - あなたが選択した自己報告の特有な追加の情報は，その事例とそのクライアントの作業プロフィールに何を加えることができるのか．

宿　題

1. 自己報告があなたの実践や臨床経験に適切であることを明らかにしなさい．文献検索をして，次の事柄を説明しなさい．(1) 研究の参加者の特徴（例：年齢，診断名，臨床場面），(2) その自己報告評価法の妥当性を支持するエビデンス，(3) その自己報告評価法の信頼性を支持するエビデンス．
2. 同僚，友人，家族に対して，自己報告評価法の実施を練習しなさい．疑似的な「目標設定」の話し合いを含めなさい．次に，MOHOの概念を用いてその自己報告の反応を解釈し，反応の作業遂行上の利点，ニーズ，目標を含めて，作業プロフィールを書きなさい．

文　献

ACHIEVE Alliance. (2014). *ACHIEVE assessment: Manual and supplementary materials*. Edinburgh, Scotland: Queen Margaret University, City of Edinburgh Council.

Baron, K., Kielhofner, G., Iyenger, A., Goldhammer, V., & Wolenski, J. (2006). *The Occupational Self-Assessment (OSA)* [Version 2.2]. Chicago: Model of Human Occupation Clearinghouse, Department of Occupational Therapy, College of Applied Health Sciences, University of Illinois at Chicago.

Bonsaksen, T., Meidert, U., Schuman, D., Kvarsnes, H., Haglund, L., Prior, S., et al. (2015). Does the Role Checklist measure occupational participation? *The Open Journal of Occupational Therapy, 3*(3), 2.

Budd, P., Ferraro, D., Lovely, A., McNeil, T., Owanisian, L., & Parker, J., (1997). *Pilot study of the revised child's play interest profile*. Unpublished manuscript, Worcester State College, Worcester, MA.

Cacich, D., Fulk, M., Michel, K., Whiffen, K., & Scott, P. J. (2015). *Establishing concurrent validity of the Role Checklist v2 with the Occupational Circumstances Assessment Interview and Rating Scale v4 with liver transplant patients*. Paper presented at the Fourth International Institute for the Model of Human Occupation, Indianapolis, IN.

CIRCLE Collaboration. (2015). *Teachers ideas in practice—Inclusive learning and collaborative working: 5 to 11 year old children*. Edinburgh, Scotland: Queen Margaret University, City of Edinburgh Council.

Elliott, M., & Barris, R. (1987). Occupational role performance and life satisfaction in elderly persons. *Occupational Therapy Journal of Research, 7*, 215–224.

Forsyth, K. (2010). *CIRCLE therapy manual: Occupational therapy*. Edinburgh, Scotland: Queen Margaret University, City of Edinburgh Council.

Furst, G., Gerber, L., Smith, C., Fisher, S., & Shulman, B. (1987). A program for improving energy conservation behaviors in adults with rheumatoid arthritis. *American Journal of Occupational Therapy, 41*, 102–111.

Gerber, L., & Furst, G. (1992). Validation of the NIH activity record: A quantitative measure of life activities. *Arthritis Care and Research, 5*(2), 81–86.

Henry, A. (1998). Development of a measure of adolescent leisure interests. *American Journal of Occupational Therapy, 52*(7), 531–539.

Henry, A. D. (2000). *The Pediatric Interest Profiles: Surveys of play for children and adolescents*. Unpublished manuscript, Model of Human Occupation Clearinghouse, Department of Occupational Therapy, University of Illinois at Chicago, Chicago.

Kielhofner, G., Forsyth, K., Kramer, J., & Iyenger, A. (2009). Developing the Occupational Self-Assessment: The use of Rasch analysis to assure internal validity, sensitivity, and reliability. *British Journal of Occupational Therapy, 72*(3), 94–104. doi:10.1177/030802260907200302

Kielhofner, G., Dobria, L., Forsyth, K., & Kramer, J. (2010). The Occupational Self-Assessment: Stability and the ability to detect change over time. *OTJR: Occupation, Participation and Health, 30*(1), 11–19. doi:10.3928/15394492-20091214-03

Kielhofner, G., & Neville, A. (1983). *The Modified Interest Checklist*. Unpublished manuscript, Model of Human Occupation Clearinghouse, Department of Occupational Therapy, University of Illinois at Chicago, Chicago.

Kramer, J. (2011). Using mixed methods to establish the social validity of a self-report assessment: An illustration using the Child Occupational Self-Assessment (COSA). *Journal of Mixed Methods Research, 5*, 52–76. doi:10.1177/1558689810386376

Kramer, J., Kielhofner, G., & Smith, E. V., Jr. (2010). Validity evidence for the Child Occupational Self-Assessment (COSA). *American Journal of Occupational Therapy, 64*(4), 621–632.

Kramer, J., Smith, E. V., Jr., & Kielhofner, G. (2009). Rating scale use by children with disabilities on a self report of everyday activities *Archives of Physical Medicine and Rehabilitation, 90*(12), 2047–2053.

Kramer, J., ten Velden, M., Kafkes, A., Basu, S., Federico, J., & Kielhofner, G. (2014). *The Child Occupational Self-Assessment* [Version 2.2]. Chicago: Model of Human Occupation Clearinghouse, Department of Occupational Therapy, College of Applied Health Sciences, University of Illinois at Chicago.

Kramer, J., Walker, R., Cohn, E., Mermelstein, M., Olsen, S., O'Brien, J., et al. (2012). Striving for shared understandings: Therapists' perspectives of the benefits and dilemmas of using a child self-assessment. *OTJR: Occupation, Participation and Health, 32*(1), s48–s58.

Making It Clear Collaborative. (2015). *Making It Clear manual*. Edinburgh, Scotland: Queen Margaret University, City of Edinburgh Council.

Oakley, F., Kielhofner, G., & Barris, R. (1985). An occupational therapy approach to assessing psychiatric patients' adaptive functioning. *American Journal of Occupational Therapy, 39*, 147–154.

Oakley, F., Kielhofner, G., Barris, R., & Reichler, R. K. (1986). The Role Checklist: Development and empirical assessment of reliability. *Occupational Therapy Journal of Research, 6*, 157–170.

O'Brien, J. C., Bergeron, A., Duprey, H., Olver, C., & Onge, H. (2009). Children with disabilities and their parents' views of occupational participation needs. *Occupational Therapy in Mental Health, 25*, 164–180.

Scott, P. J. (2015). *Role Checklist v3 (measure of role participation)*. Retrieved from www.rolechecklist.com

Scott, P. J., McFadden, R., Yates, K., Baker, S., & McSoley, S. (2014). The Role Checklist v2: QP: Establishment of reliability and validation of electronic administration. *British Journal of Occupational Therapy, 77*(2), 96–102.

Smith, N. R., Kielhofner, G., & Watts, J. (1986). The relationship between volition, activity pattern, and life satisfaction in the elderly. *American Journal of Occupational Therapy, 40*, 278–283.

ten Velden, M., Couldrick, L., Kinébanian, A., & Sadlo, G. (2013). Dutch children's perspectives on the constructs of the child occupational self-assessment (COSA). *OTJR: Occupation, Participation and Health, 33*(1), 50–58. doi:10.3928/15394492-20120817-01

Yamada, T., Ishii, Y., & Nagatani, R. (2002). Establishing the activities for the Interest Checklist of Japanese Elderly version. *Japanese Journal of Occupational Behavior, 6*(1), 25–35.

第17章

クライアントと話すこと：面接により情報収集をする評価法

Helena Hemmingsson, Kirsty Forsyth, Lena Haglund, Riitta Keponen, Elin Ekbladh, and Gary Kielhofner（没後出版）
野藤弘幸・訳

期待される学習成果

本章を読み終えると，読者は以下のことができる．

1. 幼児期から高齢成人期までの人生の経過にわたって，クライアントにとって適切な自己報告を明らかにすること．
2. 様々な自己報告によって評価される人間作業モデル（MOHO）の概念を明らかにすること．
3. 自己報告の評価法のための実施手続きを説明できること．
4. ある自己報告評価法が，クライアント中心という目標を明らかにし，作業療法の介入を計画するために，どのように用いることができるかを理解すること．

公式的か非公式的かを問わず，クライアントとの面接は，作業療法士が担当のクライアントを知る上でのかなりの部分の情報をもたらしてくれる（図17-1）．人間作業モデル（MOHO）で用いるために，以下の5つの面接評価法が開発されてきた．

- 作業状況評価：面接と評定尺度（Occupational Circumstances Assessment－Interview and Rating Scale：OCAIRS）
- 作業遂行歴面接第2版（Occupational Performance History Interview－Second Version：OPHI-Ⅱ）
- 学校場面面接法（School Setting Interview：SSI）
- 勤労者役割面接（Worker Role Interview：WRI．第23章も参照）
- 仕事環境影響尺度（Work Environment Impact Scale：WEIS．第23章も参照）

これらの評価法のそれぞれは，明確な目的と様式を持っている．OCAIRSは，主にクライアントの現在の作業参加に焦点を当てている．OPHI-Ⅱは生活史の面接である．SSIは，障害を持つ生徒たちのために学校環境の影響を評価し，調整の必要性を明らかにするために作られた．WRIは損傷や障害を持つ勤労者のために作られている．WEISは仕事環境の勤労者に及ぼす影響を検討するために開発された．

これらの評価法のすべてには，いくつかの共通する特徴がある．いずれも，担当するクライアントの特有

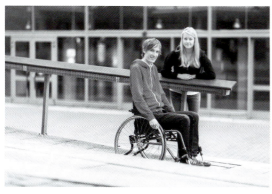

図17-1　作業療法面接の準備場面

な状況に応じて作業療法士が変更することができる半構成的面接法を持っている．面接の実施後，作業療法士は情報を分析する何らかの方法を持つ．それぞれの評価法は，付け終えた後に，面接で知ったことを記録する評定尺度やチェックリストがある．これらの評価法のそれぞれは，面接の間に収集した質的情報を記録する方法もある．WRIとWEISに関するすべての説明は職業リハビリテーションについて述べる第23章で示すことにして，本章では，OCAIRS，OPHI-Ⅱ，そしてSSIに焦点を当てる．

作業状況評価：面接と評定尺度（OCAIRS）

OCAIRS（Forsyth et al., 2005）は，作業的ケース分析面接法と評定尺度（Kaplan, 1984；Kaplan & Kielhofner, 1989）に基づいている．それはある人の作業参加の範囲と特徴に関する情報を収集し，分析し，報告するための構造を提供する．それは，広範囲にわたる背景と障害を持つ青年期および成人期（老年期を含む）のクライアントに用いるように作られている．OCAIRSは，MOHOとの関連の中で開発された最初の評価法の1つであり，長年にわたって用いられているが，科学的な基準と有用性については研究が続けられている（Haglund & Forsyth, 2013）．

▶ 実施法

OCAIRSのマニュアルは，面接の実施と尺度の採点に関する情報を提供する（Forsyth et al., 2005）．OCAIRSは，特有な状態にある個々のクライアントにあわせることができる半構成的面接からなる．この評価法のマニュアルでは，精神科，司法精神科，および，身体的リハビリテーションという実践の文脈に対する面接の様式を詳しく説明している．作業療法士はこれらの面接のうちのどれかを実施した後に，評定尺度をつけ，クライアントの作業参加に関するコメントを記録する．この評価法に対する作業療法士の慣れとコメント欄への記述の詳しさにもよるが，面接は平均して20分から30分で実施でき，尺度をつけコメントを書くのには5分から20分かかる．

評定尺度は，クライアントを最も良く説明する基準にチェックし，それらを適切な評定を選ぶガイドとして用いることで付けられる．図17-2にサンプル項目を示す．評定尺度はクライアントの作業参加に影響する利点と問題点のプロフィールを提供するとともに，作業療法の介入と退院計画のために役立つクライアントの作業参加の測定を生み出す．

> **事例** 精神疾患を持つ若い成人の介入計画と退院計画を作成するためにOCAIRSを用いること
>
> オラフさんは，23歳の時に急性期精神科病院に初めて入院しました．彼の姉，弟，両親（ともに大学教授）は，スウェーデンの同じ町に住んでいました．オラフさんは地方の大学で看護学を学び始めた2年前に，自分のマンションに引っ越しました．オラフさんは若い頃にはいつもたくさんの友だちがいました．しかし，ここ4年間はほとんどの時間を勉強に費やしていて，非常に孤独でした．オラフさんは過去6カ月間，勉強を続けることが徐々に困難になってきました．ごく最近では，彼は「この世界にとって良くない自分なんて，傷つけろ」という声が聞こえてくると訴えていました．
>
> 予定された4週間の入院の間に，作業療法士は治療計画の立案の助けにするためにオラフさんの作業参加に関する情報を収集する目的で，OCAIRSを用いました．オラフさんは自分に起こったことにかなり混乱していました．面接の間に何度も，「私は統合失調症だと思いますか」と尋ねました．彼は混乱と恐れにもかかわらず，面接にうまく参加できました．オラフさんのOCAIRSの得点を図17-3に示します．面接の間に，以下の質的情報も収集されました．
>
> オラフさんは興味について尋ねられると，ハードロックを聴くこと，勉強すること，科学の文献を読むことが好きだったのですが，最近はこれら

	興味
F	☐ 仕事以外に定期的に多くの興味に参加している. ☐ 主な仕事に対する興味のレベルは高い. ☐ 興味への参加は高いレベルの満足感がある.
A	☐ 仕事以外に定期的に参加している興味は少ないが,明らかに表明された興味に参加している. ☐ 主な作業にある程度の興味がある. ☐ 興味への参加はある程度の満足感がある.
I	☐ 仕事以外の興味は少なく,曖昧に定義されており,定期的な参加はない. ☐ 主たる作業にごくわずかな興味しかない. ☐ 興味への参加はごくわずかな満足感しかない.
R	☐ 仕事以外には明らかにされた興味への参加はない. ☐ 主な作業に対して興味はない. ☐ 参加のレベルには満足していない.

キー：F = 促進：作業への参加を促進する（Facilitates）
　　　A = 支持：作業への参加を支持する（Allows）
　　　I = 抑制：作業への参加を抑制する（Inhibits）
　　　R = 制限：作業への参加を制限する（Restricts）

図17-2　OCAIRSのサンプル項目（興味）

のことができなくなったと語りました．彼はいくつかの目標を持っていました．特に，彼はもう一度勉強を始めたいと望んでいました．彼は看護課程を卒業したら，その大学の管理学の課程に入り，自分でビジネスを始めたいと望んでいました．彼は，自分にとって非常に重要なことは，頭が良いことと成功することと語りました．

再び大学に戻るというオラフさんの目標とは対照的に，個人的原因帰属の認識は極めて低下していました．彼は自分をコントロールできないと感じていました．彼は，自分に聞こえてくる声が自分をコントロールするのではないかと不安でした．彼は勉強に戻るように強いられていると感じてはいるものの，うまくできるかどうかはわかりませんでした．オラフさんはもはやうまくできるものは何もなくなってしまったこと，得意だった技能を挙げることが全くできなくなっていること

を示しました．彼は，毎日の活動を成し遂げるための行動を計画したり組み立てたりすることができないと訴えました．

オラフさんは，以前は以下のような日課を維持できていました．午前中は大学に行き，夜には勉強をしました．彼は週末を一人で過ごすという日課を実行していました．彼は料理が好きではなかったので，食事のほとんどを大学の食堂や町のレストランでしていました．彼は，この4年間は毎日が多少なりとも同じであったと述べました．彼は「私はもう社交的な人間ではない」と言い張りました．この6カ月間，オラフさんは毎日の日課を果たすことや課題に集中することに困難を感じていました．入院前の3週間は，彼は一人で沈み込み，お茶を飲みサンドイッチを食べるだけで，個人的衛生を含む他のすべてのことを無視した状態が続いていました．

	F：促進	A：支持	I：抑制	R：制限
役割			✗	
習慣				✗
個人的原因帰属				✗
価値			✗	
興味		✗		
技能			✗	
短期目標			✗	
長期目標		✗		
過去の経験の解釈		✗		
物理的環境		✗		
社会的環境			✗	
変化に対するレディネス	✗			

図 17-3　オラフさんの OCAIRS の評点

　オラフさんは，自分が非常に内気で，会話を始めるのが苦手だと語り，他人を積極的に避けていたと述べました．自分の生活の中で重要な人について尋ねられた時，彼は躊躇しましたが最後に姉をあげました．彼は数年前にガールフレンドがいたことを思い出しました．しかし，その頃は自分が重要な支援者と考えていた人は誰もいませんでした．オラフさんは児童期と青年期の間の家族との幸せな生活を思い出しましたが，両親にはもはや何も言うことはないと感じていました．彼は，非常な孤独を感じていたことを認めて，より多くの社会的接触を望んでいました．

　オラフさんは，自分のマンションが好きで，そこに戻るのを望んでいました．彼がマンションを買った時，祖母からかなりのお金をもらったので，自分が望むように家具を配置することができました．そのマンションは彼の好きな場所である町の中心にありました．

　面接は，図 17-3 に示すように，作業療法士がオラフさんの利点と問題点を明らかにするのに役立ちました．彼の作業的生活の多くの側面がかなり蝕まれていましたが，彼の長期目標と物理的環境は利点でした．面接の中で，オラフさんは最優先事項を以下のように明らかにしました．

- 再び，勉学をすること
- いくつかの社会的作業に参加すること
- できるだけ早く自分のマンションへ戻ること

OCAIRS はまた，作業療法士がオラフさんの介入計画を始めるのを助けた構成的な方法をもたらしました．作業療法士は，段階づけられた構成的な作業を通して，彼の意志の状態に取り組む計画を立てました．OCAIRS から得たオラフさんの作業的生活様式に関する情報は，介入で用いる特定の作業形態を選択するために用いられました．彼が興味を示した物事があり，彼の長期目標に関連した物事がありました．

　例えば，作業療法士は「オラフさん，私の後に付いて作業療法に行くというのはどうですか．あなたに施設をお見せできますし，あなたとコンピュータを使って，1～2ページの短い科学記事を見つけることもできるでしょう．記事を印刷して，一緒に読むのはどうでしょうか」と提案しました．オラフさんはすぐに「私はそう思いません．私は作業療法にあるコンピュータのことを知りません」と答えました．そこで作業療法士は「あなたの言う通りですね．あなたは私どものコンピュータを知りませんが，私たちは一緒にそのコンピュータを使ってみませんか．私はその使い方を知っていますから」と答えました．

　作業療法士はまた，彼が成功を経験でき，それによって個人的原因帰属を再構築し始めることができるように，彼の技能の範囲内にある作業形態

を選びました．オラフさんは自分は何もできないと感じていましたが，作業療法士は物事を行うという経験を積むことを目指して，オラフさんに具体的なフィードバックを毎日のように提供しました．したがって，彼がある作業形態をやり終えた時には，作業療法士はいつも，彼がやり遂げたことを振り返る時間を作り，彼の優れている点を強調しました．作業療法士はまた，作業療法での彼の成功が長期目標とどのように関連しているのかを注意深く次のように指摘しました．「オラフさん，あなたが病院に来てから1週間になりますね．そして，*作業療法のコンピュータを頻繁に使い始めましたね．あなたは自分の好きな音楽を探して聴いてもいますね．これは入院前の数週間に自宅でやっていたことと比べると本当に別のことのようですね*」と言って話を終えました．

オラフさんが少し自信を取り戻すにつれて，作業療法士は自分のマンションで自立した生活に戻るという目標に一緒に取り組み始めました．彼は，セルフケアに対する責任を増やすことと身近な環境の手入れから始めました．オラフさんは日課を維持したり，家庭維持者の課題を仕上げたりすることが困難であると話したために，入院場面でこれらの課題のいくつかを含む日課を一緒に開発しました．これには，ベッドメーキング，自分の部屋の片づけ，ゴミ捨て，毎日掃除をすることが含まれました．オラフさんはこの日課に従って，作業療法士と週に2回の再検討を行いました．オラフさんの退院が近づいた時，作業療法士は彼の家庭維持の課題を明らかにし，練習するために，何度かマンションへ同行しました．「*オラフさん，一人暮らしをするためにする必要がある最も大切なことは何ですか．課題を挙げることができますか*」と作業療法士は尋ねました．オラフさんは，買い物，簡単な調理，食器洗い，洗濯，掃除を挙げました．「*では，明日，私と一緒にあなたの部屋に行ったら，それらのうちのどれから始めましょうか*」と作業療法士が尋ねると，オラフさんは「*私は買い物に行き，昼食を作りたい．タコスピザがいいな*」と答えました．

最後に，オラフさんは社会的交流のレベルを高めるために，入院患者のいくつかのグループに参加しました．彼はおとなしかったのですが，ひとたび他の人々との交流にある程度の自信を回復すると，社会的交流技能は適切なレベルになりました．

OCAIRSは，オラフさんの退院計画の立案にも役立ちました．彼の機能はまだ大学での勉学に戻るために必要なレベルには達していませんでした．しかし，作業療法士は，オラフさんにとって勉強に参加することの重要性を考慮して，心理社会的障害を持つ人々のための支援と教育施設への彼の参加を調整しました．作業療法士は，彼の長期目標と関連する授業に焦点を当てて，彼と一緒にその選択をしました．また，作業療法士は，授業に出席することに慣れるよう，オラフさんの日課を組み立てるための援助をしました．彼の効力感が低下していたため，作業療法士は最初の授業で契約書にサインをするために彼と学校に同行しました．作業療法士はまた，彼が社会的接触に参加できるように，学校のいくつかのグループを紹介するために案内しました．作業療法士は，オラフさんの退院後も，セルフケアができ，また，マンションを維持できるように一緒に計画した日課をモニターするために，彼のマンションに家庭訪問を続けました．

要約すると，OCAIRSは作業療法士にオラフさんの作業的生活，直面する困難さ，そして，将来の目標を理解するための情報を提供しました．この情報は治療目標と戦略を確認する上で役に立ち，また，作業療法がオラフさんにとって重要な事柄に取り組むことを確実にしました．

▶ 作業遂行歴面接第2版（OPHI-Ⅱ）

作業遂行歴面接第2版（OPHI-Ⅱ）（Kielhofner,

et al., 2004) は，生活史の面接で，クライアントの過去と現在の作業適応に関する情報を収集する．OPHI-Ⅱは，以下の3部からなる．

- クライアントの作業的生活史を探る半構成的面接．
- クライアントの作業同一性，作業有能性，および作業行動場面の影響の測定をもたらす評定尺度．
- 作業的生活史の特徴的な質的側面を捉えるために作られた生活史のナラティブ．

OPHI-Ⅱは，面接者にクライアントが自分の生活を展開していくと見る方法を理解する手段を提供するように作られている．それはある範囲の障害を持つ青年や成人や高齢者に用いることができる．

OPHI-Ⅱは半構成的面接として必要な情報を確実に得るために，面接を行う枠組みと勧められる質問とを提供する．同時に，面接の半構成的特性は，面接者と被面接者に面接の構造や推奨される質問からそれて，関連する領域の追加質問や特定の話題の掘り下げた質問を尋ねることになろう．同時に，面接の半構成的特性は，面接者が特定のクライアントや臨床状況にとっては適切ではない質問をスキップすることもできる．面接は，以下のテーマ領域で構成されている．

- 活動選択と作業選択
- 重大な人生の出来事
- 日課
- 作業役割
- 作業行動場面

これらのテーマ領域には，面接の一連の可能な質問が示されている．面接は作業療法士が領域をどんな順でも，また領域を行き来しても，柔軟に行うことができるように作られている．

OPHI-Ⅱの第2部は，以下の3つの評定尺度からなる．

- 作業同一性尺度
- 作業有能性尺度
- 作業行動場面尺度

この3つの尺度は，面接で収集した情報を3つの測定に収れんする手段を提供している．作業同一性尺度は，人々が価値，興味，自信を持つこと，自分を様々な作業役割を持つと見ること，そして，自分が望む生活のイメージを持つことなどの程度を測定する．作業有能性尺度は，人々が生産的で満足できる作業参加のパターンを維持できる程度を測定する．作業行動場面尺度は，クライアントの作業的生活に及ぼす環境の影響の程度を測定する．鍵となる様式は，この尺度上に作られた順序尺度に由来する間隔尺度にできるこれら3つの尺度のために開発されている (Kielhofner, Dobria, Forsyth, & Basu, 2005)．

実施法

OPHI-Ⅱは，作業療法士がこの評価法をどのように実施するのかを読んで学ぶことができるように作られ，また詳細に説明されたマニュアルに示されている．それには，面接を実施するための詳細なガイドラインと，面接の過程を支援するためのいくつかの資料が提供されている．また，詳細な指示や，評定尺度と生活史ナラティブを仕上げるための例も示されている．

作業療法士は，全体を終えるのに約45～60分かかる面接を実施することから始める．OPHI-Ⅱは1回の面接で終了できるように作られているが，作業療法士は面接を何回かに分けたり，かなり短い1回の面接で1つの部分だけを実施したりしてもよい．面接に続いて，作業療法士は合計29項目からなる3つの評定尺度に採点する．作業療法士は，各項目を作業適応と環境の影響に関するクライアントのレベルを示す4点法により採点する．採点は，まず最初にクライアントのことをうまく説明する各項目の基準にチェックし，次に図17-4に示すように，対応する評点を選ぶことで付けられる．3つの尺度のそれぞれは，同一性，有能性，環境の影響に関する利点と問題点のプロフィールを提供するが，それは作業療法を計画する上で役立つ．他の評価法のように，コンピュータによりそれぞれの尺度を計算して測定してもよい．各尺度から測定をもたらす紙筆検査法が開発されている．

最後に，作業療法士は面接の質的情報を報告するために生活史叙述様式をつける．この一部に，作業療法

項目	評定基準
☐	個人的目標と計画を持っている
☐	[目標／個人的計画]は努力を[喚起し／続け／要求し]ている
☐	将来の[目標／個人的計画]に対して[エネルギーを燃やし／興奮し]ているように感じている.
☐	[目標／個人的計画]は[長所／限界]に見合ったものである.
☐	[問題／挑戦]を克服するために将来に対して十分に望みを持つ.
☐	[目標／個人的計画]に取り組むことに動機づけられている.
☐	[目標／予想された計画]は能力を[過大／過小]に評価したものである.
☐	[目標／個人的計画]に取り組む意欲が十分ではない.
☒	[目標／個人的計画／将来]を困難なものと考えている.
☒	[約束／興奮／動機づけ]が限られている.
☐	[目標／個人的計画]を明らかにできない.
☐	[個人的目標／望ましい計画]は，持っている能力では達成不可能である.
☐	目標は[長所／制限]と[わずかしか／まったく]関係を持たない.
☐	将来への[約束／動機づけ]に欠ける.
☐	[相入れない／極端な][目標／個人的計画]のために，動機づけられていない.

キー： 4 = きわめて有能な作業機能
3 = 適切で満足すべき作業機能
2 = やや作業機能障害
1 = 非常に作業機能障害

図17-4　OPHI-Ⅱ尺度の採点例：基準がチェックされ，選択された基準によって評定が示される.

士がクライアントの生活物語をグラフのようにプロットし，それによって，第9章で検討したようなナラティブスロープを示すことができる．これは，作業療法士にクライアントの同一性と有能性の基礎となる作業的ナラティブの筋書きの評価を展開させることになる．

MOHOの問題解決者：過剰に機能する高齢者

エレンさんは70歳の未亡人で，この半年間に2回転倒し，両大腿骨を骨折しました．彼女は2回目の事故の話をした時に，自分のことを「骨折のプロ」と表現しました．幸いにも，骨折した日はホームヘルパーが彼女のアパートの清掃に訪問する日でした．彼女は手首に警報器を装着していましたが，それは作動せず，痛みの中で4時間も床に転がったままで動くことができませんでした．その後，彼女は病院に救急搬送され，大腿骨頭置換術を受けました．それはその損傷に対する唯一の選択肢でした．エレンさんの損傷は，10年に及ぶ骨粗鬆症とめまいを引き起こす血圧の大きな変動という病歴によるものでした．エレンさんは，事故の朝，自分の血圧がどのように「自分を床に叩きつけたのか」を報告しました．

最初の事故の後，エレンさんは，置換術を行った下肢に体重をかけずに立ち上がること，杖を使って歩くこと，リーチャーと長柄の靴べらを使って更衣をすることを教わりました．スタッフは，彼女が最初の転倒の前には，家の掃除をし，

友人の孫のサッカーの試合に付き添い，ランニングをしていたことには注目しませんでした．スタッフは，彼女の働きすぎという感情と在宅ケア職員が「少し怠けている」というもう1つの推論にも注意を払いませんでした．

2度目の事故の後は，1回目の後とは違って，スタッフはエレンさんが長時間眠っており，臥床を好むことに気づきました．半年前の1回目の入院と比べると，今回は退院が容易ではないだろうと思われました．作業療法士は予防策として，エレンさんの股関節周囲筋の筋力が回復するまで，浴室を使う時には，人工股関節と支援機器に頼ることにしました．彼女はまた，ベッドから安全に起き上がるために，ベッドに手すりを取り付けてもらいました．エレンさんは作業療法士に，自分は「本当の障害者」になるのではないかと恐れていると語りました．作業療法士は，通常の介入の他に，エレンさんが自宅に退院した後に，地域の高齢者デイセンターに通い始めるように，医療チームとエレンさんを説得しました．目標には，以前の活動的な生活様式に戻るために歩くことと支援を得ることが含まれました．作業療法士はデイセンターの作業療法士と連絡する許可を得て，その作業療法士に「動けず，自分で移動できない」というエレンさんの恐れについて情報提供をしました．

デイセンターでは，作業療法士はエレンさんが毎週のプログラムを立てるのを支援するために評価を行いました．作業療法士はOPHI-Ⅱの面接によりエレンさんの作業的生活史をもっと明らかにしようと決めました．この面接の3つの評定尺度の結果の一部は，図17-5に示しました．

エレンさんは面接を楽しみ，作業療法士が面接を筆記し，エレンさんに示したナラティブが彼女に最も強い影響を与えました．彼女は自分が何者なのかをどのように説明できたかと，自分の生活がどのように展開されてきたかということをうまく考えることができませんでした．

エレンさんは経済的には中産階級で，3人きょうだいとして育ちました．彼女は母親と距離が近く，多くの雑用で母親を手伝いました．母は若くして結婚し，結婚生活は順調でした．母は息子や娘が仕事に就いたこと，娘が孫を産んだことを喜んでいました．彼女はこの20年間，子どもたちと200kmも離れており，母親や祖母であることは彼女の毎日を満たす役割ではありませんでしたが，子どもたちと接触してきました．50歳の時に，夫の育った町に引っ越しました．夫は退職し，なじみのある町に戻りたいと考えました．このことは，夫の90歳の母親を二人が助けることができることになりました．

引っ越して2年後に，エレンさんの義母は亡くなり，まもなく夫も亡くなりました．これはエレンさんの生活では大変困難な変化でした．彼女は小さな野菜畑を耕すことに安らぎを見つけました．彼女はまた，美しい花々を育てました．孫たちは彼女が作るジャガイモが一番おいしいと言ってくれました．エレンさんが小さかった頃，母親はエレンさんの手を借りてたくさんのものを育てることが好きでした．その頃，特に戦時中の頃は，自宅で家族のために食物を作る必要がありました．エレンさんが6歳の時に終戦になり，父親が前線にいる間は，母親がどれほどきょうだいの助けを借りてやってこなければならなかったかを知りました．

エレンさんの60歳の誕生日が近づいた頃，彼女の両股関節と右膝に問題が起こりました．整形外科医はアスリートの治療で有名な方で，筋力を維持するためにランニングを取り入れるよう彼女に強くアドバイスをしました．これは彼女にとって重要になり，彼女は家族や友人にマラソン選手になるのに遅すぎることはないと冗談を言いました．彼女は医師に自分の改善を示すために，トレーニング日記を書き続けました．彼女は週に何度かは10kmから15kmを走ることができました．エレンさんは「私は若い頃には歩くの

第17章 クライアントと話すこと：面接により情報収集をする評価法　345

OPHI-Ⅱ資料要約シート

クライアント：エレンさん　　年齢：70歳　　診断名：両側股関節置換術　　日付：
セラピスト名：　　　　　　　　セラピストサイン：

キー：1＝非常に作業機能障害，2＝やや作業機能障害，3＝適切で満足すべき作業機能，4＝極めて有能な作業機能

作業同一性尺度

	1	2	3	4
個人的目標を計画を持っている		✗		
望ましい作業的生活様式を明らかにする		✗		
成功を期待する			✗	
責任を受け入れる				✗
能力と限界を評価する		✗		
約束と価値を持っている		✗		
同一性と義務を認識する			✗	
興味を持っている	✗			
有効感を持った（過去）				✗
生活様式に満足を見出した（過去）				✗
作業選択を行った（過去）				✗

作業同一性尺度
OPHI-Ⅱキー様式結果
クライアント測定：49
標準誤差：4

作業有能性尺度

	1	2	3	4
満足すべき生活様式の維持		✗		
役割期待を満たす	✗			
目標に向かって働く		✗		
個人的遂行基準を満たす		✗		
責任に対して時間を組織化する			✗	
興味への参加	✗			
役割を果たした（過去）				✗
習慣を維持した（過去）				✗
満足を達成した（過去）				✗

作業有能性尺度
OPHI-Ⅱキー様式結果
クライアント測定：49
標準誤差：4

作業行動場面（環境）尺度

	1	2	3	4
家庭－生活・作業形態		✗		
主たる生産的役割・作業形態		✗		
レジャー・作業形態			✗	
家庭－生活・社会的集団			✗	
主要な生産的役割・社会的集団			✗	
レジャー・社会的集団				✗
家庭－生活・物理的空間、対象物、および資源			✗	
主要な生産的役割・物理空間、対象物、および資源			✗	
レジャー・物理的空間、対象物、および資源			✗	

作業行動場面（環境）尺度
OPHI-Ⅱキー様式結果
クライアント測定：55
標準誤差：5

分析／計画：　以前のようにどこにでも歩くかで見通せない、計画はエレンさんが以前に価値を置いていた興味に従事することである。
1）（スタッフが付き添って）歩行器で屋外歩行をする。
2）集団活動；緑化プログラム→後に、友人や孫娘の助けを借りて自分のバルコニーで植物を育てる→目的は、信頼を築き、より活動的なライフスタイルに戻るよう支援することである。

図17-5　エレンさんのOPHI-Ⅱ評定の要約

が好きでした．当時は徒歩かスキーで学校までの片道3kmの道のりを行き来しなければなりませんでしたが，全く気にしませんでした．思い出す限り，忙しくしていることが私の生き方になってきました」と説明しました．

股関節の状態は悪化しましたが，彼女は自分の生活様式をあきらめる気にはなりませんでした．膝をつくことができないにもかかわらず庭園を管理して植物や草の世話をするために，彼女は庭園に横たわっていましたが，まもなくそれもできなくなりました．彼女は最初の転倒と骨折をするまでは，ある程度のランニングをすることはできていました．

庭仕事をあきらめた頃，彼女の親友が高齢者向けに設計されたサービス付き複合住宅に引っ越しました．エレンさんは，両股関節がますます悪化してきたので，自分もその友人のようにしようと決めました．最初の入院から家に戻った頃，彼女は引っ越すには良い時期だと決めました．今では，必要があれば複合住宅の在宅支援サービスの援助を受けることができます．彼女は，建物の外には舗装された道が通っており，近所を歩くことで素早く移動できることも強調しました．「近くにどうしても登ることができない丘があるのです．でもまわり道をして丘を登り降りすることができました．今はこの人工骨頭の足ともう片方の不十分な足では，もうどれくらい歩けるかわかりませんね」と話しました．

デイケアセンターでは，エレンさんと一緒に週の計画を立てるために面接とナラティブの記録は重要な転機となりました．普通は，新規利用者は自動的に外出やパーティーへの参加を計画されたり，いくつかの手工芸活動といったグループ活動に割り振られています．エレンさんは社交的ではなく，大集団に参加することは好みませんでした．ナラティブを通して，作業療法士は，以前のエレンさんの生活で困難な時期の間の作業的生活史と作業適応を知ることができました．作業療法士は，エレンさんが以前，植物を育てることとランナーであることに価値を置いていたことを理解しました．彼女にとって，自分で物事を決めることも重要なことでした．その時，彼女の移動能力を制限する最近の事故のために，エレンさんは，自分が誰なのかという連続性を持つ日課を作り上げることができないことに，全くの無力さを感じていました．

面接の評定とナラティブを共有することで，作業療法士とエレンさんは，身体的に良好な状態で活動的であること，自分の決定に基づき自立していること，そして熟練した庭仕事をする者であることが，自分が誰なのかという最も重要な部分であることを知ることができました．作業療法士とエレンさんはまた，図17-6に示すようなナラ

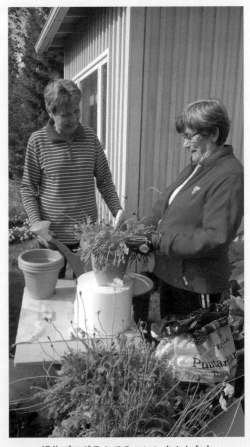

緑化プログラムでのエレンさんと友人

第17章 クライアントと話すこと：面接により情報収集をする評価法　347

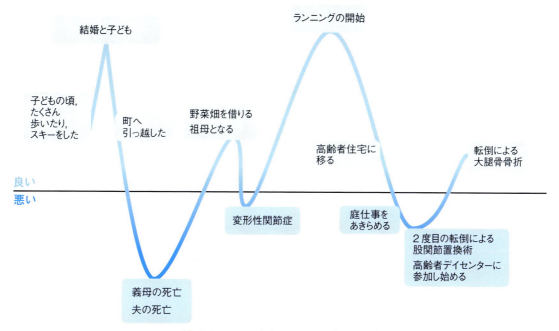

図17-6　エレンさんのナラティブスロープ

ティブスロープを描きました．これは，彼女がうまくやることができなかった時はどうしていたか，彼女にとって最も価値があり，楽しいことは何であったか，そして，将来をどのように思い描いているかを二人で話し合う上での助けになりました．また重要なことは，未来に起こることをどのように誰と作り出すかということでした．

　エレンさんの回復の中での次の重要な展開は，孫娘，友人，センターのスタッフとナラティブを共有したことでした．10カ月前，彼女の孫娘は大学で勉強をするために，同じ町に引っ越してきました．彼女は毎日，作業療法士，デイセンターのスタッフ，孫娘とともに，散歩を始めました．彼女は高さを調整できる座席がある歩行器を得て，短い距離なら歩くことができ，また，歩行器の座席に座って休息をとることができました．

　エレンさんと親友がデイセンターで最初に行ったことの1つは，緑化プログラムに参加することでした．参加者は計画し，植物を植えて，世話をします．参加者には孫娘も加わりました．将来の

計画は，エレンさんのバルコニーに，育成袋か長い箱，ベンチを据えることを支援することです．彼ら3人は，ジャガイモを含む野菜の最初の収穫を味見することを楽しみにしています．

　エレンさんの物語は，新たに獲得された機能障害が彼女の自己認識にどのように影響したのか，そして，まず，失敗と自分を「骨折のプロ」と呼んだことをどのように感じたのかという深い理解を明らかにする．彼女のナラティブには，はずみを欠くという中心となる隠喩が明らかになった．彼女は自分が貼り付けられて動くことができないように感じた．彼女はこのことを「とても小さな池の中で水に浮かんでいるだけで，自分では全く動けないように感じます」と比喩的な表現で語った．これは，整形外科医に勧められて長距離走者になったという以前の成功とは全く反対のものであった．彼女が2回目の大腿骨頭骨折前の生活で持っていた戦略は，草を刈り，散歩し，ランニングをするというはずみであり，彼女にとっては生か死の事柄のように思われた範囲にあった．エレンさんの物語の中

で，これは修復する必要があること，つまり，自分の動きを取り戻す必要があった．作業同一性と自分の固有の価値によって動機づけられる作業への参加は，ある人が作業有能性を打ち立て，作業適応の肯定的感覚を得るために必要なものである．OPHI-Ⅱの面接なしには，エレンさんと作業療法士はエレンさんの回復に向けての効果的な道を計画することはできなかったであろう．

この事例が描くように，OPHI-Ⅱはクライアントの生活と，同一性と有能性に対する出来事と環境の影響という顕著な特徴の詳細な物語を提供する．それはまた，クライアントの作業的ナラティブを喚起することによって，その人の生活をどのように解釈するかという洞察をも提供する．この情報は，上述の事例を通して描かれたように，作業療法の焦点を決め，その意味をクライアントと交渉するための基礎を提供する．この点については，OPHI-Ⅱは作業療法がクライアント中心であることを確実にする強力な道具である．さらに特徴的なことは，クライアントが自分のために加工したいと望んでいる生活の一部に作業療法を取り組み，効果的になるようにすることができるものである．

学校場面面接法（SSI）

SSI 3.1版（Hemmingsson, Eglison, Lidström, & Kielhofner, 2014）は，生徒に対する学校環境の影響を評価するために作られた半構成的面接である．SSIは，評価の枠組みに，社会的および物理的環境というMOHOの概念を用いている．

SSIは，障害を持つ生徒に対して，学校場面を調整する必要性を明らかにするために生徒と環境の適合性を評価するように作られている．それは学校の物理的および社会的な環境と生徒の交流を検討するクライアント中心の面接であり，学校での生徒の参加を作り上げている毎日の活動を含む以下の16項目の内容領域に一緒に取り組む．それは書く，読む，話す，物事を覚える，算数をする，宿題をする，試験を受ける，スポーツ活動をする，実技科目を受ける，教室に参加する，休み時間に社会的活動に参加する，休み時間に実際的活動に参加する，校外学習に行く，援助を得る，学校にアクセスする，職員と交流する，である．SSIは，自分の経験を話し合うために適切にコミュニケーションができる生徒のために作られている．この評価は，学校という場面が生徒にどのような影響を及ぼしているのかに特に焦点を当てながら，生徒の遂行を検討する協業的な話し合いとして実施される．SSIは，もともと身体障害を持つ生徒たちのために作られたものであるが，研究（Egilson & Hemmingsson, 2009）と臨床実践に基づき，3.1版に更新され，情緒的，発達的，行動的な障害を持つ生徒も含めている．

SSIは，教室，校庭，トイレ，ロッカー，体育館，廊下，そして校外学習などのあらゆる学校環境での生徒の作業遂行を考慮したものである．作業療法士は調整が必要かどうかを決めることに加えて，その生徒の経験の質的な理解も得る．さらに，SSIは作業療法士を，生徒が学校でどのようにやりたいのかを生徒と話し合うように導いてくれる．SSIは，生徒が必要とするかもしれない調整の種類を決めるために，作業療法士と協業するよう生徒をエンパワーメント（権利拡大）することになる．それは，学校場面での物理的・社会的調整をうまく成し遂げるためには，生徒の好み，価値，ニーズ，そして興味を決定することが決定的に重要であるという仮説を反映している．

実施法

作業療法士は，面接を始める前に，SSIは生徒の問題点を明らかにするためにではなく，生徒がうまくやるように支援するために学校が最善のことを確実に行うために作られたものであると説明する．面接を実施する中で，作業療法士は16項目を探るために，以下のように生徒に尋ねる．

- 生徒はその領域でどのようにうまくやってきたか，また現在，うまくやっているか．
- 生徒はその領域の遂行を調整する必要性を認識しているか．

・生徒は，現在，その領域で調整しているか．

　SSIの面接は約40分かかり，作業療法士は面接の間に必要な情報を記録する．1つの様式が，各領域で調節の必要性があるかどうか，また，それらが部分的，あるいは全体的に合致したものかどうかを明らかにする．もう1つの様式は，調整のための推薦の記録をもたらす．この様式は，物理的および社会的環境でなされる変化の勧告を示している．それはまた，それぞれの調整に対して誰が責任を持つのかと，調整をどのように実施するのかをも記録する．

　作業療法士と他の専門職に，生徒と環境との適合の素早い概観を提供し，また，変化を追跡するために，要約様式が提供されている．面接ののち，作業療法士は4点法の評定尺度を使って，各項目についてその生徒の調整，ニーズ，ニーズに不一致の程度を示すことになる．

事例　筋萎縮症を持つ中学生

　ストックホルム郊外の中学校の校長が，学校に勤務する作業療法士に，1年生のトーマス君に関する定例の計画会議に出席するよう求めてきました．トーマス君の両親，保健室の教諭，特別支援教育教諭，そして，国語，体育，数学の担当教諭も出席を求められていました．作業療法士は10年近く前からトーマス君と家族を知っていました．

　4歳の時，トーマス君は筋ジストロフィー症と診断されました．彼はこれまでずっと普通学校に通い，ほとんどのことをよくやってきました．小学校の間，クラスには二人の親友がいました．また，共感的で柔軟で，他の子どもたちと一緒にトーマス君を教室での活動に含めることに精通した先生もいました．この作業療法士は，以前にトーマス君のために働いたことがあり，トーマス君の母とはときおり電話で相談に乗ってきました．

　トーマス君の母が作業療法士に電話をしてきて，トーマス君が母にこの電話をするように言ったと話しました．母は，自分が知る限りでは，トーマス君は新しい学校でとてもよくやっていると話しました．それから，トーマス君が電話に代わって出て，母から近く会議があると聞いたことを説明しました．トーマス君が知る限り，自分は招かれておらず，その会議のことを先生の誰もが自分には話してくれなかったと言いました．彼はその会議が何のために開かれるのかを知りたがっていました．作業療法士は，その会議はトーマス君がうまくやっていることを確認する定例の検討会だと理解していると説明しました．作業療法士がトーマス君に，新しい学校はどうかと尋ねたところ，彼は「自分では大丈夫だと思う」と答えました．トーマス君の声の調子からは別のことを示しているように思ったので，作業療法士はその週の放課後にトーマス君と会う約束をしました．

　作業療法士は次に校長に電話をして，その会議の前に，校長が自分に望んでいる何か特別な準備はあるかどうかを尋ねました．校長は再度，それは定例の会議であると説明しました．校長は何の問題もないと考えていました．トーマス君はうまくやっているようであり，何ら不満はないように思われました．校長はその会議を，トーマス君がよくやっており，新しい学校に適応していること確認するためのものだと期待していました．

　トーマス君の学校は20世紀の初めに建てられたもので，大きく，かなりの伝統がありました．作業療法士が約束の時間に学校に到着した時，トーマス君は入り口で待っていて，学校にいるただ一人の生徒のように見えました．彼は，今日は遠足だと説明しました．トーマス君は一緒に行くことができなかったために，一人だけ残っていたということでした．

　作業療法士は，「*もう知っているでしょうが，私は来週の会議に呼ばれているので，学校の状況について，また学校の状況がどのようにあなたの学校での活動に参加する機会に影響しているのかについて，あなたの意見を聞くことが重要だと思*

サマリーシート

日付：
生徒：　　トーマス君

初期評価要約

項目	評定尺度			
	完全な適合(4)	良い適合(3)	部分的適合(2)	不適合(1)
1. 書く				✗
2. 読む		✗		
3. 話す	✗			
4. 物事を覚える	✗			
5. 算数をする		✗		
6. 宿題をする	✗			
7. 試験を受ける				✗
8. スポーツ活動をする				✗
9. 実技科目を受ける			✗	
10. 教室に参加する			✗	
11. 休み時間に社会的活動に参加する				✗
12. 休み時間に実際的活動に参加する			✗	
13. 校外学習に行く				✗
14. 援助を得る		✗		
15. 学校にアクセスする			✗	
16. 職員と交流する				✗
項目計：	12	9	8	6

合計点：　35

再評価要約

項目	評定尺度			
	完全な適合(4)	良い適合(3)	部分的適合(2)	不適合(1)
1. 書く				
2. 読む				
3. 話す				
4. 物事を覚える				
5. 算数をする				
6. 宿題をする				
7. 試験を受ける				
8. スポーツ活動をする				
9. 実技科目を受ける				
10. 教室に参加する				
11. 休み時間に社会的活動に参加する				
12. 休み時間に実際的活動に参加する				
13. 校外学習に行く				
14. 援助を得る				
15. 学校にアクセスする				
16. 職員と交流する				
項目計：				

合計点：

評定尺度：
4 ＝ 完全な適合．学校環境適合は理想的で，調整の必要性が全くないということを生徒が認める時である．生徒は調整の必要性がない．
3 ＝ 良い適合．学校環境適合は必要性を満たすために適応されているということを生徒が認める時である．生徒は必要とされる調整を受けており，なされた調整に満足している．生徒は必要な調整を受けている．
2 ＝ 部分的な適合．必要とされる調整のいくつかはすでに受けているが，学校環境適合は修正される必要があると生徒が認める時である．生徒はすでにいくつかの調整を受けているが，さらなる調整が必要とされる．
1 ＝ 不適合．どんな調整も全く受けていないということから，学校環境適合は修正される必要があると生徒が認める時である．生徒は新しい調整が必要である．

図 17-7　SSI で調整のための明らかにしたトーマス君のニーズ

います．あなたがもっとたやすく参加できるために，また，支援と調整が必要な学校の活動を明らかにするために，あなたにSSIをしてみようと思います」と説明しました．トーマス君は「いいですよ」と言い，「僕が会議に呼ばれていないのはおかしいと思います．だって，先生たちは僕のことを何も知らないんだもの」と言いました．作業療法士は「それなら，あなたがSSIで強調したことを持って行くことを約束しましょう」と答えました．面接が進むにつれて，トーマス君は新しい中学校に否定的な経験を持っていることが明らかになりました．前の小学校では簡単にできていたことが，ここでは難しいか，あるいは，できなくなっていました．彼は新しい状況に一生懸命に適応しようとしており，自分が必要以上に多くの注目を浴びることを嫌っていたため，不満を言いたくはありませんでした．トーマス君はSSIの面接で，図17-7に示す要約様式のように，学校環境のいくつかの領域で生徒と環境の適合のニーズに合わず，問題を明らかにしました．

　前の小学校では，トーマス君のホームルームの先生が一人でほとんどの教科を教えていました．したがって，先生は彼の特別なニーズを知っており，彼が必要とした調整を自分の授業計画へ取り入れることができたのです．例えば，書くことでは，先生は授業で使った視聴覚教材をいつもコピーしてくれました．トーマス君は書くのが遅く，またノートを取るのに長い時間がかかったため，先生はそれをコピーしてあげていたのです．今の中学校では，ほとんど全科目を別の先生が担当しています．彼はスライドやOHPのコピーが必要なことを何人かの先生には伝えていました．しかし，この情報は何人かの先生には伝わらなかったり，忘れられてしまったりしていました．そのため，彼は授業の視聴覚教材のコピーをもらうことはめったにありませんでした．トーマス君はまた，試験の時にコンピュータを使用することと，答案に書くためにはもっと時間を必要とし

ましたが，新しい中学校ではそのような調整はしてくれませんでした．

　前の先生はトーマス君のニーズを常に自分の計画に含めようとしたため，トーマス君は遠足や校外学習活動に参加できていました．彼の歩行は遠足のような行事には大変な状況であったために，外出に使うことのできる電動車椅子がありました．新しい中学校では，すでに何度かの行事の機会があったのですが，そうした特別行事は彼のニーズを考慮せずに計画されていました．これは彼が排除されることを意味していました．一方で，トーマス君は自分で着替えることができないことに気まずさを感じていたために，体育に参加する必要がないことは非常にうれしいことでした．

　もう１つの大きな違いは，前の小学校ではトーマス君の授業のすべてがホームルームをする教室で実施されていました．今の中学校では，彼は教室間を移動しなければなりませんでした．授業の合間の短い休み時間に，トーマス君は別の階や別の建物に行かなければならないことが頻繁にありました．こうした移動は，彼が次の授業に必要な本などの物を運ぶのを困難にしました．重たい鞄を運びながら歩くには，彼のバランスも筋力も十分ではありませんでした．トーマス君は学校で車椅子を自分の意志で利用し始めましたが，それは教室間の物の運搬を可能にすることになりました．学校での車椅子の利用はまた，食堂で列に並んで待つことに難しさを経験していたこともあって，昼食の時間を楽にしました．

　しかし，車椅子を使うことは，新たな問題をも生み出しました．学校の１日は，教室間の素早い移動を前提に組み立てられていました．エレベーターを使うのは時間の節約になりますが，彼がエレベーターの手動ドアを開けるのは困難でした．その上，車椅子でアクセスできるトイレは１つの建物の２階にしかありませんでした．最後に，学校の入り口には階段しかないため，彼には普段は

使っていない別の入り口の利用を強いることになり，校舎への出入りの際の移動距離を長くしていました．頻繁な教室間移動に関連したもう1つの問題は，トーマス君の個人的な道具（例：支援機器，特製椅子，特製机，パソコン）が授業を受ける教室にあることは，あいにくめったにありませんでした．

最後に，SSIの面接の一部として，作業療法士とトーマス君は，各内容領域のうちで彼に不適合になっているニーズに中学校が取り組む方法を一緒に話し合いました．作業療法士は，トーマス君が必要とする時に彼の鞄を運んでくれたりノートを取ってくれたりするアシスタントを提供してもらうこと，および，彼がホームルームで授業を受けられるように求めることを提案しました．しかし，トーマス君は個人的なアシスタントを望んではいませんでした．彼は友人である何人かのクラスメートに自分の支援を頼むことの方を選びました．彼は，自分が頼まなくても，友人たちが時々，自発的に助けてくれていると話しました．彼はまた，自分を子どものように見ると思うクラスメートとの関係に悪影響を及ぼすのではないかと考えて，ホームルームでの授業を求めてはいませんでした．彼は，エレベーターを使う必要性を可能な限り少なくするために，授業の多くをできるだけ1階でしてくれるように学校に求めるというアイデアに最も満足しました．

次に，作業療法士は動かないということから発生するリスクをトーマス君に伝えました．作業療法士は彼がずっと車椅子を使うことになれば，股関節の屈曲拘縮のリスクが高まることになると説明しました．作業療法士は，彼の診断から，短期間であっても動かないことが歩行の喪失を永久に引き起こすかもしれないと指摘しました．学校での車椅子の使用は，体育を避けることと結びつけて考えると，重大なリスクであると指摘しました．トーマス君がこのことを考えたくないことは明らかでした．しかし，作業療法士は，トーマス君のために個別の体育プログラムを調整することについて，理学療法士と体育の先生に話してもよいという許可をトーマス君から得ました．

最後に，彼らは中学校がトーマス君の特別なニーズをもっとよく知って，注意を払ってくれるようになる方法を話し合いました．トーマス君と作業療法士は，予定されている会議で，作業療法士がSSIで得た情報を他の参加者に披露する必要があると決めました．作業療法士はそこでなされたことをトーマス君にきちんと報告すると約束しました．

調整のための勧告

職員会議で，作業療法士はSSIの結果を示し，トーマス君のために必要な調整を話し合いました．作業療法士は，この会議の結果を図17-8に示すSSI介入計画様式に記録し，後に話し合いました．作業療法士は，トーマス君がほとんどを1階で過ごすような教室の配置を求める彼のニーズを示すことから始めました．次に，作業療法士はトーマス君に関わるすべての先生が彼の特別のニーズに関する情報を必要としていることを強調しました．作業療法士はトーマス君のニーズに関する記録文書があると勧告しました（すなわち，スライドのコピー，時間割で使用されるすべての教室に車椅子にあった机，試験時間の延長とコンピュータの使用，校外学習や見学旅行を計画する際の彼の身体障害への配慮など）．作業療法士は校長に，新しい先生方にこの書類を渡すように勧めました．さらに，トーマス君はメモとして先生方に渡すことができる書類のコピーを受け取りました．作業療法士はまた，トーマス君のために次の事柄に関する調整を求めました．

- 1階トイレの1カ所の改造．
- 入り口へのランプの設置．
- エレベーターへの自動ドアの取り付け．

最後に，作業療法士は体育の授業に参加しないことと結びついた車椅子の恒常的な使用が，不可

第17章 クライアントと話すこと：面接により情報収集をする評価法

内容領域	環境調整				チームメンバー	実施の段階：誰に、いつ、どこで、何を
	空間	物	形態	集団		
1. 書く			トーマス君に視覚的援助として、コピーを渡す。		・作業療法士 ・教諭 ・トーマス君 ・校長	・作業療法士とトーマス君は彼の特別なニーズの報告書を書く。 ・校長はトーマス君を担当する教員に、計画会議で決まった援助戦略を知らせる。
7. 試験を受ける			試験を受ける時にトーマス君にもっと多くの時間を与える。		・作業療法士 ・教諭 ・トーマス君 ・校長	・上記同様。 ・理学療法士は体育教諭と両親に相談する。
8. スポーツ活動をする			学校と家で体育に代わる活動を行う。		・理学療法士 ・教諭 ・トーマス君 ・校長	・理学療法士、両親、体育教諭は、定期的にトーマス君に拘縮のリスクを思い起こさせる。 ・理学療法士は定期的にトーマス君の可動性を評価する。
9. 実技科目を受ける					・美術の教諭	・美術教諭は、生徒たちが自分のペースで成し遂げられる活動のために、より多くの時間が必要である。
10. 教室に参加する		1つ以上の教室に、車椅子に合った机を設置する。	別の教室を使うのを最小限にする。		・作業療法士 ・教諭 ・トーマス君 ・校長	・校長、トーマス君、教諭たちはどうすれば別の教室を使うのを最小限にするかを検討する。 ・作業療法士は適切な机を注文する。
11. 休み時間に社会的活動に参加する				楽しめて、動きをまわらなくともよいようにもっと多くの時間を費やすために、社会的活動のために支援を提供する。		・トーマス君や教室間などの移動に支援を提供する友人を明らかにする。
12. 休み時間に実際的活動に参加する		1階のトイレに、高くした便座を設置する。			・作業療法士 ・トーマス君	・便座のタイプを決め、作業療法士が注文する。
13. 校外学習に行く			電動車椅子で行くことができる校外実習地を選択する。	トーマス君のクラスの校外学習旅行に加えるようにする。	・作業療法士 ・トーマス君 ・教諭 ・両親	・作業療法士は校外学習の場所の選択に相談に乗る。 ・トーマス君と両親に電動車椅子を準備するための事前情報を学校が提供する。
15. 学校にアクセスする	表玄関のドアにランプを取り付ける。エレベーターを自動ドアにする。		教室間の移動をできるだけ減らす。		・作業療法士 ・トーマス君 ・校長	・作業療法士は臨時のランプを用意する。 ・校長は常設のランプを用意する。
16. 職員と交流する				保健室の教諭がトーマス君の先生になる。	・トーマス君 ・保健室の教諭 ・作業療法士	・保健室の教諭は、トーマス君に代わって主張する。 ・保健室の教諭は必要な時に作業療法士と協力する。

図17-8 トーマス君のSSI介入計画様式

動性という重大なリスクをもたらすことを持ち出しました．作業療法士がSSIの結果を説明すると，トーマス君の両親，先生方，そして，校長は驚いていました．彼らは，トーマス君がこれまで不平を言わなかったためにすべてがうまくいっていると思っていたのです．しかし，彼らはその情報を認め，彼の学習環境を調整するために，理にかなっているすべてのことを実施するように支援することにしました．話し合いの結果，以下の決定がなされました．

- 校長は，トーマス君の教室の数と授業で教える先生の数を減らすことができるかを調査します．最終決定を下す前に，トーマス君と相談します．
- チームは，トーマス君の特別なニーズを文書に記載することがよいと合意しました．作業療法士はトーマス君と協力してその文章を書くことに同意しました．さらに，校長は関係するすべての先生に，トーマス君には試験の時には時間の延長とコンピュータの使用を許可することを伝える必要がありました．校長はまた，校外活動と見学旅行を計画する時は車椅子でのアクセス可能性を考慮することが先生の義務であることを強調しました．
- 校長は，入り口にランプを設置することに同意しました．ランプは直ちに必要なものであるため，学校が入り口にきちんとしたランプを設置するまで，作業療法士はリハビリテーションセンターから，中学校のためにランプを借りることを申し出ました．校長はエレベーターの改修は費用的に困難であると考えていました．
- 体育の先生は，身体障害を持つ生徒への経験が少ないために，トーマス君のニーズに応えるには支援が必要であることを示しました．先生と相談する最適な人物として，理学療法士が明らかにされました．
- その理学療法士は，拘縮をどのように避けるかについて，学校，トーマス君，両親との相談に応じると同時に，トーマス君の移動を定期的に評価することに同意しました．
- 保健室の先生は，トーマス君のニーズが満たされているかどうかを確認するために，擁護者として，またコーディネーターとしての役を担う責任を任されました．

最後に，次の会議にはトーマス君も招くことに決めました．

このケースが描き出すように，SSIは学校場面で調整するためには，まだ満たされていないニーズを明らかにするために，特に役立つ可能性がある．生徒たちが自分の体験，好み，そしてニーズについて話す機会を提供するこの面接の枠組みは，この目的にかなっている．

職業関連面接評価法

仕事環境影響尺度（WEIS）

仕事環境影響尺度（WEIS）（Moore-Corner, Kielhofner, & Olson, 1998）は，人とその仕事環境の適合に焦点を当てている．半構成的面接とそれに伴う評定尺度は，その仕事環境の質と特徴がその人の仕事の遂行，満足度，幸福にどのように影響するかという包括的な評価を提供するために作られている．面接を終了した後，作業療法士はWEISの17項目を4点法で評定する．WEISとWRIは実施時間を節約して結びつけることができるために，連動して用いられることが多い．評価の詳細な説明と事例は第23章で提供される．

勤労者役割面接（WRI）

勤労者役割面接（WRI）（Braveman et al., 2005）は，クライアントの復職，仕事に留まること，もしくは，一般的な雇用を得るための能力に影響を及

ぼす心理社会的要因と環境要因を，別の言葉を使えば，クライアントの心理社会的な仕事の能力を明らかにするために作られた．WRIは，作業療法士が実施する半構成的面接と4点法の評定から構成されている．16項目の尺度はクライアントの仕事での成功の可能性に対するそれぞれの項目の意味に従って評定される．WRIは，職業関連能力を提供する他の評価法とともに用いられるよう作られている．WRIによって明らかにされた心理社会的要因は，特有の利点と問題点を明らかにすることがあり，クライアントが雇用を達成することを可能にすることを目的としたクライアント中心の介入を計画する堅固な基盤を提供する．評価の詳細な説明と事例は第23章で提供される．

結論：展望の中での面接

本章では，様々なクライアントと様々な文脈のために開発された5つの面接を示し，説明してきた．様々な面接を示したことは，作業療法士が特定の場面で，あるいは，特定のクライアントに対して，最も適切な面接を選択できることを示している．これらの面接はまた，使用にあたってはそれぞれのクライアントに適合できるように柔軟に作られている．

面接はすべてのクライアントに使われるものではないが，多くのMOHOの面接は，面接のすべてを実施することを必要とせずに，ある鍵となる質問がなされるようにも作られている．面接を通してクライアントの自己報告を引き出すことは，焦点を当てるクライアント中心ということを達成するための重要な情報を収集する機会を提供するということに留意することが大切である．したがって，可能な場合には，面接の使用が強く勧められる．面接はまた，クライアント自身の状況を話し合ったり，バランスの取れた見方を提供したりすることに，クライアントを積極的に就かせることになり，そのことはクライアントが自分の作業療法で協業的に役割をとり始めることを支援することになる．最後に，面接はラポートを構築する重要な機会として役立つ．面接は時間がかかるものの，その時間は，面接がもたらす様々な情報と面接がクライアントとの真の協業を始めることを示す機会をもたらすというように，うまく使われることになる．

第17章の振り返りの質問

1. 半構成的面接の構成要素について述べなさい．
2. MOHOの面接評価法で，3つの部分からなる評価法は何ですか．それら3つの部分は何ですか．
3. MOHOの面接評価法で，作業療法介入計画のための様式を提供する評価法はどれですか．
4. OPHI-Ⅱでは，誰がナラティブスロープを描きますか．
5. MOHOの面接評価法で，学齢期の子どもに使うために適している評価法はどれですか．
6. 評価尺度を用いることはなぜ重要なのですか．

> **宿 題**
>
> 1. 二人1組になって，35歳以上の人にOCAIRSの面接を行いなさい．あなた方のうち一人が面接を行い，もう一人は観察者を演じてください．面接の後に，別々に評定をつけて，両者を比較し，付けた評定について話し合いなさい．
> 2. 学校場面面接法を用いて学齢期の子どもに面接して，児童と成人に面接した際の差違と類似とについて考えてみなさい．
> 3. 二人1組になって，お互いの作業遂行歴を語り，それぞれのスロープを作り，結果を話し合いなさい．
> 4. この章の3つの事例を読み，それぞれの事例の作業療法介入を明らかにしなさい．与えられた介入の形式をグループ化し，それぞれのグループに見出しをつけなさい．

文 献

Braveman, B., Robson, M., Velozo, C., Kielhofner, G., Fisher, G., Forsyth, K., et al. (2005). *Worker Role Interview (WRI)* [Version 10.0]. Chicago: Model of Human Occupation Clearinghouse, Department of Occupational Therapy, College of Applied Health Sciences, University of Illinois at Chicago.

Egilson, S., & Hemmingsson, H. (2009). School participation of pupils with physical and psychosocial limitations: A comparison. *British Journal of Occupational Therapy, 72*(4), 144–152.

Forsyth, K., Deshpande, S., Kielhofner, G., Henriksson, C., Haglund, L., Olson, L., et al. (2005). *The occupational circumstances assessment and interview rating scale, version 4.0*. Chicago, IL: Model of Human Occupation Clearinghouse, Department of Occupational Therapy, College of Applied Health Sciences, University of Illinois at Chicago.

Haglund, L., & Forsyth, K. (2013). The measurement properties of the Occupational Circumstances Interview and Rating Scale—Sweden (OCAIRS-S V2). *Scandinavian Journal of Occupational Therapy, 20*, 412–419.

Hemmingsson, H., Egilson, S., Lidström, H., & Kielhofner, G. (2014). *The School Setting Interview (SSI)* [Version 3.1]. Nacka, Sweden: Sveriges Arbetsterapeuter.

Kaplan, K. (1984). Short-term assessment: The need and a response. *Occupational Therapy in Mental Health, 4*(3), 29–45.

Kaplan, K., & Kielhofner, G. (1989). *The occupational case analysis interview and rating scale*. Thorofare, NJ: Slack.

Kielhofner, G., Dobria, L., Forsyth, K., & Basu, S. (2005). The construction of keyforms for obtaining instantaneous measures from the occupational performance history interview rating scales. *Occupational Therapy Journal of Research, 25*, 23–32.

Kielhofner, G., Mallinson, T., Crawford, C., Nowak, M., Rigby, M., Henry, A., et al. (2004). *Occupational Performance History Interview-II (OPHI-II)* [Version 2.1]. Chicago: Model of Human Occupation Clearinghouse, Department of Occupational Therapy, College of Applied Health Sciences, University of Illinois at Chicago.

Moore-Corner, R., Kielhofner, G., & Olson, L. (1998). *Work Environment Impact Scale (WEIS)* [Version 2.0]. Chicago: Model of Human Occupation Clearinghouse, Department of Occupational Therapy, College of Applied Health Sciences, University of Illinois at Chicago.

第18章

情報収集を結びつけた評価法

Sue Parkinson, John Cooper, Carmen-Gloria de las Heras de Pablo, Nichola Duffy, Patricia Bowyer, Gail Fisher, and Kirsty Forsyth
鎌田樹寛,山田 孝・訳

期待される学習成果

本章を読み終えると,読者は以下のことができる.

❶ 情報は複数の情報源から収集され,包括的な作業評価に情報を与えるために結びつけられることを認識すること.
❷ 情報収集法を結びつける人間作業モデル(MOHO)の評価法を弁別すること.
❸ 情報収集法を結びつける評価法をいつ用いるのかを明らかにすること.
❹ これらの評価法をどのように実施するのかを理解すること.
❺ これらの評価法が治療にどのように影響を及ぼすことができるかを認識すること.

本章では,情報収集の様々な方法(面接,観察,自己報告,そして,鍵となる他人との連携)を結びつける6つの評価法を検討する.最初の3つは,異なるクライアント集団に対する作業ニーズを要約する包括的評価法である.それらは以下のものである.

- 人間作業モデルスクリーニングツール(Model of Human Occupation Screening Tool:MOHOST)
- 短縮版小児作業プロフィール(Short Child Occupational Profile:SCOPE)
- 人間作業モデル探索レベル成果評定法(Model of Human Occupation Exploratory Level Outcome Ratings:MOHO-ExpLOR)

MOHOSTとSCOPEは一般の人々の作業ニーズを評価する時に用いられ,MOHOSTは青年,成人,老人に適しており,SCOPEは小児と青年に適している.一方,MOHO-ExpLORは,作業参加が重度に障害されている青年,成人,高齢者に適している.

残りの3つの評価法は,特定の場面でも使われるし,分析されるMOHOの概念という点ではより特定の焦点を持って使われることもある.それらは以下の通りである.

- 作業機能状態評価法・協業版(Assessment of Occupational Functioning-Collaborative Version:AOF-CV)
- 学習の心理社会的作業療法評価(Occupational Therapy Psychosocial Assessment of Learning:OT PAL)
- 住居環境影響尺度(Residential Environment Impact Scale:REIS)

AOF-CVとOT PALの両者は,主に意志と習慣化に焦点を当てた評定尺度である.両者は,OT PALが面接と観察を通して学校場面での子どもの情報を収集するが,AOF-CVは成人の自己報告または面接を通して実施されるという点で異なるものである.REISはその名が示す通り,その環境がその居住者のニーズと興味にどのようにうまく合っているかを評価するために,居住場面で用いるものである.

人間作業モデルスクリーニングツール（MOHOST）と短縮版小児作業プロフィール（SCOPE）

人間作業モデルスクリーニングツール（MOHOST；Parkinson, Forsyth, Kielhofner, 2006）と短縮版小児作業プロフィール（SCOPE；Bowyer et al., 2008）は、作業療法士がある人の作業機能状態の全体像を得るようにさせるために、MOHOのほとんどの概念に関連する情報を収集する。両方とも作業療法士が評価するツールであるが、MOHOSTは*成人*のために作られたのに対して、SCOPEは*小児*のために作られたものである。両評価とも青年のニーズに従って青年に使われる可能性があり、また、心理社会的障害や身体障害を持つ広範囲の人々に用いることができる。それらは、再実施や成果の測定として使われる前に、ある人の作業ニーズを記録し、さらに評価の領域を明らかにし、そして、治療計画を導くために、簡単に実施し、柔軟に効率的に用いられるものである。

この評価法は、作業参加に対する意志、習慣化、技能、環境の影響を強調しながら、ある人の相対的な利点をとらえることを目指している。MOHOSTは、意志、習慣化、コミュニケーションと交流技能、処理技能、運動技能、そして、環境を代表する6つに等しく分けられた24項目からなる。この様式を読む作業療法士でない人も理解するのを支援するために、意志は「作業に対する動機づけ」に、習慣化は「作業のパターン」に変更されている。

SCOPEは似ているが、もともとのMOHO用語を用いており、環境の部分に1項目が付け加えられている。MOHOSTにもSCOPEにも、それぞれの項目は4点法の評定尺度を使って評価される。図18-1AとBは、評定尺度とそれぞれの評価法から選んだ項目を描き出している。示しているように、評定基準は、評定の過程をできるだけ直接的にするために、この様式に示されている。

MOHOSTとSCOPEは、MOHOのウェブサイト https://www.moho.uic.edu/ から注文することができる（日本では、一般社団法人日本人間作業モデル研究所 http://rimohoj.or.jp/ から購入できる）。

実施法

MOHOSTとSCOPEのデータ収集法は、実践上の複数のニーズを満たすために柔軟に作られている。作業療法士は、尺度をつけるために、どんな信頼できる情報源を用いてもよい。この情報は、観察を通して得られることが多いが、しかし、その人、一緒に働く人たち、親戚との話を通して補足されたり、得られたりしてもよい。さらに、作業療法士は記録、チームの会議、他の入手できる情報源から情報を集めてもよい。SCOPEは、情報を得るために用いることができる両親報告様式と教師報告様式もある。

必要があれば、作業療法士は評価をつけ終える時までに、ある人の作業参加の理解を打ち立てることができる。この理由から、MOHOSTとSCOPEは、作業療法士が、例えば、台所での評価やグループへの参加、子どもの場合は教室や地域での活動といった1回の介入後でなされる観察を記録するために用いることができる「1回観察様式」を持っている（MOHOSTの「1回観察様式」は図18-2Aに示している）。作業療法士はひとたび十分な情報を得るなら、MOHOSTやSCOPEの要約様式に記入することへ進んで行く。すべてのMOHOSTとSCOPEの様式は、実施と評定が簡単であり、したがって、ある人の改善を定期的な間隔で記録するために用いることができる。

MOHOの問題解決者：地域精神保健におけるMOHOSTの利用

ブライオニー・ロビンソンさんはイギリスの地域精神保健のチームの作業療法士として働いており、クライアントの作業ニーズを追跡するために、定期的にMOHOSTを用いています。MOHOSTを用いることの利点は、それが自分のほとんどのクライアントに対する自分のフィード

A

成功への期待 楽観性と希望， 自己効力感， コントロール感， 自己同一性感	F A I R	成功を予想し，挑戦を求め，障害を乗り越えることに楽観的である． 成功にある程度の希望を持ち，自信は適切だが，何らかの疑問があり，励ましが必要である． 障害を乗り越えることに楽観主義を維持するためには支援を必要とし，自己効力は乏しい． 悲観的で，失望し，障壁に直面するとあきらめ，コントロール感に欠けている． コメント： _____
日課 バランス， 習慣の組織化， 構造， 生産性	F A I R	日常活動を組織立てて，生産的な日課のバランスを整えることができる． 一般に，組織立った生産的な毎日のスケジュールに従うことができる． 支援なしでは，日常活動のバランスをとり，生産的な日課を組織化するのは困難である． 混沌としており，空虚な日課である．責任と目標を支援できない．不規則な日課である． コメント： _____
問題解決 判断， 適応， 意志決定， 応答性	F A I R	良い判断を示し，困難を予測し，実行可能な解決を生み出す． 一般に，生じた困難に基づいて決定をすることができる． 生じた困難を予測して適応することが困難である，再保証を求める． 生じた困難を予測して適応することができない，不適切な決定を行う． コメント： _____
物理的空間 身辺処理， 生産性， 余暇の設備， プライバシーと接近しやすさ， 刺激と快適さ	F A I R	空間はある程度の機会を提供し，価値のある作業を支援し，刺激する． 空間はほぼ適切であり，日常の作業を追求させる． 空間は限られた機会しか提供せず，価値のある作業の遂行を切り詰める． 空間は機会を制限し，価値のある作業の遂行を妨げる． コメント： _____

B

変化に対する反応（Response to Transitions） 大人に聞かれたり，環境内の何らかのことに手がかりを与えられると，この子は1つの活動をおしまいにして，別の活動を始めることができる．		
F	この子は感情と興奮の適切な変化を示しながら，違う2つの活動を移ることができる．	コメント：
A	この子はある活動をおしまいにして，別の活動へと移るために手がかりや支援を求めることがある．	
I	この子は活動を移る時，複数の手がかりとかなりの援助を必要とする．	
R	この子は変化に対して非常に動転し，当惑する．新しい活動に反応する中で，興奮レベルと感情を調整する能力を示さない．混乱している．	

日課（Routine） この子は日課の認識があり，構成的な日課に効果的に参加することができる．		
F	この子は規則的な日課の順序と構成の認識を示し，また，これらの日課に関連する活動を予想し，開始し，協力できる．	コメント：
A	この子は自分の生活の日課の規則的な順序と構成に協力するために，手がかりと再指示を求める．	
I	この子はしばしば規則的な日課の順序と構成に参加することができない．	
R	この子は規則的な日課の順序と構成の認識を示さない．日課の活動を予測したり，協力したり，始めることはない．	

（続く）

図18-1　A．MOHOSTの項目の見本　B．SCOPEの項目の見本

	問題解決（Problem Solving） この子は問題が起こった時に，問題を適切に明らかにして反応する能力を示す．	
F	この子は首尾一貫して問題を予想し，実行可能な解決策を生み出し，これらの解決法を最高の行動方針を決定するために検討する．	コメント：
A	この子は困難さを明らかにすることができるが，効果的な反応を生み出すためには段階的な手がかりを必要とする．	
I	この子はめったに困難さを予想せず，適応しない．問題に出会うと，絶えず再保障を必要とする．	
R	この子は困難さを予想できず，適応できない．不適切な決定をする．	

	物理的空間（Physical Space） （家庭，地域，学校，病院の）物理的空間の配置は，その子の参加を支援する．	
F	物理的環境の配置へアクセスでき，様々な活動に就く機会を提供する．この子の価値を置く役割への参加を刺激し，支援する．	コメント：
A	物理的環境の配置は，作業への従事を適切に支援しないか，ある程度はアクセス可能である．この子の価値を置く役割への参加には何らかの制限になる．	
I	物理的環境の配置は，この子の価値を置く役割への参加に限られたアクセスと支援を伴う制限された機会を提供する．	
R	物理的環境の配置はアクセス可能ではなく，機会を提供せず，その子の価値を置く役割への参加を防げる．	

図18-1　A．MOHOSTの項目の見本　B．SCOPEの項目の見本（続き）

バックに枠づけをしてくれることでした．しかし，最終的には，彼女はクライアントが自分の作業参加を自省するようにエンパワーメントしたいと思っており，そして，彼女はMOHOSTを用いることの限界は，作業療法士が評定する評価法であることと認識しました．

サービスの終了を促進するために男性のグループに働きかけていた時，彼女は「私たちはどのようにこのプログラムを評価しますか」と彼らに尋ねました．彼らの反応は，彼らが親しむようになったMOHOSTの項目を使って，介入の経過に対する自分たちの改善を評価すべきであるというものでした．広い範囲の作業の関心事にまたがる有能性と同一性の認識を評価するために「作業に関する自己評価」を用いるよりも，グループプログラムへの参加を評定するために慣れ親しんだMOHOSTの項目を使いたいと思いました．

ブライオニーさんは，「MOHOSTの1回観察様式」を改変するために彼らと働き，標準化されていない「MOHOST自己評価」様式（図18-2B）を作り出しました．この過程はこの評価法の信頼性と妥当性を必然的に失ったものの，それはMOHOST原版の価値を補足し，強化するために役立ちました．

この様式の結果は，MOHOのウェブサイト https://www.moho.uic.edu/ からダウンロードできます．

アンドリューさん：改善を根拠のあるものとするためにMOHOSTを利用

アンドリューさんは，10年前の20代後半に，統合失調症と診断されました．彼は芸術学の学士号を取りましたが，これまで仕事をしたり，大きな人間関係を作ったりしたことはありませんでしたし，両親からの相当な支援を受け続けてきました．彼は精神科病院に何度も入院し，最後には，苦悩と興奮状態により急性期精神科病院に入院しました．

A

処理技能						
	道具を適切に選択し，用いる	N/S	F	A	I	R	コメント：
	課題や順序の間に焦点を維持する	N/S	F	A	I	R	
	順序だったやり方で仕事をする	N/S	F	A	I	R	
	問題を克服するために行動を修正する	N/S	F	A	I	R	

運動技能						
	自立して動く	N/S	F	A	I	R	コメント：
	道具や物を容易に操作する	N/S	F	A	I	R	
	適切な力と努力を用いる	N/S	F	A	I	R	
	エネルギーと適切なペースを維持する	N/S	F	A	I	R	

キー： N/S＝見られなかった
F＝作業参加を促進する　　A＝作業参加を支持する
I＝作業参加を抑制する　　R＝作業参加を制限する

B

処理技能						
	私は，必要に応じて，行ったり尋ねたりするために必要なことを知っていました	N/S	F	A	I	R	コメント：
	私はその課題に就いて，最初から最後まで集中していました	N/S	F	A	I	R	
	私はその課題にどのようにアプローチするのか計画を立てて，仕事場と物を準備しました	N/S	F	A	I	R	
	私は起こった問題を扱い，必要に応じて修正しました	N/S	F	A	I	R	

運動技能						
	私はたやすく立ったり動いたりできました（歩く，曲げる，届くなど）	N/S	F	A	I	R	コメント：
	私は機材や道具や物を安全にたやすく扱いました	N/S	F	A	I	R	
	私はその課題のために適切な力と努力を用いました	N/S	F	A	I	R	
	私はそのセッションを通してエネルギーレベルを維持しました	N/S	F	A	I	R	

キー： N/S＝見られなかった
F＝作業参加を促進する　　A＝作業参加を支持する
I＝作業参加を抑制する　　R＝作業参加を制限する

図18-2　A．MOHOSTの1回観察様式の例　B．MOHOSTの自己評価様式の例

なぜMOHOSTが選ばれたのか

作業療法士は意志質問紙（VQ）とコミュニケーションと交流技能評価（ACIS）を完成することができましたが，アンドリューさんのニーズはより広い範囲の評価を必要としました．彼は，面接に耐えることができず，自己評価をつけることができず，公式的な観察の評価過程に協力することができませんでした．作業療法士は前回の入院の時にアンドリューさんに面接をしようとしましたが，彼はほとんどの質問に「わかりません」とか「僕はそんなこと考えたことはありません」と答えました．MOHOSTは，作業療法士に最小の妨害で広範囲の情報を集めることをもたらしました．

情報はどのように集められたのか

最初にアンドリューさんは自分が衛生と食事を怠っていた病棟で観察され，そこでは長い時間

を，猛烈に書くこと（その大部分は判読できない）と，一見でたらめだが精力的に運動をして過ごしていました．作業療法士は彼と連絡をとって，「再動機づけ過程」に乗り出しました．彼女は，彼の症例記録を読み，チームのメンバーやアンドリューさんの両親と話すことで，情報を収集しました．そうする中で，彼女は他人の意見を妥当にすることができ，また，MOHOSTの目的と作業療法の焦点について彼らを教育することもできました．

MOHOSTは何を示したのか

MOHOSTの初回の要約は，運動技能項目と興味という意志の項目以外のほとんどの個人的項目を，作業参加を制限するというもので，アンドリューさんのニーズの広さを強化しました．作業療法士は施設場面では何らかの限界を認めたものの，アンドリューさんは明らかに安全な環境にいる必要があり，環境の項目は作業参加を支援するというものでした．

MOHOSTは，改善を記録することができたのか

最終的に，アンドリューさんはある程度の改善をして，1回に10分程度の間，病棟での美術のセッションに参加し始めました．「MOHOSTの1回観察様式」は，彼の興味，選択，コミュニケーションが改善しているかもしれないこと，そして，彼はもっと作業療法のセッションに参加することに興味を表現したことを示しました．もっと良く考えた後に，そのチームは，彼がメインのデイセラピーでの活動に行くのに付き添うことに同意しました．アンドリューさんの最初のプログラムは，美術，ヨガ体操，卓球という社会的交流が主な焦点ではなかった活動に対する表明された興味に基づくものでした．作業療法士はこの時点での彼の改善を評価するために，MOHOST要約様式を用いました．その評価は図18-3に示されています．

MOHOSTはどのように治療に影響したのか

看護チームは大きな改善を明らかにせず，アン

利点と制限の分析

アンドリューさんは自分の感情を言葉で表現することがありませんが，明確な興味を持っていました．彼は新しい状況に耐えることとある程度の責任を果たすことができることが判明しました．彼の交流は制限が残っていましたが，実際的な焦点を当てられている時には改善し，支援により活動を計画し組織立てることができました．彼は不穏が続き，顕著な手の振戦がありますが，動きは協調性の改善の兆候を示しています．

評定の要約

作業に対する動機づけ				作業のパターン				コミュニケーションと交流技能				処理技能				運動技能				環境 病院			
能力の評価	成功への期待	興味	選択	日課	適応性	役割	責任	非言語的技能	会話	音声による表現	関係性	知識	タイミング	組織化	問題解決	姿勢と可動性	協調性	力と努力	エネルギー	物理的空間	物的資源	社会集団	作業要求
F	F	F	F	F	F	F	F	F	F	F	F	F	F	F	F	F	F	Ⓕ	F	F	Ⓕ	F	F
A	A	Ⓐ	A	Ⓐ	A	Ⓐ	A	Ⓐ	A	Ⓐ	A	Ⓐ	Ⓐ	Ⓐ	Ⓐ	Ⓐ	Ⓐ	A	Ⓐ	Ⓐ	A	Ⓐ	Ⓐ
I	I	I	Ⓘ	I	I	I	I	I	I	I	I	I	I	I	I	I	I	I	I	I	I	I	I
Ⓡ	Ⓡ	R	R	R	R	R	R	R	R	R	R	R	R	R	Ⓡ	R	R	R	R	R	R	R	R

キー：　F＝作業参加を促進する（Facilitates）　　A＝作業参加を支持する（Allows）
　　　　I＝作業参加を抑制する（Inhibits）　　　　R＝作業参加を制限する（Restricts）

図18-3　アンドリューさんの利点と限界の分析とMOHOST評定

ドリューさんをリハビリテーション場面に移すことを勧めましたが，彼の両親はアンドリューさんがこの移行に対処するかどうかを気にしていました．両親は，自分たちが見た小さい改善が持続した改善に達したと看護チームに信じさせることができませんでした．MOHOSTは徐々に増加する変化の証拠を提供する際に重要であり，急性期病院へのアンドリューさんの入院は続けられるべきであり，また，チームが全体で以下のことに働きかけるという合意へと導きました．

- アンドリューさんの興味や価値を励ますこと．
- アンドリューさんに肯定的なフィードバックを提供すること．
- 満足する日課を再建するようアンドリューさんを支援すること．

MOHOSTはアンドリューさんと話し合われたか

治療の初期段階では，作業療法士は，アンドリューさんの創発する利点を強化するために，言葉でのフィードバックを提供しました．彼の興味は改善し，彼は作業参加を支援する選択をし，支援により日課に従い，起こった変化に耐え，他人とコミュニケーションをとり，処理技能に改善を示しました．彼は責任を取ることが増えた兆候も示しましたが，しかし，自分の達成に気づいていないように見え，これまでの回復も疑っていまし

た．この時点で，作業療法士は彼にMOHOSTの評定を用いて彼の改善の証拠を示し，継続的な改善を支援するためにアンドリューさんと目標を交渉することができました．

イワン君：介入を導くためのSCOPEの利用

イワン君が高熱のために入院した時，4歳でした．彼は妊娠32週目で生まれ，生まれた時から胃壁裂と診断されました．このことは1歳の時に彼に小腸の移植手術を受けることになりましたが，この移植は拒絶反応にあったため，彼は2歳の時に肝移植と共に2度の小腸移植が行われました．その結果，彼は最初の2年間のほとんどを病院で過ごし，その後も頻繁に病院に入院することになりました．入院していない時には，彼は家で母，父，妹と暮らし，毎日16時間の看護サービスを受けていました．

なぜSCOPEが選ばれたのか

イワン君は，2カ月前の最後の入院以来，たくさんの新しい技能を獲得したように見えました．イワン君に働きかけている作業療法士は，彼の改善を評価するために，また，介入の新たな領域に洞察を得るために，SCOPEを実施することを選びました．作業療法士はイワン君の頻繁な入院の間，彼の病室をできる限り環境の改変を明らかにすることと，彼に適用できる介入に特に焦点を当てたいと思いました．

どのように情報が収集されたのか

SCOPEは，イワン君の病室での観察と作業療法室での遊びの間に，つけ終えました．現在と以前の入院でイワン君を良く知っている病院スタッフとの非公式の話し合いと，両親様式に記入してくれた両親を通しても情報が収集されました．

SCOPEはどんなことを示したのか

SCOPE（図18-4）の結果は，イワン君の利

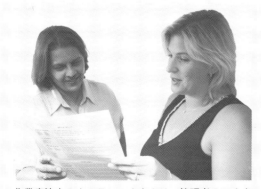

作業療法士のカルティーナさんは，管理者のレナさんとMOHOSTの評価を検討しています．

評定の要約

意志				習慣化				コミュニケーションと交流技能				処理技能				運動技能				環境				
探索	楽しみ	好み	チャレンジへの反応	毎日の活動	変化に対する反応	日課	役割	非言語的技能	ことばや音声による表現	会話	関係	対象物の理解と利用	環境への方向づけ	計画と決定	問題解決	姿勢と可動性	協調性	筋力	エネルギーと持久力	物理的空間	物理的資源	社会的集団	作業要求	家族の日課
F	**F**	F	**F**	**F**	**F**	**F**	F	F	F	F	F	**F**	**F**	**F**	F	F	F	F	F	F	F	F	F	F
A	A	**A**	A	A	A	A	**A**	**A**	A	A	A	A	A	A	**A**	A	A	A	A	A	A	A	A	A
I	I	I	I	I	I	I	I	I	**I**	**I**	**I**	I	I	I	I	**I**	**I**	**I**	**I**	**I**	**I**	**I**	I	I
R	R	R	R	R	R	R	R	R	R	R	R	R	R	R	R	R	R	R	R	R	R	R	**R**	**R**

キー： F＝作業参加を促進する（Facilitates）　　A＝作業参加を支持する（Allows）
　　　 I＝作業参加を抑制する（Inhibits）　　　　 R＝作業参加を制限する（Restricts）

図 18-4　SCOPE 評定尺度のイワン君の利点と制限のプロフィール

点が意志（探索，楽しみ，チャレンジへの反応），習慣化（毎日の活動，変化に対する反応，日課），そして，処理技能（対象物の理解と利用，環境への方向づけ，計画と決定）という領域にあることを示しました．イワン君の制限は，コミュニケーションと交流技能（ことばや音声による表現，会話，関係），運動技能（姿勢と可動性，協調性，筋力，エネルギーと持久力），そして，環境（物理的空間，物理的資源，社会的集団，作業要求，家族の日課）にあることが明らかにされました．

SCOPEは治療計画にどのような影響をもたらしたのか

SCOPE は，イワン君の利点のいくつかを強調しました．それには，遊びに参加する動機づけ，日常活動と日課での快適さのレベル，そして，環境を理解する彼の能力がありました．SCOPE はまた，イワン君の作業療法士に，彼の行動の多くは病院環境でコントロールの量が限られていることによるものであることを明らかにすることになりました．したがって，介入戦略は，病院スタッフと協力して，遊びにつくためのより積極的な参加と機会をもたらすために，彼の物理的および社会的環境を改変し，適応することが含まれました．特定の目標を以下に示します．

- 非言語的および言語的コミュニケーションの効果を高めること．
- 筋力と粗大運動の協調性を改善すること．

SCOPEは介入をどのように形づくったのか

SCOPE は，イワン君の作業療法士が彼のコミュニケーションと運動の制限に取り組むために彼の利点を利用した介入戦略を開発するように援助しました．

- 病院スタッフは自己紹介をすること，自分がしていることを説明すること，物事に名前をつけること，彼に選択肢を提供すること，彼とコミュニケーションをする時には肯定的なフィードバックを提供することによって，日常の介入の間に，イワン君と話をすることに同意しました．
- 小さな三輪車を含むおもちゃがイワン君の病室に運び込まれ，持ち込み禁止になっている場所に置かれ，動きまわり，監督なしで遊ぶ

という自由を彼にもたらしました．さらに，作業療法士は，家族との遊びの予定の時間を設定し，彼の病室にもっと多くの刺激を提供するように彼らを励ますことによって，イワン君の家族が関わるように働きかけました．

SCOPEはコミュニケーションをどのように援助したのか

SCOPEは，イワン君の作業参加の状態を概念化し，記録するための組織的な枠組みを提供することによって，利点を強調することで治療的介入を構築することができました．それは変化を記録する具体的な手段を提供し，作業療法士と他のスタッフ，養育者，家族の間の役立つコミュニケーションツールであることをもたらしました．

人間作業モデル探索レベル成果評定法（MOHO-ExpLOR）

人間作業モデル探索レベル成果評定法（MOHO-ExpLOR；Parkinson, Cooper, de las Heras de Pablo & Forsyth, 2014）は，ある人の遂行や参加に重度な障害がある場合に，MOHOSTの代わりとなる評価法を提供するために作られた．将来の変化が探索レベルのままであると思われるような進行した認知障害や重度な発達障害の人は，身辺処理，余暇，生産性のすべての側面に影響する長期にわたる障害を持つかもしれない．彼らは療養施設で生活しているか，相当な量のケアパッケージを必要とするか，広範囲な家族の支援を受けることになるが，彼らは引き続き行為の基本的な次元に参加することはできる．これには，自分の環境を経験したり，共有された活動での自分の技能を果たしたり，活動の1つか2つのステップを行うことが含まれるであろう．

MOHO-ExpLORは，MOHOの大多数の概念に関する情報を収集して，作業療法士にある人の作業機能状態の概要を得ることをもたらし，作業療法士が評定するツールであるという点で，MOHOSTと類似している．しかし，項目は意志，習慣化，遂行のより微妙な指標に焦点を当てており，評定尺度は作業療法士に項目が確実に（R），しばしば（O），時々（S），まれに（I），決して／証拠はない（N）というように，起こるかどうかを記録させる頻度の尺度である．

さらに，MOHO-ExpLORの著者たちは，意志，習慣化，コミュニケーションと交流技能，処理技能，運動技能にとって鍵となる環境の支援をその人の特徴に結びつけようとした．したがって，この評価はその人の作業への参加に関係する10の個人的要因と環境に寄与する要因に関する10項目がある．基準となる文章には，その項目が観察される時間の割合に従って評定を導くために，その様式の中に含まれている．図18-5Aに示すのは，この評価法の評定尺度と項目の選択である．

MOHO-ExpLORはhttps://www.moho.uic.edu/のMOHOウェブサイトから購入することができる．

▶ 実施法

MOHOSTとSCOPEと同じように，MOHO-ExpLORのデータ収集法は，実践上の多くのニーズを満たすために柔軟に作られている．作業療法士は，尺度をつけるために，どんな信頼できる情報源をも用いてよい．この情報は観察によって得られることが多いが，その人，一緒にする人々，親戚などと話すことで補足されることもあるし，得られることもある．さらに，作業療法士は記録，ナーム会議，他の入手先から情報を収集することができる．

必要があれば，作業療法士はこの評価法をつける時間の中で，ある人の作業参加の理解を作り上げることができる．この理由で，MOHO-ExpLORは，作業療法士たちが1回の介入（例えば，着衣の練習や回想法の場面）の後なされた観察を記録するために用いる*1回観察様式*（図18-5B）を持っている．作業療法士は十分な情報を得たなら，*MOHO-ExpLOR要約様式*を完成するために進んで行くことになろう．MOHO-ExpLORの両方の様式はたやすい実施と評定が

A

	作業への動機づけ		95%	75%	50%	25%	5%
個人的要因	**探索する** 対象物，人々，環境の視覚的，触覚的，または口唇的探索を含む．	その人は，環境（音，明かりなど）の変化に気づいて，反応する．	☐	☐	☐	☐	☐
		その人は，聞き，見，触れ，においなどによって好奇心を示す．	☐	☐	☐	☐	☐
		その人は，ある対象物，課題，人々に引きつけられる． コメント：	☐	☐	☐	☐	☐
	R O S I N						
	従事する 活動に感情を注ぎ込むこと，意図的な行動と同時に起こることを含む．	その人は，進行中の活動に楽しみや満足をして反応する．	☐	☐	☐	☐	☐
		その人は，時間とともに再び従事することにより，感情的な結びつきを見せる．	☐	☐	☐	☐	☐
		その人は，課題に協力し，必要に応じて支援を受けて，自分で準備をする． コメント：	☐	☐	☐	☐	☐
	R O S I N						
環境的要因	**妥当化** 共感，個人的能力や意味のあることの認識を作り出すこと，安全を含む．	個人の独自性がみられて，主観的経験が認められる．	☐	☐	☐	☐	☐
		個人の利点が明らかにされ，認められ，称賛される．	☐	☐	☐	☐	☐
		環境は，意味ある経験や感覚の好みを促進する． コメント：	☐	☐	☐	☐	☐
	R O S I N						
	激励 新しい活動への参加を求める環境の傾向を含む．	環境は魅力的で，新しい文脈で探索を求める．	☐	☐	☐	☐	☐
		興味と従事を高めることを刺激するために活動を適応したり選択したりする．	☐	☐	☐	☐	☐
		希望と楽観を伝えるために，肯定的な強化を効果的に用いる． コメント：	☐	☐	☐	☐	☐
	R O S I N						

キー：R＝確実にある，O＝しばしば，S＝時々ある，I＝まれにある，N＝決してないか，証拠はない

実施法

　MOHOSTとSCOPEと同じように，MOHO-ExpLORのためのデータ収集法は，実践上の多数のニーズを満たすために柔軟に作られている．作業療法士は，尺度をつけるために，どんな信頼できる情報源も用いることができる．この情報は，観察を通して得られることが多い．しかし，それは，その人，一緒に働く人たち，親戚などと話すことを通して補足されたり，達成されることもある．さらに，作業療法士は記録，チームの会議，他の利用できるところから情報を収集することもできる．

　必要に応じて，作業療法士は，評価をつける時間の間に，ある人の作業参加の理解を作り上げることができる．こうした理由で，MOHO-ExpLORは，作業療法士が1回の介入（例えば，着衣訓練や回想法のセッション）の後に観察を記録するために用いることができる1回観察様式（図18-5Bに示す）を含む．作業療法士がひとたび十分な情報を得たなら，MOHO-ExpLOR要約様式を完成するために進んで行くことができる．MOHO-ExpLORの両方の様式はたやすく実施し，評定することができ，そして，両者はある人の改善を記録するために定期的に用いることができる．

B

							コメント：
処理技能	その方は，進行中の行為に集中し，反応しました	R	O	S	I	N	
	その方は，物を効果的に使いました	R	O	S	I	N	
	その環境は，最適な構造を提供しました	R	O	S	I	N	
	その環境は，適切な柔軟性を持ちながら反応しました	R	O	S	I	N	
運動技能	その方は，セッションを通して続けることができました	R	O	S	I	N	コメント：
	その方は，物を安全に自立して動かしました	R	O	S	I	N	
	その環境は適切な位置づけを促進しました	R	O	S	I	N	
	その環境は移動を援助しました	R	O	S	I	N	

キー：　R＝確実にある，O＝よくある，S＝時々ある，I＝まれにある，N＝ないか，証拠はない

図18-5　A．MOHO-ExpLORの項目の見本　B．MOHO-ExpLORの1回観察様式の項目の見本

でき，ある人の改善を記録するために定期的に用いることができる．

MOHOの問題解決者

ルイーズさん：介護者にアドバイスをするためのMOHO-ExpLORの利用

ルイーズさんは80歳代でアルツハイマー病と診断され，ケアホームに入るという決定がなされました．作業療法士への処方の前に，彼女はニーズの高まりのため，3回の移動を経験しました．彼女はしばしばケアホームから出ようとしたり，スタッフと居住者の両者に徐々に興奮し言葉で攻撃的になったりして，身辺処理には「指示に従わない」と記載されました．

なぜMOHO-ExpLORが選択されたのか

作業療法士は，ルイーズさんの低下しつつある作業能力と低下した従事を考慮して，家族と治療スタッフから，また，観察を通して情報を収集できる柔軟な評価を必要としました．ルイーズさんは様々な技能を保っており，ある活動の1つか2つのステップを行うことはできたものの，課題を自立して遂行することはなく，また，いかなる役割にも参加していませんでした．したがって，評価ツールは，探索レベルでの微妙な変化と利点と能力を区別するのに十分に高い感度が必要であり，また，環境がルイーズさんに与える影響の分析も含める必要がありました．

情報はどのように収集されたのか

作業療法士は，ルイーズさんの作業同一性の最初の理解を得るために，ケース記録とケアホームから提供された記録，それに，ルイーズさん，ケアスタッフ，家族との話し合いの記録を読みました．ルイーズさんの行動の環境上の引き金になるものを明らかにするために，彼女は，身辺処理課題をするために支援され，また，社会的活動に参加するよう励まされている時に支援ワーカーによって観察されました．さらに，作業療法士は身辺処理の評価も行いました．

作業療法士は何を発見したのか

作業療法士は，ルイーズさんが目的意識と意味がある役割を持つことに価値があると認識しました．彼女は，自分の目的を達成するために非常に一生懸命にやってきたこと，また，いつも自己主張する女性であったことに誇りを持っていました．彼女は生涯にわたって，美術と織物，登山と音楽を含むある範囲の科目を教えてきました．彼女は，園芸や屋外に出ることが好きで，そして，多くの週末に自然の場でのキャンプと高原地帯を歩くことに時間を費やしてきました．

ルイーズさんは，生涯にわたって多くの活動に従事しましてきましたが，自分は「ある趣味を持ったり，楽しむための活動をしたりする人ではない」と表現しました．あらゆる活動は，慈善事業のためにとか贈り物にするために，織物作品を完成することといった目的がなければなりませんでした．ホームのスタッフは，ルイーズさんが価値を置いていないクイズやゲームのような活動には従事しないと理解することに努めました．

MOHO-ExpLORは何を示したのか

ルイーズさんの反応は，環境とその中での役割の理解に依存していました．彼女は自分が職員であるとしばしば信じていましたが，彼女は50％ぐらいの時間しか個人的なケアに協力せず，スタッフが，例えば，「あなたの訪問客が来ていますよ」とか，「お休みになる時間ですよ」といったように，そうするための理由をあげないと，そうすることはありませんでした．残念なことに，スタッフとの交流は首尾一貫したものではありませんでした．特に，多くの職員は，ルイーズさんが自分の生活の中でリーダーシップを取っていたことを考慮せず，彼女の自己主張的性格を敵対的

であると誤解していました．彼らは，ルイーズさんがクイズやゲームといった活動をしないのは，それらが彼女にとっては価値がないためであると理解するのに苦労しました．したがって，環境は意味のある経験と従事しないことを助長した活動の構造を促進しませんでした（初回の評定は図18-6A に示されている）．

MOHO-ExpLOR は治療にどのような影響をしたのか

MOHO-ExpLOR はルイーズさんの生活物語の理解の必要性を強調しました，そのため，介入は意味のある活動と役割に集中することができました．これは，物理的・社会的環境の改変を必要としました．ルイーズさんの特有の同一性を反映するために，個人的な物が彼女の部屋に持ち込まれ，そして，スタッフは意味のある作業を明らかにするために彼女と働き始めました．彼女は，グループを促進すること（居住者のために歌うことを含む），庭園を耕すこと，屋内の植物の世話をするのを支援するように励まされました．ルイーズさんは，これらの役割に関連したいくつかの活動に参加し，様々な課題を自立してやり遂げ，目的意識を表現し始めました．スタッフは，彼女がホームの中で他人を助けたり，所有物を放置したりする役割にはもはや固執していないと報告しました．これらの出来事の数が減少したならば，ケアホームはルイーズさんが終身の居住者になることに同意しました．そのことによって移動することはなくなりました．

MOHO-ExpLOR は改善を記録することができたのか

2回目の MOHO-ExpLOR は以下のことを記録しました（図18-6B）．

- ホームのような特徴を導入し，また，ルイーズさんの利益を高めることに従事することと同様に，ルイーズさんの過去の興味に訴える活動を提供することによって，妥当にすることや励ますことが増えたこと．
- 個人的なケアの日課がどのように導入されたに関する連続性を高め，そして，ルイーズさんが選択を練習する機会を提供することで多様性を増加したこと．
- 尊敬を可能にするやり方でルイーズさんとコミュニケーションすることを強調し，価値のある役割で他人と交流する機会を高めたこと．
- ルイーズさんのエネルギーレベルの予想に反した減少と，継続中の動作に集中する能力．これはその後再検討された結果，薬の変更によるものであった．

作業機能状態評価法・協業版（AOF-CV）

作業機能状態評価法・協業版（AOF-CV）は，クライアントに自分の作業参加について報告する機会を与える半構成的な評価である（Watts, Hinson, Madigan, McGuigan, & Newman, 1999）．この評価法はより最近の評価法にほとんどが取って代わられたが，面接としてか，作業療法士のフォローアップでの自己報告として実施されるということは，それが柔軟な選択肢を残していることを意味している．それは，質的情報を参照し，個人的原因帰属，価値，役割，習慣，技能における自分の利点と限界のクライアントの見方を反映する評定のプロフィールを提供することによって，ある人の作業参加の一般的な概要を作り出す．

AOF-CV は，https://www.moho.uic.edu/ の MOHO ウェブサイトからアクセスでき，無料で提供されている．

▶ 実施法

この面接法や質問紙法は，22項目の質問からなる．自己報告の形で実施される場合は，クライアントは書

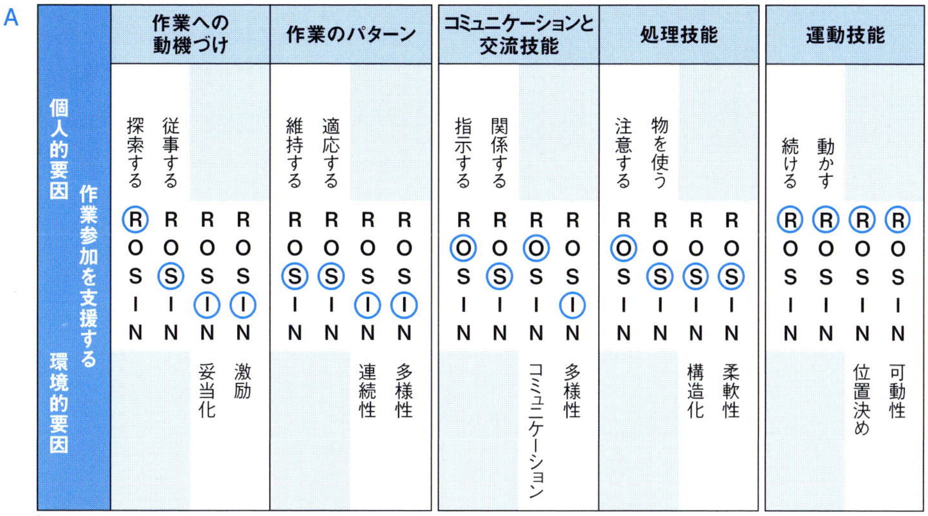

MOHO-ExpLOR は治療にどのように影響したか

MOHO-ExpLOR はルイーズさんの生活物語を理解することの必要性を強調しました．そのため，介入は意味がある活動と役割に集中することができました．これは，物理的・社会的環境の改変を必要としました．彼女の特有の同一性を反映するためにルイーズさんの部屋に私物が運び込まれ，スタッフが意味のある作業を明らかにするために彼女に働きかけ始めました．彼女はグループを促進すること（居住者に対して歌うことを含む），庭を耕したり，屋内の植物の世話をしたりするなどを支援するように励まされました．ルイーズさんは，これらの役割に関連したいくつかの活動に参加したり，様々な課題を自立してやり遂げたり，目的意識を表現したりし始めました．スタッフは，彼女がホームで他人を助けたり，持ち物をそのままにしようという役割にもはや固執しないと報告しました．ひとたびこれらの事件の数が減った時，ケアホームはルイーズさんが定住者になることに同意しました．もう移動することはなくなりました．

MOHO-ExpLOR は，改善を記録できたか

2番目の MOHO-ExpLOR（図18-6B）は，以下のことを記録しました．

- ホームのような特徴を導入することとルイーズさんのために従事を高めることと同様に，ルイーズさんの過去の興味に訴えた活動を提供することで，妥当化と激励を高めました．
- ルイーズさんが選択を練習する機会を提供することによって，個人的なケアの日課がどのように導入されて高められるかに関して連続性を増加させました．
- 尊敬ができるような方法でルイーズさんとコミュニケーションをすることを徐々に強調し，価値のある役割で他人と交流する機会を高めました．
- ルイーズさんのエネルギーレベルと進行中の行為に集中する能力の予想外の低下．これはその後，薬の変更によるものであるとされました．

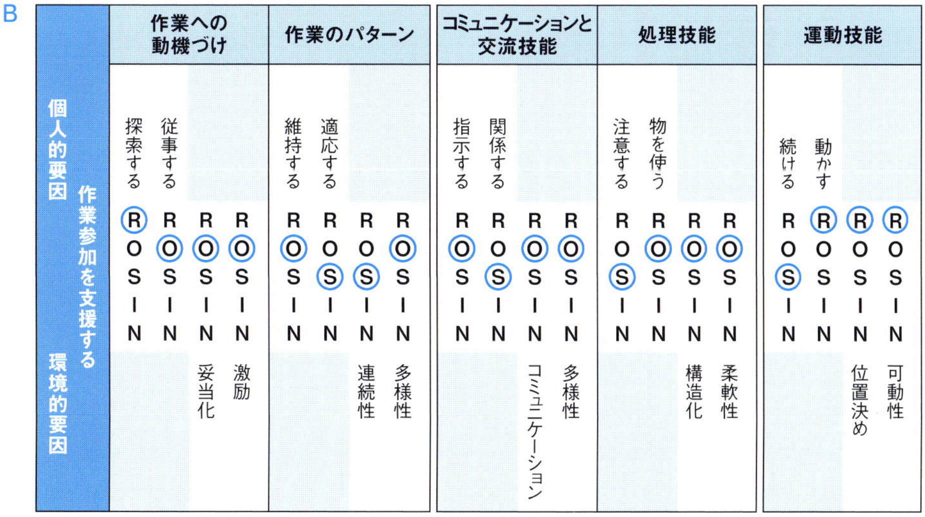

図18-6　A. ルイーズさんの MOHO-ExpLOR 評定－介入前　B. ルイーズさんの MOHO-ExpLOR 評定－介入後

面で質問に答える．作業療法士はクライアントの反応を検討した後，評定尺度をつけるための必要な追加の情報を明らかにし収集するために，クライアントと短時間の話し合いをする．面接として実施される時は，作業療法士は質問を半構成的面接とみなして，必要に応じて追加の質問を探って，質問する．質問は（面接または自己報告として用いられるかどうかにかかわらず），そのクライアントの作業機能状態の認識を引き出すように作られている．

面接またはフォローアップ付の自己報告が終わったあと，作業療法士は次のように評定尺度をつける．それはクライアントの機能状態についての質問の形をとる（例えば，「この人は，よりうまく定められた意味のある活動の選択を通して，個人の価値を示しますか」）．これらは，5点法の評定尺度を用いて採点される．

MOHOの問題解決者

フィルさん：理解を開発するためのAOF-CVの利用

フィルさんは36歳で，4年前に多発性硬化症（Multiple Scoreosis：MS）と診断されました．彼は，以前は常勤の屋根職人として雇われていましたが，寛解することなく徐々に衰弱して働くことができなくなりました．彼は，診断されてから2年後に妻と離婚し，14歳と10歳の二人の息子と一戸建ての家に住んでいました．彼は，MSの悪化の間は入院し，その後，リハビリテーション集中病棟へと移されました．

なぜAOF-CVが選択されたのか

作業療法士は，フィルさんが自分の状況をどう見ているかの洞察を得るための面接として，また，作業療法を彼のニーズにもっと取り組むようにするための指標として，AOF-CVを実施しました．フィルさんのAOF-CV評価尺度の評定は，図18-7に示されています．

検討される鍵になる問題は何だったのか

フィルさんは，自分にとって意味のある最重要な2つのことは家族と仕事であると報告しました．しかし，両方とも過去4年間で損なわれていました．フィルさんの将来の目標はもう一度歩くことと，MSの発症前にしていたことに参加することでした．彼は，病気が進行しそうだということと，適応を必要とするというどんな示唆も避けていました．したがって，彼は，車椅子でアクセスできない家を改造する計画もなく，子どもたちへの影響の可能性を考えることもありませんでした．

フィルさんは，病気の発症前には，親，夫，勤労者，友人，スポーツ参加者，教会の会員，クラブの会員という多くの役割がありました．彼の残っている役割は親ですが，自分の身辺処理のニーズを満たすために息子たちに依存するようになり，子どもたちに対する権威が失墜するにつれて，もはやがらりと変わりました．

入院の4カ月前まで，彼は朝の身辺処理を自立して行い，清掃や食事の準備といった簡単な家庭管理課題をやっていました．入院してから，彼は移動のために電動車椅子を用いていました．彼は最大の援助でも，歩行とピボット移動で立つことに非常に限定的な成功しかありませんでした．それでも，明らかな困難さにもかかわらず，彼は病気の将来の経過について話し合うことを拒否しました．彼にはMSについての知識がほとんどなく，その疾患と予後に関する教育を受けるという考えを拒絶しました．

フィルさんの技能の見方は葛藤に満ちたものでした．機能障害の進行と遂行の急速な低下は，自分の状態が著しく改善するだろうと考えている自分のニーズとの間に葛藤を引き起こしていました．彼は，怒りと低下したコミュニケーションのために友人や家族との関係の悪化を引き起こしていることを認めました．

意志					
価値	5	4	3	2	1
この人は，明瞭で意味がある活動の選択を通して，自分の価値を示していますか．				✗	
この人は，個人的目標の選択を通して，自分の価値を示していますか．				✗	
この人は，日常活動の実施のための個人的基準の選択を通して，社会的にみて適切な価値を示していますか．		✗			
この人は，時間がどのように使われなければならないかについて，現在・過去・未来の出来事と信念の認識を表明して，時間的方向づけを示していますか．	✗				
個人的原因帰属	5	4	3	2	1
この人は，内的統制における信念を表現することを通して，個人的原因帰属を示していますか．				✗	
この人は，自分がある技能の範囲を持つという確信を表現することによって，個人的原因帰属を示していますか．		✗			
この人は，個人的に関連した課題で自分の技能能力に信頼を表現することによって，個人的原因帰属を示していますか．					✗
この人は，将来の努力における成功に有望な期待を表明することによって，個人的原因帰属を示していますか．			✗		
興味	5	4	3	2	1
この人は，興味の程度を明らかに弁別していますか．		✗			
この人は，興味の範囲を明確に，明らかにしていますか．			✗		
この人は，通常，自分の興味を追求していますか．					✗

習慣化					
役割	5	4	3	2	1
この人は，生活上の役割（家族の一員，学生，勤労者，趣味人，友人など）の適切な配列を示していますか．					✗
この人は，自分の生活役割の要求の現実的な概念と社会的義務を持っていますか．			✗		
この人は，自分の主たる生活役割に，快適さや安心を表明していますか．					✗
習慣	5	4	3	2	1
この人は，よく組織化された時間の使用を通して，習慣パターンを示していますか．				✗	
この人は，その人の習慣が社会的に受け入れられるものと報告していますか．				✗	
この人は，自分の習慣に適切な柔軟性を示していますか．				✗	
作業遂行技能	5	4	3	2	1
この人は，自分自身を動かしたり，対象物を操作したりするのに必要な十分な運動技能を持っていますか．					✗
この人は，様々なタイプの出来事，過程，状況を管理するために適切な技能を持っていますか．				✗	
この人は，人々と交流するために必要なコミュニケーションと交流の技能を持っていますか．				✗	

キー：5＝非常に高い，4＝高い，3＝中程度，2＝低い，1＝非常に低い

図18-7 フィルさんのAOF-CVの評定

作業療法に対する意味は何だったのか

AOF-CVの結果は，いかなるリハビリテーションも成功させるためには，フィルさんの状況の見方に取り組むことから始めなければならないことを明らかにしました．フィルさんの最も大きな負い目は，予後不良と結びついた身体的制限に取り組もうとする意欲がないことでした．

AOF-CVは治療にどのように影響したのか

・意志−フィルさんが作業参加のための最も高い

- 優先順位を明らかにし，現実的目標を開発することを援助すること．
- 個人的原因帰属－フィルさんのMSの知識を高めること．
- 興味－過去の興味を修正して導入し，新たな興味の分野を探索すること．
- 役割－身辺処理の管理の役割を計画し，機能障害にもかかわらず親としての役割を再確立するためにフィルさんに働きかけること．
- 習慣－活動レベルを高めるためにエネルギー保存や適応に関してフィルさんを教育すること．
- 技能－環境に適応するためにフィルさんと協業し，より良好な計画とコミュニケーションを通して障害に対処する能力を高めること．

AOF-CVはどのように受け入れられたのか

チームの全員はAOF-CVを用いて得られた洞察を深めて，フィルさんの状態と予後についての現実的な情報を提供することに取り組みました．フィルさんは約1年後にリハビリテーションに戻ってきた時に，作業療法士はフィルさんにAOF-CVのいくつかの鍵となる質問を再びしてみました．この時点で，彼はMSの現実を受け入れており，それが意味することに関して恐れを表明しました．彼は家庭環境の改変に同意して，彼が日常生活における価値と興味あるものをどのように認識できたにかに焦点を当てたことが，彼に新しい希望を与えることになりました．彼は数カ月後に亡くなりましたが，息子たちは父親が改善した最後の数カ月に感謝しました．

学習の心理社会的作業療法評価（OT PAL）

OT PAL（Townsend et al., 2001）は，教室での期待と役割を果たすことに困難さを持っている6歳から12歳の子どもたちに，学校に根ざした場面で用いるために作られた．それは，生徒の意志（選択する能力）と習慣化（役割と習慣）に関して，子どもの学習に影響する21項目の心理社会的要因に関する情報をとらえようとするものである．評価尺度に加えて，OT PALは以下の質的情報を収集し，報告する構造をも提供する．

- 生徒の教室
- 教室で期待される行動
- 教室で教え，教室を管理する先生のやり方
- これらの期待に応える生徒の能力
- 学校環境の中での一人の学習者としての自分の能力に関する生徒の意見

それは先生，生徒，両親が学校に関連する生徒の遂行，行動，信念，興味に関する別々の見方を示すことを認めており，また，それぞれの子どもと学校場面に柔軟に適応できるようになっているものである．OT PALを完成させると，学生と教室環境の間の適合の質と教室環境が生徒の遂行にどのように影響するかを決定することを作業療法士に支援することになる．

OT PALは，MOHOウェブサイトhttps://www.moho.uic.edu/から注文することができる．

▶ 実施法

作業療法士はこの尺度をつけるために，先生，生徒，両親に半構成的面接で補われる観察を通して，情報を収集する．次に，以下の様式に記入する．

- 生徒と教室の基本的特徴に関する情報を収集するための観察前および環境説明様式
- 評定尺度
- 先生，生徒，両親への面接の簡単な要約様式
- 生徒の利点と弱点のリストを挙げ，介入計画を説明する生徒と環境の適合の要約様式

この評定尺度をつけるために十分な情報を収集するためには，一般的には，少なくとも40分の観察が必要である．面接の目的の一部が観察を補完したり，確認や修正をしたりする情報を収集することにあるために，先生，生徒，両親との面接は観察の後で実施される．それぞれの面接には約15分かかる．両親面接は，書面でのアンケートとして，あるいは，電話で実施さ

れることもある．作業療法士は，情報収集を完了したら，評定尺度と様式に記入する．OT PALは遂行能力や技能に関する情報を収集しないため，他の評価法が実施される必要もあるかもしれない．

MOHOの問題解決者

ジェラルド君：小学1年生への適応を評価するためのOT PALの使用

　ジェラルド君は7歳で，小学1年生でした．彼は5歳の時に急性リンパ球性白血病と診断され，2年間にわたり化学療法を受けてきました．今は白血病の治療を受けていないものの，彼は依然として疲労と筋力低下を経験しており，感覚統合機能障害があるとされてきました．彼の症状は，注意集中時間，覚醒レベル，空間の見当識，姿勢コントロール，知覚運動技能，視知覚技能，両側統合に影響を及ぼしていました．彼は，組織化と注意集中時間を改善するために，教室環境にいくつかの改変が施され，追加の支援を提供するために，授業の間の半日は教室に補助教員がいました．

なぜOT PALが選ばれたのか

　作業療法士は，ジェラルド君が教室で多くの困難さに直面していたために，学校のチームでの検討を期待して，1年生としての彼の全般的な適応に関する情報を収集する手段としてOT PALを実施することに決めました．この過程は，学校場面での介入計画と他人に対する勧告の開発へと自然に導いていきます．OT PALの総合的な特質のため，それは学校チームに，子どもの教育上のニーズをどうしたら最も満たすことができるかを計画するための情報を与えるために役立つ評価法です．

どんな問題が見出されたのか

　この評価法は，ジェラルド君の選択すること，習慣と日課，役割という領域の利点と心配事を描き出そうとするものです．ジェラルド君は，学力という点では個人的原因帰属の肯定的な認識を示し，勉強には誇りを示しましたが，教材を整理し，個々の勉強のペースを維持するためには補助教員に大きく依存していました．彼は力と耐久性を求められる教室の仕事に参加するために奮闘しており，先生は生徒たちが彼の限られた運動能力のため，休憩時間に彼と遊ぶことをしばしば拒絶したと報告しました．

　図18-8は，ジェラルド君のOT PAL評定尺度の習慣化の部分を示しています．彼は1日の全体を通じて何をするべきかという十分な理解を示しましたが，彼のエネルギーレベルと焦点を当てること，参加すること，組織化することの困難さは日課を維持することを妨げました．割り振られた時間内で活動をやり遂げる彼の困難さに貢献したもう1つの要因は，作業療法，理学療法，ソーシャルワークのために教室から定期的に出なければならないことでした．これらのすべてのことの結果，ジェラルド君は自由時間にも課題に取り組まなければならないことが少なくありませんでした．このことはジェラルド君を他の生徒とは違うという印象を与えることになり，正常にみられたいという彼の試みを損なうことになりました．

　ジェラルド君は教室での生徒の役割の期待に強い同一性を持ち，それを果たそうとしていました．彼は先生の権威を受け入れ，適切に援助を求め，生徒として一生懸命にやろうとし，教室での活動や話し合いに参加しました．彼は時々からかわれ，そのことが起こっても他の子は彼をかばうことがないことがあったために，仲間との交流の機会は彼にとってはより困難になりました．

OT PALからどんな結論が引き出されたのか

　全体的には，ジェラルド君の学校環境は，学校と学習への参加に支持的でした．ジェラルド君は，部屋の後方に座っており，時々まわりを動

まわることができ，そして，彼の運動のニーズを満たし，転導性を改善したmove-and-sitというクッションを提供されました．さらに，教室の机は，4つのグループに分けられて，座席は指定されており，他の生徒との肯定的な交流を促進しました．図18-8は，ジェラルド君の評定を要約しています．

治療に対する意味は何だったのか

ジェラルド君の最大の利点は，良い生徒でありたいとする彼の意志に基づく希望と，彼の教室の遂行のいくつかの側面に関して持つ効力感でした．ジェラルド君の意志を支援することは，生徒であることについて抱いている強い価値に注意を払うことと，個人的原因帰属感を高めることを意味しました．彼の制限された運動遂行は彼を特定の状況で目立たせることになり，これらは考慮され，かつ，最小化される必要がありました．

OT PAL は治療にどのような影響を与えたのか

- 疲労に対処すること−例えば，教室での義務を援助するために，ジェラルド君にカートが提供されました．
- 組織化の技能を高めること−例えば，補助教員とジェラルド君は，彼の責任と自律性を高めるやり方を見つけようとしました．
- 仲間との関係を促進すること−例えば，自由時間を妨げないように，治療予約時間が変更されました．

住居環境影響尺度（REIS）

住居環境影響尺度（REIS；Fisher et al., 2014）は，半構成的評価で，地域の住居施設の居住者に対する影響を検討するために作られたコンサルテーションのための道具である．それは，人間作業モデルによる情報に基づき，毎日の空間，毎日の対象物，可能にする関係，そして，活動の構造の4領域について，その施設を評価することで作業療法士を支援するものである．各領域は，1点から4点で評定する5つの下位領域がある．詳細な評定のためのガイドが提供されており，住居が居住者の同一性と有能性の認識をどのよう

キー：N/O=観察されない，4=有能である，3=疑問がある，2=非効率的である，1=欠陥がある

図18-8　ジェラルド君の OT PAL の評定

に支援するか，つまり，意味のある，文化的に見て適切な活動への従事を促進する機会，資源，要求，拘束という点を作業療法士にもたらすことである．

REISを用いての発見は，居住者の同一性と有能性の認識を改善する目的で勧告に用いることができる．これは，意味があり，文化的に適切な活動への従事を促進する機会，資源，要求，拘束への焦点を通して達成される．それには，居住者と介護者のための面接の質問を全体的に探る短縮版様式と長文版様式があり，また，写真に対して良好に反応をする人とコミュニケーションをするための写真ギャラリーという選択肢もある．

REISは，MOHOウェブサイト https://www.moho.uic.edu/ から注文することができる．

実施法

REISは，包括的に，住居がどのようにうまく居住者のニーズや希望に対応した必要のある支援や機会を提供するかを総合的に評価するために必要な情報を収集するために，4つのデータ収集法を用いる．4つの戦略は以下の通りである．
- 住居の中を歩いてまわること
- 日課や活動の3つの観察
- 居住者への面接
- 介護者への面接，グループホームであれば，理想的には，管理者とスタッフの両者に面接する．

初心者と経験豊かな作業療法士の両者による資料収集と評定を支援するために，資料収集のいくつかの様式が提供される．

MOHOの問題解決者

アカシア・アベニューさん：グループ・ホームを評価するためのREISの利用

アカシア・アベニューさんは長期住居施設を提供されていましたが，そこはこの3年間，軽度から中等度の知的障害を持つ6人の居住者のグループホームとして運営されてきました．そこには日中は二人の支援職員がいますが，夜間には職員がいません．移行生活の準備を提供すると考えられているにもかかわらず，何人かの居住者は3年間もそこに住んでいました．

REISはなぜ選択されたのか

居住者の一人が，スタッフや居住者の仲間と交流する経験が困難であると認められ，また昼に眠り夜に起きる傾向があったために，作業療法に処方されました．作業療法士は，この機会を用いて，このグループホームを評価し，環境全体を変えることがすべての個々の居住者にとっていかに有益になるかを示そうと考えました．REISの評定は図18-9に示されています．

情報はどのように収集されたのか

作業療法士は，ホームを歩いてまわること，居住者が日課に就いている（朝食を作ったり，ゲームをしたり，住居者会議に参加したりする）ことの非公式的な観察，そして，処方された人と二人のスタッフへの半構成的面接を完了しました．

毎日の空間はどのようなものだったのか

入手できる豊かな空間があり，個人的空間と社会的空間がありました．しかし，空間は居住者のニーズに合わせて仕立てられてはいませんでした，例えば，居間の家具の配置は社会的交流を促進するものでも，活動に就くように助長するものでもありませんでした．また，ベッドルームの大きさは十分だったものの，ベッドルームの隣のスタッフルームはプライバシーを守るものではありませんでした．さらに，空間は，空間に生気のない質をもたらす壁の非人間的な装飾（味気ない色）と床（オフィスのようなカーペット）によって施設のような感触がありました．看板は施設の感触をますます伝え，庭は手入れがなされず，塗装ははがれたままにされていました．

毎日の空間					毎日の対象物					可能にする関係					活動の構造				
空間のアクセス可能性	空間の適切性	家のような特性	感覚的な空間	視覚の支援	対象物の入手可能性	対象物の適切性	家のような特性	対象物の物理的特性	対象物の多様性	人々の入手可能性	尊重を可能にすること	支援と促進	情報の提供	権利の拡大	活動の要求	時間の要求	活動の魅力	日課	意思決定
4	4	4	4	4	4	4	4	4	4	4	4	4	4	4	4	4	4	4	4
③	③	3	3	3	3	3	3	3	3	3	③	3	3	③	3	3	3	3	3
2	2	2	②	②	②	②	②	②	②	②	2	②	②	2	2	②	②	②	②
1	1	①	1	1	1	1	1	1	1	1	1	1	1	1	①	1	1	1	1

キー：
4＝環境は，意味があり，文化的に適切な活動に従事するための例外的な機会，資源，要求を提供することよって，人々の同一性と有能性を強く支援する．
3＝環境は，意味があり，文化的に適切な活動に従事するための機会，資源，要求を提供することよって，人々の同一性と有能性を支援する．
2＝環境は，意味があり，文化的に適切な活動に従事するための限られた機会，資源，要求を提供することよって，人々の同一性と有能性を妨げる．
1＝環境は，意味があり，文化的に適切な活動に従事するための機会，資源，要求を提供しないことよって，人々の同一性と有能性を強く妨げる．

図18-9 アカシア・アベニューさんのREISの評定

それから，毎日の対象物は

台所には多様な種類の道具（例：スムージーメーカー）があり，食事の準備に就くことを支援しましたが，いくつかの物は不適切でした（例：さびついたトースター）．一方，共同の居間には対象物は限られており，不適切に配置され（例：古いカタログや古いコンピュータのキーボード），個々の人が活動に就くことを支援するものではありませんでした．さらに，そこには非常用装置がなく，居住者が夜間にスタッフと連絡を取ることを難しくしていました．

可能にする関係とはどういうことですか

職員は相互の関係と理解に基づいた協業的関係を打ち立てており，個人のニーズにアプローチ可能で，敏感であり，個人の好みに尊敬を払っていました．公式的なツールが意思決定と目標設定を促進するために用いられ，会議が日常の事柄の決定をするために1カ月に2度開催されていました．しかし，行動はいつも効率的には実施されていませんでした（例えば，演壇はうまく掃除されていませんでした）し，掲示板はよりはっきりとより効果的なやり方で使われる可能性がありました．居住者たちはほとんどの時間を自分の部屋で過ごしており，仲間との交流も促進されているようではありませんでした．夜間にスタッフがいないことは，ある居住者にとっては否定的に影響する可能性もありました．

そして，活動の構造は

スタッフは地域の活動（例：水泳）への参加の何らかの機会を作ってはいましたが，限られた機会しかないことは，ホーム環境内に意味のある活動に就くことを作り出すことがないことを意味しました．日課は柔軟であったものの，構造を欠いていたために空き時間ができてしまっていました．興味深い活動の提供のなさが退屈をもたらす可能性があり，それが個人的ニーズや好みと一致していました．

環境をどのように改善できたのか

ある問題は，長期の解決を必要としました（例：夜間のスタッフの問題，改装，新しい機器を得ること）．しかし，多くの変化は，共同の空間や掲示板を再組織化すること，居住者をグループの食事と余暇活動と共に，庭仕事と基本的なホームの活動の維持を含む毎日の活動に就かせるというスタッフの責任に再び焦点を当てることによって，実施することができました．

REISは何に影響を与えましたか

REIS評価を完成することは，すべての居住者の利益のためにどのように住居環境を再び回復するかということと，居住者が自分の時間を計画するよう援助するためにどのように毎日の機会を用いるのかということについての居住者とスタッフの間のより開かれたコミュニケーションをもたらしました．スタッフは居住者との仕事に対する見方を共有するために交渉することに熱意を示し，自分たちのオフィスをもっと空間の中心の方へ動かすという考えも持っていました．居住者は，共同の居間に新しいテレビと双方向テレビゲームを求めました（前にあったテレビは，以前に盗まれた後に買い換えられることはありませんでした）．さらに，居住者は，共有された興味を中心にして機器の利用を交渉すること，彼らが軽食を作って共有することと部屋をきれいにすることによってお互いを支援することに同意しました．

結 論

本章では，1つのやり方での資料収集ではなく，もっと多くのやり方を用いる6つの多様な評価法を示した．それぞれの資料収集のやり方には，それぞれ利点と限界があり，そして，1つの方法（面接，自己報告，観察）を用いる評価法は，それらが用いる方法のほとんどを作り上げるように作られている．情報収集のために組み合わされたり，代わりの方法をもたらしたりするこれらの評価法は，柔軟性が最も大きくなるように作られている．

第18章のクイズ

1. 自己報告として，また，半構成的面接としてとして実施されるのはどの評価法ですか．
2. 6つのセクションに等しく分けられる24項目からなるのはどの評価法ですか．
3. SCOPEは，MOHOSTよりも環境の側面が1項目多いのですが，それは何ですか．
4. 作業療法士が生徒と教室の環境との適合の質を決めるのを支援するために用いられるのはどの評価法ですか．
5. REISは，4つの部分に分けられますが，何ですか．
6. MOHO-ExpLORは何の評定尺度ですか．

> **宿 題**
>
> 1. MOHOST を実施する過程を説明しなさい．
> 2. ある人が重度の機能障害を持つ時，環境が作業参加にどのような影響を及ぼすのかを説明しなさい．
> 3. REIS を用いて，あなたの家の環境を分析しなさい．

🔑 キーとなる用語

AOF-CV ▶ 作業機能状態評価法・協業版．
MOHOST ▶ 人間作業モデルスクリーニングツール．
MOHO-ExpLOR ▶ 人間作業モデル探索レベル成果評定法．
OT PAL ▶ 学習の心理社会的作業療法評価．
REIS ▶ 住居環境影響尺度．
SCOPE ▶ 短縮版小児作業プロフィール．

文 献

Bowyer, P., Kramer, J., Ploszaj, A., Ross, M., Schwartz, O., Kielhofner, G., et al. (2008). *The Short Child Occupational Profile (SCOPE)* [Version 2.2]. Chicago: Model of Human Occupation Clearing House, Department of Occupational Therapy, College of Applied Health Sciences, University of Illinois at Chicago.

Fisher, G., Forsyth, K., Harrison, M., Angarola, R., Kayhan, E., Noga, P., et al. (2014). Chicago: Model of Human Occupation Clearing House, Department of Occupational Therapy, College of Applied Health Sciences, University of Illinois at Chicago.

Parkinson, S., Cooper, J., de las Heras de Pablo, C. G., & Forsyth, K. (2014). Measuring the effectiveness of interventions when occupational performance is severely impaired. *British Journal of Occupational Therapy, 77*(2), 78–81.

Parkinson, S., Forsyth, K., & Kielhofner, G. (2006). *The Model of Human Occupation Screening Tool (MOHOST)* [Version 2.0]. Chicago: Model of Human Occupation Clearing House, Department of Occupational Therapy, College of Applied Health Sciences, University of Illinois at Chicago.

Townsend, S. C., Carey, P. D., Hollins, N. L., Helfrich, C., Blondis, M., Hoffman, A., et al. (2001). *The Occupational Therapy Psychosocial Assessment of Learning (OT PAL)* [Version 1.0]. Chicago: Model of Human Occupation Clearing House, Department of Occupational Therapy, College of Applied Health Sciences, University of Illinois at Chicago.

Watts. J. H., Hinson, R., Madigan, M. J., McGuigan, P. M., & Newman, S. M. (1999). The Assessment of Occupational Functioning—Collaborative Version. In B. J. Hempill-Pearson (Ed.), *Assessments in occupational therapy in mental health*. Thorofare, NJ: SLACK.

第Ⅳ部
事例の提示

第19章

作業的ナラティブを作り直すこと：高齢者への人間作業モデルの応用

Carmen-Gloria de las Heras de Pablo, Genevieve Pépin, and Gary Kielhofner（没後出版）
野藤弘幸，谷村厚子・訳

期待される学習成果

本章を読み終えると，読者は以下のことができる．
1. 作業療法過程の中でのナラティブ的思考の応用を理解すること．
2. 高齢者に対する最も適切な介入と治療的戦略を明らかにすること．
3. 人間作業モデル（MOHO）の介入過程が複雑な状況の中でどのように用いられるかを理解すること．
4. 人々が自分の作業的ナラティブを再構築するよう支援するにあたって，作業療法士が開発すべき鍵となる有能性を明らかにすること．

本書の最初の方の章で説明した通り，作業歴は時間がたつにつれてダイナミックに作業的ナラティブを形づくる．人間作業モデル（MOHO；Kielhofner, 2008）によると，**作業的ナラティブ**は，自分の意志，習慣化，遂行能力，そして環境の間で継続する交流の個人の物語である．この物語は，それぞれの人の意志，習慣化，遂行能力，環境に対する意味をまとめ上げ，意味をあてがう筋書と隠喩を通して語られたり演じられたりして伝えられていく（Kielhofner, 2008）．ある人の作業同一性と作業有能性は，作業的ナラティブの中に反映され，演じられる（Kielhofner, 2008）．

人生の経過の中で，人々は多くの変化に直面するが，その中のあることは他のことよりも困難であるが，すべては人に努力を求める．人が変化に費やす努力の量は，これらの変化に影響を与える次のことにかかっている．すなわち，特有で独自の作業的性格，変化の累積的経験，社会的・物理的環境，文化・経済・政治的状況がこれらの変化に対して持つ支援と制限である．

ある生活上の出来事は，重度の慢性疾患，外傷性の事故，極度の自然現象，戦争，個人的喪失など，人々に対して過度の挑戦をさせる．これらの出来事によって引き起こされる変化は，人々の作業的ナラティブの「破壊」を示しているために，「破滅的変化」として明らかにされてきた（Kielhofner, 2002）．こうした出来事は，人々が人生を通して得てきたすべてのうちのかなりの部分を失うことをもたらす．その結果，これらの変化は，ある人の作業同一性と作業有能性の間の大きなギャップと，将来に期待できることに関する不確実性を生み出す．人々は，これらの状況の下では，*自分の作業的生活を新たに作り出すか，再度作り直す*ことによって挑戦を受ける．

人々の作業同一性が大きく損なわれる場の重大な生活上の挑戦に直面する中で，作業的ナラティブは再度作り直さなければならない．この適応は，作業療法の経過は，人々が自分の作業的ナラティブを再構築し，これらのナラティブを行動に変える方法を見つけることを支援することに焦点を当てるべきであることを意味する．このように，*評価と介入の過程は，意志の過程の繊細な改善を促進する中で枠づけられるべきである*（de las Heras et al., 2002）．ナラティブを再構

築するために，人々は，これらの環境と同様に自分の利点と制限を探索する*新しい機会*の中で，回復の長い過程を進んで行く必要がある．人々はまた，新しい役割と習慣のパターンをゆっくりと展開する機会も持つが，それは物理的そして社会的に貢献する環境を提供されるに違いない．

最も効果的な作業療法は，その人のニーズと変化へのレディネスに従ってちょうど良い*時間*に合わせられる．これらの状況では，作業療法士は，作業療法の経過はいつも直線的に進むものではないことを認識することができる．ある人が，個人的そして環境的要因の複雑な結びつきのために，後退したり，前進が困難であったりすることはよくある．

本章では，高齢期領域の作業療法の3事例を通して，評価と介入の過程の間に作業療法士の意志決定に影響を与える鍵となる側面に焦点を当てながら，ナラティブの過程の再構築と，これらの特有な人のそれぞれのナラティブの転換点を描き出す．

ハイディさんの事例は，最も効果的な作業療法は，クライアントのニーズと変化へのレディネスに従って，どのように時間的に調整されなければならないかを描いている．ハイディさんの作業療法士は，初期評価は非公式的手段を通して，また，後に，情緒的に直面することを選択して，彼女の人生を振り返ることから利益を得たと正確なリーズニングを行っている．ハイディさんはまた，作業療法の経過が常に直線的に進むものではないことを描いている．個人的そして環境的要因の複雑な結びつきの結果と，クライアントが後戻りしたり，前進したりするのが困難になる時はよくある．特に，障害の発症が作業的ナラティブを完全に変えた時に，その人の作業的ナラティブを再構築する過程は極めて難しいものとなる．

事例　脳血管障害を持つ高齢者

ハイディさんは夫と死別し，成人になった3人の子どもと7人の孫がいました．彼女はアルゼンチンのマルデルプラタで活発で自立した生活を送り，学校長として働いていました．彼女は50回目の誕生日を迎えた5日後に，脳血管障害を発症して左片麻痺となりました．彼女は地元の病院で急性期のサービスを受けた後，リハビリテーション施設へ移されましたが，そこではわずかな改善しか示しませんでした．ハイディさんのリハビリテーションを担当した医師は，カルテに，彼女は残りの人生を車椅子で送ることになるだろうと書き込みました．ハイディさんは近くの公立の高齢者住居施設に移されました．彼女はベッドから起き上がることができませんでした．彼女の機能障害は重度でした．例えば，彼女は拘縮のために，頸部はねじれて反り返り，流涎は止めようがありませんでした．ハイディさんは重度のうつ状態にあり，引きこもっていました．

ハイディさんの意志が危険にさらされていたために，自分の生活を改善する可能性があると見ることができる唯一の目標は再び歩くことでした．この目標は，彼女の脳卒中の重度さから考えると，現実的ではありませんでしたが，彼女の作業療法士は，彼女の現在の身体状態に合わせて目標を交渉しないようにしました．むしろ，作業療法士は彼女がいるところで会って，再び歩きたいというただ1つの希望を妥当にし，何ができるかを探索することに同意しました．作業療法士は同じ施設で彼女が理学療法を受けるよう企画しましたが，ハイディさんはその予後と，個人開業の理学療法に支払う経済的資源が不足していたことから，*その基準には合いませんでした*．そこで，作業療法士は，ハイディさんの歩行に働きかけることができる経歴を持ち，彼女が支払うことができる低額料金でハイディを診ることに同意した作業療法士の同僚を見つけました．ハイディさんは運動機能が戻って来たことを経験し始めたことで，意志は少しばかり改善しました．不幸にも，彼女の骨粗鬆症をモニターするための定期的な検査の1つの間に，技師が彼女の移乗を介助しようとした際に，ハイディさんとともに転倒しました．この事故がハイディさんの左前腕骨折を引き起こ

し，彼女を以前よりも多くの身体的制限下に置きました．ハイディさんは自分の機能に対するこの骨折の影響を認め，すっかり落胆し，自分の目標を明らかにすることができませんでした．彼女は，「何かに向かって頑張っても，自分に本当に役立っているかわかりません」と言いました．続けて彼女は，自分の生活をコントロールすることをすべて奪われたように感じると言いました．彼女は自分のまわりの何にも興味がありませんでした．彼女は，自分のすべての生活設計と，自分が価値を置いていた生活様式が破壊されたと感じました．

ハイディさんとともに働く

作業療法士は，これらの状況のもとでは彼女には探索段階での再動機づけの治療（第14章を参照）を開始することが必要であると判断しました．これは，彼女に何らかのコントロールの認識を再建し，物事を行うことに何らかの満足感を再生し，何らかの価値を経験することをもたらしました．ハイディさんの意志はそのような混乱状態にあったために，彼女の意志の足場を組むことができる非常に支援的な環境を必要とするであろうことは明らかでした．作業療法士はまた，この高いレベルの環境の支援はグループという文脈で最も成し遂げることができるとリーズニングしました．

最初，ハイディさんは気が進みませんでした．しかし，自分のためにしなければならないと思い起こさせてくれる作業療法士からの励ましと期待によって，ハイディさんは「指人形ワークショップ」と呼ばれる集団での企画に加わることに同意しました．作業療法士のリーダーシップの下で，この施設の居住者のかなりの人たちが，自分たちの孫のために人形でのミュージカルショーを実施する計画を立てました．この企画のために，彼らは指人形と舞台を作り，指人形のミュージカルの台本を脚色し，リハーサルをし，ショーを実行しました．すべての居住者が，彼らが成し遂げられる参加の次元に従って，これらの活動を引き受けて協業しました（第8章参照）．*この企画にオブザーバーとして関わったことは，ハイディさんに必要なはずみを与えました．* 2回の集団ワークショップに参加して，他の参加者から意見を求められた時に，彼女はいくつかのアイデアを提案し始めました．こうして，作業療法士が以前に期待したように，*グループのメンバーはハイディさんの参加に期待し始めたので*，彼女はグループにとって欠くことのできない一員となりました．時間がたつにつれて，ハイディさんの能力の認識は改善し，このように行うことに満足感を得ました．

作業療法士は，ハイディさんが有力な書き手であることを知っていたので，彼女は劇の台本の脚色者になるように求められました．最初，ハイディさんはこの責任を引き受けることに躊躇しましたが，作業療法士の*継続した励まし*により，彼女はすぐに自分の文章を書く技能に自信を再獲得しました．この課題での成功に支えられて，彼女はまた，指人形を動かすことに興味を示しました．物理的環境のいくらかの改変（左前腕の機能制限にあわせた調整を行い，車椅子でアクセスできるよう舞台を調節した）と指導により，彼女は，他の居住者と彼らの家族に見せる最初のショーで，指人形を操ることができました．こうして，*彼女は指人形使いになりました．* その後，この指人形グループは，様々な地域で催された7回ものショーに招待されました．その場所の1つはハイディさんが提案したところで，彼女が以前に校長をしていた学校でした．そこで実施することは，彼女が元の同僚や生徒たちと再会するという感情的に難しい挑戦に直面することを意味しました．

彼女がかつて勤めていた学校に戻るということは，ハイディさんが直面していた多くの社会的で物理的な挑戦の1つでしかありませんでした．舞

台に上がることを困難にしている様々な建築上のバリアを克服しました．台本に取り組み，上演をすることに打ち込むことは，ハイディさんの効力感と書くことの楽しみを促進しました．彼女は作業療法での経験について，詩と他の形式のエッセイを書き始めました．彼女の地域への外出は，*彼女が多くの物理的で社会的なバリアに直面しながらも，克服することができたことを知る機会をもたらしました．*

ハイディさんの意志が改善したので，作業療法士は，作業遂行歴面接第2版（OPHI-Ⅱ）を実施するのに理想的な時ではないかと感じました．ハイディさんにとっては，面接に従事する過程が重要でした．それは生活経験を展望して，自分の利点を思い出させることになりました．さらに，生活物語を語るという過程を通して，ハイディさんは将来努力したかった目標である歩行の改善，家での自己管理，障害者年金の取得，作家としてパートタイムで働くことを明らかにすることができました．ハイディさんは以前には逆境に立ち向かい，過去には障害を克服する決断をしました．この瞬間から，彼女のナラティブの展開は異なった道をとることになったことは明らかでした．

ハイディさんは目標に向かって懸命に取り組みました．彼女は身辺処理活動の遂行を改善し，入浴以外のすべてに自立を成し遂げました．彼女は施設の中を動きまわるために車椅子を用い，自室では三点杖で歩きまわりました．ハイディさんは，年金を受けるための法的手続きのために，自分で500kmの旅をしました．彼女はエッセイと散文の本を完成し，作業療法では，タイピングの運動技能を改善しました．ハイディさんはまた，自分の車椅子に合った地元のタクシーを使って，定期的に一人で買い物に出かけ始めました．ついに，ハイディさんは自分の最も重要な夢の1つを成し遂げました．彼女は故郷の町へ，3人の子どもたちと一緒にバス旅行に出かけました．そこで彼女は長い間会うことがなかった親戚や旧友に会いました．彼女はまた，両親と夫が葬られた墓地を訪れました．ハイディさんは近いうちに，自分の生まれ育った町へ引っ越すという計画を非常に熱心に持って戻ってきました．

作業療法士との作業的カウンセリングの間，ハイディさんが成し遂げたことを振り返り，将来を自省して，彼女は作家という自分の主な生産的役割と，自立して生活することに焦点を当てる必要があると決断しました．彼女は書くことを楽しんできたことを認め，自分の書く能力に肯定的なフィードバックを受けました．作業療法士の励ましで，彼女は大学がスポンサーになった，作文の授業を受けることに決めました．彼女は障害を持った最初の学生になって，「手の中の言葉」と呼ばれる文学のワークショップに出席しました．

この間も，彼女はまた作業療法を続けて，コンピュータを使うことと身辺処理を行う*技能を練習*しました．2カ月後，彼女は入浴を含む身辺処理にすべて自立しました．彼女は，縫い物，洗濯，アイロンがけといった他の日常生活活動を*練習*し始めました．

これら努力のすべては，4年半の歳月を要しましたが，ハイディさんを目標へと動かしただけでなく，自分が行ったことに自立，活力，成就という長年の価値を認識させもしました．ハイディさんは依然としてある程度の浮き沈みを持っていました．ときおりの恐れと不確実性にもかかわらず，それでもなお，ハイディさんは自分の作業的ナラティブを生きようと努力し続けています．

事例　精神疾患の高齢者

レベッカさんは59歳です．彼女は結婚して34年になります．夫のライルさんは，配管工事の仕事を経営しています．この仕事は3世代にわたって彼の家族に受け継がれています．レベッカさんは中学校で英語を教えています．彼女は自分の仕事が好きで，同僚から尊敬され，学生から感

謝されています．レベッカさんとライルさんには，25歳のラックランさんと28歳のパトリックさんという二人の息子がいます．二人の男の子はとても仲が良く，コミュニティカレッジへ通い，親元で暮らしています．パトリックさんは弟に過保護的です．家族は夕食を共にすることも含めて，できるだけ頻繁に一緒に多くの活動に参加しています．レベッカさんにとって家族とこの時間を持つことは重要です．忙しいスケジュールにもかかわらず，皆と質の良い時間を過ごすことは，彼女にとって良い機会です．彼らは，夕食で学校，スポーツ，家族，自分の計画，直面している問題について話し合います．

レベッカさんは子どもたち，特にラックランさんのことを心配しています．彼は軽度の学習障害で，彼女は彼が大学の授業で辛い時間を過ごしていることを知っています．最近彼は，退学してもまだキャンパスのまわりで時間を過ごす年下の男の子たちとブラブラして過ごしています．レベッカさんは彼らの誰をも知りませんでしたが，ラックランさんは彼女に，彼らが彼に友好的で，よくしてくれ，自分を格好良いと感じさせると話しています．長男のパトリックさんは，「この子たちは良くない．彼らは酒を飲みタバコを吸い，夜かなり遅くまで騒いでいる」と彼女に話しました．レベッカさんは母として彼を守れず，母として彼の役に立っていないと感じていました．

仕事でもレベッカさんはかなり働くように要求されています．予算削減があり，教師が多様で質の高い指導と学習の活動を提供することは困難になっています．インドネシア語や芸術のようないくつかの教科が削減されるだろうとか，課外活動や出張は減らされるだろうとか，スタッフの削減も必要だろうという話があります．レベッカさんは教員組合の代表です．彼女はいくつかの争議の真っただ中におり，同僚たちが助言と支援を求めて彼女のところにやってきます．これはとてもストレスと要求が多いのですが，レベッカさんは役に立っていると感じ，自分に満足しています．彼女は意思決定に関わり，影響を与えることからほとばしるエネルギーを得ています．

予算削減が実施された時，レベッカさんは予算削減の影響を小さくするために十分なお金を稼ぐことを期待して，賭け事に使うために教員組合の小口現金資金からいくらかお金を引き出すことに決めました．レベッカさんは，翌月に，ブラックジャックをするためにカジノに行って過ごしました．彼女は，始めはかなり勝ったので，興奮し，確かに正しい決断をしたのだという感情を抱くことになりました．しかし，お金を損し始め時，彼女は教員組合銀行預金口座からも自分とライルさんの共同の銀行預金口座からも，さらにお金を引き出しました．レベッカさんはギャンブルを続け，最終的には合計で67,000ドルの損をしました．彼女の損が増すにつれて，自分の不安と罠にはまった気分が高まっていきました．誰もが職場の彼女を尊敬していたので，彼女は何が起こっているのかを誰にも話せませんでした．彼女は自分が何をしたのかを夫に面と向かって話すことができませんでした，彼女は恥ずかしいと思い，これを解決できる方法を考えられませんでした．

レベッカさんは，苦悩と絶望が高まるにつれて，自分のしてしまったことに対処することができませんでした．彼女は自分の生命保険料を借金に当てることを望んで，自分の人生を終わらせようと考えました．ある朝，レベッカさんは家を出て仕事に行くふりをしました．その日にライルさんや息子たちが家を空けるのを確かめてから，彼女は家に戻って，大量の店頭販売薬とアルコールを摂取しました．その日はパトリックさんが学校から早く帰り，母親がアルコールの空瓶と様々な薬の空瓶とともに，意識不明で倒れているのを発見しました．彼は救急車を呼び，レベッカさんは病院に担ぎ込まれました．この自殺企図を受けて，レベッカさんは精神科病棟に入院させられました．

レベッカさんの意志の初回評価

レベッカさんは，双極性障害と診断されました．病棟に入院後，彼女は重度のうつ状態になりました．彼女が自分の精神科医に言ったことのすべては，自分は「自分の人生を終わらせることさえ」もうまくいかなかったということでした．彼女は自分の病室やベッドに留まり，誰とも話そうとしませんでした．レベッカさんの意志はひどく損なわれていたことは明らかでした．

作業療法士のミッシェルさんは，レベッカさんの意志の状態の重症度を見極めるために意志質問紙（VQ）を用いることにしました．レベッカさんは，看護師や他のスタッフの励ましや支援でも，意志の連続体の最も基本的な指標にすらも反応しませんでした．

介入過程の開始

ミッシェルさんの同僚は彼女に，「レベッカさんをベッドから連れ出し，彼女にこれは気分が良くなる助けになると説明することによって」レベッカさんに意味のある活動に就かせるようにアドバイスをしてくれました．レベッカさんの意志の状態を知ったミッシェルさんは，再動機づけ過程の最初の段階である探索モジュールの「妥当にすること」に従うことに決めました．

妥当にすること

ミッシェルさんは，レベッカさんの感情とプライバシーに対するニーズを尊重することで，治療的関係の確立に焦点を当てました．彼女は，レベッカさんのベッドの隣の椅子に座って，短時間過ごすことから始めました．彼女は同時に，1日に2回このように行いました．彼女はレベッカさんの要求に応えましたが，黙ったままでした．1週間後，レベッカさんは，ミッシェルさんが自分のところに変わらず訪問して，自分のニーズに注意を払っていることに気づくようになりました．彼女は，ベッドの中での位置を変えることで反応し，そうすることで，彼女は目を開いてミッシェルさんに顔を向けました．ミッシェルさんは，このジェスチャーをレベッカさんが彼女の同席を受け入れたものと認識しました．このことは，ミッシェルさんに彼女と会話を試みるきっかけを与えました．

最初は，とても短い会話でした．レベッカさんはミッシェルさんのコメントや質問に対してとても短いか，あいまいな反応をしました．これらの短い出会いは，ミッシェルさんにとってレベッカさんの興味，価値，家と仕事の環境に関する情報を収集する好機になりました．数日後，ミッシェルさんはレベッカさんに会いに彼女の病室に（いつものように）行きましたが，レベッカさんはそこにはいませんでした．彼女は病室から出て，病棟の食堂で朝食をとっていました．ミッシェルさんは彼女に一杯の紅茶を持っていき，そばに座ってもいいかと尋ねました．レベッカさんとミッシェルさんは一緒に座り，より長い会話を始めました．この後毎日，ミッシェルさんは朝食をとるのとレベッカさんとおしゃべりするために現れました．これらの会話の間，ミッシェルさんは，レベッカさんにとって家族の夕食が重要であること，彼女とライルさんが仕事場での長い1日の後に裏庭で紅茶を持ってどのように座っていたかということを知りました．彼女はまた，園芸と彼女の野菜畑でできた野菜を使った調理を楽しんだことも披露してくれました．

ミッシェルさんはまた，レベッカさんの興味と日課についてもっと多くのことを知るために，レベッカさんの夫のライルさんとも話をしました．次に，ミッシェルさんは会話の中でレベッカさんの家族についてコメントし，情報を付け加えることができました．例えば，レベッカさんが自分の野菜畑について話している時，ミッシェルさんはライルさんや息子たちがどんな野菜が好きかと尋ねました．最初は，レベッカさんは自分の家族のことを話すことに気乗りがしませんでした．彼女

は息子たちに2週間会っておらず，夫にはたった2回会っただけで，彼女はまだ罪の意識と恥ずかしさを感じていました．

入院して3週目の終わりまでに，レベッカさんとミッシェルさんは信頼し尊敬の念に満ちた治療的関係を構築しました．ミッシェルさんは作業療法評価を実施する良い時期だと考えて，その考えをレベッカさんに提案しました．レベッカさんはそれほどの興味を示さず，ポイントが何であり，何が達成できるのだろうかと疑問を抱きました．ミッシェルさんは作業遂行歴面接第2版（OPHI-Ⅱ）を実施することに決めました．この面接の様式はレベッカさんに合っていると思われ，彼女は特別にどんなこともしなくても良いものの中から快適なものをいくつか見つけ出すのではないかと思われました．レベッカさんの意志はまだ低かったため，ミッシェルさんはOPHI-Ⅱをいくつかの部分に分けて，一度に1つを採点するように決めました．レベッカさんの結果には，いくつかの明確な傾向がありました．彼女は過去の役割と日課，興味と価値，作業場面を話した時に，とても高い得点をつけました．現在または将来についての質問はどれもが低い期待，否定，回避といった反応でした．レベッカさんにとってOPHI-Ⅱの内容で最も興味があった部分は，重大な生活の出来事の部分とナラティブスロープの結果でした．レベッカさんは，評価のこの部分にもっと乗り出しました．彼女は，子どもたちの出産，夫との旅行，カジノでお金を損したことでさえも，人生の重要な瞬間について話す時に，かなり精力的になりました．視覚的に訴えるナラティブスロープは，レベッカさんに影響を与えたようでした．これは，レベッカさんのリカバリーの転換点であると思われました．

作業同一性と作業有能性の尺度についてのミッシェルさんとの結果の話し合いの後，レベッカさんは，自分の生活の領域こそが自分にとって重要であることを明らかにしました．彼女の母と妻としての役割は，とても重要でした．彼女は依然として，自分が家族の期待を裏切っていると感じていました．彼女はどこから始めたらよいのか，特に自殺企図後の意識不明の自分を見つけた息子のパトリックさんと一体どのように対面したらよいかわかりませんでした．彼女の教師としての役割もまた依然として情熱的になるものですが，教員組合のお金をギャンブルにつぎ込んだ後には，仕事に戻ることを想像できませんでした．レベッカさんはまた，園芸に興味を示し，意味を見出しました．

ミッシェルさんは，レベッカさんの興味と自信（個人的原因帰属）を打ち立てたいと望んで，レベッカさんに他の患者と一緒に園芸活動に参加してみませんかと助言しました．作業療法部門には，小さな野菜とハーブの畑も，いくつかの植物もありました．レベッカさんは，畑を見ることに同意しましたが，集団活動に関わったり就いたりする準備はできていないと述べました．2日後に，彼女は部屋を出て作業療法の庭園に行きました．ミッシェルさんは，他の3人と一緒にそこにいました．彼らはレモンの木について話し，なぜレモンがそんなに少ないのかということに疑問を持ちました．レベッカさんはいくつかの提案をしました．一人の患者は，彼女に剪定についての意見を求めました．そのグループのメンバー間で，どのように剪定をするのかついての意見の相違があり，彼女の園芸に関する背景を考えて，彼らは彼女の意見を求めました．その日の後に，レベッカさんは看護師に庭園に行くのが楽しいと述べました．

この意味のある共同の作品への参加を通して，レベッカさんは自分のコミュニケーションと交流技能をもっと用い始め，自分の作業遂行に関する違う感情を徐々に明らかにして表現しました．最終的に，レベッカさんは1つのはっきりした重要な目標である「家に帰って，自分たちの庭でライルさんと紅茶を飲むこと」を明確にしました．

レベッカさんとミッシェルさんは，レベッカさんが家に帰るのを支援するステップを着実に踏むように計画を立てました．彼女は，自分の生活に意味と満足を見出すという肯定的な作業同一性を構築し，作業に就く時に成功を期待するように一生懸命努力しました．彼女は自分自身で描いた作業有能性のレベルを達成するように努力しました．レベッカさんは，自分の能力が直面する挑戦を克服することに疑問を抱いた時，少し後ずさりした瞬間もありました．それにもかかわらず，家族とミッシェルさんの支援を得て，レベッカさんは作業的ナラティブを再構築する努力を続けました．

もし作業療法士がレベッカさんの重度の意志の状態を認識せず，彼女に行動するように励ます前に彼女の気持ちを妥当にするという必要なステップに従わなかったならば，レベッカさんの成果は上げられなかったでしょう．ミッシェルさんは柔軟で，レベッカさんの主観的体験に焦点を当て，意思決定にあたり彼女に主人公の役割を提供しました．レベッカさんは，彼女をありのままに正しく評価する他人を通して，自分の存在の基本的認識を再建する必要がありました．このアプローチは，彼女に新しい物事を試みることができること，その結果，意味があり自分の生活の一部になることと参加できることを感じさせました．

事例 統合失調症の成人

アルヴァーロさんはチリの男性で，作業療法開始時には33歳でした．この事例では，アルヴァーロさんが55歳になるまでの彼のMOHOに基づく作業療法への関わりを要約しました．アルヴァーロさんは3人の子どもの末っ子で，主婦の母とパイロットの父と暮らしていました．子どもの頃から思春期にかけては，アルヴァーロさんは優秀な生徒で，幼い時から音楽の才能を示していました．彼は社交的で，多くの友だちもいました．

アルヴァーロさんは18歳の時に，最初の精神病のエピソードがあり，統合失調症と診断されました．彼は妄想的で内向的になりました．彼は処方薬による不快な副作用を経験し，その結果，服薬に抵抗しました．アルヴァーロさんの家族は彼の病いを理解せず，彼の病気を受け入れることができない父との関係は特に歪んだものになりました．アルヴァーロさんの母はとても支持的で，4回の自殺企図にもかかわらずずっと彼の味方でした．15年間にわたって，アルヴァーロさんの精神病は衰えずに続きました．彼は強迫的で妄想的な考えを発展させました．自分を冒涜的であると解釈したこれらの症状は，彼の深い宗教上の価値のために，彼を特に不安定にさせました．この時，彼はそんな考えや感情を持つよりはむしろ死を選びました．彼は圧倒する絶望，不安，そして罪悪を感じていました．

チリでクロザピンという薬が使えるようになった時，アルヴァーロさんはそれを服用し始め，初めて彼の症状が和らぎました．この頃，アルヴァーロさんは統合失調症の人々と家族のための教育スタイルの学会に参加しました．その学会で，彼はある作業療法士と出会って，精神障害を持つ人々とその家族が治療とリハビリテーションに積極的に参加することの重要性を学びました．その学会の後に，アルヴァーロさんと精神の病いを持つ他の多くの若者が，その作業療法士に，自助グループを組織するよう手助けを求めて来ました（第14章参照）．その後，そのグループは準備ができているグループのメンバーに対してMOHOに基づく作業カウンセリング（第14章に記述）も提供できる作業療法士の指導を定期的に受け始めました．アルヴァーロさんは，そのグループ内の他のメンバーを勇気づける役割を担うグループの活動的なメンバーでした．それにもかかわらず，彼は依然として自分に集中し焦点を当てることが困難でした．

作業同一性尺度	1	2	3	4
個人的目標と計画を持っている				✗
望ましい作業的生活様式を明らかにする			✗	
成功を期待する	✗			
責任を受け入れる				✗
能力と限界を評価する		✗		
約束と価値を持っている				✗
同一性と義務を認識する				✗
興味を持っている				✗
有効感を持つ(過去)		✗		
生活様式に意味と満足を見出した(過去)			✗	
作業選択を行った(過去)				✗
作業有能性尺度	**1**	**2**	**3**	**4**
満足すべき生活様式を維持する		✗		
役割期待を満たす			✗	
目標に向かって働く				✗
個人的遂行基準を満たす	✗			
責任に対して時間を組織化する		✗		
興味に参加する		✗		
役割を果たした(過去)		✗		
習慣を維持した(過去)		✗		
満足を達成した(過去)		✗		
作業行動場面(環境)尺度	**1**	**2**	**3**	**4**
家庭一生活・作業形態			✗	
主たる生産的役割・作業形態			✗	
レジャー・作業形態			✗	
家庭一生活・社会的集団			✗	
主要な生産的役割・社会的集団			✗	
レジャー・社会的集団			✗	
家庭一生活・物理的空間, 対象物, および資源				✗
主要な生産的役割・物理的空間, 対象物, および資源			✗	
レジャー・物理的空間, 対象物, および資源				✗

キー: 1=非常に作業機能障害
2=やや作業機能障害
3=適切で満足すべき作業機能
4=きわめて有能な作業機能

図19-1 OPHI-Ⅱの作業同一性, 作業有能性, 環境尺度におけるアルヴァーロさんの利点と欠点

初期評価

アルヴァーロさんは活発な精神症状がなく, 長い病歴があり, 認知的に面接に参加でき, 作業療法士との信頼を発展させてきたため, 作業療法士はOPHI-Ⅱを用いて彼の評価を始めようと選択しました. 図19-1はOPHI-Ⅱ尺度の彼の評定を示しています.

OPHI-Ⅱの結果の概要

アルヴァーロさんは精神病の発症後に, チリ大

学の音楽学部で勉強したいと考えました．彼は4回勉強を始めました．毎回，学業の要請，試験，教授やクラスメートとの関係が彼の精神病を悪化させ，続いてそのプログラムからの脱落をもたらしました．4回の試みが失敗したにもかかわらず，アルヴァーロさんは依然として音楽を勉強したいと思いました．彼は勉強を続けて，音響技術者になるための1年間の訓練をいくつかの困難さがあったにもかかわらず終わらせました．この間に，アルヴァーロさんはできる時に，チリ室内合唱団で歌ったり，老人ホームでボランティアとして宗教歌を歌ったりもしました．この期間のすべてを通して，アルヴァーロさんは偏執的な妄想（例えば，尾行されていると考えること）を含めて，様々な精神症状を持っていました．そうした症状にもかかわらず，アルヴァーロさんの音楽に対する信頼，価値，そして，激しい情熱は，彼を前進させました．

作業同一性

アルヴァーロさんの効力感は，失敗の繰り返しによって浸食されました．したがって，アルヴァーロさんの意志は，強い*価値*（「人生を生きること，神が自分に授けてくれた才能を用いること」）と*興味*（音楽に対する情熱）と*個人的原因帰属*の間のギャップという特徴を持っていました．それは，価値ある作業への将来の参加に対する否定的な期待に支配されていました．彼は，統合失調症の症状が再発し，自分が試みたすべてを台無しにするのではないかと特に恐れていました．アルヴァーロさんは，自分が責任を続けていると認めた役割に強い義務感を示しました．これには，良い息子であることと母の世話をすること，甥っ子にとって叔父であること，ボランティアをすること，そして，自分自身の治療とリカバリーに責任を持つことが含まれました．彼は将来をあまりにも恐れて自分が本当に考えた人生の目標や見通しを持つことができませんでした．

OPHI-Ⅱ評価の面接の間に，アルヴァーロさんは依然としてチリ大学で勉強するために戻りたいと思っていると述べました．しかし，彼は再び失敗するかもしれないと極めて恐れていました．統合失調症と共に生きた年月は，彼を生活物語の妥協へと導きました．それは，最善を尽くして彼の価値を実行するために，単にもがいていたというものでした．

作業有能性

アルヴァーロさんは，作業有能性を再び打ち立てることが困難でした．彼は，自分が果たさなければならないこれらの役割責務を果たしていないとしばしば感じていました．その上，父は彼の評価を下げ続けたので，アルヴァーロさんは父の期待に添うことは決してないだろうと感じていました．彼は，セルフケアと家族とボランティアの関わりという日課を維持してはいるものの，これらの作業は自分の作業同一性と合わなかったために，これらの作業に満足を感じませんでした．全体的に，アルヴァーロさんは，機能障害のせいで，自分が思い描いた生活をしてはいませんでした．その代わり，彼は，可能な最善の種類の生活をするために自分ができる最善を尽くしていると感じました．

環 境

アルヴァーロさんの社会的環境は，主に母，チリ室内合唱団の声楽家たち，そして，彼がボランティアの役割で援助する高齢者のグループからなっていました．彼は，彼らがとても支持的で寛大であることを明らかにしました．彼の社会的環境の主な否定的な側面は，父の見下した態度でした．これらの環境（集団）のそれぞれで彼が遂行する課題はある程度の満足をもたらしましたが，アルヴァーロさんがやりたいと希望することとは一致しませんでした．彼はまた，父との歪んだ関係が母をとても悲しませていることに気づいてい

ました．アルヴァーロさんは家族から，自分が必要とし，また価値を置く物に使う財源を得ていました．彼はクラシックギターを持ち，コンサートに行くお金を持っていました．

作業的ナラティブ

アルヴァーロさんの作業的ナラティブは，彼の価値に深く根付いている夢を実現するための絶え間のない探索に支配されていました．彼のナラティブスロープ（図19-2）は，症状と闘い，学校で繰り返される落第，そして，なお参加のレベルの維持といった安定した奮闘の期間に続いて，下向きな傾向を描いています．アルヴァーロさんの生活に対する機能障害の重大な影響と青年期以来に積み重ねられてきたすべての失敗によって，彼のナラティブは，奮闘しているにもかかわらず，将来がもたらすであろう恐怖感に支配されています．

追加の評価

非公式的な観察から，アルヴァーロさんが運動，処理，コミュニケーションと交流技能に困難さを持つことが示されため，作業療法士は，正式に運動および処理技能評価（AMPS）とコミュニケーションと交流技能評価（ACIS）を用いて，アルヴァーロさんを観察することに決めました．作業療法士はまた，彼の意志に関するさらに詳細な情報を収集するために，意志質問紙（VQ）も用いました．これらの評価を一緒に用いることで，彼の個人的原因帰属に関する情報と意志に対する作業遂行の影響とその逆についての情報がもたらされました．

AMPSから収集された情報

作業療法士は，AMPSの実施法を修正することを選択しました．これによって作業療法士は，標準的なAMPS課題の外から，高く動機づけられた事柄を行うアルヴァーロさんを観察することができました．作業療法士は，アルヴァーロさんの遂行が課題を行うための動機のレベルによって極めて変動しやすいことに注目したために，このような方法でこの評価法に取りかかることを選びました．作業療法士はサンドイッチを作ること（標準的なAMPS課題）の観察に加えて，母に紅

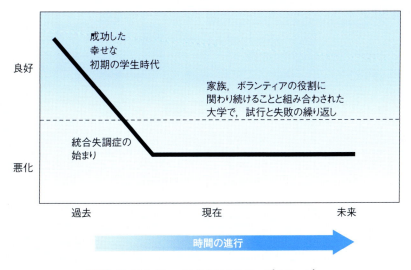

図19-2　アルヴァーロさんのナラティブスロープ

茶を給仕することや仲間と関わって音楽のリハーサルをすることを観察しました．

これらの観察の間，アルヴァーロさんは知識を求めて用いることや時間を組織化することに有能さを示しました．彼は目の前の課題に注意を向けることが困難で，効果的に自分のペースでやることができませんでした．彼は，全般的に，課題を支援するために環境を配置することに有能でした．彼は，効率的に適応できず，自分の行動を修正するよう求められた環境の状況に気づくことにしばしば失敗しました．彼はまた，運動技能にも困難さを抱えていました．例えば，行動の速度と力を調節した結果（キャリブレーション），家具にぶつかり，うっかりギターを鳴らし，皿を落としました．彼は自分の間違いから学ぶことはありませんでした．

ACISから収集された情報

図19-3はアルヴァーロさんのACISの観察の結果を示しています．彼は父と母と共に別の活動をしているところや精神保健学会で観察されました．彼は魅力的な人で，とても表現が豊かで，他人に敏感でした．彼はうまく協業し，関係を取りました．彼は身体性と関係性の領域で有能性を示しました．アルヴァーロさんの主な問題は情報の交換という領域でした．彼は，主張すること，はっきりと発音すること，声の調子を変えること，話すことが困難でした．アルヴァーロさんは，拒否されることを恐れ，他人の機嫌を損ねることを気にしているため，自分の意見を声に出し

技能	父に対して				母に対して				グループに対して				学会で			
身体性	1	2	3	4	1	2	3	4	1	2	3	4	1	2	3	4
接触する				■				■			■					■
見つめる				■				■				■				■
ジェスチャーをする				■				■				■				■
位置を変える				■				■				■				■
正しく向く				■				■				■				■
姿勢を取る				■				■				■				■
情報の交換	1	2	3	4	1	2	3	4	1	2	3	4	1	2	3	4
はっきりと発音する		■				■				■				■		
主張する	■				■						■			■		
尋ねる		■				■					■				■	
かみ合う			■				■					■			■	
表現する			■				■					■			■	
声の調子を変える		■				■				■				■		
披露する			■				■				■				■	
話す		■				■				■				■		
持続する		■					■				■				■	
関係性	1	2	3	4	1	2	3	4	1	2	3	4	1	2	3	4
協業する				■				■				■				■
従う				■				■				■				■
焦点を当てる				■				■				■				■
関係を取る				■				■				■				■
尊重する				■				■				■				■

キー：1＝障害，2＝不十分，3＝問題，4＝良好

図19-3 4つの観察場面における初回のACISのアルヴァーロさんの評定（各状況におけるすべての評定の概要）

て言うことに問題を持っていました．彼ははっきりと発音することに問題があり（薬の副作用による），そのため，他人は彼が何を言ったのかを繰り返して尋ねなければならないことがしばしばあり，最終的に依然として他人を混乱させることになりました．彼が話す時，過度に大声を出したり，ほとんど沈黙したりすることの間で揺らいでいました．これらは，彼には困難な領域であったにもかかわらず，彼は人々と交流することの利点のために他人とうまくやっていました．

これらの観察の1つの例外は，アルヴァーロさんが父と交流する時でした．その状況では，彼の情報の交換の技能は，父の態度に対する反応によって抑制されました．アルヴァーロさんは父との会話を終えることができずに，自分の寝室に引き下がりました．

VQから収集された情報

作業療法士はVQを用いて，精神保健学会でボランティアをしている間，仲間とのグループ活動の間，そして，両親と活動をしている間にアルヴァーロさんを観察しました．図19-4は彼のVQ評定を示しています．

アルヴァーロさんは，自分が知っていて支持的な環境に参加している時，個人的原因帰属に最も明瞭に関連している場合（例えば，誇りを示す，問題を解決しようとする，間違いを訂正しようとする）を除いて，最も多くの項目に対して自発的に意志を示しました．その活動が自分の価値と深く結びついているために，彼は，通常は高い意志を反映するいくつかの項目（例えば，活動に就いたままでいる，もっと責任を求める）により高い評定を受けました．この場合，彼は非効力的ではないかと心配しているにもかかわらず，やり通しました．対照的に，父と社会的な活動をする時には，彼の意志は非常に低いものでした．VQの観察は，アルヴァーロさんの動機づけが，その強い非効力感にもかかわらず，強い価値によって大きく増強されているという作業療法士の気づきを裏づけました．作業療法士は，彼の意志の変化を追跡するために，VQをもう2回，文脈にそって実施しました（図19-5，図19-8）．VQの繰り返

評価領域	学会					自助グループ					母との活動					父との活動				
好奇心を示す	P	H	I	**S**	N/A	P	H	I	**S**	N/A	P	H	I	**S**	N/A	**P**	H	I	S	N/A
行為や課題を始める	P	H	I	**S**	N/A	P	H	I	**S**	N/A	P	H	I	**S**	N/A	**P**	H	I	S	N/A
新しい物事を試みる	P	H	I	**S**	N/A	P	H	**I**	S	N/A	P	H	I	**S**	N/A	**P**	H	I	S	N/A
誇りを示す	P	H	I	**S**	N/A	P	H	I	**S**	N/A	P	H	I	**S**	N/A	**P**	H	I	S	N/A
挑戦を求める	P	H	I	**S**	N/A	P	H	I	**S**	N/A	**P**	H	I	S	N/A	**P**	H	I	S	N/A
もっと責任を求める	P	H	I	**S**	N/A	P	H	I	**S**	N/A	P	H	I	**S**	N/A	**P**	H	I	S	N/A
誤りや失敗を訂正しようとする	P	H	I	**S**	N/A	P	H	I	**S**	N/A	P	H	I	**S**	N/A	**P**	H	I	S	N/A
問題を解決しようとする	**P**	H	I	S	N/A	P	**H**	I	S	N/A	P	**H**	I	S	N/A	**P**	H	I	S	N/A
好みを示す	P	H	I	S	**N/A**	P	**H**	I	S	N/A	P	H	I	**S**	N/A	**P**	H	I	S	N/A
完成や達成のために活動を続ける	P	H	**I**	S	N/A	P	H	**I**	S	N/A	P	H	I	S	**N/A**	**P**	H	I	S	N/A
活動に就いたままである	P	H	I	**S**	N/A	P	H	I	**S**	N/A	P	H	I	**S**	N/A	**P**	H	I	S	N/A
もっとエネルギー，感情，注意を向ける	P	H	I	**S**	N/A	P	H	I	**S**	N/A	P	H	I	**S**	N/A	**P**	H	I	S	N/A
目標を示す	P	H	I	**S**	N/A	P	H	I	**S**	N/A	P	H	I	**S**	N/A	**P**	H	I	S	N/A
ある活動が特別であるとか意味があることを示す	P	H	I	**S**	N/A	P	**H**	I	S	N/A	P	H	I	S	**N/A**	P	H	I	**S**	N/A

キー： P＝受身的， H＝躊躇的， I＝巻き込まれ的， S＝自発的， N/A＝観察されない

図19-4 初回の意志質問紙（VQ）の実施でのアルヴァーロさんの評定

評価領域	ラジオで話すこと					資金集めに参加					イベントでのギター演奏					技術を学ぶこと				
	P	H	I	S	N/A	P	H	I	S	N/A	P	H	I	S	N/A	P	H	I	S	N/A
好奇心を示す	P	H	I	**S**	N/A	P	H	I	**S**	N/A	P	H	I	**S**	N/A	P	H	I	**S**	N/A
行為や課題を始める	P	H	**I**	S	N/A	P	H	**I**	S	N/A	P	H	**I**	S	N/A	P	H	**I**	S	N/A
新しい物事を試みる	P	H	I	**S**	N/A	P	H	I	**S**	N/A	P	H	I	**S**	N/A	P	H	**I**	S	N/A
誇りを示す	P	H	I	**S**	N/A	P	H	I	**S**	N/A	P	H	I	**S**	N/A	P	H	I	**S**	N/A
挑戦を求める もっと責任を求める	P	H	I	**S**	N/A	P	H	I	**S**	N/A	P	H	I	**S**	N/A	P	H	I	**S**	N/A
誤りや失敗を訂正しようとする	P	H	I	**S**	N/A	P	H	I	**S**	N/A	P	H	I	**S**	N/A	P	H	I	**S**	N/A
問題を解決しようとする	P	H	I	**S**	N/A	P	H	I	**S**	N/A	P	H	I	**S**	N/A	P	H	**I**	S	N/A
好みを示す	P	H	**I**	S	N/A	P	H	**I**	S	N/A	P	H	I	**S**	N/A	P	**H**	I	S	N/A
完成や達成のために	P	H	I	**S**	N/A	P	H	**I**	S	N/A	P	H	I	**S**	N/A	P	H	**I**	S	N/A
活動を続ける	P	H	**I**	S	N/A	P	H	**I**	S	N/A	P	H	I	**S**	N/A	P	H	**I**	S	N/A
活動に就いたままである	P	H	I	**S**	N/A	P	H	I	**S**	N/A	P	H	I	**S**	N/A	P	H	I	**S**	N/A
もっとエネルギー，感情，注意を向ける	P	H	I	**S**	N/A	P	H	I	**S**	N/A	P	H	I	**S**	N/A	P	H	**I**	S	N/A
目標を示す	P	H	I	**S**	N/A	P	H	I	**S**	N/A	P	**H**	I	S	N/A	P	**H**	I	S	N/A
ある活動が特別であるとか意味があることを示す	P	H	I	**S**	N/A	P	H	**I**	S	N/A	P	**H**	I	S	N/A	P	H	**I**	S	N/A

キー：**P**＝受身的，**H**＝躊躇的，**I**＝巻き込まれ的，**S**＝自発的，**N/A**＝観察されない

図19-5　より挑戦的な状況の2回目の意志質問紙（VQ）実施でのアルヴァーロさんの評定

しの実施が明らかにしたことは，最初の介入の時期の後に，アルヴァーロさんの意志は，例えば，父と交流したり，彼が出願した学校からの返事を待つといった非構成的であいまいな状況に直面した時には，依然として低下していたということでした．しかし，学生や勤労者といった主な役割においては，彼は自発的に意志を示し始めました．

作業療法士によるアルヴァーロさんの状況の概念化と治療目標を明らかにすること

作業療法士は，アルヴァーロさんが顕著な機能障害にもかかわらず，意志の利点，特に価値のために，作業参加のレベルを何とかやっていたと結論づけました．その結果，彼は，グループメンバー，コーディネーター，ボランティア，家族の一員，アマチュアのミュージシャンといった意味のある役割に参加していました．アルヴァーロさんの挑戦は，個人的原因帰属の弱さと，処理技能およびコミュニケーションと交流技能の困難さがありました．作業療法士がこうした考えをアルヴァーロさんに披露し，彼の利点と欠点であると感じたことを明らかにした時，アルヴァーロさんは同意し，彼の主観的体験に洞察を得ました．二人は一緒に，彼の目標を以下のように交渉しました．

- チリ大学でミュージシャンとしてのキャリアを達成する．
- 父から尊敬の念を得る．
- ボランティアの役割を続ける．
- 地域統合センターであるレエンクエントロ（Reencuentros，再会）の発展に貢献する．

アルヴァーロさんとともに働くこと

アルヴァーロさんは作業療法士と，自分の目標を達成するための効力感を育む必要があることに同意しました．彼の作業療法の経過は，再動機づけの過程に従って，その有能性モジュールの第1段階（de las Heras et al., 2002）を開始しました．これはアルヴァーロさんが，慣れ親しんだ環境の中で，自分の意志の利点と技能，そして満足感と効力感を感じる課題を行うことにより近づいたこれらの目標から始める必要があることを意味

しました．彼は徐々に挑戦のレベルを高くし，新しい役割を引き受けました．作業療法士は彼が成功できるという信念を示すことで，彼の不安を妥当にし，彼を励ますことは重要なことでした．

アルヴァーロさんは，地域に根ざしたセンターであるレエンクエントロ（再会）の発展を支援するということに非常に動機づけられました．作業療法士は，アルヴァーロさんを含む8名のセルフヘルプグループのメンバーと，共同作業作品を作るためにそのセンターで働きました．作業療法士は，各メンバーの特有な技能に応じて異なる役割を担うように勧めました．アルヴァーロさんは，ミュージシャンと音楽が演奏される場所を知っており，資金稼ぎのためにコンサートや他の音楽イベントを実施するための戦略を開発することに同意しました．彼は，これらのイベントの間に，大勢の人々の前でクラシックギターの演奏すらも始めました．アルヴァーロさんは問題や失敗が起こるのではないかと予測してとても不安でしたが，彼はこれらの挑戦に立ち向かい，自分が成し遂げたことにはいつも満足し，感謝していました．何回かのイベントの後，彼は作業カウンセリングのセッションで，作業療法士に「私はこれまでのすべての人生の中で，これだけ多くの事柄をやったことはありませんでした」と語りました．それに応えて，作業療法士は，「アルヴァーロさん，あなたは病気にもかかわらず，機能し続けるために過去にも多くのことをやってきました．あなたはそれを認識していましたか」とアルヴァーロさんにフィードバックしました．このことは，アルヴァーロさんに失敗を自己認識している自分の悲劇的なナラティブを再検討するように支援することになりました（図19-5）．

やがてアルヴァーロさんは，価値と興味に共鳴した実生活の課題と活動への参加によって，効力感の向上を示しました．アルヴァーロさんの意志質問紙は，個人的原因帰属が改善していることを示し，そのために，作業療法士は再動機づけ過程の有能性のモジュールを続けることに決めました．アルヴァーロさんは新しい事柄を試みたり，問題解決を試みたりすることにより自発的になりました．彼はますます困難な課題をやり遂げるまで取り組み続けることができました．作業療法士は，作業療法のカウンセリングセッションを通して，彼が適切な挑戦に取り組んだり，成功した時に認識したりするような選択をするように彼を支援するために，この過程を通して，彼を指導し，フィードバックを提供しました．作業療法士とアルヴァーロさんは一緒に，MOHOに基づく技能教育を始めるのにちょうど良い時期だと決定しました．彼の事例では，これは，作業療法のカウンセリングの間と，アルヴァーロさんが自分にとって適切な課題を遂行している時に直接の指導を通してなされることが必要でした．作業療法士はまた，アルヴァーロさんが運動，処理，コミュニケーションと交流の技能に直面した困難さをより理解できるよう支援するためにフィードバックを提供しました．彼らは，彼がもっと効果的に遂行できる方法を明らかにしました．最初，作業療法士は絶えずアルヴァーロさんを指導し，彼が見落とした環境の手がかりについてフィードバックを提供しなければなりませんでした．最終的に，彼は遂行し，練習し，自分と環境をモニターすることができました．彼らは一緒に，アルヴァーロさんがどんな新しい課題でも，そのステップと環境の要求を書き留めることによって，活動や課題を遂行している間にもっと意識するようになり，自分と環境をもっとモニターすることができるようになることを明らかにしました．アルヴァーロさんのコミュニケーションと交流技能，特に，彼の情報の交換領域における改善は，図19-6と図19-7に示す通りでした．

新しい挑戦

時間がたつにつれて，アルヴァーロさんの作業遂行の改善は，彼の個人的原因帰属を向上させ，

技能	父に対して				センターづくり				音楽グループ				学部への依頼			
身体性	1	2	3	4	1	2	3	4	1	2	3	4	1	2	3	4
接触する				■				■				■				■
見つめる				■				■				■				■
ジェスチャーをする				■				■				■			■	
位置を変える				■				■				■				■
正しく向く				■				■				■				■
姿勢を取る				■				■				■				■
情報の交換	1	2	3	4	1	2	3	4	1	2	3	4	1	2	3	4
はっきりと発音する		■					■					■				■
主張する	■							■			■					■
尋ねる	■							■			■					■
かみ合う	■							■			■					■
表現する	■							■			■					■
声の調子を変える		■						■			■					■
披露する			■				■					■				■
話す		■					■					■				■
持続する	■						■					■				■
関係性	1	2	3	4	1	2	3	4	1	2	3	4	1	2	3	4
協業する								■				■				■
従う								■				■				■
焦点を当てる								■				■				■
関係を取る								■				■				■
尊重する								■				■				■

キー：1＝障害，2＝不十分，3＝問題，4＝良好

図19-6　4つの観察場面における2回目のACISのアルヴァーロさんの評定（各状況におけるすべての評定の概要）

彼に希望を持って人生を予測させるようになりました．彼は，遂行の新しい習慣を内在化し，レエンクエントロ（再会）での新しい社会的役割を約束しました．つまり，仲間たちにとって重要だけれども挑戦的な行動を始めたり，新しいことを試したりするように仲間を支援しました．

この経過を作業療法士と歩んだ後に，彼はチリ大学で音楽を勉強するという目標に取り組む準備ができたと感じました．大学に通うということは，クラスメートと教授の前で試験を受けたり，洗練された運動と処理の技能が求められるクラシックギターの技術を学んだり，新しい環境の中で交流したりコミュニケーションをするといった類のことをしなければならないという非常に要求の多い環境であるために，自分で準備をしなければならないということを意味しました．アルヴァーロさんは，これらすべての挑戦を意識して，パートタイムで大学に通いながら，レエンクエントロ（再会）のボランティアを続けることに決めました．アルヴァーロさんと作業療法士は一緒に，大学の音楽学部がパートタイムでの勉強を許可するかどうかを調べました．そのプログラムは非常に精選され，厳格であったため，これは非常に困難な過程でした．アルヴァーロさんは，2カ月以上にわたって，管理スタッフに自分の要求を思い出してもらうために，毎週学部に行き，そして，毎日のように電話をしました．作業療法士は，特に最初は彼を励まし，時には同行しました．この間に，アルヴァーロさんは資金調達のためにレエンクエントロ（再会）を手伝い続け，彼

技能	父に対して				教育プログラム				教授に対して				仕事で			
身体性	1	2	3	4	1	2	3	4	1	2	3	4	1	2	3	4
接触する				■				■				■				■
見つめる				■				■				■				■
ジェスチャーをする				■				■				■			■	
位置を変える				■				■				■				■
正しく向く				■				■				■				■
姿勢を取る				■				■				■				■
情報の交換	1	2	3	4	1	2	3	4	1	2	3	4	1	2	3	4
はっきりと発音する			■				■				■				■	
主張する	■							■				■				■
尋ねる	■							■				■				■
かみ合う	■							■				■				■
表現する	■							■				■				■
声の調子を変える			■			■					■				■	
披露する								■				■				■
話す		■						■				■				■
持続する								■				■				■
関係性	1	2	3	4	1	2	3	4	1	2	3	4	1	2	3	4
協業する				■				■				■				■
従う				■				■				■				■
焦点を当てる				■				■				■				■
関係を取る				■				■				■				■
尊重する				■				■				■				■

キー：1＝障害，2＝不十分，3＝問題，4＝良好

図19-7　4つの観察場面における3回目のACIS実施のアルヴァーロさんの評定（各状況におけるすべての評定の概要）

の仲間を助けることに従事しました．彼は，小児病院や老人ホームで演奏した音楽グループのコーディネーターの役割を果たしました．この新しい役割は，より高いレベルの遂行と個人的原因帰属を要求しました．

アルヴァーロさんは，環境が異なっても，効力感の高まりを示しました．つまり彼は，新しく，いろいろな要求がはるかに高い環境の中で，困難さに直面しても，作業療法士からの支持と励ましを以前よりも必要としなくなりました．彼は，これらの新しい作業場面では，自分の技能を改善するために学習してきた戦略を適用するために新たな取り組みを始めました．

このことにもかかわらず，作業療法士は，アルヴァーロさんの症状（客観的遂行能力）がいまだに処理技能を妨げていることを観察しました．作業療法士は，アルヴァーロさん，彼の家族，そして主治医の精神科医に会って，彼には精神病の症状に伴う何らかの困難さが依然としてあることをアドバイスし，薬の調整を考えてほしいと提案しました．アルヴァーロさんと母はこれに同意し，医師は新しい処方箋を書きました．この薬の変更は，アルヴァーロさんが考えとコミュニケーションをよりうまく組織立てることを支援しました．これによって，父親と交流するなどの要求の多い社会的場面であっても，アルヴァーロさんの効力感は向上しました．

レエンクエントロ（再会）では，アルヴァーロさんは，教育的統合プログラムのサービスを利用し始めました．それは，メンバーが自分たちの教

育目標を達成するのを支援するものです．そのプログラムでは，すべてのメンバーは，徐々に新しい役割を担うように作業療法士と他の参加者の支援を受けました（第14章参照）．彼らは，自分たちの欲求との関連で，意志，技能，習慣，環境の選択肢と要求を*検討*しました．アルヴァーロさんはこのプログラムに参加するにつれて，大学にパートタイムでの入学の出願を続けました．彼は，続けるように自分を勇気づけてくれた仲間とその過程を共有しました．

最終的に，大学はアルヴァーロさんをパートタイムの学生としてプログラムに受け入れました．アルヴァーロさんは，両親と祝いました．両親はそのニュースを聞いて，二人とも幸せであり少しばかり緊張しました．その結果，作業療法士は，両親との定期的な参加型教育のミーティングがある時に，彼らの心配事を聞き，アルヴァーロさんの意志と技能がどのくらい改善したのか，そして，彼の作業参加に対してこれらの改善が果たしたという肯定的影響に関する評価を共有しました．作業療法士はまた，アルヴァーロさんが学校で成功するのを援助するための支援を受け続けるだろうと説明しました．

アルヴァーロさんの大学での作業的生活

アルヴァーロさんは，定期的に大学に通い始め，各学期に3つの授業を取っていました．予想されたように，それらの授業は彼には難しいものでした．しかし，アルヴァーロさんは，作業療法士にいくつかの授業を見学することを許してくれた教授陣の一人と話しました．作業療法士は演奏を学習するというアルヴァーロさんの困難さを講師に知らせました．その講師は，自分の教え方を修正して（第14章参照），アルヴァーロさんに個別授業を行うことに同意しました．その講師とアルヴァーロさんは一緒に，彼に特有な困難さに適合するために学習の速さや順序を交渉しました．

このような柔軟性は，その大学の音楽学部にとって全く新しいことでした．しかし，学部長と教授はアルヴァーロさんに会って，彼を知り，彼の利点と勇気を目の当たりにした時に，彼らは配慮が必要であることに同意しました．アルヴァーロさんは勉強をやり遂げて，7年後についに卒業しました．この期間にも，彼は作業療法士との週1回の作業カウンセリングセッションへ参加することによって，レエンクエントロ（再会）での支援を受け続けました．

主治医の精神科医，作業療法士，母，レエンクエントロ（再会）で出会った人々は，チリ大学で大聴衆を前に演奏会を催すことからなるアルヴァーロさんの最終試験に出席しました．彼はクラシック音楽の長い4つの作品を演奏するために大変な努力をしました．彼は一番良く知っていた最後の作品を演奏しながら，疲労と不安でペースを取ることを間違い始めました．しかし，曲が終わり，暖かく熱狂的な拍手を受けるまで，彼はその作品を演奏し続けました．

アルヴァーロさんの父は，彼が大学を終える2年前に亡くなりました．父は息子の最終的な達成を見ることがありませんでしたが，アルヴァーロさんは，父はどうにかして自分がどのくらい達成したかを知るだろうと感じました．アルヴァーロさんは，父の死に痛みを感じただけでなく，力強さも得ました．彼は，父の葬儀で宗教歌を歌う最初の人でした．父の記憶は現実的であり，最も親しい人として強調されていました．

仕事と教育の統合を達成すること

卒業に続いて，アルヴァーロさんは新しい挑戦である勤労者役割に入ることに全力を傾けました．サンチアゴでは仕事の機会が不足しているにもかかわらず，彼には自信がありました．彼は青少年センターの音響技術者と音楽監督の仕事に応募しました．作業療法士はアルヴァーロさんが履歴書を準備し，就職面接を練習するのを援助しま

第19章 作業的ナラティブを作り直すこと：高齢者への人間作業モデルの応用　399

評価領域	ラジオで話すこと					資金集めに参加					イベントでのギター演奏					技術を学ぶこと				
好奇心を示す	P	H	I	**S**	N/A	P	H	I	**S**	N/A	P	H	I	**S**	N/A	**P**	H	I	S	N/A
行為や課題を始める	P	**H**	I	S	N/A	P	H	I	**S**	N/A	P	H	I	**S**	N/A	P	**H**	I	S	N/A
新しい物事を試みる	P	H	I	S	**N/A**	P	H	I	**S**	N/A	P	H	I	**S**	N/A	**P**	H	I	S	N/A
誇りを示す	P	H	**I**	S	N/A	P	H	I	**S**	N/A	P	H	I	**S**	N/A	**P**	H	I	S	N/A
挑戦を求める	P	H	I	**S**	N/A	P	H	I	**S**	N/A	P	H	I	**S**	N/A	P	H	I	**S**	N/A
もっと責任を求める	P	H	I	**S**	N/A	P	H	I	**S**	N/A	P	H	I	**S**	N/A	P	**H**	I	S	N/A
誤りや失敗を訂正しようとする	P	H	I	**S**	N/A	P	H	I	**S**	N/A	P	H	I	**S**	N/A	P	H	I	**S**	N/A
問題を解決しようとする	P	H	I	**S**	N/A	P	H	I	**S**	N/A	P	H	**I**	S	N/A	**P**	H	I	S	N/A
好みを示す	P	H	**I**	S	N/A	P	H	I	**S**	N/A	P	H	I	**S**	N/A	P	H	I	**S**	N/A
完成や達成のために活動を続ける	P	H	**I**	S	N/A	P	H	I	**S**	N/A	P	H	I	**S**	N/A	**P**	H	I	S	N/A
活動に就いたままである	P	H	I	**S**	N/A	P	H	I	**S**	N/A	P	H	I	**S**	N/A	P	H	**I**	S	N/A
もっとエネルギー，感情，注意を向ける	P	H	I	**S**	N/A	P	H	**I**	S	N/A	P	H	I	**S**	N/A	**P**	H	I	S	N/A
目標を示す	P	H	**I**	S	N/A	P	H	I	**S**	N/A	P	H	I	**S**	N/A	**P**	H	I	S	N/A
ある活動が特別であるとか意味があることを示す	P	**H**	I	S	N/A	P	H	I	**S**	N/A	P	H	I	S	**N/A**	**P**	H	I	S	N/A

キー：P＝受身的，H＝躊躇的，I＝巻き込まれ的，S＝自発的，N/A＝観察されない

図19-8　意志質問紙（VQ）の3回目の実施でのアルヴァーロさんの評定

した．彼女は，彼が推薦状を揃えるのを援助し，面接の日に電話で彼を支援しました．

　アルヴァーロさんはその仕事を得て，パートタイムで働き始めました．彼はそのセンターで催されるすべての音楽の演奏やコンサートのための音響調整に責任を持ちました．ある晩，そこで働いている時に，彼は家具の部品に気づかずにそれにつまずいて転倒し，右脚を骨折してしまいました．その月の間，彼は仕事を離れましたが，センターは彼が戻るのを待ってくれました．そこの職員と若者たちは全員が，アルヴァーロさんの人格と社会的態度を評価していました．そのセンターが財政上の問題のために閉鎖された時，アルヴァーロさんは別のセンターで，何年もの間，音楽コーディネーターとして働き続けました（図19-8）．

　アルヴァーロさんが45歳の時，レエンクエントロ（再会）の設立の援助をしてから12年間，彼は参加し続けてきました．様々な資金調達やコンサート開催などのイベントにいつも彼の援助は必要とされ，アルヴァーロさんはボランティアを

して幸せでした．ある日，彼の以前の作業療法士とレエンクエントロ（再会）の所長が，アルヴァーロさんに，資金不足のためにセンターを閉鎖しなければならないと披露しました．レエンクエントロ（再会）の設立者の一人として，アルヴァーロさんは閉鎖を防ぐ方法を必死に見つけようとしました．センターを閉鎖しなければならないことがはっきりした後は，アルヴァーロさんはその閉鎖を手伝いました．彼は閉鎖式の準備をして，運営もしました．それは，その組織からたくさんのことを得，また，与えてきたアルヴァーロさんにとっては，ほろ苦い終焉でした．それでもなおこの物語は巡り来て，アルヴァーロさんは将来の不確かさを認識しているにもかかわらず，彼が価値を認めている事柄を，確信を持って行い続けることができました．

アルヴァーロさんの作業的生活の今日

　この事例が書かれた時，アルヴァーロさんは55歳でした．彼の主な生産的作業役割は，母親の加齢と重度の変形性関節症によって変化しまし

た．彼は母の介護者になり，また家庭維持者にもなりました．彼は宗教への参加者として教会コーラスで歌い，そして様々な老人ホームで音楽を演奏するボランティアとしての役割を続けました．彼は友だちに自分たちの目標に向かって働き続けるように励まし続けました．アルヴァーロさんは，定期的に以前の作業療法士に電話をしてきて，「何か私の手助けは必要ではありませんか」と尋ねました．実際に，彼はいくつかの作業療法の授業のゲストとなり，彼の生きた経験を披露して，作業療法学生に人々が「もう一度生きていると感じる」援助をする作業療法士がどれほど重要かを教えてくれました．彼は，クラシック音楽の1作品を演奏して授業を締めくくったのでした．

結論

本章の各事例は，極度の逆境や個人的な失敗に直面してもなお存在する人間の可能性を描き出している．生活物語は語り直されたり，再構築されたりできる．しかし，本章の各クライアントが直面した人生の荒廃の広がりは，担当する作業療法士と協業するかなりの長期間の努力を求めるものである．人の作業的ナラティブの再構築の過程は困難であるが，本章の事例は，作業療法士が治療的リーズニングと権利擁護を通して，環境のバリアに直面したにもかかわらず，クライアントのために最善のサービスと機会をどのように確保したのかを示している．

第19章の振り返りの質問

作業的ナラティブと，それが主な生活上の出来事の結果として時間がたつにつれてどのように変化するかを説明しなさい．

1. 本章の事例を通して振り返ってみてMOHO志向的な作業療法士にとって必要な専門的能力を少なくとも3つ明らかにしなさい．
2. 作業的ナラティブの再構築を促進する場合，作業療法士が示す必要がある態度は何ですか．
3. 作業的ナラティブを再構築する際の介入過程のためにどのMOHOの原理が決定的だと考えますか．

宿題

1. ハイディさんの物語で：
   - あなたはなぜ作業療法士がハイディさんを共同計画に参加するように勧めたと思いますか．
2. アルヴァーロさんの事例を振り返って：
   - 彼の作業的ナラティブの転換点は何でしたか．あなたの答えの根拠を示しなさい．
3. レベッカさんの物語で：
   - ミッシェルさんが伝統的な医学モデルという文脈の中で働いている作業療法士として，再動機づけの過程を適用しようと決めた時に直面したと考えられる困難さを明らかにしなさい．ミッシェルさんがレベッカさんに対する介入を擁護するために，治療チームの一員として使用したかもしれない理由を話し合いなさい．

🔑 キーとなる用語

作業的ナラティブ（occupational narrative）▶時間がたつにつれてのその人自身の意志，習慣化，遂行能力，環境の間の継続する交流に関するある人の物語．

文　献

de las Heras, C. G., Llerena, V., & Kielhofner, G. (2002). *Remotivation process: Progressive intervention for individuals with severe volitional challenges* [Version 1.0]. Chicago: Model of Human Occupation Clearinghouse, Department of Occupational Therapy, College of Applied Health Sciences, University of Illinois at Chicago.

Kielhofner, G. (Ed.). (2002). *Model of Human Occupation: Theory and application*. Philadelphia, PA: Lippincott Williams & Wilkins.

Kielhofner, G. (Ed). (2008). *Model of Human Occupation: Theory and application*. Philadelphia, PA: Lippincott Williams & Wilkins.

第20章

認知症の人々への人間作業モデルの適用

Christine Raber, 山田 孝, Sylwia Gorska
山田 孝, 井口知也, 本家寿洋, 川又寛徳・訳

期待される学習成果

本章を読み終えると，読者は以下のことができる．

1. 認知症高齢者の意志の複雑さを認識すること．
2. 他人の仮定が認知症高齢者の意志にどのように影響するかを明らかにすること．
3. 認知症を持つ人々の意志を支援するために少なくとも3つのアプローチを説明すること．
4. 高齢者に働きかける際，ライフストーリーを理解することとナラティブを用いることの重要性に価値を置くこと．
5. 高齢者に意志，習慣化，遂行能力の理解を適用し，これらの領域が作業参加にどのように影響を与えるかを分析すること．
6. 高齢者の作業参加に影響を与える環境のすべての要素を説明し，高齢者に対するすべての介入の中で環境に取り組むことの重要性を話し合うこと．

私はあなたとは根本的に違います．違いは私が表現できず，あなたが完全には感じたり，理解したりすることができないという点にあります．私たちの脳は別物なのです．

——Richard Taylor

あなたがそうあって欲しいと思ったり，そうあるべきだと思ったりするのではなく，あなたが愛する人にするように私たちに接して下さい．

——Richard Taylor

認知症者の経験を理解することはできるだろうか．その経験を垣間見ることは，深い共感を育むために大いに役立つし，多くの素晴らしい当事者としての報告も書かれており，認知症者の生きた経験に対する有益な洞察を提供している（Bryden, 2005；Page & Keady, 2010；Taylor, 2007）．これらの説明は伝統的で，障害主導の，診断に基づく考え方に対する挑戦であって，認知症を持つ人々の毎日の生活に窓を開けるものである．認知症に関連するすべての複雑な状態を考慮に入れると，認知症を持つ人は認知障害のために物事ができなくなるだけでなく，認知症がその人の動機づけと同一性をも奪い取ってしまうということは広く考えられている．しかし，作業同一性と作業有能性に対する大きな脅威を作り出す作業参加の機会を低下させることと結びついて，他人の期待も低くなることはよくあることである．これら両者の脅威は，認知症を体験しているその人のニーズを支援し，擁護することと同様に，その人とそのナラティブへの理解を強調する微妙に違うアプローチを必要とする作業適応を促進することで取り組むことができる．

作業同一性を支援し，そして，脅かすこと

マリーさん

マリーさんは90歳のアルツハイマー病と黄斑変性症を持つ未亡人で，数年間にわたりアメリカ合衆国の中西部にある支援付きアパートで生活してきました．彼女はアルツハイマー病を患っており，そのアパートが提供する24時間の管理を必要としました．それにはスタッフによる毎日のチェック，共同体の食堂での食事の準備と他の入居者との食事，スタッフによる薬の管理，アパートの家事サービス，必要に応じての身辺処理の援助，そして，彼女が毎日出席する活動のスケジュールの援助が含まれていました．成人期の生活では，マリーさんと夫は地域の中では目立っており，彼女は水彩画家であり，教師で，絵に完全に没頭していました．彼女は息子と娘の二人の子どもの母で，成人した孫がいました．息子とその成人になった子どもたちはマリーさんの近くに住んでおり，娘は1,000マイル（1,600km）以上離れて生活しています．家族は彼女と非常に近い関係にあり，週に数回は彼女が住む施設を訪ねて来ています．スタッフは，彼女がとても社交的であり，ほとんどの活動への参加を楽しんでおり，非常にユーモアがあると報告しています．彼女はいつも気を遣って着飾っており，施設でもそのようにしています．彼女の外見は，彼女の肯定的な外見と優雅な立ち居振る舞いに置く価値を反映していました．

マリーさんは，彼女も家族も同意した意志質問紙（VQ）の教育的トレーニング用ビデオを作るために作業療法士と会いました．彼女は役に立つことに興奮し，訪問した作業療法士が選んだ2つの活動への参加を喜んでいました．活動ディレクターは，マリーさんが「花と絵画」を過去には楽しんだけれども，認知障害と黄斑変性症のために，ほとんどの活動を始めて続けることに支援が必要であるという情報を披露しました．訪問のために，作業療法士は生け花のような活動を行うことを選択しました．それは，花屋さんの用いるフォームラバーの塊がすでに固定されている小さいバケツの中にシルクの花を生けることと，アクリル絵の具を使ってお祝いのカードをステンシルで刷ることでした．活動ディレクターがそれらの活動を設定して，彼女と一緒に行い始めました．その間に，作業療法士はその様子を観察し，マリーさんと話をして，その場面を録画しました．マリーさんは生け花のような活動を約8分間行い，楽しんで生け花を作り出し，活動ディレクターや作業療法士と頻繁に冗談を言ったり，例えば，用いる花の数，花の配置，一番茎の長いものをどこに生けるかといった生け花のような活動をする際の「ルール」を生き生きと話したりと，肯定的に交流しました．マリーさんは以前には，茎が針金で覆われているシルクの花を扱ったことはなかったものの，それらをすぐに探り，形を作り出すためにすぐに茎を曲げたり動かしたりと，思うように配置しました．彼女は生き生きとした様子で話して，明らかに交流を楽しみ，特にミスに気づいた時や生け花の素材を扱うのが難しいと感じた時に，冗談を言ったり，笑ったりしました．

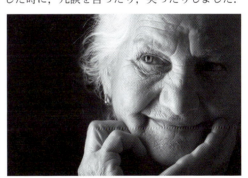

マリーさんの写真

お祝いカードにステンシルを施すという慣れない課題を行うことは挑戦的でした．マリーさんは興味を持って活動ディレクターのステンシルの実演を見つめ，ためらいがちにカードの活動を始めました．マリーさんは絵筆を扱ったり絵の具を混ぜたりすることにはうまい習慣を持って描くこと

ができましたが，これまで堅いステンシルブラシを使ったことはなく，新たなアプローチのために努力が必要だと知ったことは，彼女にとっては期待外れでした．彼女は自分の遂行とカードの出来具合をすぐに批判し，否定的なコメントをしました．マリーさんのVQ（図20-1）は，新しい活動への反応にわずかな違いを示し，活動中に過去の技能を使うことができないと気づいた時に，特に自己効力感という点で，遂行能力の問題が彼女の意志に（新しいことを学ぶための処理技能や，ステンシル活動で細かい点を見る能力に影響した視力の低下といった）どのような影響を及ぼしたのかということ描き出しています．以前の絵画技術の能力感と現在の低い自己効力感のミスマッチは，マリーさんをお祝いカードの製作が終わった時の作業療法士との次のようなやり取りに描き出されるように，苦しませました．色を混ぜて，カードにブラシで色をのせるのに時間がかかって，ステンシル活動には45分近くかかりました．その活動の終了までには，マリーさんは描くということを楽しんでいるように見えました．

　マリーさんは，すべての箇所にステンシルの絵の具を施し終えて，ステンシルをカードから外しました．彼女は30秒ほど注意深くカードを確認し，デザインが施されたカードを裏返しにして顔の前に持ってきて，大きな声ではっきりと「こんなもの」と言いました．次にマリーさんは作業療法士を見て，待っていました．作業療法士は「それのどこが好きではないんですか」と尋ねました．マリーさんはカードを表にして彼女の顔の前に持ってきて，「これは私がするような作業じゃないわ（沈黙）……．でもこの作業は好き」と言いました．作業療法士はマリーさんが失望したことを知って，「うーん」と言いました．マリーさんはわずかな時間の間に，静かに，そして出来上がったカードを熱心に見て，「柔らかい毛が逆立ったブラシを使いたいわ……．そして（沈黙），（マリーさんの近くの壁に掛けてあった自分で描いた水彩画をブラシで指して）こんな絵を描きたいわ」と言いました．作業療法士は「うーん，あなたが描いた絵のようなものね」と言いました．マリーさんは壁に飾られた自分の絵を見つめ，プライドを持って少し微笑みながら「ええ」と言いました．作業療法士はうなずきながら「そうですか．（沈黙）最近絵を描いていますか」と尋ねました．マリーさんは椅子に座り直し，聞こえよがしにため息をつくと，頭を横に振って，手の中にあるカードに目を落とし，声から失望が伝わってくるように「いいえ」と言いました．次に，彼女は自分のブラシを水の中に入れて，うまく振った時に，作業療法士は「描いてないんですか，なぜでしょう．あなたは絵を描くのに使えるたくさんの技術を持っていることは確かなのに」とやさしく尋ねました．マリーさんはブラシをコップの水の中に残し，椅子に腰を深く掛けて，カードを見下ろして長く息を吐いて，「そうね．でもこのカードの出来からは，そうは言えないの」と言いました．作業療法士は「ええ．（くっきりと見えているカードに施されたハートを指さして）私にはできます」．マリーさん：「いいえ……」（沈黙，作業療法士が指さしている箇所を見て，プライドを持って）……．そうです……．マリーさんはハートの上のあたりを指して「でもこの上の箇所は違うわ」と言いました．マリーさんはカードを裏返して示して，「ステンシルのこの部分……．（ハートを示しながら）……．ここなら見せても良いわね」と言いました．作業療法士：「本当に，マリーさん．あなたは素晴らしい仕事をしましたね」．マリーさんはやや微笑んで，クスクスと笑って，カードをテーブルに置き，そして「これはあなたにあげるわ．さあ，ステンシルを洗い落とさなきゃいけないんでしょ．そして，ブラシも」と言いました．マリーさんはステンシルとブラシを集め始めたので，作業療法士は「それは良い考えですね．流し台のところへ行きましょうか」と答えました．マリーさんは微笑み，立ち上

第20章 認知症の人々への人間作業モデルの適用　405

クライアント氏名：**マリーさん**					セラピスト名：
年齢：**90歳**	性別：**女性**				評価年月日：
診断名：**アルツハイマー病**					施設名：
シルクの生け花とカードのステンシル					コメント
好奇心を示す	P	H	I	**S**	花とブラシや絵の具をすぐに探索し，握り，働きかけた．
行為や課題を始める	P	H	I	**S**	花を活けて調整した．ステンシルのブラシでタップする動きをした．
新しい物事を試みる	P	H	**I**	S	ステンシルの活動はすべてが彼女には新しいことで，生花を活けるという経験はあったが，シルクの花は彼女には初めてであった．彼女は生け花にはすぐに就いたが，ステンシルには励ましが必要だった．
好みを示す	P	H	I	**S**	彼女が価値を置く花の位置，ブラシの種類，絵の具の種類には明確な好みの表現をした（ステンシルを指して「これは創作ではないわ」，「私はコピーをしないわ」と言う）．
ある活動が特別であるとか意味があることを示す	P	H	**I**	S	生け花に微笑み，楽しんだ．使ったブラシと絵の具に楽しみを示す（絵の具を混ぜ，ブラシを扱い，動作をする習慣的なやり方）が，これ2つの活動の意味を言語化するためには何らかの支援を必要とした．
目標を示す	P	**H**	I	S	花に何をするかを考えるためには励ましが必要で，どのようにカードを用いるのかを明らかにすることを嫌った．
活動に就いたままである	P	H	**I**	S	慣れている行為には情緒的結びつきがある（花を位置づけたり，ブラシや絵の具を用いること）が，最終産物（カード）とは結びつきが少ない．
誇りを示す	P	**H**	I	S	活動のスタッフからの注意やお世辞で，生け花を受け入れている（「それは良いと思います．あなたは好きですか」）が，最終のカードが好きかと尋ねられると「ばかばかしい」と言って，ステンシルに否定的な好みを評価した．
問題を解決しようとする	P	H	I	**S**	生けることができない花の場所を変える．ブラシ毛がなくなりつつある時にブラシの援助を求める．
誤りや失敗を訂正しようとする	P	H	I	**S**	ステンシルを動かした時に繰り返してそれを再び置くように活動スタッフに語る．ブラシにもっと絵の具が必要な時に「このブラシはどこが悪いの」と頻繁に語り，異なる力でブラシを押す．
完成や達成のために活動を続ける	P	H	**I**	S	花を自発的に評価するのを示していた時に，カード作り終えるために活動スタッフからの言語による支援と励ましを求めた．
もっとエネルギー，感情，注意を向ける	P	H	**I**	S	カードに使う色やステンシル上のブラシに置く色を決めるために，活動スタッフからの助言と支援を求めた．
もっと責任を求める	P	**H**	I	S	カードを作り終えた時にブラシとステンシルを洗い始めた．
挑戦を求める	P	H	**I**	S	提供された活動よりもビデオをとるために行っていた．

図20-1　マリーさんのVQ

がって「そうね」と言いました．

　マリーさんが自分の能力に反応し，妥当にされることで，自分の遂行に対する最初の否定的な評価は和らぎました．片づける間に，作業療法士は部屋にかけられた水彩画についてマリーさんに尋ねました．そのことが刺激になり，彼女の創作活動の思い出と絵画のプライベートなレッスンという彼女の仕事について活発な話し合いが行われました．このやり取りはマリーさんの以前に持っていた能力を強化し，絵画に対する彼女の興味を支援し，新しい絵の技術を試すという意欲を理解することによって現在の効力性を妥当にしました．

　マリーさんの事例は認知症と意志についての訓練場面で用いられ，認知症を持って生活する人たちに働きかける作業療法士が利用できる人間作業モデル（MOHO）の資源を共有し構築するための国際的な協業の展開を鼓舞することになった（Forsyth, Melton, Raber, Burke, & Pierosol, 2015）．この「マリーさんの協業」は，認知症を持ちながら生活する人々に対するクライアント中心で，作業に焦点を当て，理論によって動かされ，証拠に基づく作業療法サービスの提供を支援するという主な使命を持つ実践者と研究者を支援するために計画された．この協業は，指導と協業の原則に基づいた研究部門と実践部門とのパートナーシップ（Forsyth, Summerfield-Mann, & Kielhofner, 2005）という構造を持ち，そして，これを書いている時点では，3つの研究機関と3つのサービス提供機関を含んでいる．現在まで，「マリーさんの協業」に参加する機関と連携することで，国際的な開催地で協業という考えを示してきたし，いくつかの認知症に焦点を当てたプロジェクトを支援してきた（Gorska et al., 2013；Raber, Quinlan, Neff, & Stephenson, 2016）．これらのプロジェクトはMOHOに根ざしており，認知症をもって生活する人々のニーズに焦点を当てており，日々の実践でMOHOの理解と応用を深めるように臨床家を鼓舞してきた．アリスさんの事例は複数の視点を用いて意志を理解することの重要性を描き出している．

なぜMOHOなのか

　世界的に認知症を持って生活する人々の数は急激に増加しており（Batsch & Mittelman, 2012），この増加は高齢者に働きかけている作業療法士が認知症者の完全な従事と作業参加を提唱しながら，その人々のニーズに取り組むことの難しさを進めることに確実に直面するであろうことを意味する．認知症を持って生活する人々は自分の要求，好み，希望をうまく伝えるのが難しいにもかかわらず，MOHOはこれらの人々を理解するのに特に十分に適している．認知症の影響に加えて，加齢の経過や一般的な健康状態も，毎日の生活に対する自分自身の挑戦を示している．人が年齢を重ねるにつれて，どんな場合でも，物理的，社会的，文化的環境は人に影響する．残念なことに，環境の影響は，満足できる効果的な方法で意志，習慣，遂行能力を用いる能力を損なうことがある．本章では4事例を示すが，これらの事例は，高齢者，特に認知症を持ちながら生活する人々のニーズを理解し，効果的に取り組むためのMOHOの利用を描いている．

意志と認知症の高齢者

　現在，アルツハイマー病と関連する認知症（Alzheimer's disease and related dementias：ADRD）の研究の多くが，ケアの方法を発見することに焦点を当てているが，一方で，自分の家に住んでいるかどうかや自分を援助する家族や友人がいるかどうか，老人ホーム，援助付き生活，居宅介護といった何らかの形のケアホームに住んでいるかどうかに関わらず，認知症をもつ人々は，ケアのパートナーに複雑で差し迫ったニーズを押しつけているという事実は残ったままである．認知症をもって生活する人々のための最適なケアのアプローチは，作業療法士をこの高齢者の集団に対して必要不可欠な保健医療提供者にするというMOHOの哲学的立場と共鳴する．例えば，人の生活史を理解することは，コミュニケーションの難題を緩

和し，そして，認知症の経験で一般的である混乱や問題行動に効果的に対応するのを支援するために，認知症ケア提供者に主張されている（McKeown, Clark, Ingleton, Ryan, & Repper, 2010）．生活の中での日々の従事を支える習慣や日課についての好みと人生経験の年表とともに，その人の鍵となる関係，過去の生活役割，価値を置く作業を知ることによって，ケアのパートナーは現在の行動の意味と関連性を明らかにし，同一性を支持し，尊厳を保つことができる（Fraker, Kales, Blazek, Kavanagh, & Gitlin, 2014）．これらのアプローチの各々はMOHOに埋め込まれており，そして作業療法のリーズニング過程は，ケアのパートナーに認知症の人の世界への結びつきを提供することで，これらの要素の間の鍵となる結びつきを引き出す．MOHOを用いる作業療法士は，これらの結びつきを作って伝えるだけでなく，認知症を持って生活する人と彼らのケアパートナーに効果的な介入を開発し提供する責任を持つ．

　認知症をもつ人々の意志の経験を探索する研究（Raber, Teitelman, Watts, & Kielhofner, 2010）は，認知症を持つ人の意志のナラティブを理解するために働きかける時に，意志の階層的な見方は実際にはより微妙な違いがあり，さらに詳細な調査に耐えることを示している．作業療法のリーズニングの本質的側面の1つは，その人の状態と診断とその人生の経験と状況についての知識を結びつけることを含んでいる．意志を検討し理解することは，ダイナミックで，絶えず変化し，そしてその人とその現在の生活状況のミクロとマクロの現実にかなり影響される多くの層を含んでいる（de las Heras, Llerena, & Kielhofner, 2003）．例えば，認知症をもって生活する人は，知的障害をもつ人々とは異なる能力を発達し，維持しており，認知症の症状は様々なレベルで遂行能力に影響し，意志のサイクルに脅威をもたらす．ある現象学的研究は，アメリカ合衆国の援助付き生活施設で暮らす中程度の認知症の8人の意志の経験を探索した（Raber et al., 2010）．3つの主なテーマが認められた（図20-2）．それは参加者たちの意志の表明の多様性，作業を改変することの重要性，そして，意志のすべて

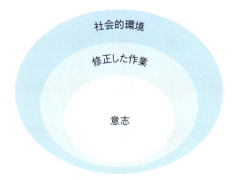

図20-2　認知症における意志の経験の主題

の側面に影響する社会的環境の効力であった．意志の表現についての1つの鍵となる知見は，微妙な，通常は（言語よりもむしろ）行動的であり，しばしば矛盾したものである．さらに，作業の課題要求を修正することは不可欠であり，認知症の人の能力と注意深く仕立てられ，対応される必要がある．最後に，これらの要素の両者とも，社会的環境に依存している．つまり，認知症の人の意志の実演を認識して反応する人々である．

MOHOの問題解決事例：意志の階層性を再定義すること─有能性を認めること

　アリスさんは，認知症と妄想を持つ80歳の夫と死別した人で，アメリカ合衆国の中西部にある記憶障害者のケア施設に住んでいます．アリスさんは支援的な大家族（10人の子どもと14人の孫）がおり，彼らの半数は施設の近くに住んでいて，定期的に訪問しています．彼女は最初に認知症と診断された後の2年間は一人で住んでいて，人々が自分の後をつけたり，傷つけようとしたり，お金を取ったりするという深い疑惑から膨れ上がる悩みを経験していました．彼女は自分が参加したデイケアプログラムで作業療法を受けました．作業療法には介護者の役割を果たしている長女が参加し，組織的な技能と彼女の認知機能障害に対する代償を支援するためのメモリーエイドに

焦点を当てていました．しかし，これらの側面における作業療法が役立ったにもかかわらず，アリスさんは自分の疑惑を作業療法士と分かち合うことを嫌いました．アリスさんのパラノイア様妄想が増加するにつれて，自分の作業療法士に不信感を抱き始め，娘が一緒にいない時には，「自分の後ろにいる」人たちから自分を助けてくれるように，繰り返し自分の娘や他の成人した子どもたちの名を呼びました．薬が処方されましたが，アリスさんは飲むのを拒否しました．

時間がたつにつれて，しばしばあてもなく家からさまよい出て，対向車線を歩いていったり，食べるのを失敗したり，パラノイア様妄想による持続的で高いレベルの不安を経験するなど，家で安全にいることができなくなるところまで彼女のパラノイアは増大しました．大金を見境なく渡すアリスさんが巻き込まれた大事件の後，彼女の家族は，緊急保護と施設に入れることを求めました．

その施設のMOHOに基づく作業療法士は，アリスさんの生活と環境内の彼女にとって最も大切な人々について知りはじめました．アリスさんの夫は，故郷の町で成功した歯科医でした．アリスさんの人生の多数の職歴によって明白なように，彼女は勤労者役割に高い価値を置いていました．アリスさんは子どもを育てることに加えて，夫の歯科医院を経営しました．一番下の子どもが中学生の時，アリスさんは宅地建物取引の免許に加えて，経営学の準学士号を取得し，約20年間にわたって成功した不動産仲介業をしました．彼女は，間欠的に夫を彼の医院で助け続け，そして彼女の最後の有給の職は，州の徴税機関の仕事でした．アリスさんは，生産性と活発であることに明らかに高い価値を置くとともに，彼女と家族の両者は彼女が「忙しい状態を続ける」ことが非常に重要なことと述べました．

定年後，アリスさんはギフトショップを経営していた地区のカトリック修道院で活発なボランティアになりました．これは彼女が他の職歴で開発してきた技術を利用して，販売ばかりでなく，商品の注文，仕入れ，計画を立てるなどの自分の責任を大いに楽しみました．信仰と宗教への参加は，彼女にとって非常に重要でした．アリスさんは毎日ミサに参加し，いくつかの教会のグループに所属していました．アリスさんの部屋は，多くの宗教的な聖像で飾り立てられ，彼女は，何冊かの祈祷書とロザリオ（祈りの際に用いる数珠のような道具）をいつも持ち歩いていました．何人かの友人や教会のメンバーが病気の時に世話すること，彼らの料理や掃除，医者の予約に車で送ることなどで，アリスさんは忙しくしていました．アリスさんの関心の大部分は，他人に対してであり，そして，彼女は，特性として社会的である余暇活動を好みました．

施設への入所の直接的な利点は，薬への反応としてのパラノイアの劇的な減少でしたが，彼女の初期の適応はゆっくりしたものでした．最初は，アリスさんはかなりの時間を自分の部屋で過ごすか，施設を離れようとして絶えずコートを着て財布を持ち歩いていました．1カ月のうちに，彼女は，他の居住者と社交的に過ごし，活動セラピストによるすべてのグループに参加することで，大部分の時間を部屋の外で過ごしていました．彼女は，特に朝の運動グループを楽しみました．アリスさんが新しい環境で快適になるにつれて，他の居住者の部屋に入って，その人の持ち物を収集して，それらを持ち歩き，それらを自分の部屋や療養棟の狭い場所に隠すようになりました．これらの物には，ルーズリーフの紙，雑誌，新聞，個人の品物（例えば眼鏡），化粧品類，毛布と衣類が含まれていました．多くの職員は，アリスさんが他の居住者の部屋に入った時，彼女に部屋から出るように言ってとりなし，それから彼女が集めた物を取り上げました．しかし，彼女の作業療法士は，言葉による再度の指示や物を取り上げることは，しばしばアリスさんを動揺させ，混乱と興奮をもたらすことに気づきました．彼女は，例えば

洗濯物たたみや食堂のテーブルの用意を援助するような活動に移行した時に明らかに肯定的に反応をしました．アリスさんの収集行動は，きまって彼女が構造化された活動に従事していない時に起こりました．

入院後より激しくはなくなったとはいえ，アリスさんはまだパラノイア様妄想を経験しており，それは不安の高まりを引き起こしていました．捕らえどころのない"彼ら"が自分を追いかけてきたり，自分のお金を盗んだりしたので，アリスさんは不安を感じた時はいつでも，他の人々（職員，居住者，訪問者）に助けを求めました．こうした時，離れたいという希望，あるいは，認識された問題を解決したいという彼女の先入観は，容易に軽減できませんでした．多くの職員がアリスさんをほとんどは愉快な人でおおらかな性格傾向だと見ていましたが，"ため込む"ということから，あるいは，施設から脱走しようとすることからアリスさんを向け直す試みという矛盾した効果に挫折感を示しました．大部分の職員は，彼女の収集行動にため込みというレッテルを貼り，彼らは，アリスさんの収集活動を，彼女の活動的でありたいという欲求の表現としてとは認めず，取り扱うべき問題としていました．再方向づけに対するアリスさんの反応は，協力的であることから論争的になるまでの範囲で変化し，他の居住者の部屋から離れることや，彼らの所有物を手放すことには理屈っぽくなり抵抗するというまでの範囲で変化しました．アリスさんは，自分が本当に話を聞いてもらっていると感じ，そして自分の関心事に耳を傾けてもらっている時には，より協力的でした．しかし，彼女の感情を無視したり，早急に別の活動に彼女を追いこむという再方向づけは，しばしばより多くの苦痛と抵抗を引き起こしました．

作業療法は行動の管理のための選択肢を決定するために開始されました．評価は，アリスさん，家族，職員と面談することと，アリスさんの1日の中の構造化されていない時間に意志質問紙（VQ）をつけることから始めました．以下のやり取りは，作業療法士がどのようにアリスさんの生産性に関する信念を認めたのかを描き出しています．信念と価値は，認知症を経験している人々の慎重な評価を必要とする意志の鍵となる側面です．作業療法士：「私は，あなたがご主人の事務所で働いていたと聞いていますが，それはどうでしたか」．アリスさん：「はい，そうです．そこで私はたくさんのことをしてきました」．作業療法士：「あなたは不動産業者でしたか」．アリスさん：「何ですって」．作業療法士：「あなたは家を売りましたね．人々が新しい家を買うのを助けましたね」．アリスさん：（非常に生き生きと）「そうでした．それは楽しみでした．私はとてもうまくやりましたよ」．（作業療法士がそのコメントに反応して微笑んだのを彼女が見た時に一時中断して，）「そうでした，私は仕事をするのが好きでした……．あなたもそうしなければね」．それから，アリスさんは，自分から付け加えました．「私は，忙しくしているのが好きなの……皆さんは私を忙しい人と呼びました」．作業療法士：「あなたが忙しくない時，何が起こりますか」．アリスさんは対話中の拍子をスキップせずに省略することなく，非常にはっきり答えました．「私は忙しくないと，いらいらします」．彼女は"いらいらする"という言葉を強調し，振り向き，発言を強調するために強い眼差しで作業療法士を見つめました．それからアリスさんは，忙しくすることはなんと重要なことなのかと数回繰り返しました．

治療の間に，作業療法士は，介護者が他の入居者の空間と所有物を尊重しながら，アリスさんが従事し，生産性を感じたいという希望を支援するために用いることができる戦略を見つけ出すことに集中しました．アリスさんと作業療法士は，彼女の財布を見つけるために，アリスさんの部屋へ歩いて行き，アリスさんは立ち止まり，隣人の部屋の開いていた戸口からのぞき，「私はこの辺を

調べてみます」と言いました．アリスさんは，隣人の部屋に入り，たくさんの折り畳まれた衣類で覆われていた鏡台に近づきました．アリスさんは手を伸ばして，衣服をめくり始め，ナイトガウンをとって，威厳のある態度で言いました．「私はこれらをとった方がいいわ，でないと，彼らにとられます」．作業療法士は，ゆっくりと彼女に近づいて，ナイトガウンを指し示して，静かに「ガウンは，そこでいいですよ」と言いました．アリスさんはしぶしぶと鏡台の上にガウンを戻して，心配げに作業療法士を見ました．作業療法士は「隣に行きましょう．私は，あなたの財布がどこにあるかを知っています」と答えました．作業療法士が部屋を出て彼女の部屋に入るのに，アリスさんは続いていき，そこで作業療法士がソファーまで歩いて行き，彼女の財布を取り出して，彼女にそれを手渡して，「ここにありましたよ」と言いました．アリスさんは財布をとって，自分のベッドまで歩いていき，ベッド上で小さい大量のリネンをくまなく捜し始めて，そして，「ええと，私たちはこれらをここから取り出さなければなりません．さもないと彼らは確実にそれらを取ってしまいます．彼らはこの辺でどうしているのかはあなたにはわからないんです」と深刻な表情で言いました．作業療法士がベッドの端にそっと立ち，「お手伝いしましょうか」と尋ねる間に，アリスさんは数分間リネン類をくまなく捜しました．作業療法士は枕カバーを拾って，それを折り畳み始め，そしてアリスさんに毛布を手渡し，彼女はそれを受け取って，畳み始めました．それから，作業療法士はベッドのシーツを黙って伸ばし始め，アリスも，ベッドを完成することを手伝い，ベッドの端の上に畳んだリネン類を重ねることに参加しました．その作業が終わった後，作業療法士が「よくできましたね」と言うと，アリスさんはうなずき，そして椅子に座りましたが，解放されたように見えました．

作業療法士は，この交流から学んだことを，アリスさんが作り出した作業から彼女を引き離すだけよりはむしろ，彼女が収集を始めた時はいつでも，彼女と一緒に仕事をするという戦略を強調して，スタッフに披露しました．作業療法士がアリスさんの意志について観察した1つの鍵となる側面は，彼女が悩みを感じている時ですら，一般に自分を効力があると理解しているらしいということでした．彼女の具合が悪いという認識は，好む活動に従事して安らぎの感覚を維持することを可能にするためには彼ら（彼女の妄想上の人々）が主な障害であるという彼女の経験と典型的に関係していました．この感情は，アリスさんが，自分の苦痛を認めて，理解するとは感じなかった時に，他人に広がっていくでしょう．彼女が他の居住者の所有物を放棄し，彼らの部屋から離れるという職員の主張について，アリスさんが長い間めったに混乱することはなかったのは，彼女がうまく問題解決ができるという信念のためでした．彼女の物の収集という頑固な儀式は，彼女が個人的原因帰属や価値や興味の認識に合わせた作業をどのように作り出したかという外見上の実演でした．他人がこの活動をどのように見ているかにかかわらず，アリスさんは収集を通して，自分が行う必要があると感じることを達成するという欲求に従って行動したのです．収集するという彼女の作業は，また，忙しくしていることや生産的であるという自分の価値を反映し，掃除や整頓などの過去の興味に関係し，そして，自分を能力があり有能な人であるという見方を強化しました．作業療法士が職員とともにアリスさんの能力と自己効力感という利点を理解するために取り組むにつれて，彼らは"忙しくありたい"という彼女のニーズを承認し妥当にするといったように自分たちのアプローチを調整することができました．

例えば，顔を洗うようにと言われた時，ある人が頭を左右に振って「今日はやらない」と答えるかもしれないが，しかし，同時に介護者が持っているタオルに

手を伸ばし，手やその他を拭くという動きをするかもしれない．この瞬間，言葉の応答だけに集中する介護者は，その人の朝の身だしなみを終えるためには「動機づけられていない」と決め込んで，その活動を止めるか，その人と「一緒にする」のではなくうまく「その人のため」に，その人が積極的に参加することなく，その人の顔を洗うかもしれない．しかし，もし介護者が好みを示すものとして非言語的行動（タオルを探って手を触れること，顔を洗うことと結びついた慣れ親しんだ習慣的なやり方で手を動かすこと）を認め，「やってみましょう」と答えることでこれらの動きに応え，まわされた蛇口の下に顔を，次にタオルを顔にもっていくようその人を導くために手を取っての援助を用いることで作業を修正するならば，その人は顔を洗うという慣れ親しんだ課題を開始するかもしれない．

意志を認めることと**意志に応えること**は，自己の治療的利用に埋め込まれた技術であり，支援的な社会的環境の不可欠な側面である．認知症が，価値ある作業を計画し，開始し，従事を継続する能力が衰退するにつれて，人は自分の世界で従事したいという固有の希望を支援するために介護者に次第に依存するようになり，そして，このダイナミックスは社会的環境の潜在能力を際立たせる（Teitelman, Raber, & Watts, 2010）．しかし，作業能力の複数の側面に対する顕著な影響にもかかわらず，人の意志と習慣化は，存在し続け，従事を引き出すために利用し支援することができ，作業同一性を支援し，有能性を強化する．その人の鍵となる要素を明らかにすることは，再動機づけ過程の介入（de las Heras, Geist, Kielhofner, & Li, 2007）の利用を通して促進される可能性がある．再動機づけ過程は，意志の挑戦に取り組むために特定の戦略の輪郭を描き出し，介入を導くために，意志のサイクルの理解を取り入れている．再動機づけ過程が意志の変化に向けられているため，意志はベースラインを得るために評価され，意志を改善するための目標を設定することが不可欠である．意志の評価は，VQの利用により最も良く達成されるが，それは意志を示す14項目を評価するために4点法を用いる．項目評点に加えて環境特徴様式が記入されるが，それは場面の観察の間に示された環境と課題の特性に関するより詳細な情報を提供する．VQの結果は，作業療法士に意志のプロフィールを作成させ，その人とその環境の間の複雑な相互作用を明らかにすることを可能にする．作業療法士は，意志のより深い，より明確な理解と作業への従事のためのその関係を身に着けた時，認知症の人々のためのより良好な擁護者になることができる．意志，習慣化，遂行能力と環境を評価することは，開発中のMOHO-ExpLOR（Parkinson, Cooper, de las Heras de Pablo, & Forsyth, 2014）を用いて達成される可能性がある．本章のはじめのマリーさんの事例とそれに続くアリスさんの事例は，認知症をもつ人々に対する意志を探るための連続性を描き出す．

アリスさんの事例は，認知症をもつ他の人々の経験について提起されたように，この人々に対する階層的な構成概念としての意志についての疑問を提起する（Raber et al., 2010）．アリスさんの収集という作業は，認知障害に直面してもなお，適切で受け入れられる行動の定義に関して，社会的な期待を持つ環境の葛藤に対して働きかけるある人の動機が他人によって作り出された時に，矛盾があることを示した．アリスさんの事例では，社会的環境からの否定的なフィードバックにもかかわらず，作業剥奪に直面する中で，彼女の世界に働きかけて作業を作り出す動機づけは，意志の複雑さと，それがどのように他人によって名づけられたり，枠づけされたりするかという重要性を説明する．意志は，*探索*，*有能性*，そして*達成*という3つの相（意志の低いレベルは探索という相で，最も高いレベルは達成という相で示される）からなる発達的連続性を用いて概念化された（de las Heras et al., 2003）．発達的連続性が認められているが，ミクロの現実とマクロの現実を理解することは認知症の人々のために強調される．**ミクロの現実**は，作業への過去と現在の関係におけるクライアントの認識，身体的能力と認知的能力，そして環境の機会と条件のその人の経験，環境の社会的および物理的な側面のその人の経験，将来の関係のためのその人の能力の認識をさす

(de las Heras et al., 2003, p.39). **マクロの現実**は，物理的および社会的環境という文脈の側面を含む，その人の外的な要因を含む（de las Heras et al., 2003）．

認知症の人々は通常，認知症と関連している認知障害の経験に先立ち，意志の過程の最高の発達段階に到達し，以前の意志の利点である明確な自己同一性と認識が，現在の意志のより高いレベルを示す行動を認めることの助けとなる．したがって，VQの評定を利用することに加えて，物理的，社会的な環境をしっかりと評価すると同時に，環境特徴様式を注意深く考察することが勧められる．環境を理解するのに役立つことが明らかにされている評価ツールの１つに，住居環境影響尺度（Residential Environmental Impact Scale：REIS）（Fisher et al., 2014）がある．この評価法は，環境の多重の層と作業従事の機会に対するそれらの影響，さらには，生活の質を体系的に評価する．REISは，様々な大きさのケアホームや施設で用いるように作られており，また，個人住居で用いるのにも適している．REISは特別な診断名によるものではないために，高齢者の満足な生活状態に対する環境の影響をより良く理解するために，様々な環境で用いることができる．

多くの場合，家族と施設の介護職員などのケア場面のパートナーは，認知症者が自分の環境に対してモチベーションや意志をほとんど，または全く持っていないと決めつけている．認知症固有の症状，つまり行動を開始することの難しさと無関心により，このような考え方は，不正確ではあるが，しばしば強化されている．介護者が認知症者のモチベーションが低いとか，ないと考えるとしたら，機会の提供はより少なくなり，活動に参加できない認知症者は貧弱な意志を持つという考えがずっと続くことになる．この否定的な循環が一度軌道に乗ってしまうと，介護者という社会的環境の態度と考えを変えたり打ち破ることが難しくなる．意志の複雑さと社会環境のダイナミックスに対する固有の信頼は，VQを用いて評定されたものとして，意志に対する相対的な介護者の意志の認識を探索した質的研究（Raber & Stone, 2015）において強調された．看護師，介護士，活動のアシスタントを含む８人の公式的な介護者が，記憶ケア施設の３人の居住者の意志に関する認識についてインタビューを受けた．インタビューと居住者のVQ得点の分析から，２つの主要なテーマが浮かび上がった．それらは，(1) スタッフは，居住者の意志に関して多様な洞察を持っている，(2) スタッフは，居住者に関する情報を共有するために台本を利用しているということである（Raber & Stone, 2015）．これらのテーマは，介護者の信念が認知症者の進行中の意志と介護者が毎日の作業への従事を支援するために用いるかもしれないし，用いないかもしれない支援の種類という両者に，重要な役割を果たすことを示した社会的環境の効力を強調するものであった．

家族の介護者の認識と技能は，認知症を持ちながら生活している人々の幸福に貢献し，介護者のニーズを標的にした作業療法サービスが効力を発揮している．ジュディさんとジョンさんの事例は，地域に住む認知症をもつ人々のニーズを探索するためのMOHOの適用を示している．

MOHOの問題解決の事例：習慣化を支援するために家族中心の認知症の介入にアクセスする必要性

ジュディさんは，認知症をもつ81歳の女性で，夫のジョンさんによれば，彼女は非常に知的で，かなり社交的で，従順な人です．彼女はジョンさんとペット犬のジャズと，スコットランドの１棟に２軒の家があるセミデタッチド・ハウスに住んでいます．彼女は，地元に住んでいる息子と娘がいます．長年，ジュディさんは，公務員としての大変な仕事を楽しみ，20年ほど前に定年退職しました．彼女は自分の仕事と家族の生活の間で，複数の仕事の責任をうまく，難なく成し遂げていました．音楽はジュディさんにとっていつも大きな楽しみであり，何年もの間，様々な慈善活動に関わる合唱団の活動的な会員でした．

ジョンさんは次のように語りました．「彼女はかなり歌っていました．彼女は軽歌劇にはまっていて，40年近くにわたって30もの軽歌劇グループを自分で持っていました．それらのグループは老人ホームによく旅行に行っており，ドイツの老人ホームにまで出かけていました」．

彼女はまた，才能がある芸術家でもあり，楽しむために絵を描いていましたが，作品には熱心な買い手もいました．ジュディさんは，描いた絵，特に夫の肖像画をとても誇りにしており，それはリビングルームに誇らしげに飾られていました．ジグソーパズルをすることも彼女の好きな楽しみの1つでした．3年ほど前に，ジョンさんは，情報への注意と保持という妻の問題に気づきました．最初に，彼は妻が単に注意を向けていないと思っていました．しかし，時間がたつにつれて，彼は，ジュディさんの混乱の高まりと，彼女が思い出すことができる情報の量と内容の著しい低下に気づきました．ジョンさんは，ジュディさんを専門家の評価を受けるために精神科医に紹介してくれた家庭医と心配を共有しました．ジョンさんは次のように説明しました．「約3年前に，（私は）彼女は私が言ったことを覚えていないことに気づきました．彼女は私の話を聞いていないので，いったんそのことを置いておきました．しかし，徐々に悪化していったし，私はそのことを医者に話しました」．結果として，まもなくして，ジュディさんは認知症の診断を受けました．その診断のすぐ後に，ジュディさんのケアに関わってきているのと，必要な支援を組み立てる中で夫婦を支援する高齢者ケアチームの中から，地域精神科専門看護師に担当してもらいました．ジュディさんとジョンさんによれば，地域精神科専門看護師は，現在，これ以上の援助の必要ではないため，唯一の専門的な支援者です．この主張にもかかわらず，ジュディさんは，認知症に関連した経験の相反する説明を受け入れていません．一方では，彼女は健康で，認知症は自分の生活に影響を与えていないと次のように語ります．「物事は，多少なりともこれまでと同じです」．彼女は，家事に関連した課題に取り組む能力と現在の日課の満足感を次のように説明します．「私は，アイロンをかけますし，……いつも食器洗いもします」．しかし，一方では，ジュディさんとジョンさんは，彼女が歌うこと，絵を描くこと，ジグソーパズルをすることなどの過去に行っていた活動への興味がなくなっていると語りました．ジュディさんは以下のことを披露しました．「私は以前にはたくさんの絵を描いていました．今は煩わされたくありません」．そして，ジョンさんは，この変化を次のように確認します．「（認知症になる）前は，ジグソーパズルや絵を描いていたが，それらをすべて止めてしまいました」．

ジュディさんは，限られた社会との関わりと，以前には楽しんでいた活動に就くことができないことに対する不満を次のように述べました．「私は，以前にしていたことができなくなって，幸せではありません……私は，かつては一人で外出などをすることができました．今はそれができません．かつては道に沿って外出して，［買い物をして］戻って来ました」．ジュディさんは，どうして地域の教会に徐々に行くのを止めたかを，最近の膝と腰の損傷のためであると考えていると説明しました．「この混乱している中で足を使ったら，私はこれまでと同じことができなくなります」．さらに，彼女は毎週のように会ってコーヒーを飲んでおしゃべりをしていた親友が，最近亡くなったことを寂しいと話しました．ジョンさんもまた，妻が活動に就くことや社会との関係から引きこもっていることに気づいていました．彼は，そのこととジュディさんの身体の悪化や残存し親しんでいる家庭の環境に留まるという望みとを関連づけていました．ジョンさんは，最近の外出を次のように関連づけました．「［私たちはドライブに行き］，［地域の村に］立ち寄り，私はフィッシュアンドチップスを食べ，彼女はマカロニを食べて

楽しみましたよ．しかし，彼女はいつもベッドに戻りたくてたまらなくなっています．私たちは11時に外出し，2時に［家に］戻りますが，妻は［ベッドのある］2階にまっすぐに行きます」．彼はまた，以前には様々な社交的活動や家事関連活動で満たされていたジュディさんの日課が変化しており，今ではテレビを見ることやわずかの家事をすることに限られていると説明しました．彼女の日課についてのジョンさんの説明は，以下のようなものでした．「彼女は［朝に］起きて，朝食を食べ，ベッドに戻ります．昼食時に起きて昼食を食べ，1時間ぐらいボーっと座っており，それからベッドに戻ります．彼女は起きて，ボーっと座り，私と一緒にテレビを見ます．私は台所に行って夕食を作り，彼女は皿を洗って，9時までそこに座っていて，それからベッドに入ります．それが私たちの普通の1日です」．

ジュディさんの健康の変化と，そのことに関連した彼女の日課の関連する変化もまた，ジョンさんの毎日の活動に影響を及ぼしました．ジュディさんとジョンさんは，その診断以来，ジョンさんは友人とめったに外出しなくなり，そのようなことが数年間も続いていることを認めました．ジュディさんは「［ジョンさんは］かつては月曜日に数人の男性と外出していました．彼らは夜に外出していました．しかし，彼は外出をあきらめました．彼はもはやうまく外出をすることはできないと感じています」と披露しました．ジョンさんは，長時間監視なしに妻を家に残していくことは気が進まないと話しました．ジョンさんは，これらの要因は，彼の身体的健康の悪化（心臓の問題）と結びついて，以前の楽しみであった社会参加から徐々に引きこもりをもたらし，その状況に孤立とあきらめの感情を残していることを認めました．ジョンさんは次のように説明しました．「私はいつも魚釣りに行っていました……友人と私で朝に出かけて夕方の4時頃まで釣りをしていました．［……］私は，妻だけを長い時間残しておくのは好ましくないという段階に来ているんだと思います．［……］私は自分で止めました．これは，私たちが続けているやり方で私の残りの人生の間の私になるでしょうし，そして，それはもっと悪くなるでしょう」．さらに，この2年間，ジョンさんは，以前はまさにジュディさんの領域であった料理や買い物などのほとんどの家事の仕事の責任を徐々に引き継いでいます．ジョンさんは，「料理や買い物を」分担しています．「彼女の口座にお金があるかを確認しなければならないといったことをしなければならないんです．私は自分の人生の中で一度もしたことのなかったことを，今，やっています」．ジョンさんは，これらの新しい責任を結婚生活の中での彼の約束の一部分と認識していますが，時には，彼はいっそうの重圧が，ジュディさんとの関係や自分の健康の両者に被害を及ぼすことを認めました．

ジュディさんの地域精神科専門看護師は，チームカンファレンスでこれらの変化を披露し，そして，作業療法士は，多様な加齢に関係する条件によって経験してきている遂行能力の変化に取り組むことで，より満足した日課を開発して彼らを支援する作業療法サービスを処方すべきであると感じました．作業療法士は，この事例に作業療法の処方をするために，ジュディさんの地域精神科専門看護師にこの考えを次のように示しました．「あなたが披露してくれた情報に基づけば，作業療法はジュディさんとジョンさんの両者に対して有益となる可能性があります．ジュディさんの現在の能力と動機づけを評価することとジュディさんとジョンさんの日課に目を向けることによって，私は，いくつかの推薦を作り出し，ジュディさんを興味の再活性化という点で援助することができ，それは彼女のエネルギーレベルを援助することになるかもしれない介入を開発することができます．私はまた，ジュディさんがもっとうまく家事や地域への外出に参加できるような方法をジョンさんが考えるのを手助けすることができま

す」．ジュディさんの遂行能力と，ジョンさんとジュディさんの習慣化をインタビュー，観察，役割チェックリストを用いて注意深く評価することを通して，作業療法士は，ジョンさんとジュディさんの地域の中でライフスタイルを維持する能力を脅かす危機を引き起こす出来事の前に，彼ら二人の作業有能性を支援するための適応と治療を開発することができる．ジュディさんとジョンさんの物語は，MOHOで考えることが，どのように地域に根ざした介入を紹介するのか，そして地域に根ざしたプログラムを開発するための可能性を促進することができるのかを描き出している．

MOHOを用いた予防的作業療法

MOHOは幸福を促進し障害を予防するために高齢者に効果的に適用することができる．この適用を強調する1つの例は，日本で開発され，無作為臨床試験で検証されたMOHOに基づく予防的健康増進プログラムである（Yamada et al., 2010）．このMOHOプログラムの基本は，講義と話し合いによってこのモデルの基本的構成要素を参加者に教え，そして，これらの概念の個人的な適用を促進するために演習が続いていくというものである．このプログラムは，地域に住む健康な高齢者のために作成されたものである．MOHOの10の基本的な構成要素（個人的原因帰属，価値，興味，習慣，役割，運動技能，処理技能，コミュニケーションと交流技能，物理的環境，社会的環境）を用いて，グループを用いたセッション（講義と話し合い）と個人セッション（演習）が15回提供される．この15回のセッションは8カ月間にわたり隔週に提供されるという中程度の強さを持つプログラムである．例えば，MOHOの「興味」という構成要素に取り組むためには，講義では「興味とは何か」という定義と「興味と加齢の関係」について焦点を当て，演習では，参加者は興味チェックリストを含む興味の評価法をつける．

30人の高齢者が実験群であるMOHOに基づく予防的健康増進プログラムに参加し，33人の高齢者が対照群である社会的集団場面での伝統的な手工芸プログラムに参加した．このような手工芸の利用は日本では文化的に見て適切であり，典型的な健康増進プログラムである．本研究の成果は，生活の質と心理的幸福として，それぞれ日本版生活満足度指数Z（LSI-Z；Nakazato, 1992）と世界保健機関生活の質26（WHO QOL26；Tazaki & Nakane, 1997）を用いて測定された．Yamadaらは，MOHOに基づく健康増進プログラムは成果の測定において肯定的な変化を生み出したことを示し，MOHOに基づく作業療法介入は生活の質と幸福感に対して影響を与えることでアジア系の高齢者の幸福を促進することができるという結論を導き出している（Yamada et al., 2010）．

MOHOの問題解決の事例：MOHOを用いた肯定的な加齢の促進

フミさんは，健康な82歳の女性です．フミさんは首都大学東京健康福祉学部で実施されたMOHOの予防的健康増進プログラムに参加しました．彼女は全15回のうち14回に積極的に参加し，いつもきちんとした服装をして，お化粧をしてきました．自宅は大学の近くにあり，大学まで自転車に乗って来るというバランス能力とバイタリティのある方でした．このプログラムの間に，フミさんは様々な演習の時間に以下のような評価法をつけて，MOHOの見方を用いて自分をより良く理解しました．それらの評価法には，NPI興味チェックリスト，役割チェックリスト，作業質問紙，作業に関する自己評価（OSA），技能の信頼性，価値，環境を評価する用紙，そして生活物語（ナラティブ）の開発などでした．

NPI興味チェックリストでのフミさんの強い興味は，園芸，裁縫，刺繍，編物，手工芸，料理，パズル，麻雀，読書，クラシック音楽で，これらをいつものようにやっているとしました（図20-3）．役割チェックリスト（図20-4）では，

氏名：フミさん / 女　　年齢：82　　職業：なし　　日付：2008年9月12日

#	活動名	強い	普通	なし	#	Activity	強い	普通	なし
1	園芸	✔			41	体操			✔
2	裁縫	✔			42	バレーボール			✔
3	トランプ		✔		43	木工			✔
4	外国語			✔	44	ビリヤード			✔
5	クラブ活動			✔	45	ドライブ		✔	
6	ラジオ			✔	46	掃除		✔	
7	将棋			✔	47	彫金			✔
8	自動車修理			✔	48	テニス			✔
9	作文			✔	49	料理	✔		
10	舞踊			✔	50	バスケットボール			✔
11	刺繍（ししゅう）	✔			51	ギター			✔
12	ゴルフ			✔	52	歴史			✔
13	フットボール			✔	53	科学			✔
14	流行歌			✔	54	収集			✔
15	パズル	✔			55	卓球			✔
16	休日			✔	56	皮革細工			✔
17	占い			✔	57	買物		✔	
18	映画		✔		58	写真			✔
19	講演		✔		59	絵画		✔	
20	水泳			✔	60	テレビ		✔	
21	ボウリング			✔	61	演奏会		✔	
22	訪問		✔		62	陶芸			✔
23	修繕			✔	63	キャンプ			✔
24	囲碁			✔	64	洗濯		✔	
25	バーベキュー		✔		65	デート			✔
26	読書	✔			66	モザイク			✔
27	旅行			✔	67	政治			✔
28	手工芸	✔			68	落書き			✔
29	パーティ			✔	69	飾りつけ		✔	
30	演劇			✔	70	数学			✔
31	スケート			✔	71	ボランティア			✔
32	アイロンかけ		✔		72	ピアノ			✔
33	社会科学			✔	73	スカウト活動			✔
34	クラシック	✔			74	遊び			✔
35	床みがき			✔	75	衣服		✔	
36	プラモデル			✔	76	編物	✔		
37	野球			✔	77	髪型		✔	
38	麻雀	✔			78	宗教			✔
39	歌う		✔		79	ドラム			✔
40	家屋修理			✔	80	おしゃべり		✔	

図20-3　NPI興味チェックリストのフミさんの結果

第20章 認知症の人々への人間作業モデルの適用

役割チェックリスト　サマリーシート

氏名：フミさん　　年齢：82　　日付：2008年10月20日
性別：男性　(女性)　　あなたは退職していますか：(はい)　いいえ

役割	知覚された義務			価値の表明		
	過去	現在	将来	全く価値がない	少しは価値がある	非常に価値がある
学生・生徒	✔	✔	✔			✔
勤労者	✔			✔		
ボランティア				✔		
養育者	✔	✔	✔			✔
家庭維持者	✔	✔	✔			✔
友人					✔	
家族の一員	✔	✔	✔			✔
宗教への参加者				✔		
趣味人／愛好家	✔	✔	✔			✔
組織への参加者				✔		
その他						

図20-4　フミさんの役割チェックリスト

フミさんは，過去に担っており，現在も担っており，将来担うであろうと見ている役割として，5つの役割（学生・生徒，養育者，家庭維持者，家族の一員，趣味人／愛好家）を明らかにしました．フミさんはこれら役割を自分が過去も，現在も，将来も担う役割として非常に価値があるとしました．少しは価値があるとしたものは友人でありましたが，この役割には過去も，現在も，将来もしていないと明らかにしました．彼女の作業質問紙（図20-5）は，自分では主に生産的活動を行っており，日課のほとんどは一人でする日常活動，レクリエーション，休憩に分散していました．彼女は日課の活動のほとんどを楽しみだと評定しました．意志という点では，フミさんは技能に対する信頼を持ち，コミュニケーションと交流技能を最も高く評定しました（図20-6）が，これらの能力を用いる余暇活動には定期的には参加していませんでした．価値については，フミさんはこのプログラムの期間中に自分にとって非常に大事だと思う活動を5つあげるように尋ねられると，編み物に専心したこと，園芸を楽しんだこと，新しい料理に励んだこと，洋服の入れ替えと整理をしたこと，新しい電気釜の調整を行ったことをあげました．これらの活動に対する彼女の価値の評定は，価値があり，個人的満足を示すものであることを明らかにしました．

フミさんの環境は包括的環境要因調査票を用いて評価され，彼女はほとんど良好から非常に良好であると環境を見ており，唯一の例外は外出しやすい環境であるとされました．彼女は電動自転車にうまく乗ってはいましたが，「長時間に及ぶ歩行は私には無理なので，自由な外出ができません．しかし，年齢的には当たり前かとも思っています」と披露しました．フミさんは生活のナラティブの準備に積極的に参加してくれて，次のような話をしてくれました．彼女のナラティブス

図20-5 作業質問紙

技能への信頼の目的
個人的原因帰属の1つの構成要素である「技能への信頼」と，あなたの毎日の技能への信頼と作業パターンとの関係について検討するために，以下のステップに沿って検討してみて下さい．

ステップ1：以下の活動のそれぞれに，自分がどのくらい上手に行えると考えているかを，該当する記号を記入して下さい．これまでにやったことのない活動であれば，「もしある程度の経験を積んだ後ならば，どのくらい上手にできると思うか」を推測して記入して下さい．その活動をやりたいとか，やりたくないとかを考えずに，自分の能力がどのくらいあるかを考えてみて下さい．

G＝私は，これは上手だ．
O＝私は，これはまずまずできる．
P＝私は，これは下手だ．

番号	活動	コード
1	弓道をすること	P
2	誰かに援助を求めること	O
3	話し合いの時にリーダーになること	O
4	宴会を計画すること	O
5	体操をすること	O
6	収支のバランスをとること	P
7	体育祭で走ること	P
8	他人に，役に立つ批評をすること	O
9	新しい町で友達を見つけること	O
10	困っている人の相談にのること	G
11	針に糸を通すこと	G
12	2つの仕事の1つを選ぶこと	G
13	自転車に乗ること	G
14	1年の予算をたてること	P
15	知らない人に自己紹介すること	G

ステップ2：次に，各活動に該当する下の記号の数字を記入して下さい．

G＝3
O＝2
P＝1

番号	得点	番号	得点	番号	得点
1	1	2	2	4	2
5	2	3	2	6	1
7	1	8	2	9	2
11	3	10	3	12	3
13	3	15	3	14	1
合計	10	合計	12	合計	9

ステップ3：各列の数字の合計を求めてください．第1列は運動技能への信頼を，第2列はコミュニケーションと交流技能への信頼を，第3列は処理技能（計画と問題解決）への信頼を表しています．その得点を見て，以下の質問を考えて下さい．

質問	答え
3つの合計得点は等しいですか，それとも，かなり近いですか．	そうです
最高得点の領域と自分の最近の余暇への興味は一致していますか．	そうは思わない
得点は自分の能力に関する自分の考えを反映していますか．	そうです

図20-6 意志：フミさんの個人的原因帰属

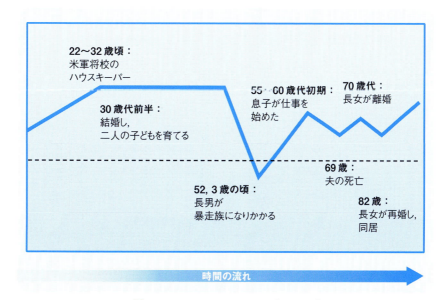

図20-7 フミさんのナラティブスロープ

ロープは図20-7に示す通りです．

フミさんのナラティブ

「1926年1月1日，品川区上大崎で生まれました．幼稚園では，英語のリーダーから英語を勉強しました．小学4年生の時，父が2カ月の入院の後に亡くなりました．それで，家族は鎌倉に引っ越し，普通の小学校に入学しました．その後，鎌倉の女学校に入り，軍国少女として勉強しました．18歳から第二次大戦の終戦まで，大船にあった航空燃料研究所に勤めました．米軍の飛行機に襲われて，怖い思いもしました．そこの将校は大学の理工学部出身者が多数おりました．終戦になって，将来は自由に生きられると心が弾んだことを思い出します．米軍の将校の住宅でハウスキーパーとして働き始めました．子どもの頃の英語の勉強をし直して，5人のメイドを指揮しました．その将校の夫人は料理が好きな方で，料理の仕方を教えてくれ，料理の勉強もしました．進駐軍の米軍の将校だったということで，豊富な物資も手に入りました．日本語を忘れたような生活を10年も続けました．その将校が帰国する時には，アメリカに一緒に連れて行くと言ってくれて，私もその気になったけれども，母が反対したので，結局は行きませんでした．32歳の時に結婚しました．最初の子どもは死産でした．そのうちに長女と長男が生まれました．私の母がいろいろなところに連れて行ってくれましたが，その母も3カ月間の入院で，癌で死にました．長女は東京の立教大学に入り，大学院にも進みました．大学院の同級生と結婚しました．私が52歳の時，長男が15歳の頃，暴走族になりました．親として，どう接したら良いかわからなくなりました．でも，私が一生懸命に育てたんだからと思いました．近所の人には『息子を見かけたら，こんにちはと声を掛けてください』と言ってまわりました．そうしたら，1年半ほどして，息子は仕事を始め，そのうちに結婚して，子どもも生まれました．私が69歳の時，主人が癌になり，入院しました．6カ月後に旅立って行きました．娘はインドネシアに行って，ジャワ更紗を楽しんでいました．息子は商売をしていた店を畳んで，東京の別の地区に引っ越していきました．そのうちに，娘は離婚しました．その後，娘は再婚して，私と一緒の生活が始まりました」．

このプログラムを指揮した作業療法士は，フミさんがMOHOのレンズを用いて自分を深く考え，学んだことを通して，変化したことを観察しました．最終回には，最終評価が実施されましたが，彼女はいくつかの領域で改善を示しました（表20-1，表20-2，表20-3）．大事なことは，最終日に，このプログラムの指導者に手紙を添えてお菓子を持ってきてくれたことでした．その手紙には，以下のようなことが書かれていました．

表20-1　フミさんのSF-36の結果

	PF	BP	GH	VT	SF	RE	MH
事前検査	30.5	29	44.6	56.4	43.9	31.1	62.4
事後検査	34	29	49	57	50.2	31.1	65.1

PF：身体機能，BP：体の痛み，GH：全体的健康感，VT：活力，SF：社会生活機能，RE：日常役割機能（精神），MH：心の健康

表20-2　フミさんのWHO-QOL26の結果

	全体	身体的	心理領域	社会的領域	環境領域
事前検査	4.5	3.4	3.7	4	4.4
事後検査	4.5	3.6	3.7	2.8	4.1

表20-3 フミさんの活動能力指標（TMIG），老年期うつ尺度（GDS），生活満足度指標（LSI-Z）（日本版）の検査結果

	TMIG	GDS	LSI-Z	手段	社会活動
事前検査	5	4	3	1[a]	25
事後検査	5	4	4	1[a]	26

[a] うつ状態がないことを示す．

「研究の活動に参加させていただいて，大変に有意義な自分を見つめ直し，生き方，作業としての生活……と，今まで考えたこともないすべてのことを学ばせていただきまして，本当にありがとうございました．厚くお礼を申し上げます．心ばかりの品でございます」．

結論

高齢者にとって，加齢の経験は作業適応に対する変化と潜在的な問題を持ち込むことになる．MOHOのレンズとツールを用いて高齢者の生活の豊かさを理解することは，高齢者が自分の中にあり，また自分の外側にある挑戦を進んでいく助けになりえる．作業療法士は，認知症を持つクライアントの意志の複雑さを受け入れ，理解することによって，アリスさんとマリーさんのケースが描き出すように，意味のある従事と肯定的な作業参加を支援することができる．環境，特に社会的文脈における変化が，クライアントが必要とし，ふさわしいパーソンセンタードのケアを作り出すために，あらゆるタイプのケアのパートナーと協力して働くように作業療法士に求めるために，作業療法士はまた，高齢者が位置づけられている環境を評価する用意が完全にできていなければならない．ジュディさんとフミさんの事例は，適切な成功した加齢に対してクライアントを支援する地域に根ざしたプログラムのために擁護する作業療法士のニーズを強調している．多様な手段を用いて，生活物語のナラティブを理解し，敬意を表することは，高齢のクライアントの効果的な作業療法サービスのための本質的な基礎なのである．

熟考のための最後の事例研究

フランクさんは85歳で，妻のジェーンさんとともにオハイオ州南部の田園地帯にある退職者コミュニティで暮らしています．結婚して60年以上になり，子どもはいません．夫妻は姪とその家族と親密な関係を取っており，友だちとは深い関係があります．フランクさんは2年前に認知症と診断され，パーキンソン病を患いながら12年間暮らしています．ジェーンさんは高血圧と再発性のうつ病の病歴を持っており，抗うつ薬を飲み続けています．ジェーンさんとフランクさんは退職者コミュニティで暮らして1年になります．このコミュニティへの移住は，フランクさんの体力が衰えたことと自分の技能を判断することが難しくなったために，彼らの小さな農場をジェーンさんが管理するのが難しくなったことから，ジェーンさんが決めたことでした．農場を購入する少し前の65歳の時に，フランクさんは電気技師の仕事を退職しました．農場を持つことはフランクさんとジェーンさん二人の夢であり，フランクさんは退職後に養蜂，ガーデニング，ユーモラスな短い話を書くことという3つの主な仕事を開発しました．春から秋にかけて，フランクさんはほとんどの時間を，蜂の30の巣箱の世話をし，1エーカーの畑ではカボチャとトマトを育て，残りの5エーカーの土地の草刈りや家の管理を行いました．フランクさんは機械をいじるのが得意で，ジェーンさんは「彼は何でも修理できるわ．手先がとても器用なの．これまでずっとよ」と報告しています．冬の間は，フランクさんは巣箱を修理し，短い物語を書いていました．書くことはフランクさんにとっては思ってもみなかった作業で，詩人で小説家でもあるジェーンさんと週末に物語を書き始めたのがきっかけでした．ジェーンさんはフランクさんのジョークや話を楽しんでおり，

他人も同じように楽しめるだろうと思ったために，フランクさんにジョークや面白い話を書くように勧めました．引っ越す前に，フランクさんは短編集を出版し，ジェーンさんは彼の2冊目の出版に向けて原稿の校正をしていました．退職者コミュニティのアパートに引っ越して6カ月後，フランクさんはあまり眠れなくなり，夕食のために食堂に行く時間だと思って定期的に真夜中にアパートから出かけるようになりました．屋外を徘徊し，セキュリティ職員が彼をアパートに連れ帰ることが何度もありました．フランクさんが夜に出かけてしまわないように，ジェーンさんは屋外に通じるドアの上部にスライド式の鍵を取り付けました．しかし，フランクさんは鍵の操作ができ，外出し続けました．そしてスタッフがアパートに連れ帰ろうとすると，フランクさんはより喧嘩腰になりました．ある夜，出かけないようにと制止したジェーンさんをフランクさんが殴ってしまうという事件の後に，ジェーンさんとのアパートでの生活が安全に続けられるかどうかというフランクさんの能力を評価するために，作業療法サービスへの処方が出されました．フランクさんの主治医と入居担当チームはフランクさをジェーンさんと一緒に居させたかったのですが，安全上の問題によりこのコミュニティ内の記憶障害棟への移動が必要だとされました．

本ケースについての質問

1. フランクさん，ジェーンさん，チームに尋ねたい質問のリストを作成しなさい．フランクさんの意志，習慣化，遂行能力，環境を理解するのを支援するために質問を分類しなさい．
2. フランクさんの意志を説明しなさい．フランクさんの意志を理解し，彼の現在の機能状態における意志の役割を評価するために，どのような戦略を使いますか．
3. 評価ツールの選択，フランクさんとジェーンさんに対する可能な介入を含む作業療法評価計画を話し合いなさい．それを選んだ論理的根拠を説明しなさい．
4. フランクさんの過去と現在の環境を比較し比べてみなさい．物理的，社会的環境の役割と，現在のフランクさんを支援するためにその役割を改変する方法を話し合いなさい．

第20章の振り返りの質問

1. 以下の文章のすべては，他人が認知症者の意志について持つことが多い共通の仮定である．正しいか，誤りか．
    a. 作業に対するモチベーションレベルは高まる．
    b. 能力低下により興味の低下が起こる．
    c. 言葉による文章は常に好みを正確に反映している．
    d. 低下した動機づけは認知症の状態の通常の結果である．
2. アリスの収集という作業の根底を成すミクロの現実は，以下のどれにあたると説明するのが最も良いのか．
    a. 意味ある活動に就く機会が欠けている．
    b. 彼女が他の居住者の部屋に行かないようにスタッフが方向転換を用いる．
    c. 忙しくしたり，問題解決をしたりといった生産性に価値を置く．
    d. パラノイア患者の思考．

3 以下のどれが意志には含まれないか．
   a．達成
   b．熟達
   c．有能性
   d．探索

4 マリーさんの事例では，作業療法士はマリーさんの風景水彩画について彼女と話しました．これは意志の支援のどのタイプの例か．
   a．以前持っていた能力を強化する．
   b．能力の変化を妥当とする．
   c．興味の変化を認める．
   d．好みに敬意を払う．

5 認知症を起因とする障害は，その症状を持つすべての人の意志の探索レベルの低下をもたらす．
   a．正しい
   b．誤り

● 宿 題 ●

1. 自宅場面での認知症者を30分間観察しなさい．彼らが何をしているか，それにどう取りかかったか，使っている物，環境について記録しなさい．彼らが行っていることについて，あなたが理解したことと理解していないことを記録しなさい．観察に基づいて，意志，習慣化，遂行能力に分類しなさい．環境のどの部分が彼らのしていることを支援しているか．環境のどの部分が彼らの従事を制限しているか．

2. 積極的な学習の宿題：一人か二人の同僚や学生と一緒にVQをつけなさい．それぞれのメンバーがマニュアルをすべて読んだ後，意志に慢性的に影響を与えているボランティアの高齢者を最低一人見つけなさい．ボランティアを観察し，2つの場面を選び出して，1つの場面に対して様式B（サマリーを含む），環境特徴様式，そして，様式Dを使ってVQを完成しなさい．それぞれのメンバーは自分で得点を付けVQの各様式を完成させなさい．1つの場面に対する得点を付け，各様式を完成させたら，他のメンバーと得点を比較し，以下のことを話し合いなさい．
   1) 同じ評定をした全項目について，メンバーにその根拠を説明し，これらの項目に対するメモと観察を話し合いなさい．
   2) 異なる評定をした全項目について，メンバーにその根拠を説明し，これらの項目に対するメモと観察を話し合いなさい．
   3) VQを完成する上でどの側面が難しかったか．どの部分が簡単だったか．次回にVQを使う際にはつけ方をどのように変えるか．

3. 場面1に対するVQを比較した後，グループで場面2を観察して，上記1)～3)の質問と以下の追加の質問に答えて，評定をつけて，再度比較しなさい．
   1) 項目の評定の一致は場面1と場面2で変わったか．この変化についての考えを話し合いなさい．ボランティアの意志を理解するにあたり，VQがどのように役立ったと感じたか．
   2) グループとして，ボランティアの意志を説明する短い物語を書くために，VQを通して発

見したことを用いなさい．この意志の物語は，ボランティアの現在の作業参加を理解するためにどのように役立ったか．

🔍 キーとなる用語

意志に応えること（responding to volition）▶相反する情報に直面した時に，好みを識別し，その人の興味，価値，個人的原因帰属を支援する反応を選択して提供するための認知症者の環境の中での他人の能力．

意志を認めること（recognizing volition）▶選択，好き・嫌いについての微妙な行動的な表現（ボディランゲージ，非言語的表現，行為）を観察するための認知症者の環境の中での他人の能力．

文　献

Batsch, N. L., & Mittelman, M. S. (2012). *World Alzheimer report 2012: Executive summary: Overcoming the stigma of dementia*. London, United Kingdom: Alzheimer's Disease International.

Bryden, C. (2005). *Dancing with dementia*. London, United Kingdom: Jessica Kingsley.

de las Heras, C. G., Geist, R., Kielhofner, G., & Li, Y. (2007). *A user's manual for the Volitional Questionnaire*. Chicago: The Model of Human Occupation Clearinghouse, Department of Occupational Therapy, College of Applied Health Sciences, University of Illinois at Chicago.

de las Heras, C. G., Llerena, V., & Kielhofner, G. (2003). *A user's manual for remotivation process: Progressive intervention for individuals with severe volitional challenges*. Chicago: The Model of Human Occupation Clearinghouse, Department of Occupational Therapy, College of Applied Health Sciences, University of Illinois at Chicago.

Fisher, G., Forsyth, K., Harrison, M., Angarola, R., Kayhan, E., Noga, P. L., et al. (2014). *Residential Environment Impact Scale [Version 4.0]*. Chicago: The Model of Human Occupation Clearinghouse, Department of Occupational Therapy, College of Applied Health Sciences, University of Illinois at Chicago.

Forsyth, K., Melton, J., Raber, C., Burke, J., & Piersol, C. (2015). Scholarship of practice in the care of people with dementia: Creating the future through collaborative efforts. *Occupational Therapy in Health Care, 29*(4), 429–441.

Forsyth, K., Summerfield-Mann, L., & Kielhofner, G. (2005). Scholarship of practice: Making occupation-focused, theory-driven, evidence-based practice a reality. *British Journal of Occupational Therapy, 68*, 261–268.

Fraker, J., Kales, H. C., Blazek, M., Kavanagh, J., & Gitlin, L. N. (2014). The role of occupational therapist in the management of neuropsychiatric symptoms of dementia in clinical settings. *Occupational Therapy in Health Care, 28*(1), 4–20.

Gitlin, L., Winter, L., Burke, J., Chernett, N., Dennis, M., & Hauck, W. (2008). Tailored activities to manage neuropsychiatric behaviors in persons with dementia and reduce caregiver burden: A randomized pilot study. *The American Journal of Geriatric Psychiatry, 16*, 229–239.

Górska, S., Forsyth, K., Irvine, L., Maciver, D., Prior, S., Whitehead, J., et al. (2013). Service-related needs of older people with dementia: Perspectives of service users and their unpaid careers. *International Psychogeriatrics, 25*(7), 1107–1114.

Graff, M. J. L., Vernooij-Dassen, M. J. M., Thijssen, M., Dekker, J., Hoefnagels, W. H. L., & Rikkert, M. G. M. (2007). Effects of community occupational therapy on quality of life, mood, and health status in dementia patients and their caregivers: A randomized controlled trial. *Journal of Gerontology, 62*(9), 1002–1009.

Kawamata, H., Yamada, T., & Kobayashi, N. (2012). Effectiveness of an occupational therapy program for health promotion among healthy elderly: A randomized controlled trial. *Japanese Journal of Public Health, 59*(2), 73–81.

McKeown, J., Clarke, A., Ingleton, C., Ryan, T., & Repper, J. (2010). The use of life story work with people with dementia to enhance person-centred care. *International Journal of Older People Nursing, 5*, 148–158. doi:10.1111/j.1748-3743.2010.00219.x

Menne, H., Kinney, J., & Morhardt, D. (2002). "Trying to continue to do as much as they can": Theoretical insights regarding continuity and meaning making in the face of dementia. *Dementia: The International Journal of Social Research and Practice, 1*, 367–382.

Nakazato, K. (1992). An approach to quality of life from the point of view of psychology [in Japanese]. *Nursing Study, 25*, 193–202.

Page, S., & Keady, J. (2010). Sharing stories: A meta-ethnographic analysis of twelve autobiographies written by people with dementia between 1989 and 2007. *Ageing and Society, 30*, 511–526.

Parkinson, S., Cooper, J. R., de las Heras de Pablo, C. G., & Forsyth, K. (2014). Measuring the effectiveness of interventions when occupational performance is severely impaired. *British Journal of Occupational Therapy, 77*(2), 78–81.

Raber, C., Quinlan, S., Neff, A., & Stephenson, B. (2016). A phenomenological study of occupational therapy practitioners using the remotivation process with clients experiencing dementia. *British Journal of Occupational Therapy, 79*(2), 92–101.

Raber, C., & Stone, M. (2015). An exploration of volition: Caregiver perceptions of persons with dementia. *Open Journal of Occupational Therapy, 3*(1), Article 3. doi:10.15453/2168-6408.1075

Raber, C., Teitelman, J., Watts, J., & Kielhofner, G. (2010). A phenomenological study of volition in everyday occupations of older people with dementia. *British Journal of Occupational Therapy, 73*(11), 498–506. doi:10.4276/030802210X12892992239116

Taylor, R. (2007). *Alzheimer's from the inside out*. Baltimore, MD: Health Professions Press.

Tazaki, M., & Nakane, M. (1997). *Manual of World Health Organization QOL26* [in Japanese]. Tokyo, Japan: Kaneko-Shobou.

Teitelman, J., Raber, C., & Watts, J. (2010). The power of the social environment in motivating persons with dementia to engage in occupation: Qualitative findings. *Physical & Occupational Therapy in Geriatrics, 28*(4), 321–333.

Yamada, T., Kawamata, H., Kobayashi, N., Kielhofner, G., & Taylor, R. R. (2010). A randomized clinical trial of a wellness program for healthy older people. *British Journal of Occupational Therapy, 73*(11), 540–548.

第21章

精神疾患をもつ人々への人間作業モデルの適用

Jane Melton, Kirsty Forsyth, Susan Prior, Donald Maciver, Michele Harrison, Christine Raber, Laura Quick, Renée R. Taylor, and Gary Kielhofner（没後出版）
京極　真，川又寛徳，有川真弓・訳

期待される学習成果

本章を読み終えると，読者は以下のことができる．

1. 精神疾患を経験している人に対する人間作業モデル（MOHO）の適用を理解すること．
2. MOHOに基づく作業療法において，共感に根ざしたエンパワーメントを与えるアプローチを採用する作業療法士の重要性を認識すること．
3. MOHOの主要概念のダイナミックで内的に結びついた特性を説明すること．
4. 作業選択を行い，作業同一性の認識を獲得し，作業参加を達成するために，個人を支援する社会的および物理的な環境の影響の重要性を説明すること．
5. 精神疾患をもつ人々のリカバリーと作業参加を支援するために，MOHOの評価と介入がどのように用いることができるかを説明すること．

本章では，精神疾患を経験している人々に働きかけている作業療法士が，作業への従事と参加をどのように促進するのかを論じる．本章の共通テーマは，精神疾患をもつ治療可能な人々が，自分たちの人生をどのように心に描き，生活していくかということである．クライアントの能力障害の性質は様々であるが，彼らは共通の困難さを共有していた．それぞれは，意志を再組織化し，習慣パターンを再構成し，生活役割の見直しまたは再度の関わり合いをし，作業的生活を効果的に遂行し参加するための新しい方法を見つけ出さなければならなかった．つまり，意味のある趣味に参加するために作業的に適応しなければならなかった．本章では，作業同一性と作業有能性を理解することによって作業をリカバリーするという概念が形づくられる．個人の作業療法の環境の一部としての作業療法士の考え抜かれたアプローチの重要性も，事例研究のナラティブ（物語）を通して検討する．本章では，精神疾患をもつ人々のニーズと希望の豊かな理解を得るために作業療法士を支援する人間作業モデル（MOHO）の評価の例を提示する．このクライアント集団に対するMOHOに根ざした介入の構造の例も，本章のナラティブの中に織り込まれている．

本章の目的は，次の通りである．

- 精神疾患を体験している人々に，MOHOをどのように適用するのかを紹介すること．
- MOHOの主要概念のダイナミックで内的に結びついた特性を強化すること．
- 作業選択，作業参加，作業適応を支援するために，社会的および物理的環境を理解する必要性を強調すること．
- 作業療法実践における作業に対する再動機づけの重要性を考察すること．
- MOHOに基づく作業療法において，作業療法士による共感に基づいたアプローチの重要性を認識すること．

第9章で作業的ナラティブという概念を紹介した．言い換えれば，クライアントの意志，習慣化，遂行能力，環境が時間の経過と共にダイナミックに交流し，その人が作業的生活で行うことにどのような影響を及ぼすかということである．本章の焦点は，MOHOの実践の概念，評価，介入が，精神疾患を経験している人々に対する肯定的な作業療法の成果をどのように支援するかを説明することである．作業療法士は，明らかに複雑な状況において，MOHOに基づく作業療法を通じて作業適応を可能にする進展を説明する．クライアントと介護者は，MOHOに基づく作業療法を通して，作業を見たり経験したりする新しい方法に向かって段階的に移動し，痛みにあふれた現実を認識し，困難な意思決定と妥協を行うことができる．本章で主演を演じる作業療法士は，MOHOが提供する概念や道具を使って状況の慎重な理解を可能にすることで，クライアントが変化することを支援できた．次に続く問題解決者は，二人の人の作業適応に対する病気や障害の影響を描き出している．主演を演じるカップルは，自分たちにとって重要な物事を実行し，同一性，有能性，参加，そして最終的には幸福の認識を保つために奮闘した．作業療法士は，彼らの共有の状況を理解するためのアプローチと，彼らの環境内での作業参加を支援する介入について説明している．

事例　認知症をもつ高齢者

　リビーさんとサムさんはどちらも81歳で，継続介護付き退職者コミュニティのワンルームマンションに住んでいます．彼らはそこの物理的環境に慣れ親しんでおり，そこは運動技能と処理技能の利点と制限を支援するように作られていました．彼らは結婚して63年になり，二人の成人になった息子がおり，そのうち一人は近くに住んでいました．リビーさんは詳細不明の認知症と診断されましたが，困難さは全く認められませんでした．家族は，彼女の対人関係の取り方がいつも「困難である」と経験したので，診断はされていないものの人格障害もあるのではないかと疑いました．彼女の夫（サムさん）への依存が続いていることに気づきました．リビーさんの認知上の困難さは，著しい短期記憶の欠損，意思決定能力の低下，抑圧が含まれました．彼女の日課のどんな変化も，欲求不満と興奮をもたらしたものです．リビーさんはサムさんから離れると，仲間との友人としての交わりがなく，そして，これは彼女にとって生育史的にみて首尾一貫していました．サムさんはリビーさんの長年の介護者でしたが，豊かな社会的結びつきを維持しました．

　夫婦の状況の変化は，彼らの個人の作業同一性を処理する能力に影響を及ぼしました．

- 退職者の地域で別の夫婦と食事時間を一緒にするというこれまでの長期にわたる日課は，リビーさんのコミュニケーションと交流技能での能力の低下によって不快感が表現された時，終わりました．
- サムさんは非利き手に重大な手関節骨折をもたらした転倒を経験しました．このことは，一時的に強い痛みと腕と手を使う能力の制限のために，作業遂行における有能性に制限をもたらしました．
- 周囲の状況の変化とサムさんの通常の余暇作業に参加する能力の変化は，介護者の役割がどれほどストレスになるのかをサムさんに表現させることになりました．こうした状況は，介護者の役割を続けるという能力（個人的原因帰属）に対する信念に加えて，彼の感情的なレジリエンスに対しても負の影響を及ぼしました．

　作業療法評価が求められました．面接は夫婦ともども，標準化された観察の評価である住居環境影響尺度（Fisher et al., 2014）を使って実施されました．これは，リビーさんとサムさんの作業参加に関する物理的および社会的な環境の影響のいっそうの理解をもたらしました．評価の間，サムさんは彼らの日課に関する情報を次のように披露しました．

私は，通常リビーの1時間ほど前に起きます．私は服を着て，自分たちの朝食を用意します．私は，今はギプスをつけているので，服を着ることが非常に難しいことがわかりました．私は片手で靴下を履くのをうまくできたことをうれしく思います．それは巧妙でした．この変化は，私たちに影響を及ぼしました．

　私たちが物事を違った風にしなければならなかったので，リビーは落ち着きませんでした．それは，私たち二人を少し大変にしました．

　私はよく，たいていは友だちと一緒に運動場に行って30分ほど機械を使って運動したものでした．運動の後，私は友人と一緒に，昼食の前にゲーム・ショーを見たものです．今はそれができなくて寂しいです．

　私たちは今，援助付きの食堂で昼食をとります．リビーは遠くに行くことができません．歩行が本当に不安定なのです．昼食の後，リビーは大好きなテレビ番組を一人で見るのが好きです．私は午後に休む必要がありますが，友人とドライブに行ったり，触れあったりすることがないのを寂しく思います．

　サムさんとリビーさんの結びつきは非常に強いことは明らかでした．作業療法の相談の間に，リビーさんが励まし，サムさんからの情報を待つことなく答えた唯一のコメントは以下の通りでした．

　　「サムはすべてにおいて私を助けてくれます．サムがいなければ何もできません」．

　作業療法士が立ち去る時に，サムさんは以下のように披露しました．

　今，彼女を援助するのは本当に難しいです．……何度も何度も言っても，今の私ができないことが彼女にはわかりません．私たちは別の食堂に行こうとしたのだけれども，私はお盆を運ぶことができなかったので，彼女は怒り続けます．彼女は自分の記憶の問題がわかりません．

作業療法士は次のように答えました．

　「そうですね．彼女が物事を思い出すことができない時，それは非常につらいはずです．リビーさんの記憶の問題をあなたが現在処理するのは難しいようですね．彼女とあなた自身を助ける方法について何か提案はありませんでしょうか」．

サムは感謝して，「それはいいね，ありがとう」と答えました．

　評価の後，作業療法士の相談は，サムさんと息子の嫁に，認知症をもつ人々に対する関わり合いと日常生活活動と同じようにコミュニケーションと交流の機会を促進することについての情報と助言に対する介護者教育の小冊子を提供することから構成されていました．作業療法士は，リビーさんが夕食前にテレビ番組を見ている間の午後の休憩時間に，サムさんに息子を訪ねるという違った日課を開発するように励ましました．これは作業を支援し，彼らにとっては慣れ親しんでいる個人の価値と役割と環境の両方である作業形態（すなわち遂行の特異的な例）を作り出しました．作業療法士はまた，サムさんに，より少ない労力で朝の日課を行うこと（例えば，皿洗いをなくすためにオートミール用の紙のボウルを使うこと）を提案し，リーチャー，弾性靴ひも，ボタンフック，シャワーベンチなどの適応器具の選択肢について話し合いました．

　作業療法士は，リビーさんとサムさんに影響を

与えている物理的および社会的環境の困難さについて彼らが認識するのを助けるために，明確な情報をサムさんと家族に与えることができました．作業療法士は，リビーさんとサムさんが意味ある活動に従事する機会を妨げる環境の側面に対応する計画を開発して家族を支援するために，これらの知見を活用しました．当面の優先事項はリビーさんとサムさんの転倒のリスクを軽減するための安全に焦点を当てること，長期戦略はサムさんが情報にアクセスするのを助け，職員が継続介護付き退職者コミュニティの中で彼らの現在の生活の状態を維持するように支援し，必要に応じて支援されての生活への移行に備えることに焦点が当てられました．この事例は，精神疾患をもつ人に働きかける時に，作業参加の他の戦略と並んで，物理的および社会的な環境を考慮することの重要性を強調しています．

精神疾患をもつ人々と働くこと

作業療法は，精神疾患をもつ人々の生活に違いを作り出す（College of Occupational Therapists, 2007）．どの年でも，4人に1人は精神疾患を経験している（World Health Organization, 2001）．共通する体験には軽度の不安とうつ病が含まれるが，あまり一般的ではない疾患には，精神疾患や認知機能低下を伴う重度で永続的な状態が含まれる．このような疾患が，セルフケア，余暇，仕事といった作業に悪影響を及ぼすことは珍しいことではない（Creek, 2003；Prior et al., 2013）．

精神疾患は頻繁にその他の病いの体験と結びついている．文献によると，重度の精神疾患をもつ人々は，例えば，一般住民と比べて心臓血管疾患および関連する危険因子に重大な問題をもつ可能性が高い（Ward, White, & Druss, 2015）．この点は，心と体の統合体をもつ「精神の病い」があると定義された人々に対する作業に焦点を当てた評価法と介入を考えることの重要性を強化する．本質的には，人間のニーズは全体の生きた体験との関連の中で考えられるべきである．さらに，環境要因が精神の病いからのリカバリーに影響をもつという証拠がある（Milan, 2010；Prior et al., 2013）．学者は，精神の病いをもつ人々の環境内の制限に注意を払うことも鍵になる考慮点であり，生活環境，仕事環境，余暇の環境が意味のある日々の活動への従事の最適な支援であることに同意している（Harrison, Angarola, Forsyth & Irvine, 2015）．

生きた体験

精神の病いの診断のある人々は，様々な個別的なやり方で自分たちの生きた経験を報告している．共通のテーマは絶望感，コントロールの喪失，失望，結びつきのなさである（Tew et al., 2012）．

Milan（2010）は，病院環境での精神科集中治療における自分の体験と見方についての個人的論評を通じて次のような実例を提供している．

> 私は夜に寝る時に薬を飲んで，頭が枕に当たるとすぐに深い眠りにつきました．その日の出来事を振り返ったり，考えや感情を整理したり，夢を見たりすることなく，再び新しい日がはじまりました．それはまるで悪夢のようでした．私が誰で，人間であることの一部には，自分の経験や交流を内省する能力がありますが，私は生活の中で何があったのかを知る能力を奪われたと感じました（Milan, 2010）．

日課，役割，社会的に構築された環境，そして生きた身体の体験の変化を通して，すべての正常という感覚が取り除かれるという体験は，意志の真空を誘発することと結びつけることができる．精神疾患をもつ人々は，病いが作業同一性，作業参加，リカバリーに対するバリアを形成すると説明している．例えば，精神疾患を経験している人々の作業的視点を確立するための質的研究（Kelly, Lamont, & Brunero, 2010）の中で，ある参加者は以下のことを披露した．

> 話す人がおらず，何も説明する人がおらず，私は

本当にすべてのことに参加するのをやめました（Kelly et al., 2010）.

別の解説では，精神疾患を経験している人々は，MOHOに導かれた実践が希望，リカバリー，社会的インクルージョンを作り出す環境の中で，どのように作業に関与しているのかを以下のように説明している（Hitchman, 2010）.

> それは，私が良くない間に減少していた自分自身の自信と信念の再構築を助けてくれました．ゆっくりと，私はリカバリーという旅と，次の場所に移るために乗り越えなければならない妨害物を理解しはじめました．私は誤っても大丈夫だとわかっていましたし，そして，これは私の進行中のリカバリープログラムにとって極めて重要でした（Hitchman, 2010）.

精神疾患をもちながら生活する能力を開発するための教育的アプローチに携わっている人々は，肯定的な影響を報告している．彼らは，幸福，希望，インクルージョン，作業への関わりの認識にとって有益であると語っている（Burhouse et al., 2015）. そうした結果は個人的原因帰属と作業同一性の認識が高まったためであった．例えば，以下のようである．

> 大学時代に，楽しみ，楽観主義と相互支援と敬意という認識を見つけ出したことで，私は安全に感じ，話し合いに貢献できると感じました．私はお互いに信頼し合える場所と集団を見つけました．所属感は本当にもう1つの贈り物です．私はリカバリーカレッジを懐かしく思います．それは私の1週間の重要な部分を形成していて，それは間違いなく消えてしまいましたが，忘れられてはいません．私が探求しはじめて，私の人生が前向きに動くにつれて，大事な希望をまき散らしながら私を連れて行きます．それは私の側にあり，生活が私に投げかけるどんなことにも対処するためにもっと強い立場にいます．私はリカバリーという1つの生活の旅についており，それは単に生きるというよりも，生活が私にとってもっと何かがあると信じている旅なのです（Graduate of the 2013 Gloucester Recovery College）.

▶ 精神疾患をもつ人の実践におけるMOHOの使用

MOHOは，作業療法実践でよく知られた概念モデルである（Duncan, 2006）. Lee, Forsyth, Menton, Kielhofner, and Taylor（2011）は，英語圏の作業療法士のサンプルを対象に調査したところ，回答者の大部分が自分たちの実践を導くためにMOHOを使っていると報告している．また，MOHOを用いていた作業療法士は，自分自身とクライアントにとってその有用性と価値を認めていることも報告されている（Lee, Taylor, Kielhofner & Fisher, 2008）. これらの利点には，クライアント中心のアプローチとして認められた支援，治療の計画と監視とクライアントの成果のための強力な基盤の提供，そして，実践における専門職の同一性のための枠組みが含まれていた．他の研究は，MOHOを実施してきた作業療法士が，精神疾患をもつ人々の作業参加を可能にする複雑で深い理解を得ることを示している（Melton, Forsyth, & Freeth, 2010；Pépin, Guérette, Lefebvre, & Jacques, 2008）. Kielhofner（2008）は，クライアントの視点からクライアントの体験の中で展開するものとして，MOHOの各要素の理解にアプローチする必要性を，クライアントを共感的に理解することと説明して強調していた．共感的理解に根ざした関係性を確立することは，精神の病いをもつクライアントにとって特に重要である．非常に困難な状況にある人々を支援する時は，例外的かつ熟慮された判断と注意が必要である．作業療法士は，その人の社会環境の一部としての自分の影響力を理解する必要がある．

MOHOは，精神保健領域の実践を導き発展させるために，多くの分野で成功したと報告されている（Kielfhofner, 2008）. 例として，摂食障害をもつ人々（Abeydeera, Willis, & Forsyth, 2007；

Barris, 1986)，認知症をもつ人々（Borell, Gustavsson, Sandman, & Kielhofner, 1994；Raber, Teitelman, Watts, & Kielhofner, 2010），HIV／AIDS とともに生きる人々（Anandan, Braveman, Kielhofner, & Forsyth, 2006；Braveman, Kielhofner, Albrecht, & Helfrich, 2006），重度の精神疾患をもつ人々（Aubin, Hachey, & Mercier, 1999；Heasman & Atwal, 2004；Kavanagh & Fares, 1995）のための実践が含まれる．MOHO はまた，様々な年齢の人々に使う時に価値があり，子ども（Basu, Jacobson, & Keller, 2004；Harrison & Forsyth, 2005），青年（Baron, 1987），成人（Braveman, 1999），および高齢者（Burton, 1989a, 1989b）に対するサービスに適切であると報告されている．さらに MOHO は，精神の病いを体験していた人々のための施設内での「監督」というスタイルから「作業に焦点を当てた」スタイルという文化の変化を導き（Melton et al., 2008），地域における精神的健康に対するスティグマ（否定的な印象）に取り組む（Melton & Clee, 2009）ために，うまく利用されてきている．

作業参加を可能にするための評価と介入

精神の病いを体験している人々に働きかける作業療法士は，MOHO に基づく評価と介入が，クライアントの治療についてより安全で希望があると感じ，作業療法への従事がどのように役立つかを理解するように支援することと結論づけている（Melton et al., 2010；Pépin et al., 2008）．作業療法介入計画の立案に積極的に関わることによって，クライアントは時間の使い方を選択し，作業に対する動機を打ち立てることができる．いくつかのサービスでは，作業療法はケアの経路を通して定義される（Melton et al., 2008）．精神保健の実践における MOHO に基づく評価はまず，人の全体的な作業遂行または作業参加に関するベースラインの情報を得るために選択される．詳しい情報が示された場合は，さらに評価法が選択され，紹介される（Melton et al., 2008）．多くの

MOHO に基づく評価法は，介入プログラムに続いて概要を示すため，成果の測定を可能にする評価の要素がある．介入と関連して，作業療法士は，その人の個人的状況，興味，価値，役割，日課，および環境の影響を反映するために，作業に焦点を当てた1つ以上の介入を紹介する．例えば，意志質問紙（de las Heras, Geist, Kielhofner, & Li, 2003a）の評価とそれと関連する再動機づけ過程（de las Heras, Llerena & Kielhofner, 2003b）という介入マニュアルは，個人の遂行に対する意志と環境の影響を深く理解し，作業に対する再動機づけへという構造化されたアプローチが続く場合に選択されるであろう．

事例−MOHO の問題解決者

問題解決者のシリーズでは，精神の病いをもつ人々に対する MOHO の適用の概略を示す．最初に，学校における作業療法での MOHO のアプローチを示す．次に，居住施設に住む精神の病いをもつ若い男性への MOHO に基づく介入を示す．

最後の問題解決者は，精神の病いの経験の後に再就職しようとする女性を記述する．

MOHO 問題解決者：注意欠陥・多動症候群をもつ男の子

ロビー君は8歳の男児です．両親は彼を非常にエネルギッシュで「つむじ風」と表現し，非常に短時間しか焦点を当てることができないと言いました．ロビー君は，テレビを見ること，スイミング，友だちとスポーツをすることを楽しんでいました．彼は両親と二人の兄と暮らしています．両親は幼い頃から彼のことを気にしていました．彼は注意集中時間が非常に短く，静かな活動や複雑な活動を楽しむことができず，絶えず監視を必要としました．ロビー君はいつも「動いて」おり，床の上を転がったり，走りまわったり，ジャンプすることを楽しみました．彼は疲れ切った時だけ

止まっているように見えました．ロビー君の先生たちは彼が学校の勉強や社会的な交流に深刻な問題があり，それらの問題が彼の学習能力の妨げとなっていると報告しました．

それらの出来事の結果，ロビー君は家庭医，小児科医，子どもの精神保健機関の人たちに見てもらって，注意欠陥・多動症候群（ADHD）と診断されました．ロビー君の医師は彼の家族に作業療法のサービスを紹介しました．作業療法士はロビー君と両親に会い，両親は一番気になっていることはロビー君の学校での勉強であると指摘しました．彼らはロビー君が教育の重要な部分を取りこぼしてしていることを心配していました．その作業療法士はADHDの治療のためには，ロビー君の学校との効果的で一貫したコミュニケーションが非常に重要であることを知っていました．彼女は「コンサルテーションアプローチ」で働いており，先生が支援と戦略を行うのに最も適した人であることを知っていました．作業療法士はロビー君の先生と一緒に働き始めました．

作業療法士と先生の会合では，ロビー君のことを話し合いました．先生は音韻認識，語彙，文字認識といった読解力の弱さに気づいていました．ロビー君は静かに座っていられず，先生に注意を向けることが難しいことがわかりました．彼は頻繁にいらいらし，学校での1日の間に動揺していました．ロビー君の先生は，彼は注意集中することが特に困難で，課題と活動の決まりきった仕事と手順を覚えることに苦労していると，以下のように語りました．

> 「ロビー君は静かに座っていられません．彼は能力があり，一般的な知識は良くもっていると思われますが，彼は非常に乱雑です．課題が活動的であったり，交流的なものであったり，自分が楽しめるものであれば，かなりよく集中することができます．彼は聞いて学ぶことよりも，行って身につけるようです．しかし，聞くという課題は避けられないこともあり，そんな時には本当に集中することが難しいんです」（ロビー君の先生）．

先生はロビー君が複数の指示や複雑な指示に従うことが難しく，他の子どもたちによって簡単に気が散ってしまうと語りました．先生はロビー君の行動は非常に明確な日課がある日や，その日の構造がわかる日（例えば，体育の授業がある火曜日）には改善すると話しました．ロビー君は動機づけという点では利点をもっていました．彼は運動を含む活動をやり遂げることには特に動機づけられていました．

作業療法士は，MOHOを用いた経験があり，身体的，感覚的，行動的な困難さが別々にロビー君にどのように影響しているかに焦点を当てる傾向があるだろうと知っていました．彼女はまた，このことが通常は全体像のほんの小さな一部でしかないことも知っていました．MOHOで描くと，ロビー君の学校での参加は物理的環境，態度，期待，機会，動機づけを含む要因の結びつきによって影響を受けることになります．作業療法士は自分の介入を決定する上で作業療法のリーズニングを支援するためにある資料，つまり「*作業療法士のマニュアル（Forsyth, 2010）*」を用いました．このマニュアルはMOHOに基づく学校での若者への一連の介入法を作業療法士に提供します．作業療法士はまた，先生と協業しようと考え，そのマニュアルは先生との協業へのガイドラインとして教室で用いるために先生に支援と戦略を提供しました．

作業療法士は先生との協業においてロビー君に用いるために4つのテクニック（circle collaboration, 2009）を明らかにしました．

1. **学校環境の修正**
ロビー君の作業参加を支援するために，彼の物理的，社会的，感覚的な学校環境（道具や大人の行動での首尾一貫した変化を含む）を変え

ること．

2. 役割の台本を書くこと

ロビー君に学校での役割の能力の範囲の拡大，変化，変更，発達の機会を提供し，ある範囲の責任を理解し，あわせるように支援すること．

3. 習慣の再構成

効果的な学校での習慣のパターンを拡大し，変化させ，変更し，発達する機会をロビー君に提供すること．

4. 感覚の支援

学校のある日を通して，ロビー君のために特別に選択された感覚と運動の支援，戦略，作業を提供すること．

5. 意志を作り直すこと

ロビー君の価値の評価，何が楽しいかの認識，自分の能力と限界の認識の正確さを作り変えること．

作業療法士と先生は，ロビー君のための以下のような介入計画の開発のために協業して取り組みました．

- 彼らは，*環境*から始めて，ロビー君の注意を先生に向けるのを確実にするために，いつもロビー君の名前を用いることに同意しました．先生は短く簡単な指示を用い，必要であればやって見せて支援することにも同意しました．先生と作業療法士はロビー君の座席を注意深く考えた結果，できれば，彼を先生の机の近くで窓から離し，簡単に気が散らない学習者にすることに同意しました．彼らはロビー君が勉強に集中する必要がある時には彼のための「静かな」ワークステーションを設定する計画を立てました．
- *役割*に関しては，作業療法士と先生は，ロビー君が課題の間に身体的に動くことが必要であることを明らかにしました．彼らはロビー君に教室のまわりを動くことはどうかと尋ねました．彼はメモ帳を集めたかったと答えたので，学期の間にその役割が与えられました．
- *習慣*に関しては，作業療法士と先生はロビー君が明確な日課をもつことによって支援されることを明らかにしました．ロビー君が机に留まることができるように視覚的な詳細な予定表が開発されました．これにより，習慣パターンが形成され，彼が日課をやり遂げることに首尾一貫した成功が保証されるでしょう．
- 感覚の支援に関しては，作業療法士は，ロビー君が集中する必要がある時に，座って動くクッションといじりまわして握るおもちゃを薦めました．
- 意志に関しては，ロビー君が（適切な場合には）静かな空間と感覚的支援を選ぶことができることに同意しました．先生は，ロビー君が報奨をもらえる図表を用いることを勧めましたが，それは良い行動に基づいて完成できるものです．

最後に，作業療法士と先生は，ロビー君の両親が学校での勉強についてすべてのことを知らされていることを確認することに同意しました．レビュー会議は3カ月毎に行われ，ロビー君の改善について再び話し合われることになりました．

要 約

MOHOの理論上の前提は，複数のレベルでの行動を求める実践に焦点を当てつつ，人々，環境，成果との交流を強調している．作業療法士は，*作業療法士のマニュアル*を用いて働くことで，子どもの根底をなす技能や困難さが全体像の一部にしかすぎないこと，そして，その問題は周辺（物理的，社会的環境），日課，動機づけから生じることと考えた．先生と作業療法士は，一緒に仕事をすることで，複数のレベルでの困難さを克服するために支援と戦略を導入して，ロビー君の参加を支援した．

事例 統合失調症をもつ若者

ロスさんは統合失調症の診断を受けた28歳の男性です．彼は，活動に就いていたり人々と話したりする時に，上の空になったり気が散ってしまったり，声が聞こえてきます．ロスさんは現在，精神疾患をもっている5人と一緒に暮らしています．ロスさんは寝室とトイレが付いた部屋をもっています．その家には共用の台所があり，彼と他の居住者は食事の準備ができますし，また，一緒にテレビを見たり，コンピュータゲームをしたり，音楽を聞いたりすることができるように調整されている談話室があります．ロスさんは，居住者の一人で年齢が近いジミーさんと仲良くしており，談話室でテレビを見たりコンピュータゲームをしたり，庭に座って喫煙したり，友人と話したりして時間を過ごしています．

すべての居住者は，日常生活の日課の活動と余暇の興味に参加するために，スタッフから毎日4時間の支援を受けています．ロスさんは地域のフットボールのグループに参加し，週に一度は家族と過ごすために家を訪ね，彼よりも若い弟や妹と一緒に過ごしています．

ロスさんは自分でアパート暮らしをすることについて主担当者と話し合っていました．彼は園芸に興味があり，ボランティアをする機会について考えて，日常生活活動で受けている支援の量を減らしたいと強く思っています．彼の主担当者は，ロスさんがより少ない支援を受けて自分の生活にどのように対処していくのかについて，いくらか心配していました．彼はロスさんが自分の部屋に気を配ることにあまり動機づけられておらず，定期的に食事をせず，地域のフットボールグループへの参加を止めたことを知っていました．彼の主担当者は，どのような介入がより支援の少ない生活への移行を支援するかを評価するために，地域精神保健サービスに所属する地域作業療法士を紹介しました．

作業療法士は，ロスさんの動機づけ，遂行，作業の組み立て，また，ロスさんの環境が作業に従事する能力に影響していることを理解したいと考えています．作業療法士はロスさん，主担当者，住居施設で支援しているスタッフと話し合い，ロスさんの現在の生活環境が，意味があり文化的に適切な活動に従事するための優れた機会，資源，必要性を提供することによって，彼の同一性と有能性の認識を支援しているかどうかを理解するために，Wayfinder（道を探す人）（Wayfinder Collaboration, 2014）の介入を用いました．これを明らかにするために，作業療法士は人間作業モデルスクリーニングツール（MOHOST）(Parkinson, Forsyth, & Kielhofner, 2004) と住居環境影響尺度（REIS）(Fisher et al., 2014) を完成させました．

MOHOSTは，ロスさんがほとんどの日常生活活動を少しの励ましで処理することができること，ロスさんはスタッフがいない時はある活動をやり遂げる自信がないことを明らかにしました．彼は金銭の管理，家族訪問やフットボールグループへの参加にバスを利用することにやや制限があると認識しています．彼は他の余暇の活動に興味を強くもち，仕事の選択肢について考えはじめています．彼は兄としての役割を考え，弟や妹と一緒にできる社会的活動を組み立てたいと考えています．

REISは，ロスさんが準備できる食事の範囲を広げることを難しくしているいくつかの壊れた台所用品があることを明らかにしました．それはまた，ロスさんはどこにも個人的な道具を適切に保管できないこと，しばしば洗面用具や他の道具をなくすことを明らかにしています．ロスさんの日中の活動の構造は，居住施設の支援スタッフの時間の入手性と柔軟性を妨げています．このことは特に，ロスさんとの毎日の食事の準備を支援したり，フットボールグループへの参加を支援したり，新たな興味を追求するために同行したりすることを手に入れることに影響しています．これに

よって，ロスさんはコンピュータゲーム，睡眠，友人との会話などで時間を費やすことが多いことを明らかにしています．彼はこれらの活動が十分な挑戦を提供しているとは認めることができません．

ロスさんと作業療法士は，より組織的で生産的な日課を作り出し，現在の活動にもっと多くの責任を担い，新たな興味に関わる機会を増やすことが役立つことを明らかにしました．彼らはロスさんへの支援をどのように組織立てて用いるかということの変更を伴うために，このことを支援スタッフと話し合いました．

計　画

- ロスさんの活動の構造を含む環境内の変化；スタッフと定期的な支援時間を交渉し，1週間の計画を作成し，スタッフが食事の準備を支援するために新しい台所用品を整備すること；ロスさんは個人の物品を保管するために，自分の部屋の引き出しに鍵をかけること．
- ロスさんは，食事の準備や生活空間の掃除を含む日常生活活動に対する責任を増すこと．
- ロスさんは，弟や妹と一緒に行える社会活動を明らかにし，組織立てること．
- ロスさんは，新しい興味を追求すること．

ロスさんは，この計画をどのように実行するかを次のように説明しました．

　　最初は計画が難しいのではないかと思いました．支援をしてくれるワーカーが食事を自分で調理するなどを励ましてくれたことは大きいことでした．台所で使える鍋と電子レンジが増えたため，私は4種類の温かい食事を作ることができました．私は時々，ここに住んでいるジミーさんと一緒に料理し，彼に私のいくつかのレシピを教えました．私は地域の園芸に行きはじめました．私はそこで本当に楽しみ，農園を運営するマイクさんとうまくやっています．私はそこにフットボールグループと同様に週3回行くことに決めました．私は本当に畑を掘り起こすことを楽しみ，野菜を植えました．

　　私はグループに行くため，自分の部屋を掃除したり，時間通りに起きたりすることなどを，もっと組み立てなければならないと思っています．私は朝起きるために電話にアラームをつなぎはじめました．現在，私物を引き出しの中に入れて鍵をかけるようになったため，グループから戻った時にそれがあるかどうかを心配する必要がなくなって，私はずいぶんと良くなっています．私はすることがたくさんあるため，昼間にはもうあまり寝なくなりました．私はグループに行くためにバスを使うのがうまくなりました．スタッフは私の乗り換え乗車証を得るのを手伝ってくれ，私は所持金を心配する必要がなくなり，とても簡単になりました．

　　私は数週間前に，映画館で弟と妹に会うために時間を組み立てました．私たちはホラー映画が好きなので，それを見ました．私たちは先週にまたパブで会いましたが，一緒に出かけてよかったと思っています．

　　私の主担当者と作業療法士と，私が自分自身の場所に移動して，毎日何らかの支援を受けるという計画を話し合いました．私と作業療法士は，私が本当に楽しみにしている園芸プロジェクトでボランティアができるかどうかを話し合いました．

要　約

MOHOの理論仮説は，Wayfinder（道を探す人）の介入に情報をもたらしている．介入の目的は，同一性と有能性の認識を提供する意味のある日々の日課のパターンの中で人々の従事を支援するために，その人

と環境との関係の十分な適合を確実にすることである．作業療法士は，ロスさんの環境が日々の日常生活の日課の従事に影響し，彼の興味を追求することを明らかにした．支援時間の柔軟性のなさは，活動がそれほどのことを求めておらず，空き時間が多いといったロスさんの活動に対する満足度に影響していた．さらに，台所には食事準備をするためにロスさんを支援する十分な物がなく，また，彼が必要とした時に個人的物品を確保できず，安心して利用できなかった．

計画は，ロスさんの役割責任を担うことを増やし，弟と妹と一緒に出かけるという社会性を構築し，地域の農園での新たな役割を確立し，友人と料理技能を披露し合うといったことを支援した．

検討会議は3カ月間にわたって合意され，作業療法士はロスさんの改善を明らかにするために，ロスさん，支援スタッフ，主担当者と一緒にMOHOSTとREISをつけることに合意した．評価の成果は，ロスさんが地域生活技能，日課，意味のある活動を維持するために促進する生活環境のレベルを支援することを明らかにするために役立つであろう．

> **事例** 双極性障害をもつ若者
>
> サリーさんは雇用に戻る準備ができていると最初に感じた時に支援を求めて，自分から作業療法の職業復帰プログラムを求めてきました．サリーさんは24歳で，担当の地域精神科看護師（Community phychiatric nurse：CPN）から週に一度の支援を受けながら賃貸アパートに一人で暮らしています．サリーさんは10代後半の大学生時代に双極性障害を初めて経験しました．彼女は何度か病院に入院しましたが，処方された時に彼女は自分の状態を管理する最善の戦略があり，パートタイムの雇用に戻る準備ができていると感じました．サリーさんのCPNと母親は，サリーさんの最近の安定した精神状態が雇用というストレス状況によって悪影響を受けるかもしれないと心配して，彼女が作業療法のチームに接触することを思い留まらせようとしました．

作業療法は，科学的根拠に基づいた支援雇用の原則（Dartmouth IPS Supported Employment Center, 2010）を統合した，MOHOに基づくActiVate協業という介入（ActiVate Collaboration, 2014）を採用しました．最初の約束の日に，作業療法は，ある人の仕事に戻ったり仕事を維持したりする能力に影響する心理社会的と環境的な要因の理解とベースラインの評価を得るために，いつも勤労者役割面接（Braveman et al., 2005）を用いています．サリーさんに面接した時，作業療法士はサリーさんの以前の仕事経験の見方と，現在の状況が職場復帰への動機づけ，現在の役割と日課，仕事役割を遂行する能力を探りました．

勤労者役割面接の後，作業療法士は採点様式と事例の記述を完成させました．この事例の記述はサリーさんと共有され，作業療法士がサリーさんの職場復帰を支援するための長所とサリーさんの目標達成を妨げるかもしれない問題領域をよく理解しました．

事例の表現

サリーさんは強い仕事の倫理観をもち，強く雇用に復帰したいと考えていました．彼女は以下の点を感じていました．

- 自立を高め，州の給付金への依存を減らすこと．
- 社会的なネットワークを広げること．
- 日課の構造と目的を改善すること．
- 新しい技能と能力を開発する機会を提供すること．

サリーさんは，自分の精神的健康が新しい挑戦へと向かう準備ができており，彼女が成功するであろうという段階まで改善したと自信をもちました．しかし，この自信は，彼女の目標を支援していない家族とCPNの懸念によって損なわれました．

サリーさんは毎日を家庭維持の雑用と家族と一

緒に過ごす時間にあてました．彼女は多くの友人と連絡をとれなくなり，自分の社会的ネットワークを広げたいと強く思っていました．サリーさんは自分の日課を十分に保持することに苦労し，目的のある日課が精神的健康を維持するのに役立つと認めていました．

サリーさんは最初に具合が悪くなった時，大学で獣医学の教育を受けていました．彼女は動物介護に強い興味があり，その領域の知識と技能があると認め，そして，関連する分野の職に就きたいと考えていました．

介入計画

サリーさんと作業療法士は，サリーさんが雇用に対する動機づけを維持するためには重要であると認めていた感情的で実践的な支援の重要性について話し合いました．作業療法士は，健康に対する雇用の肯定的な効果を示した様々な情報と資料を提供し，サリーさんにこれらの情報を家族に披露するように勧めました．作業療法のチームは地域精神保健サービスと緊密に連携し，作業療法士は精神的健康の問題をもつ人々の職業訓練を支援する重要性に関してチーム全体で定期的に最新の雇用訓練を繰り返して実施する計画を決めました．

サリーさんは求職活動には通常の日課に加えて時間と努力が必要であることを認めて，働く機会を再検討して，最新の履歴書を完成させ，申請を完了するという定期的な日課に取り組みました．作業療法士は，これらの活動に実践的な援助と助言を与えることができるチームの支援スタッフメンバーとサリーさんを結びつけました．さらに，サリーさんは州の給付金から賃金へと移行するための助言を提供できるファイナンシャルアドバイザーに面会の約束をしました．

サリーさんはいくつかの現在の経験から熱心に履歴書を改善しました．彼女は高校や大学でアルバイトをして以来，働いていませんでした．作業療法士は，地域の動物避難所でボランティア活動を行うことを提案しましたが，これはサリーさんが共通の興味をもつ人々との社会的ネットワークを広げることをもたらしました．サリーさんと作業療法士は動物避難所を訪問し，避難所で週に3日，各半日の無給の役割を務めることになりました．作業療法士は以前，他の人々を避難所につないで，マネジャーとチームが精神的健康に問題をもつ人々に成功した機会を提供していたことを知っていました．

サリーさんはまた，仕事の機会を求めるために，作業療法士が彼女に代わって地元の雇用主と連絡することに同意しました．作業療法士は地元のペットショップと獣医師にアポイントを取りました．

6カ月後

サリーさんはボランティアの役割をうまく行い，仕事に復帰する能力に自信を深めました．彼女の母親とCPNはまた，サリーさんが新しい定期的な日課にどれくらい幸福を感じていたかを知りました．彼女は作業療法士が何人かの雇用主に披露した履歴書を作りました．地元の犬のデイケアサービスでは，朝早くから働ける信頼できるスタッフを募集するのが難しく，作業療法士はこれがサリーさんに適していると感じたために，紹介する会議を開催しました．

会議の準備として，作業療法士とサリーさんは動物避難所の仕事環境について話し合いました．作業療法士は，サリーさんが肯定的な経験を促進してきた環境の特性を明らかにしようと考えました．この話し合いを構成し，測定を提供するために，作業療法士は仕事環境影響尺度を用いました（Moore-Corner, Kielhofner & Olson, 1998）．面接の間に，彼らは社会的および物理的環境，利用できる支援，課題と時間の要求，用いる道具，毎日の職務について話し合いました．サリーさんが気づき，確信した作業療法士が繰り返した鍵と

なる側面は，仕事課題の魅力，仕事の要求，環境の物理的および感覚的な特性でした．サリーさんは社会的環境について話し合う機会を熱心に求めており，建設的で定期的なフィードバックにうまく反応していたと自覚しており，彼女は自主的に仕事を楽しんだものの，同僚と一緒に働くことを好みました．サリーさんはボランティアの仕事のスケジュールには柔軟性があるため，健康相談の指定日には出席することができると感じ，そして，彼女はこれが新しい役割になる可能性があると感じました．

サリーさんと雇用主はうまくいっており，センターは同様の仕事の環境を動物救護避難所で提供できると感じました．初回の試し勤務の後，サリーさんはパートタイムで仕事をはじめました．サリーさんは週1回のボランティアを続け，役割の価値を認識し，他のボランティアとの肯定的な関係の価値を認識しました．サリーさんは将来動物看護師の訓練に就きたいと語り，現在の役割を継続的に続けており，いっそうの自立，社会的生活，動物との時間を評価していました．

結論

本章を通して，精神疾患をもつ人々にMOHOの概念を特有で協業的に適用する方法を示した．私たちは意志の役割と再動機づけの過程の中でそれをどのように理解するかを強調した．さらに私たちは，自分の生活の中でいっそうの構造を作り出すために，より生産的な習慣と日課を確立するために，どのように習慣化を用いるのかの例を示した．私たちは，社会的および物理的環境の中でコミュニケーションと交流技能をさらに開発する機会を提供する役割を検討した．私たちは，最も包括的で成功した治療の成果を確実にするために，取り組まれる必要がある環境のバリアを明らかにした．

説明されてきた事例は，精神の病いをもつ人々が直面する複雑な困難さを示している．それぞれのクライアントが直面している多面的な問題のゆえに，作業療法を成功させるために個々人とその環境を非常によく理解する必要があった．それぞれの事例の成功は，作業療法士が時間をかけること，クライアントをしっかり理解するために必要な道具を用いること，彼らにとって最善のアプローチをしたことである．このように，これらの事例は，クライアントの状況を認識し，作業療法の過程に対して適切なアプローチをすることで，MOHOを積極的に利用する方法を示した貴重な例である．

BOX21-1
この章で取り組まれたクライアントの特徴

- 男性高齢者（81歳）と女性高齢者（81歳）－それぞれ骨折と認知症をもつ
- 男児（8歳）－注意欠陥・多動症候群（ADHD）
- 若い男性（28歳）－統合失調症
- 若い女性（24歳）－双極性障害
- 高齢者（83）－うつ病

事例 あなたの知識をテストする：うつ病をもつ高齢者

ローレンスさんは，彼の作業的状況と作業療法との関わりについて自分の自省を以下のように話してくれました．

> 私は83歳で，もうかなりいい年齢です．当時，私は「慣れ親しんだことができないことは楽しいことではない」と考えていました．「今では何が良いことなのか，ということは私を悩ませているんです」．
>
> それは本当なのですが，私は農場の若者の一人であるため高く評価されていましたし，軍隊にもたくさんの友だちがいました．
>
> 私は自分の地域社会でよく知られ，尊敬されており，いつも陽気で社交的でした．私が

農場の仕事を退職した時，私と妻は楽しく暮らせると思っていました．私は彼女を失ってしまい，非常に落ち込みました．私は長い間，もう多くのことがないと思っていました．子どもたちは成長し，私を必要としなくなりました．

　私は今，うつ病が私を包んでいると捉えることができます．それはすべてを，私の人生さえも変えました．私は以前には，強い人間でした．実際，私は退役軍人であり，国のために奉仕してきたことをとても誇りに思っていました．しかし，そのすべてはうつ病の時にはどうでもよくなりました．

　娘が来てくれて，私が医師から薬を手に入れるのを手伝ってくれました．それは私の流儀を変えるのに役立ちましたが，私は自分への信頼を失いました．作業療法士が私に会いに来た時，彼女は私に，過去，現在，そして未来において何が重要ですかと尋ねました．彼女は本当に私の話を聞いてくれました．私は，彼女が，私の人生を再び取り戻すことを助けてくれることに興味を持っていると思いました．彼女は私の技能を観察してテストをしましたが，それは彼女がAMPSと言ったと思いますが，私たちはそこから始まると思いました．

　作業療法士は私を再び動機づけようと支援してくれました．それは少し時間がかかりましたが，私は今では，再び人生につながっています．私は毎日，庭で少しの仕事をしており，現在いくつか素敵な豆を栽培しています．私は毎日紙を手に入れるために町に歩いて行き，毎週火曜日に行くことを楽しみにしている高齢者の昼食会で新しい相棒を作ります．私は今，もっと自信を感じています．私はもう一度楽しむ何かを得て，1週間の計画があります．私の娘はお父さんが元気になってくれたと喜んでいますし，隣人は再び陽気な男になったと言ってくれています（Fisher & Bray Jones, 2010）．

批判的思考と話し合いとを促す質問

- うつ病を経験する前のローレンスさんのナラティブの筋書を，MOHOのキーとなる概念を用いて明確に描きなさい．
- うつ病の間のローレンスさんの作業遂行の体験を，MOHOを通して明確に説明しなさい．
- ローレンスさんの意志，習慣化，遂行能力，そして物理的および社会的環境との結びつきに注意して，ナラティブの後退の筋書をできる限り深く説明しなさい．
- ローレンスさんの状況におけるMOHOの概念の結びつきのダイナミックな性質について述べなさい．
- ローレンスさんが価値のある作業のより肯定的な体験を達成するために，作業療法士とともに成し遂げた変化を説明しなさい．
- ローレンスさんの作業療法の体験で用いられた，MOHOに基づく評価と介入をじっくり考えてみなさい．

第21章のクイズ

1. 精神の病いの体験が作業遂行と作業的ナラティブにどのように影響するかを考えなさい．
2. 意志が精神的健康の経験とどのように結びつけられているのかを説明しなさい．これは，MOHOの理論と概念を使ってどのように説明できるのか．
3. 身体的幸福と精神的健康の結びつきはどのような特徴があるのか．
4. 精神の病いをもつ人々に対する作業療法では，妥当化と再動機づけの技術はどれぐらい重要か．
5. 状況の理解と最終的に作業参加を促進するために，社会的環境の一部としての自分自身を用いる事例における作業療法士に関するあなたの観察はどのようなものか．

宿　題

1. 精神の病いをもつ人々の作業的ナラティブの洞察を提供する文献レビューをしなさい．体験の類似点と相違点，環境がどのように作業従事を支持または妨害するかを書き留めなさい．希望の重要性，精神の病いのスティグマへの環境の影響を書き留めなさい．
2. 人々の主な「状態」が「身体的」と枠付けられる事例をレビューしなさい．そのような病いや障害や環境状況が，関心をもつ人に対して感情的な影響の可能性を考えるために，MOHOの概念を用いなさい．身体的および精神的な病いの体験のダイナミックな特性を考えなさい．
3. 精神の病いをもつ人々と交流する時に，あなたの技能と特性を使ったやり方を自省しなさい．彼らの作業遂行を支援する治療的関係を打ち立てるための鍵は何か．

🔑 キーとなる用語

意志を作り直すこと（recreating volition）▶ロビー君の価値，楽しいことに対する認識，能力と限界の認識の正確さの評価を変えること．

学校環境の修正（modifying school environment）▶ロビー君の作業参加を支援するために，ロビー君の物理的，社会的，または感覚的な学校環境（器具や大人の行動の一貫した変化を含む）を変えること．

感覚の支援（sensory support）▶ロビー君のために特別に選択された，登校している間に提供された感覚と運動の支援，戦略，作業．

習慣の再構成（reconstructing habits）▶ロビー君が効果的な学校の習慣パターンを拡大，変化，修正，開発する機会を提供すること．

役割の台本を書くこと（role scripting）▶ロビー君が学校の役割の範囲を拡大，変化，修正，開発する機会を提供し，様々な責任を理解し，対応するように支援すること．

文　献

Abeydeera, K., Willis, S., & Forsyth, K. (2007). Occupation focused assessment and intervention for clients with anorexia. *International Journal of Therapy and Rehabilitation, 13*(7), 22–24.

ActiVate Collaboration. (2014). *Vocational rehabilitation intervention manual.* Edinburgh, Scotland: Queen Margaret University.

Anandan, N., Braveman, B., Kielhofner, G., & Forsyth, K. (2006). Impairments and perceived competence in persons living with HIV/AIDS. *Work: A Journal of Prevention, Assessment, and Rehabilitation, 27,* 255–266.

Aubin, G., Hachey, R., & Mercier, C. (1999). Meaning of daily activities and subjective quality of life in people with severe mental illness. *Scandinavian Journal of Occupational Therapy,*

6(2), 53–62.

Baron, K. (1987). The model of human occupation: A newspaper treatment group for adolescents with a diagnosis of conduct disorder. *Occupational Therapy in Mental Health, 7*(2), 89–104.

Barris, R. (1986). Occupational dysfunction and eating disorders: Theory and approach to treatment. *Occupational Therapy in Mental Health, 6*(1), 27–45.

Basu, S., Jacobson, L., & Keller, J. (2004, June). Child-centered tools: Using the model of human occupation framework. *School System Special Interest Section Quarterly, 11*(2), 1–3.

Borell, L., Gustavsson, A., Sandman, P., & Kielhofner, G. (1994). Occupational programming in a day hospital for patients with dementia. *Occupational Therapy Journal of Research, 14,* 4.

Braveman, B. (1999). The model of human occupation and prediction of return to work: A review of related empirical research. *Work: A Journal of Prevention, Assessment, and Rehabilitation, 12*(1), 13–23.

Braveman, B., Kielhofner, G., Albrecht, G., & Helfrich, C. (2006). Occupational identity, occupational competence and occupational settings (environment): Influences on return to work in men living with HIV/AIDS. *Work: A Journal of Prevention, Assessment, and Rehabilitation, 27,* 267–276.

Braveman, B., Robson., M., Velozo, C., Kielhofner G., Fisher, G., Forsyth K., et al. (2005). *A user's manual for Worker Role Interview (WRI)* [Version 10.0]. Chicago: Model of Human Occupation Clearinghouse, Department of Occupational Therapy, University of Illinois at Chicago.

Burhouse, A., Rowland, M., Niman, H. M., Abraham, D., Collins E., Matthews H., et al. (2015). Coaching for recovery: A quality improvement project in mental health care. *British Medical Journal, 4*(1), 1–11.

Burton, J. E. (1989a). The model of human occupation and occupational therapy practice with elderly patients, Part 1: Characteristics of aging. *British Journal of Occupational Therapy, 52,* 215–218.

Burton, J. E. (1989b). The model of human occupation and occupational therapy practice with elderly patients, Part 2: Application. *British Journal of Occupational Therapy, 52,* 219–221.

Circle Collaboration. (2009). Queen Margaret University, Scotland, United Kingdom.

College of Occupational Therapists. (2007). Recovering ordinary lives: The strategy for occupational therapy in mental health services 2007 to 2017. London, United Kingdom: Author.

Creek, J. (2003). *Occupational therapy defined as a complex intervention*. London, United Kingdom: College of Occupational Therapists.

Dartmouth IPS Supported Employment Centre. (2010). *IPS overview, characteristics and practice principles*. Retrieved from http://www.dartmouth.edu/~ips2/styled/styled 2/page70.html

de las Heras, C.G., Geist, R., Kielhofner, G., & Li, Y. (2003a). *The Volitional Questionnaire (VQ)* [Version 4.0]. Chicago: Model of Human Occupation Clearinghouse, Department of Occupational Therapy, University of Illinois at Chicago.

de las Heras, C.G., Llerena, V., & Kielhofner, G. (2003b). *Remotivation process: Progressive intervention for individuals with severe volitional challenges* [Version 1.0]. Chicago: Model of Human Occupation Clearinghouse, Department of Occupational Therapy, University of Illinois at Chicago.

Duncan, E. A. S. (2006). An introduction to conceptual models of practice and frames of reference. In Duncan, E. A. S. (Ed), *Foundations for practice in occupational therapy*. London, United Kingdom: Elsevier.

Fisher, G., Forsyth, K., Harrison, M., Angarola, R., Kayhan, E., Noga, P. L., et al. (2014). *Residential Environment Impact Scale* [Version 4.0]. Chicago: University of Illinois at Chicago.

Forsyth. (2010). *CIRCLE therapy manual: Occupational therapy*. Edinburgh, Scotland: Queen Margaret University, City of Edinburgh.

Harrison, M., & Forsyth, K. (2005). Developing a vision for therapists working within child and adolescent mental health services: Poised of paused for action? *British Journal of Occupational Therapy, 68*(4), 181–185.

Harrison, M., Angarola, R., Forsyth, K., & Irvine, L. (2015). Defining the environment to support occupational therapy intervention in mental health practice. *British Journal of Occupational Therapy*, 1–5. Retrieved from http://bjo.sagepub.com/content/early/2015/04/17/0308022614562787.full.pdf+html

Heasman, D., & Atwal, A. (2004). The active advice pilot project: Leisure enhancement and social inclusion for people with severe mental health problems. *British Journal of Occupational Therapy, 67*(4), 511–514.

Hitchman, M. (2010). Volunteering within an acute care setting—Its role in promoting hope, recovery and social inclusion. *Mental Health and Social Inclusion, 14*(2), 24–27.

Kavanagh, J., & Fares, J. (1995). Using the Model of Human Occupation with homeless mentally ill clients. *British Journal of Occupational Therapists, 58*(10), 419–422.

Kielhofner, G. (2008). *Conceptual foundations of occupational therapy practice* (4th ed.). Philadelphia, PA: F. A. Davis.

Kelly, M., Lamont, S., & Brunero, S. (2010). An occupational perspective of the recovery journey in mental health. *British Journal of Occupational Therapy, 73*(3), 129–135.

Lee, S. W., Forsyth, K., Menton, J., Kielhofner, G., & Taylor, R. (2011). Practice development efforts impact on mental health rehabilitation: Results-based health care implications. *International Journal of Therapy and Rehabilitation, 18*(11), 602–609.

Lee, S. W., Taylor, R. R., Kielhofner, G., & Fisher, G. (2008). Theory use in practice: A national survey of therapists who use the Model of Human Occupation. *American Journal of Occupational Therapy, 62,* 106–117.

Melton, J., & Clee, S. (2009). Mechanisms to engage communities I fostering social inclusion: a provider perspective. *The International Journal of Leadership in Public Services, 5,* 29–37.

Melton, J, Forsyth, K., & Freeth, D. (2010). A study of practitioners' use of the Model of Human Occupation: Levels of theory use and influencing factors. *British Journal of Occupational Therapy, 73*(11), 549–558.

Melton, J., Forsyth, K., Metherall, A., Robinson, J., Hill, J., & Quick, L., (2008). Program redesign based on the Model of Human Occupation: Inpatient services for people experiencing acute mental illness in the UK. *Occupational Therapy in Healthcare,* 22(2/3), 37–50.

Milan, S. (2010). Personal experience and perspectives of psychiatric intensive care and recovery. *Journal of Psychiatric Intensive Care,* 1–5.

Moore-Corner, R. A., Kielhofner, G., & Olson, L. (1998). *A user's manual for Work Environment Impact Scale (WEIS)* [Version 2.0]. Chicago: Model of Human Occupation Clearinghouse, Department of Occupational Therapy, University of Illinois at Chicago.

Parkinson, S., Forsyth, K., & Kielhofner, G. (2004). *Model of Human Occupation screening tool* [Version 2.0]. Chicago: University of Illinois at Chicago.

Pépin, G., Guérette, F., Lefebvre, B., & Jacques, P. (2008). Canadian therapists' experience while implementing the Model of Human Occupation remotivation process. *Occupational Therapy in Health Care, 22*(2-3), 115–124.

Prior, S., Maciver, D., Forsyth, K., Walsj, M., Meiklejohn, A., & Irvine, L. (2013). Readiness for employment: Perceptions of mental health service users. *Community Mental Health, 49,* 658–667.

Raber, C., Teitelman, J., Watts, J., & Kielhofner, G. (2010). Phenomenological study of volition in everyday occupations of older people with dementia. *British Journal of Occupational Therapy, 73*(11), 498–506.

Tew, J., Ramon, S., Slade, M., Bird, V., Melton, J., & LeBoutillier, C. (2012). Social factors and recovery from mental health difficulties: A review of the evidence. *British Journal of Social Work,*

42(3), 443–460.

Ward, M. C., White, D. T., & Druss, B. G. (2015). A meta-review of lifestyle interventions for cardiovascular risk factors in the general medical population: Lessons for individuals with serious mental illness. *The Journal of Clinical Psychiatry, 76*(4), 477–486.

Wayfinder Collaboration. (2014). *Rehabilitation for people with complex needs: A user's guide for occupational therapists*. Edinburgh, Scotland: Queen Margaret University.

World Health Organization. (2001). The World Health Report. Retrieved from http://www.who.int/whr/2001/media_centre/press_release/en/

第22章

小児の実践での人間作業モデルの応用：感覚処理，運動，医学，発達の諸問題に働きかけること

Susan M. Cahill, Patricia Bowyer, Jane C. O'Brien, Lauro Munoz, and Gary Kielhofner（没後出版）
野藤弘幸，有川真弓・訳

期待される学習成果

本章を読み終えると，読者は以下のことができる．

1. 人間作業モデル（MOHO）の4つの構成要素を，多様な問題をもつ子どもたちにどのように応用するかを説明すること．
2. 小児の実践において，MOHOの構成要素は，スクリーニング，評価，介入，終了計画という作業療法過程をどのように導くかを説明すること．
3. 子ども用の様々なMOHOの評価ツールによるデータ収集の適切な方法を明らかにすること．
4. 意味ある生活役割と作業への子どもの参加を可能にするために，MOHOをどのように用いるかを話し合うこと．

MOHOの問題解決者：リサさん

　リサさんは13歳の女の子で，生徒の役割を遂行することに関連する事柄に取り組むために，学校で作業療法を受けています．リサさんの特別教育チームは，遂行の問題の原因は，リサさんの組み立てる能力の不足，これまで宿題をやり終えることができなかったこと，自己調節を行うことに感情的な困難さがあると考えています．作業療法士は，リサさんの利点とともに作業遂行の問題をより良く理解するために，また，彼女のニーズを優先づけるために，人間作業モデル（MOHO）を用いました．MOHOを使う中で，作業療法士は，単に組み立てる技能，宿題をやり終えること，感情の自己調節に焦点を当てることを超えて，リサさんの作業同一性，作業有能性，遂行技能，意志，習慣化に焦点を当て始めることができました．作業療法士は，さらに学校での参加を促進したり制限したりするリサさんの環境内の要因を考慮することができました．リサさんと作業療法士は作業療法の間にたびたび話し合いました．その話し合いの間に，作業療法士はリサさんの同一性と有能性の認識を理解するのを援助するための質問を探りました．作業療法士はまた，リサさんの意志や習慣化と同様に，環境が遂行技能に対してどのような影響を及ぼしているのかを理解しようと探りました．以下の対話は，リサさんの作業療法士が彼女に尋ねたことと，リサさんの答えです．

作業療法士：リサさん，先生はあなたのことをどのように言っていると思いますか．

リサさん：先生は私のことを怠けていて，学校ではきちんと頑張ろうとしていないと思っています．

作業療法士：あなた自身は，自分が怠けており一生懸命にやっていないと思いますか．

リサさん：そんなことはありません．私は本当に一生懸命に頑張っています．でも，うまくいかないんです．頑張るととても疲れるので，あきらめてしまおうと思うこともあります．でもお母さんは高校に行けるようにしっかり勉強しなさいと言います．お母さんは，私にとって高校は別のことになりつつあるとは思わないのでしょうか．私はまだ難しいことになっていくと思います．

作業療法士：今のあなたにとって，学校のどんなことが難しいのでしょう．

リサさん：宿題が大変です．教室では注意して聞こうとしていますし，ときには，先生が求めていることを理解できるようにも思います．次に家に帰って宿題をやり始めるのですが，何をしたら良いのかを忘れてしまうのです．覚えていることはするのですが，完全にやらないままに課題を先生に提出することもあります．ときには，必要な教科書を家に持ち帰らないこともあります．本がないので，宿題を全くできません．

作業療法士：そのことはどれくらい続いているのですか．

リサさん：宿題にはいつもトラブルを抱えています．小学生の頃よりも，中学生になってから宿題が多くなったように思います．中学校に入ってから，どんどん悪くなっていると思います．高校だともっと悪くなるのではないかと心配しています．

作業療法士：宿題が完全にはできなかった時のことを話してくれませんか．

リサさん：先週，私たちの研究論文に5つの文献を求められました．私は5つとも見つけて，文献リストにそれらを書きました．それぞれの文献の情報を要約して提出することになっていたんですが，私は覚えていなかったか，忘れてしまいました．私は文献を要約しておらず，宿題をやりませんでした．

作業療法士：文献の要約のやり方は知っていたのですか．

リサさん：不完全な宿題を提出した後で，先生は私にその通りにするワークシートをくださいました．先生は実際に5枚のワークシートをくれました．先生はそこには要約を含める必要があるすべての細かい見出しがあるので，私がワークシートを完成することができると言いました．

作業療法士：それは役立ちましたか．

リサさん：はい．自分が落ち着いてからは，役立ったと思います．私はとても興奮していて，先生がワークシートを持っていたのに初めから私にくれなかったので，先生の目の前で文献リストをずたずたに引き裂きました．それで，校長先生のところに連れて行かれて，落ち着くまで座らされました．

作業療法士：ワークシート以外に，宿題をやり遂げるために役立つものがありますか．

リサさん：小学生の時に，宿題用のノートを使っていて，先生は私たちにそのノートを持ってきて，宿題を書くように言ってくれました．今の先生たちはそういうことをしません．私は宿題用のノートさえも持っていません．私たちは，授業の時と同じように本や教材をすべて家に持って帰っています．今，私はバスに乗るのに駆け出さなくてはならないという時に，ロッカーから必要なものを急いでひっつかまえようとしています．

作業療法士：今，宿題を忘れないように，課題に必要な教科書や教材を家に持って帰ることについて，習慣としていることは何ですか．

リサさん：何をする必要があるかとか，持ち帰る必要がある教科書は何かを思い出すように努力しています．他のみんなもそうしていると思います．時々は，紙切れに宿題の提出日

を書くこともありますが，たいていいつも，私はその紙をなくしてしまいます．
作業療法士：それらの習慣はどれくらい効果的だと思いますか．
リサさん：効果があるとは思えません．新しいやり方を見つける必要があると思っています．よい生徒でいたいし，高校に行ったら，期日通りに宿題をやって提出できるようにしたいです．
作業療法士：私たちは一緒に，新しいやり方を見つけることができると思いますよ．それに，いくつか他の授業でもやってみることができるように，私は助けることができると思います．一緒にやり方を微調整して，それが自動的にできるようになるまで練習していきましょう．授業の合間に，家に持って帰る必要があるものを整理することができるように，時間をどのように使うかというやり方を一緒に見つけていきましょう．一緒にやってみたら，いくつかの宿題は提出できそうに思いませんか．
リサさん：宿題と教科書に注意し続けるようちょっと助けてもらったら，いくらかのやり遂げた宿題は提出できそうに思います．とにかく，そうしてみたいです．

このやり取りは，作業療法士が，学校で処方される典型的な理由を超えて動くために，そして，子どもの作業同一性と作業有能性に取り組むために，どのように人間作業モデル（Kielhofner, 2008）を用いるかの例を示しています．

小児の作業療法の実践は，歴史的に，発達のマイルストーンへの到達に焦点を当ててきた（Humphry, 2002）．従って，多くの小児の作業療法士は，治療的もしくは発達的アプローチを過信してきた（Ashburner, Rodger, Ziviani, & Jones, 2014；Humphry, 2002；Spencer, Turkett, Vaughan, & Koenig, 2006）．発達の成果に焦点を当てた介入への集中は，作業療法士たちが作業に焦点を当てたり，作業に根ざしたりする介入から遠ざけ，より機能障害に焦点を当てた介入を選ばせることとなった（Fisher, 2013；Miller Kuhaneck, Tanta, Coombs, & Pannone, 2013）．小児の実践において，障害を治療することは正当な仕事であるとされたものの，作業療法士が障害をもったり，障害の危険のある子どもや青年の作業遂行と作業従事に取り組むこともますます促進されている（Cahill & Lopez-Reyna, 2013；Kiraly-Alvarez, 2015；Kramer, Bowyer, O'Brien, Kielhofner, & Maziero-Barbosa, 2009）．

子どもたちの作業への従事は様々な要因で決定される．MOHO（Kielhofner, 2008）は，感覚処理，運動，医学的，発達的な問題を経験している子どもと青年の作業遂行と作業従事を抑制している要因に取り組む基盤を与えてくれる．さらに，MOHOは作業療法士に，小児のクライアントたちが，自分自身の機能障害をどのように見ているかを理解させてくれる（O'Brien et al., 2010）．小児の作業療法士は，MOHOを作業療法過程のすべての側面（すなわち，スクリーニング，評価，介入，介入の追跡，終了計画）（アメリカ作業療法協会［AOTA］, 2014）を導くために用いることができる．理論に導かれた作業療法のリーズニングを取り入れることは，エビデンスに基づく実践を小児の作業療法に結びつけ（Lee, 2010；Lee, Taylor, Kielhofner, & Fisher, 2008），子どもの作業遂行と作業従事，制限や抑制に関連する複合的な要因に作業療法士を取り組ませることになる．

MOHOを適用すること

小児のクライアントへのMOHOの適用は作業療法のリーズニングの過程とともに始まる．MOHOを作業療法のリーズニングを導くために用いる時，作業療法士は子ども特有の作業同一性と作業有能性の認識を理解すること，そして，これらの構成要素が子どもの意志，習慣化，遂行能力にどのように影響を与えているかに焦点を当てる．さらに，作業療法士はまた，子

どもの見方に環境がどのように影響しているのかにも焦点を当てる.

Forsyth & Kielhofner（2008）は，作業療法のリーズニング過程を導くために用いることができる6つのステップを概説している.

- MOHOに基づいた質問を尋ねる過程を通してクライアントを知るようになること.
- クライアントに関する情報を収集すること.
- クライアントの作業遂行上の問題を説明する臨床仮説を作ること.
- 作業療法で行う介入の目標と戦略を開発すること.
- 作業療法中のクライアントの改善を追跡すること.
- 作業療法の成果を評価すること.

上記のステップは連続するように示されているが，多くの作業療法士は**作業療法のリーズニングは反復されるダイナミックな過程**であると見ている（Forsyth & Kielhofner, 2008）. そのような過程は作業療法士に自分の臨床仮説と新しく創発した情報に基づき，その後の介入に挑戦させることになる.

クライアントを知ること

小児の作業療法士は，子どもの利点とニーズを作り上げるために，しばしば両親，教師，養育者に頼ることがある. この情報は重要であるが，それらの見方だけに頼ることは，作業的存在としての子どもの精緻な理解を作ることを妨げることになる. MOHOの主要な構成概念は，小児科の処方に対する典型的な理由を超えて作業療法士を方向づけるために疑問を構成するように用いられる. 作業療法士が作業療法のリーズニングを導くために用いる臨床疑問は，状況，クライアント，治療に対して特定のものでなければならない.

> **事例 癌の幼い子ども**
>
> ジョン君は5歳の男の子で，最近，急性リンパ芽球性白血病と診断され，化学療法を受けています. 彼は家での身辺処理活動への従事が減少したことから，外来作業療法へ処方されました. 初回のコーディネーターがジョン君の母親と面接し，作業療法部門のコーディネーターに報告しました. 母親は，ジョン君が2回の化学療法の後，疲れるからと自分で着替えをやめたと語りました. ジョン君はまた，妹と遊ぶこともやめてしまい，以前は楽しんでいた学校よりも，家にいたいと言うようになりました.
>
> ジョン君と母親に最初に会う前に，作業療法士はMOHOの主な構成概念に基づきジョン君の作業ニーズを理解する枠組みを作るための臨床疑問のリストを作りました（表22-1）.

作業療法士は，この子についてもっと情報を知るにつれて臨床疑問を改良した. 例えば，この子が作業療法で挑戦的な課題を示されるまで，作業療法士はこの子の意志を概念化することが困難であるかもしれない. 作業療法士は，ひとたびこの子が挑戦にどのように反応するのかを見ると，以下のような追加の疑問が創発するかもしれない.

- 他にどのような作業あるいは技能が，この子の同じような反応を引き出すのだろうか.
- 他にどのような作業あるいは技能が，この子に逆の反応を引き出すのだろうか.
- もし環境の特徴が変われば，作業従事の中のこの子の意志の表明はどのように変化するのだろうか.

クライアントに関する情報を収集すること

作業療法のリーズニングにおける第2の段階は，クライアントに関する情報を収集することである. 作業療法士は，子どもの全体的な見方を得るために，多様な源からこの情報の収集を導くよう作られた臨床疑問を用いる. 小児のクライアントには，一般に子どもの利点とニーズを明らかにするための戦略の配置と評価

表22-1 ジョン君の作業ニーズに関する作業療法士の理解を導く臨床疑問

MOHO概念	臨床疑問
作業同一性	・自分は何者なのか，そして，白血病の診断を受けて起こったことに対するジョン君の認識はどのようなものか． ・ジョン君は，息子，生徒，友人などになりたいと望んでいるのか． ・ジョン君は，現在や将来の役割と結びついた趣味や興味を持っているのか．
作業有能性	・ジョン君は，以前に，満足できる作業参加のパターンを維持できていたのか． ・ジョン君は，家庭で，学校で，地域で，自分が必要とし，やりたいすべての物事を行えていると認識しているのか． ・ジョン君の年齢からして，彼はどれくらいのことを教えられたか，あるいは，どれくらいのことを自分で行うようにさせられてきたか，そして，自分で行っているのはどの程度か．
参加	・ジョン君は現在，遊び，身辺処理，教育，あるいは他の生産的活動に従事しているのか． ・ジョン君は，社会参加をしているのか．
遂行	・ジョン君は，仲間と同じように，身辺処理，遊び，学校での作業を遂行しているのか． ・ジョン君は，彼の生活で大人（例えば，両親や先生）の決めた期待に沿っていくつかの活動を遂行しているのか．
技能	・ジョン君は，自分がする必要があり，したいことを行うために必要な運動技能，処理技能，コミュニケーションと交流技能を持っているのか．
環境	・ジョン君の生活で，大人は身辺処理，遊び，教育に関する参加と遂行に対してどのような期待をもっているか． ・ジョン君の生活で，大人は運動技能，処理技能，コミュニケーションと交流技能の発達をどのように支援もしくは制限しているのか． ・ジョン君の生活で，大人は意志と習慣化の発達をどのように支援もしくは制限しているのか． ・ジョン君が出会う他の人々や社会集団はどんなものか．これらの人々は彼の作業遂行と作業参加をどのように支援もしくは制限しているのか． ・能力と可能性に関するジョン君の認識に影響する環境の支援と束縛はどのようなものか． ・ジョン君の作業遂行もしくは作業参加を支援または制限する空間や対象物は何か．
意志	・ジョン君が得意なことは何か． ・ジョン君が苦手なことは何か． ・ジョン君は挑戦に出会った時にどのように反応するのか． ・ジョン君が持っている価値や興味は何か． ・ジョン君が認識している義務は何か． ・ジョン君は何を重要だと思っているのか．
習慣化	・ジョン君の典型的な日課はどんなものか． ・ジョン君の日課を始めさせたのは誰か． ・何がこれらの日課を中断させるのか． ・日課が中断されるとジョン君はどのように反応するか． ・ジョン君は作業遂行と作業参加を支援するどのような習慣を持っているか． ・ジョン君は作業遂行と作業参加を支援しないどのような習慣を持っているか． ・ジョン君が明らかにする役割は何か． ・ジョン君の役割は，時間の使い方にどのような影響を及ぼしているか．

この表は，ForsythとKielhofner（2008）により作成されたものに基づいている．

ツールが用いられるであろう．MOHO を使用する時に，作業療法士はトップダウンアプローチ（Coster, 1998）を適用すべきであり，技能の障害を評価する前に，まずは子どもの作業参加をどのように評価するかを考えるべきである．短縮版小児作業プロフィール（SCOPE）（Bowyer, Kramer, Kielhofner, Maziero-Barbosa, & Girolami, 2007；Bowyer, Ross, Schwartz, Kielhofner, & Kramer, 2005）は作業療法士がデータ収集の過程を始めるにあたってよく用いられている．SCOPE のデータは，複数の情報源から得ることができ，作業療法士に子どもの意志，習慣化，技能，環境がどのように参加を支援もしくは抑制するかの理解をもたらす．このツールを用いることで，作業療法士はどの領域の評価がもっと必要なのかという根拠を理解するよう支援を受ける．

標準化された評価法は，小児の実践ではごく普通である（Bagatell, Hartmann, & Meriano, 2013；Kramer et al., 2009）．実践の場面によって，そのような評価法は，サービスの適切さを打ち立てるために用いられるであろう（Bazyk & Cahill, 2015）．しかし，多くの情報は，その自然な環境で子どもを観察することで確かめられる．学校や家庭に根ざした初期の介入のように，特定の実践場面は，作業療法士にそのような機会を提供する．医療の場面で働く作業療法士は，自然な状況で子どもを観察できないかもしれない．実践場面に関わらず，包括的な作業療法評価はいつも，作業療法士が作業に従事している子どもを観察することを含んでいる．作業療法士はまた，子どもの養育者に面接して，チェックリストを完成したり，子どもの記録を検討したりするように求めるかもしれない．

これらの方法に加えて，作業療法のリーズニングを導くために MOHO を用いる作業療法士は，直接，子どもからどのように情報を収集するかを常に考慮する必要がある．年齢や状態によっては，子どもは伝統的な自己報告を提供してくれるかもしれない．自己報告で情報収集する機会をもたらす MOHO 評価法の例には，小児版・作業に関する自己評価（COSA；Keller, Kafkes, Basu, Federico, & Kielhofner, 2005；Keller, Kafkes, & Kielhofner, 2005；Keller & Kielhofner, 2005）と学校場面面接法（SSI；Hemmingsson, Egilson, Hoffman, & Kielhofner, 2005；Hemmingsson, Kottorp, & Bernspang, 2004）がある．他の子どもたちはコミュニケーションと交流技能によって自己報告ができないかもしれない．そのような場合には，作業療法士は，作業を行っている間の子どもを体系的に観察することに頼ることになろう．小児版意志質問紙（PVQ；Anderson, Kielhofner, & Lai, 2005；Basu, Kafkes, Sharz, Kiraly, & Kielhofner, 2008）は広範囲の能力と条件にあるかもしれない子どもたちに用いることができる観察に基づく評価法の一例である．表22-2 は，小児用の MOHO 評価法のリスト，それらを用いて収集されるであろう情報のタイプ，そして，データを収集するやり方を含んでいる．

臨床仮説を作ること

作業療法士は，子どもの作業ニーズと臨床疑問を導くことに関連して形成してきた答えに基づく理由に関する**臨床仮説**を構築できなければならない．この臨床仮説は，MOHO に関する主要な概念により枠づけられ，作業の主要な領域（遊び，教育，仕事もしくはボランティア，身辺処理）をカバーするものでなければならない．これはまさに仮説であるため，作業療法士は養育者と，できれば子どもとも，仮説を検討しなければならない．この検討に関して，より多くの情報が収集されるかもしれず，仮説をより精緻化することへと導くかもしれない．いくつかの例では，作業療法士と養育者もしくは子どもが，なぜ子どもが作業遂行に困難さを経験しているかについて異なる見方を持っているかもしれない．作業療法士は自分の見方とクライアントや養育者の見方とのバランスをとる必要がある．

介入目標と戦略を作ること

作業療法士の臨床仮説は，クライアントの介入目標

表22-2 小児のMOHOの評価ツール

MOHOの評価ツール	収集される情報のタイプ	情報を収集する方法
コミュニケーションと交流技能評価（ACIS）	遂行技能	観察
運動および処理技能評価（AMPS）	遂行技能	観察
小児版・作業に関する自己評価（COSA）	価値と有能性	自己報告
学習の心理社会的作業療法評価（OT PAL）	生徒の役割と要求と結びついた生徒の適応	観察
小児興味プロフィール（PIP）	興味，認識された有能性，参加	自己報告
小児版意志質問紙（PVQ）	意志	観察
短縮版小児作業プロフィール（SCOPE）	意志，習慣化，遂行技能，環境の影響	観察，養育者への面接，クライアントへの面接，記録の検討
学校場面面接法（SSI）	生徒と環境の間の適合	クライアントとの面接

この表は，ForsythとKielhofner（2008）により作成されたものに基づいている．

と，作業療法士がクライアントをこれらの目標を達成する支援をするために用いる戦略の基盤としても役立つ．臨床疑問とデータ収集の方法の選択とともに，クライアントの作業療法目標は直接的に作業療法士の臨床仮説と関連していなければならない．例えば，作業療法士は子どもの習慣化に関する臨床疑問を尋ね，評価と仮説生成の過程を通して，子どもの放課後の日課が十分な休息となる夜間の睡眠をとる能力を抑制していると決定する．次に，作業療法士は子どもが支援されない放課後の日課に，ある明らかにされた問題の原因と関係する目標を立てるであろう．作業療法士は肯定的な日課の開発を支援するであろう，特有で応答的な介入戦略を生み出す臨床疑問と情報収集の過程の結果として，子どもについて知る他の情報を用いるであろう．

MOHOの問題解決者：アダムさん

アダムさんは19歳の男性で，この国の地方の小さな町に住んでいます．彼は痙直型四肢麻痺です．彼は高校に通い，アシスティブテクノロジーを含む特別支援教育を受けています．彼は車椅子を自走できますが，自動車の運転はしません．彼は母親と双子の兄と住んでいます．兄の一人は昨年，高校を卒業し，町で整備士として働き，友人と住んでいます．

学校場面で働く作業療法士は，高校からアダムさんの移行計画を作成する特別支援教育チームを支援するコンサルタントとしての役割を求められました．この移行計画は2年間で実施されました．作業療法士はアダムさんにとってアシスティブテクノロジーがどのように役に立つかを決定する責任も負うことになりました．作業療法士はMOHOに導かれた包括的作業療法評価を実施しました．

最初に，作業療法士は，アダムさんの作業要求と作業同一性を見出す特定の質問を作りました．全体として，作業療法士は，家族の生活，学校，友人関係，趣味，興味との関係の中で，アダムさんがどのような人だったか，どのような人なの

か，そして，どのような人になりたいかに関する本人と家族の認識について尋ねることにより，アダムさんの作業同一性の理解を得るように望みました．作業療法士はアダムさんに関する以下の情報を収集するためにSCOPEを用いました．

意 志

アダムさんは人が好きで，友人が通りかかるといつも笑顔を見せました．彼は合図や挨拶なしに理解することが困難でしたが，コミュニケーションを取ろうとしました．アダムさんは，自動車，刑事ものの番組を見ること，注目の的になることが好きでした．彼は学校に行くこと，特に歴史と音楽の授業が好きでした．アダムさんは，数学の授業が嫌いで，読むことと書くこと，こんにちはと言ったりすることには苦労していると言いました．しかし，彼はオーディオテープを聞くのを楽しみました．大人になったら何になりたいかと尋ねられると，アダムさんは，「警察官」と言いました．アダムさんは自動車に魅了されていました．彼は友人とダンスに出かけたり，街をうろついたりすることが好きでした．彼は「兄とは仲良しなんだ」と言いました．

習慣化

アダムさんは，立位でのピボットによりベッドから車椅子へと移乗ができました．彼は朝に，ファスナーには介助を受けるものの，自分で着替えができました．食事は準備されれば，食事用の自助具を使って自分で食べました．トイレも自分で処理できました．アダムさんは，学校では授業のほとんどを特別支援教育の教室で受けていました．放課後は，友人とコンピュータゲームをしたり，テレビを見たり，おしゃべりをすることに費やしました．彼はスポーツ競技も好きでした．アダムさんはダンスなどの学校行事を楽しみ，ダンスパーティーへ参加したいと希望していました．

遂行能力

アダムさんは痙直型四肢麻痺でした．彼は移動には電動車椅子を使っていました．彼は難しくはありましたが，立つことができ，数歩を歩くことはできました．彼はスペシャルオリンピックスに関わっており，競技を楽しんでいました．彼は音声でコミュニケーションを取りますが，明瞭な発音をすることに困難さがみられました．アダムさんは粗大握りによって対象物を両手で持つことができました．彼の協調性とタイミングは不正確でした．彼は改良したキーボードを用いて，授業内容に応答するためにタイプを打ちました．認知的には，アダムさんは授業にかなりの困難さを持っていました．彼は細部に対して注意を払うのが困難でした．社会性では，アダムさんはユーモアのセンスが良く，仲間として楽しむことに欠かせない友人もいました．

環 境

アダムさんの家は車椅子で移動可能で，学校への行き帰りや行事の際には，必要であれば学校が移動手段を提供しています．母親と兄も，彼を行事の際に移動させることはできました．町にはアクセスできる歩道はなく，冬には，雪が屋外への移動を制限していました．学校は郡保安官事務所を通して警察官訓練の授業を提供してくれました．

作業療法士は以上のような情報を用いて，アダムさんの状況の理解と介入計画の基盤を作り出しました．作業療法士はアダムさんの状況を，意志，習慣化，遂行能力，環境の交流という点から説明しました．アダムさんの四肢のすべての筋緊張の亢進と姿勢保持能力の乏しさは，身体的活動への従事を妨げていました．彼の協調性，タイミング，筋力の問題が，ある職業（警察官の仕事）に対する仕事の能力を妨げていました．アダムさんは卒業後，警察官として働くことを希望していましたが，この選択を妨げる身体的問題を示して

いました．アダムさんの強い意志の希望，社会的特性，認知能力，そして，地域に貢献したいという希望に加えて，学校での職業に関する資源は，彼が将来，仕事の技能を学ぶことを可能にするでしょう．アダムさんが仕事の習慣を作るためには，1対1での良き指導を受けることも利益をもたらすでしょう．

作業療法士は，アダムさんが人を愛することと「注目の的になる」ことが事務室での仕事状況にあっていると決めました．アダムさんは事務の場面でのある基本的な仕事の習慣と技能を学ぶ必要がありましたが，これは卒業してから雇用されて与えられるものでした．アダムさんは職場で遂行するためには，アシスティブテクノロジーを必要とするでしょう．彼は，日中，スーパーバイズを受けて，明確なフィードバックを与えられ，社会化するような場面では利益を得るでしょう．さらに，学校は，彼の職業への熱意に直接答えるために警察官訓練プログラムを提供しました．このプログラムは，アダムさんの認知，身体，社会のニーズに合わせて適用されました．数回のセッション後に，以下の作業療法目標はアダムさん（そして家族からの情報も得て）と作られたものです．

- 勤労者役割の準備をするために，効果的な仕事習慣と日課を実際にやってみる．
- 保安官事務所での訓練プログラムに参加するという経験をすることで，自己効力と利点への気づきを構築する．
- クライアントの遂行能力（技能と能力）にあわせるために職務を調整する．
- 事務の仕事に必要な言語的コミュニケーション技能を身につける．
- アシスティブテクノロジーを用いて，必要な仕事の日課を完了する．
- 高校修了の資格を取得して卒業する．
- 職場でのメンター（保安官代理）から肯定的な評価を受ける．
- 地域の社会集団に参加するようになる．

介 入

アダムさんは，自分の教育のニーズに見合った警察官訓練プログラムに参加し，将来の就職のために技能を身につけるでしょう．彼はメンターと一緒に，電話で応対し，記録し，職務上の義務に支援を得ます．アダムさんが首尾よく課題を完成することができるように，アシスティブテクノロジーを提供します．例えば，アダムさんは，柄が取り付けられたホッチキス，ヘッドホン型の電話，改良されたキーボードを使うでしょう．アダムさんは，遂行について特別で直接的なフィードバックを定期的に受けるでしょう．作業療法士は，ロールプレイをすることによって，職場での社会的役割の練習を提供するでしょう．作業療法士は，成功を励ますために挑戦を調整したり，あるいは，課題を適合したりするために，警察官プログラムに助言します．毎週，作業療法士は，アダムさんの仕事の遂行を本質的な仕事の技能かどうかと反省し，開発するために，彼と一緒に振り返ります．アダムさんは仕事でより明瞭に話すために，言語聴覚士と一緒に働きます．作業療法士は，すべてのセッションで明瞭な発話を励まします．全般に，遂行技能と自分の技能への信頼を育むことは，アダムさんが大人の勤労者役割へと移行するのを助ける作業同一性を開発することになるでしょう．次に，作業療法士は，社会的関係を促進するために社会的状況のロールプレイを行います．同時に，このことはアダムさんが地域の（年長の10代の若者のための）グループやクラブに重点を置いて，社会的交流に従事するような状況を確立するでしょう．

▶ 作業療法でのクライアントの改善を追跡すること

作業療法でのクライアントの改善を定期的に追跡す

ることは，様々な理由で実施される．第1に，改善を追跡することは，作業療法士が臨床仮説を受け入れられるかどうかを理解するために役立つ．改善を追跡することはまた，作業療法経過での子どもの作業従事と同様に，作業療法経過に対する養育者の影響に関する洞察を提供することに役立つ．最後に，クライアントの改善を振り返ることは，用いた治療戦略とクライアントの目標を精密にし，作業療法の終了の基礎を確立するために用いることができる．

　作業療法士がクライアントの改善をクライアントと，また養育者と一緒に振り返ることは重要である．作業療法士と養育者では，子どもの改善のスピード，別の介入戦略の成功，または，作業療法の継続の必要性に関する見解が異なることはまれではない．改善に関する継続中の対話に就くことは，子どもと養育者が作業療法経過への参加を理解することに役立つであろう．この対話はまた，しばしば強力な治療的関係に対する基本的な要素として役立つ．正確なフィードバックを提供することは不可欠であり，そうすることは子どもが個人的能力の認識を展開するために役立つ．作業療法における利得について活発に話し合い，それを良いものととらえることは，子どもの意志の発達を支援するであろう．逆に，クライアントと養育者に改善がゆっくりであることとその実例についての情報を提供することも重要である．しかし，可能な場合には，作業療法士は，治療的関係を損なったり，子どもの意志を不注意にも傷つけるといったことのないように，この情報の枠づけを熟考すべきである．

作業療法の成果を評価すること

　作業療法の成果は，典型的には，作業療法が終了した後に評価される．一般的には，作業療法士はクライアントがあらかじめ述べていた作業療法目標を達成したかどうかを評価する．さらに，作業療法士は，初回の情報収集の時に用いた評価ツールのすべてかいくつかを再実施することもある．いくつかの小児の場面では，作業療法の成果の報告のために特定の方法が求められることもある．例えば，外来診療所の場面で働く

作業療法士は終了報告を作成するよう求められるだろうし，早期介入場面で働く作業療法士は子どもが学校に入るための移行計画を作成するよう求められるかもしれない．場面にかかわらず，MOHOを用いる作業療法士は，主なMOHOの概念と，作業療法開始時に作り出した臨床疑問に基づいて成果記録を作ることになろう．

MOHOの問題解決者：マリーさん

　マリーさんは，友好的で社交的な17歳の高校生です．マリーさんは，8歳の時に，中度の知的障害と話し言葉の障害という診断を受けました．マリーさんは，診断を受けて以来，ほとんどの教育を特別支援学級で受けてきています．マリーさんの移行計画の一環として，作業療法士は，最近，彼女が通常学級での選択の授業である消費者学を受けるように薦めました．作業療法士は，この経験はマリーさんがやがてコミュニティカレッジの授業に出るための準備になるだろうと考えました．マリーさんの特別支援教育チームの他の人たちもこの提案に同意しました．

　マリーさんの消費者学の授業への移行は円滑には進みませんでした．消費者学の最初の週に，マリーさんはうつむいて教室に入って後の角まで歩きていきました．マリーさんは独りぼっちで座り，教師が名前を呼んでも答えませんでした．2回目の授業では，マリーさんは涙ぐみ，「行く」と言い始めて授業から出たいことを示しました．補助教員がマリーさんの消費者学の授業に付き添い，隣に座って支援をしようとしました．マリーさんは補助教員を拒否して，「嫌」と言って身体をそむけて頭を揺すりました．消費者学の授業と，特別支援学級でのマリーさんを再び観察した後に，作業療法士はマリーさんが仲間との交流の機会があれば作業遂行が支援できるだろうと判断しました．マリーさんは消費者学の授業に知り合いは一人もおらず，また，どの学生も彼女を知ら

なかったので，彼女は社会的交流を開始したり，反復したりする機会はありませんでした．

　作業療法士は，仲間と交流したいというマリーさんの欲求と，友好的で社交的であるという彼女の利点とを結びつけることができるのではないかと理解しました．作業療法士は，マリーさんの社会的交流に対する欲求に基づき実行するための目標と戦略を特別支援教育チームと考えました．これらの目標の焦点は，消費者学のメンターを務める学生にマリーさんを紹介することでした．メンターは，消費者学では他の生徒たちに大使のように働き，マリーさんが結びつきをもっと持てるように手伝います．さらに，メンターは教師の指示にいつ，どのように従うかのモデルとしても働きます．作業療法士は，仲間のメンターを加えたことは，マリーさんが消費者学の授業で自分の意志を示し，結果としてコミュニティカレッジへの移行を支えるために必要な習慣と日課を開発するために役立つだろうと思いました．

　特別支援教育チームは，消費者学に詳しく，マリーさんを支援することをいとわない，友好的な一人の仲間を見つけるために働きました．マリーさんのメンターとしてソフィアさんが選ばれました．作業療法士は，ソフィアさんにマリーさんを紹介し，彼女たちとともに消費者学の授業に参加するための日課を作り，勉強する場所を設定するように働きました．作業療法士はまた，マリーさんに簡潔でわかりやすい言語的手がかりをどのようにしたら最もうまく伝えることができるかについてソフィアさんを指導しました．

　数週間後，作業療法士はマリーさんと消費者学の授業での経験について話をしました．マリーさんは授業に出席することを明らかに楽しんでいました．

作業療法士：消費者学の授業はどうですか．

マリーさん：良いですよ．私はソフィアが好きです．彼女が私を助けてくれます．

作業療法士：ソフィアさんはどのように助けてくれますか．

マリーさん：教科書を開いて，微笑むように言ってくれます．

作業療法士：ソフィアさんは友好的ですね．消費者学の授業で他に友人はできましたか．

マリーさん：ソフィアさんの友だちは私の友だちです．クリスティーヌさんとメーガンさんとも友だちになりました．

作業療法士：消費者学では何を勉強していますか．

マリーさん：私とソフィアさんはオムレツを作っています．

作業療法士：オムレツを作ることは好きですか．

マリーさん：卵を割るのが好きです．ソフィアさんがさせてくれます．

　特別支援教育チームは，消費者学の授業でのマリーさんの成功を喜び，ソフィアさんはマリーさんの仲間としてのメンターの役割を楽しみました．それから2週間後の授業で，ソフィアさんは作業療法士のところに来て，補助教員よりも自分が次の授業にマリーさんに付き添って行っても良いかと尋ねました．作業療法士はこの提案を特別支援教育チームに持って行き，そして，チームはソフィアさんが消費者学の次の授業にマリーさんと一緒に行くことに同意しました．作業療法士は，マリーさんが休み時間に廊下でソフィアさんと交流する機会を持ったことをうれしく思いました．

結　論

　MOHOは，作業療法のすべての過程（例えば，スクリーニング，評価，介入，改善の追跡，終了計画など；AOTA, 2014）で，小児の作業療法士によって用いられるであろう．MOHOを用いることは，作業療法士が最善の実践と隊列を組んだ理論に導かれた作業療法のリーズニングによるアプローチを打ち立てる

ことを可能にする．MOHO を用いることは，小児の作業療法士が子どもの作業遂行と作業従事の制限あるいは抑制と結びついた複雑な要因に十分に取り組むことをもたらす．

MOHO の問題解決者：ジャック君

ジャック君は感覚処理の問題と書字の困難さのために，外来作業療法に処方されました．ジャック君の母親は，ジャック君の最近の完全な多職種評価を含むジャック君の学校記録を作業療法士に見せてくれました．彼の多職種評価には，作業療法士の報告が含まれていました．その報告書では，ジャック君の学校作業療法士は，ジャック君が平均的な視覚運動と視覚的知覚技能を持っていることと，彼は頻繁に課題から遠ざかっていることを示していました．その報告書はまた，ジャック君は，エビデンスに基づく書字カリキュラムを受けているにもかかわらず，学校で書くことによるコミュニケーションに苦労し続けているとも述べていました．最近，ジャック君は学業のニーズを判断するために広範囲にわたる検査を受けました．最初の作業療法を受ける前に，その作業療法士はジャック君とジャック君の母親に別々に面接を行いました．

ジャック君の母親との面接

最初の作業療法の前に，作業療法士はジャック君の母親と面接をしました．

作業療法士：外来作業療法を終了するために，あなたとジャック君はどんなことを望んでいますか．

ジャック君の母：ジャック君は書くことを嫌がっています．彼は自分の書くことがうまくいかないために自分のことを悪い人だと感じ始めています．彼は学校が大好きでしたが，今は学校に行かせるためにベッドから引きずり出さなければなりません．先生は，彼は注意の問題があると思っており，学校の作業療法士は感覚の問題があると思っています．彼はもう止めたい気分なのだと思います．彼は宿題を出すのを止めていますが，私は彼が教材を理解していると思っています．私は彼がもう一度学校を好きになって欲しいと願っています．

ジャック君との面接

作業療法士：ジャック君，お母さんはなぜあなたを私のところに連れて来たと思うの．

ジャック君：僕は手で書くのが嫌いなんです．書くのが下手なんだ．先生はいつも僕にやり直しさせるんだけど，それが嫌いなんだ．すごくつまんない．僕は筆記体には少し問題があるけど，みんなだって書くのはぐちゃぐちゃだ．僕はみんなと同じだと思うけど，先生は僕が全くうまくできていないと思っているんだ．僕は注意を向けられてないと思われているけど，ただ退屈なだけなんだ．

作業療法士：学校の作業療法士は，これまでにあなたと何かやりましたか．

ジャック君：練習だよ．僕たちはいつも練習してるんだ．それも大嫌いなんだ．休憩の時間も書いてるんだ．それから，僕がクラスに戻った時は走りまわりたいと思っているけども，それはできないんだ．僕はいつも1日中休みがないという問題の中にいるんだ．

ジャック君に MOHO を応用すること

作業療法士は，ジャック君と母親から得た情報から，MOHO に基づいた評価計画を開発しました．MOHO はジャック君の利点を見出すために，また，彼のニーズに優先順位づけるために用いられました．MOHO を用いる中で，ジャック君の作業療法介入の焦点は，読みやすく，書かれたコミュニケーションを高めることに厳格な焦点を当てることから，作業的存在としてのジャック君に

表 22-3　ジャック君の評価の知見

MOHO の概念	ジャック君に関する資料
作業同一性	ジャック君は強力な作業同一性を持っています．彼は息子でありきょうだいであるという親しめる家族の一員であることを明らかにしています．彼はまた，友人，野球のプレーヤー，昼のキャンプをする人，生徒の役割も明らかにしています．彼は「頭の良い家族」の一員であることに誇りを示しており，また，自分も頭が良いことを知っていることを披露しました．彼は化学の研究者かエンジニアになりたいと示しています．
作業有能性	一般的に，ジャック君は自分の役割の多くに作業有能性を経験しています．ジャック君は，彼が良い兄（妹と遊んだり，面倒を見るようなこと）と良い息子（母親と父親の言うことを聞く）になるためにする必要があり，そうすることができると感じています．ジャック君はまた，スポーツ（例えば，野球）や水泳をすることに関する有能感も表現しています．ジャック君は，自分の学校での遂行について話す時には，作業有能性に関連する肯定的な発言は少ししかありません．ジャック君はいつも「もっと頑張って」，「もっと上手に」と言われていると述べています．
遂行技能	**運動技能** ジャック君は指を滑らせることなく物を握ることができます．彼は，2つ以上の身体部位を協調させて，物を安定させたり操作することができます． ジャック君は筆記用具への力加減を調節したり段階づけることが少し難しいです．彼はノートの上の方に書くこととシャープペンシルで練習することが役立つかもしれません．ジャック君はまた，数分間の書字の後でも手が痛むかもしれないので，長く書く課題をするように求められた時には，手のストレッチのための休憩が役立つかもしれません． ジャック君は書いている時にスピードを調節することがやや難しいです．ジャック君は素早く書く傾向があり，ゆっくり書くには手がかりが必要です．素早く書く時には，ジャック君は文字を飛ばすことが多く，戻って記入するためには思い出させなければなりません． **処理技能** ジャック君は手書き課題を続けるためにある程度の励ましが必要です．ジャック君は，書く時には自分の話を論理的に順序立てます．彼はまた，論理的なやり方で文字の図形としての配置を完成させることができます．ジャック君は，ページ上に情報を空間的に配置することに多少の支援を必要とします．彼は時々，文字や言葉をそれらに合わないところに無理やり入れようとします．ジャック君は順行性の手がかり（例えば，「ページは終わりに近づいてきました．あなたは次の行に進みたいのでしょうね」）に対して，反応性の修正（例えば，「あなたは言葉を無理やり入れようとしました．今，私はそれが何を言っているのかわかりません．それを消しゴムで消して，次の行に移ってくれるかしら」）により良好な反応をします． ジャック君は，時々，課題の進行に関するフィードバック（例えば，ページに単語を並べること）に気づいて反応することに手がかりを必要とします．しかし，彼の注意がその状況に引きつけられる時には，彼はそれを独力で修正することができます． ジャック君は起こる問題を予想したりそれに反応して，自分の作業環境を変えることができます． ジャック君は書くことによるコミュニケーションに関連して起こる問題を予測し始めています．
意志	小児版意志質問紙は，最初の作業療法場面中にジャック君の意志を調べるために用いられました．ジャック君は，関わり続けること，課題に向かうこと，熟達の楽しみを表現すること，技能を練習することに躊躇的でした．
習慣化	書くことによるコミュニケーションについてのジャック君の習慣は十分に確立されていません．ジャック君は［彼の言葉によると］「その質問が好きだから」，ページの真ん中にあるワークシートから始めることもあります．ジャック君はまた，文字の形が崩れることも観察され，書くことの自動化が低下していることを示しています．
環境	ジャック君は今，1年生の最後の四半期にいます．ジャック君は読書と算数では上級のグループに入っています．ジャック君の教室には他に24人の子どもたちがいます．ジャック君は，緑色のフォルダーを使って学校との間で書類をやり取りしています．先生は，生徒たちが自分の机をきれいにするために週単位で時間を設定しています．ジャック君の机は，やや散らかっていることが多いようですが，これは他の子どもたちも同じです．ジャック君は教室での何人かの友だちを明らかにしました．彼は静かに作業をする時間中に友だちとおしゃべりをするために問題を起こすことがあります． 自宅では，ジャック君はいつも，母親が夕食の用意をしている時に，台所のテーブルで宿題をしています．

焦点を当てることへと拡大しました．

作業療法士は，ジャック君に関するより多くのデータをジャック君と母親から収集するための臨床的疑問のリストを考えました．作業療法士はまた，観察の枠組みとして小児版意志質問紙を用いました．

表22-3に，作業療法士のジャック君の評価から得られた知見を示す．

フォローアップの疑問：以下の疑問に答えるために上の事例を用いなさい．

1. 作業療法士がジャック君に関するもっと多くの情報を収集するために用いる他の小児のMOHO評価ツールは何でしょうか．付け加えられたツールは，作業療法士にどのような情報をもたらしますか．この情報は介入計画に対してはどのような情報をもたらすでしょうか．
2. 介入計画のためにMOHOに基づく作業療法士が環境について知りたい他の情報は何でしょうか．
3. 作業療法士が学校での手書きで書字を行うジャック君を支援するために，3つの推奨事項を説明しなさい．その推奨事項をMOHOの概念に合わせてみなさい．
4. ジャック君を支援するためにMOHOと一緒に用いることができる他の介入方法はどのようなものがありますか．

第22章のクイズ

1. 子どもに働きかける時に，MOHOに基づく作業療法士が用いる作業療法のリーズニングの過程について述べなさい．
2. 本章の最初のMOHOの問題解決者のリサさんの事例について，もっと情報を収集するために使うことができるMOHOに基づく臨床疑問のリストを挙げなさい．
3. MOHOの小児の評価法を3つ挙げ，それらが小児の作業療法士の実践でどのように用いられるかを述べなさい．

宿題

MOHOの概念を用いて，あなたが知っている子どものために臨床疑問のインタビューガイドを作りなさい．子どもに面接を実施しなさい．子どもの応答を記録しなさい．次に，あなたの疑問をどのように枠づけるかを考えて書きなさい．子どもに関するもっと多くの情報を得ることができる他のMOHOに基づく小児の評価法を考えてみなさい．

🔑 キーとなる用語

作業療法のリーズニング（therapeutic reasoning） ▶ 作業療法士が，子どもの立場から，作業同一性，作業有能性，意志，習慣化の認識を理解するために検討する過程である．加えて，作業療法士は，子ども自身に典型的に起こる環境の文脈における作業遂行に関係する子どもの見解を検討する．

臨床仮説（clinical hypothesis） ▶ 臨床仮説とは，子どもが作業遂行に困難を持つのはなぜかに関する作業療法士の説明である．

文献

American Occupational Therapy Association. (2014). Occupational therapy practice framework: Domain and process (3rd ed.). *The American Journal of Occupational Therapy, 68*(Suppl. 1), S1–S48. doi:10.5014/ajot.2014.682006

Anderson, S., Kielhofner, G., & Lai, J. (2005). An examination of the measurement properties of the Pediatric Volitional Questionnaire. *Physical & Occupational Therapy in Pediatrics, 25*(1), 39–57. doi:10.1080/j006v25n01_04

Ashburner, J., Rodger, S., Ziviani, J., & Jones, J. (2014). Occupational therapy services for people with autism spectrum disorders: current state of play, use of evidence and future learning priorities. *Australian Occupational Therapy Journal, 61*(2), 110–120. doi:10.1111/1440-1630.12083

Bagatell, N., Hartmann, K., & Meriano, C. (2013). The evaluation process and assessment choice of pediatric practitioners in the Northeast United States. *Journal of Occupational Therapy, Schools, and Early Intervention, 6*(2), 143–157. doi:10.1080/19411243.2012.750546

Basu, S., Kafkes, A., Schatz, R., Kiraly, A., & Kielhofner, G. (2008). *A user's manual for the Pediatric Volitional Questionnaire* [Version 2.1]. Chicago: MOHO Clearinghouse, Department of Occupational Therapy, College of Applied Health Sciences, University of Illinois at Chicago.

Bazyk, S., & Cahill, S. (2015). School-based occupational therapy. In J. Case-Smith & J. O'Brien (Eds.), *Occupational therapy for children* (7th ed., pp. 664–703). St. Louis, MO: Elsevier.

Bowyer, P., Kramer, J., Kielhofner, G., Maziero-Barbosa, V., & Girolami, G. (2007). The measurement properties of the Sort Child Occupational Profile (SCOPE). *Physical & Occupational Therapy in Pediatrics, 27*(4), 67–85. doi:10.1080/J006v27n04_05

Bowyer, P., Ross, M., Schwartz, O., Kielhofner, G., & Kramer, J. (2005). *The Short Child Occupational Profile (SCOPE)* [Version 2.1]. Chicago: Model of Human Occupation Clearinghouse, Department of Occupational Therapy, College of Applied Health Sciences, University of Illinois at Chicago.

Cahill, S., & Lopez-Reyna, N. (2013). Expanding school-based problem-solving teams to include occupational therapists. *Journal of Occupational Therapy, Schools, and Early Intervention, 6*(4), 314–325. doi:10.1080/19411243.2013.860763

Coster, W. (1998). Occupation-centered assessment of children. *The American Journal of Occupational Therapy, 52*(5), 337–344. doi:10.5014/ajot.52.5.337

Fisher, A. (2013). Occupation-centered, occupation-based, occupation-focused: Same, same, or different? *Scandinavian Journal of Occupational Therapy, 20*(3), 162–173. doi:10.3109/11038128.2012.754492

Forsyth, K., & Kielhofner, G. (2008). Therapeutic reasoning: Planning, implementing, and evaluating the outcomes of therapy. In G. Kielhofner (Ed.), *Model of Human Occupation: Theory and application* (pp. 143–154). Baltimore, MD: Lippincott Williams & Wilkins.

Hemmingsson, H., Egilson, S., Hoffman, O., & Kielhofner, G., (2005). *School Setting Interview (SSI)* [Version 3.0]. Nacka, Sweden: Swedish Association of Occupational Therapists.

Hemmingsson, H., Kottorp, A., & Bernspang, B. (2004). Validity of the School Setting Interview: An assessment of the student-environment fit. *Scandinavian Journal of Occupational Therapy, 11*(4), 171–178. doi:10.1080/11038120410020683

Humphry, R. (2002). Young children's occupations: Explicating the dynamics of developmental processes. *The American Journal of Occupational Therapy, 56*(2), 171–179. doi:10.5014/ajot.56.2.171

Keller, J., Kafkes, A., Basu, S., Federico, J., & Kielhofner, G. (2005). *The Child Occupational Self-Assessment (COSA)* [Version 2.1]. Chicago: Model of Human Occupation Clearinghouse, Department of Occupational Therapy, College of Applied Health Sciences, University of Illinois at Chicago.

Keller, J., Kafkes, A., & Kielhofner, G. (2005). Psychometric characteristics of the Child Occupational Self-Assessment (COSA), Part 1: An initial examination of psychometric properties. *Scandinavian Journal of Occupational Therapy, 12*(3), 118–127. doi:10.1080/11038120510031752

Keller, J., & Kielhofner, G. (2005). Psychometric characteristics of the Child Occupational Self-Assessment (COSA), Part 2: Refining the psychometric properties. *Scandinavian Journal of Occupational Therapy, 12*(4), 147–158. doi:10.1080/11038120510031761

Kielhofner, G. (2008). *Model of Human Occupation: Theory and application* (4th ed.). Baltimore, MD: Lippincott Williams & Wilkins.

Kiraly-Alvarez, A. (2015). Assessing volition in pediatrics: Using the Volitional Questionnaire and the Pediatric Volitional Questionnaire. *Open Journal of Occupational Therapy, 3*(3), Article 7. doi:10.15453/2168-6408.1176

Kramer, J., Bowyer, P., O'Brien, J., Kielhofner, G., & Maziero-Barbosa, V. (2009). How interdisciplinary pediatric practitioners choose assessments. *Canadian Journal of Occupational Therapy, 76*(1), 56–64. doi:10.1177/000841740907600114

Lee, J. (2010). Achieving best practice: A review of evidence linked to occupation-focused practice models. *Occupational Therapy in Health Care, 24*(3), 206–222. doi:10.3109/07380577.2010.483270

Lee, S., Taylor, R., Kielhofner, G., & Fisher, G. (2008). Theory use in practice: a national survey of therapists who use the Model of Human Occupation. *The American Journal of Occupational Therapy, 62*(1), 106–117.

Miller Kuhaneck, H., Tanta, K., Coombs, A., & Pannone, H. (2013). A survey of pediatric occupational therapists' use of play. *Journal of Occupational Therapy, Schools, & Early Intervention, 6*(3), 213–227. doi:10.1080/19411243.2013.850940

O'Brien, J., Asselin, E., Fortier, K., Janzegers, R., Lagueux, B., & Silcox, C. (2010). Using therapeutic reasoning to apply the Model of Human Occupation in pediatric occupational therapy practice. *Journal of Occupational Therapy, Schools & Early Intervention, 3*, 348–365. doi:10.1080/19411243.2010.544966

Spencer, K., Turkett, A., Vaughan, R., & Koenig, S. (2006). School-based practice patterns: A survey of occupational therapists in Colorado. *The American Journal of Occupational Therapy, 60*(1), 81–91. doi:10.5014/ajot.60.1.81

第Ⅴ部
人間作業モデルでの実践

第23章

職業リハビリテーションのための人間作業モデルの応用

Jan Sandqvist and Elin Ekbladh
野藤弘幸・訳

期待される学習成果

本章を読み終えると，読者は以下のことができる．

1. 仕事の能力や機能の評価は，作業療法士にとってはそれぞれの焦点が異なるいくつかの評価法の使用が求められるという複雑な課題であること．
2. 仕事の能力を評価し，介入を検討するにあたって，評価者は個人と同様に環境にも焦点を当てるべきであること．
3. 人間作業モデル（MOHO）に基づく評価法は，介入計画の過程で重要な支援であること．
4. MOHOは，評価結果の解釈のための独自の理論的基礎を提供し，作業療法のリーズニングに対する情報を得てのアプローチにおいて，使用者が仕事に関連する異なる要因を統合するのを支援すること．

作業療法と職業リハビリテーション

日常生活は，様々な作業が求める活動の遂行に従事することから成り立っている（Harvey & Pentland, 2004）．作業の概念は，作業療法の実践，理論の開発，そして研究における中心となる位置づけを持っている．作業は行うことと関係しているが，この領域におけるこの概念の確固たる定義はない．作業療法における作業は，遊び，身辺処理，**仕事**（有給，無給を問わず）の領域におけるすべての作業に関わっているものの，他の学問領域では，作業はしばしば賃金労働と言われている（Persson, 2001）．作業を行うことは，以下の3つのレベルに細分化される．それらは，作業参加，作業遂行，技能である．「作業参加」とは，遊び，身辺処理，仕事への全体的な従事を指し，個人の社会文化的文脈の一部であり，自分の幸福のために求められるものであり，必要とされることである．「作業遂行」とは，特定の作業の部分である課題を行うことを指し，「技能」は，作業遂行の中で実行される観察可能な合目的的活動である（Kielhofner, 2008）．

実際の作業遂行は，個人，個人が従事する作業，そしてその環境の特徴の間の交流に依存している（Law & Baum, 2005）．

生活上の様々な活動を遂行する人間の能力は，作業療法の中心であり（Law, 1995, Smith, 1992），これらの活動の1つが仕事である（Brintnell, Harvey-Krefting, Rosenfeld, & Friesen, 1998）．では，「仕事」とは何だろうか．「仕事」という言葉は，通常，有給の雇用を意味している．その反対の言葉が，遊び，休息，自由時間，レクリエーションである（Wilcock, 1998）．しかし，仕事に1つだけの定義をすることは必要なことでも，望ましいことでもない．仕事の多様な定義が，違った目的や状況のために用いることができる（Karlsson, 1986）．Karlssonは「仕事は必要なことを行うことである」という仕事の幅広い定義を示している（Karlsson, 1986, p.119）．このように，この幅広い定義は，仕事が家事の務めのように，有給の雇用外になされる仕事も含まれている．人間の有給の雇用は，家事の状況によって大きく影響されるに違いない．例えば，家族から多くの期待

を持たれている人は，特定の家事にいそしむことを重視するであろう．それゆえ，クライアントの仕事の機能状態を評価する際には，支払いを受けての雇用と同様に家事のような生活上の他の義務の両者ともに，人の仕事量のすべてを考慮することが常に重要である．

仕事は，人々の毎日の生活において中心的で，価値ある役割を満たし（Brown et al., 2001），睡眠を除いて，成人の生活の1日のほとんどの時間を費やす活動である（Harvey & Pentland, 2004）．働くことは，社会的に受け入れられるようなやり方で，社会に参加する能力を意味することから，経済的可能性と象徴的機能という形において，実践的目的を持っている．1940年代初期に，Marie Jahoda（1942）は仕事の誘因に関する研究を実施した．彼女は，仕事に経済的報酬を除く他の重要な意味を見出していた．すなわち，時間のやりくりの方法の構造を提供すること，家族以外の他人との毎日の社会的接触を提供すること，社会的地位や同一性を与えること，共通する努力の部分を担う可能性を提供することなどであった（Jahoda, 1942）．仕事が単に経済的意味以上の他の意味を持つという彼女の知見は，21世紀初頭にあっても依然として意味があるものである（Brown et al., 2001；Ekbladh et al., 2010；Lindin, Roos, & Björklund, 2007；Polanyi & Tompa, 2004；Svensson, Müssener, & Alexanderson, 2006）．仕事は，職場での社会的交流がうまく機能状態にある結果，個人にとって肯定的な健康の意味を持つことができ（Lindin et al., 2007；Polanyi & Tompa, 2004），そして，勤労者の役割は，個人の同一性，意味の認識，そして，生活の満足度に著しく貢献している（Brown et al., 2001；Ekbladh et al., 2010；Svensson et al., 2006）．

仕事の概念は，20世紀初頭に専門職として生まれて以来，作業療法の理論と実践の根底をなすものである（Brintnell, 1998；Harvey-Krefting, 1985；Holmes, 1985；Jacobs, 1991；Lohman & Peyton, 1997；McCracken, 1991；McCuaig & Iwama, 1989；Schmidt & Walker, 1992）．さらに，作業療法という用語は，障害を持つ勤労者のリハビリテーションに働きかける専門職を指している（Brintnell, 1998）．例えば，Karen Jacobs（Jacobs, 1991）は次のように述べている．

仕事は，作業療法の哲学と実践における核心である．最も広い認識において，仕事は生産的活動として，作業療法のほぼすべての関心事である（p11）．

直近の数十年間は，高いレベルの病休と障害年金の結果，ある人の**仕事機能状態**[1]がけがや病気によって低下する時に，職業リハビリテーションに対する大きなニーズがあることを示している（Hansen, Edlund, & Bränholm, 2005；Hansen, Edlund, & Henningsson, 2006；Marnetoft, Selander, Bergroth, & Ekholm, 2001；Selander & Marnetoft, 2005；stubbs & Daner, 2005；WHO, 2000）．個人の仕事に対する能力が低下すると，個人と社会の双方への社会的で経済的な影響がある．それゆえ，仕事機能状態の減少は，医学的問題だけでなく，社会経済的問題でもある（Hansen et al., 2006, Kielhofner, 1993；Lechner, Roth, & Straaton, 1991；Marnetoft et al., 2001；McCracken, 1991）．

職業リハビリテーションは，機能障害を持つ人々が最も可能な機能的能力の回復と維持を支援する医学的，心理学的，社会的，職業的介入を提供するものである．このタイプのリハビリテーションはまた，ある人がある職を見つけ，それを得て，それに留まる状況を作り出す．「職を得て，留まること」の目的は，雇用市場の状況との関連からみなされなければならない．機能障害は個人の能力に従って変化するため，サービスと適性はクライアントの多様なニーズに対して仕立て上げられる必要がある（Höök & Grimby, 2001；Vahlne, Bergroth, & Ekholm, 2006）．職業リハビリテーションは複雑な過程であり，クライアントは別にして，しばしば様々な専門職とリハビリテー

---

[1] 本章では，*仕事機能状態*は，仕事に関連する機能状態のすべての形態を包含する用語であり，身体，個人，社会のレベルという，異なる側面とレベルにおける機能状態を含んでいる．

ション関係者が含まれる．就業した者に対する職業リハビリテーションの経過に通常参加するリハビリテーション関係者には，雇用者，医療専門職，社会保険局の係官が含まれる．非就業者には，上に名前をあげた関係者と共に，公共就労サービス局の代表者と，時には社会サービスのソーシャルワーカーが職業リハビリテーション過程に参加する（Jakobsson, Bergroth, Shüldt, & Ekholm, 2005）．

作業療法士は，仕事機能状態が低下した人々の評価とリハビリテーションを通して，職業リハビリテーション過程で主要な役割を取ることができる（Deen, Gibson, & Strong, 2002；Gibson & Strong, 2003；Holmes, 1985；Jundt & King, 1999；Keough & Fisher, 2001；Lysaght, 2004）．仕事復帰や失業予防を促進するために，多重学際的な介入の利用は必須である．この領域では，作業療法士はリハビリテーションの過程に価値ある貢献をすることができる（Jackson, Harkess, & Ellis, 2004；Keough & Fisher, 2001；Thurgood & Frank, 2007）専門職グループの代表である（Gobelet, Luthi, Al-Khodairy, & Chamberlain, 2007）．

仕事機能状態の評価

個人の仕事機能状態を十分に理解するために，個人の仕事の遂行の効率性と適切性を評価するだけでは不十分である．なぜその人がある特定のやり方で機能しているのかを見つけ出すことも必要である．これらの疑問に対する答えを見つけるために，考えられなければならないいくつかの要因がある．これらの要因には，人的，環境的，時間的なことがある（Sandqvt & Henriksson, 2004）．

*人的要因*は，身体的と心理的な両者である．研究では多数の人的要因の影響が明らかにされてきた．さらに，多数の環境的要因が個人の仕事機能状態に影響している（Corner, Kielhofner, & Lin, 1997）．それらは2つのグループに分けられる．仕事の生活に関連する*環境的要因*と私生活に関連する環境的要因である（表23-1）．人的要因と環境的要因を評価することで，評価者は個人の現在の仕事状況により良い理解が得られるであろう．しかし，働くための個人の能力は，*時間的要因*によっても影響を受けるであろう（表23-1）．クライアントの過去の経験と将来の期待もまた，クライアントの現在の仕事状況に影響を与えうる．クライアントの以前の仕事経験，職業歴，教育，その他の生活経験は，その人の現在の仕事の能力に大きく影響している（Kaplan & Kielhofner, 1989；Söderback & Jacobs, 2000）．従業員を評価する時に，評価者にとって大切なことは，その人の将来の仕事状況やより大きな生活目標への希望と予想，そして，その人自身の将来の仕事機能状態についての信念を考慮することである．ある職場の絶えざる変化の要求や労働市場の

表23-1 仕事機能状態のICFとの比較

仕事機能状態	ICF
仕事参加[a]： 社会の中で，勤労者役割を果たし，仕事の地位を獲得するか，維持または保持する能力と可能性．	参加（社会的レベル）
仕事遂行[a]（仕事技能を含む）： 異なる仕事活動や課題を満足して取り扱い，実行する能力．	活動（個人的レベル）
個人的能力[a]： その人に仕事課題と活動を遂行することを可能にする異なる身体的，心理的属性である．例えば，筋力，可動性，感受性，記憶，心肺機能．	身体機能と構造（身体レベル）

[a]仕事機能状態
Sandqvist & Henriksson, 2004 より．

一般的な状態（Kielhofner et al., 1999；Westmorland, Zeytinoglu, Pringle, Denton, & Chouinard, 1998）はまた，個人の将来の仕事の見通しに影響する．

仕事機能状態の評価は，多くのレベルに対するある人やその人の全体の生活状況に影響する（Kielhofner, 1993；Lechner et al., 1991）．Kielhofner（1993）は，信頼できる仕事機能状態の評価がなぜ重要なのかを以下のように説明した．

> ……機能評価は，ある人がどんな自由を持つのか，もしくは持たないのか，どんな役割を担うのか，どんな活動をするのか，そして，どんな利益や資源を受けるのかを決めるために，頻繁に用いられる（p.248）.

仕事機能状態がいくつかの要因間の関係に関する多面的な概念であることから，なぜその理解を得ることは問題があるのかにはいくつかの理由がある．Sandqvist と Henriksson（2004）は，仕事機能状態にいくつかの要因を見出している．すなわち，(1) **仕事への参加**は社会と関係し，(2) **仕事の遂行**は個人と関係し，(3) **個人的能力**は身体的と心理的な機能状態と関係するという．機能状態の次元はまた，国際生活機能分類（ICF）（WHO, 2001；表 23-1）とも関連している．ICF は健康の重要な構成要素として，人の機能状態と障害を説明するための統一用語と枠組みを提供している．それは，ある人の生活状況に従って機能状態と障害を分類する．ICF は情報を 2 つの次元に組織立てている．それらは心身機能と構造，そして活動と参加である．心身機能と構造の次元は，身体システムの身体的および心理的機能と，臓器，四肢，それらの構成要素といった身体の解剖学的部分をさす．活動と参加の次元は，個人による課題や活動の遂行と，多様な生活領域において機能するためのその人の能力をさす（WHO, 2001）．

さらに，以下のような様々な概念的枠組みで提示される異なる次元の機能が浮かび，関連づけられる可能性がある．つまり，(a) 仕事関連評価法（Innes & Straker, 1998a），(b) Lohman と Peyton による概念的実践モデル（すなわち，医学モデル，前職業モデル，生物心理社会モデル）（Lohman & Peyton, 1997），(c) WHO の ICF（WHO, 2001），(d) 人間作業モデル，(e) 特定化されたリハビリテーション領域である（表 23-2）．

仕事評価は複雑であるために，仕事評価の概念を超えた混乱がある．混乱を引き起こす概念の 1 つに*仕事能力*がある（Franche & Krause, 2002；Innes & Straker, 1998a, 1998b）．Tengland（2006）は，仕事能力の概念の分析において，主として健康の展望から，仕事能力は*一般の仕事能力*と*特定の仕事能力*に分けることができると提案している．*一般の仕事能力*とは，受け入れられる仕事環境において，同年齢で同性であればどの人も処理できるどんな種類の仕事をも遂行するある人の能力をさす．*特定の仕事能力*とは，受け入れられる仕事環境において，特定の仕事で求め

表 23-2 異なる概念的枠組みの概念の比較

仕事関連評価法 ―個人的要因	概念的実践モデル	ICF	人間作業モデル	リハビリテーション領域
役割	生物心理社会的モデル	参加（社会的レベル）	参加	職業リハビリテーション
活動，課題，技能	職業前モデル	活動（個人的レベル）	遂行（技能を含む）	職業前リハビリテーション
身体システム	医学モデル	身体機能と構造（身体レベル）	遂行能力	医学的リハビリテーション

られることを処理する能力をさす．さらに，Tenglandは，仕事能力は受け入れられる環境と関係する個人と結びつけてとらえることができると指摘している．Tengland（2006）によると，仕事能力を，その人の中のどこかに置かれたものとして，また，仕事の能力がある人が医療保険システムの補償が与えられるかどうかを決定するものとして理解することが理にかなっているとされている．仕事環境は，個人の外側のどこかにあるものと考えられ，仕事に関連する行為のプラットフォームを作り出す．

仕事機能状態を評価するにあたり考慮に値する他の概念は，*雇用される能力*である．雇用される能力とは，人がキャリアの機会を明らかにし，認識することを可能にする仕事に特化した積極的な適応性の1つの形として概念化されている（Fugate, Kinicki, & Ashfort, 2004）．雇用される機会があるということは，その人に対して実際の雇用を保障するものではないが，この概念は雇用を得るその人の可能性に焦点を当てる．ある人は，個人要因を効果的に扱い，環境の要請を処理することができる範囲で雇用されることができる．Fugateら（2004）は，仕事の状況に対するその人の適応において，その人の特性の影響に大きな重要性があることを付け加えている．Fugateら（2004）によると，雇用されうる能力は3つの構成要素の次元からなり，それらは*キャリア同一性*，*個人の適応性*，*社会と人の資本*である．

*キャリア同一性*は，ある人のキャリアの経験と野心を示し，以下の側面を含むであろう．つまり，目標と希望と恐れ，価値と信念と基準，交流の様式である．キャリア同一性とは，特定の仕事の文脈において，人々がどのように自分を定義するかをさす．

*個人の適応性*とは，仕事の状況において，変化する要求に適応するその人の能力をさす．

*社会と人の資本*とは，社会的ネットワーク（すなわち，職場）に固有な善意と，その職場で機会を認識する独自の資源を使う被雇用者の能力をさす．人の資本の要因には，年齢と教育，仕事経験と訓練，そして，認知能力が含まれる．

Tengland（2006）と同じく，Fugateら（2004）は，雇用される能力の概念が個人の特性と密接に結びついていると主張している．しかし，広い見方をすれば，個人の仕事の能力と同様に雇用される能力が，評価時に存在する文脈的状況によって影響されると論じることは理にかなっている．

一般的な仕事能力，特定の仕事能力，そして，雇用される能力が相互に関連し，他の概念的枠組みや概念との関係を整理することは可能だろうか．そのような試みとして，表23-3は，仕事機能状態の概念とその評価との関係に関するさらなる検討のための基礎として役立てるために作成された（Sandqvist & Henriksson, 2004）．

作業療法実践における評価

作業療法は，価値を置く作業に従事するクライアントの能力を最大限にすることを目的としている．構造化された理論的方法で，作業療法士がクライアントの困難さを概念化し，介入を形づくって評価する理想的なやり方は，概念的実践モデルを用いることである（Duncan, 2006）．作業療法における概念的実践モデルは，作業をどのように選択し，経験し，従事するのかというクライアントの作業上の問題を説明することに焦点を当てている．作業の問題を説明でき，実践を導くことができるためには，モデルは学際的基盤の上に打ち立てられる必要があり，モデルを実践へ適用することを支援する技術を持ち，研究を通して検証されなければならない．モデルが取り組む現象に関するデータが収集され分析される形にある評価法は，モデルを実践に適用するための重要な方法である（Kielhofner, 2004）．作業療法における評価の道具は，臨床決定を改善するために用いられる．評価の道具により収集された情報は，作業療法士が介入計画と成果の評価を支援し，作業療法士がクライアントにとって特有な個人として最も互換性があり効果的な介入を選択することに関するリーズニングにクライアントを含めることをできることを可能にする．このように，効果的な作業療法を提供する上では，妥当な評価過程が不可欠である（Dunn, 2005）．

表23-3 いくつかの概念的枠組みとの関係における一般の仕事能力，特定の仕事能力，雇用される能力

仕事機能状態の次元	クライアントの遂行のレベルを説明する概念	環境	収入を失うことに対する社会からの経済的代償	ICF
仕事への参加[a]：社会の中で，勤労者役割を果たし，仕事の地位を獲得したり，または維持や保持するその人の能力と可能性．	雇用される能力	通常の労働市場	失業保障	参加（社会的レベル）
仕事の遂行[a]（仕事技能を含む）：異なる仕事活動や課題を満足に取り扱い，実行する能力．	特定の仕事能力 一般の仕事能力	実際的な，あるいは現実的な職場 人工的な仕事の文脈	医療保障	活動（個人的レベル）
個人的能力[a]：仕事課題と活動を遂行することを可能にする異なる身体的，心理的属性である．例えば，筋力，可動性，感受性，記憶，心肺機能．	仕事の能力	クリニック（医学的リハビリテーション）	医療保障	身体機能と構造（身体レベル）

[a]仕事機能状態

職業リハビリテーションにおける評価

評価は，職業リハビリテーションにおいては至るところにあり，復職の過程では重要な役割を果たしている（Gobelet et al., 2007；Matheson, Kaskutas, McCowan, & Webb, 2001）．評価は，障害を持つ人々が仕事を見つけ，戻り，留まることを支援するという目的がある（Jackson et al., 2004）．実際に，クライアントに対する多くの介入は，何らかの評価の道具からもたらされる情報に基づいている（Matheson, 2001；Pransky & Dempsey, 2004；Strong et al., 2004）．評価は，通常，評価の道具（公式的評価法）を使って組織化されたやり方で収集された情報の収集，評価，分類を含んでいる．このような情報を収集する方法やツールには，観察，面接，自己報告がある（Law & Baum, 2005）．客観的評価法は外側から見た仕事能力の評価であり，多くは専門職の観察によって収集される．主観的評価法は内部からの仕事能力の評価であり，情報の多くは自己報告や面接により収集される．最適には，客観的評価法と主観的評価法が組み合わされて，職業リハビリテーションの評価に用いられなければならない（Sandqvist & Henriksson, 2004；Shaw, Segal, Polatajko, & Harburn, et al., 2002）．

次に，評価の道具とは何なのかということである．ここでは，評価者がデータを収集し，情報を解釈するために用いる手段としての道具と定義することができる（Law & Baum, 2005；Polit & Beck, 2004）．評価の道具は，それらが首尾一貫して適用され，妥当で信頼できる情報を収集できることを確実にするよう開発されて検証されている（Law & Baum, 2005）．

職業リハビリテーションにおける評価の道具は，私

たちに広範囲の物事を伝える．それらは，仕事についての個人の信念と期待や個人がどのように仕事課題を遂行するかといったことから，クライアントに対する仕事場面の要請にまでまたがっている（Corner et al., 1997；Ekbladh, Haglund, & Thorell, 2004；Kielhofner et al., 1999；Linddahl, Norrby, & Bellner, 2003；Sandqvist, Törnquist, & Henriksson, 2006；Velozo et al., 1999）．しばしばこの情報は数値として表現され，客観的で信頼が置けるようにもたらされる．概念を数値に変換することはまた，専門家の解釈の必要性を生み出し，情報に何らかの権威を与える．これらの質は，評価者を評価の道具を信頼でき，有用な情報に頼るように導いていく．

職業リハビリテーション専門職は，評価の道具をクライアントのための介入の経過を開発するために用いる（Matheson, Isernhagen, & Hart, 1998；Pransky & Dempsey, 2004）が，エビデンスは，一貫性のない評価による実践が仕事に関連する評価法の計画，実施，解釈と結びついた問題を起こすことを示している（Travis, 2002）．正確な評価は，障害を持つ勤労者が適した雇用に戻ることや，他の適切な介入を受けることを支援する．信頼がなく，不適切な評価の道具は，リハビリテーション過程を難しいものにし，勤労者，その雇用者，そして社会に対して直接的でも，潜伏してもいる健康の問題と社会経済的結末を引き起こす（Lechner et al., 1991；Matheson, 2001；Travis, 2002）．評価過程の首尾一貫性と評価結果の正確さを改善するために，リハビリテーション専門職は妥当で，信頼でき，有用な評価道具を用いるべきである（Innes & Straker, 1999a, 1999b；Pransky & Dempsey, 2004；Schult, Söderback, & Jacobs, 2000；Travis, 2002）．

仕事に関連する評価の適切な心理測定的特性

仕事に関連する評価道具における本質的な心理測定的特性は，*妥当性*，*信頼性*，そして*有用性*である（Innes & Straker, 2003）．ある道具が妥当もしくは信頼できる受け入れられる確実性を主張できるためには，妥当性と信頼性のいくつかの異なった様式を検討することが必要である（Innes & Straker, 1999a；1999b）．

妥当性は，ある道具が測定すると意図していることを測定している程度である（Dimitrov, Rumrill, Fitzgerald, & Hennessey, 2001；Gross, 2004, Innes & Straker, 1999a；McDowell & Newell, 1996；Polit & Beck, 2004）．一般的な用語では，妥当性とは，評価が正確で意味のある解釈へと導く範囲をさす（Dimitrov et al., 2001）．妥当性とは，ある評価法の結果とそれらがどのように解釈されるかを指し，道具そのものではない（Innes & Straker, 1999a；Sim & Arnell, 1993）．適切な課題を遂行する仕事に復帰するための障害を持つ勤労者の能力をうまく決定することは，評価結果の妥当な解釈に基づくものである（Innes & Straker, 1999a）．妥当性は評価道具の最も重要な特性と考えられている（Benson & Schnell, 1997；Clark & Watson, 1995；Dimitrov et al., 2001）．さらに，一事例研究は評価法の妥当性を決定するには不十分である．このことは，妥当性の様々な様式の複数の研究が求められることを意味している（Benson & Schnell, 1997；Innes & Straker, 1999a；McDowell & Newell, 1996）．妥当化は継続した過程と考えられている．このように，道具が時間を超えて妥当であり続けるためには，その妥当性は定期的に再確立されなければならない（Benson & Schnell, 1997）．

妥当性のすべての形式は仕事関連の評価にとって適切である（Innes & Straker, 1999a）．しかし，妥当性の様々な形式のうち，*表面，内容，構成概念，基準関連（予測的と併存的）*の妥当性は，最も適切であると判断されてきている（Gross, 2004；Innes & Straker, 1999a；Velozo, 1993）．

*表面的妥当性*は，評価法が測定しようと意図しているものを測定していると見える時のエビデンスである（Innes & Starker, 1999a；Polit & Beck, 2004；Portney & Watkins, 1993）．ある評価法の全般的な目的に対して，ある道具が一般的に適切であるとみ

られることである（Innes & Straker, 1999a）．表面的妥当性は，その評価法を検討し，それが特定の評価の領域を代表しているかどうかの合意に到達する専門家のパネルやグループによって確立される（Dane, 1990）．さらに，表面的妥当性はまた，検査結果のクライアント，作業療法士，雇用者といったテスト結果を利用する者によっても確立される（Innes & straker, 1999a）．表面的妥当性は最も基本的で，厳密さが最も小さい妥当性の形式と考えられており，ある道具が十分な表面的妥当性を持つかどうかのためには，統計学的測定や標準はない（Dunn, 1989；Portney & Watkins, 1993）．しかし，いくつかの質的な解釈は，表面的妥当性が良好か，中等度か，弱いかを示すことができる（Innes & Straker, 1999a）．したがって，ある道具の表面的妥当性というエビデンスがあるだけでは不十分である．妥当性の他の形式も，ある道具の妥当性を決定するために確立されなければならない．しかし，ある評価道具に対する表面妥当性を確立することは重要である．そうでなければ，その道具の使用者は，その道具が無関係で不適切なものと思うであろう（Innes & Straker, 1999a；Portney & Watkins, 1993）．

*内容的妥当性*は，評価法の項目がその道具が測定しようと意図している評価領域を代表しているかの程度である．内容的妥当性は通常，目的とその内容，つまり評価項目の関係を検討するエキスパートのパネルによって確立される（Johnson et al., 1992；Thorn & Deitz, 1989）．内容的妥当性は通常，統計的測定によって示されるものではなく，むしろ，エキスパートの判断によって推定される（Dunn, 1989）．内容的妥当性は，疑問とされる評価領域が代表する評価項目のサンプルがそのテストと結びついているかどうかを考えることである（Innes & Straker, 1999a）．内容的妥当性のレベルは表面的妥当性と同様な方法で考えることができる．すなわち，道具の評価領域との関係において特定の項目を内容のエキスパートがレビューすることで，同意に従って表面的妥当性のレベルが良好か，中等度か，弱いかということである．内容的妥当性は構成概念妥当性と基準関連妥当性のための事前に要求されるものと考えられており，一般的には，これらの前に確立される必要がある（Thorn & Deitz, 1989）．

*構成概念妥当性*とは，道具の項目が理論的構成概念を正確に測定する範囲をさす（Innes & Straker, 1999a；McDowell & Newell, 1996；Polit & Beck, 2004）．構成概念妥当性を決定する単一の方法はなく，しばしば数多くの研究がエビデンスの蓄積を提供するために必要とされる（Innes & Straker, 1999a；McDowell & Newell, 1996）．いくつかの方法が構成概念妥当性のエビデンスを収集するために用いられる．それらは，*因子分析*（factor analysis：FA）（Clark & Watson, 1995；Innes & Straker, 1999a；McDowell & Newell, 1996, Polit & Beck, 2004），*主成分分析*（principal component analysis：PCA）（Henningsson, Sundbom, Armelius, & Erdberg, 2001），*ラッシュ測定モデル*（Benson & Schell, 1997；Fischer, 1993；Velozo et al., 1999）である．良好な構成概念妥当性を示すことは，多様な母集団や状況を超えて，より大きな一般化を可能にする（Innes & Straker, 1999a）．

*基準関連妥当性*は，*併存的妥当性*と*予測的妥当性*からなる．基準関連妥当性は，新しい評価の道具が，(1) 他のいくつかの価値ある道具（「ゴールドスタンダード；規範となるもの」）によってもたらされた評価の結果（すなわち，*併存的妥当性*），(2) 復職するといったような外的基準（すなわち，*予測的妥当性*）と関連することによってもたらされる評価の範囲のことである．評価される新しい評価道具の結果は，選択された基準の結果と比較され，相関をみられる．これは，妥当性の検証と最も客観的な実践的なアプローチと考えられている（Inners & Straker, 1999a）．

妥当性は，正確で意味ある解釈を可能にする最も重要な評価の道具の特性と考えられているが，道具もまた正確で首尾一貫したものでなければならない（すなわち，信頼できる）（Dimitrov et al., 2001）．信頼性は，測定しようと計画された属性をある道具が測定している首尾一貫性と確かさの程度である（Gross, 2004；Innes & Straker, 1999b, McDowell &

Newell, 1996；Polit & Beck, 2004；Streiner & Norman, 2003；Thorndike, 1987）．ある評価の道具の信頼性は，クライアントを評価し，ある介入の効果を評価し，将来の介入を計画する時に，臨床家にとって極めて重要である．もし，評価法が信頼できれば，次に，時間の経過によるクライアントの遂行における記録された変化は真の改善もしくは低下によるものとなろうし，測定誤差によるものではない（Innes & Straker, 1999b）．

信頼性にはいくつかの形式があり，仕事に関連する評価法と関連する最も共通する形式は，*再テスト信頼性*と*検者間信頼性*である（Innes & Straker, 1999b）．*再テスト信頼性*は，ある評価が行われてからもう一度行われるまでの評価の道具の首尾一貫性を決定することである．これは，評価される特性が評価の間の時間で変化しないという前提が想定されている．*検者間信頼性*は，同じ現象，例えばクライアントを数名の評定者が評価した間の変動を検証することである（Gross, 2004；Innes & Straker, 1999b）．

さらに，遂行の評価で非常に重要な道具の特性は，*有用性*（役立つこと）である（Matheson, Gaudino, Mael, & Hesse, 2000）．*有用性*は，その正確さ，役に立つこと，有効性，実際性，実施の容易さ，柔軟さといった点で，使用者にとっての道具の全体的価値を代表している（Innes & Straker, 2003；Matheson et al., 2000）．

MOHOに基づく仕事関連の評価道具

仕事の障害を持つクライアントの評価のためには，評価される個人と全体としての社会の両者にとって，適切で信頼できる方法が重要である．最小のリハビリテーションの資源を用いてクライアントを適切な介入へと導くためには，堅固で正確な仕事の評価が必要である（Innes & Straker, 1998b；Lechner et al., 1991；Matheson et al., 1998；Timpka, Hensing, & Alexanderson, 1995）．

それぞれの仕事の評価道具は通常，特定の焦点を持っているため，1つの道具が一般的にクライアントの仕事機能状態に含まれる多様な要因のすべてに取り組むことはない．したがって，評価者はいくつかの道具を結びつけて使用すべきである．このことは，評価者がそれぞれの特定の道具が提供するものは何か，そして，それぞれの限界は何かを理解しなければならないことを意味している．大部分の状況において，クライアントが直面している仕事に関連する問題のすべてを1つの道具が取り組むことはなく，評価者はそれとともに他の道具を使うように求められる．特定の目的と，特定の道具の限界により，クライアントの利点と欠点をより完全に正しく理解するために，広範な見方からクライアントの仕事機能状態を考える方法論を道具に組み入れるべきである（Sandqvist & Henriksson, 2004；Shaw et al., 2002）．

クライアントの仕事機能状態の適切な評価法は次のように特徴づけられる．

- 多様なデータ源の利用（例：クライアント，雇用者，同僚，他の健康専門職，または評価の担当者）
- 複数のデータ収集法の利用（例：面接，観察，データ収集のための異なる評価道具を用いた測定）
- 収集されたデータのトライアンギュレーション

複数のデータ源をまたぐ複数のデータ収集法の使用は，深く役立つ情報を提供し，それは遂行の主観的評価法と客観的評価法とを結びつける（Innes & Straker, 2002；Travis, 2002）．構成的面接のようなある方法を利用することは，傷害を受けた勤労者のような1つの情報源に対して，収集されたデータが適切で信頼できることを常に確実にするものではない．トライアンギュレーション（三角測量）は，収集されたデータの相互関係の組織的な分析を含める評価過程において，クライアントの仕事機能状態を解釈し，最終的には判断するために，極めて重要である（Travis, 2002）．

職業リハビリテーション専門職は，クライアントのための介入過程で開発された評価道具をよく使う（Matheson, 2001；Pransky & Dempsey, 2004）．しかし，評価者が評価道具をあまりにも意味があり重

要であるととらえてしまうことはリスクになるかもしれない．評価者が評価道具に「傾倒しすぎ」て，道具を使ったという事実が評価の質を保証するために十分であると信じ込むことがリスクになるかもしれない．評価者は，ある道具の目的は何か，それがもたらす情報は何かということを常に念頭に置かなければならない．評価道具は「すべてを解決」するものではなく，評価者である専門職の手中にある単なる道具にすぎない．健全で信頼できる道具は評価者が妥当で信頼性があり，構造化された方法でデータを収集することを支援するが，使用した道具によってもたらされる情報を評価し，その意味を解釈し，それがクライアントの仕事機能状態の全体的な理解にどのような貢献をするかを評価するのは評価者なのである．

　評価道具は，それを実践に適用するやり方が良いだけであって，実践家は，有用で，信頼でき，妥当な道具の適用と利用を通して，その評価法がまた，ある程度信用できるものであることをより確かに感じることができる．クライアントが安全で，早期に，長く仕事復帰を達成するために支援する可能性は，仕事機能状態を構成し，それに影響する多様な要因の複雑な相互関係を明らかにできることにかかっている．仕事機能状態のような複雑な現象を評価する時には，1つの評価道具はクライアントの仕事能力のすべての側面をとらえるには不十分である．その評価道具が何に貢献できるか（すなわち，それが取り組んだり取り組まなかったりする仕事機能状態の側面を考慮すること）を念頭に留めておくことは専門職の評価者の責任である．堅実なクリニカルリーズニングと批判的思考なしには，評価結果は個々の勤労者とその将来に対する意味を欠くであろう．

　McMillan（2006）は，次のように述べている．クライアントの作業上の問題を理解するためには，作業的存在として見られるというクライアントのニーズと，作業に焦点を置いた概念的実践モデルが用いられなければならない（McMillan, 2006）．さらに，科学的に堅固な作業療法がクライアントに提供されるならば，日常の仕事における行うことと決断することの背景にある理論的な考えを明確に述べることもまた必要な事前条件である（Duncan, 2006）．実践で理論を用いることは，作業療法への必要な理解を提供し（Kielhofner, 2004），作業療法士がクライアントに，現実的な介入の選択肢と戦略を説明することを支援もする（Law & Baum, 2005）．MOHOは，取り巻く物理的・社会的環境との交流の中で，作業がどのように動機づけられ，パターン化され，遂行されるかに関する包括的な説明を提供する．職業リハビリテーションの中では，仕事機能状態の多様な側面を評価するために用いることができる仕事に関連するMOHOに基づく評価道具は多数ある．実践の中でMOHOに基づく道具を結びつける評価者は，異なる道具によってもたらされたすべての情報を，クライアントの仕事機能状態のより完全な像と同様に，クライアント中心のリハビリテーション介入の計画と実施のための基盤を，評価者が容易に作り出すことができる戦略とをまとめ上げるために，おそらくこのモデルを使うことになろう．

仕事遂行評価法（AWP）

　仕事遂行評価法（Assessment of Work Performance：AWP）（Sandqvist et al., 2006；Sandqvist, Lee, & Kielhofner, 2010）は，もともとはスウェーデンで開発された評価道具である．AWPの目的は，仕事の遂行の間に，個人の観察可能な（仕事の）技能（すなわち，クライアントが仕事課題をどれだけ効率的で適切に遂行しているか）を評価することである．データ収集法は観察で，評価結果とクライアントの仕事の遂行能力を解釈するのは評価者である（すなわち，客観的な見方の評価法である）．

　AWPは，仕事に関連する異なる種類の問題をもつクライアントの仕事の技能を評価するために用いることができる．この道具は，特定の診断や欠陥に対して作られたものではない．AWPは，何らかの特別な課題や文脈を標的にしたものではなく，評価は，現実的で，実際生活の仕事状況や，より構造的で人工的な環境の中で遂行される仕事課題からなされることができる．

AWPは，クライアントの観察可能な3つの領域の**仕事技能**を評価する．それらは，運動技能，処理技能，コミュニケーションと交流技能である．これら3つの領域に，合計14の異なる技能が含まれている．運動技能領域には5項目，処理技能領域には5項目，コミュニケーションと交流技能領域には4項目である．運動技能領域は，可動性，協調性，力といった技能が含まれる．処理技能領域は，時間の組織化，仕事状況の計画化，適応といった技能が含まれる．最後に，コミュニケーションと交流技能領域は，社会的接触や情報の交換といった技能が含まれる．技能は，リッカートタイプの尺度の4点法の順序尺度によって数値化されて個々に評定される（1＝非有能な遂行，4＝有能な遂行）．

AWPでは，妥当性，信頼性，そして有用性といった多様な尺度構成が検証されてきた（Fan, Taylor, Ekbladh, Hemmingsson, & Sandqvist, 2013；Sandqvist, et, al., 2006；Sandqvist, Henriksson, Gullberg, & Gerdle, 2008；Sandqvist, Björk, Gullberg, Henriksson, & Gerdle, 2009）．この道具はスウェーデンで開発されたが，これまでに英語，オランダ語，アイスランド語に翻訳され，他の言語への翻訳が計画もしくは進行中である（例：中国語，デンマーク語，ドイツ語，フィンランド語，日本語）．

AWPはまた，仕事特性評価（Assessment of Work Characteristic：AWC）（Sandqvist, 2007）とも結びつけられている．AWCは，クライアントが効率よく適切な方法で仕事課題を遂行するために別の仕事技能を用いなければならない範囲を説明する．AWCはAWPの14項目を基にしており，両評価は相互関係にある．しかし，大きく異なるところがある．それらは以下の通りである．

- AWPは人に焦点を当てて，クライアントの仕事遂行を評価するが，一方，AWCは環境の特性に焦点を当てて，仕事課題を遂行する場合のクライアントに対する要求を評価するという点で，両者の目的は異なる．
- 両者は評定尺度が異なる．
- 評価の手続きは同じではない．

AWCは現時点では，スウェーデンでのみ入手でき，AWCの内容妥当性と有用性の初めての評価が検討されている．

勤労者役割面接（WRI）

勤労者役割面接（Worker Role Interview：WRI）（Braveman et al., 2005）は，クライアントの仕事に戻る能力，仕事に留まる能力，一般的な雇用に結びつく能力に影響を与える心理的，環境的な要因を明らかにするために作られた．言い換えるならば，これはクライアントの心理社会的な仕事の潜在的能力を評価するものである．WRIは，作業療法士がリッカートタイプの4点法での評定尺度をつけることになる半構成的面接からなる．クライアントの仕事の成功の可能性に対して，それぞれの内容に従って，16項目が評定される．WRIは次に挙げる6つの内容領域に含まれる16の項目に関するデータを収集するように作られている．その領域は，個人的原因帰属，価値，興味，役割，習慣，そして環境である．「個人的原因帰属」とは，仕事課題を行い，仕事での挑戦に向き合うことに関連する有能性と効力感をさす．「価値」とは，ある人の仕事や，勤労者であることから得られる重要性や意味の感情をさし，「興味」とは，仕事の内外から見出す楽しみや刺激をさす．仕事行動に対する生活様式のパターンの影響は，2つの理論的構成概念である役割と習慣によって概念化されている．「役割」とは，社会的に適切なやり方で態度や行動をするための方法をさす．内在化された役割は，特定の状況の中でどちらの行動が適切かということを理解するための支援である．「習慣」とは，慣れ親しんだ環境において物事を行うことを遂行する時に，繰り返される遂行を通して内在化され，半自動的で効率的になる物事を行うことをさす．環境は，仕事の内外に物理的側面と社会的側面があり，一方では機会と資源を提供し，もう一方では人々を束縛したり，要請したりする．環境の影響は，環境の特徴と人の特性間の交流の結果であり，このように人が何を，どのように行うかに影響する．WRIは障害を持つどの人にも適切に用

いることができるよう作られている．WRIのマニュアルには，実施のための詳細な指示が提供されている．WRIには情報を収集するための2つの面接ガイドがあり，1つはクライアントが特定の仕事に関係している場合に用いられ，もう1つは，クライアントが，仕事が限られているか，職歴がない場合に用いられる．面接は半構成的であり，面接ガイドには推奨される質問があり，面接者が面接の内容の流れを維持するように支援するが，面接されるクライアントの特有な状況に関連して修正されることが必要であるので，質問は標準化されたものではない．面接の後に，それぞれの項目が評定され，その実際の評定の理由を説明するコメントが書かれる．WRIは，仕事に関連する能力に関するデータを提供する他の評価法と同時に用いるように作られている．WRIによって明らかにされた心理社会的要因は，しばしば特有の利点と欠点を明らかにし，クライアントが雇用を達成できることを目的とした，クライアント中心の介入を計画するための堅実な基盤を提供する．

WRIの初版は1991年に開発されて，その後，他の言語や文化（中国語，デンマーク語，オランダ語，フィンランド語，フランス語，ドイツ語，アイスランド語，日本語，韓国語，ノルウェー語，ペルシャ語，ポルトガル語，スロヴェニア語，スペイン語，スウェーデン語）に翻訳されて適用された．1990年代初頭以来，WRIの信頼性，妥当性，有用性は，研究を通して調査され，発展してきた（Biernacki, 1993；Haglund, Karlsson, Kielhofner, & Lai, 1997；Velozo et al., 1999；Ekbladh et al., 2004；Fenger & Kramer, 2007；Forsyth et al., 2006；Ekbladh et al., 2010；Köller, Niedermann, Klipstein, & Haugboelle, 2011；Lohss, Forsyth, & Kottorp, 2012, Yngve & Ekbladh, 2015）．

仕事環境影響尺度（WEIS）

仕事環境影響尺度（Work Environment Impact Scale：WEIS）（Moore-Corner, Kielhofner, & Olson, 1998）は，人と仕事環境の間の適合性に焦点を当てている．半構成的面接と，それと結びついたリッカートタイプの評定尺度が，ある仕事環境の質と特性が人の仕事遂行，満足，幸福にどのように影響するのかという包括的な評価を提供するよう作られている．この評価法の典型的な候補者は，仕事に困難さを経験している人々やけがや病気により仕事が妨げられている人々である．WEISの面接は，物理的空間，社会集団，対象物，課題に関係する仕事環境における機会と制約に対する特有な個人の認識に焦点を当てている．クライアントが仕事での環境の影響をどのように認識しているかは，仕事環境の社会的・物理的特徴とそれぞれの人の価値，興味，個人的原因帰属，習慣，役割，遂行能力に依存している．このように，同じ環境であっても，個人が違えば，影響も違うことになる．WEISは特定の仕事環境に対するクライアントの主観的認識をもたらすものであり，仕事環境の客観的評価ではない．面接を仕上げた後，作業療法士はWEISの17項目を4点法で評定する．評定に加えて，それぞれの項目に対する質的情報が面接者によって評定様式に加えられるが，それは，実際の項目の対象者の認識と実際に評定を選択した理由とを説明するノート形式になっている．ノートには，WEIS面接の間にクライアントが示した回答の解釈，もしくは，実際の項目の被面接者の認識の要約からなる．この情報は，それが仕事環境に関するクライアントの主観的認識を説明しているために，さらなるクライアント中心の介入戦略を計画する重要な情報をもたらす．WEISは仕事に関連する能力を測定する他の評価と同時に使用するために作られている．WEISはよく，WRIと結びつけて用いられるが，それは2つの面接を結びつけることで実施時間を節約できるからである．

WEISの初版は1998年に開発され，その後，他の言語と文化に翻訳され適用された（中国語，デンマーク語，オランダ語，フィンランド語，フランス語，ドイツ語，アイスランド語，日本語，韓国語，ノルウェー語，ポルトガル語，スロヴェニア語，スペイン語，スウェーデン語）．WEISの心理測定的特性は研

究されてきている（Corner et al., 1997；Kielhofner et al., 1999；Ekbladh et al., 2014）．

MOHOに基づく仕事関連の介入の例

MOHOに基づいて職業リハビリテーションのガイドラインが開発されてきた．一例は，職業リハビリテーションにおける，ActiVate協業マニュアル（ActiVate Collaboration, 2014）である．ActiVate協業マニュアルを使って，エビデンスに基づく原理を統合して雇用を支援した職業リハビリテーションサービスの1つが，Dartmouth IPS雇用支援センター（Dartmouth, 2010）である．このサービスは，雇用の状態にあるということがすべての人の身体的精神的健康にとって良いことであるということを促進する．地域の健康と社会的ケアの機関との強い協業関係が，すべての精神健康サービスの利用者が，雇用目標を考えることと，もし目標達成のために追加の支援が求められれば，作業療法サービスにアプローチすることを考えるように励まされることを確実にしている．

MOHOの問題解決者：説明できない疲労と疼痛を持つ成人

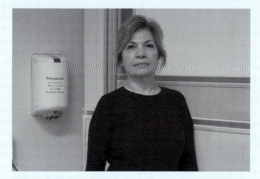

マリアさん

マリアさん（49歳）は，16歳の時にシリアからスウェーデンにやってきました．彼女の家族全員は，まだ母国に留まっていましたので，彼女は孤独を感じることがたびたびありました．21歳で結婚し，子どもが生まれました．3人の子どもたちは，28歳，26歳，23歳になりましたが，誰も一緒に住んでいる子どもはいません．マリアさんはスウェーデンの中都市で夫と暮らしています．彼女の7人のきょうだいの何人かと両親は今，スウェーデンとドイツに住んでいます．彼女は，良い結婚をして，家族や社会ネットワークと良い関係にあると言っています．

子どもが幼い頃，マリアさんは高齢者ケア施設で看護助手として働きました．そこは正規雇用で，ほとんどの時間を夜勤のシフトとして働いて過ごしました．彼女は31歳の時，大学教育を求めることができるために必要な教育レベルを得るために読みの課程を取り始め，次に，中学校の数学，物理学，化学の教師になるための教育を受け始めました．彼女は37歳の時に学業を修了し，直ちに地元の町の高校教師として雇用され，これまでの12年間，働いてきました．最後の2年間，彼女は痛みと，右腕，首，両肩，頭の張りの症候が増してきました．マリアさんの問題は続いて悪化し，めまいやひどい頭痛を伴い，感情的なストレスも経験しました．睡眠も妨げられ，「燃え尽きる」ように感じられました．医学検査を受けましたが，問題となる身体的原因は見つかりませんでした．最終的には，維持するのが困難な状況になり，かかりつけ医は彼女の持久力を作り，痛みに取り組むための様々な方法を行うために理学療法士に処方を出しました．理学療法の体制の下で

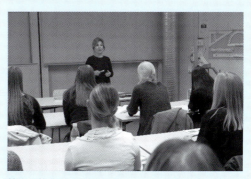

教室で教えるマリアさん

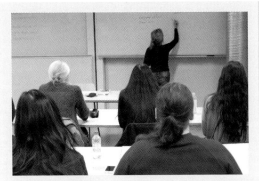

ホワイトボードに書くマリアさん

は，マリアさんは多発性の衝撃の経験，疲労と痛みの増加，無効な感情を経験しただけでした．2カ月前，彼女は自分の問題により全病休をとらざるを得なくなりました．

マリアさんの評価と面接

マリアさんが病休を3カ月とった時に，職業リハビリテーション場面で働く作業療法士に処方されました．

リハビリテーション過程での最初の段階は，異なる見方からマリアさんの仕事機能状態を評価することでした．作業療法士は，面接と観察を含む評価を組み合わせて，いくつかのMOHOに基づく道具を用いました．作業療法士は，マリアさんの仕事の潜在能力に影響する心理社会的要因と環境要因を明らかにするために，WRIとWEISで面接を行うことから始めました．以下の情報が得られました．

彼女にとって仕事をすることは重要で意味があることであり，自分の仕事課題，特に生徒に教えることと生徒との交流が好きです．彼女は，自分の教師としての役割に何が期待されているのか，そして，仕事課題の遂行がどのように困難になっているかを理解していますし，それは仕事での自分の能力に疑問を持ち始めていることの理由の1つになっています．彼女は同僚が好きですし，お互いに助け合おうとしており，同僚たちは彼女の状況を理解していることを示しています．マリアさんは仕事量がいつも多すぎると感じています．彼女はほかの3人の同僚と職員室を共有していますが，部屋は決して静かとは言えないために，学校では集中できず，仕事をやり遂げることは困難です．出勤日に片づかなかった仕事を家に持ち帰ることもよくあります．マリアさんは現在，自分が問題を抱えながら仕事を処理することを同僚が助けてくれるには職員が不足しているという事実を，校長はだんだんと考えるようになっていると感じています．彼女はまた，いくつかの点で，夫と家族にがっかりしています．それは，彼女が以前のように，ほとんどすべての家事を行うことができなくなっていることを，彼らが本当に理解していないからです．

マリアさんは，自分は正しい専門職を選んだと感じていますが，仕事の状況は過去5年のうちでも非常に厳しく，ストレスが多くなったことを経験しています．彼女の責任は年を追うごとに増え，以前の同僚から課題を引き継いでいますが，課題は自分の能力外のものだと感じることもしばしばです．彼女はまた，学校の管理業務に対する責任が増えて，仕事を辞めたり，病気になったり，他の仕事の契約をした同僚の分をいつも引き受けなければなりません．彼女は本当に，うまく遂行し，良い仕事がしたいと思い，自分に一生懸命に圧力をかけました．

マリアさんは，職場で教えている時と学校の管理業務をしている時に，AWPを用いて観察による評価を受けました（表23-4，表23-5）．彼女の仕事遂行には，いくつかの利点と限界が明らかにされました．運動技能の点では，手を伸ばす，持ち上げる，物を運ぶに問題を示し，例えば，パソコンで文書を書く時に，操作をしたり，右手を使ったりすることに，時々問題がありました．しかし，最も明白な問題は，持久力（身体的エネルギー）の低下で，仕事の日には本当に疲れました．彼女はまた，精神的エネルギー（処理技能）にも顕著な問題を持っており，仕事課題に集中

し，焦点を当てる能力に顕著な問題を持っていました．さらに，マリアさんはときおり，論理的な順序で行動を遂行することに問題を持ち，必要がない時でもテンポの速さを維持しました．ストレスが仕事をもっと悪くする方向へと彼女を押し進め，仕事の状況の要請に従って彼女の行為を変化させる能力に欠けていました．

さらに，マリアさんは，時々，特に仕事課題が

表 23-4　AWP の評定

1 非有能的な遂行	2 制限された遂行	3 疑問のある遂行	4 有能な遂行
仕事課題の遂行 a. 非効率的 b. 不適切 c. 受け入れられない結果，問題は主要なもので，すべてのパラメータ（a-c）は明らかに影響を受ける．	仕事課題の遂行 a. 非効率的 b. 不適切 c. 受け入れられない結果，パラメータ（a-c）の1個か2個かが明らかに影響を受ける．	仕事課題の遂行は，パラメータ a-c に対して十分に有能でないが，それらのいずれにも明らかに影響を受けていない．通常，評定者は遂行が低下すると漠然と感じている．	仕事課題の遂行は a. 効率的 b. 適切 c. 受け入れられる結果をもたらす

キー：LI＝情報不足，NR＝関連しない．

表 23-5　マリアさんの AWP の評定

運動技能						
1. 姿勢（安定する，位置づける）	LI	NR	1	2	3	**④**
コメント： マリアさんは環境との関係では自分で位置づけ，仕事の状況ではバランスと体幹コントロールを維持することに問題はない．						
2. 可動性（歩く，手を伸ばす，曲げる）	LI	NR	1	**②**	3	4
コメント： マリアさんは，教室でホワイトボードに書くためには，手を伸ばしたり，腕を上げることに明らかに問題を持っている．						
3. 協調性（協調する，操作する，流れるように動く）	LI	NR	1	2	**③**	4
コメント： マリアさんは，日によってはより痛みがあり，操作することと，鉛筆やコンピュータのキーボードなどの対象物を扱う際に（右手の）微細運動コントロールを用いることに問題を持っている．						
4. 力（握る，押す，引く，持ち上げる，運ぶ，測定する）	LI	NR	1	**②**	3	4
コメント： マリアさんは，コピー機に紙を載せなければならない時のように，対象物を持ち上げて運ぶことに問題を持っている．						
5. 身体的エネルギー（持続する，ペースを守る）	LI	NR	**①**	2	3	4
コメント： マリアさんは，あまりにも疲労したことで，授業をコントロールすることができず，問題は仕事がある日の間の時間がたつにつれて悪化する．さらに，座ってコンピュータで仕事をすることができず，非常に疲労することなしにはマウスを操作できない．						

表23-5 マリアさんのAWPの評定(続き)

処理技能						
6. 精神的エネルギー(持続する,ペースを守る,注意を集中する)	LI	NR	**①**	2	3	4

コメント:
マリアさんは,授業も管理業務も両方とも,仕事課題の遂行を通して,注意集中し,適切に注意を維持することが徐々に難しくなっている.例えば,管理業務に就いている時に,彼女は極度に疲労し,ペースを維持することができない.

7. 知識(選択する,用いる,調べる,気をつける)	LI	NR	1	2	**③**	4

コメント:
時々,マリアさんは仕事課題に必要な知識に欠けており,特に彼女の能力の範囲外の仕事課題を同僚から引き継いだ時にはそうである.

8. 時間の組織化(開始する,続ける,配列する,終了する)	LI	NR	1	**②**	3	4

コメント:
マリアさんがストレスを受けると,例えば管理業務などで,論理的な順序で時間やエネルギーを効率的に使うことができず,行動を遂行できない.

9. 空間と対象物の組織化(計画する,元に戻す)	LI	NR	1	2	3	**④**

コメント:
マリアさんは職場の空間と対象物を組織化するための能力に問題はない.

10. 適応(気づく/反応する,行動を調整する,環境を調整する)	LI	NR	1	**②**	3	4

コメント:
マリアさんは仕事課題の進行がうまくいっていないことに気づくが,時には,望まない結果を避けるために行動を適切に変化する能力が欠けていいる.

コミュニケーションと交流技能						
11. 身体性(ゼスチャーをする,見つめる,接近する,姿勢をとる,接触する)	LI	NR	1	2	3	**④**
12. 言語(言語を調整する,話し言葉を調整する,焦点を当てる)	LI	NR	1	**②**	3	4

コメント:
マリアさんは他人とコミュニケーションをとる時,言語を用いる良好な能力を持っている.しかし,授業中には時々,会話の焦点を失い,生徒から誤解を招いたり,興味を失わせてしまったりする.

13. 関係(従事する,関係する,尊重する,協業する)	LI	NR	1	2	3	**④**

コメント:
職場で他人と交流したり協業したりすることに問題はない.

14. 情報の交換(尋ねる,知らせる)	LI	NR	1	2	**③**	4

コメント:
マリアさんは身体的表現や他人との交流に問題はない.

不慣れな場合，仕事課題のために必要な知識に欠けていました．マリアさんのコミュニケーションと交流技能に関しては，他人，例えば同僚たちと交流し協業する場合には，社会技能を区別していました．しかし，マリアさんは時々，すべてのことを自分だけで解決しようとする傾向を示し，同僚からの援助を避けましたが，このことは彼女の仕事の状況を必要以上に難しくすることになりました．マリアさんは他人とコミュニケーションをとる上でうまく言葉を使う能力を持っていました．しかし，時々，授業中に会話の焦点を失って，生徒が誤解したり，興味を失うことを引き起こしたりしました．

　評価の後，作業療法士はマリアさんと得られた知見と状況について話し合いました．これは，マリアさんにとって，評価の結果を妥当にし，省みる機会となりましたし，彼女がリハビリテーション過程への従事と参加を促す機会ともなりました．マリアさんと作業療法士は一緒に長期目標と短期目標を明らかにして，作り上げました．長期目標は仕事と私生活における活動の間に満足できるバランスを得ること，そして，もう一度，正規の仕事に就くことにしました．

　マリアさんと作業療法士は，マリアさんの雇用者にリハビリテーション計画に関する情報を提供し，この過程に雇用者も入ってもらうために話し合う機会を持ちました．このマリアさんの職場を訪問したことと関連して，作業療法士はマリアさんとの話し合いにつながる初期評価で得られた知見と結びつけて仕事環境を観察し，分析しました．これに基づいて，個人的因子と同様に環境要因と関連するいくつかの介入を組み立てました．

　主たる介入は以下の通りです．

- 雇用者は，マリアさんが自分の仕事課題に焦点を当てることができるよう，仕事場を提供することができた．現在は，このことによって，彼女が邪魔されずに仕事をしたい時は，ドアを閉めて，ドアに「入室禁止」の札を掲げることができるようになった．
- 新しい部屋はオフィスとしての什器が備わってはいなかった．それゆえ，両肩の張りを減らし楽にするために，人間工学的に高さ調整できる机と椅子，前腕支持ができるものを購入することができた．
- 雇用主との話し合いで，マリアさんは自分の授業と教えるための計画を立てるために自分の主な仕事課題に焦点を当てるべきであることが計画された．可能な限り，マリアさんは同僚の仕事を引き受けたり，自分が慣れていない課題を同僚に代わって行ったりすることを避けなければならない．
- 彼女は，働いている日中の自然な一部として，定常的に，短時間の休息をとるように励まされた．
- 雇用主は，マリアさんがどのように感じているかによるが，管理上の課題に対しては仕事時間を柔軟にすることを承認した．
- 活動日誌を用いたことで，マリアさんが生活上の活動に優先順位をつけることや，仕事，遊び，日常生活活動のバランスをどのように経験しているかを省みることに役立った．
- 雇用主と協業して，マリアさんと作業療法士は，彼女にとっての復職を段階づける計画に同意した．そこでは，彼女は，最初は1日に数時間働くことから始め，ある程度の期間にわたって，仕事時間の増加を徐々に増やしていくというものであった．
- 復職の過程の間，支援と指導を提供するために，作業療法士はマリアさんと定期的に接触を持ち，改善を追跡して評価を行った．

マリアさんのWRIとWEISの評定のそれぞれを，表23-6と表23-7に示してある．

表23-6 マリアさんのWRIの評定

評定						評定を支持する手短なコメント
個人的原因帰属						
1. 能力および限界を評価する	SS	<u>S</u>	I	SI	N/A	マリアさんはほとんどの自分の利点と弱点に気づいている．彼女は処理できたりできない課題を説明することができる．
2. 仕事での成功を期待する	SS	S	<u>I</u>	SI	N/A	彼女は健康になり，仕事に復帰できることを望んでいるが，うまくできるか確かではない．現在の仕事を長くやっていけるとは思っていない．
3. 責任を負う	SS	<u>S</u>	I	SI	N/A	彼女は最近，上司と彼女のサービスと義務を変える可能性について相談した．「仕事を変えなければならないが，まず，私は健康を取り戻さなければならない」．
価値						
4. 仕事への約束	<u>**SS**</u>	S	I	SI	N/A	仕事は「まず収入であるが，何かを達成した満足感のためにも」とても重要である．彼女は病休であることを恥じている．
5. 仕事に関連する目標	SS	<u>S</u>	I	SI	N/A	良い仕事をしたい，雇用者から頼られる人になりたい．
興味						
6. 仕事を楽しむ	SS	S	<u>I</u>	SI	N/A	「結局，過ぎ去ったこと」（病気，上司からの高い要求，職場の経費削減）は，彼女の仕事への満足を低下させた．
7. 興味を追求する	SS	S	<u>I</u>	SI	N/A	彼女はエネルギーがなく，何も望まない．彼女は以前には，たくさんの興味を持ち，行ってきた．「今，私はほとんどソファーに伏せています」．彼女は家族とのつきあい以外にうまく対応できない．痛みと疲労から興味を失ってしまった．
役割						
8. 仕事の期待を評価する	<u>**SS**</u>	S	I	SI	N/A	明るく，穏やかで，近づきやすく，助けになるといった勤労者役割への彼女の期待を詳しく述べることができる．
9. 他の役割に影響する	SS	S	I	<u>SI</u>	N/A	彼女の勤労者役割と他の役割を結びつけることはうまくいかずに長い時間がかかる．「私は仕事に全てをかけてきましたし，帰宅すると疲れ切っていました」．いつも全ての家事を取り仕切っていたのは彼女だったが，彼女にはそのためのエネルギーはもうない．
習慣						
10. 勤労習慣	<u>**SS**</u>	S	I	SI	N/A	高いレベルで仕事の習慣と日課を組織化する．自分が行っていることを詳細に説明することができる．
11. 日常の日課	SS	S	I	<u>SI</u>	N/A	彼女は以前に行っていたようには課題をもはや行うことができないために，日課を失う．彼女は家事を処理することは困難と見ている．

表23-6 マリアさんのWRIの評定（続き）

評定						評定を支持する手短なコメント
環境						
12. 困難を最小限にするために日課の適応	SS	S	I	**SI**	N/A	マリアさんは，仕事量が理由もなく多いことに気づいているが，それをどのように解決すればよいかわからない．彼女は現在の問題に対して日課を適応させることができていない．
13. 物理的仕事場面の認識	SS	S	I	**SI**	N/A	彼女が仕事に戻るためには，責任と義務の変更を求められるが，それができるとは思っていない．
14. 家族と仲間の認識	SS	S	**I**	SI	N/A	彼女は家族と友人から何らかの支援を受けており，彼らは彼女が仕事に戻るように望んでいる．しかし，彼女は，彼らがいつも理解してくれているとは思っていないし，夫は，彼女が以前のように物事を処理することができないことを不思議に思っていると感じている．
15. 上司の認識	SS	S	I	**SI**	N/A	上司は頻繁に彼女に電話をしていたが，上司の要点は彼女が病休をとっていることで他人が困っているということだと彼女は受け取っている．
16. 同僚の認識	SS	**S**	I	SI	N/A	彼女は同僚の支えと理解を認めている．「彼らは同じ状況にあり，それがどのようなものかがわかっている」．

キー：SS＝クライアントの職場復帰を強力に支持する，S＝クライアントの職場復帰を支持する，I＝クライアントの職場復帰を妨げる，SI＝クライアントの職場復帰を強力に妨げる，N/A＝該当しないか，採点のための十分な情報がない．

表23-7 マリアさんのWEISの評定

評定						採点を支持する手短なコメント
1. 時間の要求：仕事に利用できたり，期待されたりする仕事の量を割り振られた時間	4	3	2	**1**	N/A	マリアさんはいつも仕事量が多くストレス状態にあり，与えられた時間は決して十分ではない．
2. 課題の要求：仕事の課題の身体的，認知的，情緒的な要求や機会	4	3	2	**1**	N/A	仕事課題は，午後に高まる背中の痛みと疲労を引き起こす．彼女は生徒にとって十分ではないという感情的ストレスを経験している．
3. 仕事課題の魅力度：仕事の課題の魅力度や楽しみ，あるいは地位や価値	4	**3**	2	1	N/A	刺激的で行うに値する仕事である．彼女は青年たちと働くことに価値と楽しさを見出している．
4. 仕事のスケジュール：他に価値を置く役割，活動，移動，および，基本的身辺処理のニーズに対する仕事時間の影響	4	3	**2**	1	N/A	勤務時間外に無給で働くように期待されている．彼女は生徒と同僚にとって，休憩や夕方でもいつでも会ってもらえる存在である．
5. 同僚との交流：職務に求められる同僚との交流や協業	4	**3**	2	1	N/A	彼らはチームでお互いに助け合い，全員が多くの仕事量を持っている．
6. 仕事集団のメンバー：仕事上あるいは仕事以外での同僚との社会参加	**4**	3	2	1	N/A	同僚とうまくやっている．

表23-7 マリアさんのWEISの評定(続き)

評定						採点を支持する手短なコメント
7. 監督者との交流:監督者のフィードバック,指導,支援,その他のコミュニケーションや交流	4	3	2	<u>1</u>	N/A	彼女は自分の上司を尊敬したり,丁寧に関わろうとは思っていない.
8. 仕事役割の基準:質,優秀さ,約束,達成,成功の期待を表現する職場の全体的雰囲気	4	3	2	<u>1</u>	N/A	マリアさんは法外な仕事の要求を経験している.
9. 仕事役割の様式:毎日どのような仕事課題を,どのように行うのかを組織したり,要求したり,交渉したり,選択する時の,自律性や追従性の機会や期待	4	<u>3</u>	2	1	N/A	彼女は正当な制限内で授業の準備をコントロールする自由を持っている.
10. 他者との交流:部下,顧客,クライアント,聴衆,学生などの他人で,上司や同僚以外との交流やコミュニケーション	<u>4</u>	3	2	1	N/A	生徒との接触は仕事の中の最良な部分である.
11. 報酬:仕事の安全性,地位の認知や昇進,給与や特典での代償	4	3	2	<u>1</u>	N/A	良くやった仕事に対して,上司から「ありがとう」と言われることはなく,それは本当に理解できない.彼女は直接的な利益を指摘することはできない.
12. 感覚の質:騒音,におい,視覚的や触覚的な特徴,温度や気候,空気の状態や換気	4	3	<u>2</u>	1	N/A	時々,授業はかなりの騒音があり,職員室の換気は貧弱であり,頭痛を引き起こす.
13. 物理的配置:仕事空間と環境の,あるいは,その間の建物や物理的配置	4	3	2	<u>1</u>	N/A	彼女は同僚3人と教員室を共有するが,それは狭すぎて混雑していて,集中することが難しい.
14. 社会的雰囲気:職場のプライバシー,友好性,士気,興奮,不安,フラストレーションなどの程度と関連する感情や雰囲気	4	<u>3</u>	2	1	N/A	同僚との雰囲気は良いが,全員が行うべきことが多すぎる.
15. 対象物の特性:道具,機器,材料,そして支給品の物理的,認知的,情緒的な要求や機会	4	3	2	<u>1</u>	N/A	コンピュータでの仕事の間は,静的で負担となり固定された座位姿勢である.コンピュータのマウスは適切に機能せず,彼女の首と両肩の痛みの増加を引き起こしている.
16. 物理的快適性:トイレ,食堂,休憩室などの仕事での個人的ニーズを満たす不可欠な仕事以外の施設	4	3	2	<u>1</u>	N/A	彼女が必要な時に,「一息いれる」ことができる休憩室は不足している.
17. 仕事の意味づけ:その人にとっての仕事の意味	4	<u>3</u>	2	1	N/A	マリアさんは,自分の仕事はとても重要だと認識している.

キー:4=仕事遂行,満足,幸福を強く支持する,3=仕事遂行,満足,幸福を支持する,2=仕事遂行,満足,幸福を妨げる,1=仕事遂行,満足,幸福を強く妨げる,N/A=該当しないか,項目を評価するための十分な情報がない

謝 辞

職業リハビリテーションにおける，ActiVate 協業マニュアルについて情報をくださいました，Kirsty Forsyth 教授に謝意を表する．

本章で示した評価の道具は，AWP，WEIS，WRIであり，これらは，MOHO ウェブサイト https://www.moho.uic.edu/ からすべて入手できる（日本では，一般社団法人日本人間作業モデル研究所 http://rimohoj.or.jp/ から購入できる）．

🔑 キーとなる用語

個人的能力（individual capacity）▶その人が仕事課題と活動を遂行することを可能にする様々な身体的，心理的属性である．例えば，筋力，関節可動域，感受性，記憶，心肺機能である．

仕事（work）▶例えば，アイデア，知識，支援，情報共有，娯楽，実用もしくは芸術的対象物，保護といったサービスや商品を他人に提供する活動（有給と無給のどちらも）である．

仕事機能状態（work functioning）▶仕事機能状態は，仕事に関連する機能状態のすべての形式を網羅した用語であり，様々な次元と，身体レベル，個人レベル，社会レベルといった様々なレベルの機能状態が含まれる．

仕事技能（working skills）▶仕事遂行の間に観察されうる暗黙の機能的目的を伴った活動の分割された要素である．仕事遂行の間に観察できる技能には，運動技能，処理技能，コミュニケーションと交流技能の 3 種類がある．

仕事への参加（work participation）▶勤労者役割を満たし，社会の中での仕事の地位を獲得し，または維持したり保持したりするその人の能力と可能性である．

仕事の遂行（work performance）▶様々な仕事活動と課題を満足に処理し，実行する能力である．

文 献

ACTIVATE Collaboration. (2014). *Vocational rehabilitation intervention manual*. Edinburgh, Scotland: Queen Margaret University.

Benson, J. B., & Schell, B. A. (1997). Measurement theory: Application to occupational therapy and physical therapy. In J. Van Deusen & D. Brunt (Eds.), *Assessment in occupational therapy and physical therapy*. Philadelphia, PA: WB Saunders.

Biernacki, S. D. (1993). Reliability of the Worker Role Interview. *The American Journal of Occupational Therapy, 47*, 797–803.

Braveman, B., Robson, M., Velozo, C., Kielhofner, G., Fisher, G., Forsyth, K., et al. (2005). *Worker Role Interview (WRI)* [Version 10.0]. Chicago: Model of Human Occupation Clearinghouse, Department of Occupational Therapy, College of Applied Health Sciences, University of Illinois at Chicago.

Brintnell, E., Harvey-Krefting, L., Rosenfeld, M., & Friesen, M. (1998). Position paper on occupational therapist's role in work related therapy. *The Canadian Journal of Occupational Therapy, 55*, 2–4.

Brown, A., Kitchell, M., O'Neill, T., Lockliear, J., Vosler, A., Kubek, D., et al. (2001). Identifying meaning and perceived level of satisfaction within the context of work. *Work: A Journal of Prevention, Assessment, and Rehabilitation, 16*, 219–226.

Clark, L. A., & Watson, D. (1995). Constructing validity: Basic issues in objective scale development. *Psychological Assessment, 3*, 309–319.

Corner, R., Kielhofner, G., & Lin, F. L. (1997). Construct validity of work environment impact scale. *Work: A Journal of Prevention, Assessment, and Rehabilitation, 9*, 21–34.

Dane, F. C. (1990). *Research methods*. Pacific Grove, CA: Brooks/Cole Publishing.

Dartmouth IPS Supported Employment Center. (2010). *IPS overview, characteristics & practice principles*. Retrieved from www.dartmouth.edu/~ips2/styled/styled-2/page70.html

Deen, M., Gibson, L., & Strong, J. (2002). A survey of occupational therapy in Australian work practice. *Work: A Journal of Prevention, Assessment, and Rehabilitation, 19*, 219–230.

Dimitrov, D., Rumrill, P., Fitzgerald, S., & Hennessey, M. (2001). Reliability in rehabilitation measurement. *Work: A Journal of Prevention, Assessment, and Rehabilitation, 16*, 159–164.

Duncan, E. (2006). *Foundations for practice in occupational therapy* (4th ed.). Edinburgh, Scotland: Elsevier.

Dunn, W. (1989). Reliability and validity. In L. J. Miller (Ed.), *Developing norm-referenced standardised tests*. New York, NY: Haworth Press.

Dunn, W. (2005). Measurement issues and practice. In M. Law, C. Baum, & W. Dunn, (Eds.), *Measuring occupational performance: Supporting best practice in occupational therapy*. Thorofare, NJ: SLACK.

Ekbladh, E., Fan, C. W., Sandqvist, J., Hemmingsson, H., & Taylor, R. (2014). Work environment impact scale: Testing the psychometric properties of the Swedish version. *Work: A Journal of Prevention, Assessment, and Rehabilitation, 47*, 213–219.

Ekbladh, E., Haglund, L., & Thorell, L. H. (2004). The Worker Role Interview—Preliminary data on the predictive validity of return to work of clients after an insurance medicine investigation. *Journal of Occupational Rehabilitation, 14*, 131–141.

Ekbladh, E., Thorell, L.-H., & Haglund, L. (2010a). Return to work—The predictive value of the Worker Role Interview (WRI) over two years. *Work: A Journal of Prevention, Assessment, and Rehabilitation, 35*, 163–172.

Ekbladh, E., Thorell, L.-H., & Haglund, L. (2010b). Perceptions of the work environment among people with experience of long term sick leave. *Work: A Journal of Prevention, Assessment, and Rehabilitation, 35*, 125–136.

Fan, C. W., Taylor, R., Ekbladh, E., Hemmingsson, H., & Sandqvist, J. (2013). Evaluating the psychometric properties of a clinical vocational rehabilitation outcome measurement—The Assessment of Work Performance (AWP). *Occupational Therapy Journal of Research, 3*, 125–133.

Fenger, K., & Kramer, J. M. (2007). Worker Role Interview: Testing the psychometric properties of the Icelandic version. *Scandinavian Journal of Occupational Therapy, 14*, 160–172.

Fischer, A. (1993). The assessment of IADL motor skills: An application of many faceted Rasch analysis. *The American Journal of Occupational Therapy, 47*, 319–329.

Forsyth, K., Braveman, B., Ekbladh, E., Kielhofner, G., Haglund, L., Fenger, K., et al. (2006). Psychometric properties of the Worker Role Interview. *Work: A Journal of Prevention, Assessment, and Rehabilitation, 27*; 313–318.

Franche, R. L., & Krause, N. (2002). Readiness for return to work following injury or illness: Conceptualizing the interpersonal impact of health care, workplace, and insurance factors. *Journal of Occupational Rehabilitation, 12*, 233–256.

Fugate, M., Kinicki, A., & Ashfort, B. (2004). Employability: A psycho-social construct, its dimensions, and applications. *Journal of Vocational Behavior, 65*, 14–38.

Gibson, L., & Strong, J. (2003). A conceptual framework of functional capacity evaluation for occupational therapy in work rehabilitation. *Australian Occupational Therapy Journal, 50*, 64–71.

Gobelet, C., Luthi, F., Al-Khodairy, A. T., & Chamberlain, M. A. (2007). Vocational rehabilitation: A multidisciplinary intervention. *Disability and Rehabilitation, 29*, 1405–1410.

Gross D. P. (2004). Measurement properties of performance-based assessment of functional capacity. *Journal of Occupational Rehabilitation, 14*, 165–174.

Haglund, L., Karlsson, G., Kielhofner, G., & Lai, J. S. (1997). Validity of the Swedish version of the Worker Role Interview. *Scandinavian Journal of Occupational Therapy, 4*, 23–29.

Hansen, A., Edlund, C., & Bränholm, I. B. (2005). Significant resources needed for return to work after sick leave. *Work: A Journal of Prevention, Assessment, and Rehabilitation, 25*, 231–240.

Hansen, A., Edlund, C., & Henningsson, M. (2006). Factors relevant to a return to work: A multivariate approach. *Work: A Journal of Prevention, Assessment, and Rehabilitation, 26*, 179–190.

Harvey, A. S., & Pentland, W. (2004). What do people do? In C. H. Christiansen & E. A. Townsend (Eds.), *Introduction to occupation—The art and science of living*. Upper Saddle River, NJ: Prentice Hall.

Harvey-Krefting, L. (1985). The concept of work in occupational therapy: A historical review. *The American Journal of Occupational Therapy, 39*, 301–307.

Henningsson, M., Sundbom, E., Armelius, B. Å., & Erdberg, P. (2001). PLS model building: A multivariate approach to personality data. *Scandinavian Journal of Psychology, 42*, 399–409.

Holmes, D. (1985). The role of the occupational therapist—Work evaluator. *The American Journal of Occupational Therapy, 39*, 308–313.

Höök, O., & Grimby, G. (2001). Rehabiliteringsmedicin—Målsättning och organisation. In O. Höök (Ed.), *Rehabiliteringsmedicin* [in Swedish]. Stockholm, Sweden: Liber AB.

Innes, E., & Straker, L. (1998a). A clinician's guide to work-related assessments, Part 2: Design problems. *Work: A Journal of Prevention, Assessment, and Rehabilitation, 11*, 191–206.

Innes, E., & Straker, L. (1998b). A clinician's guide to work-related assessments, Part 3: Administration and interpretation problems. *Work: A Journal of Prevention, Assessment, and Rehabilitation, 11*, 207–219.

Innes, E., & Straker, L. (1999a). Validity of work-related assessments. *Work: A Journal of Prevention, Assessment, and Rehabilitation, 13*, 125–152.

Innes, E., & Straker, L. (1999b). Reliability of work-related assessments. *Work: A Journal of Prevention, Assessment, and Rehabilitation, 13*, 107–124.

Innes, E., & Straker, L. (2002). Strategies used when conducting work-related assessments. *Work: A Journal of Prevention, Assessment, and Rehabilitation, 19*, 149–165.

Innes, E., & Straker, L. (2003). Attributes of excellence in work-related assessments. *Work: A Journal of Prevention, Assessment, and Rehabilitation, 20*, 63–76.

Jackson, M., Harkess, J., & Ellis, J. (2004). Reporting patients' work abilities: How the use of standardised work assessment improved clinical practice in Fife. *British Journal of Occupational Therapy, 67*, 129–132.

Jacobs, K. (1991). *Occupational therapy: Work-related programs and assessments* (2nd ed.). Boston, MA: Little, Brown and Company.

Jahoda, M. (1942). Incentives to work: A study of unemployed adults in a special situation. *Occupational Psychology, 16*, 20–30.

Jakobsson, B., Bergroth, A., Shüldt, K., & Ekholm, J. (2005). Do systematic multiprofessional rehabilitation group meetings improve efficiency in vocational rehabilitation? *Work: A Journal of Prevention, Assessment, and Rehabilitation, 24*, 279–290.

Johnston, M. V., Keith, R. A., & Hinderer, S. R. (1992). Measurement standards for interdisciplinary medical rehabilitation. *Archives of Physical Medicine and Rehabilitation, 73*, 3–23.

Jundt, J., & King, P. M. (1999). Work rehabilitation programs: A 1997 survey. *Work: A Journal of Prevention, Assessment, and Rehabilitation, 12*, 139–144.

Kaplan, K. L., & Kielhofner, G. (1989). *Occupational case analysis and rating scale*. Thorofare, NJ: SLACK.

Karlsson, J. (1986). *Begreppet arbete: Definitioner, ideologier och sociala former* [in Swedish]. Lund, Sweden: Studentlitteratur.

Keough, J. L., & Fisher, T. F. (2001). Occupational-psychosocial perceptions influencing return to work and functional performance of injured workers. *Work: A Journal of Prevention, Assessment, and Rehabilitation, 16*, 101–110.

Kielhofner, G. (2004). *Conceptual foundations of occupational therapy* (3rd ed.). Philadelphia, PA: F. A. Davis.

Kielhofner, G. (2008). *A model of human occupation: Theory and application* (4th ed.). Philadelphia, PA: Lippincott Williams & Wilkins.

Kielhofner, G., Braveman, B., Baron, K., Fisher, G., Hammel, J., & Littleton, M. (1999). The model of human occupation: understanding the worker who is injured or disabled. *Work: A Journal of Prevention, Assessment, and Rehabilitation, 12*, 3–11.

Kielhofner, G., Lai, J. S., Olson, L., Haglund, L., Ekbladh, E., & Hedlund, M. (1999). Psychometric properties of the work environment impact scale: A cross-cultural study. *Work: A Journal of Prevention, Assessment, and Rehabilitation, 12*, 71–77.

Kielhofner, K. (1993). Functional assessment: Toward a dialectical view of person environment relations. *The American Journal of Occupational Therapy, 47*, 248–251.

Köller, B., Niedermann, K., Klipstein, A., & Haugboelle, J. (2011). The psychometric properties of the German version of the new Worker Role Interview (WRI-G 10.0) in people with musculoskeletal disorders. *Work: A Journal of Prevention, Assessment, and Rehabilitation, 40*(4), 401–410.

Law, M. (1995). Evaluation of occupational performance. In C. A. Trombly, *Occupational therapy for physical dysfunction* (4th ed.). Baltimore, MD: Williams & Wilkins.

Law, M., & Baum, C. (2005). Measurement in occupational therapy.

In: M. Law, C. Baum, & W. Dunn (Eds.), *Measuring occupational performance: Supporting best practice in occupational therapy*. Thorofare, NJ: SLACK.

Lechner, D., Roth, D., & Straaton, K. (1991). Functional capacity evaluation in work disability. *Work: A Journal of Prevention, Assessment, and Rehabilitation, 1*, 37–47.

Linddahl, I., Norrby, E., & Bellner, A. L. (2003). Construct validity of the instrument DOA: A dialogue about ability related to work. *Work: A Journal of Prevention, Assessment, and Rehabilitation, 20*, 215–224.

Lindin, A. I., Roos, S., & Björklund, A. (2007). Constituents of healthy workplaces. *Work: A Journal of Prevention, Assessment, and Rehabilitation, 28*, 3–11.

Lohman, H., & Peyton, C. (1997). The influence of conceptual models on work in occupational therapy history. *Work: A Journal of Prevention, Assessment, and Rehabilitation, 9*, 209–219.

Lohss, I., Forsyth, K., & Kottorp, A. (2012). Psychometric properties of the Worker Role Interview in mental health [Version 10.0]. *British Journal of Occupational Therapy, 75*(4), 171–179.

Lysaght, R. M. (2004). Approaches to worker rehabilitation by occupational and physical therapists in the United States: Factors impacting practice. *Work: A Journal of Prevention, Assessment, and Rehabilitation, 23*, 139–146.

Marnetoft, S. U., Selander, J., Bergroth, A., & Ekholm, J. (2001). Factors associated with successful vocational rehabilitation in a Swedish rural area. *Journal of Rehabilitation Medicine, 33*, 71–78.

Matheson, L. N. (2001). Disability methodology redesign: considerations for a new approach to disability determination. *Journal of Occupational Rehabilitation, 11*, 135–142.

Matheson, L. N., Gaudino, E. A., Mael, F., & Hesse, B. W. (2000). Improving the validity of the impairment evaluation process: A proposed theoretical framework. *Journal of Occupational Rehabilitation, 4*, 311–320.

Matheson, L. N., Isernhagen, S. J., & Hart, D. L. (1998). Functional capacity evaluation as a facilitator of social security disability program reform. *Work: A Journal of Prevention, Assessment, and Rehabilitation, 10*, 77–84.

Matheson, L., Kaskutas, V., McCowan, S. H., & Webb, C. (2001). Development of a database of functional assessment measures related to work disability. *Journal of Occupational Rehabilitation, 11*, 177–199.

McCracken, N. (1991). Conceptualizing occupational therapy's role within vocational assessment. *Work: A Journal of Prevention, Assessment, and Rehabilitation, 1*, 77–83.

McCuaig, M., & Iwama, M. (1989). When daily living becomes a challenge in the work place: Occupational therapy: The profession that connects. *The Canadian Journal of Occupational Therapy, 56*, 161–162.

McDowell, I., & Newell, C. (1996). *Measuring health—A guide to rating scales and questionnaires* (2nd ed.). New York, NY: Oxford University Press.

McMillan, I. R. (2006). Assumptions underpinning a biomechanical frame of reference in occupational therapy. In E. Duncan (Ed.), *Foundations for practice in occupational therapy* (4th ed.). Edinburgh, Scotland: Elsevier.

Moore-Corner, R., Kielhofner, G., & Olson, L. (1998). *Work Environment Impact Scale (WEIS)* [Version 2.0]. Chicago, IL: Model of Human Occupation Clearinghouse, Department of Occupational Therapy, College of Applied Health Sciences, University of Illinois at Chicago.

Persson, D. (2001). *Aspects of meaning in everyday occupations and its relationships to health-related factors* (Doctoral dissertation). Lund, Sweden: Department of Clinical Neuroscience Division of Occupational Therapy, Lund University.

Polanyi, M., & Tompa, E. (2004). Rethinking work-health models for the new global economy: A qualitative analysis of emerging dimensions of work. *Work: A Journal of Prevention, Assessment, and Rehabilitation, 23*, 3–18.

Polit, D. F., & Beck, C. T. (2004). *Nursing research—Principles and methods*. Philadelphia, PA: J. B. Lippincott.

Portney, L. G., & Watkins, M. P. (1993). *Foundations of clinical research: Applications to practice*. Norwalk, CT: Appleton & Lange.

Pransky, G., & Dempsey, P. (2004). Practical aspects of functional capacity evaluations. *Journal of Occupational Rehabilitation, 14*, 217–229.

Sandqvist, J. (2007). *Development and evaluation of validity and utility of the instrument Assessment of Work Performance (AWP)*. Linköping, Sweden: Department of Social and Welfare Studies, Division of Health, Education and Welfare Institutions, Linköping University.

Sandqvist, J., Björk, M., Gullberg, M., Henriksson, C., & Gerdle, B. (2009). Construct validity of the Assessment of Work Performance (AWP). *Work: A Journal of Prevention, Assessment, and Rehabilitation, 2*, 211–218.

Sandqvist, J., & Henriksson, C. (2004). Work functioning—A conceptual framework. *Work: A Journal of Prevention, Assessment, and Rehabilitation, 2*, 147–157.

Sandqvist, J., Henriksson, C., Gullberg, M., & Gerdle, B. (2008). Content validity and utility of the Assessment of Work Performance (AWP). *Work: A Journal of Prevention, Assessment, and Rehabilitation, 4*, 441–450.

Sandqvist, J., Lee, J., & Kielhofner, G. (2010). *The assessment of work performance*. Chicago, IL: Model of Human Occupation Clearinghouse, Department of Occupational Therapy, College of Applied Health Sciences, University of Illinois at Chicago.

Sandqvist, J., Törnquist, K., & Henriksson, C. (2006). Assessment of Work Performance (AWP)—Development of an instrument. *Work: A Journal of Prevention, Assessment, and Rehabilitation, 4*, 379–387.

Schmidt, H. C., & Walker, K. F. (1992). The history of work in physical dysfunction. *The American Journal of Occupational Therapy, 46*, 56–62.

Schult, M. L., Söderback, I., & Jacobs, K. (2000). Multidimensional aspects of work capability. *Work: A Journal of Prevention, Assessment, and Rehabilitation, 15*, 41–53.

Selander, J., & Marnetoft, S.-U. (2005). Case management in vocational rehabilitation: A case study with promising results. *Work: A Journal of Prevention, Assessment, and Rehabilitation, 24*, 297–304.

Shaw, L., Segal, R., Polatajko, H., & Harburn, K. (2002). Understanding return to work behaviours: Promoting the importance of individual perceptions in the study of return to work. *Disability and Rehabilitation, 24*, 185–195.

Sim, J., & Arnell, P. (1993). Measurement validity in physical therapy research. *Physical Therapy, 73*, 102–115.

Smith, R. O. (1992). The science of Occupational Therapy Assessment. *The Occupational Therapy Journal of Research, 12*, 3–15.

Söderback, I., & Jacobs, K. (2000). A study of well-being among a population of Swedish workers using a job-related criterion-referenced multidimensional vocational assessment. *Work: A Journal of Prevention, Assessment, and Rehabilitation, 14*, 83–107.

Streiner, D. L., & Norman, G. R. (2003). *Health measurement scales: A practical guide to their development and use* (3rd ed.). Oxford, United Kingdom: Oxford University Press.

Strong, S., Baptiste, S., Cole, D., Clarke, J., Costa, M., Shannon, H., et al. (2004). Functional assessment of injured workers: A profile of assessor practices. *The Canadian Journal of Occupational Therapy, 71*, 13–23.

Stubbs, J., & Deaner, G. (2005). When considering vocational rehabilitation: Describing and comparing the Swedish and American systems and professions. *Work: A Journal of Prevention, *Assessment, and Rehabilitation, 24,* 239–249.

Svensson, T., Müssener, U., & Alexanderson, K. (2006). Pride, empowerment, and return to work: On the significance of promoting positive social emotions among sickness absentees. *Work: A Journal of Prevention, Assessment, and Rehabilitation, 27,* 55–65.

Tengland, P. A. (2006). *Begreppet arbetsförmåga, IHS Rapport 2006:1* [in Swedish]. Linköping, Sweden: Institutionen för hälsa och samhälle, Linköpings universitet.

Thorndike, R. M. (1987). Reliability. In B. Bolton (Ed.), *Handbook of measurement and evaluation in rehabilitation* (2nd ed.). London, United Kingdom: Paul H. Brookes Publishing.

Thorn, D. W., & Deitz, J. C. (1989). Examining content validity through the use of content experts. *Occupational Therapy Journal of Research, 9,* 334–346.

Thurgood, J., & Frank, A. O. (2007). Work is beneficial for health and wellbeing: Can occupational therapists now return to their roots? *British Journal of Occupational Therapy, 70,* 49.

Timpka, T., Hensing, G., & Alexanderson, K. (1995). Dilemmas in sickness certification among Swedish physicians. *European Journal of Public Health, 5,* 215–219.

Travis, J. (2002). Cross-disciplinary competency standards for work-related assessments: Communicating the requirements for effective professional practice. *Work: A Journal of Prevention, Assessment, and Rehabilitation, 19,* 269–280.

Vahlne, W. L., Bergroth, A., & Ekholm, J. (2006). *Rehabiliteringsvetenskap—Rehabilitering till arbetslivet i ett flerdisciplinärt perspektiv* [in Swedish]. Lund, Sweden: Studentlitteratur.

Velozo, C. A. (1993). Work evaluations: Critique of the state of the art of functional assessment of work. *The American Journal of Occupational Therapy, 47,* 203–208.

Velozo, C. A., Kielhofner, G., Fisher, G., Gern, A., Lin, F. L., Ahzar, F., et al. (1999). Worker Role Interview: Toward validation of a psychosocial work related measure. *Journal of Occupational Rehabilitation, 9,* 153–168.

Westmorland, M. G., Zeytinoglu, I., Pringle, P., Denton, M., & Chouinard, V. (1998). The elements of a positive workplace environment: Implications for persons with disabilities. *Work: A Journal of Prevention, Assessment, and Rehabilitation, 10,* 109–117.

Wilcock, A. A. (1998). *An occupational perspective of health.* Thorofare, NJ: SLACK.

World Health Organization. (2000). *Occupational medicine in Europe: Scope and competencies.* Copenhagen, Denmark: WHO Regional Office for Europe.

World Health Organization. (2001). *International classification of functioning, disability and health (ICF).* Geneva, Switzerland: Author.

Yngve, M., & Ekbladh, E. (2015). Clinical utility of the Worker Role Interview—A survey study among Swedish users. *Scandinavian Journal of Occupational Therapy, 22,* 416–423.

第24章

人間作業モデルに基づく プログラム開発

Carmen-Gloria de las Heras de Pablo, Judith Abelenda, and Sue Parkinson
小林法一・訳

期待される学習成果

本章を読み終えると，読者は以下のことができる.

1. 人間作業モデル（MOHO）に基づくプログラム開発が作業療法実践に対して及ぼす影響を認識すること．
2. MOHOに基づくプログラム開発に影響する一連の段階について学ぶこと．
3. MOHOに基づくプログラムを実行する際のアセスメント，計画，実行，および評価の役割を認識すること．
4. 本章の内容を振り返り，それを自分自身の仕事や実践の文脈に置き換えること．

過去15年から20年の間に，人間作業モデル（MOHO）を用いた国際的なプログラム開発は，作業参加を促進するために，また人々の日常生活への作業的ナラティブの自然な流れを促進するために，増加し，拡大し続けている．人々の生活が多様で複雑であるのと同じように，作業療法士がMOHOプログラムを用いる文脈も多面的でダイナミックであり，プログラムは様々な場面の人々の満足と幸福を強化するために作られている．これらは，地域（de las Heras, 2015；Echeverna, 2014；Kielhofner, de las Heras, & Suarez Balcazar, 2011），病院（Borell, Gustavsson, Sandman, & Kielhofner, 1994；de las Heras, Dion, & Wash, 1993；Melton et al., 2008），その他の閉鎖型施設（Catalan & Cavieres, 2014）を含んでいる．これらは，母親たち（Avrech Bar & Jams, 2015；Avrech Bar, Labock-Gal, & Jams, 2011），家族（Abelenda & Helfrich, 2003），リスクを持つ子どもたち（D'Angello, 1998；de las Heras, Manghi, Acevedo, & Prieto, 2013；Kielhofner et al., 2011），作業剥奪を伴う青年期を生きる子どもたちの健康増進（Girardi, 2010），そして高齢者（Yamada, Kawamata, Kobayashi, Kielhofner, & Taylor, 2010；Ziv & Roitman, 2008）に働きかけることに焦点を当てている．それらはエイズ（Kielhofner et al., 2004），統合失調症（Briand et al., 2005），拒食症の人々（Abeydeera, Willis, & Forsyth, 2006），盲人（Du Toit, 2008），境界型人格障害者（Lee & Harris, 2010），脳卒中経験者（Shinohara, Yamada, Kobayashi, & Forsyth, 2012），長期にわたる身体的疾患を患う者（Olson & Kielhofner, 1998），戦闘反応体験に耐える者（Gindi, Galili, Adir, Magen, & Volovic-Shusham, 2015），あるいは生涯にわたる家庭内暴力や性的虐待の被害者（Helfrich, 2001）のニーズに標的を当てている．

MOHOに基づくプログラムとは，共同体や人々の集団がその作業的生活の継続中の経過を強化するか，続けるか，変えるか，作り直すために，威厳があり，また意味がある機会を提供する創造された社会的空間と定義される．

MOHOに基づくプログラムを開発する際，作業療法士は一連の課題に就く．こうした課題は，共同体や

環境の作業の利点や困難さを枠づける理論的文脈によって導かれる．MOHO の理論的文脈はまた，サービスとその意図された影響を概念化することを可能にする．これには，サービスの適切性とそれにより起こりうる影響に関する主張を支援する経験的エビデンスを求めること，評価の過程で用いられ，プログラムの成果を決定するための適切な評価を明らかにすること，そして，可能な限り最高のサービスを提供するために介入プロトコールを作り出すことが含まれる．評価者は，効率的で，効果的で，費用対効果が高く，消費者，雇用主，第3者の支払人，認定機関の圧力とニーズに反応するサービスプログラムを提案し，作成し，実行し，評価することに就かなければならない（Kielhofner, 2008）．

本章の主たる目標は，実践の多様な領域から創発される成長する経験の体系的分析に基づき，MOHO に基づくプログラム開発に関する新しい情報を提供することである．さらに，世界中の公的・私的な場面での理論と実践の統合と同様に，MOHO に基づくプログラムの開発，実施，評価に関する指針を提供することである．

MOHO に基づくプログラム開発：作業療法士に対する意味

MOHO に基づくプログラム開発は，個人に対して働きかける場合と同じような作業療法のリーズニングに従う．MOHO の原則と理論は，評価と計画，実施，そして，評価と結びついたニーズの中でグループと首尾一貫して考え，感じ，行動するように作業療法士を導く．これらの原則は，グループとそのメンバーの作業への最適な参加を促す意味のある文脈を作り出すために，広範囲の問題に関する問題解決と意思決定の過程を可能にする．実践者は，MOHO に基づくプログラムの実行の可否を検討する際に，その複雑で繊細なモデルが果たして実践へと実行に移すことができるかどうかに疑問を抱くであろう．プログラムを提供するための作業療法サービスの能力に対して，多くの現実的な疑問に答える必要がある．そうした疑問の例は，次の通りである．

「何人くらいの作業療法士が必要か．」
「どのような物理的資源が必要か．」
「このプログラムから利益を得るのはどのような人か．」
「このプログラムはクライアント中心か．」
「このプログラムは自分の職場にうまく適用できるか．」

MOHO に基づくプログラム開発の意味を理解するため，こうした基本的問題に取り組むことから始めよう．

作業療法士の必要数

このモデルの原則と忠実な適用にあたって，作業療法士は，治療目標の達成を支援するために必要な専門家，治療者，補助者，その他の人々の必要人数を真剣に考えなければならない．しかし，もし私たちが社会空間づくりについて考えるとすれば，プログラムに命を吹き込むのは誰かを真剣に考える必要がある．それはスタッフなのか，それとも参加者なのか．MOHO の立場から焦点を当てると，モデルの要因（意志，習慣化，遂行能力，環境）を考慮しなければならない．MOHO が個人への介入でクライアント中心の最善の手続きに従うように，プログラムの開発過程はプログラムの参加者によって導かれる．

したがって，プログラムを決定する際は，そのグループの作業療法のニーズとの関係で各参加者の利点を検討するように努めなければならない．その際に，MOHO に基づくプログラムでは，プログラム参加者が変化の主役となる促進者とみなされるべきであるために，専門家や補助者の人数が極力抑えられるであろう．MOHO に基づくプログラムの成功に不可欠なことは，参加者がモニター，ガイド，リーダーの役割を果たすというピアサポートと自助努力の役割をとることである．参加者自身の活動を通して，また，グループの他のメンバーとの交流を通して，変化の過程においてダイナミックな力が作り出される．したがって，必要以上の支援を提供することで，「やりすぎる」リ

スクを回避することが，作業療法士とそのチームの最善の活動である．これは，参加者の探索の過程を制限することになり，その結果，彼らの自己知識や有能感を制限するかもしれない．私たちが知っているように，人のこうした側面（個人変数）は，作業同一性と有能感の発達にとって不可欠である（de las Heras, 2011, 2015；Parkinson, Cooper, de las Heras de Pablo, & Forsyth, 2014）．

MOHO に基づくプログラム開発には，活気あふれる自然な社会的空間を生み出すことが求められる．「一緒に行うこと」とは，現実生活の経験の上に打ち立てるために，そして，次にそれが彼らの作業的ナラティブの継続性に対して寄与するものとしてこれらの空間を考えることを援助するために，プログラムの参加者をチームとして信頼することと働くことを意味する（de las Heras, 2015）．

必要な物理的資源

MOHO に基づくプログラムは，都市や農村などのあらゆる場面で開発されており，資金の有無にかかわらず実現されてきた．一方では，十分な資金，適切な空間，多くの対象物の存在が，プログラムの持続的継続性を支援し，作業療法士に心の平安をもたらす．他方では，すべてを自由に入手できることが，創造性や技能の開発を妨げ，個人目標や共通目標に対して働きかける認識やプログラムへの帰属感を妨げるかもしれない．第 14 章で述べたように，多いから良いというものではない．作業参加を促進する際には，物理的資源の文化的な適合性や汎用性に重点を置くことが，その量よりも重要であることが多い．

健康政策や保険の制限が物理的資源の利用を制限する場合にも，MOHO を利用する作業療法士と参加者は依然としてそのプログラムの価値を証明することができ，自分たちに資金提供をするよう政策立案者に働きかけることができる．これらの社会集団に変化が起こっても，資金調達と資源収集の努力が行われている．資金調達は，さまざまな実践場面でのプログラム参加者の全面的な協力を得て，これらのプロジェクトの成功を可能にしてきた（Kielhofner et al., 2011；de las Heras, 2006；de las Heras et al., 1993；Du Toit, 2008）．こうしたプロジェクトへの積極的な参加が，クライアントに生活目標の達成に関わるニュアンスや努力のより深い理解をもたらす．それは創造的な問題解決技能の発見につながり，それによってグループの結束力が強化される（de las Heras & Cantero Garlito, 2009）．

環境と環境の影響の次元という MOHO の概念とともに，それは作業参加の進展を確実にするための物理的資源と人的資源との間の最適なバランスと，作業同一性と有能性の一貫した発達を示すということの深い理解を得る機会を作業療法士に提供する．

受け入れ基準

作業療法プログラムは，しばしば，特定の医学的診断や限られた年齢層の人々を対象としてきているか，あるいは，個人的衛生の一定の「規範」の遵守や特定の技能のデモンストレーションなど，さまざまな受け入れ要件を採用することによって，参加者を限定してきている．そうした実践を支持する検討はしばしば欠如しており，私たちはこうした決定を導く信念と理論に疑問を投じるべきである．私たちは，作業療法士として，多様性への許容度が低いのだろうか．MOHO は私たちが自分に批判的になり，また，結果に対して十分に反省せずに作業機会を分離したり否定したりせずに慎重になるように支援する（de las Heras, 2015）．

病院やコミュニティセンターなどの施設では，受け入れの程度には違いがあるが，MOHO を用いる作業療法士は，こうしたシステムそのものを変えることに極めて重要な役割を果たしてきており，共通の関心が作業ニーズである場合には，多種多様な状況にある幅広い年齢層の人々をもっと受け入れるよう支援する（D'Angello, 1998；de las Heras, 2006, 2011, 2015；de las Heras et al., 1993；Dion, Skerry, & Lovely, 1996；Kielhofner et al., 2011；Poletti, 2015）．

MOHOに基づくプログラムにとって受け入れ基準は，すべての参加者にとってプログラムの有効性および効率性が確保されるよう，基本的な要件を提示している．これは，作業ニーズの厳密な評価結果に依存する．例えば，チリの地域統合プログラムであるレエンクエントロ（再会）（Reencuentros：de las Heras, 2006；Braveman, Kielhofner, Belanger, de las Heras, & Llerena, 2002）は，能力，教育，居住地，文化，年齢（青少年以上）など，多種多様な状況の人に対応している．共通点は，実際に，その作業ニーズであった．レエンクエントロにルーツをさかのぼるアルゼンチンの別の地域センターであるルンボ（Rumbos）と合わせて，これら2つのセンターは，そのプログラムがすべての者に対して確実に有益になるようにしている．いずれのプログラムも，除外基準は，帰属意識を育むことの難しさ，他者との関係をとることの難しさ，または単にそのプログラムが好きではないことなどと関連したものである．これらの制限を支持していた作業の問題は，違った種類のプログラムに参加するという問題を持つ人に対してより適切なものにするであろうという不安定な精神症状や認知能力を持つことと関連していた．初めのメンバーの全員によって同意され，プログラムへの参加と継続を希望する各人に適用される1つの必須要件は，互いを尊重することであった．作業療法士は，参加者と一緒に働くことで，共存のルールを明確かつ詳細に記述した文書を作成した（de las Heras, 2015, 2006）．

　もちろん，MOHOに基づくいくつかのプログラムは，それ以外の方法では達成できなかった特殊な介入を必要とする場合に，同じ疾患，障害，年齢の範囲を持つ人々のために特別に開発されている．それでも，これらのプログラムは，多様な条件，文化，社会的起源をしばしば受け入れてきたし，こうした側面が介入や，作業同一性と有能感への焦点を豊かにしてきたと認められてきた（Abeydeera et al., 2006；Braveman et al., 2002, 2008；Briand et al., 2005；Kielhofner, 2009；Lee & Harris, 2010；Quick, Melton, Critchley, 2012）．

参加者との交流

　MOHOの基本信念の1つは，クライアント中心の作業療法にとって，また作業療法士と参加者との間の共感的で開放的な関係にとって，また参加者の積極的な参加を促進するために必要な自信を開発するための作業療法士にとって，最も重要であるということである．プログラムの社会的雰囲気（環境）は，「呼吸」し，「感じる」ことができ，その人がそのことを探索したり拒否したりすることへと招くものである．したがって，MOHOに基づくプログラムは，次の条件を満たす必要がある．すなわち，すべての人は，生活の意味についての自分の信念を持つ特有な人として，また，個人が共通に持つために，自分の利点のために，また自分が生活に求めているもののために，それ自体に価値のある共同体に属する人として尊重され，認められなければならない．一人の人に働きかけるのと同様に，作業療法士，参加者，そして，意味のある社会的集団との交流は，価値やコントロールや希望といった感情を生み出すものでなければならない．したがって，作業療法士や他の促進者は，この共同体の一部であることが求められる．これは，自然で平等な関係を可能にする態度であり，そこでは各当事者が尊重や権利や責任に同意し，個人や共同体の目標を達成するためにそれぞれの利点を提供する（de las Heras, 2015；de las Heras, Sanz, & Robio, 2012；Kielhofner, 2002, 2008, 1983）．

支配的文化

　MOHOは，文化の重要性，その意志に及ぼす影響，そして，その結果として作業参加に及ぼす影響を十分に認識している．社会的集団は，そのメンバー間の結束を強化する独自の文化を発展させる．第14章では，社会的集団の作業参加を促進する基礎となるMOHOの原則と，それらがすべてのメンバーの作業参加をどのように促進したり妨げたりするのかを検討した．MOHOを用いる作業療法士は，各参加者の社会環境であるのと同様に，各参加者の世界観に浸み込んでい

る価値，慣習，儀式の歴史的変遷と発達を知り，調べ，見出そうとする義務を持つ文化の専門家である必要がある．

作業療法士は様々な場面で多様な個人や集団に働きかけるという事実は，没頭（immersion）という概念を理解するために時間を費やすことに価値を置く．没頭とは，様々な研究分野における民族誌学的質的研究で用いられる1つの手続きである．没頭の中核となる目標は，社会的集団との純粋な協業と尊重の態度，また，それに関連する行動を通して社会的集団にアクセスし，積極的に関わることである．これは，人間の集団のある側面，その文化，そのニーズの主観的認識，および，そのビジョンを深く知る機会を提供する．

MOHOに基づくプログラム開発の段階

MOHOに基づくプログラム開発の過程には，共同体とそれに関連する環境のさまざまな作業条件と作業ニーズに対するプログラムの意味と適切性を確保するための一連の段階が含まれる．

ある集団の作業ニーズの評価：個人因子と環境因子

個人に対する評価の第1段階と同じように，集団や共同体の作業ニーズの徹底的な評価を行うことは，作業療法士にそのグループの環境との特有で現実生活での交流に焦点を当てる機会を提供する．MOHOに基づく介入と，必要に応じて他の作業療法のモデルや他の学問分野の知識を統合することにより，こうした現実生活の経験に基づく別の種類のプログラムが開発される．

ニーズ評価を実施する際，作業療法士は，没頭の過程（上述）を用いなければならず，人々の集団や共同体，管理者，既存のプログラムの担当者，専門家のチーム，あるいは，社会のコミュニティグループなどと一緒にそれを用いる．そうすることにより，作業療法士は集団の現実やビジョンとMOHOの概念や原則とを結びつけることができる．一方で，関係を築き，以前のプログラムや意図する実践の中で変化の肯定的過程を支援してきた要素を説明するようになる．没頭の過程は，社会的集団との意味のある参加型教育に対して豊かな土壌を育むことができる（第14章参照）．さらに没頭の過程は，MOHOの原則と十分に一致しており，集団または共同体を代表する個人的な作業因子（意志，習慣化，遂行能力）の評価，広域または特定の環境因子の評価，および，それらの交流過程の統合をもたらす．作業ニーズの評価は，人々の特有な集団の作業適応だけでなく，作業参加と変化の段階の創発に関する理解をももたらす．

さらに，環境因子を評価する際，作業療法士は，集団の作業参加の促進または制限に対する影響を理解するために，本書の第7章で述べた特定の環境の側面のすべての特徴を考慮しなければならない．詳細な分析を行った後に，作業療法士は作業参加を促す環境的側面を統合することを学習し，それによって参加者の改善とプログラムそのものの活力を維持する．

◆集団のニーズ評価の方法

没頭の期間に利用されるニーズ評価法には，構成的，非構成的，または混合的方法があり，集団のニーズや環境の文脈に従って選択される．

- 非構成的方法には，個人や潜在的参加者である集団との会話，参加観察，地域の社会的集団との，また，その集団や社会的集団の鍵を握る人物（選択された情報提供者）との非公式面接，関連する文書の見直し，地域のネットワークの戦略的な場に関する知識の収集などが含まれる．
- 混合的方法には，参加型アクションリサーチやフォーカスグループが含まれる（Braveman et al., 2008；de las Heras, 2015）．
- 構成的方法には，MOHOに基づく評価ツールの実施が含まれる．この点に関して，フォーカスグループという文脈で最も一般的に用いられる自己評価のツールは，作業に関する自己評価（OSA），役割チェックリスト，興味チェックリストであ

る．これらは，集団の作業ニーズに関する情報を収集するために非常に有用であることが証明されており，最近はそれに住居環境影響尺度（REIS）が加わった．この尺度は，高齢者，刑務所の受刑者，病院，リスクを抱える孤児の少年たちの住まい，民家など，さまざまな居住施設において，介入のニーズを評価するための主なツールとして実施されている（Catalan & Cavieres, 2014；Chateau, Etchebarne & Rubilar, 2013；Echeverria, 2014；Quintanilla, 2014；Seguell, Arriagada, & Donoso, 2013）．仕事環境影響尺度（WEIS；第23章参照）も，さまざまな就労の文脈において，勤労者集団の作業ニーズを評価するために有用である（de las Heras, 2015）．作業遂行歴面接第2版（OPHI-Ⅱ，第17章参照）は，参加者となる可能性がある人々や関わる社会的集団の継続中の作業歴に関する作業療法士の理解を導いてくれるものである（de las Heras, 2015）．OPHI-Ⅱの採点基準を検討することは，開放性と信頼を育て，集団全体の作業同一性と作業有能性，環境の影響に関して収集された情報を共有するために役立つ（de las Heras, 2015）．

非構成的方法で収集した情報をどのように記録するのか

情報収集に非構成的方法を用いる場合，作業療法士は選択したMOHO評価法の内容と採点様式を用いて，収集した情報を整理する．この手続きは，作業療法のリーズニングや参加者と一緒に情報を概念化する過程を支援する．例えば，人間作業モデルスクリーニングツール（MOHOST）や短縮版小児作業プロフィール（SCOPE）の評定尺度は，作業参加に関する適切な情報を提供し，意志質問紙（VQ）の観察指標によってこれを補足する．実際に，集団のメンバーが十分な認知能力や言語能力を持っていない場合には，VQや小児版意志質問紙（PVQ）の使用は，その人々に声を与え，その集団の観察された意志や，それに及ぼす環境の影響と首尾一貫した意味のあるプログラムを作り上げるための中心となる（de las Heras, 2010, 2015）．

上記の評価法のすべては，質的なやり方で到達した結論を裏付けるために，その集団の世界的な作業プロフィールを視覚的に確立するという目標で用いられてきた．例えば，アルゼンチンやチリでは，子どもたちに働きかけている作業療法士は，この目的のためにSCOPEを用い，その分析を学校のチームに示すことによって，これらの作業場面で自分たちの役割を超えてMOHOを説明することができている（Margaría & Weidmann, 2008；Vera, 2014）．

▶ プログラムの計画

プログラムを計画する前に，集団または共同体や環境の作業ニーズの概念を得る必要がある．概念化は，参加者の能力やプログラム場面の時間条件が許す限り，その集団と協力して行われる必要がある．概念化の共有は，収集されて記録された情報を検討するために，フォーカスグループという文脈で実施するとよい．作業療法士は，利用可能な情報を明らかにすることと組織化の過程を共有し，共同体と環境の両方の利点と弱点の分析を強調して，関係するすべての人の積極的な参加を促進しなければならない．

作業ニーズの概念化に到達したら，プログラムの目標と目的は，以前のニーズ評価に基づいて，共有された問題解決と意思決定の促進を通じて確立される．この過程は，評価された現実に従って目標の優先順位づけを必要とする．このことは，相互の交渉の利用が不可欠となる．作業療法士がこのMOHO戦略を巧みに実施し，参加者による利用を促進する時，プログラムの成功のために極めて必要とされる治療的関係とチームワーク精神を高めることになる．

計画の段階での重要な課題は，目標の達成のために選択した新たな取り組みと介入のプログラムを含む目標を達成するためのタイムラインの確立である．MOHOは人々と人々の関連する社会的集団に並行する統合されたやり方で作動するモデルであるため，2つ以上のタイムラインを確立する必要がある．このことは，作業変化を促進するプログラムの目標の現実的

見方をもたらし，また，参加者が関連する社会的集団に自然に出入りすることを促進するために，確立された目標の現実的な見方をもたらす．この情報でガントチャートを作り出すことは，作業療法士が参加者とともにプログラムを実施し，評価することを支援する（Abelenda et al., 2005；Braveman et al., 2002；Kielhofner et al, 2011）．

MOHOの問題解決者の事例：感覚，運動，コミュニケーションに困難さを持つ就学年齢児童のためのプログラム

　ベネズエラのカラカスで，一人の作業療法士が子どもたちとその家族のために，家族の一員，生徒，そして友人としての作業参加と遂行を支援するためにオープン・プログラム（治療空間）を作り上げました．子どもたちのニーズを評価した後に，学校のプログラムの土台になっているはずの教育方針がないことに気づきました．さらに，そのプログラムは学習過程やコミュニケーションと交流技能に影響を及ぼす一時的あるいは恒久的な障害を含めた障害児を差別していました．このオープン・プログラムは治療空間であり，そこでは子どもたちとその家族は個人や集団に基づいて，感覚統合や運動コントロールのモデルやその他のリハビリテーションや発達のアプローチに基づく支援を受けていました．学校でのこの作業療法士の介入は，常に遊びのような文脈の中でこれらのモデルを適用することと，計画のために先生方との調整に焦点を当てていました．家族は既存のプログラムを評価しつつも，作業療法士が学校にもっと積極的に関わってほしいという希望を表明しました．

　作業療法士は「なぜ」という重要な疑問を尋ね，次のような回答を得ました．「学校は親としての私たちのニーズに耳を傾けてくれない」，「うちの子どもは楽しそうじゃない」，「子どもが学校に行くのを怖がっている」，「作業療法士さんは子どもたちを愛し，移動や文字を書く手助けをしてくれて，懸命に支援しようとしてくれているけれども，子どもたちは学校で居心地が良いようには見えない」，「うちの子どもは学校で孤立しており，遊ぼうとしない」などでした．作業療法士はそうした声を聴いて，既存の教育プログラムには作業参加の幅広いビジョンを提供できる理論的基盤が欠如していることを認識しました．そうしたプログラムは，作業療法士に家族や子どもたちのニーズを説明し，導くことができるでしょう．作業療法士は，専門家としての自分の役割について非常に明確であり，子どもたちやその家族の毎回のすべての介入に常に作業療法の原則に従うという意図をもっていました．しかし，主な問題は共同体の問題であり，集団全体のニーズに取り組む必要がありました．

　作業療法士はMOHOに関する訓練を探して，その時点で母国語に翻訳されていた本や資料を読みました．次に，2008年には，彼女は7人の同僚と"Terapeuta Amigo（作業療法の友だち）"というプログラムを開発しました．このプログラムはMOHOを他のモデルと統合したものであり，学校の先生方や校長たちとプログラムのための並行的なタイムラインを設定しました．作業療法士たちは学校へのアプローチをより統合的なものに変えました．作業療法士たちは子どもたちにSCOPEを用いることで，先生方にMOHOを披露し始め，そうすることでもっと自信を深めることができ，学校でのこの子どもたちの集団での作業参加を育みました．"Terapeuta Amigo"では，作業療法士たちは同時に，集団でも個人でも，楽しみのための柔軟な作業空間と様々なタイプの遊びへの参加を創り出しました．感覚統合の道具は空間全体の一部となりました．作業療法士たちは学校でのコミュニケーションの問題を持つ子どもたちのために，「遊びはまじめなこと」というプログラムを作りました．家族のために，作業療法士たちは教育とカウンセリングのセッショ

ンを組織立てました．こうした遊びのような文脈の中で，作業療法士たちの主な介入は探索の促進，MOHOに基づく技能の指導，家族への参加型教育と作業カウンセリング，そして最も重要なことは，遊びと宿題とに関係する意味のある作業への参加でした．用いられたMOHOの評価は，SCOPE，PVQ，コミュニケーションと交流技能評価（ACIS），小児版・作業に関する自己評価（COSA），小児興味プロフィール（PIP），学校場面面接法（SSI）でした．先生方や校長が作業療法士と一緒にMOHOを用いることの利点を確信するようになるにつれ，"Terapeuta Amigo"チームは，教育関連の政治課題に働きかける公的政策に取り組むために，並行するタイムラインを別に設計しなければならないと決定しました．作業療法士たちは，家族や教師の支援とプログラムの成果という証拠を受けて，教育制度の大幅な改変を行うために，これらの新たな社会的グループとともにどのようにアプローチしたり働きかけるのかを明確にしました．

プログラムの設計と組織化

プログラムの設計と組織化は，評価されたニーズと確定された目標にうまく合致したものとなるように，MOHOの中核的で特定の原則を尊重しなければならない．作業療法士は，グループとともに，作業的変化のための意味のある社会的文脈の形成を促すために，MOHOの特定の介入，治療戦略，介入プロトコールを選択し，適用し，充実させることができる．プログラム開発のこの段階で，作業療法士は，グループとして，また同時にその一部である特有な個人として，共同体のニーズに取り組む介入アプローチを統合するための理由をあげ，計画しなければならない．MOHOに基づくプログラムを組織化することは，上述した作業療法士に対する示唆と，プログラム自体によって生み出される特有なダイナミックスを考慮することが含まれる．これらは，アイデア，新たな取り組みや，共同体と個人の作業プロジェクトの上昇のらせんを生み出し，それぞれの参加者と全体としての共同体のための変化の過程に直接に影響を及ぼすであろう．

またこの段階で，彼らの変化の過程の間に特定のグループに用いられる傾向が高いMOHOの評価法を選ぶことによって，実現可能な評価システムを開発することが必要である．例えば，重度の認知と身体の障害を持つ高齢者が生活する施設で働く作業療法士は，参加者の作業への参加を理解し，またチームが提供する行動計画を導くための最も役立つ構成的方法としてVQを選択するであろう．他のプログラムでは，そのグループの主目標に従って別のタイプのMOHO評価法の組み合わせが選択される（Braveman et al., 2002, 2008；de las Heras, 2015；Kielhofner, 2009；Melton et al., 2008）．さらに多くのプログラム場面では，MOHOの評価をMOHOではない評価と組み合わせて用いることを決めている．例えば，脳性麻痺の幼い子どもたちとその家族に対して開かれたプログラムでは，感覚統合や運動コントロールの評価のパッケージの一部として，SCOPEとPVQがMOHOの評価法として認められている（Abelenda, 2015；Calderón, 2010）．

MOHOの問題解決者の事例：性的虐待被害者の成人

男性と女性の性的虐待被害者のための学際センター（イスラエルのハイファ）は，ブネイ・シオン医療センター（Bnei-Zion Medical Center），ハイファ自治区，それに社会問題省によって運営されています．センターは，性的虐待被害者の男女に，心的外傷経験後の生活再建を支援するために，助成金による心理的治療と数々の治療グループを提供しています．提供されるグループの1つに作業療法グループがあります．

作業療法グループは1年間のプログラムで，週1回，2時間のセッションで開催されます．毎年，このグループへの参加に関心を持つ女性たちへの

スクリーニングと受け入れの過程があり，そこでは作業療法士が作業状況評価：面接と評定尺度（OCAIRS）およびOSAを使っています．作業療法士がこの2つの評価法を選択したのは，広範で詳細な作業参加の理解や，質問者の主観的認識が得られるためです．さらに，OSAは，作業療法士に女性が作業的存在としての自己を認識する方法についての理解をもたらします．女性はそれぞれ個別に評価を受けて，評価結果は別の会議で検討されます．

このグループは，ピアサポート教育グループとして運営され，3年間の継続的開発に基づいています．このグループは毎年，作業療法士とともに働きかける目標を決めます．初年度には，このグループは健康的な生活習慣を構築し，効果的な時間の使い方を学ぶことに決めました．2年目には，個人の目標設定と計画，およびその達成に必要な各種の活動や課題の実施を働きかけることを選びました．この年の間に，作業療法士は「何かが欠けている」と気づき始めました．「私たちは習慣や遂行技能などの問題に取り組んだけれども，私が初回評価の間に検討した意志という重要な側面に注意を払っていなかったため，全体的に作業の話に欠けていたことに気づきました．介入の過程の間に，他の側面と統合するための極めて重要な側面として，意志を含めていませんでした」．「何という間違いを犯していたのでしょう．私は，MOHOを適用していなかったのです」．

その年の終わりに，この作業療法士はグループのメンバーにMOHOとその背後にある理論的根拠を説明しました．また，MOHOの概念を用いて，メンバーの人生がどのように形作られているのかを披露する機会を提供しました．そのグループは，変化の過程をより深く理解し始め，自分たちの共通のニーズは自信を取り戻すことであると作業療法士に説明できるようになりました．この経験の後に，作業療法士はグループに対し，3年目の会合で，彼らに個人的な価値を探索するという機会を提供しました．そのグループは，作業療法士の提案をすぐに受け入れました．その年の終わりに，すべての参加者が自分の価値を述べることができ，それを探索することはどのように重要な機会であったかを振り返ることができました．参加者たちは作業参加と日課に自信とエンパワーメントを持ち，満足をしていると自分を説明しました．

MOHOに基づく作業療法プログラムの設計と計画は，作業療法士がクライアントに，作業的存在としての自分のより全体的で総合的な見方を提供し，彼らの思考パターン，意思決定，健康に大きな変化を生じるように支援しました．さらに，モデルと仕事のプログラムをチームに示すことで，この専門職の評価のより良い理解と成長を引き起こしました．

プログラムの実施と評価

プログラムの設計をする時には，作業療法士はMOHOの原則を尊重して，重要な介入を選択することに加えて，作業療法のリーズニングにおける柔軟性を養う必要がある．これにより，プログラムが実施された後に，介入のタイプの適用，改善，変更が可能になる．変更は，一方では設計と組織化との間の適合性の継続中の評価に基づいて，また他方ではその改善は共同体とその要因の改善に基づいて行われる．このように，プログラム評価の目標は，特定のプログラムの構成要素を精選し，適用し，強化し，ときには中止することによって，活動計画を改善することである．MOHOの理論と原則によると，プログラムの評価では共同体と一緒にプログラム変更の過程を経ることが必要である．

プログラムの開発は実施の段階に続いて行われることもある．これは，2〜3カ月の期間後，設計と実施の有効性と効率性を評価するという探索段階，またはパイロットプログラムで始まる．それに続いて，探索段階で実施された評価の成果に基づいて調整され，実

施されるプログラムの持続的な実践からなる有能性段階に進んでいく．最後に，プログラムは達成段階，または，戦略と手続きが合体した段階に到達し，そこでは革新や拡大が生じる．参加者のグループと関係機関の両者へのタイムリーな介入を優先することは，すべての関係者に対する変更の過程が，相互に報酬の過程となる（de las Heras, 2011, 2015）．

プログラム評価は，特定のプログラムの文脈に従って異なる手続きを用いたり，統合したりするであろう．一般に，すべての参加者と利害関係者の間で定期的に開かれる会合を持つことは，出現するさまざまな問題に対して共通の問題解決と意思決定を可能にすることで，プログラムの円滑な進行を保証する（表24-1）．こうした会合で得られた結論を記録し続けると，MOHOに基づくプログラムを強化し，実践の証拠を残すために，貴重な情報源となる．追加的な評価の手続きが実施される場合もあり，MOHOプログラムの有効性を決めるために，実験的研究の基礎を形作ることにもなりうる（Shinohara et al., 2012；Yamada et al., 2010）．

MOHOに基づくプログラムのダイナミックス

MOHOに基づくプログラムのダイナミックスとは，参加者に対する，またプログラム全体に対する変化の過程に及ぼす最適な環境の影響を可能にするような方法として作り出される目標，介入の種類，社会的雰囲気のつながりをさす．MOHOに基づくプログラムの基本的なダイナミックスは，意味のある作業機会の実施を通して，また，参加者間の交換や交流を通して達成される．前者は，スムーズな日課の中で個人や社会の参加のための重要な機会を提供し，次に，各メンバーの積極的な貢献によって豊かになるものである．作業カウンセリング，仲間の支援による教育グループ，自助グループもまた，他者との適切な作業の文脈の中で日常的な参加の経験を反省し，処理することに焦点を当てており，それによりダイナミックスを豊か

表24-1　MOHOに基づくプログラムの再評価手続きのまとめ

評価の種類	手続き
プログラムの構成要素と全体的プログラムの評価	・フォーカスグループ：環境の影響の評価，プログラムのダイナミックスの主観的印象，ガントチャートで設定された目標の全体的成果評価，フィードバックに基づく目標計画，問題解決，意思決定． ・プログラムのダイナミックスの一部として，すべての参加者と利害関係者との間で*定期的に開催される会合（総会）*． ・慣例的な手続きとして，各プログラムの構成要素の参加者との会合． ・主要なグループメンバーと社会的グループとの*対話*． ・*参加者の観察*：意志の過程，環境の影響，個人とグループの参加の継続的評価． ・参加型アクションリサーチ． ・実験的研究．
個人とグループの成果と全体的な目標のおおよその達成	・合意された成果測定を用いて情報を記録し，各人の目標達成の評価． ・プログラム全体の価値を把握する方法として，個別結果の合計の割合の計算． ・グループ全体に選択されたMOHOの評価法の応用を通して，プログラムの成果の評価．
仕事の満足度と促進するチームの展望の評価	・行動の調整とプログラムの手続きと成果の実施を評価するためにチーム会合の*定期的な開催*． ・個人の自己評価としてのWEIS（Moore-Corner et al., 1998）を*用いたチーム会合と，それに続くチームメンバーの自省，フィードバック，問題解決，仕事やその他の関連する文脈での満足できる作業参加の機会の計画*．

De las Heras（2015），p.228を改変．

にし，補完している．これは，共同体と個人の作業につく旅を続けるための動機づけを高めることになる．

作業機会

作業機会（occupational opportunity）とは，人々に意味のある作業へ参加するように招く空間をさす．こうした空間は本質的に多様であって，共同体の仕事の文脈と作業ニーズの間に矛盾がないことが必要である．

作業機会を提供する場合，MOHOを用いる作業療法士は，評価されているグループメンバーの作業ニーズを考え，文化が決定的に重要であることを認め，前もって生活のために実施されている作業の適切さと，メンバーが吹き込む個人的で社会的な意味を認識する．作業機会とは，時間が続く中で共通目標と個人目標を果たすこと，日頃のニーズを満足させること，社会的なイベントの準備に貢献すること，技能を探索し，支援されたり自立しての生活や仕事に必要な技能を習得すること，あるいは趣味を開発することを意味する．この意味は，長期的に参加するという意図なしに時間を埋めるために単に行われるであろう他の合目的的な活動とは大きく異なる．

作業機会は，各参加者が求める参加の次元に適合する行為の様々な代替案を提供することによって，個人と共同体のニーズに貢献するものでなければならない．広範囲の意志と遂行の特性を持ち，共通の興味や目標を共有するために集まった人々によって，意味のある参加のための機会を提供することが必要であることを忘れてはならない．さらに，こうした機会は可能な限り自然であるべきである．すなわち，グループや共同体が属する社会あるいは文化の通常の日常生活において実施されるやり方で，できる限り組織化され，実施されるべきである．これは，共通目標や個人目標を達成するために選択された意図された活動や課題を実行するための最適な方法に関して，グループメンバーと作業療法士の間で，探索と学習，意思決定，合意，交渉を共有することを促す．この文脈では，規則，構成，役割期待は，自然の生活経験から自動的に引き出される．これにより，人々は，（言語的であれ非言語的であれ）参加時の表現力と自発性がより豊かになり，そのグループという文脈内の彼らの興味や技能にますます貢献できるようになる（de las Heras, 2010, 2015）．

例えば，イスラエルでは，最適な作業参加への迅速な復帰を促すために，戦闘ストレスを抱える兵士を支援するためのプログラムが開発された．兵士の作業ニーズに基づき，作業療法士は，兵士の軍人の役割に関連する意味のある活動や課題への従事をグループとして促進することにより，機能状態の強化を目的とした介入を提案した．これらは，軍人のシステム内でプロジェクトを支援するために必要な積極的な役割であった．こうした活動や課題への参加は，軍人の同一性を支援し，遂行を高め，自覚された有能性を強化する．このプログラムの設計は，イスラエル国防軍（IDF）およびアメリカ合衆国の*運用法*と対応して，軍人の環境内でのクライアント中心と作業に基づく実践に基づいた快適な雰囲気の展開を強調している．作業療法士は機能的能力の回復に焦点を当てた学際的仕事に参加し，参加者が価値を置く役割を明らかにし，作業技能の向上と維持，参加の維持，遂行パターンの促進を図る（習慣と日課；Gindi et al., 2015）．

◆作業機会への参加の特性と方法

MOHOに基づくプログラムの実施を成功させるために，作業機会は，多様性，柔軟性，継続性という3つの特性を尊重する必要がある（de las Heras, 2010, 2015）．

多様性とは，グループの興味，価値，目標と参加するための様々な機会を満たし，手に入れることができる様々な作業をさす．多様な選択肢を持つことは，動機づけの側面の探索，選択と決定をすること，幅広い意味での能力の開発を可能にすることを通して，個人的意味の認識を高めることができる．作業参加のオプションには，プログラム自体の文脈，より広範な地域ネットワークの文脈，そしてグループ参加者の私的な文脈において提供される機会が含まれる．

柔軟性とは，個人やグループに対する変化の過程の

ダイナミックな特性のゆえに，作業機会の絶え間ない刷新をさす．刷新は，目標達成，より高い挑戦に対するニーズ，あるいは，新たな出来事や障害への反応によって起こるであろう．作業機会内の柔軟性を保つためには，作業療法士と参加者は現状をもとに慎重に計画し，評価を実施し，新たな作業プロジェクトの創設を決定し，他のものを完了か終了し，目標達成のための新たな手続きを開発することが必要である．柔軟性は，日常的な作業に内在するダイナミズムの経験を再現し，新たな取り組みの開発，能力や効果の認識，計画の技術，問題解決，意思決定，社会参加，そして，社会的グループに貢献する者としての帰属意識を育むために必要である．

継続性とは，生涯にわたる作業機会，すなわち，グループにとって意味がある場合，時間がたつにつれて継続性を提供しなければならず，グループが発展し，個人的プロジェクトが拡大するにつれて成長しなければならないことをさす．これは，作業療法士と参加者が評価に基づいて中止を決定しても作業が中断されるということではなく，そこには新たな作業が起こるであろう．重要なことは，継続性によって，それぞれの新たな参加者は，現在継続するプロジェクトに新しいアイデアを提供したり，いつでも新しいアイデアを生み出すように支援することで，既存の新たな取り組みに参加したり協業したりすることである．このように，作業機会の継続性によって，日課の一部である作業に，現実の時間のダイナミズムを認識することの探索が促進される．要約すると，継続性は参加者の意志と習慣化の過程の展開を十分にもたらす．

MOHOに基づくプログラムは，作業機会への3つの参加方法を提供するという利点がある．すなわち，共同体プロジェクトへの参加，個人的プロジェクトへの参加，探索を通しての参加である（de las Heras, 2006, 2010, 2015）．

共同体プロジェクトとは，グループの作業目標を達成するために，一連の活動や課題を行うことをさす．グループの作業プロジェクトの開発の間に，作業療法士は個人の作業ニーズとグループ全体のニーズに従って，メンバーの参加を励ます．以下は，この概念の例である．

長寿クラブ

長寿クラブは，公立精神科病院の専門病棟の入院患者で，身体的と精神的という複合的問題を持つ高齢者のために開発されたプログラムです．このクラブは，能力と技能を維持し，生活の中で獲得した実践的な知識を他人に提供することを目標とする男女のグループで構成されていました．このグループは，作業療法士と一緒に，グループと個人として彼らが持つ利点に基づいて，作業空間を構成しました．彼らは会議を開きましたが，そこではイベントへの興味や経験談を披露し話し合いました．そうしたイベントは，彼らが若かった頃に生活を構成していた価値や作業を示すものでした．彼らの物語に基づき，作業療法士は病院内でどのようなプロジェクトを実施したいのかと，彼らの意見を求めました．彼らは最も一般的な意見に投票して，音楽プロジェクトを選び，病院のスタッフや若い患者に彼らの文化を広めるために会報を作りました．

音楽の才能を持ったメンバーのある者は，週に1回，彼らの若かった時代の歌を歌うリハーサルの時間を組織しました．彼らはラジオを録音したり，自分の歌を録音したりするための資源を集めました．彼らの目標は，病院のほかのグループが定期的に開催する祝賀行事に出演したり，様々な病棟の看護スタッフと協力したりすることでした．そうするために，彼らは人々を採用して，社会的関係の担当者，タイムキーパー，歌のコピーを手に入れる秘書，作詩者，歌手，音楽監督など，様々な役割に割り振りました．さらに，彼らは毎週，看護助手と計画のための会議を開き，リハーサルのタイミングや出演時の服装について話し合い，イベント時の音楽の録音や演奏，病棟での演奏を調整しました．

『古き良き時代』という会報は，すべての人に共通するプロジェクトで，メンバーは，内容と写

真を計画して準備するために週に2回会合に参加しました．会報は4部から構成されており，それらに対応する4つのサブ・グループが担当しています．1つのグループは日常活動で古い物をいかに用い続けたかを書き，もう1つは個人の物語とその感情的なレガシーを示し，また別のグループは詩の特集や料理レシピを担当しました．会報は，ビジネスセンターで作成され，メンバーはその能力や興味に応じて様々な役割を果たしました．一部の入院患者はパソコンを使い，そのうちの一人は会報の編集者となり，執筆の調整や最終編集を行いました．彼らは，年に4回，会報を発行しました．こうしたプロジェクトは，ボランティアを含む他のプロジェクトへとつながりました．プロジェクトを長く維持するためには資金調達が必要であったため，クラブメンバーの3名が，病院のカフェテリアでパンや焼き菓子を作り，皆で販売を始めました．

　意味のある共通する作業プロジェクトを，時間をかけて計画し実行することは，役割への参加と約束と社会的責任の発達を十分に促す協業的な努力を提供し，要求する．それ以上に，それはコミュニケーションと交流技能の探索と開発，自分の特有な能力，有効性の認識，新しい習慣，社会的存在としての自己認識などの発見を提供する．それはまた，個人的なプロジェクトに参加するためや，内的・外的な役割期待を交渉するためのきっかけをも提供する．

　個人的プロジェクトとは，個人にとって意味のある作業目標を達成するために，一連の活動や関連する課題を行うことをさす．こうしたプロジェクトは，その人が変化の過程の間に選択し，作業療法士との協業や作業参加の過程の自分の経験から反映された個人のニーズの評価から出現する．一般に，*極めて重要な個人的プロジェクト*の実施は，個人の挑戦であり，期待する目標を達成するための選択肢に関する問題解決や意思決定のための独自の資源を確保することを示すために，グループ・プロジェクトに参加するよりも難しい．個人的な作業プロジェクトへの参加は，作業参加と遂行に個人的意味を吹き込む．それは，時間をかけて目標を設定し，目標を達成するための約束を強め，組織的な技能の開発と，それを引き起こすための系統的な作業遂行を求める．さらに，それは社会的文脈に対する貢献という独特の認識を提供し，作業同一性と作業有能性を高める．

　探索的参加とは，能力の認識と知識を発見し，サンプリングし，再評価するという目標を持つ個人の最初で，時にはただ一人の作業参加をさす．探索的参加は，グループ・プロジェクトに関連する活動に参加したり，いくつかの段階を完了したり，必要な行為を実行する間に生じるものである．これは，意志の過程とその人の能力に従って，他人に極めて接近した空間や別の空間で行われる．作業療法士やグループの他のメンバーは，再動機づけ過程（de las Heras, Llerena, & Kielhofner, 2003）によって導かれる意志の経験を促進するために，このタイプの参加をする必要がある．変化の状態がより進んでいる他人の動機づけと参加は，常に支援の価値ある源と，新たな取り組みの再確認と探索的感情の出現となる（Deegan, 1988；de las Heras et al, 2003）．

◆作業機会における参加のダイナミックス

　個人的プロジェクトと共同体プロジェクトへの参加は，グループ・プロジェクトへの参加者がその中に個人的目標を持つことができれば，絡み合うことができる．実際，人が共通の作業に個人的な意味を与えるようになるにつれて，グループ・プロジェクトは個人的なプロジェクトの可能性の探索のための最初の機会を提供する．参加する間の個人の遂行や習慣の認識された要求や期待と求められる環境の支援は，一人ひとりにとって特有であるが，しかし，そのグループの残りの人たちと類似している．それは，それらの人たちがそのグループまたは共同体によって以前に合意された共通の目標，規則，役割に関係することになるためである．したがって，各人は，同じ文脈の中で行われているグループ・プロジェクトと並行して，各自のプロジェクトの段階を実行することができ，異なる時点で

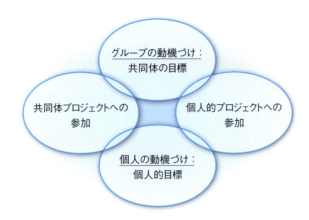

図 24-1　MOHO に基づくプログラム：作業機会内のダイナミックス

グループ・プロジェクトに参加したり，退出したり，各自のプロジェクトを通じてグループ・プロジェクトと協力する（図 24-1）．

多様な文脈における MOHO に基づくプログラム

各プログラムは，グループの作業ニーズの評価から生じる独自の特徴がある．本章の冒頭でも説明したように，MOHO は，地域に開かれたものから閉鎖型施設に至るまで，多種多様な実践場面で用いられている．それぞれが，プログラムの目標やその中で作業療法士が果たす役割に様々な影響を与える特定の物理的，社会的，文化的，財政的，政治的な特徴を持っている．

閉鎖型施設

短期間（10 〜 15 日間）の急性期やリハビリテーションの場面で，あらゆる人生の段階における人々と働く場合，環境の管理は極めて重要である．環境の管理は，デイルームなどの共通の空間の構成と再配置のために，また，その時点での各人の文化的ニーズと社会的な好みに従って，グループでも個人でも，自由時間の活動選択と機会を促進するために，対象物にアクセスしやすくするために用いられるであろう．家具（ソファー，椅子，テーブル，棚）の配置と意味のある対象物の配置は，ともに参加を促進するための鍵となる．理想的な状況では，そうした対象物によってデイルームは選択的な空間となり，そこでは人々が病室や医療行為から，娯楽，会話，休息の時間を求めて集まってくる．したがって，こうした共通の空間の配置やレイアウトは，彼らが医療場面を超えて日常生活を営むのと同じやり方で，空間を使うように人を招待するよう「呼びかける」ものでなければならない（de las Heras, 2011；de las Heras et al., 1993；表 24-2）．

この期間に，評価が実行可能であれば，作業療法士は柔軟な評価法を利用する必要がある．ある人が，日常活動が大きく阻害される疾患の急性期にある時，自然な作業参加を知ることはない．こうした状況下においては，医療行為が最優先される．しかし，MOHO の作業参加プロフィールと意志質問紙は，情報収集方法として観察を用いており，これによって，作業療法士は医療チームと協力して，現在の作業参加に及ぼす症状（遂行能力の客観的側面）への影響を調査することが可能になる．さらに，疾患が個人に及ぼす影響の重大性の明確な理解，観察評価が回復経過の記録に利用できること，日常的参加による満足度の増加の提示が加わる（Parkinson, Chester, Cratchley, & Rowbottom, 2008）．

中期的な入院（1 〜 2 カ月）が必要な人々の場合，

表24-2 短期入院場面における可能な介入

介 入	説 明
評価過程	・非構成的方法. ・使用が可能な場合：SCOPEまたはMOHOST；VQまたはPVQ. ・REISの実施. ・OPHI-Ⅱに準拠したナラティブインタビュー．家族の視点の統合. ・SCOPEのガイドラインに基づく親の面接.
人々の生きた身体に取り組むこと	・*親交と共感*：積極的な傾聴，感情と考えを妥当にすること，安心感が得られる環境の*構築*.
作業の日課への個人の参加を支援すること	・必要に応じて，日常生活活動の遂行の間の付き添い. ・各人の能力と意志の状態に従って，作業遂行の支援または補助. ・各人の能力や意志の状態に従って，退院後に役立つ重要な側面に関する助言や指導. ・最もよく用いられる戦略：妥当にする，励ます，組み立てる.
施設内の教育と環境管理	・作業ニーズ，遂行の期待，個人やグループとの関係や仕事をより有効で効率を高める作業療法戦略についての関連情報に関するスタッフの参加型教育. ・*環境管理*：REISの実施を通して得られた結論に従って，他の職員とともに物理的・社会的環境の組織化. ・専門家チームとの参加型教育，評価と評価結果に基づく情報の共有，必要に応じて入院の延長の提唱. ・*最も多く用いられる戦略*：妥当にする，交渉する，励ます，フィードバックを与える，指導する，組み立てる.
グループの介入	・参加可能な人と退院の問題に関するピアサポート教育グループ. ・デイルームやその他の共通空間にいる間の，必要に応じての参加の共有と促し. ・最も多く用いられる戦略：妥当にする，助言する，励ます，フィードバックを与える.
家族教育，カウンセリング，支援	・参加型教育セッションと個人または集団での家族との作業カウンセリング. ・必要に応じて，社会的ネットワークに関するパンフレットやその他の情報の配布. ・必要に応じて，文書の配布. ・必要に応じて，家族との感情，考え，経験を共有するために日記をつけることの提案．この日記を，フィードバックや情報を提供し，カウンセリングや教育指導をするために用いること. ・評価報告を共有し，最良の選択肢のために問題解決と意思決定を話し合う. ・最も多く用いられる戦略：妥当にする，助言する，励ます，フィードバックを与える.
必要に応じて地域ネットワークの調整と紹介	・個人と家族とのニーズと合意に従って，地域ネットワークとの接触の確立．施設の作業療法士によって作業療法士または地域ネットワークの担当者に紹介がなされる場合には，MOHOに基づく報告が必要である.

de las Heras（2015），pp.238-239を改変.

もともとの作業参加を妨げた損傷や症状は安定化する傾向がある．このことは，作業療法士が評価と介入の範囲を広げ（表24-2に示す），必要に応じて優先順位を設定することをもたらす．長期入院のMOHOに基づくプログラムによって，院内の文化やサービスの進歩的な変化が開始され，それを地域の統合に達する連続性に沿って，作業参加が促進される場所へと変える（Abeydeera et al., 2006；Borell et al., 1994；Cifuentes, 2011；de las Heras et al., 1993；Dio-netal., 1996；Lee & Harris, 2010；Melton et al., 2008；Olson & Kielhofner, 1998）．こうしたことを可能にするのは，作業療法士によって導かれた学際

的な仕事によるものである．その作業療法士はMOHOの視点を受け入れ，ある人の回復の旅はその人生において達成されるのだという信念を持ち，施設内外のすべての人々に関わっている．

　こうした場面では，総合的な評価とともに，共同体と個別に特定される介入が時間がたつにつれて統合できる介入プログラムの実施が可能である．物理的環境の管理は依然として重要であり，人々の意志，文化，自律性のニーズに応じて，家具の配置や空間の装飾を変えることが推奨される．社会的環境は，家族参加型教育プロジェクトの推進と実施，スタッフとの体系的参加型教育会議，施設内および地域内での支援ネットワークの開発，地域統合のための漸進的制度の確立などによって整備される．これには共通プロジェクトやイベントの実施，地域施設への定期的な訪問の奨励，地域活動への積極的な参加と同じように，継続的に実施されることに基づく地域のセンターとの結びつき，情報交換，紹介をすることが含まれる．*再動機づけ過程*（de las Heras et al., 2003）は，行為に対する動機づけを促進する環境の雰囲気を提供するためにすべてのスタッフと協力することで，このことが個人にどのように達成されるかを詳しく述べている．

地域センター

　地域センターの多様なMOHOに基づく経験は，幅広い年齢層の人々や，その生活に漸進的，変容的，破滅的変化によってもたらされる多様な作業状況にある人々に対して，地域統合の鍵となる．以下のような複数の例がある．すなわち，チリのレエンクエントロ（*再会，Reencuentros*）とサンドロ（*Senderos*）（Braveman et al., 2002；de las Heras, 2006；Kielhofner, 2004, 2008, 2009），アルゼンチンのルンボ（*Rumbos*）（Polleti, 2010, 2015），アメリカ合衆国の*就業選択*（Employment Options）（Braveman et al., 2002, 2008；Kielhofner, Braveman, & Finlayson, 2004），ベネズエラの*Terapeuta Amigo*とスペインの*Uutchi*（de las Heras, 2015）．その他の新たな取り組みは，多くのプライベートな実践の場面で展開されている．それには，高齢者向けデイセンター，家族保健センター，国または地方の健康に関する新たな取り組みが運営する地域に根ざした精神的健康と身体的リハビリテーションセンターなどがある．（de las Heras, 2015, Echeverria, 2014；図24-2）

　地域センターは，包括的な評価から開始し，センター内や広域な地域の共同体と個別の介入の実施を続けて，本書で説明されているさまざまな特定の介入と介入のプロトコール（実施要項）を統合できるようにすることで，人々との長期にわたる仕事を可能にしている．介入の可能性は広範囲にわたり，以下のことが含まれる

- 公式的や非公式的な参加型地域教育．

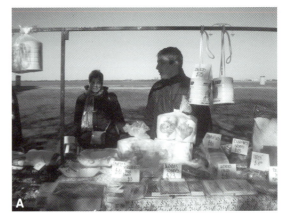

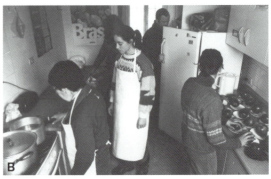

図24-2　A．"ルンボ"共同体プロジェクトの1つ：アルゼンチンのサンタフェでの品評会での製品の製作と販売．B．チリのレエンクエントロ（再会，Reencuentros）のキッチン（作業空間）の5つの共同体プロジェクトの1つ：毎日のランチの準備．

- 統合の過程の間に意味のある作業の文脈への直接介入.
- 価値ある役割への人々の統合を促進するための特定のプログラムの実施.
- 他の専門家やスタッフに対する公式的や非公式的なトレーニング.
- 他の地域のネットワークとのプログラムの調整と統合.
- 参加型教育と政治団体との交渉.
- 様々な作業場面の中での平等な参加機会の促進 (de las Heras, 2015, Kielhofner et al., 2011).

以下の例は，上に述べた新たな取り組みの1つを示している.

> **事例** ニーズ評価
>
> ある作業療法士は，個人開業を通して支援していた子どもたちの親との非公式的な対話から，自分の仕事の真の影響力を認識するようになりました．その作業療法士は，親の多くが作業療法の過程で大きな変化が起こったと述べていることに気づき始めました．何人かは，「今年の最大の変化は自分自身でした」とか，「違うやり方で私は子どもと関係をとることを学びました」と語りました．いくつかの家族は自分たちの変化の経験を明確に口にし，また，これまで気づいていなかった長所を見つけることができたことから，障害をもつ子どもたちに感謝すら覚えるようになったと述べました．他の家族はこのことをそれほど明確に表現はしなかったものの，作業療法士は彼らが「目の前で変化している」のを目の当たりにしました．これらの非構成的な観察は，Winnicott (1960, p.587) が行ったように，「幼児のようなところがない」ことが確認され，実際，子どもらしいところがありませんでした．言い換えると，子どもが日々参加する家族やさまざまな環境を考慮せずに取り組むことなしには，誰一人として働くことはできません．そのことが，作業療法士に Uutchi Desarrollo Infantil（Uutchi, Children Development）という民間の診療所を創設させた理由なのです.

◆ Uutchiとは何か．プログラムの計画と実施

Uutchiは，より効果的で，満足できる作業参加を達成するために，家族全員が自分のことをよりよく知ることを学ぶ空間である．Uutchiは，家庭，学校，地域といった意味のある作業場面で完全な参加のために必要とされる技能と能力の開発の中で，家族とその子どもたちを支援する．出生から青年期までの子どもたちとその家族は，必要性や見通しに応じて，週に1〜2回，Uutchiを訪れる．Uutchiは地域の作業場面の一部である．家族は，知り合いや家族によって，地域社会とのつながりを通して，あるいは，子どもが通う学校からの助言により紹介される．ほとんどの家族には自閉症スペクトラム障害，発達の遅れ，遺伝性の症候群などの発達障害を持つ子どもたちがいる．一部の子どもたちには明確な医学的診断は下されていないが，家族は作業参加の課題を明らかにしている.

◆ Uutchiはどのようなモデルを用いているのか．理論的基礎

このプログラムに参加している家族の具体的なニーズに基づいて，3つの実践モデルが治療的なリーズニングと介入を導いている．それらはDIR/DIR Floor-time（Greenspan & Wieder, 2007），Ayresの感覚統合（Ayres Sensory Integration：ASI；Parham et al., 2011；Schaaf & Mailloux, 2015），そして，MOHO（Kielhofner, 2008）である．1つ目のモデルは，1日の間の，そして治療的文脈での子どもと介護者との間の自然で遊びのような交流の文脈の中で，関係づけること，コミュニケーションを取ること，考えることという機能的で社会的・感情的な発達的能力を促進することに関する学際的モデルである．このアプローチは，結びつき，信頼，遊びの柔軟性，交流の長く複雑な連鎖を高めることを促す．2つ目の

ASIは，活気のある豊かな感覚の活動に自発的に自分から参加し，日々の作業に対するより効果的かつ効率的な参加を可能にすることで，子どもの身体と環境からの感覚情報の処理と統合を促進するアプローチである．

これらの2つのモデルは子どもの興味に従いながら，子どもの感覚運動あるいは社会的－感情的なプロフィールを仕立て上げる個別介入を提供する．いずれのモデルも，機会を提供すれば，子どもは自分の最も高い可能性に到達し，自分にとって最高のものを求める能力を持つという信念を披露している．両者の共通の構成要素はMOHOの中で継ぎ目なしに枠づけられている．さらにMOHOは，PVQ（Basu et al., 2008）で記述される意志の指標と，再動機づけ過程（de las Heras et al., 2003）で詳細に述べられる特定の介入戦略の深い理解を提供する．これらの指標によって，作業療法士は子どもの意志の状態を理解し，子どもが意志の過程という点でどこに自分を置いているのかを認識することができる．次に作業療法士は，課題を増やすことが適切かどうか，あるいは探索と楽しみを維持する必要があるかどうかを決めることができる．また，こうした観察を両親と共有することで，子どもをよりよく理解するための出発点をもたらすことにも役立つ．

◆プログラムはどのように作用するか．プログラム設計と組織化

子どもや家族とのセッションでは，作業療法士が作り出すさまざまな環境の文脈を用いることで，子どもの自信と喜び（意志），遊びと基本的なADLの中での遂行（作業技能），感覚運動と感情の能力（遂行能力）の発達が促進される．Uutchiでは，空間や対象物が注意深く計画され（環境管理），そのため物理的環境が提供するアフォーダンスと可能性を「示す」．待合室は外の世界とUutchiの世界との間の移行空間として設計されており，そこは暖かく快適な空間で，会話，リラクゼーション，自省を招き入れる．その空間の一部には，大人のための書籍，子ども用のおもちゃ，座ったりその上で絵を描いたりできる快適なカーペットがある．大きな部屋あるいはジムは，感覚統合の介入に必要な設備を提供し，前庭機能のためのブランコ，触覚探索のための木目のある素材，よじ登ったり，押したり，引っ張ったりする機会をふんだんに提供することで，遊びながら身体意識を高める．また，寝そべるためのたくさんのクッションは，アイデアの交換や会話を促すことを考えたり自省したりするための場所であり，さらに象徴遊びを促すための人形，人形の家，コスチューム，織物もある．Uutchiのすべての空間は，子どもやその家族のニーズの高まりに応じて，治療的なやり方の中で柔軟に使用することができる．

◆このプログラムを成功に導くのは何か．プログラム評価

MOHOやDIR/DIR Floortimeの家族とともにチームとして活動するという原則に従うことは成功の鍵である．家族はセッションにおいて積極的な役割を果たし，可能な場合には，家族を通して介入を実施し，共有された選択肢の探索を促進し，妥当にすること，フィードバックをすること，指導をすることという戦略を用いた参加型教育を実施する．セッションへの積極的な参加と目標設定における協業は，家族のエンパワーメントという意識と，子どもの発達において一人の行為者という強力な意識を育む．

地域に根ざした介入

地域介入に取り組む作業療法士の役割は，*共同の生活プロジェクトの合同開発*を促進するためにMOHOを用いる地域プログラム場面で働く作業療法士の役割と密接に関連している．これには以下のものが含まれる．すなわち，零細企業，平等な作業参加の機会のための擁護プロジェクト，多様な社会的グループとの地域教育プロジェクト，ソーシャルネットワークの探索と拡大を目的とするプロジェクト，参加型教育グループとピアサポート教育グループの健康のための合同実施，保育園や幼稚園，学校，職場，住宅，社会文化的場面，近隣，通りなどの様々な作業場面における介入

計画と適応のほか，組織や政治的で法律的な機関との合同の交渉などが含まれる．すべての種類のMOHOに特化した介入と介入プロトコール（第14章参照）は，地域介入に用いることができる（Abelenda et al, 2005；Avrech Bar, Labock-Gal, & Jarus, 2011；Avrech Bar, Jarus, & Wada, 2015；de las Heras, 2015；de las Heras et al., 2013；D'Angello, 1998；Du Toit, 2008；Girardi, 2010；Kielhofner et al., 2011；Margaría & Weidmann, 2008；Parkinson, 2014；Solomon, O'Brien, & Cohn, 2013；Yazdani, 2008；Ziv & Roitman, 2008）．

　MOHOに基づくいくつかの地域の新しい取り組みが，作業療法の大学のプログラムと地域の機関（学校，労働問題部門など）の間の，または地域代表と直接に，パートナーシップの形成を通じて，子ども，青少年，成人，高齢者の作業場面での介入を開発するために実施されている．こうしたプロジェクトは，近年，地域リハビリテーションチームや，ますます高まる変化を介して進んで行き，厳しい環境の制約に直面している人々の両者で増加している．以下の例は，チリとアメリカ合衆国で開発されたこれらのプロジェクトの例を示している．

> **事例** 地域に根ざした介入
>
> 　サンチアゴ市にあるロスアンデス大学の作業療法学科の学生たちと教授たちは，2年次課程の人間作業の一環として，2012年以降，貧困の中で生活している子どもたちに満足のいくような作業参加を促進するための直接サービスに参加しています．ある子どもは，家族の中に連れて行ってくれる者がいれば，保育園や小学校の公共場面でサービスを受けることもできますが，多くの者はほとんどの時間を，保護を受けることがない路上で過ごしており，そこでは常に地域の暴力や薬物中毒の危険にさらされています．路上でのプログラムは，子どもたちが遊び，安全を得るための機会を増やすことを目指しています．年齢の高い子どもたちや地域住民の代表者は，子どもたちが集まれる場所が必要であることを明らかにしました．この目的のために，サッカー場とチャペルが貸し出されました．毎週金曜日の午後，学生たちは教授と一緒に街頭に出て子どもたちに参加を呼びかけました．年齢の高い子どもたちは弟や妹たちを連れて来るし，他の子どもは今では遊びの空間があることを知っているので自分でやって来ます．
>
> 　学生たちは，幼い子どもたち（6歳まで）と7歳から14歳の年長の子どもたちの2つのサブ・グループを担当することを決めました．学生は，子どもたちの興味に基づいて，順番に配列され，半構成化され，そして自由な一連の遊び活動を組織して実施しています．そうした遊びは，文化や年齢に応じて慎重に選択され，子どもたちの意志に従って複雑さを段階づけて，そして遊びの順序がなされる方向についての子どもたちの考えや判断に従ってダイナミックに実施されています．さらに，彼らは，祝い事に家族を招待するために子どもたちが保護者に持って行く簡単な情報を掲載したチラシも作りました．
>
> 　金曜日の午後はまた，幼稚園や学校に行ける子どもたち（3〜5歳）のための特別な時間であり，その他の動機づけを高める遊びや活動のための空間もあります．これらの場面では，作業療法学生たちは一人の先生とクラスや校庭で子どもと一緒に動きます．学生たちはまた，先生と一緒に参加型教育に携わり，一緒に作業を行うことが困難であると考えられる生徒には，生徒の作業ニーズについて先生に教えたり，満足のいく参加を促進する方法を発見するために，責任やMOHOに基づく違うアプローチを共有しています．
>
> 　プログラムの実施にあたっては，変化するニーズを明らかにし，成果測定として用いるために，意志質問紙（VQとPVQ）とACIS（第15章参照）が頻繁に用いられました．評価はまた，学校での子どもたちの参加に対して肯定的な結果を確

認した後で強い興味を持つようになった先生方と共有されました．

　遊びの探索や参加を促し，参加型教育（公式的と非公式的の両者）を提供し，環境管理戦略を実施することは，これらの子どもたち，子どもたちの先生方，関わる養育者の一部に作業参加への自信と満足を高めるための新たな機会を提供してきました．毎週金曜日の活動終了後に，学生たちと教授はその日の評価プロトコールをフォローします．彼らは，教授チームの仕事，彼らの長所，そしてグループとしての課題を一緒に処理し，子どもの経験や自分自身の経験のより良好な個人的理解を深めるためにMOHOでの作業療法リーズニングを適用します．教授陣が検証し，学生にフィードバックと助言を提供します．

　こうしたグループ・プロジェクトを引き受けることは，学生たちに作業療法士や個人としての多様な有能性の学習をもたらしました．それはまた，作業療法に彼らの自信と信頼を打ち立てました．全体的に，このプログラムは関係する誰にも，満足のいくような作業参加を促進するものとなっています（de las Heras et al., 2013）．

事例　地域に根ざした介入

　Fitness, yoU, and Nutrition（FUN：フィットネス，あなた，栄養）は，身体活動と栄養活動への意識と参加を高め，健康的な習慣と日課の開発を目的に，8週間にわたるMOHOに基づく学校の課外のプログラムです．メイン州の地元の小学校の3年生と4年生の同年代の子ども100名以上とその家族が，この3年間のプログラムに参加しました．FUNプログラムは，自分の技能と能力（能力と有効性の認識）の信念を発達させるために，動機づけられ，興味があり，そして価値ある活動を探索し発見することに重点を置いています．毎週開催されるセッションには，自由遊び，ウォーミングアップ，栄養活動，身体活動，教育的要素，プログラムのまとめが含まれています．それぞれのセッションの目的は，健康的なライフスタイルへの理解を深め，子どもたちが身体的で栄養的な健康の選択をしようとする意欲を促すことでした．

　栄養活動は，食物ピラミッドに基づいて開発されました．毎週のトピックには，食物ピラミッドの学習，食事量，水と炭酸飲料，健康的な選択（脂肪，塩分，隠れカロリーを避けること），身体活動のための食事（炭水化物およびタンパク質，骨成長〔乳製品〕），そして食品の選択肢の拡大が含まれました．それぞれのセッションには，当日習う概念を強化する健康的なおやつが取り入れられました．身体活動は楽しく興味のあるやり方で運動を励ますように開発されました．子どもたちはスポーツ（バスケットボールやサッカーなど），リレー，ダンス，レクリエーション競技（フラフープ競技など）をはじめ，自然散策やその他の野外活動（天気が良ければ）に参加しました．活動は子どもたちの能力に合わせて調整され，子どもたちが探索的な文脈の中で確実に参加できるようにされました．

　さらに，子どもたちはFUNプログラム以外でも，栄養学的で身体的な活動の活動日誌を記録するように推奨されました．子どもたちはこうした日誌に記録し，健康的な習慣と日課を練習するための「宿題」として，その週で行う楽しくやりがいのある活動へと割り当てられました．例えば，1週間，炭酸飲料の代わりに「水を飲む」ように子どもたちに思い出させ，フラフープの技能を向上させました．このプログラムでは，毎週，家への持ち帰り教材（フラフープ，フリスビーなど），健康食品とレシピを提供しました．このように，子どもたちは家族の支援を受けて，ライフスタイルを変えるために必要な継続的参加を支援する情報を一般化する機会を高めました．

　子どもたちは，全体的にテレビを見ることやテレビゲームで遊ぶ時間が減少したとか，全体的に

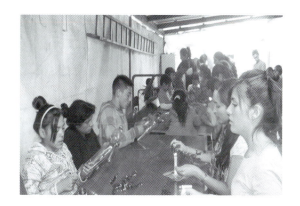
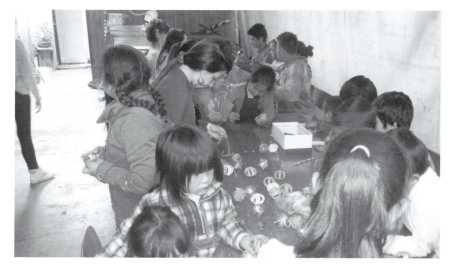
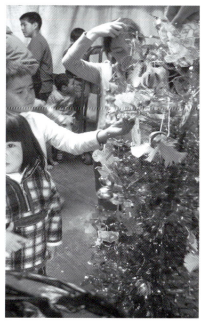
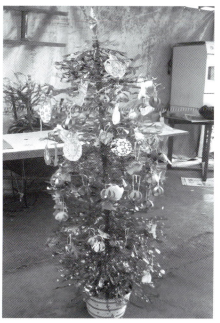

図 24-3　サンチアゴの遊び場での学生とストリートチルドレン：「クリスマスの夢を現実にする」（続く）

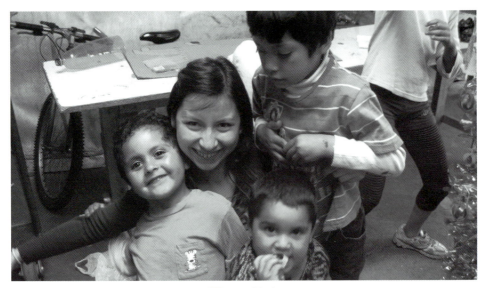

図24-3（続き）

遊びの時間が増加したとか，もう一度FUNプログラムに参加したいとか，食事がもっと健康的になったと感じたなどを報告しました．親に対する調査では，子どもたちの栄養の選択肢が増えたとか，積極性が増したとか，教育的な部分を家族全員で実行するようになったなどと表現しました．子どもと親のアンケートを個々に検討すると，肯定的な回答が圧倒的に多数でした．子どもたちはプログラム後に変化を表現しただけでなく，親はその答えを支持して，家族全員がより健康的なライフスタイルを目指すようになりました．

さまざまな身体活動に対して子どもたちの自信（個人的原因帰属）を強化することにつながる動機づけを高めることは，生涯にわたる活動への参加や従事へとつながっていきます．肥満の子どもたちは意志の低下を経験することが多く，その結果，栄養の選択肢が狭まり，自尊心が低下し，座ったきりのライフスタイルになりがちです．子どもたちや家族が動機づけられた活動に参加することを支援することは，彼らが権利拡大と動機づけられた継続的な関与を感じることができます．したがって，子どもの意志や動機づけを刺激するプログラムは，自己認識を高めるように作用し，健康につなげることができます（Kielhofner, 2008）．

子どもたちに探索的文脈の中で技能の開発を求めるゲームや活動に参加するよう励ますことは，一人ひとりの子どもに成功のための同じ機会をもたらします．同年代で，同じような遊びの技能を持つ子どもたちを集め，楽しいやり方で身体活動（縄跳び，フラフープ，鬼ごっこなど）を練習することにより，技能が高まり，より高い参加のレベルへと導き，最終的には健康的なライフスタイルの選択肢を高めることになります（Solomon et al., 2013；図24-3）．

結論

MOHOに基づいて，多様な実践場面における多様なプログラムを開発することができる．本章では，作業療法士が日々の実践で直面する問題に反応するプログラム開発の過程を概説してきた．本章ではプログラム開発過程の各段階で柔軟な方法として従うことができる原則，重要な考慮点，手続きを要約した．本章は

また，作業療法士がさまざまな国や文化において取り組んできた新たな取り組みのいくつかの例とともに，プログラム開発過程を描いている．最後に，本章は，MOHOに基づくプログラムはあらゆる年齢層と様々な作業ニーズのグループに対して開発することができることを示している．

第24章の振り返りの質問

1. MOHOに基づくプログラムは，作り出された社会空間が含まれる—「はい」か「いいえ」か．
2. 没頭の過程を定義し，ニーズ評価を行う際のその重要性の根拠を示しなさい．
3. 非構成的方法によるニーズ評価法を挙げなさい．
4. 成功したMOHOに基づくプログラムの実施に求められる3つの作業機会の特性を挙げなさい．

宿 題

仕事療法士は，作業機会を提供する際に，どのような要因を考慮しなければなりませんか．あなたが参加しているプログラム，または知っているプログラムについて考えてみて下さい．

1. そのプログラムを支える原理は何ですか．
2. そのプログラムはどのように開発され，評価されましたか．
3. そのプログラムは発展していますか．
4. そのプログラムを他の場面で再現できますか．
5. 作業療法士はどのように困難を克服しましたか．

🔑 キーとなる用語

共同体プロジェクト（collective projects）▶グループの作業目標を達成するために，一連の活動や課題を行うこと．

継続性（continuity）▶グループにとっての意味が，時間がたつにつれて継続性を提供し，グループが発展し，個人的プロジェクトが拡大するにつれて成長しなければならない生涯にわたる作業機会．

個人的プロジェクト（personal projects）▶個人にとって意味のある作業目標を達成するために，一連の活動や関連する課題を行うこと．

作業機会（occupational opportunities）▶意味のある作業への参加を促す空間．

柔軟性（flexibility）▶個人やグループに対する変化の過程のダイナミックな特性のゆえに，作業機会の絶え間ない刷新．

多様性（diversity）▶グループの興味，価値，目標と，様々な作業に参加するための様々な機会を満たし手に入れることができる様々な作業．

探索的参加（exploratory participation）▶能力の認識と知識を発見し，サンプリングし，再評価するという目標を持ち，個人の最初で，時にはただ一人での作業への参加．

文 献

Abelenda, J. (2015). Espacio para niños y sus Familias, Utchii. In C. G. de las Heras (Ed.), *Modelo de Ocupación Humana* (Chapter 14). Madrid, Spain: Editorial Síntesis.

Abelenda, J., & Helfrich, C. (2003). Family resilience and mental illness: The role of occupational therapy. *Occupational Therapy in Mental Health, 19*, 25–39.

Abelenda, J., Kielhofner, G., & Suarez-Balcazar, Y. (2005). The model of human occupation as a conceptual tool to understand

and approach occupational apartheid. In F. Kronenberg, S. Simó Algado, & N. Pollard (Eds.), *Occupational therapy without borders: Learning from the spirit of survivors* (pp. 83–196). London, United Kingdom: Elsevier.

Abeydeera, K., Willis, S., & Forsyth, K. (2006). Occupation focused assessment and intervention for clients with anorexia. *International Journal of Therapy and Rehabilitation, 13,* 296.

Avrech Bar, M., & Jarus, T. (2015). The effect of engagement in everyday occupations, role overload and social support on health and life satisfaction among mothers. *International Journal of Environmental Research and Public Health, 12,* 6045–6065.

Avrech Bar, M., Jarus, T., Wada, M., Rechtman, L., & Noy, E. (2016). Male-to-female transitions: Implications for occupational performance history, health, and life satisfaction. *Canadian Journal of Occupational Therapy, 83*(2), 72–82. doi:10.1177/0008417415576185

Avrech Bar, M., Labock-Gal, D., & Jarus, T. (2011). Occupational performance, social support and life satisfaction in single mothers compared with married mothers. *The Israeli Journal of Occupational Therapy, 20,* 195–218.

Basu, S, Kafkes, A., Schatz, R., Kiraly, A., & Kielhofner, G. (2008). *Pediatric volitional questionnaire, version 2.1.* Chicago: Model of Human Occupation Clearinghouse, Department of Occupational Therapy, University of Illinois at Chicago.

Borell, L., Gustavsson, A., Sandman, P., & Kielhofner, K. (1994). Occupational programming in a day hospital for patients with dementia. *Occupational Therapy Journal of Research, 14,* 219–238.

Braveman, B., Kielhofner, G., & Bélanger, R. (2008). Program development. In G. Kielhofner (Ed.), *Model of human occupation: Theory and application* (4th ed., pp. 442–465). Philadelphia, PA: Lippincott Williams & Wilkins.

Braveman, B., Kielhofner, G., Bélanger, R., de las Heras, C. G., & Llerena, V. (2002). Program development. In G. Kielhofner (Ed.), *A model of human occupation: Theory and application* (3rd ed., pp. 553–586). Baltimore, MD: Lippincott Williams &Wilkins.

Briand, R., Bélanger, R., Hammel, V., Nicole, L., Stip, E., Reinharz, D., et al. (2005). Implantation multisite du programme Integrated Psychosocial Treatment (IPT) pour le personnes souffrant de schizophrénie: Élaboration dune version renouvelée. *Santé Mentale du Québec, 30,* 73–75.

Calderón, D. (2010, May). *Benefits of using the model of human occupation assessments: Promoting occupational participation in children and their families.* Paper presented at the World Federation of Occupational Therapy Congress, Santiago, Chile.

Catalán, S., & Cavieres, C. (2014). *Occupational therapy program in a closed penitentiary unit, at Gendarmería de Chile.* Final project to fulfill the requirements of post graduate Advanced Certificate on Model of Human Occupation, Universidad de los Andes, Santiago, Chile.

Chateau, C., Etchebarne, J., & Rubilar, T. (2013). *Occupational needs assessment for improving environmental conditions and programming with 66 older adults at a nursing home.* Santiago, Chile: Universidad de los Andes.

Cifuentes, D. (2011). *Working with children who have cancer and their families: Program development in a treatment setting.* Final project to fulfill the requirements of post graduate Advanced Certificate on Model of Human Occupation, Universidad Católica de Santa Fe, Santa Fe, Argentina.

D'Angello, M. (1998, July). *The soccer ball.* Paper presented at the Seventh Chilean Congress of Occupational Therapy, Santiago, Chile.

Deegan, P. (1988). Recovery: The lived experience of rehabilitation. *Psychosocial Rehabilitation Journal, 11*(4), 11–19.

de las Heras de Pablo, C. G. (2006, Printemps). Le processus de remotivation: De la pratique à la théorie et de la théorie à la pratique. *Le Paternaire Journal, 13*(2), 4–11.

de las Heras de Pablo, C. G. (2010). *Modelo de ocupación humana: Teoría e intervención actualizada.* Santiago, Chile: Autora.

de las Heras de Pablo, C. G. (2011). Promotion of occupational participation: Integration of the model of human occupation in practice. *The Israeli Journal of Occupational Therapy, 20*(3), E67–E88.

de las Heras de Pablo, C. G. (2015). *Modelo de Ocupación Humana.* Madrid, Spain: Editorial Síntesis.

de las Heras de Pablo, C. G., & Cantero Garlito, P. A. (2009). Dentro del modelo siempre se ha considerado el rescate del sentir, no solo del pensar y actuar. *TOG (A Coruña) [Revista por Internet], 6*(9), 11. Retrieved from www.revistatog.com/n9/pdfs/maestros.pdf

de las Heras de Pablo, C. G., Dion, G. L., & Walsh, D. (1993). Application of rehabilitation modes in a state psychiatric hospital. *Occupational Therapy in Mental Health, 12*(3), 1–32.

de las Heras de Pablo, C. G., Llerena, V., & Kielhofner G. (2003). *Remotivation process: Progressive intervention for persons with severe volitional challenges: Users' manual.* Chicago: The Model of Human Occupation Clearinghouse, Department of Occupational Therapy, College of Applied Health Sciences, University of Illinois at Chicago.

de las Heras de Pablo, C. G., Manghi, P., Acevedo, M. J., & Prieto, C. (2013). Promotion of occupational participation with children at risk in Lo Barnechea: An integrative academic program. In *Occupational therapy curriculum: Human occupation II and III.* Santiago, Chile: School of Occupational Therapy, Faculty of Medicine, Universidad de los Andes.

de las Heras de Pablo, C. G., Sanz Valer, P., & Robio Ortega, C. (2012). Sobre el arte de nuestra práctica [Revista por Internet], *TOG (A Coruña), 9*(16), 11. Retrieved from http://www.revistatog.com/n16/pdfs/historia3.pdf

Dion, G. L., Skerry, M., & Lovely, S. (1996). A comprehensive psychiatric rehabilitation approach to severe and persistent mental illness in the public sector: The Worcester State Hospital Experience. In S. M. Soreff (Ed.), *Handbook for the treatment of severely mentally ill.* Boston, MA: Hogrefe & Huber Publishers.

Du Toit, S. (2008). Using the model of human occupation to conceptualize an occupational program for blind persons in South Africa. *Occupational Therapy in Health Care, 22,* 51–61.

Echeverría, A. (2014). *Older adults' wellness program: A community center to promote participation in significant routines.* Final project to fulfill the requirements of post graduate "Advanced Certification on Model of Human Occupation," Universidad de los Andes, Santiago, Chile.

Gindi, S., Galili, G., Adir, S., Magen, O., & Volovic-Shushan, S. (2015). An occupational therapy model for treating combat reaction within a military unit. *The Israeli Journal of Occupational Therapy, 24*(3), E103, E104.

Girardi, A. (2010). *Promotion of occupational participation in adolescents of Santiago de Chile' high economic class who undergo a mental illness and occupational privation.* Paper presented at the World Federation of Occupational Therapy (WFOT) Congress, Santiago, Chile.

Greenspan, S. I., & Wieder, S. (2007). *Infant and early childhood mental health: A comprehensive developmental approach to assessment and intervention.* Arlington, VA: American Psychiatric Publishing.

Helfrich, C. (Ed.) (2001). *Domestic abuse through lifespan: The role of occupational therapy.* Binghamton, NY: The Haworth Press.

Kielhofner, G. (1983). *Health through occupation: Theory and practice in occupational therapy.* Philadelphia, PA: F. A. Davis.

Kielhofner, G. (2002). *Model of human occupation: Theory and application* (3rd ed.). Philadelphia, PA: Lippincott Williams & Wilkins.

Kielhofner, G. (2004). *Conceptual foundations of occupational therapy* (3rd ed.). Philadelphia, PA: F. A. Davis.

Kielhofner, G. (2008). *Model of human occupation: Theory and application* (4th ed.). Philadelphia, PA: Lippincott Williams & Wilkins.

Kielhofner, G. (2009). *Conceptual foundations of occupational therapy practice* (4th ed.). Philadelphia, PA: F. A. Davis.

Kielhofner, G., Braveman, B., Finlayson, M., Paul-Ward, A., Goldbaum, L., & Goldstein, K. (2004). Outcomes of a vocational program for persons with AIDS. *The American Journal of Occupational Therapy, 58*(1), 64–72.

Kielhofner, G., de las Heras, C. G., & Suarez Balcazar, Y. (2011). Human occupation as a tool for understanding and promoting social justice. In F. Kronemberg, N. Pollard, & D. Sakellariu (Eds.), *Occupational therapies without borders: Towards an ecology of occupation based practices* (Vol. 2, pp. 269–277). Edinburg, Scotland: Elsevier.

Lee, S., & Harris, M. (2010). The development of an effective occupational therapy assessment and treatment pathway for women with a diagnosis of borderline personality disorder in an inpatient setting: Implementing the model of human occupation. *British Journal of Occupational Therapy, 73*(11), 559–563.

Margaría, S., & Weidmann, E. (2011). *El Galpón: An alternative for children at risk to progresive integration to schools.* Final project as prerequisite for post graduate "Advanced Certification on the Model of Human Occupation," Universidad Católica de Santa Fe, Argentina.

Melton, J., Forsyth, K., Metherall, A., Robinson, J., Hill, J., & Quick, L. (2008). Program redesign based on the model of human occupation: Inpatient services for people experiencing acute mental illness in the UK. *Occupational Therapy in Health Care, 22,* 37–50.

Olson, L., & Kielhofner, G. (1998). *Work readiness day treatment for persons with chronic disabilities. A companion manual for the videotape "Proud of me".* Chicago: The Model of Human Occupation Clearinghouse, Department of Occupational Therapy, College of Applied Health Sciences, University of Illinois at Chicago. Retrieved from www.cade.uic/moho/productDetails.aspx?iid=2

Parham, L. D., Roley, S. S., May-Benson, T. A., Koomar, J., Brett-Green, B., Burke, J. P., et al. (2011). Development of a fidelity measure for research on the effectiveness of the ayres sensory integration intervention. *The American Journal of Occupational Therapy, 65*(2), 133–142.

Parkinson, S. (2014). *Recovery through activity: Increasing participation in everyday life.* London, United Kingdom: Speechmark.

Parkinson, S., Chester, A., Cratchley, S., & Rowbottom, J. (2008). Application of the Model of Human Occupation Screening Tool (MOHOST assessment) in an acute psychiatric setting. *Occupational Therapy in Health Care, 22*(2/3), 63–75.

Parkinson, S., Cooper J. R., de las Heras de Pablo, C. G., & Forsyth, K. (2014). Measuring the effectiveness of interventions when occupational performance is severely impaired. *British Journal of Occupational Therapy, 77*(2), 78–81.

Poletti, L. (2015). *Rumbos: Centro de Integración Comunitaria (Santa Fe, Argentina).* In C. G. de las Heras de Pablo (Ed.), *Modelo de ocupación humana.* Madrid, Spain: Editorial Síntesis.

Quick, L., Melton, J., Critchley, A., Loveridge, N., & Forsyth, K. (2012, October). *Remotivation process for occupation program.* Paper presented at the Third Model of Human Occupation Institute, Stockholm, Sweden.

Schaaf, R., & Mailloux, Z. (2015). *Clinician's guide for implementing Ayres Sensory Integration (R).* Bethesda, MD: AOTA Press.

Shinohara, K., Yamada, T., Kobayashi, N., & Forsyth, K. (2012). The model of human occupation-based intervention for patients with stroke: A randomised trial. *Hong Kong Journal of Occupational Therapy, 22*(2), 60–69. doi:10.1016/j.hkjot.2012.09.001

Solomon, J., O'Brien, J., & Cohn, J. (2013). Emerging occupational therapy practice areas. In J. O'Brien & J. Solomon (Eds.), *Occupational analysis and group process* (pp. 140–142). St. Louis, MO: Elsevier.

Vera, F. (2014). *A program design for school children with special needs.* Final project to fulfill the requirements of the post graduate "Advanced Certification on MOHO," Universidad de los Andes, Santiago, Chile.

Winnicott, D. W. (1960). The theory of the parent-infant relationship. *International Journal of Psychoanalysis, 41*(6), 585–595.

Yamada, T., Kawamata, H., Kobayashi, N., Kielhofner, G., & Taylor, R. R. (2010, November). A randomized clinical trial of a wellness programme for healthy older people. *British Journal of Occupational Therapy, 73*(11), 540–554.

Yazdani, F., Jibril, M., & Kielhofner, G. (2008). A study of the relationship between variables from the model of human occupation and subjective well-being among university students in Jordan. *Occupational Therapy in Health Care, 22*(2/3), 125–138.

Ziv, N., & Roitman, D. (2008). Addressing the needs of elderly clients whose lives have been compounded by traumatic histories. *Occupational Therapy in Heath Care, 22,* 85–93.

第25章

人間作業モデルの実践のエビデンス

Patricia Bowyer and Jessica Kramer
野藤弘幸・訳

期待される学習成果

本章を読み終えると，読者は以下のことができる．

1. 障害を持つ人々の作業的生活とニーズを説明することに対する人間作業モデル（MOHO）の貢献を理解すること．
2. MOHOに基づく評価法の信頼度と有用性のエビデンスを思い起こすこと．
3. MOHOに基づく実践を説明すること．
4. MOHOに基づく介入の肯定的な臨床的成果に関するエビデンスを要約すること．
5. MOHOに基づくサービスへのクライアントの参加に関するクライアントの見方をとらえること．
6. 作業療法のリーズニングの過程をどのように実施するかを説明すること．

作業療法士は，この専門職の内外から，エビデンスに基づく実践を行うようにますます圧力を受けている（Copley & Allen, 2009；Law & Baum, 1998；Lloyd et al., 2004；McCluskey & Cusick, 2002）．このことは，作業療法士が実践の中で何をするのかというガイドラインや実践を正当化するエビデンスを明らかにし，批判し，総合化し，使うように期待されていることを意味する（Lin, Murphy, & Robinson, 2010；Metcalfe et al., 2001；Roberts & Barber, 2001；Taylor, 1997）．

実践しているほとんどの作業療法士は，エビデンスに基づく実践の重要性に同意している（Bennett et al., 2003；Humphries et al., 2000；Metcalfe et al, 2001；Novak & McIntyre, 2010；Thomas & Law, 2013）．しかし，実践家は，実践を導くために実際に研究を行うことに対しては不安も表明している（Burke & Gitlin, 2012；Dysart and Tomlin, 2002；McCluskey, 2003；McCluskey and Cusick, 2002）．実践家は，研究がしばしば現実生活の重要性に欠け，実践にとって意味がないテーマに取り組み，適用を促進するやり方で知見を示していないなどと報告している（Dubouloz, Egan, Vallerand, & Von Zweck, 1999；Sudsawad, 2003）．

本章の目的は，実践のために一般に探索されるエビデンスを明らかにする過程を簡略化することにある．実践家がエビデンスを求める時に問う最も典型的な疑問を明らかにし，そして，今日利用できるすべてのエビデンスを統合してきた．本章の資料は，エビデンスに基づく他の戦略に完全に代わるものではない．人間作業モデル（MOHO）の文献は毎年，相当の成長があるため，本章の引用文献よりも多くのエビデンスがあることは間違いない．さらに，エビデンスを用いる過程の一部は批判であるため，作業療法士はここで提供されるダイジェスト版を超えて，自分が集めた文献を直接調べるように勧める．最後に，本章は，発表された研究から生み出されたエビデンスにもっぱら焦点を当てている．しかし，他にも役立つエビデンスの資料もある．例えば，事例やプログラムの説明といった文献で利用できるエビデンスである．MOHOのウェブサイトは，テーマによってコード化されたアーカイブのリストサーブでの検討を通して，MOHOを用いる作業療法士の専門知識へアクセスするようになって

いる．

実践を支持するために必要とされるエビデンスの種類

　エビデンスに基づく実践とは，実践の中で意思決定を導くために利用できる最善のエビデンスを賢明に用いることである（Sackett et al., 1996）．この定義が意味するように，必要とされるエビデンスの種類は，作業療法士がどのような意思決定を行うかによって異なるであろう（Tickle-Degnen & Bedell, 2003；Tse, Blackwood, & Penman, 2001）．上記の定義はまた，作業療法士が入手できるエビデンスと共に働かねばならないことを示している．リサーチから入手できるエビデンスがほとんどか，全くないような場合に，作業療法士は他の形のエビデンスに頼る必要があろう．実践にとって意味のあるエビデンスには，サービスの成果のコントロールされた研究，事例研究で示された臨床的知識，理論を探り展開する研究，専門職の仲間の持つ専門知識，そして，クライアントの見方などが含まれるであろう（Polatajko & Craik, 2006；Sudswad, 2006）．

MOHOのエビデンス

　MOHOは約40年前に発表された．その時以来，相当な量のエビデンスが蓄積されてきた．MOHOは実践モデルとして開発されたために，研究の傾向は常に実践と関連するテーマに焦点を当ててきた．さらに，過去10年間には，MOHOの開発者たちは，実践上の諸問題を解決するための研究に焦点を当て，そして，研究を通して取り組まれる疑問を実践へと向ける実践の学識（scholarship of practice）というアプローチに取り組んできた（Kielhofner, 2005a, 2005b；Taylor, Fisher, & Kielhofner, 2006）．その結果として，ごく最近のMOHOの研究は実践家と研究者との間の協力関係から生まれて，その知見が実践場面で役立つことを保証している．

MOHOのエビデンスを見つけること

　MOHOの文献で特定のテーマについてのエビデンスを探している作業療法士は，たくさんの文献から捜していることにすぐに気づくであろう．あるテーマや疑問に関連するある種のエビデンスを明らかにすることは比較的容易ではあるが，他の関連するエビデンスは明瞭ではない場合もある．このように，エビデンスを包括的に捜し出すことは，時には気が重い課題である．エビデンスの場所をすぐに探せるように，MOHO情報センターのウェブサイトには，実践家が実践のテーマに関連する引用文献を突き止めることができるエビデンスに基づく検索エンジンがある．この検索エンジンについては，付録Bでさらに詳しく説明する．この検索エンジンは関連する文献を明らかにすることを助けてくれるものの，作業療法士は依然として文献を突き止めなければならず，また，望まれるエビデンスかどうかを厳密に調べなければならない．

障害者の作業的生活とニーズ

　MOHOの研究は，その初めから，個人と環境という2つの要因が作業参加にどのような影響を及ぼすのかを理解することに焦点を当ててきた．自分の研究の枠組みとしてMOHOを用いる研究者の多くは，自分の研究で，作業有能性と作業同一性の発達を介しての作業適応の過程と同様に，障害者の意志，習慣化，遂行能力，および，環境を検討してきている．MOHOは作業参加を決定する中での主な変数として環境を取り入れた最初の作業療法のモデルであったし，MOHOに基づく研究は環境の影響という概念をうまく説明しようとしてきた．

　これらの研究は，MOHOの概念を探索したり検査したりすることを目的にした研究，障害者の挑戦とニーズを明らかにしようとする研究，そして，クライアントや環境の特徴とそれらの関係について，クライアントがサービスにどのように反応し，どんな成果を達成するかを尋ねる研究などを含んでいる．この種のエビデンスは，実践家にとっては以下のように役立

つ.
- それは，クライアントにとって特に挑戦となる要因や，作業療法で取り組まなければならない要因を明らかにできる．
- それは，作業療法におけるクライアントの関わりに影響を与え，サービスを与える時に考慮されなければならない要因を明らかにできる．
- それは，問題点や利点として認識されなければならず，また，取り組まれなければならない作業療法の肯定的あるいは否定的な成果と結びついている要因を明らかにできる．

表25-1から表25-3は，MOHOの主要な概念（意志，習慣化，環境）に従って研究をリストアップして要約している．

表25-1 意志と関係するクライアントの特徴

出典	成果と知見
Asmundsdottir（2004）	精神科のクライアントは仕事に復帰するバリアとして個人的原因帰属と自己効力感の低下を報告した．
Aubin, Hachey, and Mercier（1999）	精神科外来のクライアントにとって主観的な生活の質と正の相関があったのは，仕事と休息での楽しみ（意志の一側面）であった．
Barrett, Beer, and Kielhofner（1999）	ある人の意志のナラティブは，その人が作業療法にどのように参加し，また，どのような利益を得るのかに影響を及ぼした．
Barris, Dickie, and Baron（1988）	地域で生活する障害を持たない若者と比べて，摂食障害を持つ若者は自己統制の側面でより外的であり，慢性症状を持つ若者はより内的であり，また，精神障害を持つ若者は社会的統制の領域でより外的であった．
Barris et al.（1986）	統制の所在，役割と活動の重要性と価値，興味と楽しみといった意志の側面は，精神科や精神生理学的な障害を持つ若者と障害を持たない若者の作業適応に影響していた．
Bridle, Lynch, and Quesenberry（1990）	脊髄損傷から2〜8年後に，人々は意志の困難を報告しており，それには適応的な興味の低下，価値と目標の減少，能力と責任の適応の認識の低下があった．
Chen, Neufeld, Feely, and Skinner（1999）	上肢の損傷や負傷をしたクライアントの在宅訓練プログラムの達成を予測する主な指標は，意志，特に自己効力感の認識であった．
Crowe, VanLeit, Berghmans, and Mann（1997）	重複障害児たちの母親，ダウン症児たちの母親，定型発達児たちの母親の間には，様々な役割に対する価値の報告には有意差がなかった．
Dickerson and Oakely（1995）	身体や精神に障害を持つクライアントは，障害のない人々と比べて，現在と将来の役割に対する価値に違いがあった．
Ebb, Coster, and Duncombe（1989）	病院にいる精神障害を持つ若者と地域で生活する障害のない若者では，強い興味の総数に差があった．
Ekbladh, Haglund, and Thorell（2004）	職場復帰した人々は，しなかった人々に比べて，（勤労者役割面接［WRI］によって測定された）個人的原因帰属という意志の構成要素が有意に高得点を示した．
Hachey, Boyer, and Mercier（2001）	カナダの統合失調症の成人は，現在の最も重要な役割を友人，勤労者，家族の一員とし，将来に予測する最も重要な役割を友人，家族の一員，家庭維持者，趣味人であるとした．

（続く）

表 25-1 意志と関係するクライアントの特徴（続き）

出　典	成果と知見
Hakansson, Eklund, Lidfeldt, Nerbrand, Samsioe, and Nilsson（2005）	仕事を維持している女性は，病気に関係して仕事を中断した女性よりも，勤労者の役割に有意に高い価値を，そして，幸福に高い関心を報告している．
Helfrich, Kielhofner, and Mattingly（1994）	障害を持つ人々は，自分たちの生活の独自のナラティブの説明と障害が生活にどのような影響を及ぼしたのかに従って，自分たちの生活と行動を見ていた．
Jacobshagen（1990）	手工芸作業への従事の中断は，ある人のその活動に対する個人的原因帰属と有能感に影響を与えた．
Jonsson, Josephsson, and Kielhofner（2001）	意志のナラティブは可塑性があり，ナラティブと現実生活の出来事との交流は作業への従事に意味と動機づけを変えることができた．
Jonsson, Josephsson, and Kielhofner（2000）	意志のナラティブは，行為のための決められた台本ではなく，ある出来事の状況によって特定のやり方で行動するための能動的あるいは受動的な方向づけを表していた．
Jonsson, Kielhofner, and Borell（1997）	ある人が予想した将来のナラティブが改善したり，変わらなかったり，減退したかどうかは，その人がどのように作業に従事するかを経験したり解釈するかによって影響された．
Katz, Josman, and Steinmetz（1988）	・精神障害で入院している若者は，地域生活の若者と比べて，ADLにより強い興味を示し，文化的／教育的，社会的／レクリエーション的活動にはより低い興味を示した． ・入院と非入院の若者の間には統制の所在に差はなかった．
Katz, Giladi, and Peretz（1988）	イスラエルの精神障害の成人は，障害のない成人と比べて，ADL（精神障害を持つすべてのクライアント）と手先の技能（統合失調症と診断されたクライアント）に興味を示した．
Lederer, Kielhofner, and Watts（1985）	・服役中の若者は，地域生活の若者に比べて，学生，勤労者，ボランティア，家庭維持者の役割に対する価値を報告した者は少なかった． ・服役中の若者は，リスクをおかす行動や自己表現に関連する役割に価値を置くと報告していた．
Morgan, and Jongbloed（1990）	脳卒中後の余暇活動への個人の参加には，意味のある活動，活動での遂行の個人基準，興味の範囲などの意志の要因が影響していた．
Neville-Jan（1994）	精神科病棟に入院しているクライアントは，うつ症状がコントロールされているか否かによって，喜びや統制の所在といった意志の側面が作業適応と有意に関係していた．
Oakley, Kielhofner, and Barris（1985）	精神科の問題を持つクライアントは，地域に住む人々と比べて，外的統制感を示しているが，依然として強い興味も報告している．
Petersonet et al.（1999）	高齢者の転倒に関する自己効力感は，社会的で余暇的な活動への参加の妨害や制限と関連していた．
Rust, Barris, and Hooper（1987）	運動に対する余暇の価値や個人的原因帰属は，女性の運動行動を予測した．
Scaffa（1991）	アルコール依存症の治療に参加している人々は，地域で生活する人々と比べて，文化的／教育的興味への参加が少なく，職業興味が少ないと報告した．

（続く）

表25-1 意志と関係するクライアントの特徴（続き）

出　典	成果と知見
Scheelar（2002）	負傷した消防士の職場復帰の決定に，キャリアへの興味，個人的満足度，価値を含む意志が影響していた．
Smith, Kielhofner, and Watts（1986）	地域や老人ホームで生活している高齢者は，興味，価値，個人的原因帰属が生活満足度と正の相関を示していた．
Smyntek, Barris, and Kielhofner（1985）	心理社会的な問題を持って入院している若者は，地域で生活している若者と比べて，自尊心が低く，統制感が外的で，休息に対する有能感が低下し，役割への価値が低いといった異なる意志のパターンを示した．
Tham and Borell（1996）	CVA後に経験した半側無視の程度にかかわらず，クライアントは余暇と身辺処理に従事することに強い自己効力感を持っていた．
Watson and Ager（1991）	地域で生活している50歳以上の成人は，学生と宗教への参加者の役割に対する価値が生活満足度と負の相関を示し，一方，家庭維持者の役割に対する価値は生活満足度と正の相関を示していた．
Widen-Holmqvist et al.（1993）	CVA後に自宅で暮らす成人は，地域で生活している他の成人が報告したのと同じように，個人的原因帰属，価値，興味の認識を報告した．
Zimmerer-Branum and Nelson（1994）	老人ホーム入居者は，日課の体操よりも作業を組み込んだ運動を選択する傾向があり，また，作業に基づく活動を選択する人は，回数を繰り返して完了する活動に増加する水準で従事していた．

表25-2 習慣化と関係するクライアントの特徴

出　典	成果と知見
Baker, Curbow, and Wingard（1991）	骨髄移植生存者は役割の変化や喪失を報告したが，移植の前後に家族の一員，友人，家庭維持者の役割はほとんど変化しなかった．どんな役割を持つのかとか，重要な役割を持つのかは，生活の満足度と有意な正の相関を示した．役割とか重要な役割を持つことは，否定的雰囲気と有意な負の相関を示した．男性は，勤労者，家族の一員，地域の一員の役割の喪失が否定的な生活の質，感情，雰囲気の変数と結びついていた．女性は，勤労者役割の喪失が生活の質の低下と関連していた．
Barris, Dickie, and Baron（1988）	摂食障害，慢性疾患，精神障害を持つ若者たちは，障害がなく地域で生活している若者よりも，将来の役割をより少なく予想していた．精神障害を持つ若者は，障害がなく地域で生活している若者よりも，過去の役割は少なかった．
Barris et al.（1986）	過去の役割の数，ADLや仕事や遊びの活動に費やした時間といった習慣化の側面は，精神障害や精神生理学的状態を持つ若者や障害を持たない若者の作業適応に影響していた．
Branholm and Fugl-Meyer（1992）	年齢区分と性別に関わらず，家族，余暇，職業役割への関わりは生活満足度と関係していた． 人々は社会的あるいは文化的な慣習に従って，性別や年齢に関連した生活状況に基づく役割従事の変化を経験していた．

（続く）

表 25-2 習慣化と関係するクライアントの特徴（続き）

出　典	成果と知見
Bridle et al.（1990）	脊髄損傷の受傷から2〜8年後に，人々は不適応的な日課の組織化や不適応的な生活役割を含む習慣化に困難さを報告した．
Crowe, VanLeit, Berghmans, and Mann（1997）	障害を持つ子どもとない子どもの母親にとって，役割への従事，役割の複雑さ，役割に関連する期待は，時間とともに変化していた．ダウン症児の母親と重複障害児の母親は，定型発達児の母親と比べて，従事している役割が少ないと語った．しかし，すべての子の母親は，子の誕生で役割の喪失を報告し，ダウン症児の母親が最も多くの役割の喪失を報告した．
Davies Hallet, Zasler, Maurer, and Cash（1994）	外傷性脳損傷の人々は，受傷後に，役割（勤労者や趣味人）喪失と役割獲得を含む役割変化を経験した．役割変化の数と障害尺度得点には有意な関連があった．
Dickerson and Oakley（1995）	• 身体や精神に障害を持つクライアントは，障害がなく地域に住む人々とは異なる役割参加のパターンを持っていた． • 身体や精神に障害を持つクライアントは，入院状態にあるような役割の少なさを報告した． • 精神障害を持つクライアントは，地域に住む人々と将来期待する役割従事のパターンは変わらないが，身体障害を持つクライアントとは，特に勤労者と趣味人の役割で，将来期待する役割従事が有意に異なっていた．
Duellman, Barris, and Kielhofner（1986）	老人ホームが提供する組織的活動の数と，老人ホームに居住する高齢者によって報告された現在と将来の役割数には，有意な正の相関が認められた．
Ebb, Coster, and Duncombe（1989）	報告された現在と将来の役割の数は，病院にいる精神障害を持つ若者と障害がなく地域で生活している若者では異なっていた．
Ekbladh et al.（2004）	職場復帰した人は，しなかった人よりも，勤労者役割に関連する自分の仕事への期待を肯定的に評価していた．
Eklund（2001）	友人，趣味人，家族の一員，勤労者，介護者といった役割は，精神科の問題を持つクライアントの入退院とフォローアップ時の生活の質（QOL）と関連していた．
Elliott and Barris（1987）	地域で生活する成人は，役割の数とこれらの役割の意味や生活の満足度と有意な正の相関があった．意味ある役割に就くことは生活の満足度をもたらし，人々が達成したいというニーズを満たし，社会の期待に応えることを可能にした．
Frosch et al.（1997）	外傷性脳損傷者（TBI）の介護者は，過去と現在の役割の従事に有意な変化を報告した．TBI生存者の役割変化数と行動の効果は正比例する傾向があり，役割の変化の数と介護者の支援体制の利用は反比例する傾向があった．
Hachey, Boyer, and Mercier（2001）	統合失調症の成人は，現在よりも過去に多くの役割に就いており，将来はもっと多くの役割に就くと予測していた．また，過去から現在までに，役割獲得よりも多くの役割を喪失したと報告していた．就いている役割で最も多く報告されたのは，家族の一員，友人，家庭維持者，趣味人であった．
Hammel（1999）	障害を持つ人々にとって，役割は個人的に入り，発達し，時間がたつと出ていくものであり，役割の意味や重要性や定義は個人の役割発達の過程につれて変化していた．

（続く）

表25-2 習慣化と関係するクライアントの特徴（続き）

出典	成果と知見
Horne, Corr, and Earle（2005）	第一子の母親は，その子の出生後の作業的不均衡の時期の結果，役割と日課の変化を報告した．
Katz, Giladi, and Peretz（1988）	イスラエルの精神障害を持つ成人と持たない成人では，職業への従事のパターンとADL，遊び，レクリエーション，休息，睡眠に就くパターンという点で，役割遂行に有意差があった．
Katz, Josman, and Steinmetz（1988）	精神科に入院している若者と地域で生活する若者の間では，役割への従事に有意差があった．入院している若者は，入院と結びついている問題のために，社会的活動や家庭でのレクリエーションに就く傾向にあり，学校を変えがちであった．
Lee, Strauss, Wittman, Jackson, and Carstens（2001）	介護役割や介護役割に対する価値は，介護者が精神的問題をもつ成人をその人の診断時と現在の時点で介護する時に悲しみの感情と結びついていた．しかし，趣味人の役割に高いレベルで就くことは，その人の診断時の低いレベルの悲しみと結びついていた．
Morgan and Jongbloed（1990）	脳卒中後に自宅復帰するクライアントは役割バランスと日課の転換を報告し，遂行能力の変化のために役割を変えたと報告していた．これには余暇の役割が含まれていた．
Munoz, Karmosky, Gaugler, Lang, and Stayduhar（1999）	障害児を育てる時に親は役割調整を行っているが，この役割の転換は，本質的には役割の重圧の結果ではなかったが，母親と父親では違っていた．役割の調整は役割の喪失（勤労者，友人），役割の拡大（介護人），新しい役割の獲得（宗教への参加者，権利擁護者）を含んでいた．父親は母親に比べて，役割の崩壊が少ないと報告していた．
Oakley, Kielhofner and Barris（1985）	精神的問題を持つクライアントは，問題を持たない人々と比べて，役割が少なく，役割の崩壊が多いと報告していた．
Rosenfeld（1989）	自宅の火災などの災難の後では，作業的な日課は中断され，課題の圧力は変化した．
Rust, Barris, Hooper（1987）	女性の運動は，担っている役割の数，運動をする人の役割の取り入れ，運動の習慣によって予測できた．
Scaffa（1991）	アルコール依存症プログラムに出席する人は，地域で生活する人と比べて，仕事活動に就く時間の減少，アルコール関連活動に就く時間の増加，起床時間の減少を報告した．
Smith, Kielhofner, and Watts（1986）	老人ホームと地域に住む高齢者にとって，仕事とレクリエーションの作業に就く時間の量は，生活満足度と肯定的な相関があった．
Smynetek, Barris, Kielhofner（1985）	心理社会的問題で入院している若者は，地域に住む若者よりも，典型的な土曜日には現在の役割が少なく，ADL課題を行うのに費やす時間が少ないと報告したが，これは入院環境によるものであろう．
Watson and Ager（1991）	地域で生活する50歳以上の成人にとって，家庭維持者の役割に就く頻度は，生活満足度と肯定的な相関があった．

（続く）

第25章　人間作業モデルの実践のエビデンス　517

表25-2　習慣化と関係するクライアントの特徴（続き）

出　典	成果と知見
Weeder（1986）	デイプログラムに参加している統合失調症者は，地域在住の人よりも，週日と週末の睡眠・余暇・仕事といった日常活動への作業従事のパターンが異なっていた．
Widen-Holmqvist et al（1993）	脳卒中後に地域で生活する成人にとって，活動への従事は家庭での余暇活動と身辺処理活動に限られていた．

表25-3　環境と関係するクライアントの特徴

出　典	成果と知見
Ay-Woan, Sarah, Lylnn, Tsyn-Jang, and Ping-Chaun（2006）	精神科の問題をもつ台湾の成人のクライアントは，OSAの環境の部分が生活の質を予測したように，うつを経験しているクライアントには環境の評価を考慮すべきである．
Bridle, Lynch, and Quesenberry（1990）	脊髄損傷から2〜8年後に，人々は作業適応に影響するのは主に物理的環境ではなく，また，適応的な環境の影響が少ないことを報告した．
Duellman et al.（1986）	老人ホームの環境，特にホームが提供する組織的な活動の数は，高齢者の役割従事の認識と正の相関を示していた．人々は，参加の機会を提供されると，自分の環境に積極的に就くと認識していた．
Ekbladh et al.（2004）	仕事に復帰した人は，復帰しなかった人よりも，仕事場面の物理的環境が仕事の復帰に対してより支持的だったと認識していた．
Hemmingsson, Borell, and Gustavsson（1999）	学校教員のクラス管理の手法と結びついた課題の期待と要望は，自立して学校の課題に参加する生徒の能力に影響を与えていた．
Kjellberg（2002）	知的障害者にとっては，国の法律，態度，日課や活動の形態を含む環境は，参加のバリアでも，支援でもあった．
Molyneaux-Smith, Townsend, and Guernsey（2003）	（対象物，社会的環境，政府の政策を含む）環境は，損傷後の職業役割の再獲得にとってはバリアにも支援にもなりうるものであった．
Scheelar（2002）	受傷した消防士の仕事への復帰の意欲と能力には，仕事の社会的環境が影響していた．
Tham and Kielhofner（2003）	環境からの社会的支援と手がかりは，左半側無視の女性たちの作業への従事と参加への支援になった．

MOHOの評価法の信頼度と有用性に関するエビデンス

MOHOに基づく評価法のほとんどは広範囲に研究されてきた．MOHOに基づく評価法を開発するアプローチは長年にわたって変化してきたが，現代のアプローチは内的妥当性と測定の健全性を打ち立てるための基礎としての項目反応理論（Velozo, Forsyth, & Kielhofner, 2006）を用いている．この過程は，通常は上限3年まで，評価尺度から得られる順序尺度のデータを間隔尺度のデータに変換するために，鍵となる様式の作成をもたらす（Kielhofner, Dobria, Forsyth, & Basu, 2005；Velozo et al., 2006）．MOHOに基づく評価法の信頼性と妥当性を検証する

ためには，伝統的な心理測定的アプローチ（Kielhofner, 2006）も用いられる．最後に，MOHOの研究は実践の学識を強調するがゆえに，研究は実践家とクライアントの見方からの評価法の有用性を検証することを目的にすることが多い．表25-4から表25-19は，それぞれの評価法の根底をなす研究を示すとともに要約している．これらの研究は，時間に伴う評価法の発展を示すために，年代順に示されている．

MOHOの実践の特質に関するエビデンス

いくつかの研究は，MOHOに基づく作業療法の過程に焦点を当てている．これらの研究は，作業療法のダイナミックスについて，また，作業療法の肯定的な成果に貢献するかもしれない要因について，エビデンスを提供している．出版物は表25-20に要約されている．MOHOの実践がどのように見えるのかについてのその他の情報源は，MOHOに基づくプログラムを説明したり，あるいは，MOHOの利用を描き出す事例を示したりする多くの文献である．

MOHOに基づく実践の成果に関するエビデンス

最も重要な種類のエビデンスの1つは，MOHOに基づくサービスの結果としてもたらされるクライアントの成果に関する研究である．表25-21は，現在までに発表された研究結果である．この種の研究はMOHOの研究の中で最も急速に成長しつつある領域の1つであり，そのため，エビデンスを探している作業療法士はごく最近の研究のために文献やMOHO情報センターのウェブサイトをチェックする必要があろう．また，成果研究は実施するためには最も挑戦的であり，コストが高くつくために，そうした研究は特定の母集団には利用できないかもしれない．この場合，例えば，プログラムや事例の説明の形で文書にされるものとしての作業療法士の専門知識といった他の種類のエビデンスが，実践のエビデンスとしては次善のものとなる．

表25-4 コミュニケーションと交流技能評価（ACIS）のエビデンスのまとめ

出　典	知　見
Forsyth, Lai, and Kielhofner（1999）	ACISの項目はコミュニケーションと交流技能の構成概念を妥当に示しており，精神的問題をもつクライアント（自閉症ではない）は，ACISを用いて妥当な方法で測定されており，作業療法士はACISを首尾一貫して，置き換え可能なやり方で用いていた． ACISは，様々な社会状況において，妥当なやり方で用いることができる．
Kiellberg（2002）	ACIS得点は，対象者の知的障害のレベル，仕事と余暇での依存，相互依存，自立のレベルと系統的な関係はなかった．
Haglund and Henriksson（2003）	専門家のパネルは，ACIS項目の60％がICIDH-2の項目と関連していると判断し，ACIS項目の30％はICIDH-2の項目と少なくとも0.60の相関係数があった．
Kjellberg, Haglund, Forsyth, and Kielhofner（2003）	ACISのスウェーデン語訳の項目と評定尺度は，コミュニケーションと交流の構成概念を適切に表現しており，基準に合致していた．項目によって示されるコミュニケーションと交流技能の連続性は，英語版の以前の知見と同じであった．作業療法士は学習障害，精神障害，神経障害を持つクライアントを首尾一貫した変換可能なやり方で評価していた．

（続く）

第25章 人間作業モデルの実践のエビデンス　519

表25-4　コミュニケーションと交流技能評価（ACIS）のエビデンスのまとめ（続き）

出　典	知　見
Haglund and Thorell（2004）	研究は，クライアントが少なくとも1項目の評価で場面にまたがって変化したので，コミュニケーションと交流技能は統合失調症や気分障害のクライアントの文脈に依存していると確認した． クライアントによって報告されたように，各活動場面の重要性や固有の楽しみとACISの評定には関係があるとは思われなかった．
Hsu, Pan, and Chen（2008）	この研究ではACISの中国語版（ACIS-C）が検討された．便宜的サンプリングによる精神障害と診断された101名の対象者が台湾の4つのセンターから選び出された．ACIS-Cの項目はコミュニケーションと交流の概念を測定していることが明らかとなり，その結果はこのツールが感度が良く妥当であることを支持した．
Petersen and Bente（2008）	この研究は，デンマーク語訳のACISとOSAを確認した．これは作業療法士による4段階の過程からなるものであった．ピアレビューとバックトランスレーションがなされた予備版を作業療法士が実践で検査した．この研究はデンマーク語版のACISが妥当であることを明らかにした．

表25-5　作業機能状態評価法（AOF）のエビデンスのまとめ

出　典	知　見
Watts, Kielhofner, Bauer, Gregory, and Valentine（1986）	AOFは，精神科の条件にある高齢クライアントや地域で生活する高齢者に対して，信頼性のある方法で用いることができる．AOFは併存的妥当性があり，施設入所のクライアントと地域居住高齢者を区別することができた．
Brollier, Watts, Bauer, and Schmidt（1988a）	AOFは，統合失調症と診断されたクライアントに用いる際に，総合的評価尺度（Global Assessment Scale）との併存的妥当性があった．AOFはクライアントの社会経済的状態に敏感に反応していた．
Brollier, Watts, Bauer, and Schmidt（1988b）	作業療法専門家委員会は，AOFが内容的妥当性があり，MOHOの6つの要素に対する内容領域を反映していると決定した．
Watts, Brollier, Bauer, and Schmidt（1989）	AOFは，統合失調症と診断されたクライアントに用いる際に，OCAIRSとの間に併存的妥当性があった．
Viik, Watts, Madigan, and Bauer（1990）	AOFはアルコール依存症のためにリハビリテーションを開始したばかりの成人と1年間の断酒を継続した人を区別できた．
Lycett（1992）	作業的評価（The Occupational Assessment）は高齢者クライアント16名中9人に評価法として用いられた際に，重要な情報を明らかにした． 作業的評価は高齢者のクライアント5名の治療計画に影響を与えた． 作業的評価は脳卒中を経験し，長期の治療入院が必要とされたクライアントに，最も有効であると評定された．
Widen-Holmqvist et al.（1993）	AOFは脳卒中後にストックホルムの地域で生活している成人の意志の認識を報告するのに用いることができた．
Grogan（1994）	AOFは，精神科の問題をもつ成人に，症状と関連した変化と同じく，作業療法士の介入への従事と関連する変化を示すために用いられた．

（続く）

表25-5 作業機能状態評価法(AOF)のエビデンスのまとめ(続き)

出 典	知 見
Eklund (1996a)	・意志,習慣化および遂行のAOFの構成要素は,すべてがPCA分析のX軸上の良好な状態の連続性の「健康」の側面に分布した. ・Y軸上には,健康変数のクラスターの中央にAOFの習慣化の構成要素が見られた.意志は健康変数のクラスターの頂点部に見られた.AOFの遂行の概念は他の健康変数から最もはずれているように思われた.
Eklund (1996b)	AOFは,精神障害を持つスウェーデン人のクライアントに対する介入成果の評価に使用できた.
Eklund and Hansson (1997)	AOFは,作業療法終了後1年を経過した精神障害をもつクライアントの毎日の作業機能に対する作業療法の長期間の影響の評価に使用できた.
Eklund (1999)	AOFは,精神障害を持つ成人に対して,意志,習慣化,コミュニケーションと交流技能における作業療法介入後の成果を示すために使用できた.

表25-6 小児版・作業に関する自己評価(COSA)およびその前版である児童版作業機能自己評価(SAOF)のエビデンスのまとめ

出 典	知 見
Keller, Kafkes, and Kielhofner (2005)	COSA項目は,作業有能性の妥当な構成概念を形づくっていた.8〜17歳のクライアントで作業療法を受けた者と受けなかった者の両者に,信頼性と妥当性のある方法で有能性尺度を用いたが,最低の評定のカテゴリーを用いることは多くはなかった. COSA項目は,また,作業の価値(重要性)の妥当な構成概念も形づくっていた.再度,クライアントは価値尺度を信頼性があり妥当な方法で用いたが,最低の評定のカテゴリーを用いることは多くはなかった.評定尺度の改正が勧告された.
Keller and Kielhofner (2005)	改訂された4点法の尺度では,COSAの項目は妥当で敏感な作業有能性の構成概念を示した.8歳から17歳までの神経学的,精神科的,整形外科学的,医学的,発達学的な診断を受けたクライアントに対して,有能性尺度は妥当で信頼できるやり方で使用できた. 改訂された4点法の尺度では,COSAの24項目のうち20項目が作業の価値(重要性)の妥当でより敏感な構成概念であった.クライアントは価値尺度を妥当で信頼できるやり方で用いることができた.作業有能性と価値の項目の階層性または連続性は,従来の研究における階層性の内容と類似していた.今後の研究で,項目の改訂が勧告された.
Knis-Matthews, Richard, Marquez, and Mevawala, (2005)	精神科的な問題を持つ青年女性たちは,家族に対する関心,健康,幸福を含む作業療法に対する優先順位を明らかにするために児童版作業機能自己評価(SAOF)を用いることができた.
Ayuso and Kramer (2009)	この研究は,スペイン版のCOSAの精神測定学的特性を検討した.COSAは,活動に対する作業有能性と価値の自己報告である.
Kramer, Kielhofner, and Smith (2010)	ラッシュ部分採点モデルと,パラメトリックおよびノンパラメトリック統計により妥当な証拠が得られた.COSAは良好な内容的,構成的,そして実質的妥当性を持つことが明らかとなった.

(続く)

表25-6 小児版・作業に関する自己評価（COSA）およびその前版である児童版作業機能自己評価（SAOF）のエビデンスのまとめ（続き）

出　典	知　見
Kramer（2011）	社会的妥当性を評価するための方法であるトライアンギュレーションのうち，マルチプル・トライアンギュレーション（triangulating multiple methods）の予備的手続きでCOSAを検証した．この過程の段階が説明されている．
Kramer, Walker, Cohn, Mermelstein, Olsen, O'Brien, et al.（2012）	「3者間（tridactic）」の関係と，COSAのような自己報告はパートナーシップを育成するためにどのように用いることができるかを検討した．

表25-7 興味チェックリストのエビデンスのまとめ

出　典	知　見
Rogers, Weinstein, and Figone（1978）	アメリカ合衆国の高校生がNPI興味チェックリストを使うと，ADL，手の技能，文化と教育，身体的スポーツという4つのカテゴリーが現れた．社会・レクリエーションの項目は全体に広く分布し，より複雑な理論構成を特徴づけていた．
Oakley, Kielhofner, and Barris（1985）	精神科の問題を持つ成人と地域で生活する成人は，MOHO概念の意志と習慣化を測定するための評価の1つとして興味を報告するために興味チェックリストを利用することができた．
Katz（1988）	イスラエルの精神科の成人クライアントに興味チェックリストを実施した時，スポーツと身体的課題，知的と音楽的活動，社会的活動，運動的な手の技能課題と家事といった4つの構造が創発し，彼らの反応のバラツキのほとんどを説明した．
Katz, Giladi, and Peretz（1988）	イスラエルの精神科病院に入院中の成人と地域で生活する成人の両者は，興味のパターンを報告するために興味チェックリストを用いることができ，そして興味チェックリストは2つのグループ間には異なるパターンがあることを明らかにした．
Katz, Josman, and Steinmetz（1988）	精神状態のために入院しているイスラエルの若者と地域で生活している若者は，興味のパターンを報告するために興味チェックリストを用いた．
Ebb, Coster, and Duncombe（1989）	心理社会的障害を持つ若者と持たない若者に興味チェックリストを実施した．興味チェックリストは，2つのグループでは強い興味の数が異なることを示した．
Scaffa（1991）	アルコール依存症により薬物依存プログラムに参加している成人と薬物依存問題がなく地域生活を行っている成人に興味チェックリストを用いた．興味チェックリストは両群間で興味に従事する頻度と興味の範囲に有意差があった．
Widen-Holmqvist, et al.（1993）	脳血管障害後に地域で生活する成人に，脳卒中前後の興味と余暇活動への従事を比較するために，興味チェックリストが用いられた．
Heasman, and Atwal（2004）	精神障害の成人に，個人介入プログラムの一環として，1つの新たな余暇活動に従事し始めるアクションプランを作り上げるために，興味チェックリストが用いられた．
Home, Corr, and Earle（2005）	新たに母親となった人に興味チェックリストを用いて，最初の子どもの誕生後に興味への従事のパターンの変化が報告された．

（続く）

表25-7 興味チェックリストのエビデンスのまとめ（続き）

出典	知見
Nakamura-Thomas and Yamada（2011）	この研究は，日本版興味チェックリスト（JICE）の因子構造を検討したものである．967名の健常高齢者がJICEを仕上げた．この研究からJICEは日本の高齢者の興味をとらえられることが明らかとなった．
Nakamura-Thomas and Yamada（2008）	JICEを65名の対象者に実施した．対象者は終了後に，興味のレベルの背景にある理由を聴取された．

表25-8 人間作業モデルスクリーニングツール（MOHOST）と短縮版小児作業プロフィール（SCOPE）のエビデンスのまとめ

出典	知見
Kielhofner, Fogg, Braveman, Forsyth, and Rappenhagen（2006）	MOHOSTは，意志，習慣化，処理技能，運動技能，コミュニケーションと交流技能，そして環境という6側面の作業適応のモデルを示すものと説明できた．
Bowyer, Kielhofner, Kramer, Maziero-Barbosa, and Girolami（2007）	SCOPEの項目は作業参加の妥当な構成概念を示していた．SCOPEを作業療法士，理学療法士，そして言語聴覚士によって，ある範囲の障害をもつ2～21歳の若年のクライアントに，信頼性のあるやり方で評定することができた．
Parkinson, Chester, Cratchley, and Rowbottom（2008）	事例報告と，実践でMOHOSTを用いた作業療法士の話し合いを含む記述的論文である．
Kramer, Bowyer, Kielhofner, O'Brien, and Maziero-Barbosa（2009）	8施設に勤務する39名の作業療法士から得られたデータを多相ラッシュモデルで検討した．匿名化された168名のクライアントのデータが共有された．SCOPEを適切に実施することを学ぶために多様な方法を用いることができることが明らかとなった．
Kramer, Bowyer, O'Brien, Kielhofner, and Maziero-Barbosa（2009）	クライアントを評価するために，評価ツールと戦略を選択するために用いられる過程を明らかにした．
Kielhofner, Fogg, Braveman, Forsyth, Kramer, and Duncan（2009）	MOHOSTの項目が意味ある理論的下位構成概念にクラスター化しているエビデンスがあるかどうかを検討するために確定的因子分析が用いられた．アメリカ合衆国とイギリスの9名の作業療法士が166名のクライアントにMOHOSTを用いた．この研究では，MOHOSTは，意志，習慣化，運動技能，処理技能，コミュニケーションと処理技能，環境の6つの下位構成をとらえていることを確認できた．
Kramer, Kielhofner, Lee, Ashpole, and Castle（2009）	この研究は，効果指標としてのMOHOSTの有用性を検討した．20カ月を超える期間，入院リハビリテーション病棟で，入退院時のMOHOST評定が，後方視的デザインにより集められた．この研究は，最小の訓練で，クライアントの作業参加の変化を測定するために，首尾一貫した互換可能な方法で用いることができることを示した．
Lee and Harris（2010）	この研究は，境界性パーソナリティー障害の女性のための評価と治療パスを導くために概念的実践モデルを適用する過程を記述したものである．
Bowyer, Lee, Kramer, Taylor, and Kielhofner（2012）	評価法の臨床的有用性を研究した過程に関するもので，そこでSCOPEが用いられた．

（続く）

表25-8 人間作業モデルスクリーニングツール（MOHOST）と短縮版小児作業プロフィール（SCOPE）のエビデンスのまとめ（続き）

出 典	知 見
Pan, Fan, Chung, Chen, Kielhofer, Wu, et al.（2011）	この研究は，MOHOST（中国語版）の尺度構成を検討したものである．項目反応理論と古典的テスト理論の両者が用いられた．18歳から65歳までの101名の精神健康上の問題を持つクライアントを対象とした．ラッシュモデルと相関分析が用いられた．中国語版MOHOSTは精神健康上の問題を持つクライアントに用いるにあたって妥当であることが明らかとなった．
Hawes and Houlder（2010）	この研究は，地域の学習障害のサービスにおけるMOHOSTの使用を，予備的に6カ月の期間で検討したものである．実践モデルの使用を支援するにあたり，MOHOSTは，簡潔で専門的な報告のためのフォーマットを提供することが示された．
Forsyth, Parkinson, Kielhofner, Kramer, Summerfield Mann, and Duncan（2011）	アメリカ合衆国とイギリスで，9名の作業療法士が163名のクライアントにMOHOSTを実施した．データはMOHOSTの尺度構成を検討するために集約された．多相ラッシュ分析の結果は，MOHOSTが作業参加の構成を正確に測定できることを支持した．
Lee, Forsyth, Morley, Garnham, Heasman, and Taylor（2013）	ケアパッケージを開発するためにイギリスで後方視的な研究が行われた．精神健康上の障害を持つ人を支援するイギリス国内の2つの組織から675名の対象者を得た．作業的グループ分けは2段階のクラスターで行われた．MOHOSTの6つの下位項目が，平均値を検討するために多変量分散分析を用いて分析された．次に，作業のグループ化が，結果による支払いのクラスターにおける参加者のメンバーシップから比較された．そして，3つの領域が見出された．高機能，中等度機能，低機能の作業的グループである．この結果は，精神健康クラスター分けのツールとMOHOSTがサービスのニーズの異なる側面に向けられていることが示唆された．
Notoh, Yamada, Kobayashi, Ishii, Forsyth（2014）	この研究は，ラッシュモデルと確定的因子分析を用いて，日本版MOHOSTの構成概念妥当性を検討したものである．この結果，日本版MOHOSTは作業参加を測定する妥当なツールであることが明らかとなった．
Smith and Mairs（2014）	この研究は，イギリスの地域精神保健における包括的なMOHO評価法の使用を検討した実践的分析である．この研究に参加した10名の作業療法士によって，主となる評価法として使用されたのはMOHOSTであった．次によく用いられていたのはOCAIRSであった．この研究はMOHO評価法の使用における変動の理由を確定するものではない．

表25-9 作業的状況評価面接と評定尺度（OCAIRS）のエビデンスのまとめ出典知見

出 典	知 見
Kaplan（1984）	OCAIRSは全体的にほぼ完全な評価者間信頼性があり，そして，項目評価の合計と全体評定の合計に強い相関があった．
Brollier, Watts, Bauer, and Schmidt（1988a）	OCAIRSの併存的妥当性に対するエビデンスは，統合失調症のクライアントに対して用いられた時に，総合評価尺度（Global Assessment Scale）との相関によって示された． OCAIRSは，SES（socio-economic status：社会経済的状態）がコントロールされた場合の相関が低いために，SESに対して敏感である可能性がある．

（続く）

表 25-9　作業的状況評価面接と評定尺度（OCAIRS）のエビデンスのまとめ出典知見（続き）

出典	知見
Watts, Brollier, Bauer, and Schmidt（1989）	OCAIRSの基準関連妥当性に対するエビデンスは，類似するMOHOを基盤とした評価である作業機能状態評価（AOF）を統合失調症のクライアントに用いた場合に，この評価法と高い相関を示した.
Haglund and Henriksson（1994）	スウェーデン版OCAIRSの内容的妥当性のエビデンスは，項目と領域とをマッチングした場合に，作業療法士の少なくとも60％が同意したことによって示された. 入院の精神科のクライアントと地域で生活する慢性筋肉痛をもつクライアントの6名の作業療法士の評定者間信頼性は，14のOCAIRSの領域で60％を超えていた. 評価者とクライアントの得点間の分散は高く，入院の精神科クライアントと地域で生活する慢性疼痛クライアントを区別するのはOCAIRSの数項目だけであった.
Henriksson（1995a）	線維筋痛症の女性たちへのOCAIRSのインタビューはヘルス・ケア・システムとの出会い，他者との交流，線維筋痛症とともに生きることの結末を理解するために，国際的に（スウェーデンとアメリカ合衆国で）用いられた.
Henriksson（1995b）	線維筋痛症の女性たちへのOCAIRSのインタビューは日課を調整し，人生の状況と態度を変化させることを含む痛みとADLに対処するために用いる戦略を理解するために，国際的に（スウェーデンとアメリカ合衆国で）用いられた.
Henriksson and Burckhardt（1996）	アメリカ合衆国とスウェーデンの2カ国の人々へのOCAIRSは安定した意味を持ち，線維筋痛症女性たちの平均値はほぼ同じだが，常勤で働くアメリカ合衆国の女性たちはスウェーデンの女性たちと比べて，多くのストレスや疲労を持ち満足度が少ないと報告した.
Haglund（1996）	スウェーデンの作業療法士38名が標準インタビューとOCAIRSインタビューの結果に基づき，録画されたクライアントを作業療法サービスに入れるべきか外すべきという決定には，有意な差はなかった. 1年半以上精神科に勤務した作業療法士の作業療法に対する勧告には統計的に有意な差はなかった.
Haglund, Thorell, and Walinder（1998a）	OCAIRSのスウェーデン改訂版はスウェーデン人の精神科のクライアントの評定者間の一致度を改善していた．OCAIRSの各要素間の低値から中等度の内的相関は，この評価法が参加の異なる領域を評価していることを示した.
Haglund, Thorell, and Walinder（1998b）	スウェーデン版OCAIRSの評定は，うつ，統合失調症，双極性障害のクライアントで有意に異なるように，異なる精神健康状態を持つクライアントの作業参加を弁別するが，うつのクライアントは作業参加の得点に最も高い値を示した.
Lai, Haglund, and Kielhofner（1999）	OCAIRSのほとんどの項目は，作業適応の妥当な構成概念を示し，異なるレベルの作業適応にあるクライアントを弁別した（単極性感情障害者はより適応性をもつ傾向があり，統合失調症者はより適応性がない傾向を示した）．一方，6人中5人の作業療法士は，OCAIRSを用いたクライアントの評点で，項目にまたがる5点法評定の平均値には，お互いに有意差を示さなかった.
Heasman and Atwal（2004）	OCAIRSはデイプログラムに参加する精神障害の青年（20歳以上）のクライアントの余暇の目標を明らかするための初回面接として使用できる.

表 25-10　作業遂行歴面接（OPHI-Ⅱ）のエビデンスまとめ

出　典	知　見
Kielhofner, Harlan, Bauer, and Maurer（1986）	OPHIは，入院と外来の障害を持つクライアントに用いられた時に，全体的に受け入れられる評価者間信頼性と再検査信頼性を示した．OPHIはまた，時間の経過による変化を検出できる可能性があった．
Kielhofner and Henry（1988）	OPHIは，精神科や身体に障害を持つ青年・成人・高齢期のクライアントを評価するためにアメリカ合衆国とカナダの作業療法士によって用いられ，中等度の再検査信頼性と評価者間信頼性を示した．過去と現在の尺度は2つの異なる構成概念を示していると思われた． 作業療法士は，OPHIを定期的に，また，何人かのクライアントに用いていることを示した．
Bridle et al.（1990）	OPHIは脊髄損傷の2〜8年後の作業適応（役割と日課，そして意志および環境）における変化を明らかにするために用いることができた．
Kielhofner, Henry, Walens, and Rogers（1991）	この評価法のワークショップに出席した後に，精神科のクライアントを評定する時に，折衷主義アプローチを用いる作業療法士とMOHOアプローチを用いる作業療法士が，同じように，また，信頼できるやり方でOPHIの尺度を解釈した．1つの例外は，MOHOアプローチを用いる作業療法士が，OPHIの現在の尺度を受け入れられるやり方で用いていなかった．
Lynch and Bridle（1993）	OPHIは受け入れられる構成概念妥当性（と多元的疼痛インベントリー尺度（MPI）と疫学研究センター版うつ尺度（CES-D）の間に共変性）があり，また，OPHIは脊髄損傷の結果として，時間の経過により，作業遂行における変化を明らかにできた．
Neistadt（1995）	身体障害場面で青年・成人・高齢者にサービスを行う成人の施設長269名のうちの13％（合計で35施設）が，作業療法士がクライアントの優先順位を明らかにするためにOPHIを用いたと報告した．
Kielhofner and Mallinson（1995）	OPHIの面接を行う作業療法士が尋ねた質問は反応に影響していた．変化，動機づけ，特定の状況に関する質問はナラティブな反応を引き出した． OPHIの面接をクライアントのいる場所に行って実施した作業療法士，クライアントの反応を精巧にするように尋ねた作業療法士，クライアントの反応を終えるまで待った作業療法士，そして，クライアントの反応に純粋に関心を示した作業療法士は，OPHIの面接の間に物語をより良く引き出すことができた．
Mallinson, Kielhofner, and Mattingly（1996）	OPHIの面接は精神障害を持つ男性と女性に，彼らの生活史を説明する隠喩を引き出すために用いることができた．
Fossey（1996）	OPHIは，精神科デイプログラムに参加するイギリス人クライアントに，彼らの生活物語におけるターニングポイントを明らかにするために使用でき，そして，生活史の概略は他の専門職にクライアントの生活史に関する情報を伝えることができた．
Mallinson, Mahaffey, and Kielhofner（1998）	OPHI項目の分析は，作業有能性，作業同一性，そして環境や場面という3つの作業適応の構成概念を明らかにした．これらの3つの構成概念に再配列された項目は，良好な精神測定の特性を示した．OPHIの改定が勧告され，各構成概念を強化するために新しい項目が追加されるべきであるとされた．

（続く）

表 25-10 作業遂行歴面接（OPHI-Ⅱ）のエビデンスまとめ（続き）

出典	知見
Kielhofner, Mallinson, Forsyth, and Lai（2001）	・OPHI-Ⅱの各尺度項目の妥当性は，身体的，精神的，また不定の障害を持つ国際的な標本に対して，作業有能性，作業同一性，作業行動場面という根底をなす構成概念を測定した． ・OPHI-Ⅱの妥当性は人々の作業適応を測定し，人々の間の作業適応の違いを検出できるのに十分に敏感であった． ・国際的な作業療法士のグループは，実施マニュアルを用いることで，妥当なやり方でOPHI-Ⅱを用いることができた．
Buning, Angelo, and Schmeler（2001）	OPHI-Ⅱは，動力付き移動補助装置を用いる成人の過去から現在までの作業遂行の肯定的変化をとらえるために用いることができた．
Braveman and Helfrich（2001）	OPHI-Ⅱは，エイズを持ちながら仕事に復帰した男性の作業有能性と作業同一性の経験と認識を理解するために用いることができた．
Graff, Vernooij-Dassen, Hoefnagels, Dekker, and de Witte（2003）	OPHI-Ⅱは，自宅で介護者と生活する認知症の高齢者を支援する介入の一部として，過去と現在のニーズ，興味，習慣，役割に関する情報を収集するために用いられた．
Gray and Fossey（2003）	OPHI-Ⅱは，慢性疲労症候群を持つオーストラリア人の男性と女性の経験を理解するために用いることができた．
Levin and Helfrich（2004）	OPHI-Ⅱは，アメリカ合衆国のホームレスの10代の母親の経験を理解するために用いることができた．それはホームレスの思春期の母親の自己同一性を明らかにし，彼女たちの自己同一性が自分の発達，役割選択，母親役割に従事するという将来の希望に影響していることを明らかにした．
Goldstein, Kielhofner, and Paul-Ward（2004）	OPHI-Ⅱは，職業復帰プログラムに参加するエイズの男性の物語を探索するために用いることができた．
Chan（2004）	OPHI-Ⅱの面接は慢性閉塞性肺疾患（COPD）の中国人男性が病気の経過と作業への従事をどのように経験したかのを理解するために用いることができた．
Farnworth, Nihitin, and Fossey（2004）	OPHI-Ⅱの面接は，服役中のクライアントの刑務所での生活に関する見方を引き出すために用いられた．
Braveman, Helfrich, Kielhofner, and Albrecht（2004）	OPHI-Ⅱは，仕事への復帰の研究プログラムに参加したエイズの男性たちが，12カ月にわたって，どのように仕事に戻ったのかをうまく理解するために用いられた．
Chaffey and Fossey（2004）	統合失調症で成人になった息子の介護者である母親は，OPHI-Ⅱを用いて自分の経験と介護の意味を語った．
Kielhofner et al.（2004）	OPHI-Ⅱのナラティブスロープは，職業復帰プログラムに参加したエイズ（と精神的健康状態や物質依存などのその他の困難さ）を持つクライアントの成果を予測した．ナラティブスロープに改善を示すクライアントは，就労・就学・ボランティア活動に関して約2倍の割合で成功した成果を示した．
Ingvarsson and Theodorsdottir（2004）	OPHI-Ⅱは，クライアントの利点と問題点をより深く理解し，個別化した目標を決定するために，個別化された職業リハビリテーションプログラムの一部として用いることができた．

（続く）

表25-10 作業遂行歴面接（OPHI-Ⅱ）のエビデンスまとめ（続き）

出 典	知 見
Apte, Kielhofner, Paul-Ward, and Braveman（2005）	作業療法士とほとんどのクライアントは，OPHI-Ⅱの面接とナラティブスロープを，作業療法の過程で意味がありラポートを打ち立てる部分と捉えていた．
Kielhofner, Dobria, Forsyth, and Basu（2005）	身体的，精神的，そして，不定の障害を持つ700人以上の国際的な標本に使うために開発されたOPHI-Ⅱのキー様式は，作業療法士に，各々のOPHI-Ⅱの素点の合計と，3つのOPHI-Ⅱ尺度のそれぞれに対して対応する補正を行うか，測定を求めた．

表25-11 作業質問紙（OQ）とNIH活動記録（ACTRE）の証拠のまとめ

出 典	知 見
Smyntek, Barris, and Kielhofner（1991）	OQは，精神障害があるが精神症状のない若者と地域で生活を送っている若者の自己効力と習慣を評価するために用いられた．
Furst, Gerber, Smith, Fisher, and Shulman（1987）	この研究は，リウマチ性関節炎の成人の身体活動と休息のパターンの変化を評価するNIH活動記録を作るために，OQを修正した．
Ebb, Coster, and Duncombe（1989）	OQは，障害の有無に関わらず思春期の男性が典型的な日課について語るために用いられた．OQは，グループ間の典型的な毎日の違いを弁別しなかった．
Keilhofner and Brinson（1989）	精神科の入院から退院した若者が地域へ移行するMOHOに基づく介入プログラムの一部として，OQはクライアントの目標を明らかにするために用いられた．
Aubin, Hachey, and Mercier（1999）	フランス語版OQは，統合失調症や類似する診断を持つクライアントが日常生活における有能性を報告するためにうまく用いられた．
Gerber and Furst（1992）	NIH活動記録（ACTRE）は，関節炎症状を持つ成人の日常活動への参加に対する認識を妥当に測定した．
Aubin, Hachey, and Mercier（2002）	フランス語版OQは，重度な精神障害の問題を示す成人クライアントが，日常活動や日課の重要性と楽しみを評価するために用いることができた．
Pentland, Harvey, and Walker（1998）	カナダ人の脊髄損傷の男性は，OQを用いて睡眠，身辺処理，生産活動，および余暇の作業領域の時間利用を報告した．
Henry, Costa, Ladd, Robertson, Rollins, and Roy（1996）	OQは，アメリカ合衆国の大学生の時間の利用のパターンと認識を報告するために用いられた．
Smith, Kielhofner, and Watts（1986）	OQは，老人ホームと地域で生活している高齢者に対して，日々の作業への意志と従事と，生活の質との関係を分析するためにうまく用いられた．
Widen-Holmqvist et al.（1993）	脳卒中後に地域で生活する成人は，自分の興味，余暇活動，社会的活動への従事を報告するためにOQを用いることができた．
Packer, Foster, and Brouwer（1997）	NIH活動記録は，カナダ人の慢性疲労症候群を持つ群と持たない群の日課の違いを検討するために用いることができた．
Leidy and Knebel（1999）	改訂版NIH活動記録は，慢性閉塞性肺疾患（COPD），慢性気管支炎，または肺気腫の成人患者によって，彼らの日課と活動の遂行を評価するために用いることができた．

表 25-12 小児興味プロフィール（PIP）のエビデンスのまとめ

出　典	知　見
Hann, Regele, Walsh, Fontana, and Bentley（1994）[a]	「青年版・レジャー興味プロフィール」のパイロット研究版の80項目のチェックリストは，アメリカ合衆国の中学生と高校生にとって意味のある項目があった．
Andrews ほか（1995）[a]	「児童版・遊びのプロフィール」と「10代前半版・遊びのプロフィール」の項目を開発するための一連の研究では，6歳から12歳児によってプロフィールがつけられ，作業療法士によって検討された．
Beck et al.（1996）[a]	アメリカ合衆国の幼児は，絵がついた「児童版・遊びのプロフィール」のパイロット研究版の19項目をうまく仕上げ，首尾一貫したやり方でこの評価法を用いていた．
Henry（2000）	パイロット研究では，9～11歳の子どもたちは，絵付きの「10代前半版・遊びのプロフィール」の53項目を，首尾一貫したやり方でやり遂げたが，有能性の頻度と感情については疑問だった．
Budd, et al.（1997）[a]	「児童版・遊びのプロフィール」の項目は，6～9歳の子どもによって，時間がたつにつれて，信頼性をもって用いることができた．
Henry（2000）	「10代前半版・遊びのプロフィール」は9歳と10歳の子どもたちが，時間がたつにつれて，信頼できるやり方で用いることができた．
Brophy et al.（1995）[a]	「青年版・レジャー興味プロフィール」は，14～19歳の若者に対して，時間がたつにつれて，信頼性をもって用いることができた．

[a]Henry（2000）の報告に基づく．

表 25-13 小児版意志質問紙（PVQ）のエビデンスのまとめ

出　典	知　見
Andersen, Kielhofner, and Lai（2005）	PVQの項目は，意志の妥当な構成概念を示し，探索，有能性，達成という意志の連続性を反映していた． PVQは幼いクライアントの意志を妥当に測定するために用いることができた．教室，運動場，遊戯室という環境は，意志を評価するための適切な文脈を示していた． PVQを用いて幼いクライアントを評価する時は，作業療法士は交代してはならない．
Harris and Reid（2005）	PVQは，バーチャルリアリティゲームのような治療活動に参加しているCP児の意志を評価する意味ある方法として用いることができた．
Reid（2005）	PVQは，バーチャルリアリティゲームのような治療活動に参加しているCP児の意志を評価するために用いることができた． さらに，PVQの平均得点は，「遊びの魅力検査」の動機の平均点と有意な相関を示した．PVQの項目の「携わり続ける」「効果を作り出そうとする」「課題志向的である」「行動を開始する」「好みを示す」「習熟の喜びを表現する」「環境を組織化したり修正する」は，「遊びの魅力検査」の動機の得点平均と有意な相関を示していた．

表25-14 住居環境影響尺度（REIS）とREIS短縮版（REIS-SF）のエビデンスのまとめ

出典	知見
Parkinson, Fisher, and Fisher (2011)	この論文は，自宅よりも居住ホームの質を検討するために，標準化されていない半構成的評価で，相談に用いられるREISとREIS-SFの開発について説明したものである．
Fisher and Kayhan (2012)	REISとREIS-SFの使用に関する調査が，このツールがどのように使われており，どのように改善できるかを見出すために，アメリカ合衆国以外の国際的な使用者から情報収集するために行われた．集約されたデータは，使用者のニーズにより良く合致するツールに改変するために用いられた．

表25-15 役割チェックリストのエビデンスのまとめ

出典	知見
Lederer, Kielhofner, and Watts (1985)	服役中の若者と地域で生活している若者が，役割チェックリストを用いて役割に対する価値を報告した．役割チェックリストは2グループ間の役割に対する価値に異なるパターンを捉えることができた．
Oakley, Kielhofner, and Barris (1985)	精神科の問題を持つ成人のクライアントは役割の連続性と役割の崩壊を効果的に報告するために，役割チェックリストを用いることができた．
Smyntek, Barris, and Kielhofner (1985)	役割チェックリストは，心理社会的な問題を持つ若者と持たない若者の2群間の，役割の従事と役割の価値の違いを評価するために用いることができた．
Barris et al. (1986)	役割チェックリストは，精神生理学的診断と精神医学的診断を持つ若者と障害を持たない若者との間で，作業従事（役割従事を含む）の異なるパターンを検討するために用いることができる1つの評価である．
Duellman, Barris, and Kielhofner (1986)	役割チェックリストは，老人ホームの高齢者がホームにいる間に自分の作業従事の感情を深く理解し，予想される将来の役割の数を報告するために用いることができた．
Oakley, Kielhofner, Barris, and Reichler (1986)	作業療法のエキスパートは，役割チェックリストは内容的妥当性があると確認した． 役割チェックリストは，第Ⅰ部と第Ⅱ部への高齢者の反応がより一貫性を示す可能性があり，高い信頼性があった．
Elliott and Barris (1987)	地域で生活している障害のない高齢者が過去と現在の役割従事を報告するために役割チェックリストが用いられた．役割チェックリストは，時間の経過につれての役割従事の変化を把握できた．
Rust, Barris, and Hooper (1987)	役割チェックリストと修正版役割チェックリストは，女子大生が運動とそれに関連する役割への従事を報告するために用いることができた．
Barris, Dickie, and Baron (1988)	役割チェックリストは，摂食障害の女性の若者，精神障害を持つ青年，慢性疾患を持つ青年のグループとそれぞれに対応する仲間グループの間の過去と将来の役割従事の異なるパターンを評価するために用いることができた．
Ebb, Coster, and Duncombe (1989)	精神的障害のある思春期男性と地域で生活する障害をもたない若者は，役割従事を報告するために役割チェックリストを用いることができた．役割チェックリストは若者の2グループを区別するために用いることができた．

（続く）

表 25-15　役割チェックリストのエビデンスのまとめ（続き）

出典	知見
Branholm and Fugl-Meyer（1992）	役割チェックリストは，スウェーデンに住む男女の世代間にまたがって，年齢と性別という点での役割従事の違いを検討するためにうまく用いることができた．
Baker, Curbow, and Wingard（1991）	役割チェックリストは骨髄移植（BMT）の生存者が，移植前後に役割に従事したかどうかを報告し，役割の重要度を評価するために用いることができた．
Watson and Ager（1991）	役割チェックリストは，時間にまたがる役割の重要性，従事の頻度，役割の価値の変化の評定を含むように修正され，地域にいる高齢者の各世代群によってうまく用いられた．
Egan, Warren, Hessel, and Gilewich（1992）	役割チェックリストは，カナダの股関節骨折後の高齢者によって，参加と遂行を評価するために，骨折前と退院3週間目につけることができた．
Hallett, Zasler, Maurer, and Cash（1994）	脳損傷の経験後に地域で生活する人々は，役割の喪失と役割の価値を報告するために，役割チェックリストを用いることができた．
Dickerson and Oakley（1995）	役割チェックリストは，身体障害や精神障害を持つ成人と地域で生活する障害を持たない成人が，役割従事の報告をするために用いられた．役割チェックリストは現在と将来の従事する役割の数と役割の価値の違いに関して，すべてのグループに違いを検出することができた．
Hachey, Jummoorty, and Mercier（1995）	フランス語版役割チェックリストは，平行する逆翻訳を用いて翻訳され，その評価法はカナダのバイリンガルの精神科クライアントに用いられ，異言語間および内言語間の中等度の検査・再検査信頼性があった．
Kusznir, Scott, Cooke, and Young（1996）	改訂版の役割チェックリストは，クリニックの双極性障害の成人により，生活上の役割への従事とこれらの役割の重要性を報告するためにうまく用いることができた．
Larsson and Branholm（1996）	役割チェックリストは，スウェーデンの神経学的リハビリテーションセンターの成人により，作業療法の目的を明らかにするために用いられた．
Crowe, VanLeit, Berghmans, and Mann（1997）	役割チェックリストは，重複障害を持つ子どもたち，ダウン症児たち，そして定型発達の子どもたちの母親によって，子どもたちの誕生後の役割従事の変化を報告するために用いられた．
Frosch et al.（1997）	役割チェックリストは外傷性脳損傷者の介護者に対して，過去と現在の役割従事の変化を探るためだけに用いられた．
Munoz et al.（1999）	質的研究の一部として，役割チェックリストは脳性麻痺児の両親の役割の関与と役割の意味づけを調査するために用いられた．
Eklund（2001）	役割チェックリストは，精神疾患と非精神疾患の作業療法のクライアントにより，入院時，退院時，1年後のフォローアップを含む経過の中で，役割従事と役割の価値を報告するために用いられた．
Lee, Strauss, Wittman, Jackson, and Carstens（2001）	役割チェックリストは，精神疾患の成人の介護者によって，過去から現在に至る役割従事と介護者としての悲しみの関係を明らかにするために用いられた．
Hachey, Boyer, and Mercier（2001）	フランス語版役割チェックリストは，統合失調症者に対する役割従事と価値を探るために用いることができた．

（続く）

表 25-15 役割チェックリストのエビデンスのまとめ（続き）

出　典	知　見
Colon and Haertlein（2002）	スペイン語版役割チェックリストは，言語間の受け入れられる再検査信頼性があった．
Corr and Wilmer（2003）	役割チェックリストは脳卒中を経験した34〜55歳の参加者に用いられた．役割チェックリストは，これらの人々にとっては仕事が重要であることを明らかにした．
Corr, Phillips, and Walker（2004）	脳卒中を経験してデイプログラムに参加している成人は，役割従事を評価するために役割チェックリストを用いた．
Schindler（2004）	役割チェックリストは，服役中か最近出所した男性の役割従事を明らかにし，また介入の間に展開された役割を明らかにするための広範な研究で用いられた．
Horne, Corr, and Earle（2005）	役割チェックリストは，第一子の誕生後に役割従事に生じた変化を報告するために，初産の母親に用いられた．
Schindler and Baldwin（2005）	役割チェックリストは，精神科のクライアントの成人が，役割獲得のための介入に参加している間に，取り組むための役割を明らかにするために用いられた．
Hakansson et al.（2005）	役割チェックリストは，健康で働いているスウェーデン女性と病気によって仕事の中断を報告した女性の間の勤労者役割の価値の違いを見分けるために用いることができた．
Cordeiro, Camelier, Oakley, and Jardim（発行年不明）	ブラジル人用のポルトガル語版役割チェックリストは，作業役割の従事とこれらの役割の価値に関する情報を収集するために，信頼できるやり方で用いることができた．

表 25-16 学校場面面接法（SSI）のエビデンスのまとめ

出　典	知　見
Hemmingsson and Borell（1996）	SSIの内容領域は感受性があり，特異的で，普通学級や特別支援学級に在籍する身体障害をもつ生徒が必要とする調整を適切に明らかにするために用いられた．SSIの評定者間信頼性は受け入れられ，専門家の検討では内容領域の適切性か明らかにされた．
Hemmingsson and Borell（2000）	SSIはスウェーデンの身体障害を持つ生徒の調整のニーズと満たされていないニーズを決定するために用いることができ，98％の生徒が調整のニーズを，83.3％の生徒が満たされていないニーズを報告した．最も頻繁に必要とされた調整は，書くこと，教室内の勉強，個人的支援で，最も満たされないニーズは，読書，覚えること，話すことであった．
Prellwitz and Tham（2000）	SSI面接を用いたことで，移動が制限されている生徒は，スウェーデンの小学校の物理的環境には大きな問題はほとんどないと報告したものの，教育の状況，友だちとの社会接触，個人的支援のやりくり，いじめなどの社会環境には困難さがあることが報告された．

（続く）

表25-16 学校場面面接法(SSI)のエビデンスのまとめ(続き)

出典	知見
Hemmingsson and Borell (2002)	身体障害を持つ10〜19歳のスウェーデンの生徒・学生は,SSIを用いて満たされないニーズを明らかにし,これらの満たされないニーズはMOHOの空間,対象物,作業形態,社会的集団という環境の概念に従って分類された. SSIは,個人的支援を受けている生徒と受けていない生徒,そして年長と年少の生徒の間に,ニーズと満たされないニーズが異なることを明らかにした.
Hemmingsson, Kottorp, and Bernspang (2004)	SSIの項目は,普通学級と特別支援学級に在籍する8〜19歳の身体障害のある生徒に用いられた際,生徒と環境の対応および調整のニーズは妥当な構成概念を示した.評価項目は生徒と環境の対応と最も能力のある生徒のニーズの範囲を完全にカバーするものではなかったが,ほとんどの学生はSSIによって妥当に測定された.

表25-17 意志質問紙(VQ)のエビデンスのまとめ

出典	知見
Chern, Kielhofner, de las Heras, and Magalhaes (1996)	連続する2つの研究である. *研究1*:項目は意志の構成概念を妥当に示していたが,意志の連続性を反映するにはさらに開発が必要であった.精神障害や発達障害のあるクライアントの意志を測定するために用いることができた. *研究2*:改訂されたVQの項目は,意志の構成概念を妥当に示しており,意志の連続性に沿って配置されていた.VQは精神障害と発達障害のあるクライアントの意志を測定するために用いることができたが,高いレベルの意志を持つクライアントを正確には測定しない可能性があった.
Reid (2003)	VQは介入とバーチャルリアリティ体験のような余暇活動に従事する脳卒中の生存者である高齢者の意志を評価するために用いることができた.
Li and Kielhofner (2004)	VQの項目は,妥当で感受性がある意志の構成概念を示し,探索,有能性,達成という意志の連続性を示すために一体化されていた. VQは精神障害やHIVやエイズのクライアントの意志を妥当なやり方で測定するために用いることができた. 作業療法士はVQ評価尺度を首尾一貫した妥当なやり方で用いたが,VQを用いてクライアントの意志を評価する時に,互換性はなかった.
Agren and Kjellberg (2008)	この研究は,スウェーデン語版意志質問紙(VQ-S)の有用性と内容的妥当性を検討したものである.MOHOに親しんでおり,(知的障害の)クライアントに働きかけており,彼らにVQ-Sを適用した13名の作業療法士が選び出された.VQ-Sは6回実施され,それぞれ実施後,VQ-Sの有用性と妥当性に関するアンケートが行われた.アンケートのデータとVQ-Sの様式の分析の結果,VQ-Sは臨床的適切さと内容妥当性を持つことが支持された.

表 25-18 仕事環境影響尺度（WEIS）のエビデンスのまとめ

出　典	知　見
Corner, Kielhofner, and Lin（1997）	WEIS の項目は，勤労者の遂行に対する仕事環境の影響の妥当な構成概念を表現するように組み合わされていた． WEIS は精神障害を持つ勤労者の遂行に対する環境の影響を，妥当で信頼できるやり方で評価するために用いることができた．
Kielhofner, Lai, Olson, Haglund, Ekbadh, and Hedlund（1999）	WEIS の項目は，仕事の遂行に対する環境の影響の妥当な構成概念を表現するように組み合わされており，妥当なやり方でクライアントを評価するために用いることができ，文化（アメリカ合衆国とスウェーデン）を超えて作業療法士によって妥当で信頼できるやり方で用いることができた．
Ekbladh, Fan, Sandqvist, Hemmingson, and Taylor（2014）	この研究は，WEIS のスウェーデン語版の精神測定学的特性を検討したものである．その結果，スウェーデン語版 WEIS は診断と作業にまたがって精神測定学的に健全であるエビデンスが提供された．

表 25-19 勤労者役割面接（WRI）のエビデンスのまとめ

出　典	知　見
Biernacki（1993）	WRI を用いて上肢損傷のクライアントを評価する時に，リハビリテーションの経験を持つ作業療法士は高い再検査信頼性を示した．しかし，項目には信頼性の水準を満たさないものがいくつかあり，この評価のさらなる開発が望まれた．
Haglund, Karlsson, and Kielhofner（1997）	スウェーデン版 WRI の項目と評定尺度は，妥当なやり方で用いられ，仕事に戻るための能力の連続性を代表していた．しかし，環境の項目は仕事に戻るという構成概念を妥当に示すために，改訂される必要があった．
Velozo, Kielhofner, Gern, Lin, Lai, and Fischer（1999）	一連の 3 研究である． *研究1*：WRI の項目は，仕事への復帰の妥当で敏感な構成概念を示し，仕事に戻るための能力の連続性を示し，クライアントを妥当なやり方で評価できた．しかし，環境項目は，仕事への復帰の構成概念を妥当に示すためには，改訂の必要があった． *研究2*：改訂版 WRI の項目は，仕事復帰の妥当で敏感さを増す構成概念を示しており，様々な身体的損傷があるクライアントを含む多数のクライアントを妥当なやり方で評価した．環境項目の 1 つだけが，受け入れられる統計量を持たなかった．項目は仕事復帰の連続性を示し，過去の項目階層性を繰り返した． *研究3*：WRI が腰痛のクライアントに使用された時，仕事への復帰を有意に予測する変数はなかった．
Ekbladh et al.（2004）	筋骨格，結合組織，そして気分などの様々な障害を持つスウェーデンのクライアントに，WRI の個人的原因帰属の項目（「能力と限界を評価する」「仕事での成功を期待する」「責任を負う」），役割の 1 項目（「仕事の期待を評価する」），環境の 1 項目（「仕事場面の認識」）は，仕事に戻るために暫定的な予測的妥当性があった．

（続く）

表 25-19　勤労者役割面接（WRI）のエビデンスのまとめ（続き）

出　典	知　見
Jackson, Harkess, and Ellis（2004）	身体と精神に障害をもつクライアントに熟練作業療法士によって実施されたWRIかValparワークサンプルコンポーネントシリーズの評価法の2つの標準化された仕事の評価法は，身体的要請，環境，個人の性格を含む12領域におけるクライアントの仕事能力の報告が改善していた．
Asmundsdottir（2004）	WRIは，仕事復帰を望んでいる精神科のクライアントに，仕事に関する自分の態度と意見を表現させるように用いることができた． WRIの面接の知見は，職業リハビリテーションプログラムサービスに情報を与えるために用いることができた．
Ingvarsson and Theodorsdottir（2004）	WRIは様々な障害を持つクライアントに対する効果的な職業リハビリテーションプログラムの一環として，仕事復帰に影響する心理社会的および環境的な要素を考える初期評価として使用できた．
Fenger and Kramer（2004）	アイスランド語版WRIの項目と評定尺度は，仕事復帰のための妥当で敏感な構成概念を示し，妥当なやり方でクライアントを測定し，作業療法士によって妥当なやり方で用いることができた．項目は仕事復帰のための連続性を示し，過去の項目階層性を繰り返した．しかし，環境の2項目は，仕事復帰のための構成概念を示さない可能性があり，作業療法士がアイスランド版WRIを使用する場合，互換性はないとされた．
Forsyth Braveman, Kielhofner, Ekbladh, Haglund, Fenger, et al.（2006）	（アメリカ合衆国，アイスランド，スウェーデンの）国を超えて，WRIの項目は仕事復帰のための心理社会的な能力の構成概念を妥当に定義していた．項目は仕事復帰のための連続性を示しており，過去の項目階層性を繰り返した．ほとんどのクライアントは，国を超えて，WRIによって妥当に測定されたために，WRIは国を超えた敏感な評価法であった．様々な国の作業療法士は，WRIを用いてクライアントを首尾一貫して評価することができた． WRIの4つの環境項目のすべては，受け入れられる統計範囲を上回っており，仕事に戻るための異なる構成概念を示しているようだった．
Kielhofner, Braveman, Finlayson, Paul-Ward, Goldbaum, and Goldstein（2004）	WRIは，エイズを持つ人のためのMOHOに基づく効果的な仕事復帰プログラムの初期評価の一部として用いることができた．
Codd, Stapleton, Veale, FitzGerald, and Bresnihan（2010）	この研究は，診断後2年間の雇用に対するリウマチ性関節炎（RA）の影響を検討したものである．WRIがデータ収集のツールとして用いられた．

表 25-20　MOHO の実践の特性に関するエビデンス

出　典	成果，知見，関連
Apte, Kielhofner, Paul-Ward, and Braveman（2005）	作業療法士は，OPHI-Ⅱの面接とナラティブスロープはラポート構築の過程であり，それは協業的目標設定にクライアントを従事させるために，クライアントの特徴と現在の生活状況に従って調整されるものであると報告していた．
Barrett, Beer, and Kielhofner（1999）	作業療法士がクライアントのナラティブとクライアントにとっての変化に関連する意味を意識し，そして，そのナラティブを作業療法過程で尊重する時に，作業療法はより効果的になった．
Braveman, Helfrich, Kielhofner, and Albrecht（2004）	エイズの成人に対して，仕事復帰は個別的なことであり，その人の将来にとって何が最善かという個人的決定であり，個人的サービスと進行中の支援を求めていた．多くの懸念を持つクライアントでも，仕事復帰のための支援を受けることができた．
Daniels et al.（2011）	MOHO に基づくプログラムは虚弱な高齢者の障害予防に焦点を当てて構成された．このプログラムはスクリーニング，評価，分析と予備的活動計画，活動計画に対する同意，活動計画の実施，評価とフォローアップという6つの段階を含んでいる．
Desiron, Donceel, de Rijk, and Van Hoof（2013）	乳癌のクライアントの仕事復職（Return to Work：RTW）を支援するための作業療法モデルの検討が探索された．探索の基盤は，乳癌の母集団に RTW 介入を強化することができるモデルを明らかにすることであった．9つのモデルのうち最初に明らかにされた MOHO は，最も高い割合で受け入れられることが明らかになった．さらに，MOHO は RTW に焦点を当てたツールと道具を提供する唯一のモデルであった．MOHO はこの母集団の RTW のニーズに取り組むために応用される必要がある．
Alcorn and Broome（2014）	健康と予防における作業療法の役割を探索するために文献レビューが計画された．MOHO の構成要素は，健康な生活スタイルの行動がこのタイプの生活スタイルのバリアもしくは促進体という個人的要因をどのように持つことができるかと調整された．作業遂行の変化における指導すること（コーチング）の役割が強調された．
Eklund（1996b）	デイプログラム介入へのクライアントのスタッフによって評価された心理的関わりは，クライアントの意志と習慣化と正の相関を示した．
Folland and Forsyth（2011）	臨床的効果のエビデンスに対する必要性に取り組むために，政府の施策を支持する学術と実践のパートナーシップの開発に関するものである．イギリスの国民保健サービス（NHS）は，全体的な概念的実践モデルとして MOHO の採用を選択した．実践を導く MOHO を用いることがイギリス政府の政策を促進した．
Goldstein, Kielhofner, and Paul-Ward（2004）	作業療法士はクライアントの作業的ナラティブに基づいて自分のアプローチを調整する必要がある．改善する物語を語るクライアントは自分の目標を達成するための支援と構成を必要とするであろうし，退行する物語を語るクライアントはうまく達成できる可能性のある目標を明らかにするような支援が必要であった．

（続く）

表 25-20　MOHO の実践の特性に関するエビデンス（続き）

出　典	成果，知見，関連
Gregits, Gelpi, Moore, and Dees（2010）	作業に基づく自己決定（Occupation-Based Self-Determination：OBSD）プログラムを検討し説明するために，事例研究のデザインが用いられた．このプログラムは，個人的目標を設定するために青年の動機づけと希望を高め，意味ある課題に取り組んで完了し，成人期への移行の間に重要な役割に従事し，レジリエンスを発達させるために計画された．このプログラムは，MOHO と自己決定モデルを理論的概念として用いている．
Heasman and Morley（2011）	イギリス政府の政策は，作業療法士に臨床効果を示すよう求めている．電子カルテ（ECRs）が追跡に用いられた．多相実践開発プログラムが，MOHO に基づく評価ツールの効果的な利用を訓練し，支援し，追跡するのに用いられた．
Helfrich and Kielhofner（1994）	クライアントは，作業療法介入を，介入前の意志のナラティブや生活の出来事に基づいて，重要であり意味があると認識していた．クライアントの作業療法の考えと意味の見方は，作業療法士の作業療法に対する見方とは両立しなかった．
Jones（2008）	イギリスの作業療法士は，精神健康上の問題を持つクライアントへの標準的な介入として，バドミントン，水泳，サッカー，ビリヤード，卓球，ヨガなどの範囲の身体活動を提供している．クライアントの家の近くにある地域や地元の公園が活動の開催場所である．
Kielhofner and Barrett（1998）	作業療法で用いられる作業形態は，クライアントの生活という大きな文脈と関連させるべきである．改善する作業療法のナラティブの意味がクライアントの意志のナラティブと一致しない時は，目標設定に誤解が生じていた．
Kimball-Carpenter and Smith（2013）	MOHO の概念に基づいて，作業療法士が高齢期精神障害クリニックの対人関係技能の活動グループを開発した．このプログラムは作業療法士がクライアントに肯定的な影響を与えることをもたらし，多職種チームのメンバーに作業療法の可視化を高めた．
Lim and Rodger（2008）	社会参加に困難な子どもたちの実践を導く包括的な作業療法としての MOHO の利用は効果的であった．MOHO は単独で用いられるのではなく，それぞれの子どもが取り組む挑戦を決定するために他のモデルとともに用いられた．
Liu and Ng（2008）	（西洋の理論である）MOHO を（東洋の文脈である）香港で用いたことが，問題を明らかにし，介入計画を立てる上で有用であった．実践で達成すべき洞察を示し，中国文化における障害を持つクライアントの参加に影響を与えた2事例が報告された．
Mallinson, Kielhofner, and Mattingly（1996）	クライアントは生活史面接の間に，自分の生活状況を説明し解釈し，自分の行為を導く時に，深い隠喩を用いた．例えば，「はずみ」の隠喩は生活の改善や方向を説明するために速度，慣性，あるいは減速といったイメージを呼び起こし，「罠」の暗喩は制限や監禁という感情を説明し，願望と現実の間の葛藤を明らかにした．
Melton, Forsyth, Metherall, Hill, Quick（2008）	作業に焦点を当てたプログラムが，イギリスの急性期病院において MOHO を用いて再設計された．

（続く）

表 25-20　MOHO の実践の特性に関するエビデンス（続き）

出　典	成果，知見，関連
Morgan and Long（2012）	発達性協調運動障害（DCD）を持つ子どもに対する運動の介入効果を検討するために文献検討が実施された．MOHO が知見を構成するために用いられた．得られた知見は，エビデンスの多様な情報源の解釈を助けるために包括的な作業モデルを用いることが，解釈や作業療法のリーズニングの過程を支援できることを示唆した．
Munoz, Lawlor, and Kielhofner（1993）	作業療法士たちは，MOHO が作業に焦点を当て，うまく開発されたモデルであると感じており，作業療法を導き，作業療法の目的を他者に伝えるために主な MOHO の概念を用いていた．
Parkinson, Lowe, and Vecsey（2011）	最大の治療的利益に貢献する側面を検討するために，園芸プログラムが評価された．園芸プログラムの肯定的な影響は得られなかった．個人的要因には，性による好みや社会的ニーズといったことを考慮に入れるべきである．
Pepin, Guerette, Lefebvre, and Jacques（2008）	うつを経験している個人に対して，MOHO に基づく再動機づけ過程の利用が肯定的な影響を持つことが見出された．
Raber, Teitelman, Watts, and Kielhofner（2010）	記憶を支援する施設に居住する中等度認知症の人々の意志の探索である．8名の高齢者が参加した．意志を理解することは，意味のある作業により良く従事することを支援する上で大きな意味があった．
Rothberg, Coopoo, Burns, and Franzsen（2009）	MOHO に基づいた個別の雇用適合プログラムが開発された．このプログラムに参加した何名かにとって，社内プログラムが有益であることが明らかになった．
Tham and Borell（1996）	訓練や介入に参加する動機は，その介入がクライアントの状況の個人的見方にどのように寄り添っているかに関連するようであった．将来の個人の見方と目標の存在は，彼らを介入への参加に動機づけるようであった．
Tham and Kielhofner（2003）	左側無視でリハビリテーションを受けている女性たちは，自分たちの新たな経験と交渉し，リハビリテーションを前進させるために，社会的環境に頼っていた．
Toit（2008）	視覚障害の成人で失業している成人のために MOHO に基づいて開発されたプログラムが，多くの目的を達成することが見出された．
Turner and Lydon（2008）	精神健康に対して開発された MOHO に基づく介入プログラムは，意志，習慣化，技能の領域に有益であることが見出された．
Wimpenny, Forsyth, Jones, Matheson, Colley（2010）	精神健康サービスにおける MOHO の概念によるプログラムの実施についてである．構造化されたプログラムが 2 年以上にわたって提供された．
Ziv, Roitman（2008）	イスラエルの高齢期女性に対する地域に根ざしたグループは，高齢化の問題に取り組んだ．
Durand, Vachon, Loisel, and Berthelette（2003）	MOHO の概念に基づく職業リハビリテーションプログラムはうまく実施でき，クライアントがプログラムの目標を達成することができた．

表25-21　MOHO研究の成果：介入研究

出典	研究の種類	対象の情報	介入の説明	知見と臨床貢献
Brown and Carmichael (1992)	グループ研究；準実験的。	カナダの大規模精神科病院のクライアント33名。診断名：統合失調症18名、人格障害7名、感情障害8名、女性16名、男性17名。	・自己主張訓練はコミュニケーションと交流技能を改善するように思われた。意志と環境の影響も考えられた。 ・セッションのトピックスは質問すること、自尊心、自己主張の技術、非言語的コミュニケーション、要求することが含まれた。 ・グループは週2回、各90分間会い、7週間継続された。平均的なグループは8名のクライアントと2名の作業療法のリーダーであった。初回と最終回に評価が行われた。	MOHOに基づく自己主張訓練の介入への参加は、クライアントの自己主張と自尊心を高めた。
Corcoran and Gitlin (2001)	準実験的研究。介入2群にはランダムな課題。	アメリカ合衆国の認知症者の介護者100名。介護者は23歳から87歳、平均年齢59.3歳。介護者の77%は白人。介護者の73%は女性。被介護者：平均年齢は78.5歳。セルフケアに中等度の機能障害があり、介護者のうつは平均20項目の行動障害の報告がある。	・介入（MOHOによって定義された）対象物、社会的課題、文化という環境の概念に基づき、ADL、排泄、余暇、IADL、移動、徘徊、コミュニケーション、安全性、反応、介護者の関心（疲労）に焦点を当てた。 ・2カ月間に90分の5回の家庭訪問を実施した。作業療法士と介護者は、行動上の関心を解決する環境的戦略を明らかにするために、協力して働いた。 ・最初の3回のセッションでは、人と環境の交流と問題解決の教育に焦点を当てた。最後の2回のセッションでは、技術を強化し、現れた問題領域に対して新たな技能を一般化するために支援した。	MOHOが説明するように、環境に焦点を当てた個別的介入は、自宅で生活する認知症者の問題行動を減少させる上で役に立つ戦略を生み出すことができた。 ・介入では、介護者によって明らかにされた220の問題領域に取り組んだ。 ・介護者は総数1068の戦略を試み、うち869がうまく用いられた。 ・用いられた戦略のうち、343が課題のレベルを、200が対象物のレベルを、326が社会的グループのレベルを修正したものだった。
Corr et al. (2004)	ランダム化クロスオーバーデザイン。	グループA：6カ月以上にわたって脳卒中デイプログラムを経験した9名のクライアント。平均年齢は49歳（標準偏差は5歳）。男性11名、女性3名。脳卒中罹患期間は平均26カ月（標準偏差は40カ月）。57%は右片麻痺。	デイプログラムのサービスを対象者に1日、1週間に提供された。評価方法は、役割チェックリスト、COPM、SF-36であった。参加場所には、台所、コンピュータ、小ミーティングルーム、トイレの施設があった。美術と工芸、外出、その他の活動があり、支払いを受けた健康専門職以外の者によって行われた。	脳卒中後にデイサービスでの介入を常時受けている参加者は、作業、特に合所仕事を実行する能力が高まり、遂行の満足度も高まり、余暇活動の数も増えた。デイサービスの介入への出席がうつや不安に与える影響はなかった。

		グループB：脳卒中を経験した7名のプログラムへの参加待機者．男性4名，女性8名．平均年齢は46歳（標準偏差は8歳）．脳卒中罹患期間は14カ月（標準偏差は19カ月）．67％が右片麻痺．	
Daniels et al. (2011)	文献レビューと，フォーカスグループを通したサービスの説明．	高齢者のケアに関わっている16名の研究者	地域在住の脆弱な高齢者の障害予防のために開発されたプログラム．スクリーニング，個別評価，分析と活動計画（多領域），家庭訪問，計画の実行，計画の評価とフォローアップを含む．プログラムは人間作業モデルによる行動変化に基づく．	付加の経験のエビデンスは，このプログラムの十分な効果の検討を必要とする．
DeForest, Watts, and Madigan (1991)	事前テスト，介入，事後テスト．対照群はなし．	アメリカ合衆国の青少年矯正施設に収容されている青年期の男性6名．アフリカ系アメリカ人4名，白人2名．年齢：3～15歳．	・3つの手工芸（革細工，木工，陶芸）への参加は合計6日間で12時間になった． ・事前テストと治療介入にはそれぞれ3日の間隔をあけ，治療介入と事後テストにも3日の間隔をおいた．	手工芸への参加は作業に従事するための個人的原因帰属と技能に対する信念を高めた．
Fitzgerald (2011)	事前テスト，事後テスト，グループ間比較．	ソーシャルインクルージョンプログラム（SIP）群：対象者24名，男性21名，女性3名．通常の治療（TAU）群：対象者19名，男性15名，女性4名．	研究目的は，SIPに参加している者とTAUを受けている者，そして，司法領域のリハビリテーションサービスでTAUのみ受けている者の間での作業機能状態の違いを評価することである．このプログラムは段階づけた地域での参加とTAUに沿った病棟による作業療法での1対1の目標設定を含んでいた．	全体の介入前と介入後の平均の評定は，SIPグループの方が平均の増加を示した．MOHOSTは，介入前のSIPとTAU群間でわずかな差を，そして，介入後はSIP群に有意差を見出した．

表25-21 MOHO研究の成果：介入研究（続き）

出典	研究の種類	対象の情報	介入の説明	知見と臨床貢献
Gitlin et al. (2003)	対照群ありの事前テスト，介入，事後テスト．階層化された群へのランダム配置．	実験群には89名の介護者．平均年齢60.4歳（標準偏差13.6歳）．白人42.7％，アフリカ系アメリカ人53.9％，その他3.4％，男性24.7％，女性75.3％．高校以上の教育71.9％．被介護者の平均年齢80.2歳，女性41.9％．対象群の介護者101名．群間のベースラインに有意差はない．	環境の技能構築プログラムは介護をより容易にし，被介護者を容易に支援するために，彼らの問題行動を減少するために，（MOHOの概念での）環境を修正するものとしての）環境を修正するために，介護者に戦略と問題解決技能を提供しようとする．	MOHOが説明するように，環境に焦点を当てた個別的介入は，自宅での認知症者に対する介護の経験を改善することができた．これには，介護で他者から必要とされる支援の減少，緊張の減少，介護を管理する能力の改善，介護に費やす時間の減少などを含んでいた．介護者の性別によって，成果は異なった．
Graff et al. (2003)	単一グループの事前事後テストのデザイン．	オランダで病院から自宅または居住ホームに帰った高齢者12名とその介護者．高齢者は年齢69〜88歳で，平均年齢は79.9歳．女性8名，男性4名．主たる介護者は女性8名と男性3名．	・MOHOとカナダ作業遂行モデルに基づくガイドラインは，クライアントの介入のニーズ，興味，信念，習慣，役割，環境的支援およびバリアを明らかにした． ・介入は，病院では週2回，2週間，自宅では週2回，5週間行われた．病院と自宅とも同一の作業療法士が担当された． ・介入は環境の戦略，教育，問題解決，コーピングの戦略が用いられた．	MOHOのような作業に根ざした実践モデルに基づく在宅で介入したクライアントには，高齢者の運動と処理の技能を改善し，支援の必要性を減少させ，日常生活活動を遂行する時に有能性と満足度を高め，介護者の有能性を高めることができた．
Ingvarsson and Theodorsdottir (2004)	プログラム評価．	2000年の開始以来，このプログラムに70名が参加した．様々な障害をもつ女性45名と男性25名であった．年齢は18〜59歳（平均年齢39歳）であった．5名のクライアントが，プログラムを終了せず，様々な理由で自主的に中断した．	外来クリニックのデイプログラムは，MOHO，カナダ作業遂行モデル，認知行動アプローチに基づいていた．参加者は平均8〜16週間出席した． COPM，WRIの初期評価，必要に応じてOPHI-Ⅱ，AMPS，標準化された筋力性，うつの測定がなされた． 目標はクライアントと共に設定され，プログラムはクライアントに個別化された． 最初の2週間は，人間工学に関するセミナーでの教育と訓練が行われた．	退院後の最初の6カ月のフォローアップを受けた39人のクライアントの結果：成人教育に出席した者25％，就職した者25％，求職中の者20％，疾病給付を受けている者10％．

Josephsson et al. (1993)	単一事例デザイン.	・スウェーデンの老人病院の老年心理学デイケアの4人のクライアント. ・診断はアルツハイマー病3名,多発脳梗塞性認知症者1名. ・女性3名と男性1名. ・年齢は65～74歳.	午前には、クライアントは自らが選択した（事務所か作業所）3時間の連続勤務（ワークハードニング）に参加する。午後には、クライアントはグループ療法か個人療法に参加する。グループには、ストレス管理セミナー、目標設定グループ、自己認識グループ（自分は誰）、リラクゼーションがある。	・認知症のクライアントに対する手続き的な運動技能に依存した個別ADL訓練は、環境の支援が提供された時に、処理技能が改善した。 ・一人のクライアントには変化がなかった。 ・二人のクライアントは処理技能の遂行に改善を示した。 ・一人のクライアントは、環境の支援の有無に関わらず、処理技能に改善を示し、2カ月のフォローアップ時にも改善していた。
			・MOHOの概念に基づいて個別化されたプログラムは、各クライアントのために開発され、高次認知機能よりも手続き的な運動技能に依存していた。 ・動機があり、日課という習慣の部分があり、クライアントが参加に困難になり始めている日常生活活動の1つが選択された。 ・対象者は環境の支援（外的、言語的、身体的支援）を伴う9回のセッションで訓練を受けた。	
Kielhofner et al. (2004)	準実験的デザイン.	エイズの129名の便宜的標本.年齢は24～61歳で、平均年齢41歳.男性82.2%、女性16.3%、性転換者1.5%.白人39.5%、アフリカ系アメリカ人44.2%、メキシコ系10.8%、その他5.5%.病歴：物質濫用44%、精神疾患84%、身体障害26%.	意志、習慣化、遂行能力、地域と職場の環境に取り組むためのMOHOに基づく4段階の治療介入： ・第1段階：8週間．OPHI-II, WRI, OSAでの初期評価．自己評価と職業選択の修正が提供され、仕事技能を開発し、情報を収集し、支援を経験した。毎週のグループセッション、ピアの支援、仕事課題経験が行われた。 ・第2段階：ボランティア、インターンシップ、非常勤業務を通しての生産的役割。必要に応じてジョブコーチが提供される。何らかのグループプログラムへの継続的参加。	MOHOに基づき、地域に根ざした仕事復帰プログラムへの参加は、生産的な成果をもたらした。 ・プログラムを終了した参加者の67％が、就職したり、ボランティアをしたり、就学していた。 ・ナラティブスロープの改善を示した人は、成功した成果を持っていた人の2倍になっていた。

表25-21 MOHO研究の成果：介入研究（続き）

出典	研究の種類	対象の情報	介入の説明	知見と臨床貢献
			・第3段階：就職斡旋や求職応募の支援．必要に応じてジョブコーチ，個別支援，雇用者教育を提供する．スタッフとの個別面談． ・第4段階：雇用を続けるための長期フォローアップと，仲間とスタッフの支援．	
Kielhofner and Brinson (1989)	事後テストのみ．実験群と対照群へのランダム割り付け．プログラム評価．	・アメリカ合衆国で，過去に少なくとも2回の精神科病院への入院を終えたクライアント34名． ・実験群は16名の参加者，対照群は14名の参加者．	・12週のプログラムで，週3回，1時間半〜2時間のセッションが36回．MOHOに基づく単元で統一された． ・プログラムの1カ月目は，役割，技能，興味の探索に関わった．参加者はセルフケア，余暇，生産性の領域に長期目標を設定した． ・プログラムの2カ月目は，地域での技能の練習に関わった．目標設定と目標への到達はグループと「宿題」で続けられた． ・3カ月目には，クライアントは外出の資金を得るためにグループ外出活動を選択した．	・MOHOに基づく介入への参加は，再入院回数を減らし，仕事活動への従事の時間を増加するという地域移行を支援した． ・小グループ構成によって提供された介入はクライアントを支援した． ・目標達成を最大にするために，介入はクライアントのニーズを満たすために柔軟であるべきであった．
Kielhofner, Braveman, Fogg, and Levin (2008)	前後テスト．統制群あり．	HIVかエイズを持っている成人の生活支援施設の参加者． ・ESDプログラムは38名，標準的ケアプログラムは27名．内訳は，52名の男性と13名の女性． ・法定上の成人でHIVかエイズの診断を持つ者を対象とした．	・週1回，8回がそれぞれの参加施設で行われた．2カ所は自己決定可能化（Enabling Self-Determination：ESD）のモデルプログラムを，もう2カ所は標準的ケアプログラムを提供した． ・個人セッションは，継続評価，コンサルテーション，活動が用いられた． ・最大9カ月間のサービスを受けた． ・ESDプログラムはピアメンターを利用した． ・標準的プログラム： ・集団セッションが提供され，プリントか地域資源の紹介が配布され，雇用や生産性に関するトピックを毎月発表する． ・個人セッションも持つことができて，追加の情報も受け取る．	ESDプログラムへの参加者は，時間以上の生産性を維持することが見出された．ESDプログラムの72%の参加者が生産的な成果（52%が雇用に結びついた）を得た．ESDプログラムの好ましい成果は以下の理由であろう． ・ESDプログラムはクライアントのニーズを体系的に考える． ・MOHOと障害の社会モデルに基づく（環境のバリアとともに，意志，習慣化，遂行能力に取り組む）． ・ESDプログラムを用い，MOHOに基づく評価法と，詳細で協働的評価を用いて，それぞれのクライアントの独自のニーズに仕立て上げる．

Kurokawa, Yabuwaki, and Kobayashi (2013)	横断的研究.	対象者は、臓器移植追跡記録のデータベースからランダムに144名が抽出された。 ・選択基準：成人で、2003年から2008年の間に最初の腎移植を受けた者。移植時は18歳から65歳で、文章を読み理解し、認知障害の診断がない者。 ・除外基準：2回目の移植、あるいは他臓器の移植もあわせて行った者。 ・平均年齢は49.4歳で生としては男性（68.3%）。	2010年1月に、質問紙と紹介状が、資格を満たした対象者に、切手を貼った返信用の封筒とともに送付された。返信のなかった方には、最初の郵送の1カ月後に再度、郵送した。質問紙には、それぞれの参加者の守秘義務と情報を同定できなくするために3桁の数字を記載した。質問紙の返信は60通であった（返却率41.7%）。	就労率は顕著に下がっていた（移植前の68.3%から移植後の38.3%で、退職率は同じく8.3%から18.3%と有意に増加していた）。人と仕事に関係する要因が復職に影響していた。移植後の復職は多要因で複雑であった。移植後に価値ある生活を促進すること、移植させることが重要であった。
Lee et al. (2012)	探索研究.	イギリスの精神保健場面で働く作業療法士の合目的的サンプリング。入院と外来の精神保健場面。6つの国民保健サービスがUK-COREとの関係から選ばれた。429名の作業療法士が調査に依頼されて、262名が調査に応じた（返答率61.07%）。85%は女性であった。	ウェブ上でSurveyMonkeyを用いて調査が行われた。参加を求められた者は、その旨が記載された電子メールを受け取った。そのメールは調査目的サイトにリンクされていた。参加を求める電子メールは3週間以上の期間を空けて3回送付された。	大多数の作業療法士は、理論を導くためにMOHOを使用することで、クライアントを評価するため、治療目標を設定するため、適切な介入を行うため、作業に焦点を当てた実践をするため、クライアントを満足させるため、肯定的な効果を達成するための能力に肯定的な影響を報告した。
Morley et al. (2011)	3つの相からなる研究： ・第1相：後方視的研究. ・第2相：オンライン調査. ・第3相：アクションリサーチ.	3つの相を持つ研究： ・第1相：通常の臨床業務の一部として収集された匿名化されたデータ；男性352名、女性273名。 ・第2相：イギリスの6つの国民保健サービスに対するオンライン調査；この研究で依頼した429名の作業療法士のうち	3つの相の目的は特定の作業療法介入を明らかにすることである。ケアパッケージが開発された。それは以下のトピックスを含んでいた。身辺生理、生産的活動、余暇活動の評価、身辺処理、生産的活動、治療的な出会い、介入、技能や段階、接触、資源、付加価値の成果。	作業療法指向ケアパッケージは、ケアクラスターのサービス利用者に対する可能性のある鋳型を示す。クラスターには、非精神疾患、精神疾患、認知障害が含まれていた。この研究は、それぞれのケアクラスターの作業ニーズのエビデンスを提供し、作業療法ケアパッケージの開発を導いた。この研究に基づいて、

表25-21 MOHO研究の成果：介入研究（続き）

出典	研究の種類	対象の情報	介入の説明	知見と臨床貢献
		262名から返答を得た。 ・第3相：7つのイギリスの精神健康組織がアクションリサーチに参加した。300通の自省的応答を受け取った。		サービス利用者のための地域ケアパスも作り出されるであろう。
Nour, Heck, and Ross (2014)	横断的研究。	カナダ移植センターの有資格サンプル530名のうち、選択された144名、除外された者386名であった。返答者の平均年齢は49.4歳、多くは男性（68.3%）であった。	MOHOの枠組みに基づいた質問紙が、選択された臓器移植者にランダムに送付された。144名の送付者中、60名（返却率41.7%）から返送があった。	雇用率は移植前後で68.3%から38.3%へと有意に減少していた。退職率は8.3%から18.3%へと増加していた。就労していなかった者は独居で教育レベルは低かった。人と仕事に関係する要因が、移植後の復職に影響していた。可能な要因は、病歴、身体的に強度の労働力から座っての仕事への変化、受傷のための休眠の許可などに対する雇用者の態度であった。移植者の雇用ができるように、より再統合できるように焦点を当てたリハビリテーションプログラムの開発が推奨された。
Nygren, Sandlund, Bernspång, and Fisher (2013)	作業に関する自己評価（OSA）の反復測定。	精神疾患を持つ人に働きかけるリハビリテーションの「個別配置と支援（IPS）」に登録している91名のクライアント。採用基準：精神疾患、仕事への動機づけ、2つのIPSプログラムのうちのどちらかに入っている、2007年3月から2008年11月の間にプログラムに入った。45名は、19歳から55歳で、ほとんどが独居、性差は比較的均等であった。	この研究は、IPSプログラムに参加している対象者の作業有能性と作業の価値の認識を検討した。測定は、OSAを用いてベースライン、12カ月、24カ月に取られた。データ収集は60分から120分を要した。OSAは作業有能性と作業の価値を測定する自己報告評価である。	OSAの項目は、参加者により、うまく遂行されている項目と認識される最も容易なものは次の項目とされた。「身体に気をつける」「行かなければならないところに行く」「他人とうまくやっている」。また、うまく遂行するのが難しいと認識されたのは「やらなければならないことを片づける」から「自分の責任をきちんと果たす」の9つの項目だった。この研究の結果に対しては、参加者にうまく遂行していると認識するものより、うまく遂行しているOSAの項目により価値を置くことを示した。

著者	デザイン	参加者	方法	結果
Parkinson, Morley, Stewart, and Brockbank (2012)	調査.	51名の作業療法士.	6つの国民保健サービス（NHS）の全国的調査に参加したイギリスの地域のNIHの調査の焦点を明瞭にするための地域研究と研究を統合する方法を示した．地域研究は，作業療法士が作業療法の実践と研究を明瞭にするための地域研究は，作業療法士が作業療法の治療目的を記録することと，MOHOの治療目的を記録することと，MOHOの概念を用いる目的に影響する中心となる要因を示すよう求められた．	全国と地域の研究は，MOHOが作業療法の焦点を明瞭にするための実践と研究を統合する方法を示した．地域研究は，クライアントの利点と使用することと，MOHOが使用できることと，全国研究の多くの知見を支持していた．全国調査と地域調査の結果で異なったところは，地域調査のサンプルが非精神疾患のクライアントの割合が少なかったことであった．
Taylor et al. (2009)	シングルケースA-B-Bデザイン．それぞれの参加者は自分自身をコントロールしていた．	乗馬療法プログラムに参加している3名の児童の便宜的標本． ・年齢は4〜6歳． ・少年と少女が含まれる． ・自閉症以外の他の医学的，精神科的診断はない．	18セッションからなる．乗馬療法の開始に先立ち，それぞれの子どもは観察され，録画された． ・動機づけのベースラインを評価するために進化された遊びのプロトコールが用いられた． ・8セッションと16セッションの後に同じ遊びのプロトコールが使用された（すべてのセッションは録画された）． ・週に45分の乗馬療法のセッションした． ・それぞれのセッションと子どもは，12歳のアメリカンクォーターホースに乗馬した．セッションは，広範囲にわたるトレーニングを受け，乗馬療法の認定を持つ小児領域の理学療法士の指導のもとに行われた． ・保護者は子どもがいる場所について，子どもは簡易な斜面を経て乗馬し，地面に降りることはなかった．同様のセラピーの手順が用いられた．それぞれの子どもにはトレーニングを受けた1名の調教師，そして1名の作業療法士が伴走した2名の同伴者，そしてすべてのセッションで同様であった． ・小児版意志質問紙が測定に用いられた（ベースライン，8週後，プログラム終了時）．	結果は，3名の参加者全員が，ベースラインから3回の観察にかけて意志が増加したことを示した． ・それぞれの子どもによって変化は特有であった． ・乗馬療法は自閉症の子どもの意志に影響を与えていた．

表25-21 MOHO研究の成果：介入研究（続き）

出典	研究の種類	対象の情報	介入の説明	知見と臨床貢献
			・2名のトレーニングを受けた観察者がセッションの録画を見て、評定した。	
Todorova (2008)	ニーズ評価の面接	ブルガリアの15名の高校2年生で、平均年齢は18歳。女性12名、男性3名。	ブルガリアで社会的に不利な立場にいる知的障害の青年に対する仕事関連プログラムの開発。	得られた知見は、仕事関連の職業技能プログラムの開発へと導くことになろう。

MOHOのサービスに対するクライアントの見方

サービスの質の重要な指標は，サービスに対するクライアントの満足度である．障害を持つ学者は，作業療法の実践アプローチや実践成果の解釈を批評している（Abberley，1995；Giangreco，1999）．障害者はまた，医療専門職がイメージする障害経験が，障害を持ちながら生きるという現実とは全く異なると主張した．その結果，研究が障害を持つ人々にとって意味がある成果の評価に欠けていれば，エビデンスに基づく実践は無効になるかもしれない（Basnett, 2001）．同じように，作業療法サービスの受け手であるクライアントは，自分たちの関心事を聞いてもらうことがより良いサービスの提供につながると強調した（Corring & Cook, 1999）．クライアントによって生み出されたMOHOに基づく作業療法を受けたクライアントの経験についてのエビデンスは，表25-22に要約されている．

表25-22 MOHOに基づくサービスに対するクライアントの見方に関するエビデンス

出 典	知 見
Apte, Kielhofner, Paul-Ward, and Braveman (2005)	仕事復帰プログラムに参加しているエイズのクライアントの大多数が，OPHIの面接が作業療法士とのコミュニケーションを可能にし，作業療法士が彼らの状況をより深く理解しようとしていると報告した．クライアントはナラティブスロープが動機づけに役立つことを見出し，ある者はナラティブスロープを作り出したいという希望を表現し，また，目で見て動機づけにするためにそのコピーを保存したいと語った．
Asmundsdottir (2009)	2001年から2005年の間に，対象者に綿密な面接を行ってデータを得た．この研究の目的は，収集されたデータを，利用者の見方に基づくアイスランドの精神健康の政策と実践を改善するために用いることであった．すべての面接は録音され，文字起こしをされた．加えて，2つのフォーカスグループと参加観察（フィールドノートに記録された）が追加データとして加わった．妥当性を担保するために三角測量（トライアンギュレーション）が用いられた．便宜的標本が用いられた．参加者は精神健康アフターケアサービスの上級職員が選んだ．25名の参加者（15名が女性，10名が男性）で，21歳から59歳，平均年齢は37歳であった．1/3が重度の慢性うつ，他の1/3はパーソナリティー障害を持っていた（5名は統合失調症，4名は双極性障害）．グラウンデッドセオリーアプローチが用いられた．データは，テーマを明らかにするためにコード化された．内的および外的要因が対象者のリカバリーに影響していた．しばしば個人的特性と社会的交流の結びつきによって，コントロールが可能であった．MOHO概念に基づいて，参加者が楽しめ，価値を置く活動の遂行によって意志が強化された時にリカバリーの過程が始まることが見出された．この情報を用いて新しいサービスが作られた．その情報は，以下の通りである．スティグマを克服し，責任を担うこと；役割；家族，仲間，友人からの支援；服薬；サービス；異なった要求と専門職の支援．
Ecklund (1996b)	・精神科デイプログラムで，クライアントと主たる作業療法士との関係についてのクライアントの肯定的な認識は，良好な精神保健とMOHOに基づく成果と関連していた． ・介入の経過の間に作業療法士との関係が改善したと報告したクライアントは，作業療法士との関係が悪くなったと報告したクライアントに比べて，全般的精神保健と習慣化の得点に有意差を示していた． ・クライアントの主たる作業療法士との関係の認識は，全般的精神保健，意志，習慣化，コミュニケーションと交流の技能と肯定的な関係を示した．
Farnworth, Nihitin, and Fossey (2004)	自分たちで作業に従事し続けるという挑戦を作り出した司法精神科病棟のクライアントは，作業に個人的意味を見出し，成果となった作業療法グループ（例えば料理グループ）を楽しんだ．

（続く）

表 25-22 MOHOに基づくサービスに対するクライアントの見方に関するエビデンス（続き）

出　典	知　見
Fisher and Savin-Baden (2001)	MOHOは，精神保健の若い消費者とその家族が受容できる統合的なサービスモデルを促進する人を中心とする枠組みである．これらのクライアントたちは支援されていると感じ，また，サービスに発言権を持つと感じていた．
Heasman and Atwal (2004)	精神疾患を持つ成人のクライアントの50％が，MOHOに基づくデイプログラムに参加している間に，余暇の目標を達成していた．クライアントは，余暇の目標をうまく達成するためのバリアはフォローアップ，動機づけ，社会的支援などの欠如であると報告していた．
Linddahl, Norrby, and Bellner (2003)	スウェーデンの職業リハビリテーションプログラムを利用する精神障害のクライアントたちは，MOHOに基づく評価の中で最も難しい意志に関連する項目は，何もしたくない時に「何もしたくない」と言うことであるとした． クライアントたちは，MOHOに基づく評価の中で最も難しい習慣化に関連する項目は，グループでリーダーシップの役割を果たすことだと感じていた． クライアントは，MOHOに基づく評価の中で最も難しいコミュニケーションと交流技能に関連する項目は，会話を続けることだと感じていた． クライアントは，MOHOに基づく評価の中で最も難しい処理技能に関連する項目は，時間内にやり終えることだと感じていた． クライアントは，MOHOに基づく評価の中で最も難しい運動技能に関連する項目は，活動を遂行する間に身体的持続を維持することと感じていた．

結　語

本章では，実践を支持するために利用できるMOHOに関連した多くのエビデンスを要約してきた．先に述べたように，本章は研究のエビデンスに焦点を当てており，関連する役立つエビデンスは多くの他の資料にもある．さらに，本章の資料は，どんなエビデンスがあるかということを素早く理解できる概要を読者に提供するように作られている．私たちは，エビデンスに基づく実践の重要なステップである研究の厳格度を批評することはなかった．本章で要約されたエビデンスを用いたいと思う作業療法士は，各々の研究に対する信頼の範囲に関する自分自身の意見を形づくるために，研究の原版にアクセスする必要がある．

文　献

Abelenda, J., & Helfrich, C. (2003). Family resilience and mental illness: The role of occupational therapy. *Occupational Therapy in Mental Health, 19*(1), 25–39.

Abelenda, J., Kielhofner, G., Suarez-Balcazar, Y., & Kielhofner, K. (2005). The Model of Human Occupation as a conceptual tool for understanding and addressing occupational apartheid. In F. Kronenberg, S. Simo-Algado, & N. Pollard (Eds.), *Occupational therapy without borders: Learning from the spirit of survivors* (pp. 183–196). London, United Kingdom: Elsevier Churchill Livingstone.

Adelstein, L. A., Barnes, M. A., Murray-Jensen, F., & Skaggs, C. B. (1989). A broadening frontier: Occupational therapy in mental health programs for children and adolescents. *Mental Health Special Interest Section Newsletter, 12*, 2–4.

Affleck, A., Bianchi, E., Cleckley, M., Donaldson, K., McCormack, G., & Polon, J. (1984). Stress management as a component of occupational therapy in acute care settings. *Occupational Therapy in Health Care, 1*(3), 17–41.

Ågren, K., & Kjellberg, A. (2008). Utilization and content validity of the Swedish version of the Volitional Questionnaire (VQ-S). *Occupational Therapy in Health Care, 22*(2/3), 163–176.

Alcorn, K., & Broome, K. (2014). Occupational performance coaching for chronic conditions: A review of literature. *New Zealand Journal of Occupational Therapy, 62*(3), 49–56.

Andersen, S., Kielhofner, G., & Lai, J. (2005). An examination of the measurement properties of the Pediatric Volitional Questionnaire. *Physical & Occupational Therapy in Pediatrics, 25*(1/2), 39–57.

Andrews, P. M., Bleecher, R., Genoa, A. M., Molloy, P., Monahan, K., & Sargent, J. (1995). *Leisure interests of children.* Unpublished manuscript, Worcester State College, Worcester, MA.

Apte, A., Kielhofner, G., Paul-Ward, A., & Braveman, B. (2005). Therapists' and clients' perceptions of the occupational performance history interview. *Occupational Therapy in Health Care, 19*, 173–192.

Arnsten, S. M. (1990). Intrinsic motivation. *The American Journal of Occupational Therapy, 44*, 462–463.

Asgari, A., & Kramer, J. (2008). Construct validity and factor structure of the Persian Occupational Self-Assessment (OSA) with Iranian students. *Occupational Therapy in Health Care, 22*(2/3), 187–200.

Ásmundsdóttir, E. E. (2004). The worker role interview: A powerful tool in Icelandic work rehabilitation. *Work: A Journal of Prevention, Assessment, and Rehabilitation, 22*(1), 21–26.

Ásmundsdóttir, E. E. (2009). Creation of new services: Collaboration between mental health consumers and occupational therapists. *Occupational Therapy in Mental Health, 25*, 115–126.

Aubin, G., Hachey, R., & Mercier, C. (1999). Meaning of daily activities and subjective quality of life in people with severe mental illness. *Scandinavian Journal of Occupational Therapy, 6*, 53–62.

Aubin, G., Hachey, R., & Mercier, C. (2002). The significance of daily activities in persons with severe mental disorders [in French]. *Canadian Journal of Occupational Therapy, 69*, 218–228.

Ayuso, D., & Kramer, J. (2009). Using the Spanish Child Occupational Self-Assessment (COSA) with children with ADHD. *Occupational Therapy in Mental Health, 25*, 101–114.

Ay-Woan, P., Sarah, C. P., Lylnn, C., Tsyr-Jang, C., & Ping-Chuan, H. (2006). Quality of life in depression: Predictive models. *Quality of Life Research, 15*, 39–48.

Baker, F., Curbow, B., & Wingard, J. R. (1991). Role retention and quality of life of bone marrow transplant survivors. *Social Science and Medicine, 32*, 697–704.

Banks, S., Bell, E., & Smits, E. (2000). Integration tutorials and seminars: Examining the integration of academic and fieldwork learning by student occupational therapists. *Canadian Journal of Occupational Therapy, 67*, 93–100.

Baron, K. (1987). The Model of Human Occupation: A newspaper treatment group for adolescents with a diagnosis of conduct disorder. *Occupational Therapy in Mental Health, 7*(2), 89–104.

Baron, K. (1989). Occupational therapy: A program for child psychiatry. *Mental Health Special Interest Section Newsletter, 12*, 6–7.

Baron, K. (1991). The use of play in child psychiatry: Reframing the therapeutic environment. *Occupational Therapy in Mental Health, 11*(213), 37–56.

Baron, K., Kielhofner, G., Iyenger, A., Goldhammer, V., & Wolenski, J. (2006). *The Occupational Self-Assessment (OSA) [Version 2.2]*. Chicago: Model of Human Occupation Clearinghouse, Department of Occupational Therapy, College of Applied Health Sciences, University of Illinois at Chicago.

Baron, K., & Littleton, M. J. (1999). The model of human occupation: A return to work case study. *Work: A Journal of Prevention, Assessment, and Rehabilitation, 12*, 37–46.

Barrett, L., Beer, D., & Kielhofner, G. (1999). The importance of volitional narrative in treatment: An ethnographic case study in a work program. *Work: A Journal of Prevention, Assessment, and Rehabilitation, 12*, 79–92.

Barris, R. (1982). Environmental interactions: An extension of the Model of Human Occupation. *The American Journal of Occupational Therapy, 36*, 637–644.

Barris, R. (1986). Activity: The interface between person and environment. *Physical and Occupational Therapy in Geriatrics, 5*(2), 39–49.

Barris, R. (1986). Occupational dysfunction and eating disorders: Theory and approach to treatment. *Occupational Therapy in Mental Health, 6*(1), 27–45.

Barris, R., Dickie, V., & Baron, K. (1988). A comparison of psychiatric patients and normal subjects based on the Model of Human Occupation. *Occupational Therapy Journal of Research, 8*(1), 3–37.

Barris, R., Kielhofner, G., Burch, R. M., Gelinas, I., Klement, M., & Schultz, B. (1986). Occupational function and dysfunction in three groups of adolescents. *Occupational Therapy Journal of Research, 6*, 301–317.

Barris, R., Oakley, F., & Kielhofner, G. (1988). The Role Checklist. In B.J. Hemphill (Ed.), *Mental Health Assessment in Occupational Therapy: An integrative approach to the evaluative process* (pp. 73–91). Thorofare, NJ: Slack.

Barrows, C. (1996). Clinical interpretation of "Predictors of functional outcome among adolescents and young adults with psychotic disorders." *The American Journal of Occupational Therapy, 50*, 182–183.

Basu, S., Jacobson, L., & Keller, J. (2004). Child-centered tools: Using the model of human occupation fr11mework. *School System Special Interest Section Quarterly, 11*(2), 1–3.

Basu, S., Kafkes, A., Geist, R., & Kielhofner, G. (2002). *The Pediatric Volitional Questionnaire (PVQ) [Version 2.0]*. Chicago: Model of Human Occupation Clearinghouse, Department of Occupational Therapy, College of Applied Health Sciences, University of Illinois at Chicago.

Bavaro, S. M. (1991). Occupational therapy and obsessive compulsive disorder. *The American Journal of Occupational Therapy, 45*, 456–458.

Beck, D., Benson, S., Curet, J., Froehlich, D., McCrary, L., Rasmussen, L., et al. (1996). Pilot study of a child's play interest profile. Unpublished manuscript, Worcester State College, Worcester, MA.

Bennett, S., Tooth, L., McKenna, K., Rodger, S., Strong, J., Ziviani, J., et al. (2003). Perceptions of evidence-based practice: A survey of Australian occupational therapists. *Australian Journal of Occupational Therapy, 50*, 13–22.

Bentler, P. (1990). Comparative fit indexes in structural models. *Psychological Bulletin, 107*, 238–246.

Bernspang, B., & Fisher, A. (1995). Differences between persons with right or left cerebral vascular accident on the Assessment of Motor and Process Skills. *Archives of Physical Medicine and Rehabilitation, 76*, 1144–1151.

Biernacki, S. D. (1993). Reliability of the worker role interview. *The American Journal of Occupational Therapy, 47*, 797–803.

Bjorklund, A., & Henriksson, M. (2003). On the context of elderly persons' occupational performance [Journal Article, Research, Tables/Charts] *Physical and Occupational Therapy in Geriatrics, 21*(3), 49–58.

Blakeney, A. (1985). Adolescent development: An application to the Model of Human Occupation. *Occupational Therapy in Health Care, 2*(3), 19–40.

Boisvert, R. A. (2004, May 31). Enhancing substance dependence intervention. *Occupational Therapy Practice*, 11–16.

Borell, L., Gustavsson, A., Sandman, P., & Kielhofner, G. (1994). Occupational programming in a day hospital for patients with dementia. *Occupational Therapy Journal of Research, 14*(4), 219–238.

Borell, L., Sandman, P., & Kielhofner, G. (1991). Clinical decision making in Alzheimer's disease. *Occupational Therapy in Mental Health, 11*(4), 111–124.

Bourland, E., Neville, M., & Pickens, N. (2011). Loss, gain, and the reframing of perspectives in long-term stroke survivors: a dynamic experience of quality of life. *Topics in Stroke Rehabilitation, 18*(5), 437–449.

Bowyer, P., Kielhofner, G., Kramer, J., Maziero Barbosa, V., & Girolami, G. (2007.). The measurement properties of the Short Child Occupational Profile (SCOPE). *Physical and Occupational Therapy in Pediatrics, 27*(4), 67–85.

Bowyer, P., Lee, J., Kramer, J., Taylor, R., & Kielhofner, G. (2012). Determining the clinical utility of the Short Child Occupational Profile (SCOPE). *The British Journal of Occupational Therapy, 75*(1), 19–28.

Bowyer, P., Ross, M., Schwartz, O., Kielhofner, G., & Kramer, J. (2005). *The Short Child Occupational Profile (SCOPE) [Version 2.1]*. Chicago: Model of Human Occupation Clearinghouse, Department of Occupational Therapy, College of Applied Health Sciences, University of Illinois at Chicago.

Branholm, I., & Fugl-Meyer, A. R. (1992). Occupational role preferences and life satisfaction. *Occupational Therapy Journal* of Research, 12(3), 159–171.

Braveman, B. (1999). The model of human occupation and prediction of return to work: A review of related empirical research. WORK, 12, 13–23.

Braveman, B. (2001). Development of a community-based return to work program for people with AIDS. Occupational Therapy in Health Care, 13(314), 113–131.

Braveman, B. (Ed.). (2005). Leading and managing occupational therapy services: An evidence-based approach (pp. 215–244). Philadelphia, PA: F. A. Davis.

Braveman, B., & Helfrich, C. A. (2001). Occupational identity: Exploring the narratives of three men living with AIDS. Journal of Occupational Science, 8(2), 25–31.

Braveman, B., Helfrich, C., Kielhofner, G., & Albrecht, G. (2004). The experiences of 12 men with AIDS who attempted to return to work. The Israel Journal of Occupational Therapy, 13, E69–E83.

Braveman, B., & Kielhofner, G. (2006). Developing evidence-based occupational therapy programming. In B. Braveman, C. Helfrich, & G. Kielhofner (2003). The narratives of 12 men with AIDS: Exploring return to work. The Journal of Occupational Rehabilitation, 13(3), 143–157.

Braveman, B., Kielhofner, G., Albrecht, G., & Helfrich, C. (2006). Occupational identity, occupational competence, and occupational settings (environment): Influence on return to work in men living with HIV/AIDS. WORK, 27(3), 267–276.

Braveman, B., Robson, M., Velozo, C., Kielhofner, G., Fisher, G., Forsyth, K., & Kerschbaum, J. (2005). Worker Role Interview (WR/) [Version 10.0]. Chicago: Model of Human Occupation Clearinghouse, Department of Occupational Therapy, College of Applied Health Sciences, University of Illinois at Chicago.

Braveman, B., Sen, S., & Kielhofner, G. (2001). Community-based vocational rehabilitation pro grams. In M. Scaffa (Ed.), Occupational therapy in community-based practice settings (pp. 139–162). Philadelphia, PA: F. A. Davis.

Briand, C., Belanger, R., Hamel, V., Nicole, L., Stip, E., Reinharz, D., Lalonde, P., & Lesage, A. O. (2005). Implantation multisite du programme Integrated Psychological Treatment (IPT) pour les personnes souffrant de schizophrénie. Elaboration d'une version renouvelee. Sante mentale au Quebec, 30, 73–95.

Bridgett, B. (1993). Occupational therapy evaluation for patients with eating disorders. Occupational Therapy in Mental Health, 12(2), 79–89.

Bridle, M. J., Lynch, K. B., & Quesenberry, C. M. (1990). Long term function following the central cord syndrome. Paraplegia, 28, 178–185.

Broadley, H. (1991). Assessment guidelines based on the Model of Human Occupation. World Federation of Occupational Therapists: Bulletin, 23, 34–35.

Brollier, C., Watts, J. H., Bauer, O., & Schmidt, W. (1988). A concurrent validity study of two occupational therapy evaluation instruments: The AOF and OCAIRS. Occupational Therapy in Mental Health, 8(4), 49–59.

Brollier C., Watts, J. H., Bauer, D., & Schmidt, W. (1988). A content validity study of the Assessment of Occupational Functioning. Occupational Therapy in Mental Health, 8(4), 29–47.

Brophy, P., Caizzi, D., Crete, B., Jachym, T., Kobus, M., & Sainz, C. (1995). Preliminary reliability study of the Adolescent Leisure Interest Profile. Unpublished manuscript, Worcester State College, Worcester, MA.

Brown, C. H. & Cudeck, R. (1993) Alternative ways of assessing model fit. In K. A. Bollen & J. S. Long (Eds.). Testing Structural Equation Models. Newbury Park, CA: Sage, 136–162.

Brown, G. T., Brown, A., & Roever, C. (2005). Paediatric occupational therapy university programme curricula in the United Kingdom. British Journal of Occupational Therapy, 68, 457–466.

Brown, G. T., & Carmichael, K. (1992). Assertiveness training for clients with a psychiatric illness: a pilot study. British Journal of Occupational Therapy, 55(4), 137–140.

Bruce, M., & Borg, B. (1993). The Model of Human Occupation. In Psychosocial Occupational Therapy: Frames of Reference for Intervention (2nd ed., pp. 145–175). Thorofare, NJ: Slack.

Budd, P., Ferraro, D., Lovely, A., McNeil, T., Owanisian, L., Parker, J., et al. (1997). Pilot study of the revised child's play interest profile. Unpublished manuscript, Worcester State College, Worcester, MA.

Buning, M. E., Angelo, J. A., & Schmeler, M. R. (2001). Occupational performance and the transition to powered mobility: A pilot study. The American Journal of Occupational Therapy, 55, 339–344.

Burke, J. P. (1998). Commentary: Combining the model of human occupation with cognitive disability theory. Occupational Therapy in Mental Health, 8, xi-xiii.

Burke, J. P., Clark, F., Dodd, C., & Kawamoto, T. (1987). Maternal role preparation: A program using sensory integration, infant-motor attachment, and occupational behavior perspectives. Occupational Therapy in Health Care, 4, 9–21.

Burke, J. P., & Gitlin, L. (2012). How do we change practice when we have the evidence? The American Journal of Occupational Therapy, 66, E85–E88.

Burrows, E. (1989). Clinical practice: An approach to the assessment of clinical competencies. British Journal of Occupational Therapy, 52, 222–226.

Burton, J. E. (1989). The model of human occupation and occupational therapy practice with elderly patients, Part 1: Characteristics of aging. British Journal of Occupational Therapy, 52, 215–218.

Burton, J. E. (1989). The model of human occupation and occupational therapy practice with elderly patients, Part 2: Application. British Journal of Occupational Therapy, 52, 219–221.

Byrne, B. M. (1989). A primer of LISREL: Basic applications and programming for confirmatory factor analysis models. New York, NY: Springer-Verlag.

Cermak, S. A., & Murray, E. (1992). Nonverbal learning disabilities in the adult framed in the Model of Human Occupation. In N. Katz (Ed.), Cognitive rehabilitation: Models for intervention in occupational therapy (pp. 258–291). Boston, MA: Andover Medical Publishers.

Chaffey, L., & Fossey, E. (2004). Caring and daily life: Occupational experiences of women living with sons diagnosed with schizophrenia. Australian Occupational Therapy Journal, 51(4), 199–207.

Chan, S. C. (2004). Chronic obstructive pulmonary disease and engagement in occupation. The American Journal of Occupational Therapy, 58(4), 408–415.

Chen, C., Neufeld, P. S., Feely, C. A., & Skinner, C. S. (1999). Factors influencing compliance with home exercise programs among patients with upper-extremity impairment. The American Journal of Occupational Therapy, 53(2), 171–180.

Chern, J., Kielhofner, G., de las Heras, G., & Magalhaes, L. C. (1996). The Volitional Questionnaire: Psychometric development and practical use. The American Journal of Occupational Therapy, 50, 516–525.

Codd, Y., Stapleton, T., Veale, D., Fitzgerald, O., & Bresnihan, B. (2010). A qualitative study of work participation in early rheumatoid arthritis. International Journal of Therapy and Rehabilitation, 17(7), 24–33.

Cole, F. (2010). Physical activity for its mental health benefits: Conceptualising participation within the Model of Human Occupation. The British Journal of Occupational Therapy, 73(12), 607–615.

Cole, M. (1998). A model of human occupation approach. In Group dynamics in occupational therapy: The theoretical basis and practice application of group treatment (2nd ed., pp. 268–290). Thorofare, NJ: Slack.

Colon, H., & Haertlein, C. (2002). Spanish translation of the Role Checklist. *The American Journal of Occupational Therapy, 56*(5), 586–589.

Conroy, M. (1997) "Why are you doing that?" A project to look for evidence of efficacy within occupational therapy. *British Journal of Occupational Therapy, 60,* 487–490.

Copley, J., & Allen, S. (2009). Using all the available evidence: Perceptions of paediatric occupational therapists about how to increase evidence-based practice. *International Journal of Evidence-Based Healthcare, 7,* 193–200.

Corcoran, M. A., & Gitlin, L. A. (2001). Family caregiver acceptance and use of environmental strategies provided in an occupational therapy intervention. *Physical and Occupational Therapy in Geriatrics, 19*(1), 1–20.

Cordeiro, J. R., Camelier, A., Oakley, F., & Jardim, J. R. (2007). Cross-cultural reproducibility of the Brazilian Portuguese Version of the role checklist for persons with chronic obstructive pulmonary disease. *The American Journal of Occupational Therapy, 61*(1), 33–40.

Corner, R., Kielhofner, G., & Lin, F. L. (1997). Construct validity of a work environment impact scale. *Work, 9*(1), 21–34.

Corr, S., Phillips, C. J., & Walker, M. (2004). Evaluation of a pilot service designed to provide support following stroke: A randomized cross-over design study. *Clinical Rehabilitation, 18* (1), 69–75.

Corr, S., & Wilmer, S. (2003). Returning to work after a stroke: An important but neglected area. *British Journal of Occupational Therapy, 66,* 186–192.

Costa, A., & Othero, M. (2012). Palliative care, terminal illness, and the model of human occupation. *Physical & Occupational Therapy in Geriatrics, 30*(4), 316–327.

Coster, W. J., & Jaffe, L. E. (1991). Current concepts of children's perceptions of control. *The American Journal of Occupational Therapy, 45,* 19–25.

Creek, J., & Ilott, I. (2002). *Scoping study of occupational therapy research and development activity in Scotland, Northern Ireland and Wales: Executive summary.* London, United Kingdom: College of Occupational Therapists.

Crist, P., Fairman, A., Munoz, J. P., Hansen, A. M. W., Sciulli, J., & Eggers, M. (2005). Education and practice collaborations: A pilot case study between a university faculty and county jail practitioners. *Occupational Therapy in Health Care, 19* (112), 193–210.

Crowe, T. K., Vanleit, B., Berghmans, K. K., & Mann, P. (1997). Role perceptions of mothers with young children: The impact of a child's disability. *The American Journal of Occupational Therapy, 51,* 651–661.

Cubie, S., & Kaplan, K. (1982). A case analysis method for the model of human occupation. *The American Journal of Occupational Therapy, 36,* 645–656.

Cull, G. (1989). Anorexia nervosa: A review of theory approaches to treatment. *Journal of New Zealand Association of Occupational Therapists, 40*(2), 3–6.

Curtin, C. (1990). Research on the Model of Human Occupation. *Mental Health-Special Interest Section Newsletter, 13*(2), 3–5.

Curtin, C. (1991). Psychosocial intervention with an adolescent with diabetes using the Model of Human Occupation. *Occupational Therapy in Mental Health, 11*(213), 23–36.

Daniels, R., Rossum, E., Metzelthin, S., Sipers, W., Habets, H., Hobma, S., et al. (2011). A disability prevention programme for community-dwelling frail older persons. *Clinical Rehabilitation, 25*(11), 963–974.

Davies Hallet, J., Zasler, N., Maurer, P., & Cash, S. (1994). Role change after traumatic brain injury in adults. *The American Journal of Occupational Therapy, 48*(3), 241–246.

DeForest, D., Watts, J. H., & Madigan, M. J. (1991). Resonation in the model of human occupation: a pilot study. *Occupational Therapy in Mental Health, 11*(2/3), 57–71.

de las Heras, C. G., Dion, G. L., & Walsh, D. (1993). Application of rehabilitation models in a state psychiatric hospital. *Occupational Therapy in Mental Health, 12*(3), 1–32.

de las Heras, C. G., Geist, R., Kielhofner, G., & Li, Y. (2003). *The Volitional Questionnaire (VQ)* [Version 4.0]. Chicago: Model of Human Occupation Clearinghouse, Department of Occupational Therapy, College of Applied Health Sciences, University of Illinois at Chicago.

de las Heras, C. G., Llerena, V., & Kielhofner, G. (2003). *Remotivation process: Progressive intervention for individuals with severe volitional challenges.* [Version 1.0]. Chicago: Department of Occupational Therapy, University of Illinois at Chicago.

DePoy, E. (1990). The TBIIM: An intervention for the treatment of individuals with traumatic brain injury. *Occupational Therapy in Health Care, 7*(1), 55–67.

DePoy, E., & Burke, J. P. (1992). Viewing cognition through the lens of the model of human occupation. In N. Katz (Ed.), Cognitive Rehabilitation: Models for intervention in occupational therapy (pp. 240–257). Stoneham, MA: Butterworth-Heinemann.

Désiron, H., Donceel, P., Rijk, A., & Hoof, E. (2013). A conceptual-practice model for occupational therapy to facilitate return to work in breast cancer patients. *Journal of Occupational Rehabilitation, 23,* 516–526.

Dickerson, A. E., & Oakley, F. (1995). Comparing the roles of community-living persons and patient population. *The American Journal of Occupational Therapy, 49,* 221–228.

Dion, G. L., Lovely, S., & Skerry, M. (1996). A comprehensive psychiatric rehabilitation approach to severe and persistent mental illness in the public sector. In S. M. Soreff (Ed.), Handbook for the treatment of the seriously mentally ill. Seattle, WA: Hogrete & Huber.

Doble, S. (1991). Test-retest and inter-rater reliability of a process skills assessment. *Occupational Therapy Journal of Research, 11*(1), 8–23.

Doble, S. (1988). Intrinsic motivation and clinical practice: The key to understanding the unmotivated client. *Canadian Journal of Occupational Therapy, 55,* 75–81.

Doughton, K. J. (1996). Hidden talents. *O. T. Week, 10*(26), 19–20.

Dubouloz, C., Egan, M., Vallerand, J., & VonZweck, C. (1999). Occupational therapists' perceptions of evidence based practice. *The American Journal of Occupational Therapy, 53,* 445–453.

Duellman, M. K., Barris, R., & Kielhofner, G. (1986). Organized activity and the adaptive status of nursing home residents. *The American Journal of Occupational Therapy, 40,* 618–622.

Dugow, H., & Connolly, D. (2012). Exploring impact of independent living programme on activity participation of elderly people with chronic conditions. *International Journal of Therapy and Rehabilitation, 19*(3), 154–162.

Duran, L. J., & Fisher, A. G. (1996). Male and female performance on the assessment of motor and process skills. *Archives of Physical Medicine and Rehabilitation, 77,* 1019–1024.

Dyck, I. (1992). The daily routines of mothers with young children: Using a sociopolitical model in research. *Occupational Therapy Journal of Research, 12*(1), 17–34.

Dysart, A. M. & Tomlin, G. S. (2002). Factors related to evidence-based practice among US occupational therapy clinicians. *The American Journal of Occupational Therapy, 56*(3), 275–284.

Early, M., & Pedretti, L. (1998). A frame of reference and practice models for physical dysfunction. In M. Early (Ed.), *Physical dysfunction practice skills for the occupational therapy assistant.* (pp. 17–30). St. Louis, MO: Mosby.

Ebb, E. W., Coster, W. J., & Duncombe, L. (1989). Comparison of normal and psychosocially dysfunctional male adolescents. *Occupational Therapy in Mental Health, 9*(2), 53–74.

Ecklund, M. (1996). Working relationship, participation, and outcome in a psychiatric day care unit based on occupational therapy. *Scandinavian Journal of Occupational Therapy, 3,* 106–113.

Egan, M., Warren, S. A., Hessel, P. A., & Gilewich, G. (1992). Activities of daily living after hip fracture: Pre- and post discharge. *Occupational Therapy Journal of Research, 12*, 342–356.

Ekbladh, E., Haglund, L., & Thorell, L. (2004). The Worker Role Interview: Preliminary data on the predictive validity of return to work clients after an insurance medicine investigation. *Journal of Occupational Rehabilitation, 14*, 131–141.

Ekbladh, E., Fan, C. W., Sandqvist, J., Hemmingsson, H., Taylor, R. (2014). Work environment impact scale: Testing the psychometric properties of the Swedish version. *Work, 47*, 213–219.

Eklund, M. (1996a). Patient experiences and outcome of treatment in psychiatric occupational therapy-three cases. *Occupational Therapy International, 3*(3):212–239.

Eklund, M. (1996b). Working relationship, participation, and outcome in a psychiatric day care unit based on occupational therapy. *Scandinavian Journal of Occupational Therapy, 3*, 106–113.

Eklund, M. (1999). Outcome of occupational therapy in a psychiatric day care unit for long-term mentally ill patients. *Occupational Therapy in Mental Health, 14*(4), 21–45.

Eklund, M. (2001). Psychiatric patients' occupational roles: changes over time and associations with self-rated quality of life. *Scandinavian Journal of Occupational Therapy, 8*(3), 125–130.

Eklund, M., & Hansson, L. (1997). Stability of improvement in patients receiving psychiatric occupational therapy: A one-year follow-up. *Scandinavian Journal of Occupational Therapy, 4*(1–4), 15–122.

Elliott, M., & Barris, R. (1987). Occupational role performance and life satisfaction in elderly persons. *Occupational Therapy Journal of Research, 7*, 215–224.

Ennals, P., & Fossey, E. (2007). The occupational performance history interview in community mental health case management: Consumer and occupational therapists perspectives. *Australian Occupational Therapy Journal, 54*, 11–21.

Esdaile, S. A. (1996). A play-focused intervention involving mothers of preschoolers. *The American Journal of Occupational Therapy, 50*, 113–123.

Esdaile, S. A., & Madill, H. M. (1993). Causal attributions: Theoretical considerations and their relevance to occupational therapy practice and education. *British Journal of Occupational Therapy, 56*, 330–334.

Evans, J., & Salim, A. A. (1992). A cross-cultural test of the validity of occupational therapy assessments with patients with schizophrenia. *The American Journal of Occupational Therapy, 46*, 695.

Farnworth, L., Nikitin, L., & Fossey, E. (2004). Being in a secure forensic psychiatry unit: Every day is the same, killing time to making the most of it. *British Journal of Occupational Therapy, 67*, 1–9.

Fenger, K., & Kramer, J. M. (2007). Worker role interview: Testing the psychometric properties of the Icelandic version. *Scandinavian Journal of Occupational Therapy, 14*(3), 160–172.

Fisher, A., & Savin-Baden, M. (2001). The benefits to young people experiencing psychosis, and their families, of an early intervention programme: evaluating a service from the consumers' and the providers' perspectives. *British Journal of Occupational Therapy, 64*(2), 58–65.

Fisher, A. G. (1993). The assessment of IADL motor skills: An application of many-faceted Rasch analysis. *The American Journal of Occupational Therapy, 47*, 319–329.

Fisher, A. G. (1999). *Assessment of motor and process skills* (3rd ed.). Ft. Collins, CO: Three Star Press.

Fisher, A. G., & Kielhofner, G. (1995). *Skills in occupational performance. A model of human occupation: Theory and application* (2nd ed.). Baltimore, MD: Williams & Wilkins.

Fisher, A. G., Liu, Y., Velozo, C. A., & Pan, A. W. (1992). Cross-cultural assessment of process skills. *The American Journal of Occupational Therapy, 46*, 876–885.

Fisher, G. (2004). The residential environment impact survey. *Developmental Disabilities Special Interest Section Quarterly, 27*(3), 1–4.

Fisher, G. S. (1999). Administration and application of the Worker Role Interview: Looking beyond functional capacity. *Work, 12*, 25–36.

Fisher, G., & Kayhan, E. (2012). Developing the residential environment impact survey instruments through faculty–practitioner collaboration. *Occupational Therapy Health Occupational Therapy in Health Care, 26*(4), 224–239.

Fitzgerland, L., Ferlie E., Hawkins C. (2003). Innovations in healthcare: how does credible evidence influence professionals? *Health and Social Care in the Community, 11*(3): 219–228.

Fitzgerald, M. (2011). An evaluation of the impact of a social inclusion programme on occupational functioning for forensic service users. *The British Journal of Occupational Therapy, 74*(10), 465–472.

Folland, J., & Forsyth, K. (2011). UKCORE practice development: using an innovative approach to transforming occupational therapy services. *Mental Health Occupational Therapy, 16*(1), 12–14.

Forsyth, K., Braveman, B., Kielhofner, G., Ekbladh, H., Haglund, H., Fenger, K., et al. (2006). Psychometric properties of the Worker Role Interview. *Work, 27*, 313–318.

Forsyth, K., Deshpande, S., Kielhofner, G., Henriksson, C., Haglund, l., Olson, l., et al. (2005). *The Occupational Circumstances Assessment Interview and Rating Scale (OCAIRS)* [Version 4.0]. Chicago: Model of Human Occupation Clearinghouse, Department of Occupational Therapy, College of Applied Health Sciences, University of Illinois at Chicago.

Forsyth, K., Duncan, E. A. S., & Mann, L. S. (2005). Scholarship of practice in the United Kingdom: An occupational therapy service case study. *Occupational Therapy in Health Care, 19*, 17–29.

Forsyth, K., & Kielhofner, G. (1999). Validity of the assessment of communication and interaction skills. *British Journal of Occupational Therapy, 62*, 69–74.

Forsyth, K., & Kielhofner, G. (2003). Model of human occupation. In: P. Kramer, J. Hinojosa, & C. Royeen, (Eds.), *Human occupation: Participation in life* (pp. 45–86). Philadelphia, PA: Lippincott Williams & Wilkins.

Forsyth, K., Lai, J., & Kielhofner, G. (1999). The Assessment of Communication and Interaction Skills (ACIS): Measurement properties. *British Journal of Occupational Therapy, 62*(2), 69–74.

Forsyth, K., Melton, J., & Mann, L. S. (2005). Achieving evidence-based practice: A process of continuing education through practitioner-academic partnership. *Occupational Therapy in Health Care, 19*(112), 211–227.

Forsyth, K., Parkinson, S., Kielhofner, G., Kramer, J., Mann, L., Summerfield, et al. (2011). The measurement properties of the model of human occupation screening tool and implications for practice. *New Zealand Journal of Occupational Therapy, 58*(2), 5–13.

Forsyth, K., Salamy, M., Simon, S., & Kielhofner, G. (1997). *Assessment of communication and interaction skills.* Chicago: University of Illinois at Chicago, Model of Human Occupation Clearinghouse.

Forsyth, K., Salamy, M., Simon, S., & Kielhofner, G. (1998). *The assessment of communication and interaction skills* [Version 4.0]. Chicago: Department of Occupational Therapy, University of Illinois at Chicago.

Forsyth, K., Summerfield-Mann, L., & Kielhofner, G. (2005). A Scholarship of practice: Making occupation-focused, theory-driven, evidence-based practice a reality. *British Journal of Occupational Therapy, 68*, 261–268.

Fossey, E. (1996). Using the occupational performance history interview (OPHI): Therapists' reflections. *British Journal of Occupational Therapy, 59*(5), 223–228.

Fougeyrollas, P., Noreau, l., & Boschen, K. A. (2002). Interaction of environment with individual characteristics and social participation: Theoretical perspectives and applications in persons with spinal cord injury. *Topics in Spinal Cord Injury*

Rehabilitation, 7, 1–16.
Foundation of Nursing Studies (2001). *Taking action: Moving towards evidence-based practice*. London, UK: FoNS.
Froelich, J. (1992). Occupational therapy interventions with survivors of sexual abuse. *Occupational Therapy in Health Care, 8*(213), 1–25.
Frosch, S., Gruber, A., Jones, C., Myers, S., Noel, E., Westerlund, A., et al. (1997). The long term effects of traumatic brain injury on the roles of caregivers. *Brain Injury, 11*, 891–906.
Furst, G., Gerber, L., Smith, C., Fisher, S., & Schulman, B. (1987). A program for improving energy conservation behaviors in adults with rheumatoid arthritis. *The American Journal of Occupational Therapy, 41*, 102–111.
Gerardi, S. M. (1996). The management of battle fatigued soldiers: An occupational therapy model. *Military Medicine, 161*, 483–488.
Gerber, L., & Furst, G. (1992). Scoring methods and application of the Activity Record (ACTRE) for patients with musculoskeletal disorders. *Arthritis Care and Research, 5*(3), 151–156.
Gerber, L., & Furst, G. (1992). Validation of the NIH Activity Record: A quantitative measure of life activities. *Arthritis Care and Research, 5*, 81–86.
Gerish, K., & Clayton, J. (2004). Promoting evidence-based practice: an organizational approach. *Journal of Nursing Management, 12*, 114–123.
Gillard, M., & Segal, M. E. (2002). Social roles and subjective well-being in a population of nondisabled older people. Proceedings of Habits 2 Conference. *Occupational Therapy Journal of Research, 22*(suppl 1), 96S.
Gitlin, L. N., Winter, L., Corcoran, M., Dennis, M. P., Schinfeld, S., & Hauck, W. W. (2003). Effects of the Home Environmental Skill-Building Program on the caregiver-care recipient dyad: 6-month outcomes from the Philadelphia REACH initiative. *The Gerontologist, 43*, 532–546.
Gloucestershire Health Authority. (2001). "Meeting the Challenge - Proposals for Developing Health services in Gloucestershire, Consultation Document"
Goldstein, K., Kielhofner, G., & Paul-Ward, A. (2004). Occupational narratives and the therapeutic process. *Australian Occupational Therapy Journal, 51*, 119–124.
Gorde, M. W., Helfrich, C. A., & Finlayson, M. L. (2004). Trauma symptoms and life skill needs of domestic violence victims. *Journal of Interpersonal Violence, 19*(6): 691–708.
Graff, M. J. L., Vernooij-Dassen, M. J. F. J., Hoefnagels, J. D., Dekker, J. & de Witte, L. P. (2003). Occupational therapy at home for older individuals with mild to moderate cognitive impairments and their primary caregivers: A pilot study. *Occupational Therapy Journal of Research, 23* (4), 155–163.
Gray, M. L., & Fossey, E. M. (2003). Illness experience and occupations of people with chronic fatigue syndrome. *Australian Occupational Therapy Journal, 50*, 127–136.
Gregitis, S., Gelpi, T., Moore, B., & Dees, M. (2010). Self-Determination skills of adolescents enrolled in special education: An analysis of four cases. *Occupational Therapy in Mental Health, 26*, 67–84.
Gregory, M. (1983). Occupational behavior and life satisfaction among retirees. *The American Journal of Occupational Therapy, 37*(8), 548–553
Grogan, G. (1991). Anger management: A perspective for occupational therapy (part 1). *Occupational Therapy in Mental Health, 11*(213), 135–148.
Grogan, G. (1994). The personal computer: A treatment tool for increasing sense of competence. *Occupational Therapy in Mental Health, 12*, 47–60.
Guidetti, S., & Tham, K. (2005). Therapeutic strategies used by occupational therapists in self-care training: A qualitative study. *Occupational Therapy International, 9*, 257–276.
Gusich, R. L. (1984). Occupational therapy for chronic pain: A clinical application of the model of human occupation. *Occupational Therapy in Mental Health, 4* (3), 59–73.
Gusich, R. L., & Silverman, A. L. (1991). Basava day clinic: The model of human occupation as applied to psychiatric day hospitalization. *Occupational Therapy in Mental Health, 11* (213), 113–134.
Hachey, R., Boyer, G., & Mercier, C. (2001). Perceived and valued roles of adults with severe mental health problems. *Canadian Journal of Occupational Therapy, 68*(2), 112–120.
Hachey, R., Jummoorty, J., & Mercier, C. (1995). Methodology for validating the translation of test measurements applied to occupational therapy. *Occupational Therapy International, 2* (3), 190–203.
Haglund, L. (2000). Assessment in general psychiatric care. *Occupational Therapy in Mental Health, 15*, 35–47.
Haglund, L., Ekbladh, E., Lars-Hakan, T., & Hallberg, I. R. (2000). Practice models in Swedish psychiatric occupational therapy. *Scandinavian Journal of Occupational Therapy, 7*, 107–113.
Haglund, L., & Henriksson, C. (1994). Testing a Swedish version of OCAIRS on two different patient groups. *Scandinavian Journal of Caring Sciences, 8*, 223–230.
Haglund, L., & Henriksson, C. (1995). Activity: From action to activity. *Scandinavian Journal of Caring Sciences, 9*, 227–234.
Haglund, L., & Henriksson, C. (2003). Concepts in occupational therapy in relation to the ICF. *Occupational Therapy International, 10*(4), 253–268.
Haglund, L., Karlsson, G., & Kielhofner, G. (1997). Validity of the Swedish version of the Worker Role Interview. *Physical and Occupational Therapy in Geriatrics, 4*(1–4), 23–29.
Haglund, L., & Kjellberg, A. (1999). A critical analysis of the model of human occupation. *Canadian Journal of Occupational Therapy, 66*, 102–108.
Haglund, L., & Thorell, L. (2004). Clinical perspective on the Swedish version of the assessment of communication and interaction skills: Stability of assessments. *Scandinavian Journal of Caring Sciences, 18*, 417–423.
Haglund, L., Thorell, l., & Walinder, J. (1998a). Assessment of occupational functioning for screening of patients to occupational therapy in general psychiatric care. *Occupational Therapy Journal of Research, 18*(4), 193–206.
Haglund, L., Thorell, L., & Walinder, J. (1998b). Occupational Functioning in relation to psychiatric diagnoses; Schizophrenia and Mood Disorders. *Journal of Psychiatry, 52*(3), 223–229.
Hahn-Markowitz, J. (2004). Advancing practice through scholarship. *The Israel Journal of Occupational Therapy, 13*, E130–E134.
Hakansson, C., Eklund, M., Lidfeldt, J., Nerbrand, C., Samsioe, G., & Nilsson, P. M. (2005). Well-being and occupational roles among middle-aged women. *Work, 24*(4), 341–351.
Hallett, J. D., & Zasler, N. D., Maurer, P., & Cash, S. (1994). Role change after traumatic brain injury in adults. *The American Journal of Occupational Therapy, 48*, 241–246.
Hammel, J. (1999). The life rope: A transactional approach to exploring worker and life role development. *WORK, 12*, 47–60.
Hammel, J., Finlayson, M., & Lastowski, S. (2003). Using participatory action research to create a shared assistive technology alternative financing outcomes database and to effect social action systems change. *Journal of Disability Policy Studies, 14* (2), 109–118.
Harris, K., & Reid, D. (2005). The influence of virtual reality play on children's motivation. *Canadian Journal of Occupational Therapy, 72*, 21–29.
Harrison, H., & Kielhofner, G. (1986). Examining reliability and validity of the Preschool Play Scale with handicapped children. *The American Journal of Occupational Therapy, 40*, 167–173.
Harrison, M., & Forsyth, K. (2005). Developing a vision for therapists working within child and adolescent mental health services: Poised of paused for action? *British Journal of Occupational Therapy, 68*, 1–5.

Hawes, D., & Houlder, D. (2010). Reflections on using the Model of Human Occupation Screening Tool in a joint learning disability team. *The British Journal of Occupational Therapy, 73*(11), 564–567.

Heasman, D., & Atwal, A. (2004). The Active Advice pilot project: leisure enhancement and social inclusion for people with severe mental health problems. *British Journal of Occupational Therapy, 67*(11), 511–514.

Heasman, D., & Morly, M. (2011). Using the Model of Human Occupation assessment tools to deliver clinical outcomes in mental health. *Mental Health Occupational Therapy, 16*(1), 3–7.

HEFCE. (2001). Promoting research in nursing and the allied health professions. Report to Task group 3 to HEFCE and the Department of Health. London: HEFCE.

Helfrich, C., & Aviles, A. (2001). Occupational therapy's role with domestic violence: Assessment and intervention. *Occupational Therapy in Mental Health, 16*(314), 53–70.

Helfrich, C., & Kielhofner, G. (1994). Volitional narratives and the meaning of occupational therapy. *The American Journal of Occupational Therapy, 48*, 319–326.

Helfrich, C., Kielhofner, G., & Mattingly, C. (1994). Volition as narrative: understanding motivation in chronic illness. *The American Journal of Occupational Therapy, 48*(4), 311–317.

Hemmingsson, H., Borell, l., & Gustavsson, A. (1999). Temporal aspects of teaching and learning: Implications for pupils with physical disabilities. *Scandinavian Journal of Disability Research, 1*, 26–43.

Hemmingsson, H., & Borell, L. (1996). The development of an assessment of adjustment needs in the school setting for use with physically disabled students. *Scandinavian Journal of Occupational Therapy, 3*, 156–162.

Hemmingsson, H., & Borell, L. (2000). Accommodation needs and student- environment fit in upper secondary school for students with severe physical disabilities. *Canadian Journal of Occupational Therapy, 67*, 162–173.

Hemmingsson, H., & Borell, L. (2002). Environmental barriers in mainstream schools. *Child Care, Health, and Development, 28* (1), 57–63.

Hemmingsson, H., Egilson, S., Hoffman, O., & Kielhofner, G. (2005). *School Setting Interview (SSI)* [Version 3.0]. Nacka, Sweden: Swedish Association of Occupational Therapists.

Hemmingsson, H., Kottorp, A., & Bernspang, B. (2004). Validity of the School Setting Interview: An assessment of the student-environment fit. *Scandinavian Journal of Occupational Therapy, 11*, 171–178.

Henriksson, C., & Burckhardt, C. (1996). Impact of fibromyalgia on everyday life: A study of women in the USA and Sweden. *Disability and Rehabilitation, 18*, 241–248.

Henriksson, C., Gundmark, I., Bengtsson, A., & Ek, A. C. (1992). Living with fibromyalgia. *Clinical Journal of Pain, 8*, 138–144.

Henriksson, C. M. (1995). Living with continuous muscular pain: Patient perspectives: part I. *Scandinavian Journal of Caring Sciences, 9*, 67–76.

Henriksson, C. M. (1995). Living with continuous muscular pain: Patient perspectives: part II. *Scandinavian Journal of Caring Sciences, 9*, 77–86.

Henriksson, C. M. (1995a). Living with continuous muscular pain: Patient perspectives. Part I: encounters and consequences. *Scandinavian Journal of Caring Sciences, 9*(2), 67–76.

Henriksson, C. M. (1995b). Living with continuous muscular pain: Patient perspectives Part II: Strategies for daily life. *Scandinavian Journal of Caring Sciences, 9*, 77–86.

Henry, A. (1998). Development of a measure of adolescent leisure interests. *The American Journal of Occupational Therapy, 52*(7), 531–539.

Henry, A. D. (1998). Development of a measure of adolescent leisure interests. *The American Journal of Occupational Therapy, 52*, 531–539.

Henry, A. D. (2000). *The Pediatric Interest Profiles: Surveys of play for children and adolescents.* Unpublished manuscript, Model of Human Occupation Clearinghouse, Department of Occupational Therapy, University of Illinois at Chicago.

Henry, A. D., Baron, K. B., Mouradian, L., & Curtin, C. (1999). Reliability and validity of the self-assessment of occupational functioning. *The American Journal of Occupational Therapy, 53*(5), 482–488.

Henry, A. D., Costa, C., Ladd, D., Robertson, C., Rollins, J., & Roy, L. (1996). Time use, time management and academic achievement among occupational therapy students. *Work, 6*(2), 115–126.

Henry, A. D., Costa, C., Ladd, D., Robertson, C., Rollins, J., & Roy, L. (2006). Time use, time management and academic achievement among occupational therapy students. *Work, 6*, 115–126.

Henry, A. D., & Coster, W. J. (1996). Predictors of functional outcome among adolescents and young adults with psychotic disorders. *The American Journal of Occupational Therapy, 50*, 171–181.

Henry, A. D., & Coster, W. J. (1997). Competency beliefs and occupational role behavior among adolescents: Explication of the personal causation construct. *The American Journal of Occupational Therapy, 51*, 267–276.

Hocking, C. (1989). Anger management. *Journal of New Zealand Association of Occupational Therapists, 40*(2), 12–17.

Hocking, C. (1994). Objects in the environment: A critique of the model of human occupation dimensions. *Scandinavian Journal of Occupational Therapy, 1*, 77–84.

Horne, J., Corr, S., & Earle, S. (2005). Becoming a mother: occupational change in first time motherhood. *Journal of Occupational Science, 12*(3), 176–183.

Howie, L., Coulter, M., & Feldman, S. (2004). Crafting the self: Older persons' narratives of occupational identity. *The American Journal of Occupational Therapy, 58*, 446–454.

Hubbard, S. (1991). Towards a truly holistic approach to occupational therapy. *British Journal of Occupational Therapy, 54*, 415–418.

Humphries, D. (1998). Managing knowledge into practice. *Manual Therapy, 3*(3), 153–158.

Humphries, D., Littlejohns, P., Victor, C., O'Halloran, P., & Peacock, J. (2000). Implementing evidence-based practice: Factors that influence the use of research evidence by occupational therapists. *British Journal of Occupational Therapy, 63*(11), 516–522.

Hurff, J. M. (1984). Visualization: A decision-making tool for assessment and treatment planning. *Occupational Therapy in Health Care, 1*(2), 3–23.

Ingvarsson, L., & Theodorsdottir, M. H. (2004). Vocational rehabilitation at Reykjalundur rehabilitation Center in Iceland. *WORK, 22*(1), 17–19.

Ishikawa, Y., & Okamura, H. (2008). Factors that impede the discharge of long-term schizophrenic inpatients. *Scandinavian Journal of Occupational Therapy, 15*, 230–235.

Jackoway, I., Rogers, J., & Snow, T. (1987). The role change assessment: An interview tool for evaluating older adults. *Occupational Therapy in Mental Health, 7*(1), 17–37.

Jackson, M., Harkess, J., & Ellis, J. (2004). Reporting patients' work abilities: How the use of standardised work assessments improved clinical practice in Fife. *British Journal of Occupational Therapy, 67*(3), 129–132.

Jacobshagen, I. (1990). The effect of interruption of activity on affect. *Occupational Therapy in Mental Health, 10* (20), 35–45.

Jones, L. (2008). Promoting physical activity in acute mental health. *The British Journal of Occupational Therapy, 71*(77), 499–502.

Jongbloed, L. (1994). Adaptation to stroke: The experience of one couple. *The American Journal of Occupational Therapy, 48*, 1006–1013.

Jonsson, H. (1993). The retirement process in an occupational perspective: A review of literature and theories. *Physical and Occupational Therapy in Geriatrics, 11*(4), 15–34.

Jonsson, H., Borell, L., & Sadlo, G. (2000). Retirement: An occupational transition with consequences, temporality, balance, and meaning of occupations. *Journal of Occupational Science, 7*(1), 29–37.

Jonsson, H., Kielhofner, G., & Borell, L. (1997). Anticipating retirement: The formation of narratives concerning an occupational transition. *The American Journal of Occupational Therapy, 51*, 49–56.

Jonsson, H., Josephsson, S., & Kielhofner, G. (2000). Evolving narratives in the course of retirement: A longitudinal study. *The American Journal of Occupational Therapy, 54*(5), 463–470.

Jonsson, H., Josephsson, S., & Kielhofner, G. (2001). Narratives and experiences in an occupational transition: A longitudinal study of the retirement process. *The American Journal of Occupational Therapy, 55*(4), 424–432.

Jonsson, H., Kielhofner, G., & Borell, L. (1997). Anticipating retirement: Narratives concerning an occupational transition. *The American Journal of Occupational Therapy, 51*(1), 49–56.

Josephsson, S., Backman, L., Borell, L., Bernspang, B., Nygard, L., & Ronnberg, L. (1993). Supporting everyday activities in dementia: An intervention study. *International Journal of Geriatric Psychiatry, 8*, 395–400.

Josephsson, S., Backman, L., Borell, L., Hygard, L., & Bernspang, B. (1995). Effectiveness of an intervention to improve occupational performance in dementia. *Occupational Therapy Journal of Research, 15*(1), 36–49.

Jungersen, K. (1992). Culture, theory, and the practice of occupational therapy in New Zealand/Aotearoa. *The American Journal of Occupational Therapy, 46*, 745–750.

Kåhlin, I., & Haglund, L. (2009). Psychosocial strengths and challenges related to work among persons with intellectual disabilities. *Occupational Therapy in Mental Health, 25*, 151–163.

Kaner, E., Steven, A., Cassidy, P., & Vardy, C. (2003). Implementation of a model for service delivery and organization in mental healthcare: a qualitative exploration of service provider views. *Health and Social Care in the Community, 11*(6), 519–527.

Kaplan, K. (1984). Short-term assessment: The need and a response. *Occupational Therapy in Mental Health, 4*(3), 29–45.

Kaplan, K. (1986). The directive group: Short term treatment for psychiatric patients with a minimal level of functioning. *The American Journal of Occupational Therapy, 40*, 474–481.

Kaplan, K. (1988). *Directive group therapy: Innovative mental health treatment*. Thorofare, NJ: Slack.

Kaplan, K., & Eskow, K. G. (1987). Teaching psychosocial theory and practice: The model of human occupation as the medium and the message. *Mental Health Special Interest Section Newsletter, 10*(1), 1–5.

Kaplan, K., & Kielhofner, G. (1989). *Occupational Case Analysis Interview and rating scale*. Thorofare, NJ: Slack.

Katz, N. (1988). Introduction to the collection (MOHO). *Occupational Therapy in Mental Health, 8*(1), 1–6.

Katz, N. (1985). Occupational therapy's domain of concern: Reconsidered. *The American Journal of Occupational Therapy, 39*, 518–524.

Katz, N. (1988). Interest Checklist: A factor analytical study. *Occupational Therapy in Mental Health, 8*(1), 45–55.

Katz, N., Giladi, N., & Peretz, C. (1988). Cross-cultural application of occupational therapy assessments: Human occupation with psychiatric inpatients and controls in Israel. *Occupational Therapy in Mental Health, 8*(1), 7–30.

Katz, N., Josman, N., & Steinmetz, N. (1988). Relationship between cognitive disability theory and the model of human occupation in the assessment of psychiatric and nonpsychiatric adolescents. *Occupational Therapy in Mental Health, 8*(1), 31–43.

Kavanagh, J., & Fares, J. (1995). Using the model of human occupation with homeless mentally ill patients. *British Journal of Occupational Therapy, 58*, 419–422.

Kavanagh, M. R. (1990). Way station: A model community support program for persons with serious mental illness. *Mental Health-Special Interest Section Newsletter, 13*(1), 6–8.

Keller, J., & Forsyth, K. (2004). The model of human occupation in practice. *The Israel Journal of Occupational Therapy. 13*, E99–E106.

Keller, J., Kafkes, A., & Kielhofner, G. (2005). Psychometric characteristics of the Child Occupational Self Assessment (COSA), part 1: An initial examination of psychometric properties. *Scandinavian Journal of Occupational Therapy, 12*, 118–127.

Keller, J., Kafkes, A., Basu, S., Federico, J., & Kielhofner, G. (2005). *The Child Occupational Self Assessment* [Version 2.1]. Chicago: Model of Human Occupation Clearinghouse, Department of Occupational Therapy, College of Applied Health Sciences, University of Illinois at Chicago.

Keller, J., & Kielhofner, G. (2005). Psychometric characteristics of the child occupational self-assessment (COSA), part two: Refining the psychometric properties. *Scandinavian Journal of Occupational Therapy, 12*, 147–158.

Kelly, L. (1995). What occupational therapists can learn from tradtional healers. *British Journal of Occupational Therapy, 58*, 111–114.

Keponen, R., & Kielhofner, G. (2006) Occupation and meaning in the lives of women with chronic pain. *Scandinavian Journal of Occupational Therapy, 13*(4), 211–220.

Keponen, R., & Launiainen, H. (2008). Using the model of human occupation to nurture an occupational focus in the clinical reasoning of experienced therapists. *Occupational Therapy in Health Care, 22*(2–3), 95–104.

Khoo, S. W., & Renwick, R. M. (1989). A model of human occupation perspective on mental health of immigrant women in Canada. *Occupational Therapy in Mental Health, 9*(3), 31–49.

Kielhofner, G. (1980). A model of human occupation, part 2: Ontogenesis from the perspective of temporal adaptation. *The American Journal of Occupational Therapy, 34*, 657–663.

Kielhofner, G. (1980). A model of human occupation, part 3: Benign and vicious cycles. *The American Journal of Occupational Therapy, 34*, 731–737.

Kielhofner, G. (1984). An overview of research on the model of human occupation. *Canadian Journal of Occupational Therapy, 51*, 59–67.

Kielhofner, G. (1985). *A model of human occupation: Theory and application* (2nd ed.). Baltimore, MD: Williams & Wilkins.

Kielhofner, G. (1986). A review of research on the model of human occupation: part 1. *Canadian Journal of Occupational Therapy, 53*, 69–74.

Kielhofner, G. (1986). A review of research on the model of human occupation: part 2. *Canadian Journal of Occupational Therapy, 53*, 129–134.

Kielhofner, G. (1992). The future of the profession of occupational therapy: Requirements for developing the field's knowledge base. *Journal of Japanese Association of Occupational Therapists, 11*, 112–129.

Kielhofner, G. (1993). Functional assessment: Toward a dialectical view of person environment relations. *The American Journal of Occupational Therapy, 47*, 248–251.

Kielhofner, G. (1995). A meditation on the use of hands. *Scandinavian Journal of Caring Sciences, 2*, 153–166.

Kielhofner, G. (1995). *A model of human occupation: Theory and application* (2nd ed.) Philadelphia, PA: Lippincott Williams & Wilkins.

Kielhofner, G. (1999). Guest editorial. *Work, 12*, 1.

Kielhofner, G. (2002). *A model of human occupation: Theory and application* (3rd ed.). Baltimore, MD: Williams & Wilkins.

Kielhofner, G. (2004). *Conceptual foundations of occupational therapy* (3rd ed.). Philadelphia, PA: F. A. Davis.

Kielhofner, G. (2004). The model of human occupation. In G. Kielhofner (Ed.), *Conceptual foundations of occupational therapy* (3rd ed., pp. 147–170). Philadelphia, PA: F. A. Davis.

Kielhofner, G. (2005a). A scholarship of practice: Creating discourse between theory, research and practice. *Occupational Therapy in Health Care, 19*(112), 7–17.

Kielhofner, G. (2005b). Scholarship and practice: Bridging the divide. *The American Journal of Occupational Therapy, 59*, 231–239.

Kielhofner, G., & Barrett, L. (1998). Meaning and misunderstanding in occupational forms: A study of therapeutic goal setting. *The American Journal of Occupational Therapy, 52*, 345–353.

Kielhofner, G., & Barrett, L. (1998). Theories derived from occupational behavior perspectives. In M. E. Neistadt & E. B. Crepeau (Eds.), *Willard and Spackman's occupational therapy* (9th ed., pp. 525–535). Philadelphia, PA: Lippincott.

Kielhofner, G., & Brinson, M. (1989). Development and evaluation of an aftercare program for young and chronic psychiatrically disabled adults. *Occupational Therapy in Mental Health, 9*(2), 1–25.

Kielhofner, G., & Burke, J. P. (1980). A model of human occupation, part 1: Conceptual framework and content. *The American Journal of Occupational Therapy, 34*, 572–581.

Kielhofner, G., Burke, J. P., & Heard, I. C. (1980). A model of human occupation, part 4. Assessment and intervention. *The American Journal of Occupational Therapy, 34*, 777–788.

Kielhofner, G., & Fisher, A. (1991). Mind-brain relationships. In A. Fisher, E. Murray, & A. C. Bundy (Eds.), *Sensory integration: theory and practice* (pp. 27–45). Philadelphia: F. A. Davis.

Kielhofner, G., & Forsyth, K. (1997). The model of human occupation: An overview of current concepts. *British Journal of Occupational Therapy, 60*, 103–110.

Kielhofner, G., & Forsyth, K. (2001). Measurement properties of a client self-report for treatment planning and documenting therapy outcomes. *Scandinavian Journal of Occupational Therapy, 8*(3), 131–139.

Kielhofner, G., & Forsyth, K. (2001). Measurement properties of a client self-report for treatment planning and documenting therapy outcomes. *Scandinavian Journal of Occupational Therapy, 8*(3), 131–139.

Kielhofner, G., & Henry, A. D. (1988). Development and investigation of the Occupational Performance History Interview. *The American Journal of Occupational Therapy, 42*, 489–498.

Kielhofner, G., & Mallinson, T. (1995). Gathering narrative data through interviews: Empirical observations and suggested guidelines. *Scandinavian Journal of Occupational Therapy, 2*, 63–68.

Kielhofner, G., & Neville, A. (1983). *The modified interest checklist*. Unpublished manuscript, Model of Human Occupation Clearinghouse, Department of Occupational Therapy, University of Illinois at Chicago.

Kielhofner, G., & Nicol, M. (1989). The model of human occupation: A developing conceptual tool for clinicians. *British Journal of Occupational Therapy, 52*, 210–214.

Kielhofner, G., Barris, R., & Watts, J. H. (1982). Habits and habit dysfunction: A clinical perspective for psychosocial occupational therapy. *Occupational Therapy in Mental Health, 2* (2), 1–21.

Kielhofner, G., Braveman, B., Baron, K., Fischer, G., Hammel, J., & Littleton, M. J. (1999). The model of human occupation: Understanding the worker who is injured or disabled. *Work, 12*, 3–11.

Kielhofner, G., Braveman, B., Finlayson, M., Paul-Ward, A., Goldbaum, L., & Goldstein, K. (2004). Outcomes of a vocational program for persons with AIDS. *The American Journal of Occupational Therapy, 58* (1), 64–72.

Kielhofner, G., Braveman, B., Fogg, L., & Levin, M. (2008). A controlled study of services to enhance productive participation among people with HIV/AIDS. *The American Journal of Occupational Therapy, 62*(1), 36–45.

Kielhofner, G., Dobria, L., Forsyth, K., & Basu, S. (2005). The construction of key forms for obtaining instantaneous measures from the occupational performance history interview rating scales. *Occupational Therapy Journal of Research, 25*, 23–32.

Kielhofner, G., Fogg, L., Braveman, B., Forsyth, K., Kramer, J., & Duncan, E. (2009). A factor analytic study of the model of human occupation screening tool of hypothesized variables. *Occupational Therapy in Mental Health, 25*, 127–137.

Kielhofner, G., Hammel, J., Helfrich, C., Finlayson, M., & Taylor, R. (2004). Studying practice and its outcomes: A conceptual approach. *The American Journal of Occupational Therapy, 58*, 15–23.

Kielhofner, G., Harlan, B., Bauer, D., & Maurer, P. (1986). The reliability of a historical interview with physically disabled respondents. *The American Journal of Occupational Therapy. 40*, 551–556.

Kielhofner, G., Henry, A. D., Walens, D., & Rogers, E. S. (1991). A generalizability study of the Occupational Performance History Interview. *Occupational Therapy Journal of Research, 11*, 292–306.

Kielhofner, G., Henry, A. D., Walens, D., & Rogers, E. S. (1991). A generalizability study of the Occupational Performance History Interview. *Occupational Therapy Journal of Research, 11*, 292–306.

Kielhofner, G., Lai, J. S., Olson, L., Haglund, L., Ekbadh, E., & Hedlund, M. (1999). Psychometric properties of the work environment impact scale: a cross-cultural study. *Work, 12*(1), 71–77.

Kielhofner, G., Lai, J., Olson, L., Haglund, L., Ekbadh, E., & Hedlund, M. (1999). Psychometric properties of the work environment impact scale: a cross-cultural study. *WORK, 12*, 71–77.

Kielhofner, G., Mallinson, T., Crawford, C., Nowak, M., Rigby, M., Henry, A., & Walens, D. (2004). *Occupational Performance History Interview-I/ (OPHl-11)* [Version 2.1]. Chicago: Model of Human Occupation Clearinghouse, Department of Occupational Therapy, College of Applied Health Sciences, University of Illinois at Chicago.

Kielhofner, G., Mallinson, T., Forsyth, K., & Lai, J. S. (2001). Psychometric properties of the second version of the Occupational Performance History Interview (OPHl-11). *The American Journal of Occupational Therapy, 55*, 260–267.

Kielhofner. G. (1999). From doing in to doing with: The role of environment in performance and disability. *Toimintaterapeutti, 1*, 3–9.

Kielhofner. G., Dobria, L., Forsyth, K., & Basu, S. (2005). The construction of key forms for obtaining instantaneous measures from the occupational performance history interview rating scales. *Occupational Therapy Journal of Research, 25*(1), 23–32.

Kimball-Carpenter, A., & Smith, M. (2013). An occupational therapist's interdisciplinary approach to a geriatric psychiatry activity group: A case study. *Occupational Therapy in Mental Health, 29*, 293–298.

Kjellberg, A. (2002). More or less independent. *Disability and Rehabilitation, 24*(16), 828–840.

Kjellberg, A., Haglund, L., Forsyth, K., & Kielhofner, G. (2003). The measurement properties of the Swedish version of the assessment of communication and interaction skills. *Scandinavian Journal of Caring Sciences, 1*, 271–277.

Knis-Matthews, L., Richard, L., Marquez, L., & Mevawala, N. (2005). Implementation of occupational therapy services for an adolescent residence program. *Occupational Therapy in Mental Health, 21*, (1), 57–72.

Kramer, J. (2011). Using mixed methods to establish the social validity of a self-report assessment: An illustration using the Child Occupational Self-Assessment (COSA). *Journal of Mixed Methods Research, 5*(1), 52–76.

Kramer, J., Bowyer, P., Kielhofner, G., O'Brien, J. (2009). Examining rater behavior on revised version of the short Child occupational profile (SCOPE). *Occupation Participation Health, 29*(2), 88–96.

Kramer, J., Bowyer, P., Kielhofner, G., O'Brien, J., & Maziero-Barbosa, V. (2009). Examining rater behavior on a revised version of the Short Child Occupational Profile (SCOPE). *Occupation, Participation, Health, 29*(2), 88–96.

Kramer, J., Bowyer, P., O'Brien, J., Kielhofner, G., & Maziero-Barbosa, V. (2009). How interdisciplinary pediatric practitioners choose assessments. *Canadian Journal of Occupational Therapy, 76*(1), 56–64.

Kramer, J., Kielhofner, G., Lee, S., Ashpole, E., & Castle, L. (2009). Utility of the model of human occupation screening tool for detecting client change. *Occupational Therapy in Mental Health, 25*, 181–191.

Kramer, J., Kielhofner, G., & Smith, E. (2010). Validity evidence for the child occupational self assessment. *The American Journal of Occupational Therapy, 64*, 621–632.

Kramer, J., Smith, E., & Kielhofner, G. (2009). Rating scale use by children with disabilities on a self-report of everyday activities. *Archives of Physical Medicine and Rehabilitation, 90*, 2047–2053.

Kramer, J., Walker, R., Cohn, E., Mermelstein, M., Olsen, S., O'Brien, J., & Bowyer, P. (2012). Striving for shared understandings: Therapists' perspectives of the benefits and dilemmas of using a child self-assessment. *Occupation, Participation, Health, 32*(1), S48–S58.

Krefting, L. (1985). The use of conceptual models in clinical practice. *Canadian Journal of Occupational Therapy, 52*, 173–178.

Kurokawa, H., Yabuwaki, K., & Kobayashi, R. (2013). Factor structure of "personhood" for elderly healthcare services: a questionnaire survey of long-term care facilities in Japan. *Disability and Rehabilitation, 35*(7), 551–556.

Kusznir, A., Scott, E., Cooke, R. G., & Young, L. T. (1996). Functional consequences of bipolar affective disorder: an occupational therapy perspective. *Canadian Journal of Occupational Therapy, 63*, 313–322.

Kyle, T., & Wright, S. (1996). Reflecting the model of human occupation in occupational therapy documentation. *Canadian Journal of Occupational Therapy, 63*, 192–196.

Lai, J. S., Haglund, L., & Kielhofner, G. (1999). Occupational case analysis interview and rating scale. *Scandinavian Journal of Caring Sciences, 13*, 276–273.

Lancaster, J. M. (1991). Occupational therapy treatment goals, objectives, and activities for improving low self-esteem in adolescents with behavioral disorders. *Occupational Therapy in Mental Health, 11*(213), 3–22.

Larsson, M., & Branholm, I. (1996). An approach to goal-planning in occupational therapy and rehabilitation. *Scandinavian Journal of Occupational Therapy, 3*(1), 14–19.

Law, M., & Baum, C. (1998). Evidence-based practice occupational therapy. *Canadian Journal of Occupational Therapy, 65*, 131–135.

Lederer, J., Kielhofner, G., & Watts, J. H. (1985). Values, personal causation and skills of delinquents and non delinquents. *Occupational Therapy in Mental Health, 5*(2), 59–77.

Lee, A. L., Strauss, L., Wittman, P., Jackson, B., & Carstens, A. (2001). The effects of chronic illness on roles and emotions of caregivers. *Occupational Therapy in Health Care, 14*(1), 47–60.

Lee, C. J., & Miller, L. T. (2003). The process of evidence-based clinical decision making in occupational therapy. *The American Journal of Occupational Therapy, 57*, 473–477.

Lee, S., Forsyth, K., Morley, M., Garnham, M., Heasman, D., & Taylor, R. (2013). Mental health payment-by-results clusters and the model of human occupation screening tool. *Occupation, Participation, Health, 33*(1), 40–49.

Lee, S., & Harris, M. (2010). The development of an effective occupational therapy assessment and treatment pathway for women with a diagnosis of borderline personality disorder in an inpatient setting: Implementing the Model of Human Occupation. *The British Journal of Occupational Therapy, 73*(11), 559–563.

Lee, S., Kielhofner, G., Morley, M., Heasman, D., Garnham, M., Willis, S., et al. (2012). Impact of using the Model of Human Occupation: A survey of occupational therapy mental health practitioners' perceptions. *Scandinavian Journal of Occupational Therapy, 19*, 450–456.

Lee, S., Taylor, R. R., Kielhofner, G., & Fisher, G. (2008). Theory use in practice: A national survey of therapists who use the model of human occupation. *The American Journal of Occupational Therapy, 62*(1), 106–117.

Leidy, N. K., & Knebel, A. R. (1999). Clinical validation of the functional performance inventory in patients with chronic obstructive pulmonary disease. *Respiratory Care, 44*, 932–939.

Levin, M., & Helfrich, C. (2004). Mothering role identity and competence among parenting and pregnant homeless adolescents, *Journal of Occupational Science, 11*(5), 95–104.

Levin, M., Kielhofner, G., Braveman, B., & Fogg, L. (2007). Narrative slope as a predictor of return to work and other occupational participation. *Scandinavian Journal of Occupational Therapy, 14*(4), 258–264.

Levine, R. (1984). The cultural aspects of home care delivery. *The American Journal of Occupational Therapy, 38*, 734–738.

Levine, R., & Gitlin, L. N. (1990). Home adaptations for persons with chronic disabilities: An educational model. *The American Journal of Occupational Therapy, 44*, 923–929.

Levine, R., & Gitlin, L. N. (1993). A model to promote activity competence in elders. *The American Journal of Occupational Therapy, 47*, 147–153.

Lexell, E., Lund, M., & Iwarsson, S. (2009). Constantly changing lives: experiences of people with multiple sclerosis. *The American Journal of Occupational Therapy, 63*(6), 772–781.

Li, Y., & Kielhofner, G. (2004). Psychometric properties of the volitional questionnaire. *The Israel Journal of Occupational Therapy, 13*, E85–E98.

Lim, S., & Rodger, S. (2008). An occupational perspective on the assessment of social competence in children. *The British Journal of Occupational Therapy, 71*(11), 469–481.

Lin, S., Murphy, S., & Robinson, J. (2010). Facilitating evidence-based practice: process, strategies, and resources. *The American Journal of Occupational Therapy, 64*, 164–171.

Linddahl, I., Norrby, E., & Bellner, A. (2003). Construct validity of the instrument DOA: a dialogue about ability related to work. *WORK, 20*(3), 215–224.

Liu, K., & Ng, B. (2008). Usefulness of the model of human occupation in the Hong Kong Chinese context. *Occupational Therapy in Health Care, 22*(2–3), 25–36.

Lloyd, C, Basset, H, King, R. (2004). Occupational Therapy and evidence-based practice in mental health, *British Journal of Occupational Therapy, 67*(2), 83–88.

Lloyd, C., King, R., & Bassett, H. (2002). Evidence-based practice in occupational therapy—Why the jury is still out. *New Zealand Journal of Occupational Therapy, 49*, 10–14.

Ingvarsson, L., & Theodorsdottir, M. H. (2001). Vocational rehabilitation at Reykjalundur rehabilitation center in Iceland. *Work, 22*, 17–19.

Locock, L., Dopson, S., Chamber, D., & Gabbay, J. (2001) Understanding opinion leaders roles. *Social Science and Medicine, 53*, 745–757.

Lycett, R. (1992). Evaluating the use of an occupational assessment with elderly rehabilitation patients. *British Journal of Occupational Therapy, 55*(9), 343–346.

Lynch, K., & Bridle, M. (1993). Construct validity of the Occupational Performance Interview. *Occupational Therapy Journal of Research, 13*, 231–240.

Lyons, M. (1984). *Shapingup: The model of human occupation as a guide to practice*. Proceedings of the 13th Federal Conference of the Australian Association of Occupational Therapists, 2, pp. 95–100.

Mackenzie, L. (1997). An application of the model of human occupation to fieldwork supervision and fieldwork issues in New South Wales. *Australian Occupational Therapy Journal, 44*, 71–80.

Mallinson, T., Kielhofner, G., & Mattingly, C. (1996). Metaphor and meaning in a clinical interview. *The American Journal of Occupational Therapy, 50*, 338–346.

Mallinson, T., LaPlante, D., & Hollman-Smith, J. (1998). *Work rehabilitation in mental health programs*. Chicago: Model of Human Occupation Clearinghouse, Department of Occupational Therapy, College of Applied Health Sciences, University of Illinois at Chicago.

Mallinson, T., Mahaffey, L., & Kielhofner, G. (1998). The occupational performance history interview: Evidence for three underlying constructs of occupational adaptation. *Canadian Journal of Occupational Therapy, 65*(4), 219–228.

Marsh, H. W., & Hocevar, D. (1985) Application of confirmatory factor analysis of self-concept: First- and higher-order factor models and their invariance across groups. *Psychological Bulletin, 97*, 562–582.

Maynard, M. (1987). An experiential learning approach: Utilizing historical interview and an occupational inventory. *Physical and Occupational Therapy in Geriatrics, 5*(2), 51–69.

McCluskey, A. (2003). Occupational therapists report a low level of knowledge, skill and involvement in evidence-based practice. *Australian Occupational Therapy Journal, 50*(1), 3–12.

McCluskey, A., & Cusick, A. (2002). Strategies for introducing evidence-based practice and changing clinical behaviour: A manager's toolbox. *Australian Occupational Therapy Journal, 49*(2), 63–70.

Medina, D., Haltiwanger, E., & Funk, K. (2011). The experience of chronically ill elderly Mexican-American men with spouses as caregivers. *Physical & Occupational Therapy in Geriatrics, 29*(3), 189–201.

Melton. (2002). *Occupational Therapy Service Strategy for Service Development and Research Programme*. Gloucestershire Partnership NHS Trust

Melton, J., Forsyth, K., & Freeth, D. (2010). A practice development programme to promote the use of the Model of Human Occupation: Contexts, influential mechanisms and levels of engagement amongst occupational therapists. *The British Journal of Occupational Therapy, 73*(11), 549–558.

Melton, J., Forsyth, K., Metherall, A., Robinson, J., Hill, J., & Quick, L. (2008). Program redesign based on the model of human occupation: inpatient services for people experiencing acute mental illness in the UK. *Occupational Therapy in Health Care, 22*(2–3), 37–50.

Mentrup, C., Niehous, A., & Kielhofner, G. (1999). Applying the model of human occupation in work-focused rehabilitation: A case illustration. *Work: A Journal of Prevention, Assessment, and Rehabilitation, 12*, 61–70.

Metcalf, C., Perry, S., Bannigan, K., Lewin, R. J. P., Wisher, S., Klaber Moffatt, J. (2001). Barriers to implementing the evidence base in four NHS therapies. *Physiotherapy, 87*(8), 433–441.

Metcalfe, C., Lewin, R., Wisher, S., Perry, S., Bannigan, K., & Moffett, J. K. (2001). Barriers to implementing the evidence base in four NHS therapies: Dietitians, occupational therapists, physiotherapists, speech and language therapists. *Physiotherapy, 87*(8), 433–441.

Michael, P. S. (1991). Occupational therapy in a prison? You must be kidding! *Mental Health-Special Interest Section Newsletter, 14*, 3–4.

Misko, A., Nelson, D., & Duggan, J. (2015). Three case studies of community occupational therapy for individuals with human immunodeficiency virus. *Occupational Therapy in Health Care, 29*(11), 11–26.

Mocellin, G. (1992). An overview of occupational therapy in the context of the American influence on the profession: part 2. *British Journal of Occupational Therapy, 55*, 55–60.

Mocellin, G. (1992). An overview of occupational therapy in the context of the American influence on the profession: part 1. *British Journal of Occupational Therapy, 55*, 7–12.

Molyneaux-Smith, L., Townsend, E., & Guernsey, J. R. (2003). Occupation disrupted: Impacts, challenges, and coping strategies for farmers with disabilities. *Journal of Occupational Science, 10*, 14–20.

Moore-Corner, R., Kielhofner, G., & Olson, L. (1998). *Work Environment Impact Scale (WEIS)* [Version 2.0]. Chicago: Model of Human Occupation Clearinghouse, Department of Occupational Therapy, College of Applied Health Sciences, University of Illinois at Chicago.

Morgan, D., & Jongbloed, L. (1990). Factors influencing leisure activities following a stroke: an exploratory study. *Canadian Journal of Occupational Therapy, 57*(4), 223–229.

Morgan, R., & Long, T. (2012). The effectiveness of occupational therapy for children with developmental coordination disorder: A review of the qualitative literature. *The British Journal of Occupational Therapy, 75*(1), 10–18.

Morley, M., Garnham, M., Forsyth, K., Lee, SW., Taylor, R. R., & Kielhofner, G. (2011). Developing occupational therapy indicative care packages in preparation for mental health Payment by Results. *Mental Health Occupational Therapy, 16*(1), 15–19.

Munoz, J. P., Karmosky, A., Gaugler, J., Lang, K., and Stayduhar, M. (1999). Perceived role changes in parents of children with cerebral palsy. *Mental Health Special Interest Section Quarterly, 22*(4), 1–3.

Munoz, J. P. (1988). A program for acute inpatient psychiatry. *Mental Health-Special Interest Section Newsletter, 11*, 3–4.

Munoz, J. P., Lawlor, M., & Kielhofner, G. (1993). Use of the model of human occupation: A survey of therapists in psychiatric practice. *Occupational Therapy Journal of Research, 13*, 117–139.

Nakamura-Thomas, H., & Yamada, T. (2008). Assessing interests in Japanese elders: a descriptive study. *Occupational Therapy in Health Care, 22*(2–3), 151–162.

Nakamura-Thomas, H., & Yamada, T. (2011). A factor analytic study of the Japanese Interest Checklist for the Elderly. *The British Journal of Occupational Therapy, 74*(2), 86–91.

Nave, J., Helfrich, C., & Aviles, A. (2001). Child witnesses of domestic violence: A case study using the OTPAL. *Occupational Therapy in Mental Health, 16*, 127–140.

Neistadt, M. E. (1995). Methods of assessing clients' priorities: a survey of adult physical dysfunction settings. *The American Journal of Occupational Therapy, 49*(5), 428–436.

Neville, A. (1985). The model of human occupation and depression. *Mental Health-Special Interest Section Newsletter, 8*(1), 1–4.

Neville-Jan, A. (1994). The relationship of volition to adaptive occupational behavior among individuals with varying degrees of depression. *Occupational Therapy in Mental Health, 12*(4), 1–18.

Neville-Jan, A., Bradley, M., Bunn, C., & Gheri, B. (1991). The model of human occupational and individuals with co-dependency problems. *Occupational Therapy in Mental Health, 11*(213), 73–97.

NHS Centre for review and Dissemination. (1999). *Effective Health care, getting evidence into practice*. The Royal Society of Medicine Press, University of York.

Notoh, H., Yamada, T., Kobayashi, N., Ishii, Y., & Forsyth, K. (2014). Examining the structural aspect of the construct validity of the Japanese version of the Model of Human Occupation Screening Tool. *British Journal of Occupational Therapy, 77*(10), 516–525.

Nour, N., Heck, C., & Ross, H. (2015). Factors related to participation in paid work after organ transplantation: perceptions of kidney transplant recipients. *Journal of Occupational Rehabilitation, 25*, 38–51.

Novak, I., & Mcintyre, S. (2010). The effect of Education with workplace supports on practitioners' evidence-based practice knowledge and implementation behaviours. *Australian Occupational Therapy Journal, 57*, 386–393.

Nygren, U., Sandlund, M., Bernspång, B., & Fisher, A. (2013). Exploring perceptions of occupational competence among participants in Individual Placement and Support (IPS). *Scandinavian Journal of Occupational Therapy, 20, 429–437.

Oakley, F. (1987). Clinical application of the model of human occupation in dementia of the Alzheimer's type. Occupational Therapy in Mental Health, 7(4), 37–50.

Oakley, F., Kielhofner, G., & Barris R. (1985). An occupational therapy approach to assessing psychiatric patients' adaptative functioning. The American Journal of Occupational Therapy, 39, 147–154.

Oakley, F., Kielhofner, G., Barris, R., & Reichler, R. K. (1986). The Role Checklist: Development and empirical assessment of reliability. Occupational Therapy Journal of Research, 6, 157–170.

O'Brien, J., Asselin, E., Fortier, K., Janzegers, R., Lagueux, B., & Silcox, C. (2010). Using therapeutic reasoning to apply the model of human occupation in pediatric occupational therapy practice. Journal of Occupational Therapy, Schools, & Early Intervention, 3, 348–365.

Olin, D. (1984). Assessing and assisting the person with dementia: An occupational behavior perspective. Physical and Occupational Therapy in Geriatrics, 3(4), 25–32.

Olson, L. M., & Kielhofner, G. (1998). Work readiness: Day treatment for persons with physical disabilities. Chicago: Model of Human Occupation Clearinghouse, Department of Occupational Therapy, College of Applied Health Sciences, University of Illinois at Chicago.

Osterholm, J., Bjork, M., & Hakansson, C. (2013). Factors of importance for maintaining work as perceived by men with arthritis. Annals of the Rheumatic Diseases, 45, 439–448.

Ottenbacher, K. J., Barris, R., Van Deusen, J. (1986). Some issues related to research utilization in occupational therapy. The American Journal of Occupational Therapy, 40, 111–116.

Packer, T. L., Foster, D. M., & Brouwer, B. (1997). Fatigue and activity patterns of people with chronic fatigue syndrome. Occupational Therapy Journal of Research, 17(3), 186–199.

Padilla, R. (1998). Application of occupational therapy theories with elders. In H. Lohman, R. Padilla, & S. Byers-Connon (Eds.), Occupational therapy with elders: Strategies for the certified occupational therapist assistant. (pp. 63–79). St. Louis, MO: Mosby.

Padilla, R., & Bianchi, E. M. (1990). Occupational therapy for chronic pain: Applying the model of human occupation to clinical practice. Occupational Therapy Practice, 2, 47–52.

Pan, A., Fan, C., Chung, L., Chen, T., Kielhofner, G., Wu, M., & Chen, Y. (2011). Examining the validity of the Model of Human Occupation Screening Tool: Using classical test theory and item response theory. The British Journal of Occupational Therapy, 74(1), 34–40.

Parkinson, S., Chester, A., Cratchley, S., & Rowbottom, J. (2008). Application of the Model of Human Occupation Screening Tool (MOHOST Assessment) in an Acute Psychiatric Setting. Occupational Therapy in Health Care, 22(2–3), 63–75.

Parkinson, S., Fisher, G., & Fisher, J. (2011). Development of an occupation-focused home assessment for use in mental health services. Mental Health Occupational Therapy, 16(1), 8–11.

Parkinson, S., Forsyth, K., & Kielhofner, G. (2006). The Model of Human Occupation Screening Tool [Version 2.0]. Chicago: University of Illinois at Chicago.

Parkinson, S., Lowe, C., & Vecsey, T. (2011). The therapeutic benefits of horticulture in a mental health service. The British Journal of Occupational Therapy, 74(11), 525–534.

Parkinson, S., Morley, M., Stewart, L., & Brockbank, H. (2012). Meeting the occupational needs of mental health service users: Indicative care packages and actual practice. The British Journal of Occupational Therapy, 75(8), 384–389.

Patomella, A., Kottorp, A., & Nygård, L. (2013). Design and management features of everyday technology that challenge older adults. The British Journal of Occupational Therapy, 76(9), 390–398.

Paul-Ward, A., Braveman, B., Kielhofner, G., & Levin, M. (2005). Developing employment services for individuals with HIV/AIDS: Participatory action strategies at work. Journal of Vocational Rehabilitation, 22, 85–93.

Peloquin, S. M., & Abreu, B. C. (1996). The academia and clinical worlds: Shall we make meaningful connections? The American Journal of Occupational Therapy, 50(7), 588–591.

Peloquin, S. M. (2002). Confluence: Moving forward with affective strength. The American Journal of Occupational Therapy, 56(1), 69–77.

Pentland, W., Harvey, A. S., & Walker, J. (2006). The relationships between time use and health and well being in men with spinal cord injury. Journal of Occupational Science, 5(1), 14–25.

Pépin, G., Guérette, F., Lefebvre, B., & Jacques, P. (2008). Canadian therapists' experiences while implementing the model of human occupation remotivation process. Occupational Therapy in Health Care, 22(2–3), 115–124.

Petersen, K., & Hartvig, B. (2008). A process for translating and validating model of human occupation assessments in the Danish context. Occup Ther Health Occupational Therapy in Health Care, 22(2–3), 139–149.

Peterson, E., Howland, J., Kielhofner, G., Lachman, M.E., Assmann, S., Cote, J., et al. (1999). Falls self-efficacy and occupational adaptation among elders. Physical and Occupational Therapy in Geriatrics, 16(1/2), 1–16.

Pizur-Barnekow, K., & Erickson, S. (2011). Perinatal posttraumatic stress disorder: Implications for occupational therapy in early intervention practice. Occupational Therapy in Mental Health, 27, 126–139.

Pizzi, M. A. (1984). Occupational therapy in hospice care. The American Journal of Occupational Therapy, 38, 257.

Pizzi, M. A. (1990). The model of human occupation and adults with HIV infection and AIDS. The American Journal of Occupational Therapy, 44, 257–264.

Pizzi, M. A. (1989). Occupational therapy: Creating possibilities for adults with HIV infection, ARC and AIDS. AIDS Patient Care, 3, 18–23.

Pizzi, M. A. (1990). Occupational therapy: Creating possibilities for adults with human immunodeficiency virus infection, AIDS related complex, and acquired immunodeficiency syndrome. Occupational Therapy in Health Care, 7(21314), 125–137.

Platts, L. (1993). Social role valorisation and the model of human occupation: A comparative analysis for work with learning disability in the community. British Journal of Occupational Therapy, 56, 278–282.

Polatajko, H. J., & Craik, J. (2006). Editorial: In search of evidence: strategies for an evidence-based practice process. Occupation, Participation, and Health, 26(1), 2–3.

Prellwitz, M., & Tham, M. (2000). How children with restricted mobility perceive their school environment. Scandinavian Journal of Occupational Therapy, 7, 165–173.

Provident, I. M., & Joyce-Gaguzis, K. (2005). Brief report: Creating an occupational therapy level field work experience in a county jail setting. The American Journal of Occupational Therapy, 59, 101–106.

Raber, C., Teitelman, J., Watts, J., & Kielhofner, G. (2010). A phenomenological study of volition in everyday occupations of older people with dementia. The British Journal of Occupational Therapy, 73(11), 498–506.

Rappolt, S. (2003). The role of professional expertise in evidence-based occupational therapy. The American Journal of Occupational Therapy, 57, 589–593.

Reekmans, M., & Kielhofner, G. (1998). Defining occupational therapy services in child psychiatry: An application of the model of human occupation. Ergotherapie, 5, 6–11.

Reid, D. (2003). The influence of a virtual reality leisure intervention program on the motivation of older adult stroke survivors: a pilot study. Physical & Occupational Therapy in Geriatrics, 21(4), 1–19.

Reid, D. T. (2005). Correlation of the pediatric volitional questionnaire with the test of playfulness in a virtual environment: The power of engagement. *Early Child Development and Care, 175*(2), 153–164.

Reid, C. L., & Reid J. K. (2000). Care giving as an occupational role in the dying process. *Occupational Therapy in Health Care, 12* (213), 87–93.

Restall, G., & Magill-Evans, J. (1994). Play and preschool children with autism. *The American Journal of Occupational Therapy, 48* (2), 113–120.

Roberts, A. E. (2002). Advancing practice through continuing education: the case for reflection. *British Journal of Occupational Therapy, 65*(5), 237–241.

Roberts, A. E. K., & Barber, G. (2001). Applying research evidence to practice. *British Journal of Occupational Therapy, 64*, 223–227.

Rogers, J., Weinstein, J., & Figone, J. (1978). The Interest Checklist: An empirical assessment. *The American Journal of Occupational Therapy, 32*, 628–630.

Roitman, D. M., & Ziv, N. (2004). Application of the Model of Human Occupation in a geriatric population in Israel: Two case studies. *Israeli Journal of Occupational Therapy, 13*, E24–E28.

Rosenfeld, M. S. (1989). Occupational disruption and adaptation: A study of house fire victims. *The American Journal of Occupational Therapy, 43*, 89–96.

Rothberg, A., Coopoo, Y., Burns, C., & Franzsen, D. (2009). Uptake and drop-out from a corporate health-promotion programme for employees with health risks. *South African Journal of Occupational Therapy, 39*(1), 26–31.

Rubin, D. (1987). *Multiple Imputation for Nonresponse in Surveys*. New York, NY: John Wiley and Sons.

Rust, K., Barris, R., & Hooper, F. (1987). Use of the model of human occupation to predict women's exercise behavior. *Occupational Therapy Journal of Research, 7*, 23–35.

Sackett, D. L., Rosenberg, W. M. C., Muir Gray, J. A., Haynes, R. B., Richardson, W. S. (1996). Evidence based medicine: what it is and what it isn't. *British Medical Journal, 312*, 71–72.

Salz, C. (1983). A theoretical approach to the treatment of work difficulties in borderline personalities. *Occupational Therapy in Mental Health, 3*(3), 33–46.

Scaffa, M. E. (1991). Alcoholism: an occupational behavior perspective. *Occupational Therapy in Mental Health, 11*, 99–111.

Scarth, P. P.(1983). Services for chemically dependent adolescents. *Mental Health Special Interest Section Newsletter, 13*, 7–8.

Schaff, R. C., & Mulrooney, L. L. (1989). Occupational therapy in early intervention: A family centered approach. *The American Journal of Occupational Therapy, 43*, 745–754.

Scheelar, J. F. (2002). A return to the worker role after injury: Firefighters seriously injured on the job and the decision to return to high-risk work. *Work, 19*(2), 181–184.

Schindler, V. P. (1990). AIDS in a correctional setting. *Occupational Therapy in Health Care, 7*,171–183.

Schindler, V. J. (1988). Psychosocial occupational therapy intervention with AIDS patients. *The American Journal of Occupational Therapy, 42*, 507–512.

Schindler, V. P. (2004). Evaluating the effectiveness of role development: Quantitative Data. *Occupational Therapy in Mental Health, 20*(3/4), 79–104.

Schindler, V. P. (2004). *Occupational therapy in forensic psychiatry: Role development and schizophrenia*. Occupational Therapy in Mental Health, 20, 57–104.

Schindler, V. P., & Baldwin, S. A. M. (2005). Role development: Application to community-based clients. *The Israel Journal of Occupational Therapy, 14*, E3–E18.

Scott, P. (2011). Occupational therapy services to enable liver patients to thrive following transplantation. *Occupational Therapy in Health Care, 25*(4), 240–256.

Scottish Executive. (2002). *Building on success: Future directions for the allied health professions in Scotland*. Edinburgh, Scotland: Author.

Sepiol, J. M., & Froehlich, J. (1990). Use of the role checklist with the patient with multiple personality disorder. *The American Journal of Occupational Therapy, 44*, 1008–1012.

Series, C. (1992). The long-term needs of people with head injury: A role for the community occupational therapist? *British Journal of Occupational Therapy, 55*, 94–98.

Shimp, S. L. (1989). A family-style meal group: Short term treatment for eating disorder patients with a high level of functioning. *Mental Health Special Interest Section Newsletter, 12* (3), 1–3.

Shimp, S. L. (1990). Debunking the myths of aging. *Occupational Therapy in Mental Health, 10*(3), 101–111.

Sholle-Martin, S. (1987). Application of the model of human occupation: Assessment in child and adolescent psychiatry. *Occupational Therapy in Mental Health, 7*(2), 3–22.

Sholle-Martin, S., & Alessi, N. E. (1990). Formulating a role for occupational therapy in child psychiatry: A clinical application. *The American Journal of Occupational Therapy, 44*, 871–881.

Simmons, D. (1999). The psychological system in adolescence. In S.M. Porr & E.B. Rainville (Eds.), *Pediatric therapy: A systems approach* (pp. 430–432). Philadelphia, PA: F. A. Davis.

Simo-Algado, S., & Cardona, C. E. (2005). The return of the corn men. In F. Kronenberg, S. Simo-Algado, & N. Pollard (Eds.), *Occupational therapy without borders: Learning from the spirit of survivors* (pp. 336–350). London, UK: Elsevier Churchill Livingstone.

Simo-Algado, S., Mehta, N., Kronenberg, F., Cockburn, L., & Kirsh, B. (2002). Occupational therapy intervention with children survivors of war. *Canadian Journal of Occupational Therapy, 69*, 205–217.

Skold, A., Josephsson, S., & Eliasson, A. C. (2004). Performing bimanual activities: The experiences of young persons with hemiplegic cerebral palsy. *The American Journal of Occupational Therapy, 58*, 416–425.

Sleep, J., Page, S., and Tamblin, L. (2002) Achieving clinical excellence through evidence-based practice: report of an educational initiative. *Journal of Nursing Management, 10*, 139–143.

Smith, H. (1987). Mastery and achievement: Guidelines using clinical problem solving with depressed elderly clients. *Physical and Occupational Therapy in Geriatrics, 5*, 35–46.

Smith, J., & Mairs, H. (2014). Use and Results of MOHO Global Assessments in Community Mental Health: A Practice Analysis. *Occupational Therapy in Mental Health, 30*, 381–389.

Smith, N., Kielhofner, G., & Watts, J. (1986). The relationship between volition, activity pattern and life satisfaction in the elderly. *The American Journal of Occupational Therapy, 40*, 278–283.

Smith, R. O. (1992). The science of occupational therapy assessment. *Occupational Therapy Journal of Research, 12*(1), 3–15.

Smith, T., Drefus, A., & Hersch, G. (2011). Habits, routines, and roles of graduate students: Effects of hurricane Ike. *Occupational Therapy in Health Care, 25*(4), 283–297.

Smyntek L. Barris R. Kielhofner G. (1985). The model of human occupation applied to psychosocially functional and dysfunctional adolescents. Occupational Therapy in Mental Health, 5(1), 21–39.

Spadone, R. A. (1992). Internal-external control and temporal orientation among Southeast Asians and white Americans. *The American Journal of Occupational Therapy, 46*(8), 713–719.

Stamm, T. A., Cieza, A., Machold, K., Smolen, J. S., & Stucki, G. (2006). Exploration of the link between conceptual occupational therapy models and the International Classification of Functioning, Disability and Health. *Australian Occupational Therapy Journal, 53*, 9–17.

Stein, F., & Cutler, S. (1998). Theoretical models underlying the clinical practices of psychosocial occupational therapy. In: F. Stein & S. K. Cutler, (Eds.), *Psychological occupational therapy: A holistic approach* (pp. 150–152). San Diego, CA: Singular.

Stofell, V. (1992). The Americans with Disabilities Act of 1990 as applied to an adult with alcohol dependence. *The American Journal of Occupational Therapy, 46*, 640–644.

Sudsawad, P. (2003, October 24). *Rehabilitation practitioners' perspectives on research utilization for evidence-based practice.* Paper presented at the American Congress of Rehabilitation Medicine conference, Tucson, AZ.

Sviden, G. A., Tham, K., & Borell, L. (2004). Elderly participants of social and rehabilitative day centres. *Scandinavian Journal of Caring Sciences, 18*(4), 402–409.

Tatham, M. (1992). Leisure facilitator: The role of the occupational therapist in senior housing. *Journal of Housing for the Elderly, 10*(112), 125–138.

Tayar, S. G. (2004). Description of a substance abuse relapse prevention program conducted by occupational therapy and psychology graduate students in a United States women's prison. *British Journal of Occupational Therapy, 67*, 159–166.

Taylor, M. C. (1997). What is evidence-based practice? *British Journal of Occupational Therapy, 60*, 470–474.

Taylor, R., Kielhofner, G., Smith, C., Butler, S., Cahill, S., Ciukaj, M., et al. (2009). Volitional change in children with autism: A single-case design study of the impact of hippotherapy on motivation. *Occupational Therapy in Mental Health, 25*, 192–200.

Taylor, R., O'Brien, J., Kielhofner, G., Lee, S., Katz, B., & Mears, C. (2010). The occupational and quality of life consequences of chronic fatigue syndrome/myalgic encephalomyelitis in young people. *The British Journal of Occupational Therapy, 73*(11), 524–530.

Taylor, R. R., Fisher, G., & Kielhofner, G. (2005). Synthesizing research, education, and practice according to the scholarship of practice model: Two faculty examples. *Occupational Therapy in Health Care, 19*(112), 107–122. R. R., Fisher, G., & Kielhofner, G. (2006). Synthesizing research, education, and practice according to the scholarship of practice model: two faculty examples. *Occupational Therapy in Health Care,* 107–122.

Taylor, R. R., Fisher, G., & Kielhofner, G. (2006). Synthesizing research, education, and practice according to the scholarship of practice model: two faculty examples. *Occupational Therapy in Health Care,* 107–122.

Taylor, R. R., Kielhofner, G., Abelenda, J., Colantuono, K., Fong, R., & Heredia, R. (2003). An approach to persons with chronic fatigue syndrome based on the Model of Human Occupation, part 1: Impact on occupational performance and participation. *Occupational Therapy in Health Care, 17*, 47–62.

Taylor, R. R., & Kielhofner, G. W. (2003). An occupational therapy approach to persons with chronic fatigue syndrome, part 2: Assessment and intervention. *Occupational Therapy in Health Care, 17*, 63–88.

Tham, K., & Borell, L. (1996). Motivation for training: a case study of four persons with unilateral neglect. *Occupational Therapy in Health Care, 10*(3), 65–79.

Tham, K., & Kielhofner, G. (2003). Impact of the social environment on occupational experience and performance among persons with unilateral neglect. *The American Journal of Occupational Therapy, 57*, 403–412.

Tham, K., Borell, L., & Gustavsson, A. (2000). The discovery of disability: A phenomenological study of unilateral neglect. *The American Journal of Occupational Therapy, 54*, 398–406.

Thomas, A., & Law, M. (2013). Research utilization and evidence-based practice in occupational therapy: A scoping study. *The American Journal of Occupational Therapy, 67*(4), E55–E65.

Tickle-Degnen, L., & Bedell, G. (2003). Heterarchy and hierarchy: A critical appraisal of the "levels of evidence" as a tool for clinical decision-making. *The American Journal of Occupational Therapy, 57*, 234–237.

Todorova, L. (2008). Assessing employment needs of Bulgarian youths with intellectual impairments. *Occupational Therapy in Health Care, 22*(2–3), 77–84.

Toit, S. (2008). Using the model of human occupation to conceptualize an occupational therapy program for blind persons in South Africa. *Occupational Therapy in Health Care, 22*(2–3), 51–61.

Townsend, S. C., Carey, P. D., Hollins, N. L., Helfrich, C., Blondis, M., Hoffman, A., et al. (2001). *The Occupational Therapy Psychosocial Assessment of Learning (OT PAL)* [Version 1.0]. Chicago: Model of Human Occupation Clearinghouse, Department of Occupational Therapy, University of Illinois at Chicago.

Tse, S., Blackwood, K., & Penman, M. (2001). From rhetoric to reality: Use of randomised controlled trials in evidence-based occupational therapy. *Australian Occupational Therapy Journal, 47*, 181–185.

Turner, N., & Lydon, C. (2008). Psychosocial programming in Ireland based on the model of human occupation: a program evaluation study. *Occupational Therapy in Health Care, 22*(2–3), 105–114.

Velozo, C. A. (1993). Work evaluations: Critique of the state of the art of functional assessment of work. *The American Journal of Occupational Therapy, 47*, 203–209.

Velozo, C. A., Kielhofner, G., Gern, A., Lin, F. L., Lai, J., & Fischer, G. (1999). Worker role interview: Toward validation of a psychosocial work-related measure. *Journal of Occupational Rehabilitation, 9*, 153–168.

Venable, E., Hanson, C., Shechtman, O., & Dasler, P. (2000). The effects of exercise on occupational functioning in the well elderly. *Physical and Occupational Therapy in Geriatrics, 17* (4), 29–42.

Viik, M. K., Watts, J., Madigan, M. J., & Bauer, D. (1990). Preliminary validation of the Assessment of Occupational Functioning with an alcoholic population. *Occupational Therapy in Mental Health, 70*(2), 19–33.

Wallenbert, I., & Jonsson, H. (2005). Waiting to get better: A dilemma regarding habits in daily occupations after stroke. *The American Journal of Occupational Therapy, 59*, 218–224.

Watson, M.A., & Ager, C. L. (1991). The impact of role valuation and performance on life satisfaction in old age. *Physical and Occupational Therapy in Geriatrics, 10*(1), 27–48.

Watts, J. H., Brollier, C., Bauer, D., & Schmidt, W. (1989). A comparison of two evaluation instruments used with psychiatric patients in occupational therapy. *Occupational Therapy in Mental Health, 8*, 7–27.

Watts, J. H., Hinson, R., Madigan, M. J., McGuigan, P. M., & Newman, S. M. (1999). The Assessment of Occupational Functioning: Collaborative version. In B. J. Hempill-Pearson (Ed.), *Assessments in occupational therapy in mental health*. Thorofare, NJ: Slack.

Watts, J., Brollier, C., Bauer, D., & Schmidt, W. (1989). The Assessment of Occupational Functioning: The second revision. *Occupational Therapy in Mental Health,* 8 (4), 61–87.

Watts, J. H., Brollier, C., Bauer, D., & Schmidt, W. (1989). A comparison of two evaluation instruments used with psychiatric patients in occupational therapy. *Occupational Therapy in Mental Health, 8*, 7–27.

Watts, J. H., Kielhofner, G., Bauer, D., Gregory, M., & Valentine, D. (1986). The assessment of occupational functioning: A screening tool for use in long-term care. *The American Journal of Occupational Therapy, 40*(4), 231–240.

Weeder, T. (1986). Comparison of temporal patterns and meaningfulness of the daily activities of schizophrenic and normal adults. *Occupational Therapy in Mental Health, 6*(4), 27–45.

Wei-Ling, H., Ay-Woan, P., & Tsyr-Jang, C. (2008). A psychometric study of the Chinese version of the assessment of communication and interaction skills. *Occupational Therapy in Health Care, 22*(2–3), 177–185.

Weissenberg, R., & Giladi, W. (1989). Home economics day: A program for disturbed adolescents to pro mote acquisition of habits and skills. *Occupational Therapy in Mental Health,*

9(2), 89-103.

Widen-Holmqvist, L., de Pedro-Cuesta, J., Holm, M., Sandsrom, B., Hellblom, A., Stawiarz, L., et al. (1993). Stroke rehabilitation in Stockholm. Basis for late intervention in patients living at home. *Scandinavian Journal of Rehabilitation Medicine, 25*(4), 173-181.

Wienringa, N., & McColl, M. (1987). Implications of the model of human occupation for intervention with native Canadians. *Occupational Therapy in Health Care, 4*(1), 73-91.

Williams, A., Fossey, E., & Harvey, C. (2010). Sustaining employment in a social firm: Use of the Work Environment Impact Scale v2.0 to explore views of employees with psychiatric disabilities. *The British Journal of Occupational Therapy, 73*(11), 531-539.

Wimpenny, K., Forsyth, K., Jones, C., Matheson, L., & Colley, J. (2010). Implementing the Model of Human Occupation across a mental health occupational therapy service: Communities of practice and a participatory change process. *The British Journal of Occupational Therapy, 73*(11), 507-516.

Woodrum, S. C. (1993). A treatment approach for attention deficit hyperactivity disorder using the model of human occupation. *Developmental Disabilities Special Interest Section Newsletter, 16*(1), 5-12.

Yamada, T., Kawamata, H., Kobayashi, N., Kielhofner, G., & Taylor, R. (2010). A randomised clinical trial of a wellness programme for healthy older people. *The British Journal of Occupational Therapy, 73*(11), 540-548.

Yazdani, F. (2011). How students with low level subjective wellbeing perceive the impact of the environment on occupational behaviour. *International Journal of Therapy and Rehabilitation, 18*(8), 462-469.

Yazdani, F., Jibril, M., & Kielhofner, G. (2008). A study of the relationship between variables from the model of human occupation and subjective well-being among university students in Jordan. *Occupational Therapy in Health Care, 22*(2-3), 125-138.

Yeager, J. (2000). Functional implications of substance use disorders. *Occupational Therapy Practice, 5*, 36-39.

Yelton, D., & Nielson, C. (1991). Understanding Appalachian values: Implications for occupational therapists. *Occupational Therapy in Mental Health, 11*(213), 173-195.

Yong, A., & Price, L. (2014). The human occupational impact of partner and close family caregiving in dementia: A meta-synthesis of the qualitative research, using a bespoke quality appraisal tool. *The British Journal of Occupational Therapy, 77*(8), 410-421.

Zimmerer-Branum, S., & Nelson, D. (1994). Occupationally embedded exercise versus rote exercise: A choice between occupational forms by elderly nursing home residents. *The American Journal of Occupational Therapy, 49*(5), 397-402.

Ziv, N., & Roitman, D. (2008). Addressing the needs of elderly clients whose lives have been compounded by traumatic histories. *Occup Ther Health Occupational Therapy in Health Care, 22*(2-3), 85-93.

第26章

人間作業モデル，ICF，作業療法実践枠組み：世界で最高の実践を支援する結びつき

Lena Haglund, Patricia Bowyer, Patricia J.Scott, and Renée R.Taylor
篠原和也・訳

期待される学習成果

本章を読み終えると，読者は以下のことができる．

1. 人間作業モデル（MOHO）と国際生活機能分類（ICF）の要因を対比し，比較すること．
2. アメリカ作業療法協会の作業療法実践枠組みの中に組み入れられているMOHOの要素について理解すること．
3. 概念的実践モデルと分類枠組みの分岐点を理解すること．
4. 人間作業モデルスクリーニングツールや短縮版小児作業プロフィールや役割チェックリスト第3版を含めて，MOHOを基盤とした評価法によって，ICFとMOHOの要素をつなげること．

人間作業モデル（MOHO）は，開発された当初から，様々な文脈の中で働いている世界中の作業療法士に用いられている．これらの作業療法士は，リハビリテーションや作業療法を組織化するために分類の枠組みを用いる場面でも働いている．作業療法の分野において最も大きな影響力のある枠組みは2つある．それらは，

- 国際生活機能分類（ICF）
- アメリカ作業療法協会（AOTA）の作業療法実践枠組み

である．

本章では，ICFとAOTAの作業療法実践枠組みを簡潔に説明し，これらの枠組みと共にMOHOを用いる実践家を支援するために，MOHOがこれらとどのように対応しているかを検討する．また，MOHOの概念と評価がこれらの枠組みをどのように深め，情報を提供するために使われているかをも説明する．ここで示す事例は，これらの分類の枠組みと協力して，MOHOをどのように実施するかを示すものとして役立つであろう．

ICFの場合，この枠組みは，職場の専門職のチームや保健医療サービスの提供者や組織者によるコンセンサスを通して決められてきた．作業療法実践枠組みの場合，共通点は作業療法の分野の中で描かれていることであろう．違いがあるにもかかわらず，MOHOを使うことを選んだ作業療法士は，MOHOがどのようにこれらの分類の枠組みと関係しているのか，そして，それがクライアントに用いるための何らかの実践的なツールをどのように提供するのかという意識を持って展開する必要がある．従って，本章の目的は，事前に決められた分類の枠組みと考えられる場面で，MOHOを用いる作業療法士の実践を促進する実際的な考えを提供することによって，MOHOと分類の枠組みの関係についてどのように考えるのかを説明することである．

国際生活機能分類（ICF）

国際分類の開発は，1973年に世界保健機関（WHO）によって開始され，そして，2001年にWHOによって，"国際生活機能・障害・健康の分類（International Classification of Function, Disability and Health：ICF）"というタイトルで，最終草案として採択された．

ICFは，健康と幸福と関連する構成要素を定義する．その目的は，健康状態の理解と社会的分野と保健医療分野の異なる専門職の間でも用いることができる言語という両者のための共通の基盤を提供することである．ICFは，研究者，政策立案者，能力障害を持つ人々を含む無数の利害関係者によって用いられることを目指している．それは，健康の条件の国際的比較を可能にする．さらに，それは個人と母集団のレベルの両者での適用を意図したものである．ICFは*ICD-10*（International Classification of Diseases, 10th revision［国際疾病分類 第10版］，2015）を補完するものである．ICD-10は疾病や機能障害といった健康の条件を分類するのに対して，ICFは機能や能力障害を分類している．これらの両者は，WHO国際統計分類に属している．

病気によって引き起こされ，医療を必要とする能力障害を理解する医学モデルや，社会的に作り出されたものとして能力障害を見る社会モデルなどの他の主要なアプローチとは対照的に，ICFはこれら2つの正反対のモデルのそれぞれの側面を統合する．ICFは生物－心理－社会的なアプローチを用いている．人の健康の条件やその結末は，例えば，特別な活動は，健康の個人因子と背景因子との間のダイナミックな交流を通して理解される．

ICFは分類の枠組みであるため，構成的な方法でうまく構成されている．それはそれぞれが2つの構成要素からなる2部からなる．第1部は機能状態と能力障害に関する情報を提供する．それは，"心身機能と身体構造"と"活動と参加"という構成要素からなる．心身機能は，心理的な機能を含む身体の生理学的機能であり，身体構造は身体の解剖学的部分である．活動は，個人による行為や課題の実行を示しており，そして，参加は人生の状況への関わりを示している．

第2部は背景因子についてであり，"環境因子"と"個人因子"という構成要素からなる．環境因子は，人を取り囲んでいる物理的，社会的，そして，態度による環境を含んでいる．個人因子は性別，人種，年齢，ライフスタイル，習慣などを含んでいる．しかし，個人因子は，健康の条件に及ぼす重大な影響にもかかわらず，ICFの現在の版では分類されていない．必要であれば，ICFの利用者は，ICFを適用する際に，これらを組み入れることができる（表26-1）．

構成要素は章と領域とカテゴリーに分けられている．例えば，"活動と参加"の構成要素には，9つの章がある．"環境因子"の構成要素には，5つの章がある．ICFは，健康に関連する状態の違いを記述する1800を超えるカテゴリーからなり，それらは構成要素の違いに従って，分野や異なるレベルに構成されている．身体構造を除いて，すべてのカテゴリーは，定義が書かれている．

この分類は，特定の構成要素のコードに基づいて作られており，bは心身機能，sは身体構造，dは活動と参加，eは環境である．それぞれのコードには，章の番号を示す数字のコードが続いていく．表26-2に

表26-1　ICFの用語と構造

第1部　生活機能と障害		第2部　背景因子	
心身機能と身体構造	活動と参加	環境因子	個人因子

表26-2　活動と参加の構成要素のICF構造の例

コード	説　明
d5	第5章，セルフケア
d510	自分の身体を洗うこと
d5100	身体の一部を洗うこと
d5101	全身を洗うこと
d5102	身体を拭き乾かすこと

示すように，特定の追加のレベルは，各々のレベルの数字に表されている．

それぞれのカテゴリーは，問題があるかないかの範囲を説明する，評価点も提供できる．この修飾詞は構成要素によって変化するものの，すべての構成要素は，例えば，問題なし，軽度の問題，中等度の問題，重度の問題，完全な問題といった共通の一般的な尺度を用いている．"詳細不明"と"非該当"の2つの追加の評価点がある．WHOによると，評価点の活用なしには，そのカテゴリーの情報は減少する．それは，カテゴリーに含まれる定義だけを提供する．しかし，それで十分な場合がある．ICFの用語は，用いる言語を専門職やクライアントに提供する．クライアントにサービスを提供するすべての人々が，健康に関わる主な概念に同じ解釈を持つ機会があれば，そのような分類を使うことは，記述や口述の両方でのコミュニケーションでの多くの誤解を避けることができる．さらに，ICFは人を測定したり分類したりするものではなく，その人が生活する文脈の中での健康と健康に関する状況の説明と分類なのである．

ICFは，実践で用いるためにはとても複雑である．実践家の日々の仕事では，クライアントの健康状態を示す時に，ICFで定義されたすべてのカテゴリーの使用を求めていない．従って，コアセット（Core Sets）が開発された（ICF-CSs）．コアセットには，特別な健康状態や診断を特徴づける最も関連するカテゴリーが，デルファイ法や専門家のカンファレンスやコンセンサスカンファレンスといったシステマティックな手法によって選ばれている．30以上のコアセットは，うつ病，腰痛，子どもや若者の脳性小児麻痺といった異なる診断と関連づけるために用いることができる．コアセットは，職業リハビリテーションにも用いることができる（Core Sets, 2015）．

WHOは，医療行為の国際分類（International Classification of Health Interventions：ICHI）の開発を始めている．ICHIは外科手術やその他の健康に関わる介護サービスを含む健康介入を記述するためのシステマティックな手法である．それは，調査的，治療的，予防的な目的のために選ばれた広範な介入を含んでいる．ICHIは，専門職に対して中立である．この分類はまた，作業療法介入も含んでいる．それは，WHO国際分類ファミリーに属しており，ICFを補完している．この介入は，目標，行為，手段という3つの軸を用いて説明されている（ICHI, 2015）．

ICFは15年以上も使われており，多くの国々が採用してきた．それは，研究で使われており，多くの国々では，健康サービスの供給者や組織者は，医療記録システムの共通の文書化言語としてICFを用いるようにしてきた．スウェーデンでは，国家保健福祉局が，病気や障害の適格性を評価する専門家がクライアントの状態を記述する時に，ICFからの選択されたカテゴリーを用いるように推奨した．その証明にあたって診断された病気だけでは，ICFは必ずしも十分ではない．

ICF：限界

ICFが便利なツールであると示されたとしても，その限界を考えることは重要である．ICFは，個人の自律性の経験や自己決定に影響する意味の主観的体験への焦点が欠けていると論じる者もおり，それは参加の経験の重要な側面である（Hemmingsson & Jonsson, 2005；Nordenfelt, 2006）．しかし，それはその中でクライアント自身が経験や主観的満足感を示す評価点は，例えば"活動と参加"が展開できるように表していることを分類の中で述べている．そのような展開は，支援された結果を持つ精神保健領域での予備的研究で行われてきている（Haglund & Fältman, 2012）．Nordenfeltは，遂行の評価点への懐疑も示している．その人の活動を遂行する意思が欠けており，そして，人間の活動はある文脈の中で行われ，遂行が成功するかどうかに関わらず環境が影響を与えるために，彼は*遂行*に代わって*機会*の評価点にすることを提案している．

さらに，ICFは専門職の見方でだけ使われるというリスクを減らすことが重要である．1つの主な限界は，ICFが健康や健康関連の状態を示すために情報をどのように収集するのかを定めていないことである．観

察，インタビュー，自己評価などの情報を収集する異なる方法を用いることによって，クライアントの健康状態に関する幅広い見方が収集される．ICFは，各人の主観的な意味を取り入れるようなやり方で，作業療法に適用される必要があるだろう．クライアント中心のアプローチは常に優先されなければならない．いかなる分類も，作業療法士とクライアントの双方によって，簡便に使われるツールである必要があろう．

もう1つの限界は，ICFが"活動と参加"という2つの概念を同じ構成要素の中に含めていることである．ある者は他の者より多くの要求を持つその構成要素は複雑性の数多くのレベルの活動を含み，ある者は他の者より多くの要求を持つ．この分類は，行為や活動の複雑さよりも，カテゴリーを作っている構造に従って形づくられている．さらに，構成要素の中の各々のカテゴリーに対して，活動と参加をどのように区別するかが明確ではない．

さらに，作業療法の見方からは，環境は多面的で複雑であるとみられており，そして，その個人に対する影響は重要な問題である（Hemmingsson & Jonsson, 2005）．ICFのように，環境は，促進や阻害するものとしてみなすことはできない．それは，同じ時に一人の人に対しては両者（促進や阻害）であるかもしれない．そして，最後の懸念は，性，習慣，社会的背景が人間作業に影響を及ぼす要因の中にあることである．これらの要因やその他の個人的な要因は，ICFには分類されていないので，作業療法士は自分の治療的リーズニングに，その種の知識を加えなければならない．

MOHOとICFの関係

広範囲の作業療法の評価を含めて，より一般的なものやより専門的なものまで，長年にわたり開発されてきた数多くの健康の評価法がある．評価法とICFとの関係を理解するために，連結アプローチを用いることができる．そのアプローチのねらいは，ある評価法の中心的な概念が，ICFの構成要因・領域・カテゴリーとどのように一致するのかを明らかにすることである．

上で述べたように，ICFは専門職間のコミュニケーションを改善するために共通の言語を促進しており，社会的および健康的な分野における共通の枠組みである．従って，作業療法士が毎日の仕事で用いている概念的実践モデルや評価法がICFとどのように関係しているのかを明らかにすることは重要である．Ciezaら（2005）は，関係の質とともに枠組みの間の概念を結びつける構造化された方法を述べている．結びつけるアプローチを用いることによって，MOHOとMOHOに基づく評価法を用いる作業療法実践は，作業療法以外の専門職によるMOHOの受け入れの理解と増加を促進している．

MOHOとICFにはいくつかの類似点がある．MOHOとICFが連携するいくつかの方法には，以下のようなことが含まれる．

- MOHOとICFの両者とも，成果としての参加と活動が中心にあると認めている．
- MOHOとICFの両者とも，健康状態が人の活動と参加を変えることができると認めている．
- MOHOとICFの両者とも，個人の特徴と環境が参加と活動を決定づけると認めている．
- MOHOとICFの両者とも，これらの様々な要因がダイナミカルで非線形的なやり方でお互いに影響し合っていると認める．

MOHOの概念は，別の方法で，また，異なるレベルの特異性で，ICFと対応している．表26-3には，章，領域，カテゴリーとの関係は，補完的なMOHOの概念の項に並べられている．この表が示しているように，MOHOの意志の概念は，ICFのカテゴリーの"心身機能"の第1章"精神機能"の"b1301 動機づけ"のカテゴリーに対応している．ICFでは動機づけは「行うための誘因」であり，「行為のための意識的あるいは無意識的な推進力」と定義されており，行為に対する意志の動因というMOHOの概念といくつかの類似点を共有している．その他のケースでは，ICFの1つのカテゴリー以上のものがMOHOと一致している．例えば，"コミュニケーションと交流技能"は，"心身機能"と"活動と参加"という2つの構成

表26-3 ICFの構成要素，領域，カテゴリー，および関連するMOHOの概念

ICFの構成要素	ICFの領域とカテゴリー	MOHOの概念
心身機能	*第1章 精神機能*	
	b1140 時間に関する見当識	習慣化
	b117 知的機能	遂行能力
	b1266 確信	個人的原因帰属
	b1301 動機づけ	意志
	b122 全般的な心理社会的機能 b140 注意機能 b164 高次認知機能 b167 言語に関する精神機能	コミュニケーションと交流技能
	b164 高次認知機能	処理技能
	b176 複雑な運動を順序立てて行う精神機能	運動技能と処理技能
	第2章 感覚機能と痛み	客観的及び主観的遂行能力
	第3章 音声と発話の機能	
	b320 構音機能 b330 音声言語（発話）の流暢性とリズムの機能 b340 代替性音声機能	コミュニケーションと交流技能
	第7章 神経筋骨格と運動に関連する機能	客観的遂行能力
	b760 随意運動の制御機能	運動技能
身体構造		客観的遂行能力
活動と参加	*第1章 学習と知識の応用*	
	d110 注意して視ること d115 注意して聞くこと	コミュニケーションと交流技能
	知識の応用（d160-179）	処理技能
	第2章 一般的な課題と要求	
	d210 単一課題の遂行 d220 複数課題の遂行	処理技能
	d2103 グループでの単一課題の遂行 d2203 グループでの複数課題の遂行	コミュニケーションと交流技能 処理技能 社会的環境や作業的要求
	d230 日課の実行 d2400 責任への対処	習慣化
	第3章 コミュニケーション	
	d330 話すこと d335 非言語的メッセージの表出 d350 会話 d355 ディスカッション d360 コミュニケーション用具および技法の利用	コミュニケーションと交流技能
	第4章 運動・移動	
	姿勢の変換と保持（d410-d429） 物の運搬・移動・操作（d430-d449） 歩行と移動（d450-d469）	運動技能
	交通機関や手段を利用しての移動（d470-d489）	作業有能性

(続く)

表26-3 ICFの構成要素，領域，カテゴリー，および関連するMOHOの概念（続き）

ICFの構成要素	ICFの領域とカテゴリー	MOHOの概念
	第5章　セルフケア	作業遂行
	第6章　家庭生活	作業遂行 作業有能性 作業同一性
	d620 物品とサービスの入手 家事（d630-d649） 家庭用品の管理および他者への援助（d650-d669）	技能（処理，運動，コミュニケーションと交流）
	第7章　対人関係	
	一般的な対人関係（d710-d729） 特別な対人関係（d730-d779）	コミュニケーションと交流技能
	特別な対人関係（d730-d779）	コミュニケーションと交流技能，役割
	第8章　主要な生活領域	作業参加
	第9章　コミュニティライフ・社会生活，市民生活	
	d910 コミュニティライフ	作業参加
	d920 レクリエーションとレジャー	作業有能性
	d930 宗教とスピリチュアリティ d950 政治活動と市民権	作業同一性
環境因子	第1章　製品と用具	物理的環境（対象物と空間）
	第2章　自然環境と人間がもたらした環境変化	
	e210 自然地理 e220 植物相と動物相 e225 気候 e240 光 e250 音 e260 空気の質	物理的環境（対象物と空間）
	第3章　支援と関係	社会的環境（社会的集団）
	第4章　態度	社会的環境（社会的集団）
	e460 社会的態度 e465 社会的規範・慣行・イデオロギー	文化
	第5章　サービス・制度・政策	環境の政治的状況 環境の経済的状況

要因に対応している．それは，適切で理にかなった関係を見出すことを難しくする．Stamm, Cieza, Machold, Smolen, Stucki（2006）やKielhofner（2008）が明らかにしているように，MOHOはICFと完全に対応してはいない．しかし，これは驚くことではない．MOHOは，作業療法に基づく実践モデルであり，人間作業の特性の理解を提供することを目的としている．それはどのようにして，いつ，なぜ人間が作業に従事するのかという理解を強調する．ICFは健康や健康に関連する状態を記述するための分類体系である．MOHOとICFの目的と適用には違いがあるにもかかわらず，特にICFがより頻繁に用いられている国々では，作業療法士はICFの文脈に働きかける準備をする必要がある．

MOHOの専門職に特化したモデルとそれに関連した評価法，そして作業療法の言語は，ICFの分類を用いることで置き換えることはできない（Haglund & Henriksson, 2003）．専門職に特化した言語は，ICFを補完するものとして用いられるべきである．また，Schell, Gillen, Scaffe（2014）はICFを適用する時に，作業療法の言語の使用を強調する．ICFが共通言語となるにつれて，作業療法士は実践の特別な領域に関係するICFのカテゴリーに精通すべきである．ICFは，作業療法士が日々の実践の中で，クライアントや同僚や他の専門職とコミュニケーションをとるのに必要なのは何かを説明するためのある種のカテゴリーに欠けていることに注意することが重要である．

MOHOを基盤とした評価法とICFとの関連

MOHOを基盤とした評価法は，ICFとの一貫性を程よく考慮に入れている．これは，指導的枠組みとしてICFを用いている学際的チームの文脈の中で，MOHOを基盤とした評価から結果を利用して解釈するために作業療法士を支援するであろう．

コミュニケーションと交流技能評価とICFの関連

コミュニケーションと交流技能評価

コミュニケーションと交流技能評価（ACIS；Haglund & Kjellberg, 2012）は，社会的集団の中でのクライアントの作業遂行を測定する観察の評価法である．この評価法は，1つ以上の日常の作業の経過の間に，他人とコミュニケーションをとったり，関係をとったりする時のクライアントの利点と欠点を決めることをもたらす．ACISに関するもっと多くの情報は，観察の評価法について触れている第15章に示されている．

ACISとICFとを関連づけるプロジェクトは，この評価法，MOHO，そして，ICFを良く知っているスウェーデンの二人の作業療法士によって行われた（Haglund & Kjellberg, 2012）．第1に，彼らは別々にACISの20項目の定義とICFの同じカテゴリーを比較することに基づく分析を行った．その結果，彼らは合意に達するまでに，2回の分析を検討して比較した．この関連づけの過程は，2005年にCiezaと共同研究者による内容分析と規則によって示された．

ACISとICFの関連づけは，ACISが"心身機能と活動"や"参加"の構成要素と関連していることを示している．ACISの全技能項目は，ICFでも同じように表されている（表26-4）．これら項目の5つは，ICFの構成要素である"心身機能"と関連している．さらに，"焦点を当てる"と"声の調子を変える"は，18のACISの項目が関連している"活動と参加"の構成要素の2つのICFのカテゴリーと関連している．"協業する"と"話す"の2つは，2つのICFの構成要因のカテゴリーと関連している．さらに，この2項目は，心身機能のカテゴリーとも関係している．ICFのd360"コミュニケーション用具および技法の利用"のカテゴリーに関して，情報は，背景資料としてのACISの要約に記載されている．そして，ある人が協業している人に頼っていることは，特別な対人関係という"d730からd779"と関連づけられる．

ACISは技能の項目を含んでいるため，表26-3に示されるものより，より詳細なレベルでのICFのカテゴリーを見つけて関連づけることが容易である．追加の詳述は，表26-4のカッコ内に示されている．

例えば，ICFの各カテゴリーと対応するACISの各項目が，4点法の利用によって，どのようにうまくお互いに関係しているのかを評価することによって，これに関係している演習で見られた類似点を，より深く調べることができる（The Sweden National Board of Health & Welfare, 2015）．

このACISとの関連を探索した結果は，ACISの技能項目の定義と関連するICFのカテゴリーの定義との間にギャップがあることを示している．例えば，ACISの"協業する"や"話す"の項目は，活動や参加と心身機能の構成要因の2つのカテゴリーと結びついている．この結果は，作業療法という分野にとって特定の根底をなす概念的実践モデルの言語を反映し

表26-4 ICF（領域とカテゴリー）とACISの項目との関係

ICF	ACIS
心身機能	
第1章　精神機能	
b140 注意機能	焦点を当てる
b164 高次認知機能	協業する 焦点を当てる
b167 言語に関する精神機能	話す
第3章　音声と発話の機能	
b320 構音機能	はっきりと発音する
b330 音声言語（発話）の流暢性とリズムの機能	声の調子を変える
b340 代替性音声機能	声の調子を変える
活動と参加	
第1章　学習と知識の応用	
d110 注意して視ること	見つめる
第2章　一般的な課題と要求	
d2103 グループでの単一課題の遂行	協業する 焦点を当てる
d2203 グループでの複数課題の遂行	協業する 焦点を当てる
第3章　コミュニケーション	
d330 話すこと	話す
d335 非言語的メッセージの表出	ゼスチャーをする
d350 会話	尋ねる かみ合う（d3500 会話の開始） 話す 持続する（d3501 会話の持続）
d355 ディスカッション	主張する
d360 コミュニケーション用具および技法の利用	ACISの要約のところに示されている情報
第7章　対人関係	
一般的な対人関係（d710-d729）	接触する（d7105 対人関係における身体的接触） 位置を変える（d7204 社会的距離の維持） 正しく向く 焦点を当てる 表現する 披露する 従う 関係をとる（d7101 対人関係における感謝） 尊重する
特別な対人関係（d730-d779）	その人が協業している誰かに頼っていることは，これらのカテゴリーに関連しているかもしれない

て，ACISがICFよりも，より多くの専門用語を提供していると示すことができる．他人とコミュニケーションし，交流するという点で人の技能レベルをよく観察し，記述するために，私たちの専門職はこうした言語を必要とすると論じることができる．

ACISは，各項目が別々に評価される観察の評価法である．しかし，情報を収集するための半構成的面接を使う評価と比べたり対比したりすると，少し難しくなろう．さらに，MOHOの概念を，より広く測定する評価法は，ICFと結びつけることがもっと難しい．例えば，意志というMOHOの構成要因は，個人的原因帰属という面を含んでいるが，それは個人の能力や自己効力感といったその人の認識をさすものである．面接の間に，ある人が「現在，あなたにとって最も難しいことは何ですか」という推奨される質問を尋ねた時に，そのクライアントは個人的原因帰属の概念だけよりも多くのことを話すかもしれない．答えとして，そのクライアントは，ICFのカテゴリーb1266の"確信"に関係する情報を提供するだけでなく，"対人関係"の情報も与えるかもしれない（表26-3参照）．こうした場合には，たとえそのような情報を集めないことをねらっても，「活動と参加」の第7章のICFのカテゴリーが報告される場合がある．これは，MOHOとICFが交換可能ではないが，いくつかの類似点も持っているというもう1つの例である．

人間作業モデルスクリーニングツール（MOHOST）とICFの関連

以下に，MOHOに基づく評価とICFとの関連のもう1つの例を示す．この場合は，MOHOSTのスウェーデン版が用いられた（Haglund, 2014）．MOHOSTは，半構成的な面接の形式か，観察による評価として行われる多面的な測定法である．反応はクライアント，介護者，提供者の見方から記録される．カルテに記載された情報も，MOHOSTに組み込まれてよい．MOHOSTはクライアントの作業遂行と作業参加を，意志（作業への動機づけ），習慣化（作業のパターン），遂行能力（コミュニケーションと交流技能，処理技能，運動技能），環境といったMOHOのすべての側面から測定する．表26-5は，ICFの領域やカテゴリーとMOHOSTの項目との比較からの知見を示している．

ICFとMOHOのより広い側面との比較に加えて，MOHOSTに反映されているように，ICFとMOHOのその他のより特定の側面との間を比較することができるかもしれない．例えば，役割といった習慣化の側面が比較できる．

ICFの参加の概念とMOHOの役割の概念との関連

ICFはある人の環境因子や個人因子という文脈の中で，参加あるいは"生活場面への関与"を考えている．前述のように，私たちは，ICFとMOHOが完全に連携しないとは認めているものの，MOHOもICFも，行為や**活動**は，参加の成果にとっては不可欠である．MOHOは作業技能や作業遂行がどのように作業参加の基礎をなすかを示しているが，一方，ICFは活動や参加の基礎をなすのが心身機能や構造であるとしている．

役割は個人の同一性と社会的地位の交わりを示している（Kielhofner, 2008）ために，作業役割への参加は，"生活状況における他人との関わり"をとらえる理想的な方法である（世界保健機関［WHO］, 2001, p.10）．ICFやMOHOによって主張された定義とはいくぶんか異なるが，両者は相互補完的である．ICFが定義した参加をとらえる方法としての役割との関係は，文献で支持されている（Scott, 2013）．与えられた役割は，私たちが，外界に対して私たち自身を明らかにする方法であり，役割は一連の行為の期待と要求を伝え，外的・内的な適切さの評価を役割として実行する．例えば，人々は「私は母です」，「私はヘンリーの兄です」，「私はバイオリニストです」といったように他者に自分自身を明らかにする．バイオリニストの役割を担うことを考えてみなさい．その人が楽器を引っ張って集いに到着した時に，バイオリニストとして自己を明らかにし，自尊心やしりごみを経

表26-5 ICF（領域やカテゴリー）とMOHOCTの項目の関係

ICF	MOHOST
心身機能	
第1章　精神機能	
b1140 時間に関する見当識	日課
b117 知的機能	知識
b1266 確信	能力の評価 成功への期待
b1301 動機づけ	能力の評価 成功への期待
b140 注意機能	タイミング
b164 高次認知機能	適応性 タイミング 組織化 問題解決
b167 言語に関する精神機能	会話 音声による表現
b176 複雑な運動を順序立てて行う精神機能	協調性
第3章　音声と発話の機能	
b320 構音機能	音声による表現
b330 音声言語（発話）の流暢性とリズムの機能	音声による表現
b340 代替性音声機能	音声による表現
第7章　神経筋骨格と運動に関連する機能	
b760 随意運動の制御機能	姿勢と可動性 協調性
活動と参加	
第1章　学習と知識の応用	適応性 知識 タイミング 問題解決
第2章　一般的な課題と要求	
d210 単一課題の遂行	知識 タイミング 組織化 作業要求
d2103 グループでの単一課題の遂行	関係性 知識 タイミング 組織化 作業要求
d220 複数課題の遂行	知識 タイミング 組織化 協調性 作業要求

（続く）

表26-5 ICF（領域やカテゴリー）とMOHOCTの項目の関係（続き）

ICF	MOHOST
d2203 グループでの複数課題の遂行	関係性 知識 タイミング 組織化 協調性 作業要求
d230 日課の遂行	選択 日課 適応性 責任
d2400 責任への対処	役割 責任
第3章　コミュニケーション	
d350 会話	会話 音声による表現 関係性
第4章　運動・移動	
姿勢の変換と保持（d410-d429）	姿勢と可動性
物の運搬・移動・操作（d430-d449）	協調性 力と努力 エネルギー
歩行と移動（d450-d469）	姿勢と可動性 協調性 エネルギー
第5章　セルフケア	この章が用いられる場合があるカテゴリーを集めた情報による
第6章　家庭生活	この章が用いられる場合があるカテゴリーを集めた情報による
第7章　対人関係	
一般的な対人関係（d710-d729）	非言語的技能 会話 音声による表現 関係性
特別な対人関係（d730-d779）	非言語的技能 会話 音声による表現 関係性
第8章　主要な生活領域	この章が用いられる場合があるカテゴリーを集めた情報による

（続く）

表 26-5 ICF（領域やカテゴリー）と MOHOCT の項目の関係（続き）

ICF	MOHOST
第9章 コミュニティライフ・社会生活・市民生活	
d910 コミュニティライフ	興味 選択 役割 責任 社会的集団 作業要求
d920 レクリエーションとレジャー	興味 選択 役割 責任 社会的集団 作業要求
d930 宗教とスピリチュアリティ	興味 選択 役割 責任 社会的集団 作業要求
d950 政治活動と市民権	興味 選択 役割 責任 社会的集団 作業要求
環境因子	
第1章 製品と用具	物理的空間 物的資源
第2章 自然環境と人間がもたらした環境変化	
e210 自然地理	物理的空間
e220 植物相と動物相	物理的空間
e225 気候	物理的空間
e240 光	物理的空間
e250 音	物理的空間
e260 空気の質	物理的空間
第3章 支援と関係	社会的集団
第4章 態度	
e460 社会的態度	社会的集団 作業要求
e465 社会的規範・慣行・イデオロギー	社会的集団 作業要求
第5章 サービス・制度・政策	物的資源

験するかもしれない．あるいは，他の人は彼の技能に驚嘆し，演奏を楽しみにしているが，その人はバイオリンを弾く技能に不適切性という認識を表現するかもしれない．MOHOは本質的にクライアント中心で，ICFは母集団を説明するために用いることができる共通言語の確立に努めており，前述したように，ICFとMOHOの間の問題点は遂行の自己評価である．

役割チェックリスト（Oakley, Kielhofner, Barris, & Reichler, 1986）（役割チェックリストに関する情報が書かれている第16章参照）は，MOHOと首尾一貫する役割参加を測定する．役割チェックリストは1986年に最初に出版され，ICFはその15年後に出版されたが，依然として2つの関係は明確である．活動と参加の構成要因の第6章から第9章の部分は，役割チェックリストに含まれている10の役割と対応している．つまり，第6章の家庭生活は養育者や家庭維持者と，第7章の対人関係は友人や家族の一員と，第8章の主要な生活領域は学生，勤労者，ボランティアと，第9章のコミュニティライフ・社会生活・市民生活は趣味人，組織への参加者，宗教への参加者とそれぞれ一致している（Scott, McFadden, Yates, Baker, & McSoley, 2014）．

前に私たちはクライアントの見方に対するICFの注意に欠ける点と，クライアント中心のMOHOが遂行の適切性の自己認識にどのように価値を置いているかを述べた．役割チェックリストの第2版と現在の役割チェックリスト第3版（RC v3）は，役割遂行に伴う満足の自己報告の測定と，その人が現在望んでいるが充足されていない役割を明らかにする方法を加えており，参加の測定としてそれを強化している．RC v3は第16章で検討されている．

事例　心理社会的な心配を持つ若い成人

RC v2：QP（遂行の質）は，Aslaksenら（2014）によって発表された時に，マーチンさんの事例にとって重要でした．マーチンさんは20代後半のノルウェー人の男性です．患者記録からの情報は，彼が叔母と暮らしており，これまでの2年間に次第に引きこもるようになったことを示していました．彼は障害年金を受け，日常生活を構成する特別な作業は何もありませんでした．彼は友人との接触をしなくなり，多くの時間をオンラインゲームやソーシャルメディアを行うためにコンピュータに費やしていました．

マーチンさんは役割チェックリスト第3版：遂行の質（RC v3：QP）を作業療法士のマーヤさんと付け終えました．面接の間，彼はリストにあげられた役割に念入りな答えを提供し，多くの経験を披露しました．

マーチンさんは中等教育を受け始めましたが，社会的な不安のために完了することはありませんでした．その時以来，彼は次第に孤立するようになり，この2年間は，買い物に行く必要がある時以外，家の外に出たことはありませんでした．この頃，彼は経済的理由で叔母の家に引っ越してきました．叔母は家事のほとんどを行っており，彼はほとんどの時間を自分の部屋で過ごしていました．社会的交流レベルが一定に達するために，インターネットのいくつかのソーシャルフォーラムに参加し，これらに使うためにいくつかのペンネームを作りました．インターネットのフォーラムで彼が書いたことが原因で，彼は人々が自分を嫌っており，場合によっては自分を傷つけたいと思っていると感じました．彼はバスケットボールをするというような余暇活動をあきらめました．結局，彼は友人や知人に偶然に出会うかもしれないことや，インターネットのソーシャルフォーラムでの活動に気づかれるかもしれないことを恐れていました．

マーチンさんはライフスタイルを変えるために動機づけられていました．彼はまわりの他人ともっと活動的になるという望みを伝えましたが，まだ，彼は嫌われて，避けられるのではないかと恐れていました．表26-6は，彼のRC v3の結果です．それは以下のことを明らかにしました．

彼は学生・生徒，ボランティア，養育者，組織

表26-6 マーチンさんのRC v3の結果と治療的介入に対する意味

役割チェックリスト第3版の1部と2部から収集された情報			
第1部での選択－現在行っている役割の満足度	非常に不満	やや不満	満足　　　　非常に満足
第2部での選択－現在行っていないすべての役割の参加希望	すぐに行いたいと思う	もっと後まで待っても満足	この役割に興味はない
ICF領域と結びついたRC v3の役割	現在行っている役割に関する第1部の回答と現在行っていないすべての役割に関する第2部の回答		治療上の考慮点と治療に対する意味
学生・生徒（d8）	もっと後まで待っても満足		長期目標
勤労者（d8）	もっと後まで待っても満足		長期目標
ボランティア（d8）	もっと後まで待っても満足		長期目標
養育者（d6）	もっと後まで待っても満足		長期目標
家庭維持者（d6）	満足		入院中に要求が低下
友人（d7）	すぐに行いたいと思う		短期目標
家族の一員（d7）	満足		補強する
趣味人（d9）	非常に満足		現在の介入の焦点にする必要あり
宗教への参加者（d9）	興味なし		該当なし
組織への参加者（d9）	もっと後まで待っても満足		長期目標

への参加者という役割を担うことが長期目標でしたが，これらの役割は入院中には取り組まれなかったと考えていました．マーチンさんは現在従事したい役割として勤労者，友人，趣味人（スポーツの参加）を示しました．彼は，これらの役割を社会の参加者という価値のある役割を果たすためには欠くことのできないものと理解するに至りました．そのような変化を引き起こすことはまだ非常に圧倒されるために，マーチンさんは，役割参加という点で重大な変化を引き起こすことには，まだ非常に圧倒されるために，関わりたくありませんでした．しかし，RC v3での役割の優先順位づけを通して，マーチンさんは将来の仕事の可能性に関する面接をうまく手配して，古くからの友人の何人かと連絡を取り，次の週には彼らと2度会いました．マーヤさんは，マーチンさんが積極的に参加するものとして，病院でのボールゲームのグループを明らかにすることができました．しかし，彼は病院という制限の中でしか，この役割を担っていなかったので，マーヤさんと

マーチンさんは地元の体育センターでの運動活動をすることが，彼にとって適切な目標になるだろうと話し合いました．このように，彼は自分の望むスポーツ参加者の役割を，さらに発展させることができました．

マーチンさんの事例では，RC v3の利用が，彼の作業療法士であるマーヤさんに，趣味人という価値のある望ましい役割へのマーチンさんの不満を研ぎ澄ますことをもたらしました．この役割は重要であり，彼はそれに不満を示し，このようにそれを安全に行いました．マーチンさんの社会的恐怖症は，慣れ親しんでおり価値があり，あまり怖くなく，もっと希望する役割を選択することを重要としました．これは，作業療法士に，参加に焦点を当てたアプローチへの注目は，どのようにクライアントの目標を取り巻く治療を中心にすることができるかを描き出しています．

AOTAの作業療法実践枠組みとMOHOとの関係

　AOTAの作業療法実践枠組み（アメリカ作業療法協会［AOTA］，2014）の利用は，以下ではOTP枠組みと言うが，作業療法実践家がサービスを提供される母集団や個人の健康と幸福の促進のために，この専門職の特有な貢献を明瞭に述べる公式的な方法を持つことを支援している．*OTP枠組み*は，それを形づくるためにMOHOの概念を用いた．従って，MOHOはそれとよく対応している．本節では，MOHOと*OTP枠組み*が以下のように対応する方法を定義する．

- *OTP枠組み*が作業療法を定義する方法
- OTP枠組みによって定義された作業療法士のための特定の実践領域

　*OTP枠組み*は，*領域*と*過程*という2つの大きな部分を持ち，それは作業療法が評価，介入，成果からなると述べている．この3つの相の過程は，MOHOの作業療法のリーズニングと対応している．作業療法のリーズニングのMOHOの理論に駆り立てられた方法は，理論を実践の中へ統合する特定の行為を説明することによって，評価，介入，成果の中で作業療法士をさらに支援する．*OTP枠組み*は，母集団や個人に働きかける時に，実践家が着手する行為を説明する．この過程は，評価，介入，標的とした成果を含んでおり，それはクライアント中心であり，作業の利用に焦点が当てられている．表26-7は，MOHOの作業療法のリーズニングの各ステップが大きな作業療法の過程の一部であることを示している．

　*領域*は，この専門職の知識と経験の領域と同様に実践の範囲を概説している．作業療法の領域の中には，*作業*，*クライアント要因*，*遂行技能*，*遂行のパターン*，*文脈あるいは環境*がある．領域内のこれらの幅広い範囲の各々が，MOHOと対応している．表26-8は，OTP枠組みとMOHOの中心的概念が，この関係の理解を促進するために，お互いにどのように関係しているのかを表している．ここで見ることができように，*OTP枠組み*は，作業療法士が文脈内で参加を支援することに取り組む5つの領域を概説している．

　OTP枠組みの専門用語の定義を本章の末尾にある用語集に見つけることができる．MOHOの概念とOTP枠組みの領域は，作業と参加に焦点を共有しているために非常に類似しているが，*OTP枠組み*の目的は，作業療法のクライアントが日々の生活活動に従事することに，なぜ，どのように困難なのかを説明することにではなく，実践の領域を示すことである．その結果，MOHOの定義と*OTP枠組み*の領域の定義は，その特性，専門用語，範囲が異なっている．MOHOを用いる作業療法士は，表26-9に示されるように，*OTP枠組み*の領域に関連する情報を収集するために，MOHOに基づく評価からの情報を用いることもできる．

　MOHOに基づく評価は，特定の能力よりも参加に焦点を当てているように，作業療法士はクライアントの全体的な作業遂行を評価することと，各クライアントの特有な作業プロフィールをもっとよく理解することができる．OTP枠組みは，クライアント中心の協

表26-7 OTP枠組みの過程の段階とMOHOの作業療法のリーズニングとの関係

OTP枠組みの段階	MOHOの作業療法のリーズニングの段階
評価	情報収集を導くために，疑問を用いる 構成的手段と非構成的手段を用いて，クライアントと一緒に，また，クライアントに対して情報を収集する 利点と問題点を含むクライアントの状態の概念化を作り出す
介入	作業療法のための目標と戦略を作り出す 作業療法を実施し，モニタリングする
成果	治療の成果を決定する

表 26-8　MOHO の概念と OTP 枠組みの領域との関係

OTP 枠組みの領域	関連する MOHO の概念	両者の関係の説明
作業	作業参加 作業遂行	MOHO の参加の定義は仕事や遊びやレジャーへの従事を示す OTP 枠組みの遂行の定義を反映している．しかし，MOHO はさらに作業遂行という概念の中で，より大きな生活役割におけるこの従事を支援する課題を考えている．
遂行技能： 　コミュニケーションと交流技能 　運動技能 　処理技能を含む	技能： 　コミュニケーションと交流技能 　運動技能 　処理技能を含む	両者の定義とも，技能を特定の行為に就いている間に行うものであると定義している． MOHO の定義は，技能に対する環境の影響をより明確に考える．
遂行のパターン： 　習慣 　役割を含む	習慣化： 　習慣 　内面化された役割　を含む	両者の定義は遂行パターンにとって不可欠なものとしての日課を認識している． 両者とも，習慣を，遂行を支える自動的な反応と定義する． 両者とも，役割を，社会的に定義された行為により輪郭を与えられたものと認識する．
文脈／環境	環境： 　物理的環境 　社会的環境 　課題／作業形態 　環境の影響 　文化　を含む	MOHO は，環境の 1 側面として，社会的・物理的な要請を考えているが，一方，OTP 枠組みは，環境から活動の要求を切り離して，独自の領域としている． 両者の定義とも，社会集団，物理的空間，文化がクライアントの文脈に影響すると認識している．
クライアント要因	遂行能力	客観的な遂行能力という MOHO の概念は，OTP 枠組みのクライアント要因と対応している．しかし，MOHO は，さらに生きている身体という主観的遂行能力の概念における特殊な能力を持つ生活の経験であると考えている．

業によって導かれたアプローチを求めている．

　*OTP 枠組み*は，クライアント中心の協業によって導かれるアプローチを求めている．*OTP 枠組み*の他のすべての側面の中心をなすのはクライアントである．MOHO は，その特性と文脈あるいは環境が作業療法の合理性や性質を決定する有有な個人として各々のクライアントを見るので，クライアントの中心性を支持している．さらに，表 26-10 は，MOHO の各々の評価法がクライアント中心の作業療法の過程を支える機会をどのようにもたらしているのかを示している．

評価過程におけるクライアント中心の協業

　クライアントやその家族または介護者が評価法の実施過程に参加を求められる時，ある評価法は公式的な協業を支援すると言われている．しかし，他の MOHO の評価法は，たとえそれが評価法の実施の要件ではなくとも，作業療法士がクライアント，その家族，そして，他の専門家と協業する非公式的な機会を提供する．これには，以下の例が含まれる．

- MOHOST や短縮版小児作業プロフィール（SCOPE）の実施の間に，観察だけに頼るのではなく，面接で追加情報を収集すること．

第26章 人間作業モデル，ICF，作業療法実践枠組み：世界で最高の実践を支援する結びつき　579

表26-9　OTP枠組みとMOHOを基盤とした評価法との関係

評価	作業遂行	作業技能	遂行パターン	文脈
ACIS	×	×		
AMPS	×	×		
興味チェックリスト	×		×	
MOHOST/SCOPE	×	×	×	×
OCAIRS	×	×	×	×
OPHI-Ⅱ	×		×	×
OQ/ACTRE	×		×	
OSA/COSA	×		×	×
OT PAL	×		×	
役割チェックリスト第3版	×		×	
SSI	×			×
VQ/PVQ	×			×
WEIS	×			×
WRI	×		×	×

表26-10　MOHOを基盤とした評価法を用いた協業の機会

MOHOの評価	公式的な協業の機会	非公式的な協業の機会
ACIS		クライアントを観察するための意味ある活動を選択する
COSA	クライアントの自己評価	評価に基づき目標と介入計画を設定する 学際的なチームと情報を共有する
MOHOST		クライアントとの面接 学際的なチームとの面接
OCAIRS	クライアントとの面接	
OPHI-Ⅱ	クライアントとの面接	クライアントとナラティブスロープを作ること
OSA	実施される場合もあるが，クライアントの自己評価 評価に基づき目標と介入計画を立てること	学際的なチームと情報を共有すること
OT PAL	教師への面接 家での親との面接	生徒との面接
PVQ		観察のための活動を明らかにするために学際的なチームと一緒に働くこと
役割チェックリスト第3版	クライアントの自己評価	参加を説明するためにクライアントと協業すること．学際的なチームと情報を共有すること
SCOPE	教師版 親版	クライアントとの面接 親との面接 クラスの先生との面接 学際的なチームとの面接
SSI	生徒と協業して行われる評価 生徒との面接 生徒と解決法と調整法を明らかにすること	解決法や調整法を明らかにするために学術的なチームと一緒に働く（すなわち，教師，他の学校支援スタッフ）

（続く）

表26-10 MOHOを基盤とした評価法を用いた協業の機会（続き）

MOHOの評価	公式的な協業の機会	非公式的な協業の機会
VQ		観察のための活動を明らかにするために学術的なチームと一緒に働くこと
WEIS	クライアントとの面接	雇用者からの調整法を求めるために，クライアントと協業すること
WRI	クライアントとの面接	

- ACISを実施する時，観察される意味のある活動を明らかにするために，クライアントやケアを提供する誰かと話をすること．
- 学際的カンファレンスの時に，もしクライアントがそこにいない場合には，クライアントの声を確実に聞くために，例えばOSAやCOSAの結果などのクライアントの自己報告の反応を他の専門家と共有すること．

協業のために公式的および非公式的な機会を提供する評価法を利用することの利点は，最高の実践を支援することと，可能な限りクライアントを揺り動かし，中心に置くものとしての計画された評価法と介入の過程を確実にすることである．以下に，協業のためにそれぞれの評価法が提供するいくつかの機会の例を挙げる．

事例　行動上の不安を持つ子ども

マッジちゃんは母と父と4人の年上のきょうだいとアメリカ合衆国で暮らしている6歳児で，1年生です．彼女が文字を書いたり読むことを勉強し始めた時，鉛筆を持つことを拒み，読んでいる間には本も開いていられなかったと記録されました．彼女は窓の外を眺め，クラスメートとの会話や遊びに就こうとすると，混乱するようになりました．先生はこうした行動のために心配していました．この行動は特別な理由なく表れるために，先生は学校の作業療法士の支援を求めました．作業療法士は，マッジちゃんの作業プロフィールを得るために，短縮版小児作業プロフィール（SCOPE, Bowyer et al., 2008）を用いて評価しました．作業療法士はクラスの中で彼女を観察し，先生と話し，学校という環境以外で，マッジちゃんがどのように機能しているかの情報を得るために，家から両親に情報を送ってもらいました．

観察と同様に先生と両親から得られた情報を再検討した結果，作業療法士は，マッジちゃんが家では鉛筆を持ったり字を書いたりしようとしていますが，多くの文字がそのページに走り書きされており，少し走り書きをした後に，マッジちゃんは「やりたくないの」と言って鉛筆を放り出していました．あるいは，両親は読みを援助しようとして，彼女が絵を見て，指さして，正しく絵の名前を言えるようにしましたが，単語を読もうとはしませんでした．マッジちゃんは本を押しのけて，分別のない振る舞いを始め，きょうだいやおもちゃと遊ぶために飛び跳ねたり，走ったりしました．この行動は，作業療法士が観察したことや，クラスの先生によって記録されたことと首尾一貫していました．マッジちゃんの両親や先生はマッジちゃんが遅れていることを心配しており，1年生として期待される読み書きの目標に達成するように支援を望んでいました．

SCOPEの結果に基づき，作業療法士は，特に挑戦への反応として，マッジちゃんが読み書きに意志の問題を経験していると決めることができました．作業療法士は生体力学の評価，運動が関与しない空間視知覚テスト，そして作業の読みの目

録（Grajo, Candler, & Bowyer, 2015）を用いることで，さらにこれを調べることにしました．

作業参加についての作業療法のリーズニングを導くためにMOHOを用いることによって，作業療法士は以下のように，マッジちゃんを説明しました．マッジちゃんは，読み書きの技能を探索することを好んでおらず，これらの教育的活動への挑戦に十分に反応をしませんでした．彼女は読んだり，書いたりする活動に直面した時に，行動的な問題を見せ始めていました．

OTP枠組みを用いることによって，以下の領域が影響されていることが明らかになりました．すなわち，教育で，公的な教育への参加とコミュニティへの社会的参加です．表26-11は，この事例がMOHOとOTP枠組みにどのようにあてはまっているかを要約しています．

表26-11 MOHOとOTP枠組みを用いたマッジちゃんの評価結果

マッジちゃんの問題	MOHO	OTP枠組み
読み	遂行能力／挑戦に対する反応	教育－公的教育への参加
書き	遂行能力／挑戦に対する反応	教育－公的教育への参加
学生の役割の喪失	役割喪失	コミュニティへの社会参加

事例　聴覚を失った高齢女性

グレタさんは86歳で，この3年間，難聴がひどくなるという経験をしてきました．彼女は郊外

表26-12　グレタさんの困難さを示すための異なる枠組みの活用

グレタさんの問題	MOHO	ICF	OTP枠組み
聴覚の衰え	遂行能力	d115 注意して聞くこと，d310 話し言葉の理解，d350 会話，d360 コミュニケーション用具および技法の利用，d729 その他の特定の，および詳細不明の，一般的な対人関係	クライアント要因：聞くこと
友人の喪失	役割の喪失	d710-d729 一般的な対人関係	遂行技能－社会的交流 遂行パターン－役割 文脈－実際の 環境－社会的
孤立	意味ある活動への従事の喪失	e320 友人	遂行技能－社会的交流 遂行パターン－役割 文脈－実際の 環境－社会的
社会化		d9205 社交	遂行技能－社会的交流 遂行パターン－役割 文脈－実際の 環境－社会的
日々の日課	習慣や日課の喪失	d710-d729 一般的な対人関係	遂行技能－社会的交流 遂行パターン－役割 文脈－実際の 環境－社会的

の小さな家に一人で住んでいました．彼女は人々が何を言ったのかを繰り返し尋ねることが好きではありませんでした．そのため，他人と交流する時に，人々が何を言ったかを聞くために，近くでの身体的接触を好んでいました．しかし，彼女は，他人が近くでの身体的接触を心地よく思っていないことに時々気づいていました．彼女は質問が聞こえなかった時でさえ，「はい」と言っていることを自分で気づいていました．彼女は自分がだんだん孤独になっていることに気づいており，以前していたように友人に訪ねてくれるように誘わなくなり，彼女も他人を訪問することもなくなっていました．彼女は電話の使用をやめました．

表26-12は，MOHOやICFやOTP枠組みを用いた時に，グレタさんの問題がどのように説明できるかを要約しています．

結論

本章では，私たちは，MOHOやMOHOの多くの評価法を作業療法の分野における2つの著名な分類の枠組みである国際生活機能分類（ICF）とAOTAの作業療法実践枠組みと比較し，対比してきた．これら3つはクライアントがある概念的で言語的な類似点を共有することを説明するためにアプローチする一方，MOHOはいくつかの重要な方法において特有であるということを認識することは重要である．第1に，MOHOは，実践の間に作業療法のリーズニングを導くために作られた概念的実践の枠組みである．MOHOは，クライアントの自己認識や精神と身体の2つを取り入れた鍵となる側面の固有の体験を深く共感できる理解を求めるクライアント中心であり，作業に焦点を当てたものである．MOHOは簡単で包括的であるので，ICFや作業療法実践枠組みのような人気のある枠組みで用いられる多くの専門用語や概念に自然に合うように提供している．

第26章の振り返りの質問

1. ICFの基礎をなす原理を説明しなさい．
2. あなたが参考にする枠組みとしてMOHOを用いる時，用いるために最も適切な章，領域，カテゴリーはどれですか．
3. 作業療法士がICFを理解することはなぜ必要ですか．
4. 作業療法の見方から，ICFを明らかにすることができる不足点は何ですか．
5. MOHOとOTP枠組みが共有している利点は何ですか．
6. MOHOとOTP枠組みの2つで同一性や有能性を個人に与えている共通の中心的概念は何ですか．
7. MOHOと結びついているOTP枠組みの領域はどれですか．

ICFのキーとなる用語

この用語には，MOHOとの関係においてICFの主な用語や定義の選択を含んでいる．ICFのすべての定義は，http://www3.who.int/icf/onlinebrowser/icf.cfmで見ることができる．

一般的課題と要求（general tasks and demands） ▶ 1つ以上の課題を実施し，日課を組織化し，ストレスを処理する一般的側面．

活動（activity） ▶ 個人による課題や活動の実行．

環境要因（environmental factors） ▶ 人々が生活し，

自分の生活を送る物理的，社会的，および，態度的な環境．

コミュニケーション（communication）▶言語，合図，シンボルによる会話という一般的で特殊な特徴，メッセージを受け取ったり作り出したりすること，会話を続けること，コミュニケーションの装置や技法を使うこと．

参加（participation）▶生活状態への関わり合い．

主たる生活領域（major life areas）▶教育，仕事と就業に就くために，そして，経済的業務を行うために求められる課題と行為を実施すること．

心身機能（body functions）▶身体システムの生理的機能．

精神機能（mental functions）▶脳の機能で，例えば，意識，エネルギーと動因，見当識，気質と人格といった全体的な精神的機能と，例えば，注意，記憶，組織化と計画，言語，計算の精神的機能といった特定の精神的機能の両者．

セルフケア（self-care）▶自分自身の世話，自分で洗って乾かすこと，自分の体や体の一部の世話，更衣，食べることや飲むこと，自分の健康に気をつけること．

対人交流と関係（interpersonal interactions and relationships）▶文脈や社会的に適切なやり方で，人々（見知らぬ他人，友人，親類，家族，伴侶）との基本的で複雑な交流のために必要な動作と課題を実行すること．

態度（attitudes）▶習慣，実践，イデオロギー，価値，基準，事実の信条，および，宗教的信条という観察可能な結果．

地域，社会的生活，および，市民生活（community, social, and civic life）▶家族の外側で，地域，生活の社会的および市民的な領域で，組織化された社会生活に就くことを求められる行動と課題．

知識の学習と応用（learning and applying knowledge）▶知ったり，学んだりした知識を適用し，考え，問題を解決し，決定すること．

人間作業モデルと作業療法実践枠組み（OTPF）

この用語集は，MOHOとの関係からOTPFの主な用語や定義の選択を含んでいる．これらの定義は，OTP枠組みに見ることができる（AOTA, 2014）．

運動技能（motor skills）▶課題，対象物，環境を動かし，交流する技能．

活動要求（activity demands）▶活動の側面で，それには対象物，空間，社会的要求，連続性やタイミング，求められる行動，そして，その活動を実施するために必要な求められる根底をなす身体機能と身体構造を含む．

クライアント要因（client factors）▶クライアントの範囲内にあり，そして，作業領域の遂行に影響を及ぼすであろう要因．クライアント要因は，身体機能と身体構造を含む．

コミュニケーションと交流技能（communication／interaction skills）▶人々と一緒に行うために社会的行動を調整することと同様に，意図とニーズを伝えること．

作業遂行（occupational performance）▶日常生活活動を実行する能力．選択された活動の遂行，あるいは，クライアント，文脈，そして活動間のダイナミックな交流からの作業の結末．

作業役割（Occupational roles）▶活動と課題が結びつく時に，社会で遂行が可能になるようにすること．

参加（participation）▶生活状態にある関わり合い．

習慣（habits）▶人々に日々に基づいて機能することができるより多くの複雑なパターンへと統合される自律的な行動．

処理技能（process skills）▶日常生活の作業の完成の途中で，行為を管理したり，修正する際に使われる技能．

遂行技能（performance skills）▶潜在的で機能的な目的を持つ行為の観察可能な要因と関連し，人が行うことであって，人が持っているものではない特徴．

遂行パターン（performance patterns）▶習慣的であったり，日課的であったりする日常生活活動に関する行動のパターン．

文脈（context）▶遂行に影響するクライアントの中で，クライアントを取り巻く様々な相互に関係する条件をさす．

役割（roles）▶機能に対してある程度は社会的に同意され，そして，受け入れられた基準の規則があることに対する一連の行動．

役割義務（role incumbency）▶特別な役割を遂行する人の信念．

文　献

Aslaksen, M., Scott, P. J., Haglund, L., & Ellingham, B. (2014). The Role Checklist Version 2: Quality of performance in the occupational therapy process in a mental health setting. *Ergoterapeuten*, (4), 38–45.

American Occupational Therapy Association. (2014). *Occupational Therapy Practice Framework: Domain & process* (3rd ed.). Bethesda, MD: Author.

Cieza, A., Geyh, S., Chatterji, S., Kostanjsek, N., Üstün, B., & Stucki, G. (2005). ICF linking rules: An update based lesson on learned. *Journal of Rehabilitation Medicine, 37*, 212–218.

Core Sets, International Classification of Functioning, Disability and Health, ICF, Research Branch. (2015). Retrieved from http://www.icf-research-branch.org/icf-core-sets-projects2

Bowyer, P., Kramer, J., Ploszaj, A., Ross, M., Schwartz, O., Kielhofner, G., et al. (2008). *The Short Child Occupational Profile (SCOPE)* [Version 2.2]. Chicago: The Model of Human Occupation Clearinghouse, University of Illinois.

Grajo, L., Candler, C., & Bowyer, P. (2015). *Inventory of Reading Occupations (IRO)*. Unpublished manuscript.

Haglund, L. (2014). Screening av delaktighet i olika aktiviteter. In S. Parkinson, K. Forsyth, & G. Kielhofner (Eds.), *MOHOST-S, Swedish version of the Model of Human Occupational Screening Tool (MOHOST), 2.0 (2006)* [in Swedish]. Nacka, Sweden: Förbundet Sveriges Arbetsterapeuter.

Haglund, L., & Fältman, S. (2012). Activity and participation—Self assessment according to the International Classification of Functioning: A study in mental health. *British Journal of Occupational Therapy, 75*(9), 412–418.

Haglund, L., & Henriksson, C. (2003). Concepts in occupational therapy in relation to the ICF. *Occupational Therapy International, 10*(4), 253–268.

Haglund, L., & Kjellberg, A. (2012). Bedömning av kommunikation och interaktionsfärdigheter. In K. Forsyth, M. Salamy, S. Simon, & G. Kielhofner (Eds.), *ACIS-S, Swedish version of the Assessment of Communication and Interaction Skills (ACIS), 4.0 (1998)* [in Swedish]. Nacka, Sweden: Förbundet Sveriges Arbetsterapeuter.

Hemmingsson, H., & Jonsson, H. (2005). An occupational perspective on the concept of participation in the International Classification of Functioning, Disability and Health—Some critical remarks. *American Journal of Occupational Therapy, 59*(5), 569–576.

International Classification of Diseases (10th rev.). (2015). Retrieved from http://apps.who.int/classifications/icd10/browse/2015/en

International Classification of Health Interventions. (2015). Retrieved from http://www.who.int/classifications/ichi/en/

Kielhofner, G. (2008). *Model of human occupation: Theory and application* (4th ed). Philadelphia, PA: Lippincott Williams & Wilkins.

Nordenfelt, L. (2006). On health, ability and activity: Comments on some basic notions in the ICF. *Disability and Rehabilitation, 15*, 1461–1465.

Oakley, F., Kielhofner, G., Barris, R., & Reichler, R. K. (1986). The Role Checklist: Development and empirical assessment of reliability. *Occupational Therapy Journal of Research, 6*(3), 158–170.

Schell, B., Gillen, G., & Scaffe, M. (Eds.). (2014). *Willard and Spackman's occupational therapy* (12th ed.). Philadelphia, PA: J. B. Lippincott.

Scott, P. J. (2013). Measuring participation outcomes following life-saving medical interventions: The Role Checklist Version 2: Quality of performance. *Disability and Rehabilitation*, 1–5.

Scott, P. J., McFadden, R., Yates, K., Baker, S., & McSoley, S. (2014). The Role Checklist Version 2: Quality of performance: Reliability and validation of electronic administration. *British Journal of Occupational Therapy, 77*(2), 92–106.

Stamm, T., Cieza, A., Machold, K., Smolen, J., & Stucki, G. (2006). Exploration of the link between conceptual occupational therapy models and the International Classification of Functioning, Disability and Health. *Australian Occupational Therapy Journal, 53*, 9–17.

The Sweden National Board of Health and Welfare. (2015). Retrieved from http://www.socialstyrelsen.se/publikationer2011/utbildningsmaterial-om-icf-icfcy/sidor/default.aspx

World Health Organization. (2001). *International Classification of Functioning, Disability and Health (ICF)*. Geneva, Switzerland: Author.

付録 B

イリノイ大学シカゴ校人間作業モデル情報センターとウェブサイトの紹介

Renée R.Taylor
篠原和也・訳

イリノイ大学シカゴ校 MOHO 情報センター（UIC MOHO Clearinghouse）

　イリノイ大学シカゴ校（UIC）に設けられている人間作業モデル（MOHO）情報センターは，実践に基づくコミュニケーションと人間作業モデルに焦点を当てたやり取りのための開かれた，協業的で，国際的なハブである．それは，1990年代後半に，故 Gary Kielhofner 教授により，UIC の作業療法学科とともに作られたものである．その使命は，作業療法という分野の中の多くの専門領域にまたがって，MOHO の幅広い応用に関する研究，学術，および，臨床技術革新における交流のためのセンターとして，臨床的で，かつ科学的な共同体として役立てることである．長年にわたって，UIC・MOHO 情報センターは，4回の国際学会だけでなく，数多くの国と国際的な学者，博士研究員（ポストドクター），博士課程と修士課程の研究助手を受け入れてきた（図 B-1 から図 B-5）．

　設立当初から，UIC・MOHO 情報センターは，妥当性を持つ MOHO の 15 の評価法，再動機づけ過程の介入，および，現在開発中か，または，公式的な妥当性研究でまだ検証されていない追加の評価法や資料を国際的な配信者になるところまで成長してきている．これらの資料の翻訳は，21 の異なる言語にまで及んでいる．どの研究者も，MOHO と関連する教育上の出来事を MOHO ウェブ上に投稿することが歓迎されており（図 B-6），また，MOHO の成長と普及を高める必要な資料を開発し，検証するために情報センターの職員と協業している（図 B-7，図 B-8）．

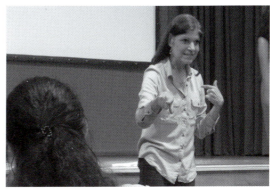

図 B-1　Carmen Gloria de las Heras さんの MOHO に関する講演

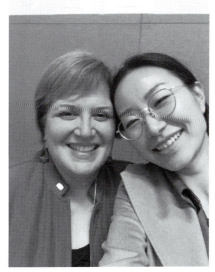

図 B-2　人間作業モデルの第 4 回国際 MOHO 学会での Christine Raber さんと Sun Wook Lee さん

MOHOのウェブ

MOHOのウェブは，情報センターの内でのコミュニケーションと情報の交換のための中心的な手段である（https://www.moho.uic.edu/）．それは公立大学の資料として，一般に公開されており，購読料はないし，会費は無料である．特に，下記の資料を求める場合には，そのほとんどが無料である：

- *MOHOの紹介*．このページはモデルとその実践における応用についての簡潔な説明とともに，Gary Kielhofner博士のMOHOの開発の歴史を要約したものである．
- *実践家の展望*．ここでは，世界中の実践家や研究者によるMOHOの応用に対する推薦が紹介されている．
- *妥当性を持つMOHOのすべての評価法*．ここでは2つのフォーマットが提供されている．1つは自動採点による電子版，もう1つは印刷のためにダウンロードが可能なデジタルPDF版である．
- *評価法の結果の安全で信頼の置けるデータ保管*（MOHOの評価法を購入すれば無料である）．すべてのクライアントに実施するすべての評価法に対して，安全なウェブ空間の中にあなたに割り当てられた特別なIDに従って，MOHOのウェブはあなたの匿名化されたデータを保管する．
- *MOHOリストサーブ*．3000人以上の加入者がいるこの電子メールのやりとりは，実践家と研究者の間の対話のための中心的な場所である．リストサーブに参加するための指示は，MOHOウェブのホームページに示されており，"Resources（資料）"のタブの下にある．すべての対話が保管され，MOHOウェブで入手できる（図B-9）．
- *教育的映像*．人間作業モデルの紹介の無料YouTube映像に関する13,000以上の写真とMOHO映像の無料YouTube動画に関する4000以上のビデオがあり，これらの教育的映像はMOHOによる実践と最も利用されているMOHOの評価法の一部を紹介している．
- *プログラムと介入*．MOHOに基づくプログラム

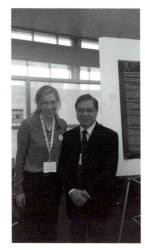

図 B-3　人間作業モデルの第4回国際MOHO学会でHector Tsangさんの発表とRenée Taylor

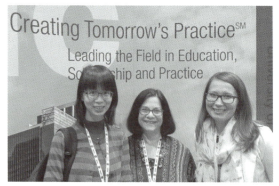

図 B-4　イリノイ大学シカゴ校MOHO情報センターの過去と現在のメンバー：アメリカ作業療法士協会学会でのUICとMOHO情報センターのブースでのChia-Wei Fanさん，Gail Fisherさん，Evguenia（Jenny）Popovaさん

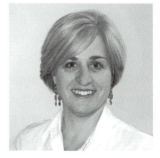

図 B-5　Jane O'Brienさんは肥満の研究にMOHOを結びつけている

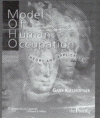

図 B-6 "MOHO ウェブ"のスクリーン画面，UIC・MOHO 情報センターのウェブサイト

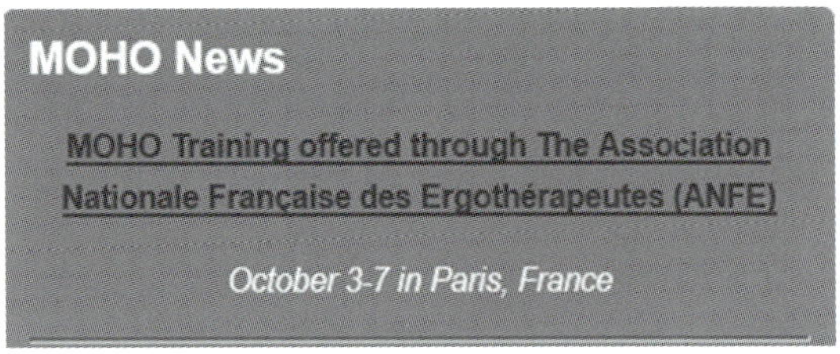

と介入法が説明されており，これらの製品を購入するためのe-ストアへのリンクが張られている．

- *エビデンスに基づく実践のMOHO検索エンジン*．"Scholarship（学識）"のタブをクリックすると，広範囲のMOHOに関係する評価法やトピックスに基づく研究論文やエビデンスの要約を検索するのに用いる検索エンジンを見つけることができる．MOHOウェブはMOHOの科学的文献の広範なリストを持っている．利用者はトピックや実践場面などの基準によって，検索を限定できる．

- *リストサーブ・アーカイブ*．"Resources（資料）"のタブをクリックすると，トピックの領域に従って保管され，体系づけられたMOHOのリストサーブ上でのすべての話し合いを見つけることができる．過去の質問や返答を検索できる．

- *MOHOの評価法と翻訳資料*．"Resources（資源）"のタブをクリックすると，MOHOの評価法とこれらの評価法が翻訳された言語のリストを見つけることができる．翻訳された資料を得るための最新の連絡先の情報も提供している．

図 B-7　近く公開されるイベントのMOHOウェブでの公示

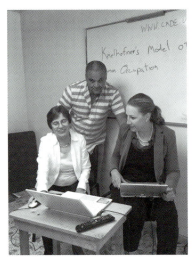

図 B-8　メキシコ作業療法学会のLauro Munozさん，Christina Bolanosさん，Patty Bowyerさん

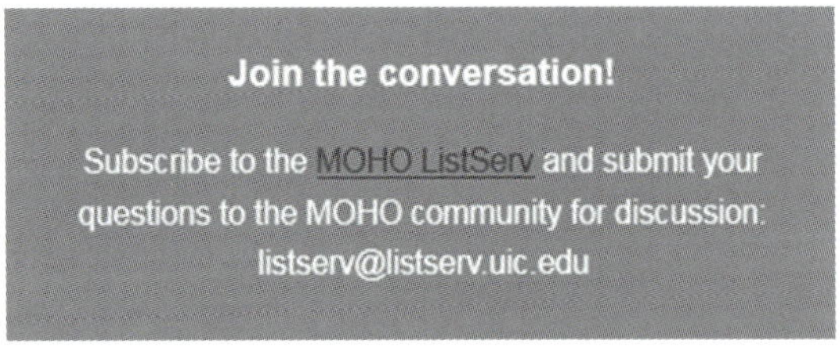

図 B-9　MOHOウェブを通じてアクセスされた，UIC・MOHOリストサーブ

索　引

ページ数のあとに"図""表"とあるものは，該当する項目がそのページの図，表に含まれていることを示す．

欧文

ACHIVE 評価法　323-326，324 図，325 図
　　事例　323-326
ACIS　→コミュニケーションと交流技能評価の項を参照
ActiVate 協業　436
ACTRE　→国立衛生研究所（NIH）版・活動記録の項を参照
ADL　→日常生活活動の項を参照
ADRD　→アルツハイマー病と関連する認知症の項を参照
AMPS　→運動および処理技能評価の項を参照
AOF-CV　→作業機能状態評価・協業版の項を参照
AWP　→仕事遂行評価法の項を参照
Ayres の感覚統合　501
CICS　→サークルのインクルージョン教室尺度の項を参照
CIRCLE　→サークル評価法の項を参照
COSA　→小児版・作業に関する自己評価の項を参照
CPS　→サークル参加尺度の項を参照
DIR/DIR Floortime　502
ESPI　220 表
Fitness, yoU, and Nutrition（FUN）プログラム　504
GDS　→老年期うつ尺度の項を参照
IADL　→日常生活関連活動の項を参照
ICF　→国際生活機能分類の項を参照
ICHI　→医療行為の国際分類の項を参照
ICJEV　→日本版高齢者用興味チェックリストの項を参照
Kielhofner, Gary　5-6，5 図，7
LSI-Z　→生活満足度指標の項を参照
Making It Clear（MiC）　330，331 図
　　事例　331-332
MOHO　→人間作業モデルの項を参照
MOHO-ExpLOR 要約様式　365
MOHO-ExpLOR　→人間作業モデル探索レベル成果評定法の項を参照
MOHOST　→人間作業モデルスクリーニングツールの項を参照
NIH ACTRE　→国立衛生研究所（NIH）版・活動記録の項を参照
NPI 興味チェックリスト　416 図
　　客観的評価　137-139
OCAIRS　→作業状況評価：面接と評定尺度の項を参照
OPHI-Ⅱ　→作業遂行歴面接第 2 版の項を参照
OQ　→作業質問紙の項を参照
OSA　→作業に関する自己評価の項を参照
OT PAL　→学習の心理社会的作業療法評価の項を参照
PIP　→小児興味プロフィールの項を参照
PVQ　→小児版意志質問紙の項を参照
REIS　→住居環境影響尺度の項を参照
REIS 短縮版（REIS-SF）　529 表
SAOF　→児童版作業機能自己評価の項を参照
SCOPE　→短縮版小児作業プロフィールの項を参照
SF-36　420 表
SSI　→学校場面面接法の項を参照
TMIG　→活動能力指標の項を参照
Uutchi プログラム
　　計画と理論的基礎　501
　　成功　502
　　プログラム設計と組織化　502
　　理論的基礎　501-502
VQ　→意志質問紙の項を参照
Wayfinder　208
　　―の介入　435
WEIS　→仕事環境影響尺度の項を参照
WHO　→世界保健機関の項を参照
WHO-QOL26　420 表
WRI　→勤労者役割面接の項を参照

あ

明らかにする　→作業従事の項も参照
　　治療戦略　246
アスペルガー症候群と学習障害　178
遊び
　　定義　7
　　―の転換　184-185
アメリカ作業療法協会（AOTA）　28
　　作業療法実践枠組み（OTPF）　577-578，577 表，578 表
アメリカ作業療法協会実践指針　116
アルツハイマー型認知症
　　運動および処理技能評価（AMPS）　279-284，283-284 図
　　―の高齢者　64
アルツハイマー病　121，135
　　人間作業モデル探索レベル成果評定法（MOHO-ExpLOR）　367-368
　　―の成人　203
アルツハイマー病と関連する認知症（ADRD）　406

い

生きている身体
    概念　96
    主観的な体験と遂行　99-100
    障害と−　100-110
    精神と身体の統一性　96-98
    −の変化を理解すること　101
        私は自分の人生を生きていない　107-110
        慣れ親しんだ作業を通して生活世界を取り戻す　105-107
        自分の世界を取り戻す　101-105
    −を全体として見ると　100
意志　12-16, 30, 33-34, 38-42, 46-66
    価値　56-59
    考えと感情　14, 14図, 47, 48, 49
    緩和ケアのクライアント，目標設定　65-66
    興味　59-63
    個人的原因帰属　51-56
    個人的原因帰属，価値，興味　14
    個人的状況と個人史　48-49
    作業療法士の−の焦点　50-51
    個人史　48-49
    児童期　185-186
    事例　12-13, 46-47, 48, 50-51, 65-66
    成人期　189
    成人後期　190-191
    青年期　187
    全人的な人の概念　23図, 24
    ダイナミックな視点　49-50
    定義　4, 12, 16
    −と関係するクライアントの特徴　512-514表
    −と習慣化　133
    −と認知症　406-407, 407図, 419図
    −の過程　14-16, 16図, 63-65
    −のサイクル　47, 47図
    −の要素　50
    パターン　16
    文化が−を形づくる　47-48
    ヘテラルキーの説明図　42図
    変化のための最初の経路としての−　176-177
意志質問紙（VQ）　257, 284-293, 490
    エビデンスのまとめ　532表
    作業的ナラティブを作り直すこと　393-394, 393図, 394図, 399図
    実施法　285
    事例　285-293, 289図, 290図
    認知症　405図
    要素　221表
意志という全体　49

意志に応えること　411
意志の過程　137-139
    事例　138-139
意志を作り直すこと　433
意志を認めること　411
1回観察様式　365
一般システム理論　29
一般的な期待の転換　141-143
一般の仕事能力　464, 466表
意味　156
医療行為の国際分類（ICHI）　565
隠喩，作業的ナラティブにおける　155-156
    Making It Clear（MiC）　331-332

う

うつ病
    高齢者　438-439
    治療抵抗性−　262
運動および処理技能評価（AMPS）　133, 279-284
    作業的ナラティブを作り直すこと　391-392
    実施法　278-279
    事例　279-284, 283-284図
    要素　220表
運動技能　133, 134図

え

永続的変化　176, 176図
エンパワーメント　126

お

行うこと（行為）　132-148　→作業適応；作業有能性；作業同一性の項も参照
    環境の影響　145-146
    作業適応　146
    作業同一性　144-145
    作業有能性　145
    参加の諸次元　136-143
    事例　133-135, 135-136, 138-139, 141-143
    −と考えること　38-40
    −と，なること　174-193
    ナラティブの影響　156
    レベル　132-133, 132図
音声認識ソフトウェア　116

か

解釈　235
    −の行為　15, 65
改訂版興味チェックリスト　307-309, 308図
介入　→地域に根ざした介入の項も参照
    −過程へのアプローチ　243-245, 244

作業変化を可能にする— 243-265
事例 206-207, 211-212
—の実施 206-207
—の成果の評価 209-210
介入計画 41
学校場面面接法（SSI）による— 353図
介入マニュアル 207
概念 117, 123
学習と自省，事例 192-193
学習の心理社会的作業療法評価法（OT PAL） 221表, 372-374
実施法 372-373
事例 373-374, 374図
注文方法 375
価値 204, 471
義務感 57
構成要素の合流 49-50
個人的確信 56
定義 14
—に対する機能障害の影響 57-59
文化という文脈 56, 57図
予想 63
学校環境の修正 432-433
学校に根ざした作業療法 70
学校場面面接法（SSI） 123, 221表, 257, 348-354, 448
エビデンスのまとめ 531-532表
実施法 348-349
事例 349-354, 350図, 353図
活動 571
—選択 15, 63
活動と参加 564, 564表, 575
活動能力指標（TMIG） 421表
活動を通しての回復 264-265
過程を導く原則 30-32
肝移植，役割チェックリスト 322-323
考えと感情 →意志の項も参照
意志の— 14, 14図, 47, 48, 49
文化 47, 48, 49
感覚，運動，コミュニケーションに困難さ 491-492
感覚処理障害 112
感覚の支援 433
環境 12, 177
影響
作業的生活の変化 176, 184
説明 23, 121-122
作業における— 23
介入 125-126
事例 127-128
機会と資源 118-120
構成要素 117, 118-119表

作業参加と— 511, 517表
習慣化の側面 20
習慣と— 22-24, 74, 78
事例 22, 114-116, 127-128
定義と期待 116-117
—と人間作業 114-130
—と人と間の交流 28-43
知識をテストするための事例 43
—における期待を再び構築すること 114-116
人間作業モデルの要素 7-8
—の影響のレベル 122-124
事例 123-124
—の次元 117-118, 117図
—の質 116, 118-119表
—のダイナミックス 118-122
評価と介入 124-125
ヘテラルキーの説明図 42図
変化における—の中心性 184
変化のための最初の経路としての— 180
要請と制約 120-121
—要素のシステマティックな説明 125
環境，人間作業モデルの要素としての 5
環境因子 564
環境の影響 143-146
環境マネジメント 257-258
事例 258
環境要因 30, 463
集団のニーズ評価 489-490
観察の評価 277-303
意志質問紙（VQ） 284-293, 289図, 290図
運動および処理技能評価（AMPS） 278-294, 283-284図
コミュニケーションと交流技能評価（ACIS） 296-299
仕事遂行評価法（AWP） 293-294, 294図
小児版意志質問紙（PVQ） 299-303, 303図
スクールAMPS 296
感情と考え →意志の項も参照
意志の— 14, 14図, 48, 49
文化 48, 49
関節リウマチ，事例 235
ガントチャート 491
癌の幼い子ども 446, 447表
緩和ケアのクライアント，目標設定 65-66

き

基準関連妥当性 468-469
技能
—のタイプ 133, 134図
機能障害的な習慣 78

義務感 57
疑問
　　情報収集　217-219
　　理論に駆り立てられた―　200図
　　理論に基づく―　218
キャリア同一性　465
急性リンパ球性白血病,学習の心理社会的作業療法評価（OTPAL）　373-374, 374図
共同体プロジェクト　496
興味　59-63, 204
　　―がうまくいかない時　62-63
　　構成要素の合流　49-50
　　楽しみ　60
　　定義　14, 61図
　　―に対する機能障害の影響　60-62
　　パターン　60
　　ひらめきとしての―　63
　　予想　63
興味チェックリスト
　　エビデンスのまとめ　521-522表
　　構成的評価方法　489-490
　　要素　220表
居住地,居住地との相互依存性　19図, 72図, 73
極めて重要な個人的プロジェクト　497
筋萎縮症　349-354, 350図, 353図
勤労者役割面接（WRI）　221表, 294, 354-355, 471-472
　　エビデンスのまとめ　533-534表

く

組み立てる,治療戦略　247
クライアント中心の協業
　　人間作業モデルの過程　578-580
クライアント中心の実践
　　人間作業モデルの過程　7-8, 197-198
　　評価法　223-224
クライアントに求められること,人間作業モデルの評価法の実施に対して　222-223表
クライアントの見方,人間作業モデルのサービスに対する　547, 547表

け

経験
　　生きている身体と障害　100-110
　　説明　15, 64-65
　　能力を変えるための―　111-112
継続性　496
軽度の頭部外傷　133-135, 179-180
　　人間作業モデルに基づく技能教育　253-254
決定／選択　→作業従事の項も参照
　　障害の役割　59

決定の樹木,人間作業モデルの評価法を選択するための　227図
検者間信頼性　469
現象学的アプローチ,人間の遂行　96, 107

こ

広域の文脈　117, 117図, 122図, 123
　　―の資金と政策　126
公式的な社会教育　255
交渉する,治療戦略　247
構成概念妥当性　468
構成的評価方法　489-490
肯定的同一性,障害の影響　86
肯定的な加齢の促進,人間作業モデルを用いた　415-421, 416図, 417図, 418図
行動上の不安を持つ子ども　580-581, 581表
行動の困難さ,遊びの興味の利用　320-321
高齢者　209
　　うつ病をもつ　438-439
　　作業的ナラティブを作り直すこと,―への人間作業モデルの応用　381-400
　　　事例　382-400
　　　脳血管障害　382-384
　　　精神疾患　384-388
　　　統合失調症　388-400, 388-399図
　　作業療法の基本的概念　190-192
　　ナラティブ　160-163
　　認知症をもつ　427-429
　　理論に駆り立てられた疑問　202表
高齢者　152-153
国際生活機能分類（ICF）　116
　　限界　565-566
　　コミュニケーションと交流技能評価（ACIS）　569-571
　　作業機能状態の―との比較　463表, 464
　　人間作業モデルと―　567-568表, 569
　　―の参加の概念と人間作業モデルの役割の概念との関連　571-575
　　用語と構造　564表
国立衛生研究所（NIH）版・活動記録（ACTRE）　315-317
　　エビデンスのまとめ　527
　　要素　220表
個人因子　564
個人的確信　56
個人的原因帰属　51-56, 204, 471
　　構成要素の合流　49-50
　　個人的能力の認識　51-54
　　自己効力　54-55
　　自己コントロール　54
　　自己評価　56

定義　14
　　努力の影響　54-55
　　―の概念　52, 52図
　　―の2つの側面　51-56
　　予想　63
個人的能力　464
個人的能力　51-54
個人的能力の認識　53-54
個人的プロジェクト　497
個人の適応性　465
骨折の高齢者　215-217
子ども
　　観察による―の評価　295-303, 303図
　　行動上の不安を持つ―　580-581, 581表
　　―と家族への介入　207-208
　　理論に駆り立てられた疑問　201表
ゴニオメーターの値　178
コミュニケーションと交流技能　133, 134図
　　ICFとの関連　569-571
コミュニケーションと交流技能評価（ACIS）　133, 296-299, 569-571
　　エビデンスのまとめ　518-519表
　　作業的ナラティブを作り直すこと　392-393, 392図, 396図, 397図
　　実施法　296-297
　　事例　297-299
　　要素　220表
雇用される能力　465, 466表
根拠に基づく概念的実践モデル　5
根拠に基づく実践　228-229
　　必要とされるエビデンスの種類　511
混合的評価方法　489
コントロールパラメータ　35

さ

サークル参加尺度（CPS）　326-327, 327図
サークルのインクルージョン教室尺度（CICS）　326-327, 327図
サークルの協業　207
サークルの作業療法マニュアル　208-209
サークル（CIRCLE）評価法　326-327, 327図, 328図
　　事例　328-330
　　要素　220表
再テスト信頼性　469
再動機づけ過程　125, 260-265
　　一般的　261表
　　現在進行中の国際的研究　262
　　事例　263-264
　　治療抵抗性うつ病への応用　262
　　認知症への応用　262

　　―の歴史　262
　　range of doing　7
作業　28
　　影響
　　　　環境の―　22-24
　　　　習慣の―　75-77, 75図
　　　　役割の―　81-82
　　　　考えと感情　14, 14図
　　概念／要素
　　　　環境　22-24
　　　　習慣化　17-20, 18図, 20図
　　　　―の統合　23図
　　　　遂行能力　21-22, 22図
　　　　意志　12-16
　　行為の諸次元　132-148
　　創発　34-35
　　―と環境　114-130
　　―に影響するすべての変数　30
　　人間―モデルへのいざない　3-10
　　―の横断面　136-143
　　　　参加の強さを変えること　141
　　　　参加を掘り下げて考えること　139-141
　　　　作業役割への参加　137
　　　　課題の段階, 参加　139-141
　　　　意志の過程, 客観的評価, 主観的経験　137-139
　　―の定義　7
　　―のパターン　39-40
　　人に特化した人間作業という概念　12-27
　　　　事例　24-26
　　ヘテラルキー　33-34
　　―への参加の入れ子構造の次元　143
　　ルイーザさんの参加のダイナミックス　138-139, 140表
　　―を理解すること　33-35
　　　　事例　33
作業課題, 影響　34-35
作業機会　495-496
　　―における参加のダイナミックス　497-498, 498図
　　―への参加の特性と方法　495-497
作業技能　133
作業機能状態評価・協業版（AOF-CV）　368-372
　　アクセス方法　368
　　エビデンスのまとめ　519-520表
　　実施法　368-370
　　事例　370-372, 371図
作業参加　132-133, 232-233
　　環境と―　511, 517表
　　諸次元　136-143, 137図
　　定義　132
作業自助グループ　253

594　索引

作業質問紙（OQ）　315-316
　　エビデンスのまとめ　527表
　　事例　316-317，318-319図
　　認知症　418図
　　要素　221表
作業シフト　32
　　新たに組織化されたパターン　40
作業従事　232-241
　　クライアントの努力　237
　　事例　234，236-237，239-241
　　側面　233
　　定義　233
　　変化の過程の促進　241図
作業状況評価：面接と評定尺度（OCAIRS）　338-354，339図，340図
　　エビデンスのまとめ　523-524表
　　実施法　338
　　事例　338-354，339図，340図
　　要素　220表
作業処方
　　クライアントの状況の―　203-204
　　事例　204，210-212
　　―の質問　205表
作業遂行　132-133
　　小児　323-326
　　―の習慣　75-76
作業遂行歴面接第2版（OPHI-Ⅱ）　341-348，343図，389，389図　→地域に根ざした介入の項も参照
　　エビデンスのまとめ　525-527表
　　実施法　342-343
　　事例　343-347，345図，347図
　　要素　220表
作業選択　233-234，236，238
　　影響　63
　　解釈　235
　　経験　234
　　自省　235
　　定義　15-16
　　予想　235-236
作業適応　36，143，144図，146
　　児童期　186
　　成人期　189-190
　　成人後期　192
　　青年期　188
　　定義　143
　　人間作業モデルの用語
　　　　評価　37
　　　　環境　37
　　　　習慣化　37
　　　　遂行能力　37

　　計画　37-38
　　意志　37
―の課題　185
―の過程　146表，147表
作業的環境　118，118表
　　―の例　122図
作業的生活
　　影響する要因　41，42，42図
　　環境の影響の変化　175-176，184
　　大学での―　398
　　―のナラティブな組織化　153-156
　　背景の要素　151
　　変化の過程　176図
　　―を加工すること　151-172
　　　　機能障害を持った生活の事例　156-168，160図，162図，165図，167図
　　　　影響　168-169
　　　　ナラティブの影響　156
　　　　筋書　153-155
作業的生活を加工すること　151-172
　　隠喩　155-156
　　影響　168-169
　　機能障害を持った生活の事例　156-168，160図，162図，165図，167図
　　作業的生活のナラティブな組織化　153-156
　　事例　152-153，170-171
　　筋書　153-155
　　ナラティブの影響　156
作業的ナラティブ　151
　　意味　156
　　隠喩　155-156
　　影響　168-169
　　機能障害を持った生活の事例　156-168，160図，162図，165図，167図
　　作業に従事すること　169
　　筋書　153-155，154図
　　生活の出来事と状況を展開すること　168
　　タイプ　154図
　　定義　156
　　ナラティブスロープの例　154図，162図，165図，167図
　　ナラティブに対する社会文化の影響　168-169
　　要約　156
　　―を作り直すこと，高齢者への人間作業モデルの応用　381-400
　　　　事例　382-400
　　　　脳血管障害　382-384
　　　　精神疾患　384-388
　　　　統合失調症　388-400，388-399図
作業同一性　39，40，144-145，250，389図，390

作業的生活の要素　151
児童期　187
成人期　190
成人後期　192
青年期　188
―を支援し，脅かすこと　403-406
作業に関する自己評価（OSA）　309-315　→地域に根ざした介入の項も参照
構成的評価方法　489-490
事例　311-312
説明　221表
作業に従事すること　169
作業に焦点を当てたモデル，定義　5
作業に基づくモデル　249-250
作業のコンサルテーション　251-252
作業のダイナミックス　28-36
作業の発達　175-193　→変化の項も参照
基本的な課題　185
児童期　185-187
事例　174-175，177-178，179-180，180-181，182，183，192-193
成人期　188-190
成人後期　190-192
青年期　187-188
―の軌跡　183
変化の過程　175-176
変化の準備状態　184
変化の連続性　182-184
作業の変化　205-206，245図　→変化，作業の発達の項も参照
人間作業モデルの介入法
人間作業モデルに基づく介入のプロトコール　260-265
特定の介入　248
治療戦略　245-248
―の例　204
―を明らかにすること　204，210-211
作業役割の発達　258-260，260図
作業有能性　32，145，250，389図，390
作業的生活の要素　151
児童期　187
成人期　190
成人後期　192
青年期　188
Making It Clearマニュアル　209-210
作業療法　206
アメリカ作業療法協会（AOTA）　577-578
クライアント中心の協業　578-580
サークル（CIRCLE）の作業療法マニュアル　208-209

―における評価　465
―における理論と実践　21
―に対する意味　40-42
人間作業モデルの実践による知見　535-537表
人間作業モデルを基盤とした評価法とICFとの関連　569-576
―の原理　133
分類の枠組み　564-569，564表，567-568表
目的と効果　42
作業療法士　123-124，127-128，138，142-143，178，199，203，204，208，233-234
クライアントのための環境づくり　125
情報収集　217-219
―に対する意味　486-489
支配的文化　488-489
受け入れ基準　487-488
参加者との交流　488
必要な物理的資源　487
必要数　486-487
―のためのマニュアル　208-209
評価と介入　431
作業療法士に求められること　222-223表
作業療法のリーズニング　197-212，446
介入の実施　206-207
クライアント中心　197-198
クライアントの状況の作業処方　203-204
子どもと家族への介入　207-208
作業の変化を明らかにすること　205
事例　201-203，210-212
事例　270-273
測定可能な目標の開発　205-206
定義　197-198
定義　269-270
―のガイドライン　269-274
―の過程　198-208，199図
標準化された評価法の実施　203
理論に駆り立てられた疑問を作り出すこと　198-202
理論に駆り立てられた―　198
臨床的疑問　271表
作業療法の環境　237
作業療法のコンサルテーションモデル　328-330
作業療法の目標を書くこと　206
作業療法のリーズニング表　199，271表
参加　→作業参加の項も参照
課題を遂行する中での―　139-141
作業への―　143，249-250
作業役割への―　137
定義　136
―の諸次元　136-143，137図
―の強さを変えること　141

―の輪郭の要約　140表
　　―を掘り下げて考えること　139-141
三角測量，標準化されていない評価法　218
参加の強さ　141

し

時間的要因　463
次元，環境の　117-118，117図，123
　　作業的環境　118，119表
　　社会的環境　118，119表
　　物理的環境　117-118，118表
自己効力　52，54-55
　　自己コントロール　54
　　―に対する努力の影響　54-55
自己コントロール　54
仕事
　　概念　462
　　定義　7
　　―の転換　184-185
仕事環境影響尺度（WEIS）　257，294，354，472
　　エビデンスのまとめ　533表
　　要素　221表
仕事技能　471
仕事機能状態　462，463表
仕事遂行評価法（AWP）　293-294，294図，470-471
仕事の遂行　464
仕事への参加　464
　　ACHIVE評価法　323-326，324図，325図
　　Making It Clear（MiC）　330，331図
自己報告評価法　305-335
　　改訂版興味チェックリスト　307-309，308図
　　クライアントに自己報告を説明する　307
　　サークル（CIRCLE）評価法　326-327，327図，328図
　　作業質問紙（OQ）と国立衛生研究所（NIH）版・活動記録（ACTRE）　315-317，318-319図
　　実施法　305-306
　　児童版・遊びのプロフィール　320図
　　小児興味プロフィール（PIP）　317-320
　　事例研究　332-334
　　人間作業モデルにおけるまとめ　306表
システム理論　29
　　コントロールパラメータ　35
　　作業療法に対する意味　40-42，42図
　　作業を理解すること　33-35
　　事例　29-30
　　ヘテラルキーと創発という概念　34-35
自省　235
自尊心と障害　58
質的調査，身体障害　122

指導　254
　　治療戦略　247
児童期，人間作業モデルの基本的概念　185-187
児童版・遊びのプロフィール　317，320図
児童版作業機能自己評価（SAOF），エビデンスのまとめ　520-521表
自分を評価すること　56
社会化　82-83
社会教育　255
　　事例　255-257
社会生態学理論　122
社会的環境　120，204，389図，390-391　→環境の項も参照
　　支持的な―　120
　　人間関係と交流　119表
　　―の例　122図
社会的慣習／適切さ，習慣　74-75
社会的公正　123-124
社会的バリア，役割に対する　84
社会と人の資本　465
社会不安，事例　234
習慣　133，204，471　→取り入れた役割の項も参照
　　環境と―　22-24，73，78
　　機能障害的な―　78
　　空間と時間の崩壊　79
　　作業遂行と―　75-76
　　社会的慣習／適切さ　74-75
　　障害　78-79
　　定義　18，73
　　―に対する機能障害の影響　78-79
　　日常作業に対する習慣の影響　75-77，75図
　　日課の―　76，145
　　―の形成　77
　　―の効力性と効率性　73-74
　　―の再構築　79-80
　　―の様式　76-77
　　変化　77，259-260，260図
　　役割　121，124
習慣化　30，177
　　環境の側面　20
　　作業に対する役割の影響　81-82
　　児童期　186
　　社会化　82-83
　　習慣　18，73-80
　　　　―と役割　20図
　　事例　17-18，70-72
　　成人期　189-190
　　成人後期　191-192
　　青年期　187-188
　　全体的な人の概念　23図，24

知識をテストするための事例　86-88
　　　定義と説明　4, 12, 18, 19図, 70
　　　―と関係するクライアントの特徴　514-517表
　　　―と居住地の相互依存性　72図, 73
　　　取り入れた役割　18-19, 80-86
　　　日常作業のパターン　70-90
　　　ヘテラルキーの説明図　42図
　　　変化のための最初の経路としての―　178
　　　役割同一性　80-81
　　　役割と障害　83-86
　　　役割変化　82-83
　　　要約　19図, 20
習慣化と意志　133
習慣化の定義　4, 12
習慣の再構成　433
住居環境影響尺度（REIS）　128, 221表, 257, 374-377, 490
　　　エビデンスのまとめ　529表
　　　実施法　375
　　　事例　375-377, 376図
　　　注文方法　375
10代前半版・遊びのプロフィール　317
柔軟性　495-496
主観的な体験，遂行能力　95-96, 99-100
障害
　　　興味に対する―　60-62
　　　具体化／体験　110-111
　　　肯定的同一性　86
　　　自尊心　58
　　　―者の作業的生活とニーズ　511-512, 512-514表
　　　習慣と―　78-79
　　　主観的な体験　110-111
　　　選択と―　59
　　　―と生きている身体　100-110
　　　―と価値の接点　57
　　　―の肯定的価値　59
　　　―の社会モデル　122
　　　発達―の成人　141-143
　　　ヘテラルキーの説明図　42図
　　　役割に対する―　83-86
障害者役割　85-86
小児に対する作業療法
　　　介入目標と戦略を作ること　448-449
　　　概要　445
　　　癌　446, 447表
　　　クライアントに関する情報の収集　446-448, 449表
　　　クライアントの改善を追跡すること　451-452
　　　クライアントを知ること　446
　　　事例　443-445, 449-451, 455表
　　　成果を評価すること　452

　　　適用　445-446
　　　臨床仮説を作ること　448
小児版意志質問紙（PVQ）　300-303, 448, 490
　　　エビデンスのまとめ　528表
　　　実施法　299
　　　事例　299-300
　　　説明　221表
　　　センタータイムの観察　300-301
　　　ティーボールの観察　301-303
　　　評価と概要　303図
　　　理論的根拠　300
小児興味プロフィール（PIP）　317-319　→児童版・遊びのプロフィールの項も参照
　　　エビデンスのまとめ　528表
　　　概要　221表
　　　事例　320-321
小児版・作業に関する自己評価（COSA）　309-315, 448　→短縮版小児作業プロフィール（SCOPE）の項も参照
　　　エビデンスのまとめ　520-521表
　　　事例　313-315, 313図
　　　説明と実施　220表
小児領域
　　　事例　46-47
　　　ナラティブ　157-160
情報収集　→評価の項も参照
　　　疑問　217-219
　　　標準化された評価法の実施　219-225
　　　標準化されていない評価法　218-219
職業リハビリテーション　209
　　　作業療法と―　461-463
　　　　　評価　465
　　　　　仕事に関連する評価の適切な心理測定的特性　467-469
　　　　　仕事機能状態の評価　463-465
　　　　　説明できない疲労と疼痛を持つ成人　473-477, 475-476表, 478 479表
　　　―における評価　466-467
　　　人間作業モデルに基づく仕事関連の評価道具　469-472
助言する，治療戦略　246-247
処理技能　133-136, 134図　→運動および処理技能評価（AMPS）の項も参照
事例に基づくアプローチ　5
心疾患　174-175
　　　―と不安を持つ事例　236-237
身体的支援，治療戦略　248
身体の体験　97
　　　身体が知ること　99
人的要因　463
　　　集団の評価方法　489-490

信頼性の形式　469

す

遂行能力　30, 32, 33, 34, 38-42, 177
　　生きている身体　96-110
　　空間的―　79
　　考察　110-112
　　構成要素　21, 22図, 93-94, 94図, 95図
　　時間的―　79
　　児童期　186
　　主観的な体験　95-96, 99-100
　　事例　21, 86-88, 92-93
　　成人期　190
　　成人後期　192
　　青年期　188
　　全人的な人の概念　23図, 24
　　定義　5, 12, 21, 93, 94図
　　ヘテラルキーの説明図　42図
　　変化のための最初の経路としての―　178-179
　　―を変えるための要素　111-112
スクール AMPS　296
　　事例　295-296
筋書　153-155, 154図

せ

生活満足度指標（LSI-Z）　421表
生産性，定義　7
成人
　　再動機づけ過程　262
　　人間作業モデルの基本概念　166-168
　　―への観察の評価法　278-294, 289図, 290図
精神疾患
　　高齢者
　　　　認知症をもつ　427-429
　　　　うつ病をもつ　438-439
　　　　問題解決者　431
　　作業質問紙（OQ）　316-317, 318-319図
　　作業状況評価：面接と評定尺度（OCAIRS）　338-354, 339図, 340図
　　作業的ナラティブを作り直すこと　384-388
　　注意欠陥・多動症候群　431-433
　　人間作業モデルの適用　426-427
　　若者
　　　　双極性障害をもつ―　436-438
　　　　統合失調症をもつ―　434-435
　　―をもつ人々と働くこと　429-430
精神性無食欲症，再動機づけ過程　263-264
精神と身体の統一性　96-98
　　身体の体験　97
　　表現された精神　98

成人の神経リハビリテーション　24-26, 50-51
成人のナラティブ　166-168
性的虐待被害者の成人　492-493
制度的空間　30
青年期
　　学校の―　48
　　職場の―　48
　　人間作業モデルの基本的概念　187-188
青年版・レジャー興味プロフィール　317
世界保健機関（WHO）　136, 232
脊髄損傷
　　作業療法のリーズニングのガイドライン　270-273
　　成人の入院患者　50-51
摂動　29, 36, 40
全身性紅斑性狼瘡　138-139
全人的な人の概念　23図, 24
全体論的（ホリスティック）な実践　8
選択／決定　→作業従事の項も参照
　　障害の役割　59

そ

双極性障害をもつ若者　436-438
喪失，近親者の　177-178
増大的変化　184
創発
　　システム理論　34-35
　　ダイナミックな交流　35図
　　定義　33
促進，探索の　250-251, 265
測定可能な目標
　　事例　206, 211
　　―の開発　205-206

た

対象物
　　感覚的な―　126
　　適切な―　126
　　物理的環境における―　117-118
ダイナミックシステム理論　29
ダイナミックス，環境の　118-122
　　影響　121-122
　　機会と資源　118-120
　　要請と制約　120-121
ダイナミックな交流，意志の　31-32
　　事例　32
達成　261, 411
　　事例　183
　　変化の要素　183-184
妥当性　467
妥当性のチェック，標準化されていない評価法　218-219

妥当にする　246
妥当にする，治療戦略　246
楽しみ　60
多発性硬化症　201-203，370-372，371図
多様性　495
探索　238，260-261，411
　　事例　182
　　－の促進　250-251
　　変化の要素　182
探索的参加　497
探索的態度　250
短縮版小児作業プロフィール（SCOPE）　358-365，359-360図，448，490
　　エビデンスのまとめ　522-523表
　　実施法　292-293
　　事例　363-365，364図
　　注文方法　358
　　要素　221表

ち

地域精神科看護師　436
地域精神保健における人間作業モデルスクリーニングツール（MOHOST）の利用　358-365，361図，362図
地域センター，人間作業モデルに基づくプログラム　500-502
地域で暮らす成人　22，170-171
地域に根ざした介入
　　様々な人間作業モデルに基づいたプログラム　502-503
　　事例　503-504
地域の文脈　117，117図，122図，123，126
注意欠陥・多動症候群　431-433
聴覚を失った高齢女性　581-582，581表
長寿クラブ　509-510
治療戦略　245-248
　　明らかにする　246
　　組み立てる　247
　　交渉する　247
　　指導する　247
　　助言する　246-247
　　身体的支援　248
　　励ます　247-248
　　フィードバック　246
治療抵抗性うつ病　262

て

デカルト哲学の二元論　96
適応的習慣　74
転換的変化　182，184

と

統合失調症
　　作業的ナラティブを作り直すこと　388-400，388-399図
　　事例　239-241
　　－をもつ若者　434-435
疼痛，成人の説明できない　473-477，475-476表，478-479表
特定の介入　248
　　環境マネジメント　257-258
　　作業自助グループ　253
　　作業のコンサルテーション　251-252
　　作業への参加　249-250
　　作業役割の発達と習慣の変化　258-260，260図
　　社会教育　255
　　事例　249，254-255，258
　　探索の促進　250-251
　　人間作業モデルに基づく技能教育　253-254
　　ピアサポート教育グループ　252-253
　　評価の二重性　248-249
特定の仕事能力　464，466表
トップダウンアプローチ，評価　41
取り入れた役割
　　作業に対する影響　81-82
　　社会化と役割変化　82-83
　　説明　18-19
　　同一性　80-81
　　－に対する障害の影響　83-86

な

内容的妥当性　468
ナラティブ　→作業的ナラティブの項を参照
ナラティブスロープ
　　事例　347図，391図
　　認知症　417，419図，420

に

ニーズ評価の方法　489-490
日常作業に対する習慣の影響　75-77，75図
日常生活活動（ADL）　132，278
　　定義　7
　　－の転換　184-185
日常生活関連活動（IADL）　278
人間作業　503　→作業の項も参照
　　介入原則　244表
　　概念　12
　　定義　7
人間作業モデルのエビデンス
　　サービスに対するクライアントの見方　547，547表

実践の特性に関するエビデンス　535-537表
障害者の作業的生活とニーズ　512-514表
定義　511
人間作業モデルに基づいた評価法　518-534表
人間作業モデルの実践の成果　518, 538-546表
ICFとの関係　567-568表, 569-576
人間作業モデル（MOHO）　152
　過程を導く原則　30-32
　基本概念　12
　クライアント中心の実践　7-8
　肯定的な加齢の促進　415-421
　作業的ナラティブを作り直すこと，高齢者への－の応用　381-400
　作業への焦点　6-7
　システム理論　29
　実践指向性　6
　事例　8-9
　精神疾患をもつ人々　426-439
　全体論的（ホリスティック）な実践　8
　多国籍的で多重文化的であること　6
　他のモデルの応用　8
　－とICF　567-568表, 569
　人間の側面　12
　認知症の人々への適用　402-422
　－の特徴　4-10
　－の要素　4図, 5
　－の利用　406
　評価法　124-125, 133, 215-229
　－へのいざない　3-10
　変化の連続性　182-184
　理論的リーズニング　197-198
　－を用いた予防的作業療法　415
人間作業モデル実践枠組み（OTPF）　136, 577-578
　人間作業モデルの概念との関連　577表, 578表
　人間作業モデルを基盤とした評価法を用いた協業の機会　579-580表
人間作業モデル情報センター　585-588
人間作業モデルスクリーニングツール（MOHOST）　220表, 358-365, 359-360図, 490, 571, 572-574表
　エビデンスのまとめ　522-523表
　実施法　292-293
　事例　358-365, 361図, 362図
　注文方法　358
　要素　220表
人間作業モデル探索レベル成果評定法（MOHO-ExpLOR）　220表, 365-368, 366図
　介入マニュアル　209
　実施法　365-367
　事例　367-368
　注文方法　365

人間作業モデルに基づく介入のプロトコール　260-265
　活動を通しての回復　264-265
　再動機づけ過程　260-265, 261表
人間作業モデルに基づく技能教育　253-254, 265
　事例　254-255
　ICFとの関連　569-571
人間作業モデルに基づく評価法
　クライアント中心の－　223-224
　クライアント中心のアプローチ　197-198
　クライアントと作業療法士に求められること　222-223表
　クライアントの能力　219
　決定の樹木　227図
　根拠に基づく実践　228-229
　コンセプトの一覧　220-221表
　情報収集における疑問　217-219
　診断　224-225
　信頼度と有用性に関するエビデンス　518-534表
　対象　220-221表
　－と人間作業モデルに基づかない評価法　224
　年齢範囲　219
　標準化された評価法の実施　219-225, 220-223表
　標準化されていない評価法　217-219
　文化の違い　225
　変化の測定　225, 226表
　臨床的効率性　219-223
人間作業モデル基づくプログラム
　概要　485-486
　作業療法士に対する意味　486-489
　　支配的文化　488-489
　　受け入れ基準　487-488
　　参加者との交流　488
　　必要な物理的資源　487
　　必要数　486-487
　ダイナミックス　494-495
　多様な文脈における　498-503
　　地域に根ざした介入　502-503
　　地域センター　500-502
　　閉鎖型施設　498-500, 499表
　段階　489
　　プログラムの実施と評価　493-494, 494表
　　作業参加　495-497
　　プログラムの設計と組織化　492
　　個人因子と環境因子　489-490
　　プログラムの計画　490-491
　ICFの概念　567-568表, 571-575
人間作業モデルの概念
　作業療法実践枠組み（OTPF）　577表, 578表
　児童期　185-187
　成人期　188-190

成人後期　190-192
青年期　187-188
人間作業モデル理論
　疑問　200図，217-219
　実践モデル　198
認知症　121
　アルツハイマー型—　64
　意志質問紙（VQ）　285-293，289図，290図，405図
　意志と—　406-407，407図，419図
　高齢者のケア　21
　再動機づけ過程　262
　作業同一性　403-406
　事例　407-410，412-421，421-422
　ナラティブスロープの例　417，419図，420
　日本版高齢者用興味チェックリスト（ICJEV）308-309，310図
　—をもつ高齢者　135-136，427-429

の

脳血管障害，作業的ナラティブを作り直すこと　382-384
脳性麻痺
　事例　236
　—と非言語的学習障害　180-181
能力
　個人的—　51-54
　—の制限または改変　101
能力を変えるための体験の重要性　111-112

は

励ます，治療戦略　247-248
働く年代の成人　208-209
発達　→作業の発達の項も参照
　—の経過　184
破滅的変化，182，184

ひ

ピアサポート教育グループ　252-253，265
非公式的な社会教育　435
非構成的評価方法　489
　情報の記録方法　490
評価すること，自分を　56
評価の二重性　248-249
　学際的アプローチ　224
　学習の心理社会的作業療法評価（OT PAL）372-374，374図
　クライアント中心の—　223-224
　作業機能状態評価・協業版（AOF-CV）368-372，371図
　試行　228

住居環境影響尺度（REIS）　374-377，376図
情報収集を結びつけた—　357-377
事例　215-217，228-229
全体論的でダイナミックな—　41，42図
短縮版小児作業プロフィール（SCOPE）358-365，359-360図，364図
人間作業モデルスクリーニングツール（MOHOST）358-365，359-360図，361図，362図
人間作業モデル探索レベル成果評定法（MOHO-ExpLOR）365-368，366図，369図
人間作業モデルに基づかない　224
人間作業モデルの—の選択　225-229
　—の選択　227図
　評価戦略の開発　228
　評価法の選択　225-229，227図
　標準化された—の実施　203
　標準化された評価法の実施　219-225，220-223表
　標準化されていない　201-203，217-219
　面接による　337-355　→面接による評価法の項も参照
　目的　215
　理論に基づく疑問　218
評価法　215-229　→人間作業モデルに基づく評価法の項も参照
評価法の施行　228
表現された精神　98
病者役割　85-86
標準化された評価法　219-225，220-223表
　—の実施　210
標準化された評価法の実施　203
標準化されていない評価法　217-219
　—の信頼性を確実にすること　218-219
表面的妥当性　467
疲労，成人の説明できない　473-477，475-476表，478-479表

ふ

フィードバック，治療戦略　246
複合的局所疼痛症候群　311-312
複雑な神経系　13
物理的環境　30，120，121，204，257　→環境の項も参照
　空間と対象物　118表
　—内の対象物　120
　—の例　122図
『古き良き時代』　496
フロー　60
文化
　意志を形づくる　47-48
　考えと感情　47，48，49

環境と価値　56, 57図
　　定義　123
文化が発するメッセージ　56
文化の違い，人間作業モデルに基づく評価法　225
文脈，標準化されていない評価法　218

へ

閉鎖型施設，人間作業モデルに基づくプログラム　498-501, 499表
併存的妥当性　468
ヘテラルキー，定義　33, 35図
変化　→作業の発達の項も参照
　　永続的ー　176, 176図
　　作業従事と－　232-241
　　作業のーを明らかにすること　204
　　システムの原則　30
　　習慣の形成と－　77
　　事例　36-38
　　増大的－　184
　　転換的－　182, 184-185
　　ーにおける環境の中心性　184
　　ーの鍵となる要素　40
　　ーの過程　175-182
　　ーの記録　225, 226表
　　ーの貢献，発達　184
　　ーの準備状態　184
　　ーの諸段階を通しての改善　183-184
　　ーのための最初の経路としての意志　176-177
　　ーのための最初の経路としての環境　180
　　ーのための最初の経路としての習慣化　178
　　ーのための最初の経路としての遂行能力　178-179
　　ーの連続性　182-184
　　発達の経過に対する－　184
　　破滅的－　182, 184
　　ーを促進すること　237-238
変化の測定としての人間作業モデルの評価法　225, 226表

ほ

没頭　489

ま

マクロの現実　411

み

ミクロの現実　411
身近な文脈　117, 117図, 122図, 123

め

面接による評価法　337-355
　　学校場面接法（SSI）　348-349

共同の生活プロジェクトの合同開発　502-503
勤労者役割面接（WRI）　354-355
作業状況評価：面接と評定尺度（OCAIRS）　338-354, 339図, 340図
作業遂行歴面接第2版（OPHI-Ⅱ）　341-348, 343図
仕事環境影響尺度（WEIS）　354

も

物の知覚　98

や

役割
　　個人的同一性　81
　　作業に対するーの影響　81-82
　　社会化　82-83
　　障害と－　83-86
　　ー喪失と役割減少の結末　84-85
　　ー同一性　80-81
　　取り入れた－　18-19
　　ーに対する社会的バリア　84
　　ーの減少　84-85
　　ーの台本を書くこと　433
　　病者と障害者－　85-86
役割チェックリスト　575
　　エビデンスのまとめ　529-531表
　　構成的評価方法　489-490
　　事例　575-576, 576表
　　事例　322-323
　　説明　221表
　　ー第3版　321-322
　　認知症　417図
役割チェックリスト第3版　321-322
　　ーの利用　305-306

ゆ

有能性　251, 261, 411　→作業有能性の項も参照
　　事例　183
　　ーの段階　251
　　変化の要素　182-183
有用性　469

よ

予想　15, 63, 235-236
　　事例　64
予測的妥当性　468
予防的作業療法，人間作業モデルを用いた　415

り

リーズニング　→作業療法のリーズニングの項を参照

理論に駆り立てられた疑問　200図
　　作業療法のリーズニング　198-208，200図，201表，202表
　　標準化されていない評価法　210-212
理論に駆り立てられた作業療法のリーズニング　198
理論に基づく疑問　218
臨床仮説　448

る

ルンボ（Rumbos）　488，500図

れ

レエンクエントロ（再会，Reencuentros）　488

レジリエンス　35-36

ろ

老年期うつ尺度（GDS）　421表
老年の男性　51

わ

若者　→青年期の項も参照
　　双極性障害をもつ—　436-438
　　統合失調症をもつ—　434-435
　　ナラティブ　163-166

装幀…どいちはる

キールホフナーの人間作業モデル
―理論と応用―【改訂第5版】

2019年6月1日 改訂第5版 第1刷発行

編著者　Renée R. Taylor
監訳者　山田　孝
発行者　中村　三夫
発行所　株式会社協同医書出版社
　　　　東京都文京区本郷 3-21-10　〒113-0033
　　　　電話(03)3818-2361　ファックス(03)3818-2368
　　　　Ｕ Ｒ Ｌ　http://www.kyodo-isho.co.jp/
印　刷　永和印刷株式会社
製　本　株式会社ブックアート

ISBN 978-4-7639-2144-4　　定価はカバーに表示してあります

JCOPY 〈(社)出版者著作権管理機構 委託出版物〉

本書の無断複写は著作権法上での例外を除き禁じられています．複写される場合は，そのつど事前に，(社)出版者著作権管理機構(電話 03-5244-5088，FAX 03-5244-5089，e-mail: info@jcopy.or.jp)の許諾を得てください．

本書を無断で複製する行為（コピー，スキャン，デジタルデータ化など）は，「私的使用のための複製」など著作権法上の限られた例外を除き禁じられています．大学，病院，企業などにおいて，業務上使用する目的（診療，研究活動を含む）で上記の行為を行うことは，その使用範囲が内部的であっても，私的使用には該当せず，違法です．また私的使用に該当する場合であっても，代行業者等の第三者に依頼して上記の行為を行うことは違法となります．